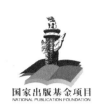
国家出版基金项目
NATIONAL PUBLICATION FOUNDATION

中医良方大典

总　主　编　严世芸

副总主编　王庆其

　　　　　胡鸿毅

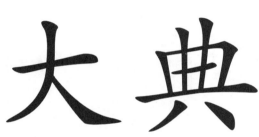

【内科一卷】

本卷主编　徐　燕

ZHONGYI
LIANGFANG DADIAN

上海科学普及出版社

中医良方大典编辑委员会

中医良方大典·内科一卷
编辑委员会

序言 | Preface

　　习近平总书记指出,中医药学是中国古代科学的瑰宝,也是打开中华文明宝库的钥匙,凝聚着深邃的哲学智慧和中华民族几千年的健康养生理念及其实践经验。中医药学是中华优秀文化的学术结晶和杰出代表,传承和发扬中医药学的丰富遗产,守正创新,是建设健康中国,维护人民健康的重要内容。

　　方剂是中药临床应用的最基本方式,是中医基础与临床的桥梁课程。作为一门讲求经验性、感悟性的学科,方剂是集历代医家临床经验之大成者,是中医研究成果最为直观的表现。古今就方剂药物的籍著不下数千种,方剂数以万计。随着现代科学技术的迅猛发展,中医药研究方法和研究手段推陈出新,方剂学从基础到临床也有了长足的进步和提高。

　　遣方用药是中医取效的关键之一。丰富的临床实践,总结出了众多的有效方剂和用药经验。为了记录中医方药研究新成果,推广、应用和研究经验良方,上海科学普及出版社集聚上海中医界大师、领军人才、教授和博导,组成了一支实力雄厚的编写队伍。这些专家学者在各自的研究领域均为学科带头人,教学、临床科研双肩挑,术有专攻,成果丰硕,有口皆碑。由总主编严世芸领军,副总主编王庆其、胡鸿毅统稿,隆重推出《中医良方大典》(全六卷)。分设肿瘤卷、内科一卷、内科二卷、外科卷、妇科卷和儿科卷,总字数 600 余万字,涵盖 900 余个病种,收入方剂 2 万余则。

　　《中医良方大典》(全六卷)对 1949—2018 年间我国中医类、中西医结合类杂志以及医学论文专刊等资料中的临床治疗经验和所刊方药进行系统梳理,通过归类比较,去粗存精,选出良方,编纂成书。以改革开放后的中医研究成果为重点,彰显现代;从文献学角度、中西医结合角度等多方面展开论述;其书资料翔实、内容宏富、脉络清晰、重点突出;综概之其科学性、系统性、权威性和实用性汇聚一身,尤为可贵。编著以临床现代医学病名设置体例,以中医期刊、中医专著、中医年鉴为参阅,词条以现代西医病名体现。每一病症原则上分为概述、辨证施治、单方、经验方、中成药、预防用药等六部分。深入阐述,追根溯源;一病多方,选择性强;理法方药,逻辑性强;重点突出,实用性强;集治法大成,可读性强。以方引方,以方出药,以方带法,以方讲病,以方述理,引领读者传承中医良方,弘扬中医药精髓,领略中医药的博大神奇。

　　中医药是一门虽然古老却历久弥新、学术长青的学科,至今仍发挥着重要防病治病,养生保健的作用。2020年在抗击新冠肺炎疫情中又发挥了重要作用,成为中国方案的亮点,产生了重大海内外学术影响。作为一部综合性的大型方剂参考丛书,囊括内科、外科、妇科、儿科、伤科等中医学各学科,可谓学术百花齐放,文采多姿多彩。其内容丰富,融辨证施治、单方、经验方、中成药、预防用药,分类清晰,操作性强。该宏著不仅是广大中医药工作者和普通读者查阅参考的现代工具书,为临床医疗、教学、科研和养生保健提供了便利,也是全国各大图书馆的必备馆藏。"良方"在手,释难解惑,启迪后学;"大典"在案,用之于民,惠之于民。希望丛书的问世,能成为广大读者朋友的良师益友,以推动我国中医药文化事业健康科学地发展。

中　国　工　程　院　　院　　　士

天津中医药大学　　校　　　长　　张伯礼

中国中医科学院　　名誉院长

庚子年暑月于天津团泊湖畔

前言 | Foreword

　　中医药集中反映了中华民族几千年来对生命、健康和疾病的认识,是具有独特理论及技术方法的智慧结晶,中医药是一个与中国社会伴随发展的生活产物,是不断使用、反复体会、持续凝练的实践过程,在全民健康中发挥着重要作用。

　　新中国成立以来,党和政府高度重视中医药事业,并制定了一系列的政策和措施,极大促进了中医药事业的蓬勃发展。习近平总书记高度重视中医药学的发展和运用,强调要"坚持中西医并重,传承发展中医药事业",要把老祖宗留给我们的中医药宝库保护好、传承好、发展好,坚持古为今用,努力使之与现代健康理念相融相通,服务于人民的健康。中医药凝聚着深邃的哲学智慧和中华民族的健康养生理念及其实践经验。大量的中医单方、验方和治疗经验不断被发掘和整理,并被发表于各类期刊杂志,为中医药的传承和发展起到了一定的促进作用,但通常缺乏足够的系统性和条理性。亟需对新中国成立以来我国中医类、中西医结合类杂志以及医学论文专刊等资料中的临床内科治疗经验所刊方药进行系统梳理,并归类比较和分析,《中医良方大典·内科一卷》在此背景下应运而生。

　　中医药研究的是人的疾病及治疗过程中现实存在的自然现象,中医药的发展也必然是以"有用"和"使用"为前提。随着经济、环境及社会人文的变化,当代人的疾病谱系也发生了根本改变,随之而来的中医药新治验也不断涌现。本卷的编纂是发展的必然,要求中医、中西医结合治疗方法重点突出,系统实用,并着重增补自 1992 年以来发表于权威期刊、中医专著等载体上的相关方剂,力求实用可靠,分门别类,依病选方,内容丰富,保证了本卷的系统性、权威性、先进性和普适性。

　　本卷编写体例与丛书其他各卷保持一致,各词条名后依次分为概述、辨证施治、经验方、单方、中成药、预防用药等部分。内容包括循环系统、呼吸系统、泌尿系统、神经系统、精神系统、造血系统六大篇章,共计 110 余个病种,基本涵盖此六大系统的常见病、多发病。所有入选方剂及方法均追根溯源、严加甄别，对于来源不明、依据不足、疗效不佳者，概不收录，以确保本卷在中医诊疗和日常调护中有用且可靠。

发展中医药"唯用则兴"，遵循中医药发展规律，传承精华、守正创新。而创新是社会发展的主旋律，中医药学是中国古代科学的瑰宝，借鉴古人，超越前人，是科学的认识论和方法论。唯有创新才能发展，才能保持鲜活的生命力。通过本卷的出版，希望加快近年来中医药新治验的普及与推广，从而更好地服务社会。祈盼本卷能成为医疗、教学、科研人员查阅参考的必备工具书，并成为社会各界人士学习、工作和生活的良师益友。

本卷在修订编纂过程中，邀请多位临床一线的中医内科专家执笔，并得到上海科学普及出版社的大力支持，正是因为编委与相关工作人员精益求精、夜以继日、不辞辛劳地付出，编纂工作才得以顺利完成，在此表示衷心地感谢。

因成书仓促，纰缪在所难免，恳请广大读者提出宝贵意见，以便进一步完善。

徐　燕

2021 年 10 月

凡例 | General Statements

一、《中医良方大典》分为《中医良方大典·肿瘤卷》《中医良方大典·内科一卷》《中医良方大典·内科二卷》《中医良方大典·外科卷》《中医良方大典·妇科卷》和《中医良方大典·儿科卷》六卷,系统梳理了1949—2018年间的中医治疗成果。各卷均以现代医学病症为条目,从中医期刊、中医专著中收集良方。每一条目内容分为概述、辨证施治、经验方、单方、中成药、预防用药等六方面。

二、《中医良方大典》遵循去粗存精之原则,收录病症900余种,方剂2万余则。方剂从组成、治疗方法、临床观察等方面进行详细阐述,均有文献可依。

三、《中医良方大典》中,"单方""经验方"按药味数量区分:"单方"指包含3味药及以下的方剂,"经验方"指包含3味药以上的方剂。

四、《中医良方大典》收录的临床病例一般以常见而资料又较全者为主,某些少见而确有参考价值的特殊病例亦予以收录。

五、《中医良方大典》收录的无方名方剂,采用"某某经验方"或"某某病方"命名的原则。如果此类方剂有多则,在"某某经验方""某某病方"后加上"1""2""3"等序号,依次排列。

六、《中医良方大典》引用的文献中,凡未说明方剂的煎服法,均为常规煎服法,即每日1剂,水煎服,分2次服用。书中未说明煎服法的方剂,不再一一说明。

七、《中医良方大典》收录的中药材,一般根据《中国药典》的命名;为体现道地药材,则保留原文献的写法,如广木香、云茯苓、川黄连等。凡列入国家保护动物名录的动物药材,均改用药效相似的其他药材替代,或说明"现禁用"。

八、《中医良方大典》中的剂量均使用现行的法定计量单位,原文献中的"钱""两"已换算成"克"(1钱=3克,1两=30克)。剂量单位均使用汉字表述,如"mmHg"为"毫米汞柱"、"ml"为"毫升"、"cm"为"厘米"等。

九、《中医良方大典》参考文献的著录格式如下:

(一)期刊类

1. 作者一名,著录格式为:

第一作者.文献题名[J].期刊名,年,卷(期):起止页码.

2. 作者多名,且同时注明通讯作者的文献,著录格式为:

第一作者,通讯作者,等.文献题名[J].期刊名,年,卷(期):起止页码.

3. 作者多名,但未注明通讯作者的文献,著录格式为:

第一作者,等.文献题名[J].期刊名,年,卷(期):起止页码.

文献的作者包括单位名或组织名。

(二)专著类

1. 主编一名,著录格式为:

主编.书名[M].出版地:出版单位,出版年:起止页码.

2. 主编多名,著录格式为:

主编,等.书名[M].出版地:出版单位,出版年:起止页码.

(三)论文集

著录格式为:第一作者,等.文献题名[C].出版地:出版单位,出版年:起止页码.

(四)学位论文

著录格式为:第一作者,等.文献题名[D].出版地:出版单位,出版年:起止页码.

(五)专利文献

1. 专利申请者或所有者一名,著录格式为:

专利申请者或所有者.专利题名:专利国别,专利号[P].公告日期或公开日期.

2. 专利申请者或所有者多名,著录格式为:

专利申请者或所有者,等.专利题名:专利国别,专利号[P].公告日期或公开日期.

目录 | Contents

循环系统疾病

心 力 衰 竭

心力衰竭是各种心脏结构或功能性疾病导致心室充盈和（或）射血功能受损，心排血量不能满足机体组织代谢需要，以肺循环和（或）体循环瘀血，器官、组织血液灌注不足为临床表现的一组综合征，主要表现为呼吸困难、体力活动受限和体液潴留。临床上多以病程长短，分为急性心力衰竭和慢性心力衰竭。

心力衰竭根据其临床表现及发病特点，据古代中医文献对本病的论述，本病多归属于中医"心衰""心水""心悸""喘证""水肿""痰饮""心痹"等范畴，尤其与"心衰""心水"相似。张仲景在《金匮要略》全面详细地描述了本病的临床表现，曰："心水者，其身重而少气，不得卧，烦而躁，其人阴肿。"孙思邈在《备急千金要方·心脏门》里首次提出"心衰"这一病名。《景岳全书·喘促》曰："凡虚喘之证，无非由气虚耳。"《症因脉治·内伤喘逆》言："痰饮喘逆之因，饮水过多……则喘息倚肩，而痰饮成也。"指出心气不足、心下有停水是其临床病理表现。心衰的病机是本虚标实，其中本虚以气虚为主，标实有水湿、痰浊、血瘀等，病位在心，与肾、脾、肺三脏关系密切。

慢性心力衰竭

概　述

慢性心力衰竭（CHF）是慢性心功能不全出现症状时的称谓，是各种病因所致心脏疾病的终末阶段。按部位可分为左心衰竭、右心衰竭和全心衰竭。左心衰竭以肺循环瘀血及心输出量降低为主要表现，可见不同程度的呼吸困难，咳嗽、咳痰、咯血，乏力、劳倦、运动耐量降低、头晕、心慌等器官、组织灌注不足及代偿性心率加快所致的症状，少尿及肾功能损害症状。右心衰竭以体循环瘀血为主要表现，可见腹胀、食欲不振、恶心、呕吐等消化道瘀血症状，劳力性呼吸困难，体征上可见水肿、颈静脉征、肝脏肿大等。

中医认为，慢性心衰早期表现为心气不足，进而阳气亏虚，气虚血瘀水停，本虚贯穿疾病的始终，标实为某一阶段的兼证。《金匮要略》云："腰以下肿，当利小便。"开创了活血利水治疗本病之先河。"有一份阳气便有一份生机"，阳气是心衰发病的重要因素。王清任云："元气既虚，必不能达于血管，血管无气，必停留而瘀。"论述了气虚致瘀的发病机理。治疗宜益气温阳、活血利水，其中益气温阳是治疗慢性心衰的基本原则，应贯穿于治疗的全过程，而活血、利水为治标之法。

辨　证　施　治

1. 中国中西医结合学会心血管疾病专业委员会等分3证

（1）气虚血瘀证　治宜益气活血。方用桂枝甘草汤合保元汤加减：人参、黄芪、桂枝、桃仁、红花、丹参、当归、赤芍、川芎、甘草等。

（2）阳气亏虚血瘀证　治宜温阳益气活血。方用参附汤合四逆汤加减：人参、黄芪、附子、干姜、白术、桃仁、红花、丹参、当归、川芎、甘草等。

（3）气阴两虚血瘀证　治宜益气养阴活血。方用生脉散加味：人参、麦冬、五味子、黄芪、生地黄、桃仁、红花、丹参、当归、川芎、甘草等。①

2. 杜武勋等分 2 期 4 证

（1）慢性心力衰竭加重期 ① 寒瘀水结证：症见喘咳倚息，不能平卧，咳吐泡沫状痰；下肢或全身水肿，按之凹陷，甚则阴肿；小便不利，心悸气短，动则又甚；舌质淡胖，苔白滑，脉沉细无力或沉迟。治宜温阳利水、泻浊活血。方用真武汤合苓桂术甘汤加减：黄芪、党参、制附子、桂枝、五加皮、泽泻、茯苓、白术、葶苈子、桑白皮、车前子、泽兰、甘草。② 热瘀水结证：症见喘咳倚息，不能平卧，咳嗽咳痰、咳痰黏稠或咳痰黄稠；下肢或全身水肿，按之凹陷，甚则阴肿；心悸气短，动则又甚，胸闷憋气；腹胀纳呆，口干口渴，小便不利；舌质暗红或紫黯，苔黄厚或黄腻，脉滑数。治宜清热活血、泻肺利水。方用己椒苈黄汤加减：汉防己、川椒目、葶苈子、大黄、桑白皮、枳壳、白花蛇舌草、半边莲、泽兰、泽泻、车前子、茯苓、白术、甘草。

（2）慢性心力衰竭缓解期 ① 气阴两虚，瘀血内阻证：症见喘促憋气，动则加剧；心悸心慌，疲乏懒动，动则汗出，心悸加重；失眠多梦，气短乏力，自汗或盗汗；五心烦热，口干口渴，面颧黯红，舌质红少苔，脉细数无力或结、代。治宜益气活血、滋阴纳气。方用生脉散加减：党参、麦冬、五味子、生地黄、黄芪、赤芍、当归、山茱萸、玉竹、葶苈子、茯苓、车前子。② 气阳两虚，瘀血内阻证：症见喘促憋气，动则加剧，吐痰清稀；心悸心慌，疲乏懒动，动则汗出，喘息加重；失眠多梦，气短乏力，自汗或盗汗；神疲纳呆、胸满脘胀；颜面灰白，口唇青紫，四肢清冷，小便清少，舌质淡胖，苔白腻或水滑，脉细沉或结代。治宜益气活血、温阳化瘀。方用保元汤加减：党参、黄芪、巴戟天、肉桂、茯苓、车前子、葶苈子、丹参、淫羊藿、菟丝子、甘草。②

经验方

1. 优化新生脉散方 党参 15 克、麦冬 15 克、刺五加 15 克、黄芪 15 克、醋鳖甲 15 克、丹参 15 克、葶苈子 10 克、枳壳 10 克。每日 1 剂，水煎分 2 次口服。王贤良等将慢性心力衰竭患者随机分组，并按不同顺序分别接受优化新生脉散方联合西药规范治疗（优化组）、单纯西药规范治疗（对照组）、新生脉散原方联合西药规范治疗（原方组），每阶段疗程均为 4 周，中药治疗后加设 2 周洗脱期，期间只使用单纯西药治疗。对照组、原方组、优化组治疗后心功能分级疗效总有效率分别为 50.0%、60.0%、85.0%，优化组优于原方组及对照组（$P < 0.05$ 或 $P < 0.01$）。治疗后优化组中医症状积分总分及气短、乏力、面肢浮肿的单项积分均优于原方组（$P < 0.05$）。治疗后原方组、优化组患者生存质量、六分钟步行距离、超声心动图射血分数均较治疗前显著改善（$P < 0.05$ 或 $P < 0.01$），且优化组优于原方组（$P < 0.05$）。③

2. 壮肾灵方 茯苓皮 30 克、白术 30 克、白芍 30 克、附子 100 克、红参 30 克、黄芪 60 克、淫羊藿 50 克、香加皮 20 克、益母草 20 克、葶苈子 20 克、水蛭 20 克、细辛 30 克、干姜 30 克。制作成治疗药包加入外用治疗温控器中外敷心俞、肾俞穴。傅晓霞等将 140 例心肾阳虚、水瘀内阻型慢性心力衰竭患者随机分为两组，治疗组 70 例采用西药联合壮肾灵方外敷心俞、肾俞；对照组 70 例西药联合安慰剂外敷。结果：治疗组治疗 12 周后，心功能分级改善有效率、中医证候积分疗效总有效率、血浆脑钠肽（BNP）水平改善明显优于对照组（$P < 0.05$）。④

3. 心衰合剂 黄芪 30 克、葶苈子 15 克、桑白皮 30 克、防己 10 克、车前子 15 克、赤芍 15 克、水

① 中国中西医结合学会心血管疾病专业委员会，等.慢性心力衰竭中西医结合诊疗专家共识[J].中国中西医结合心脑血管病杂志，2016,14(3)：225-232.
② 杜武勋，张少强，等.慢性心力衰竭病证结合分期辨证论治方案及其组方研究[J].辽宁中医杂志，2013,40(3)：385-387.
③ 王贤良，毛静远，等.优化新生脉散方联合西药治疗慢性心力衰竭单病例交叉随机对照研究[J].中医杂志，2015,56(21)：1849-1853.
④ 傅晓霞，等.壮肾灵方外敷联合西药治疗心肾阳虚、水瘀内阻型慢性心力衰竭的临床研究[J].中国中西医结合杂志，2014,34(7)：808-811.

红花子 15 克、鸡内金 12 克。每日 1 剂,浓煎至 100 毫升,每次口服 50 毫升,早晚各 1 次。仇盛蕾等采用随机对照方法,纳入痰饮阻肺证、气虚血瘀证的冠心病心力衰竭患者 29 例,随机分为两组,治疗组 14 例给予西医常规治疗联合心衰合剂,对照组 15 例给予西医常规治疗。结果:治疗组治疗后 BNP 较对照组显著改善,差异有统计学意义($P<0.05$);治疗组生活质量计分在生理机能、活力、社会功能及心理健康领域均较对照组具有优势,差异有统计学意义($P<0.05$)。[1]

4. 治心方　黄芪 30 克、党参 20 克、麦冬 15 克、干地黄 18 克、五味子 6 克、丹参 15 克、赤芍 12 克、桃仁 12 克、白术 6 克、鳖甲 12 克、甘松 5 克、葶苈子 20 克。每日 1 次,水煎服。梁碧伟等选取心肌病心衰患者 122 例,随机分为对照组 62 例和治疗组 60 例。对照组常规给予洋地黄、利尿剂、血管紧张素转换酶抑制剂(ACEI)、血管紧张素 Ⅱ 受体阻滞剂(ARB)、β 受体阻滞剂、扩血管等常规治疗。治疗组在西医标准治疗基础上加用治心方。两组疗程均为 12 周以上。结果:治疗组心功能纠正总有效率 95%,明显优于对照组 80.65%($P<0.05$)。左心室射血分数、左室舒张期内径改善及治疗总有效率,治疗组均优于对照组($P<0.05$)。两组患者症状改善,从显效率看,治疗组与对照组比较,有显著性差异($P<0.05$)。两组治疗前后肝肾功能、血常规、电解质无显著性差异。表明在心肌病心力衰竭标准治疗基础上加用治心方治疗心肌病心衰有明显疗效,有助于改善心衰症状,改善心功能,提高生活质量,而且比较安全。[2]

5. 心竭宁方　黄芪、党参、葶苈子、丹参等。汤剂,每次 100 毫升,每日 2 次口服。疏欣杨等选取冠心病慢性心衰患者 60 例,按心功能水平分层,随机分为治疗组和对照组两组,每组各 30 例。两组患者均在常规应用西医标准化方案治疗(包括 ACEI 类、利尿剂、地高辛等)基础上,治疗组加

用心竭宁方。两组均以 2 周为 1 个疗程。结果表明治疗组中医总疗效、临床疗效、心功能指标均高于对照组($P<0.05$)。[3]

6. 坎离煎　黄芪 30 克、附子 10 克、葶苈子 30 克、白术 12 克、白芍 12 克、茯苓 15 克、三棱 10 克等。每日 1 剂,水煎 2 次,每次 100 毫升,餐后 2 小时饮服。阮小芬等选择慢性心衰心肾阳虚证患者 60 例,按 2:1 随机分为坎离煎组 39 例和对照组 21 例。两组患者均以西药规范治疗,坎离煎组加用坎离煎。两组疗程均为 24 周。结果:在中医证候疗效、6 分钟步行试验、生活质量评分、中医证候积分及心功能分级方面,坎离煎组均优于对照组($P<0.05$);且加用坎离煎治疗后,减少了利尿剂和地高辛的用量,减少 CHF 急性加重的住院次数。[4]

7. 心衰合剂　高丽参 10～30 克、制附片 10 克、麦冬 10 克、五味子 10 克、红花 10 克、枳实 10 克、葶苈子 15～30 克、益母草 30 克、车前子 30 克。随症加减:气阴两虚者,高丽参改为西洋参,麦冬 20～30 克;阳虚者,附子 15～20 克;咳痰黄稠,加鱼腥草 15 克、黄芩 15 克。每日 1 剂,分 2 次口服,每次 100 毫升,7 天为 1 个疗程;同时合用洋地黄制剂、利尿剂、血管扩张剂及 ACEI 制剂。姜蔓萍将 61 例患者随机分为治疗组 31 例和对照组 30 例。对照组只用洋地黄制剂、利尿剂、血管扩张剂及 ACEI 制剂。治疗组常规加服心衰合剂。结果:治疗组治愈 8 例,好转 18 例,无效 5 例,总有效率 83.87%;对照组治愈 6 例,好转 17 例,无效 7 例,总有效率 76.66%。两组间差异有显著性($P<0.01$)。[5]

8. 真武汤加减　制附子 10 克、炒白术 10 克,党参 15 克、赤白芍各 15 克、白茯苓 20 克、炙甘草 3 克、炙黄芪 30 克、益母草 30 克、淡干姜 5 克、肉桂心 5 克。随症加减:如咳喘较重,难以平卧,或有胸腹水者,加用葶苈子(包)30 克、桑白皮 30 克;如胁下瘀积,颈脉动甚,口唇紫绀者,加用全当归

① 仇盛蕾,林谦,等.心衰合剂对冠心病心力衰竭患者生活质量的影响[J].中国中医基础医学杂志,2014,20(5):683-685.
② 梁碧伟,等.治心方治疗心肌病心力衰竭的临床研究总结[J].中药材,2008,31(3):470-472.
③ 疏欣杨,等.中西医结合心竭宁方治疗冠心病慢性心衰临床观察[J].辽宁中医杂志,2007,34(9):1290-1292.
④ 阮小芬,等.加用中药坎离煎对慢性心力衰竭患者活动耐量、生活质量及心衰加重次数的影响[J].中医杂志,2006,47(7):505-508.
⑤ 姜蔓萍.心衰合剂治疗难治性心衰[J].中国中医基础医学杂志,2004,10(10):47-48.

10 克、紫丹参 30 克;如舌红苔少,口燥咽干者,减制附片 5 克,去肉桂心,党参改为太子参 15 克,加麦冬 15 克、五味子 5 克;如心前区闷痛者,肉桂心改为川桂枝 10 克,加用瓜蒌皮 30 克、紫丹参 30 克;大川芎 10 克。每日 1 剂,水煎服,上下午各服 1 次,15 天为 1 个疗程。宋峻等以上方加减治疗 172 例 CHF 患者,结果:痊愈 36 例,占 20.9%;显效 60 例,占 34.9%;有效 48 例,占 27.9%;无效 28 例,占 16.3%。总有效率 83.7%。①

单 方

参蛤散 组成:人参、蛤蚧。功效主治:补气温肾,纳气平喘;适用于支气管哮喘、慢性支气管炎、肺气肿、肺源性心脏病所致咳喘。用法用量:每粒 0.3 克,每次 4 粒,每日 2 次,饭后顿服。临床应用:张伟珍等将 60 例心肾阳虚型充血性心力衰竭患者随机分为对照组和治疗组各 30 例。对照组予西医常规抗心力衰竭治疗,治疗组在西医常规治疗基础上加服参蛤散,两组疗程均为 8 周。结果:治疗组、对照组的心功能疗效总有效率分别为 86.67%、46.67%,组间疗效差异有统计学意义($P<0.01$);中医证候积分、BNP 水平均较治疗前下降($P<0.05$,$P<0.01$),且治疗组治疗后中医证候积分、BNP 水平均低于对照组($P<0.01$);治疗后两组左室射血分数(LVEF)、每搏输出量(SV)、心输出量(CO)均改善($P<0.05$),且治疗组治疗后 LVEF、SV、CO、E/A 值改善优于对照组($P<0.05$,$P<0.01$)。结论:参蛤散结合西医基础治疗能有效改善心肾阳虚型充血性心力衰竭患者心功能,其机制可能与抑制血清 BNP 水平相关。②

中 成 药

1. 丹参滴丸 组成:丹参、三七、冰片等(天士力制药集团股份有限公司,国药准字 Z10950111)。用法用量:每次 10 丸,每日 3 次,口服。临床应用:刘宁等将 60 例慢性心力衰竭患者随机分为实验组和对照组各 30 例。所有患者均给予 β 受体阻滞剂、ARB、ACEI、强心剂、利尿剂等常规治疗。对照组在常规治疗基础上给予坎地沙坦酯片口服,实验组予以复方丹参滴丸口服。结果:治疗 12 周后,与对照组比较,实验组患者血清氨基末端前体脑钠肽(NT-proBNP)水平较低($P<0.05$);实验组患者的血清心型脂肪酸结合蛋白(H-FABP)水平较低($P<0.05$);实验组患者的血清肌动蛋白结合蛋白(Nexilin)水平较低($P<0.05$);且实验组 SV、LVEF 水平较高,LVESV1、VEDV1 水平较低($P<0.05$)。表明丹参滴丸联合 ARB 能够显著降低老年慢性心衰患者血清 NT-proBNP、H-FABP 及 Nexilin 水平,改善心功能。③

2. 芪苈强心胶囊 组成:黄芪、人参、附子、丹参、泽泻、葶苈子、玉竹、桂枝、红花、香加皮、陈皮等(河北省石家庄市以岭药业股份有限公司生产,每粒含生药 0.3 克,批号 20030201)。功效:益气温阳,活血化瘀利水。用法用量:每次 4 粒,每日 3 次,口服。临床应用:李争等将 376 例心力衰竭患者随机分为芪苈强心组 200 例和常规组 176 例。常规治疗组常规应用利尿剂、ACEI 或 ARB、地高辛、β 受体阻滞剂等进行治疗。芪苈强心组在常规治疗组的基础上加服芪苈强心胶囊。随访观察 4 周。结果:芪苈强心组较常规治疗组疲倦乏力、咳嗽、纳差、自汗、盗汗、畏寒、面色、口唇、甲床、舌质、脉象均显著改善,差异有统计学意义($P<0.05$ 或 $P<0.01$)。④

3. 益心舒胶囊 组成:人参、麦冬、五味子、黄芪、丹参、川芎、山楂(贵州信邦制药股份有限公司)。功效:益气养阴,活血化瘀。用法用量:每日 3 次,每次 3 粒,口服。临床应用:戚春雷将 85 例慢性心力衰竭患者随机分为观察组 45 例和对

① 宋峻,王永标.真武汤加减治疗慢性心衰 172 例[J].四川中医,1999,17(6):25-26.
② 张伟珍,等.参蛤散联合西药治疗心肾阳虚型充血性心力衰竭临床观察[J].上海中医药杂志,2010,44(6):59-61.
③ 刘宁,等.丹参滴丸联合 ARB 对老年慢性心衰患者血清 NT-proBNP、H-FABP 以及 Nexilin 含量影响研究[J].中华中医药学刊,2016,34(1):251-254.
④ 李争,等.芪苈强心胶囊对慢性心力衰竭患者常见中医症候的影响[J].中华中医药学刊,2015,33(2):435-437.

照组 40 例。观察组予益心舒胶囊口服，并服用琥珀酸美托洛尔缓释片；对照组予以琥珀酸美托洛尔缓释片口服。观察两组患者临床疗效和中医证候积分变化。结果：观察组总有效率 93.3%，对照组 75.0%，两组比较差异有统计学意义（P＜0.05）。①

4. 参芪扶正注射液　组成：党参、黄芪（丽珠集团利民制药厂，国药准字 Z19990065）。用法用量：每次 250 毫升，静脉滴注，每日 1 次。临床应用：莫海燕等将 86 例慢性心衰患者随机分为对照组和观察组各 43 例。两组均采用常规非药物和药物疗法，药物使用包括服用氢氯噻嗪片，每次 25～50 毫克，每日 2 次；卡托普利片，每次 12.5 毫克，每日 2 次；酒石酸美托洛尔片，每次 50～100 毫克，每日 2 次；地高辛片每次 0.25 毫克，每日 1 次，必要时服用。对照组采用注射用环磷腺苷葡胺，每次 120 毫克，静脉滴注，每日 1 次。观察组在对照组治疗的基础上加用参芪扶正注射液，每次 250 毫升，静脉滴注，每日 1 次。两组疗程均为 2 周。结果：观察组疗效优于对照组（P＜0.05）；治疗后观察组左室射血分数、每分钟输出量和每搏输出量均高于对照组（P＜0.01）。②

5. 丹红注射液　组成：丹参、红花（每支 10 毫升，山东丹红制药有限公司，国药准字 Z20026866）。功效：活血化瘀，通脉舒络。用法用量：20 毫升丹红注射液加入 5% 葡萄糖注射液 250 毫升中静脉滴注（每分钟 20～40 滴），每日 1 次。临床应用：李威等将 90 例气阴两虚型慢性心力衰竭患者随机分为治疗组和对照组各 45 例，对照组患者使用参麦注射液 60 毫升加入生理盐水 250 毫升中静脉滴注，每日 1 次，并结合常规西医治疗方案；治疗组患者在对照组基础上加用丹红注射液 20 毫升加入 5% 葡萄糖注射液 250 毫升中静脉滴注，每日 1 次，两组疗程均为 2 周。结果：治疗后治疗组心衰总积分和中医证候总积分均低于对照组，6 分钟步行距离、LVEF、SV 和 CO 水平亦高于对照组

（P＜0.05）。治疗后和随访 2 个月时，治疗组血清 NT－proBNP 水平显著低于对照组（P＜0.05）。③

6. 参附注射液　组成：红参、附子。用法用量：每日常规液体后静滴 60 毫升。临床应用：牛晓庆等将 68 例患者随机分为两组，两组均常规治疗，治疗组加参附注射液，疗程 2 周。结果：治疗组患者的心功能明显优于对照组（P＜0.05），两组治疗后 LVEF 及血浆 BNP 较前均有明显改善（P＜0.05）。参附注射液可以提高慢性心衰患者的心功能，改善 LVEF 和血浆 BNP，提高临床疗效。④

7. 通心络胶囊　组成：人参、水蛭、全蝎、赤芍、蝉蜕、土鳖虫、蜈蚣、降香、酸枣仁（炒）、冰片（石家庄以岭药业股份有限公司，批号 050408）。功效：补益心气，扶正固本，活血通络，行气祛瘀。用法用量：每日 3 次，每次 3 粒。临床应用：刘万锋等将 70 例慢性心力衰竭患者随机分为对照组 34 例和治疗组 36 例。对照组予常规抗心力衰竭（强心、利尿、血管紧张素转换酶抑制剂及去除病因等）治疗，治疗组在对照组治疗基础上加用通心络胶囊。结果：治疗 3 月后，治疗组总有效率 91.7%，高于对照组的 76.5%，差异有显著性意义（P＜0.05）；治疗组治疗后左室舒张末期容积（LVEDV）和左室收缩末期容积（LVESV）均缩小，LVEF、CO、心排指数（CI）和短轴缩短率（FS）改善，与治疗前比较，差异均有非常显著性意义（P＜0.01）；两组治疗后各指标比较，差异也有显著性意义（P＜0.05），治疗组疗效优于对照组。⑤

8. 芪参益气滴丸　组成：黄芪、丹参、三七、降香（天津天士力制药股份有限公司，批号 Z20030139）。功效：益气通脉，改善心功能。用法用量：口服，0.5 克，每日 3 次。临床应用：贾海莲等将 80 例缺血性心肌病心力衰竭患者随机分为治疗组和对照组各 40 例。对照组采用常规西医治疗，治疗组在对照组治疗基础上加用芪参益气滴丸口服，治疗周期为 8 周。结果：治疗组较对

① 戚春雷.益心舒胶囊联合琥珀酸美托洛尔缓释片治疗慢性心力衰竭临床观察[J].新中医,2015,47(10)：24－25.
② 莫海燕,等.参芪扶正注射液联合环磷腺苷葡胺治疗慢性心力衰竭的临床观察[J].中国实验方剂学杂志,2015,21(1)：178－181.
③ 李威,等.丹红注射液联合参麦注射液辅助治疗气阴两虚型慢性心力衰竭 45 例临床观察[J].中医杂志,2015,56(22)：1942－1945.
④ 牛晓庆,范秀凤.参附注射液治疗慢性心衰的临床疗效观察[J].黑龙江中医药,2013,42(5)：20－21.
⑤ 刘万锋,等.通心络胶囊治疗慢性收缩性心力衰竭疗效观察[J].新中医,2012,44(10)：8－10.

照组能显著改善患者的左室功能并延长 6 分钟步行距离（$P<0.05$），显著降低血浆 NT－proBNP 水平，增加左心室射血分数（$P<0.05$）。芪参益气滴丸可明显改善缺血性心肌病心力衰竭患者的心脏功能，提高运动耐量及生活质量，改善心室重构，且不良反应少。[1]

9. **参麦注射液**　组成：人参、麦冬等。功效：益气固脱，滋阴生津，养心复脉。用法用量：40 毫升联用 25％硫酸镁 10 毫升加入 5％葡萄糖 250 毫升中静脉滴注，滴速每分钟 25 滴。临床应用：刘炼庆将 62 例慢性充血性心力衰竭患者随机分为对照组 30 例和治疗组 32 例。对照组予洋地黄、利尿药、硝酸酯及卡托普利常规治疗，治疗组在上述治疗的基础上加用参麦注射液，以 14 日为 1 个疗程进行疗效比较。结果：对照组总有效率 73％，治疗组 97％，两组比较差异有统计学意义（$P<0.05$）；治疗组治疗后心率、左心室射血分数较对照组改善明显（$P<0.05$）。[2]

10. **生脉注射液**　组成：按红参：麦冬：五味子为 1：3.12：1.56 配伍而成，每 10 毫升生脉注射液含红参 1 克、麦冬 3.12 克、五味子 1.56 克。用法用量：100 毫升加 5％葡萄糖注射液 200 毫升静脉滴注，每日 1 次。临床应用：马莉等将 60 例慢性心衰患者随机分为治疗组（即生脉注射液组）和对照组各 30 例。对照组仅西药常规治疗，治疗组给予生脉注射液加西药常规治疗，治疗 2 周为 1 个疗程。结果：治疗组临床显效率与总有效率明显高于对照组。[3]

预 防 用 药

艾灸肺俞、心俞　组成：肺俞、心俞。用法用量：每穴灸治 20 分钟，每日 1 次。临床应用：王茎等将 60 例慢性心衰患者随机分为对照组和治疗组各 30 例。对照组给予西药常规治疗；治疗组

在西药常规治疗的基础上，采用艾条温和灸双侧肺俞、心俞穴，共灸治 4 周。比较两组治疗后临床疗效和心功能相关指标。结果：对照组总有效率 76.7％，治疗组总有效率 90.0％，治疗组优于对照组（$P<0.05$）；两组治疗后心率（HR）、CO、LVEF 较治疗前有显著改善（$P<0.01$），治疗组治疗后 HR、CO、LVEF 与对照组比较有显著差异（$P<0.01$），治疗组治疗后 HR、CO、LVEF 改善状况优于对照组。[4]

急性心力衰竭

概　　述

急性心力衰竭临床上以急性左心衰竭最为常见，急性右心衰竭则较少见。急性左心衰竭指急性发作或加重的左心心功能不全所致的心肌收缩力明显降低、心脏负荷加重，造成急性心排血量骤降、肺循环压力突然升高、周围循环阻力增加，引起肺循环充血而出现急性肺瘀血、肺水肿并可伴组织器官灌注不足和心源性休克的临床综合征。急性右心衰竭是指某些原因使右心室心肌收缩力急剧下降或右心室的前后负荷突然加重，从而引起右心排血量急剧减低的临床综合征。急性心衰可以突然起病或在原有慢性心衰的基础上急性加重，大多数为收缩性心衰，也可以是舒张性心衰，发病前多数患者有器质性心血管疾病。

中医认为，急性心衰乃心衰病情进展，突发阴竭阳脱，或痰（浊/热）蒙清窍，或水饮上凌心肺等急危重证。针对急性心衰阳气暴脱、冷汗淋漓、面色灰白、口唇紫绀、四肢厥逆、脉微欲绝等症，当用回阳救逆法益气固脱，兼以或逐水，或宣肺平喘，或化痰蠲饮。

① 贾海莲，等.芪参益气滴丸对缺血性心肌病心力衰竭患者心功能及 NT－proBNP 的影响[J].中国实验方剂学杂志，2012,18(2)：228－230.
② 刘炼庆.参麦注射液和硫酸镁佐治老年人慢性充血性心力衰竭的临床研究[J].新医学，2003,34(7)：427－428.
③ 马莉，等.大剂量生脉注射液对慢性心功能衰竭患者凝血功能的影响[J].中国中西医结合杂志，2003,23(4)：275－277.
④ 王茎，等.艾灸肺俞、心俞治疗慢性心衰临床观察[J].上海针灸杂志，2012,31(2)：91－93.

辨 证 施 治

王立民等分2证

（1）阳虚水泛证　症见憋喘、呼吸困难、端坐呼吸，不能平卧或夜间发作性呼吸困难，咯吐白色或粉红色泡沫痰，心悸怔忡，颜面或下肢浮肿，面色青灰或晦暗，舌淡暗，体胖，苔白厚腻，脉沉数或沉迟，或结、代、促，或雀啄。治宜温阳活血、利水强心。方用真武汤合葶苈大枣泻肺汤或参芪汤合五苓散加减：制附子12克、肉桂10克、红参（另煎）8克、黄芪30克、白术15克、白芍15克、茯苓15克、泽兰25克、泽泻25克、益母草25克、葶苈子（包煎）25克、红花15克、地龙20克。

（2）阴竭阳脱证　症见喘悸不休，呼多吸少，抬肩撷肚，不能平卧，身冷肢厥，汗出如油或汗出如珠，昏聩谵安，舌淡紫或绛而萎，苔白腻或剥脱，脉微欲绝，或散涩，或浮大无根。治宜养阴救逆、回阳固脱。方用参附汤合生脉散加减：制附子12克、肉桂10克、红参（另煎）15克、麦冬25克、炙甘草15克、五味子15克、煅龙骨30克、煅牡蛎30克。[1]

经 验 方

1. 参芪养真通痹汤　人参20克、当归20克、黄芪30克、延胡索30克、酸枣仁30克、三七粉3克、地龙10克、柏子仁10克、枳壳10克、赤芍15克、川芎15克、桃仁15克。加水煎至150毫升，每日1剂，分早晚2次温服。文清华等将56例风湿性心脏病急性心衰患者随机分为对照组和实验组各28例。两组均予西医常规方法治疗，实验组加用参芪养真通痹汤治疗。两组均治疗4周。结果：总有效率实验组为96.43%，对照组为71.43%，两组比较差异有统计学意义（P<0.05）；两组LVEF均较治疗前升高（P<0.05），且实验组升高幅度大

于对照组（P<0.05）；两组LVDEd、LVSEd均较治疗前降低（P<0.05），且实验组降低幅度大于对照组（P<0.05）；治疗后两组平均左心房压（mLAP）、平均肺动脉压（mPAP）均较治疗前降低，且实验组降低幅度大于对照组（P<0.05）。表明参芪养真通痹汤佐治风湿性心脏病急性心衰可显著改善心功能及血流动力学指标，临床疗效显著。[2]

2. 自拟方　黄芪30克、人参15克、麦冬15克、丹参15克、瓜蒌10克、葶苈子10克、茯苓10克、桂枝6克、甘草6克。水煎取汁300毫升，每次服用150毫升，早晚温服。王刚将80例急性心力衰竭患者随机分为观察组与对照组各40例。对照组采用西医常规治疗，观察组在对照组基础上结合中药汤剂治疗。结果：观察组治疗总有效率高于对照组（P<0.05）；观察组心功能分级情况、血清细胞炎症因子水平、心功能指标水平优于对照组（P<0.05）。[3]

3. 强心合剂　附子10克、干姜6克、红参10克、黄芪30克、桂枝10克、茯苓15克、白术15克、泽泻10克、猪苓10克、丹参15克、赤芍15克、川芎10克、葶苈子15克。由专门煎药机煎煮，煎煮时间相同，制剂标准统一，每日1剂，早晚2次分服。于占文等将中医辨证属气虚血瘀、阳虚水泛的急性心力衰竭患者随机分为治疗组和对照组各40例。对照组常规西药治疗，治疗组在常规治疗基础上加用强心合剂口服，7天后观察疗效。结果：两组患者中医证候积分和血浆BNP水平具有显著性差异，治疗组疗效优于对照组。[4]

4. 参附芪苈汤　人参12克、制附子12克、黄芪15克、炒葶苈子12克、五味子15克、麦冬12克、当归15克、红花12克、川芎12克、白术15克、茯苓15克、泽泻15克、桂枝9克、煅龙骨30克、煅牡蛎30克、柴胡12克、升麻12克、桔梗15克、益母草10克。每日1剂，水煎取汁，每日服3次。1个月为1个疗程。胡永学将60例中医辨证

① 王立民，等.急性心力衰竭中医治疗浅析［J］.世界最新医学信息文摘,2014,14(14)：188,191.
② 文清华，等.参芪养真通痹汤佐治风湿性心脏病急性心衰临床分析［J］.实用中医药杂志,2018,34(6)：714-715.
③ 王刚.中西医结合治疗急性心力衰竭临床观察［J］.中国中医急症,2017,26(9)：1659-1661.
④ 于占文，等.益气温阳利水活血法治疗急性心力衰竭的临床研究［J］.中华中医药学刊,2015,33(5)：1153-1155.

为气阴两亏、血瘀水停证的轻中度冠心病心力衰竭老年患者随机分为对照组与治疗组各 30 例,均予西医常规治疗,治疗组加服参附芪苈汤。结果:治疗组心功能疗效、Lee 氏心力衰竭计分疗效和中医证候疗效、LVEF、E/A 比值以及 6 分钟步行试验的改善均优于对照组。[①]

5. 心阳片(又名保心康) 人参、熟附子、黄芪、毛冬青等。由广州中医药大学第一附属医院药剂科生产,每日 0.3 克。每次 4 片,每日 3 次。吴辉等采用随机对照的临床研究方法,将 86 例急性失代偿性心力衰竭的住院患者按 1:1 分为治疗组及对照组。两组患者均接受标准的西医基础治疗,治疗组在基础治疗上加用心阳片口服。结果:两组患者出院前血浆 BNP、超敏 C 反应蛋白(hs—CRP)浓度较入院时均显著下降(均 $P <$ 0.01),治疗组下降较对照组更明显($P < 0.05$);治疗组心功能分级改善优于对照组($P < 0.05$);治疗组 LVEF 改善较对照组更明显($P < 0.05$)。[②]

中 成 药

1. 芪参益气滴丸 组成:三七、丹参、黄芪等。用法用量:每袋 0.5 克,每次 1 袋,每日 3 次,餐后半小时服用。临床应用:陈孝良将 120 例慢性心衰急性加重期患者随机分为实验组和对照组各 60 例。实验组患者在常规西药抗心衰基础上,使用冻干重组脑利钠肽后 3 天加用芪参益气滴丸进行治疗。对照组患者在常规抗心衰基础上,单用冻干重组脑利钠肽治疗。结果:治疗两周后,实验组患者 NT-proBNP 低于对照组,LVEF 高于对照组,六分钟步行距离比对照组长,治疗总有效率高于对照组,差异均有统计学意义($P < 0.05$)。[③]

2. 丹红注射液 组成:丹参、红花。功效:祛瘀生新,除邪而不伤正,内外通和,行气活血。用法用量:丹红注射液 20 毫升加入生理盐水或 5% 葡萄糖液 250 毫升中静脉滴注,每日 1 次。临床应用:巨雅平等选择 78 例冠心病心力衰竭急性加重期患者,随机分为治疗组 46 例和对照组 32 例。两组均给予西药常规治疗,治疗组加用丹红注射液。10 日为 1 个疗程。结果:治疗组临床表现总有效率为 93.5%,心电图有明显改善,均明显高于对照组。[④]

3. 参附注射液 组成:人参、附子(四川雅安制药厂生产,每支 2 毫升)。功效:峻补阳气,急救暴脱。用法用量:20 毫升直接静脉推注,5～10 分钟注完,再以参附注射液 50 毫升加入 5%～10% 葡萄糖注射液 250 毫升内静脉滴注,每日 2 次。临床应用:郭军等选取 59 例中医辨证属阳虚水泛型急性左心衰患者随机分为治疗组 31 例和对照组 28 例。两组患者均给予坐位、强心、利尿、血管活性药、抗感染(严格按照降阶梯治疗方案选用抗生素)、间断 NIMV 辅助呼吸等治疗。治疗组联合应用参附注射液,7 日为 1 个疗程。结果:治疗组治疗后 1 小时总有效率 93.55%,显著高于对照组的 82.14%;两组患者血气分析各项指标及氧和指数均有差异($P < 0.05$),1 周内治疗组有 3 例复发,而对照组有 9 例复发,其中 3 例因治疗后症状无缓解而行气管插管机械通气。[⑤]

4. 生脉注射液 组成:人参、麦冬、五味子(山西太行制药厂生产)。用法用量:生脉注射液 30 毫升在 5 分钟内静脉注射完。临床应用:刘克强在基础治疗同时配合上法治疗高血压并急性左心衰竭患者 18 例,治疗后 30 分钟内能明显改善患者血压、心率、呼吸次数。结果:总有效率 100%,胸闷气促端坐呼吸症状均在用药后 30 分钟内迅速消失或减轻。[⑥]

① 胡永学.参附芪苈汤治疗老年冠心病急性心力衰竭临床观察[J].中国中医急症,2011,20(1):20-22.
② 吴辉,等.心阳片对急性失代偿性心力衰竭患者脑钠肽、超敏 C 反应蛋白及心功能的影响[J].中药新药与临床药理,2011,22(2):220-223.
③ 陈孝良.冻干重组脑利钠肽在治疗慢性心衰急性加重期与加用芪参益气滴丸的疗效实验对照研究观察[J].中西医结合心血管病杂志,2018,6(36):159,161.
④ 巨雅平,等.丹红注射液治疗冠心病心力衰竭急性加重期临床疗效观察[J].中国实用医药,2008,3(35):133-134.
⑤ 郭军,马纯慧,等.机械通气配合参附注射液治疗急性左心衰竭(阳虚水泛型)的临床观察[J].贵阳中医学院学报,2008,30(2):31.
⑥ 刘克强.生脉注射液治疗高血压并急性左心衰竭的临床观察[J].中华综合医学杂志,2001,2(5):419.

预 防 用 药

1. 山药枸杞粳米粥　组成：山药 50 克、枸杞子 25 克、龙眼肉 10 克、大枣 10 枚、粳米 50 克。适用于气阴两虚型急性心力衰竭。用法用量：煮粥常服。①

2. 萝卜桃仁木耳粥　组成：萝卜 50 克、桃仁 25 克、黑木耳 15 克、大枣 10 枚、粳米 50 克。适用于痰瘀并重型急性心力衰竭。用法用量：煮粥常服。②

3. 苡仁冬瓜茯苓粥　组成：薏苡仁 50 克、冬瓜皮 25 克、茯苓 15 克、生姜皮 5 克、粳米 50 克。适用于阳虚水肿型急性心力衰竭。用法用量：煮粥常服。③

①～③　王立民,等.急性心力衰竭中医治疗浅析[J].世界最新医学信息文摘,2014,14(14)：188,191.

心 律 失 常

心律失常是指心律起源部位、心搏频率与节律以及冲动传导等方面的任何一项出现异常。心律失常是临床上常见症候之一,为各种心脏病的常见并发症,也可以发生于内分泌失调、电解质紊乱、药物中毒、外科手术及麻醉过程中。此外,还有相当一部分的心律失常是由于自主神经功能紊乱引起。心律失常根据心率快慢一般可分为快速性和缓慢性两大类。临床多表现为心悸,伴有气短乏力、胸闷胸痛、头晕目眩及晕厥等。严重的心律失常可减少心搏出量,引起心功能不全及出现心源性脑缺血综合征,死亡率很高。

心律失常属中医"心悸""怔忡""厥症""心痛""胸痹"等范畴。《金匮要略》言:"寸口脉动而弱,动则为惊,弱则为悸。"其病因和病机主要是心血不足、心阴亏损、心阳不足,兼有痰饮、瘀血阻滞等,常与内伤七情、外感六淫、水饮内停等有关。其病位在心,但发病与肝、脾、肾三脏功能密切相关。脉象是中医学诊断心律失常的主要依据。常见的异常快速脉象有数脉、疾脉、促脉,可见于窦性心动过速、阵发性室上性心动过速、快速房颤、早搏等;常见的异常慢速脉象有结脉、代脉、迟脉、涩脉等,可见于窦性心动过缓、窦性停搏及各种类型传导阻滞等;此外复杂的心律失常也可出现屋漏脉、雀啄脉、釜沸脉等脉象。

快速性心律失常

概　　述

心室率大于每分钟 100 次的心律失常被称为快速性心律失常,快速性心律失常包括窦性心动过速、阵发性室上性心动过速、快速性心房扑动、心房颤动、室性心动过速等。

快速性心律失常属中医"心悸""怔忡"范畴,多因情志所伤,精神过度紧张,或大病久病,或素体虚弱等引起脏腑功能失调所致,其病理特点是心神失养、痰火扰心等。《黄帝内经》认为该病病因主要是火热之邪,"诸病惊骇,皆属于火"。而张仲景《伤寒杂病论》中则认为本病可由惊扰、水饮、虚劳及汗后受邪等引起。本病大致可分虚实两方面:虚为气虚、阳虚、阴虚、血虚,心失所养;实为气滞血瘀、瘀血阻滞、痰热瘀阻等引起的心脉失养,心神不宁。本病具有虚实夹杂、寒热错杂的病理特点。

辨 证 施 治

1. 气阴两虚型　症见心悸气短、乏力、口干,舌体胖,舌质淡红少津,脉虚细结、代或促、数而无力。治宜益气滋阴、养血复脉。方用稳脉汤:太子参 30 克(或红参 12 克)、黄芪 15 克、麦冬 15 克、五味子 8 克、生地黄 15 克、当归 12 克、白芍 12 克、阿胶 12 克、炙龟甲 18 克、炙甘草 12 克。每日 1 剂,文火水煎,3 次分服。[①]

2. 肝气郁结证　症见心悸频发,惊惕不安,胸胁满闷,常叹息,欲嗳气、矢气不得,食眠欠佳,舌淡苔白,脉弦。治宜疏肝解郁、条顺气机。药用柴胡 9 克、陈皮 9 克、紫苏叶 9 克、白芍 12 克、枳壳 12 克、香附 12 克、合欢皮 12 克、佛手花 12 克、厚朴 12 克、薤白 6 克、砂仁 6 克。[②]

①　向从贵,等.稳脉汤治疗气阴两虚型快速性心律失常86例[J].辽宁中医杂志,1994,21(10):462 - 463.
②　胡国泰.从肝论治心悸验案[J].四川中医,1989(4):25.

3. 李桂风分 2 证

（1）阴虚阳亢证　症见阵发性心悸，头晕，时头痛，少寐，烦躁易怒，口干苦，舌红，脉弦略细。治宜滋阴潜阳、养心安神。方用补心丹合天麻钩藤饮加减：钩藤 30 克、生龙骨 30 克、生牡蛎 30 克、茯苓 30 克、生地黄 30 克、桑寄生 30 克、丹参 30 克、牛膝 15 克、党参 15 克、麦冬 15 克、远志 10 克、郁金 10 克。

（2）气血两虚证　症见面色苍白，虚肿，心悸怔忡，失眠多梦，气喘嘘嘘，舌淡胖，明显齿痕，脉沉细数。治宜益气滋阴养血。药用党参 30 克、黄芪 30 克、鸡血藤 30 克、丹参 30 克、女贞子 10 克、当归 10 克、阿胶 10 克。①

4. 瘀血阻滞型　症见心痛、心悸、舌紫、脉迟涩或结代。治宜活血化瘀、舒心通脉。方用血府逐瘀汤合丹参饮加减：丹参 15～30 克、川芎 6 克、红花 6 克、檀香 6 克、砂仁 6 克、当归 9 克、桃仁 9 克、生地黄 15 克、全瓜蒌 15 克。随症加减：寒甚，加川椒 1.5 克、细辛 3 克；阳虚，加桂枝 4.5 克、附子 12 克；胸闷，加薤白 9 克、枳壳 6 克；气虚，加党参 15 克、黄芪 15 克；瘀而有热，加赤芍 12 克、牡丹皮 6 克、大黄 9 克。②

5. 郝文轩分 2 证

（1）营卫不和证　症见寒热不时，口唇干燥，心悸自汗，手心发热，精神困烦，虚羸少气，舌淡无苔，脉来虚数。治宜温润心阳、急建中气。方用桂枝汤、小建中汤加减：桂枝、炙甘草、白芍、干姜、大枣等。

（2）肾精亏耗证　症见头晕耳鸣，腰膝酸软，精神恍惚，记忆力减退，舌胖大无苔，脉虚数微浮。治宜补精化气、温润下元，水中求火，以启生气。方用地黄饮子加减：熟地黄、山茱萸、巴戟天、肉苁蓉、附子、肉桂、五味子、麦冬、远志、石菖蒲、茯苓、干姜、大枣。③

经　验　方

1. 平脉定悸方　炙甘草、党参、桂枝、苦参、丹参、川芎、五味子、炒酸枣仁、赤芍、磁石（先煎）、生龙骨（先煎）、生牡蛎（先煎）。每日 1 剂，水煎服，早晚各 1 次口服。吕晓莉等观察 88 例快速性心律失常患者，A 组 40 例患者服用自拟平脉定悸方；B 组 20 例患者服用稳心颗粒，每次 1 袋，每日 3 次温水冲服；C 组 28 例患者服用 β 受体阻滞剂倍他乐克（50 毫克）25 毫克，每日 1 次口服，并均停用其他药。4 周后观察其症状、心电图并判定其疗效。结果：治疗后 A 组临床痊愈 21 例，显效 12 例，有效 5 例，无效 2 例，有效率 95.0%；B 组有效率 75.0%；C 组有效率 82.1%。A 组与 B 组、C 组比较，差异均有统计学意义（均 $P<0.01$）；B 组与 C 组比较，差异无统计学意义（$P>0.05$）。④

2. 降率汤　黄芪 20 克、熟地黄 15 克、西洋参 20 克、麦冬 15 克、瓜蒌 15 克、半夏 10 克、当归 15 克、山楂 15 克、黄连 6 克、苦参 10 克、炙甘草 6 克。随症加减：痰湿阻滞者，加陈皮、茯苓；兼血瘀者，加红花、桃仁、丹参；兼风热者，加金银花、连翘；兼阳虚者，加淫羊藿、益智仁。每日 1 剂，水煎 3 次分服。李蓉将 89 例患者随机分为降率汤组（治疗组）58 例和心律平组（对照组）31 例，治疗组口服降率汤，对照组口服心律平。两组均以 4 周为 1 个疗程，连续治疗 2 个疗程。观察两组治疗后临床疗效、心电图疗效。结果：治疗组临床疗效和心电图疗效与对照组无明显区别（$P>0.05$）。表明降率汤治疗快速型心律失常疗效确切。⑤

3. 复律合剂　① 心肾不足、精血亏虚型，方选复律 1 号：酸枣仁 30 克、黄连 15 克、生龙骨（先煎）30 克、生牡蛎（先煎）30 克、磁石（先煎）30 克、琥珀粉（冲）3 克、黄芪 30 克、黄精 30 克、党参 30

① 李桂风,等.中药治疗反复发作室上速[J].天津中医药,1986(1):7-8.
② 贝润浦.姜春毕治疗心律失常的经验[J].福建中医药,1983(5):30-33.
③ 郝文轩.心动过速的几种治法[J].辽宁中医杂志,1982(8):32-34.
④ 吕晓莉,昌艳艳,等.平脉定悸复方治疗快速心律失常 40 例[J].辽宁中医杂志,2012,39(3):491-492.
⑤ 李蓉.降率汤治疗快速型心律失常疗效观察[J].辽宁中医杂志,2010,37(3):478-479.

克、鸡血藤 30 克、桑寄生 30 克、淫羊藿 15 克、丹参 30 克、羌活 12 克。② 心肾不足、血脉瘀热型，方选复律 2 号：酸枣仁 30 克、黄连 15 克、生龙骨（先煎）30 克、生牡蛎（先煎）30 克、磁石（先煎）30 克、琥珀粉（冲）3 克、莲子心 15 克、苦参 30 克、生地黄 30 克、牡丹皮 20 克、赤芍 30 克、麦冬 20 克、五味子 15 克。上述药物水煎成 150 毫升，分 2 次口服。杜武勋将 120 例快速心律失常患者随机分为治疗组 80 例（心肾不足、精血亏虚型 40 例，心肾不足、血脉瘀热型 40 例）和对照组 40 例。治疗组分别予复律合剂，对照组给予普罗帕酮（心律平）每次 150 毫克，每日 3 次，疗程 30 天。结果：心肾不足、精血亏虚型显效 24 例，有效 12 例，无效 4 例，总有效率 90%；心肾不足、血脉瘀热型显效 25 例，有效 12 例，无效 3 例，总有效率 92.5%；对照组显效 21 例，有效 8 例，无效 11 例，总有效率 72.5%。治疗组与对照组比较，差异有显著性（$P<0.01$）。①

4. **调律汤** 生地黄、百合、太子参、五味子、麦冬、生黄芪、当归、黄连、炒酸枣仁、生龙骨、生牡蛎、珍珠母、苦参、炙甘草。每日 1 剂，水煎服，早晚各 1 次，45 天为 1 个疗程。治疗期间停服抗心律失常西药及其他中药。张瑞华以上方观察治疗 58 例快速性心律失常患者，其中频发室性期前收缩 27 例，频发房性期前收缩 19 例，阵发性室上性心动过速 7 例，阵发性心房颤动 5 例。结果：显效 3 例，均为室性期前收缩。有效 40 例，其中室性期前收缩 19 例，房性期前收缩 16 例，阵发性室上性心动过速 3 例，阵发性心房颤动 2 例。无效 15 例，其中室性期前收缩 5 例，房性期前收缩 3 例，阵发性室上性心动过速 4 例，阵发性心房颤动 3 例。②

5. **调脉汤** 牡丹皮、赤芍、黄连、太子参、麦冬、五味子、香橼、佛手、香附、丹参、川芎、白术等。每日 1 剂，水煎分 2 次服。魏执真等选择 250 例患者均有胸闷、心悸、气短、乏力，或胸痛、憋气、急躁、太息，舌质暗红、舌苔薄黄，脉象细数或（和）促、疾、代、涩、弦等心气不足、血脉瘀阻、瘀郁化热证。分为治疗组 200 例和对照组 50 例。治疗组予调脉汤，对照组口服普罗帕酮 150 毫克，每日 3 次。两组停服其他抗心律失常药。两组疗程均为 4 周。结果：治疗组显效 139 例，占 69.5%；有效 55 例，占 27.5%；无效 6 例，占 3%。总有效率 97%；对照组显效 34 例，占 68%；有效 13 例，占 26%；无效 3 例，占 6%。总有效率 94%。两组总有效率和显效率相比，经统计学处理，无显著差异（$P>0.05$）。③

6. **苦黄增液汤** 苦参 10~20 克、黄连 6~10 克、生地黄 15~30 克、麦冬 15~30 克、玄参 10~20 克、炒酸枣仁 15~30 克、柏子仁 10~20 克。随症加减：冠心病，加丹参、赤芍；风心病，加秦艽；心肌炎，加板蓝根；高血压，加钩藤、菊花；甲亢，加牡蛎。水煎至 300 毫升，早、中、晚各服 100 毫升，每周 6 剂，2 周为 1 个疗程。鞠文翰以上方加减治疗 35 例快速型心律失常患者。结果：显效 15 例，有效 14 例，无效 6 例。总有效率 82.8%。平均服药 36 剂。④

7. **苦参汤加减** 苦参 30 克、黄连 5 克、丹参 20 克、酸枣仁 20 克、炙甘草 5 克，另吞服朱砂 1 克、珍珠粉 3 克。每日 1 剂，水煎服。随症加减：阴虚者，加玉竹、生地黄；阳虚者，加肉桂、干姜；气虚者，加党参、黄芪；血瘀者，加川芎、红花；痰阻者，加菖蒲、郁金。胡明宁等以上方加减治疗 26 例心动过速患者，其中窦性心动过速 11 例，室性心动过速 7 例，室上性心动过速 8 例，除 1 例室性心动过速（器质性）增用西药外，其余均单用上方治疗痊愈，一般服药 2~8 剂，症状即可消失。⑤

8. **沙参麦冬汤加减** 太子参 30 克、仙鹤草 30 克、珍珠母 30 克、麦冬 14 克、玉竹 10 克、生甘草 10 克、卧蛋草 10 克、天花粉 15 克、龙眼肉 15 克。随症加减：气虚不甚，可去太子参仍用沙参；头晕甚，加白蒺藜 10 克；胸闷便秘，加全瓜蒌 30 克；虚火甚，加玄参 15 克；烦急，加酒黄芩 10 克、竹叶 5

① 杜武勋.复律合剂治疗快速性心律失常80例[J].中医杂志,2003,44(8):630.
② 张瑞华.调律汤治疗快速性心律失常临床观察[J].北京中医药大学学报,2001,24(3):58.
③ 魏执真,许心如,等.调脉汤治疗快速型心律失常的研究[J].中国医药学报,1992,7(3):14-15.
④ 鞠文翰.苦黄增液汤治疗快速型心律失常[J].四川中医,1989(9):19.
⑤ 胡明宁,等.苦参汤治疗心动过速[J].四川中医,1986(4):26.

克或加莲子心 4 克；寐差，加首乌藤 30 克。适用于气阴两虚，不能奉养心肌之心动过速症。苏庆英用上方加减治疗 1 例心动过速患者，服药 14 剂后，略有加减，续进 1 月后心动过速一症未见再发。[1]

9. 五参饮　苦参 15～30 克、丹参 15～30 克、党参 15～30 克、玄参 15～30 克、北沙参 15～30 克（重症用 30 克，轻症用 15 克）。有条件者去党参，改人参 6～10 克。随症加减：气阴虚以阴虚为主，加麦冬、五味子、鳖甲、龟甲、牡蛎；气阴虚以气虚为主，北沙参、玄参减量，加黄芪、当归；气滞血瘀为主，加降香、红花、山楂；阴虚阳亢为主，加决明子、泽泻、牛膝、葛根、槐花；阳虚为主，加巴戟天、淫羊藿或制附子。每日 1 剂，水煎服。徐克明等在 1 年余用上方加减治疗各种心律失常患者 23 例。结果：痊愈及有效 22 例。总有效率 95.65%。心电图检查有效率 78.26%。[2]

单　方

1. 青蒿炙甘草汤　组成：青蒿 30 克、炙甘草 20 克。用法用量：每日 1 剂，早晚各煎服 1 次，10 天为 1 个疗程。顽固者服 2 个疗程。必要时配合普罗帕酮 100 毫克，每日 2～3 次。临床应用：谢正坤等以上方治疗 37 例阵发性室上性心动过速患者，经服中药 1～1.5 年后随访，2 例有反复发病，经西药再次转律后，服中药并加服普罗帕酮后又复发，为无效（5.4%）；3 例经服中药后，未再发病，为显效（8.1%）；其余 32 例为有效（86.5%），且未出现不良反应。总有效率 94.6%。[3]

2. 半夏菖蒲屑　组成：生半夏、生菖蒲。制备方法：上药等份研成极细末，过筛后密封贮瓶备用，使用时用苇筒取药末少许，吹入患者鼻腔，取嚏 3～8 次。临床应用：张作记等以上方治疗 14 例室上性心动过速患者。在取嚏 5～10 分钟间恢

复正常心律者 13 例，无效 1 例。[4]

3. 罗布麻　组成：罗布麻根煎剂。用法用量：用 80% 的罗布麻根煎剂口服，每日 2 次，每次 100 毫升，当心率减慢至每分钟 70～80 次，改为每日 1 次，每次 50 毫升。临床应用：谢金森治疗 50 例充血性心力衰竭患者，发现它不仅具有强心、降压、利尿的作用，且具有明显减慢心率作用。少数患者出现恶心、腹泻、心动过缓等。[5]

中　成　药

1. 参松养心胶囊　组成：人参、山茱萸、丹参、麦冬、酸枣仁、赤芍、桑寄生、土鳖虫、甘松、黄连、南五味子、龙骨（北京以岭药业有限公司生产；生产批号 1205003、1402007、1403023；0.4 克/粒）。功效：益气养阴，活血通络，复脉心悸。用法用量：每日 3 次，每次 1.6 克，口服。临床应用：钱波等将 92 例快速性心律失常患者随机分成治疗组与对照组各 46 例。治疗组采用参松养心胶囊联合倍他乐克缓释片治疗，对照组采用倍他乐克缓释片治疗。结果：治疗组的临床有效率明显高于对照组，比较差异具有显著性（$P<0.05$）；治疗后，治疗组的心率明显低于对照组，PR 间期和 QT 间期明显高于对照组，比较差异具有显著性（$P<0.05$）。[6]

2. 步长稳心颗粒　组成：党参、黄精、三七、琥珀、甘松等（山东步长制药有限公司生产）。功效主治：益气养阴，定悸复脉，活血化瘀；适用于气阴两虚兼心脉瘀阻所致的心悸不宁、气短乏力、头晕心悸、胸闷胸痛，即心律失常、室性早搏、房性早搏等属上述证候者。用法用量：每日 3 次。临床应用：陈佳等将 126 例快速型心律失常患者随机分为两组。对照组 62 例单用富马酸比索洛尔治疗，研究组 64 例采用富马酸比索洛尔及步长稳心颗粒联合治疗，治疗前后分别做 24 小时动态心电图观察

① 苏庆英.应用沙参麦冬汤加减治疗心动过速的点滴体会[J].辽宁中医杂志,1980(1)：10.
② 徐克明,等.五参饮治疗心律失常[J].江西医学院学报,1980(3)：74-77.
③ 谢正坤,等.青蒿炙甘草汤防治阵发性室上性心动过速 37 例[J].中西医结合实用临床急救,1997,4(7)：318.
④ 张作记,等.中医药研究[J].1992(2)：31.
⑤ 谢金森.中医中药抗心律失常作用和实验研究[J].新医学,1979,10(11)：565-569.
⑥ 钱波,等.参松养心胶囊联合倍他乐克缓释片治疗快速性心律失常的疗效观察[J].辽宁中医杂志,2017,44(6)：1228-1229.

疗效。结果：两组临床疗效比较，研究组总有效率为90.7%，高于对照组的66.2%（P＜0.05），表明富马酸比索洛尔联合步长稳心颗粒治疗快速型心律失常疗效优于单用富马酸比索洛尔组。[1]

3. 心可舒片　组成：丹参、葛根、三七、山楂、木香（山东沃华医药科技股份有限公司生产）。用法用量：每日3次，每次4片，4周为1个疗程。临床应用：曲凤清用上方治疗观察36例窦性心动过速患者，共观察8周。结果：显效22例，占61.11%；有效8例，占22.22%；无效6例，占16.67%。总有效率83.33%。[2]

缓慢性心律失常

概　述

缓慢性心律失常是指心率慢于每分钟60次的一类心律失常，由于冲动形成异常或冲动传导异常而产生。包括窦性心动过缓、病态窦房结综合征（SSS）、窦房传导阻滞、房内传导阻滞、房室传导阻滞、束支传导阻滞等。

中医学没有缓慢性心律失常的称谓，但据其临床表现，辨证论治多属于"心悸""怔忡"范畴，脉症见迟脉、结脉。最早描述于《素问·阴阳别论》脉"迟者为阴"，而在《金匮要略》亦有"寸口脉动而弱，动则为惊，弱则为悸"的记载，明代李时珍所著《濒湖脉学》云脉"迟来一息至惟三，阳不胜阴气血寒"。可见古人对此类病症的病因、病机、治疗均有丰富的认识，主要由脉象结合心悸、怔忡、胸闷、气短等症状来诊断本病，病机多属阳虚阴盛。

辨　证　施　治

1. 尹克春等分4证

（1）心脉瘀阻证　方用血府逐瘀汤：桃仁12克、红花9克、赤芍6克、生地黄9克、当归9克、川芎5克、牛膝9克、桔梗5克、柴胡3克、枳壳6克、甘草3克。

（2）痰浊内阻证　方用温胆汤合瓜蒌薤白半夏汤：陈皮9克、法半夏12克、竹茹6克、枳实6克、茯苓4.5克、瓜蒌24克、薤白9克、甘草3克。

（3）气阴两虚证　方用生脉散合人参养营汤：人参（另炖）9克、麦冬9克、五味子6克、黄芪12克、肉桂3克、当归9克、白术9克、熟地黄9克、白芍18克、茯苓4克、远志6克、陈皮6克、甘草3克。

（4）心肾阳虚证　方用参附汤合右归饮：人参（另炖）9克、制附子（先煎）9克、熟地黄9克、山药9克、山茱萸9克、枸杞子9克、肉桂3克、杜仲9克、甘草3克。

临床观察：尹克春等将120例缓慢型心律失常患者分为观察组和对照组各60例。观察组按辨证分型给予中药汤剂口服，对照组给予阿托品口服，两组均用药4周后判定疗效。结果：治疗后两组患者在静息状态下心率、最慢心率、平均心率均较治疗前有所提高（均P＜0.01）；但治疗后观察组的中医症状总有效率高于对照组（P＜0.05）。观察组患者经治疗后生活质量评分较前有了明显的提高，9个维度治疗前后评分的差异均有统计学意义（均P＜0.05）；而对照组中各项计分经统计分析比较后，仅在生理功能和身体疼痛两项的差异有统计学意义（P＜0.05）。[3]

2. 王居新分3型

（1）心肾阳虚型　主症见胸闷痛心悸，形寒肢冷；兼症见面色苍白，精神倦怠，小便清长；舌淡胖，苔薄白，脉象沉迟或结代。治宜温阳益气、活血通络。方用麻黄附子细辛汤合四君子汤加丹参、红花，水煎温服；以参附注射液40～60毫升兑入5%葡萄糖注射液250毫升或0.9%氯化钠注射液100毫升静脉滴注。

（2）气虚血瘀型　主症见胸闷气短，心悸心

① 陈佳，等.步长稳心颗粒联合富马酸比索洛尔治疗快速型心律失常临床疗效观察[J].辽宁中医药,2014,41(7):1430-1431.
② 曲凤清.心可舒片治疗非器质性心脏病窦性心动过速的疗效观察[J].北京中医药大学学报(中医临床版),2005,12(5):17-28.
③ 尹克春，等.缓慢型心律失常中医辨证论治方案的疗效[J].广东医学,2012,33(4):545-546.

痛,刺痛固定,面晦唇青;兼症见肌肤甲错,爪甲发青;舌紫黯或有瘀点,脉象结代。治宜益气活血、温经活络。方用麻黄附子细辛汤合四君子汤、血府逐瘀汤,水煎温服;以丹参注射液 20～40 毫升兑入 5％葡萄糖注射液 250 毫升或 0.9％氯化钠注射液 100 毫升静脉滴注。

(3)气阴两虚型　主症见胸闷胸痛,心悸气短,五心烦热,咽干口燥;兼症见眩晕耳鸣,失眠多梦;舌红少苔,脉象细弱。治宜益气滋阴、养血和营。方用生脉散合人参养营汤,水煎温服;以生脉注射液 40～60 毫升或参麦注射液 60 毫升兑入 5％葡萄糖注射液 250 毫升或 0.9％氯化钠注射液 100 毫升中静脉滴注。

连续用药 2 个疗程(1 周为 1 个疗程)。中药汤剂每日 1 剂。静脉滴注每日 1 次。每日监测血压、心率、脉搏及心电图,同时记录临床症状及改善情况。临床观察:王居新将 47 例缓慢性心律失常患者按中医辨证分型为心肾阳虚型、气虚血瘀型、气阴两虚型三组,按上述方法治疗。结果:治疗前后各组基础心律比较有极其显著差异,心率上升明显。总有效率 91.49％。[1]

3.气阴两虚型　症见心悸、胸闷、头晕,动则气短,疲乏无力,夜晚加剧,时有心脏停跳的感觉。治宜滋补阴血、益气活血。方用炙甘草汤加减:麻黄 9 克、炙甘草 9 克、五味子 9 克、党参 15 克、女贞子 15 克、淫羊藿 15 克、黄芪 15 克、黄精 10 克、丹参 10 克、麦冬 12 克、当归 12 克、川芎 12 克、桂枝 4 克。[2]

4.心肾阳虚证　症见胸闷,心悸,神疲乏力,畏寒肢冷,脉迟缓或结代,甚至昏迷、抽搐为主。药用制附子、桂枝、干姜、党参、麦冬、五味子。随症加减:心悸怔忡症状显著者,酌加龙骨、牡蛎、珍珠母等;偏于寒凝,如畏寒肢冷、苔白脉迟者,重用附子、干姜,酌加仙茅、淫羊藿;伴有阴盛倾向,如

舌红、口干欲饮者,减附子、干姜,加生地黄、龙齿、磁石等;兼有气滞血瘀者,酌加郁金、益母草、丹参等,偏痰湿者,加半夏、苍术,酌情重用干姜、桂枝。每日 1 剂,水煎分 2～3 次服,15 天为 1 个疗程。[3]

5.气血阴阳俱虚证　症见五心烦热,头晕欲扑,耳鸣似蝉,神惫,心慌气短,自汗涔涔,动则甚,面色㿠白,舌红,边有齿印,苔薄白,脉沉迟。治宜温阳益气、养阴益血。药用人参(另煎兑服)10 克、附子(先煎 30 分钟)10 克、炙甘草 10 克、白芍 12 克、远志(炙)7 克、麦冬 10 克、枣皮 10 克、玉竹 20 克、龙眼肉 10 枚、红枣 10 枚。昼夜各 1 剂,4 次分服。[4]

6.胸阳不振证　症见精神萎靡,两颧微赤,语声断续无力,舌淡苔薄白,脉迟缓。治宜宣痹通阳。方用瓜蒌薤白半夏汤加味:全瓜蒌 15 克、薤白 10 克、法半夏 10 克、桂枝 4 克、枳壳 10 克、丹参 15 克、郁金 10 克、麦冬 12 克、黄连 6 克。随症加减:阳虚水饮上泛,改投苓桂术甘汤加味,茯苓 15 克、桂枝 10 克、白术 12 克、炙甘草 10 克、法半夏 10 克、枳壳 10 克、丹参 15 克、郁金 10 克、全瓜蒌 15 克、生姜 6 克。[5]

7.气虚血瘀证　症见舌质晦暗,两侧有暗红瘀点,苔白薄。治宜益气活血。药用人参(另煎)10 克、茯苓 10 克、当归 10 克、郁金 10 克、红花 10 克、桂枝 10 克、决明子 10 克、黄芪 45 克、党参 12 克、黄精 12 克、白术 12 克、赤芍 12 克、川芎 12 克、丹参 15 克、甘草 6 克。随症加减:血压偏高时,去桂枝,加菊花 10 克、钩藤 15 克;胸闷,加瓜蒌 10 克;心绞痛,加延胡索 10 克、生蒲黄 10 克。[6]

经 验 方

1.圣愈汤　黄芪 30 克、党参 15 克、熟地黄 15 克、白芍 15 克、当归 15 克、川芎 10 克、丹参 10

① 王居新.缓慢性心律失常的中医辨证论治[J].四川中医,2002,20(8):36-37.
② 周宜强.病毒性心肌炎Ⅱ度房室传导阻滞治验[J].四川中医,1987(10):32.
③ 杨冰,等.附桂干姜生脉汤治疗房室传导阻滞[J].河南中医,1987(3):22.
④ 高玄根.完全性房室传导阻滞治验一例[J].江西中医药,1981(2):13.
⑤ 王鹏.完全性房室传导阻滞一例治验[J].湖北中医杂志,1981(1):23-24.
⑥ 陆榕影.益气活血方药治疗冠心病合并完全性房室传导阻滞 1 例[J].中医杂志,1980(3):66.

克、桂枝 10 克。每日 1 剂，水煎服，每日 2 次。林海飞等随机将 60 例气血两虚型缓慢性心律失常患者分为治疗组与对照组各 30 例。治疗组采用中药圣愈汤加味，对照组予西药沙丁胺醇片 2.4 毫克口服，每日 3 次。临床观察 2 周，比较治疗前后患者的疗效评价及证候评分。结果：治疗组总有效率 90.00％，对照组总有效率 73.33％，两组比较，差异有统计学意义（$P < 0.05$）；治疗后两组患者中医证候评分均有不同程度的下降，治疗前后比较，差异有统计学意义（$P < 0.05$）。表明圣愈汤加减治疗气血两虚型缓慢性心律失常有很好的疗效，并且能明显改善临床证候。[1]

2. 麻黄附子细辛汤加减　麻黄 10 克、附子 10 克、红参 10 克、丹参 10 克、鹿角胶 10 克、桂枝 15 克、熟地黄 15 克、桃仁 15 克、红花 15 克、葛蒲 15 克、郁金 15 克、黄芪 30 克、水蛭 5 克、炙甘草 5 克、三七粉 3 克、细辛 3 克。每袋 100 毫升，每日 1 剂，每日 2 次。吉利等将 79 例阳虚瘀阻型缓慢性心律失常患者随机分为观察组 40 例和对照组 39 例。观察组采用麻黄附子细辛汤治疗，对照组给予心宝丸治疗，两组均治疗 30 天，观察两组的疗效及不良反应。结果：观察组总有效率明显高于对照组总有效率，两组总有效率比较具有统计学意义（$P < 0.05$）。两组中医证候积分、24 小时总心搏数、平静心率、24 小时平均心率及 24 小时最慢心率均较治疗前明显改善（$P < 0.05$），观察组较对照组改善更为明显（$P < 0.05$）。观察组纤维蛋白原、血浆黏度及全血黏度均较治疗前明显改善（$P < 0.05$），对照组上述指标无明显改善，治疗后组间比较，纤维蛋白原、血浆黏度及全血黏度具有显著性差异（$P < 0.05$）。治疗前后对患者血常规、肝肾功能监测均在正常范围，患者未出现明显的不良反应，均经对症处理后完成治疗。表明麻黄附子细辛汤加减治疗阳虚瘀阻型缓慢性心律失常疗效显著，改善患者的心率和临床症状体征。[2]

3. 益气助脉方　人参 30 克、黄芪 10 克、山茱萸 10 克、炒酸枣仁 15 克、赤芍 15 克、丹参 20 克、全蝎 3 克、土鳖虫 3 克、甘松 9 克、五味子 15 克。每日 1 剂，水煎服，分 2 次服用。白丽梅等采用随机双盲、安慰剂对照的试验方法，将 120 例受试者按照 1∶2 的比例随机分为试验组 80 例和对照组 40 例。试验组服用益气助脉方，对照组服用安慰剂，疗程均为 4 周。结果：试验组疾病疗效 76.92％，对照组 20.59％，试验组疗效优于对照组（$P < 0.05$）；试验组临床症状疗效 91.03％，对照组 17.65％，试验组疗效亦优于对照组（$P < 0.05$）。表明益气助脉方治疗缓慢性心律失常安全有效。[3]

4. 阳和汤　麻黄 7.5 克、鹿角胶 10 克、熟地黄 20 克、肉桂 10 克、炙附子 20、干姜 10 克、红参 10 克、炙甘草 15 克。水煎，每日 3 次口服，15 天为 1 个疗程。随症加减：心悸、自汗、活动后加重，加黄芪 25 克、党参 15 克；四肢厥冷、脉微、阴寒较甚者，加细辛 5 克、淫羊藿 15 克；心悸失眠、面色少华，加当归 15 克、夜交藤 20 克、炒酸枣仁 15 克；心悸不宁，舌红少津，加生地黄 15 克、黄精 15 克、五味子 7.5 克；胸部闷痛、舌苔腻者，加瓜蒌 15 克、枳实 15 克；胸部刺痛、舌有瘀点，加丹参 15 克、川芎 15 克、三七粉（冲服）2.5 克；面浮肿者，加车前子 15 克、泽泻 15 克、茯苓皮 15 克；水肿较难消退，加益母草 20 克、泽兰 15 克、王不留行 25 克以化瘀利水；水肿伴喘咳，加葶苈子 15 克、厚朴 15 克、杏仁 15 克。李淑云以上方治疗 19 例病态窦房结综合征患者，显效 8 例，有效 9 例，无效 2 例。总有效率 89％。[4]

5. 温心增率汤　制附子（先煎）30 克、仙茅 15 克、淫羊藿 15 克、细辛 3 克、麦冬 15 克、玉竹 15 克、黄芪 30 克、人参 10 克、丹参 15 克、枳壳 15 克。随症加减：兼有阴虚者，加天冬 10 克、生地黄 10 克、知母 10 克；兼血瘀者，加川芎 15 克、桃仁 10 克、红花 10 克；兼痰浊内阻者，加半夏 10 克、瓜

① 林海飞，等.圣愈汤治疗气血两虚型缓慢性心律失常临床观察[J].中华中医药学刊,2015,33(5):1244-1246.
② 吉利,张珊.麻黄附子细辛汤加减治疗缓慢性心律失常临床研究[J].辽宁中医杂志,2015,42(5):986-988.
③ 白丽梅,等.益气助脉方治疗缓慢性心律失常的临床研究[J].辽宁中药杂志,2014,41(2):256-257.
④ 李淑云.阳和汤治疗病态窦房结综合征 19 例[J].辽宁中医杂志,2006,33(5):570.

蒌 12 克、薤白 10 克、胆南星 10 克。每日 1 剂,水煎分 2 次服,30 天为 1 个疗程。许宏珂等观察各种原因引起的病态窦房结综合征和房室传导阻滞患者 80 例,随机分为治疗组与对照组各 40 例。治疗组予温心增率汤治疗,对照组给予心宝丸(由洋金花、鹿茸、肉桂、麝香、田七、附子、蟾酥等组成,每丸 60 毫克,广东省药物研究所制药厂生产)治疗,每次 2 丸,每日 3 次。30 天为 1 个疗程,两组患者除以上治疗外,其他治疗措施相同。结果:治疗组显效 14 例(35.0%),有效 23 例(57.5%),无效 3 例(7.5%),总有效率 92.5%;对照组显效 5 例(12.5%),有效 17 例(42.5%),无效 18 例(45.0%),总有效率 55.0%。两组总疗效经 Ridit 分析,治疗组优于对照组($P<0.01$)。①

6. 仙黄汤　淫羊藿 15～24 克、黄芪 15～24 克、制附子 6～9 克、党参 9～18 克、丹参 12～18 克、细辛 6～9 克、沙参 9～15 克、甘草 9～12 克。随症加减:心前区疼痛,加延胡索 9 克、三七粉(分冲)3 克;两胁胀疼,加柴胡 9 克、延胡索 12 克;血压高伴耳鸣,加菊花 9 克、枸杞子 15 克;双下肢浮肿,尿少,加车前子(布包)30 克、猪苓 30 克、茯苓 30 克;失眠,加炒酸枣仁 15 克;纳食不佳,加佩兰 9 克、焦三仙各 9 克。每日 1 剂,水煎服,早晚各 1 次,45 天为 1 个疗程。张瑞华等用上法治疗 42 例心肾阳虚缓慢性心律失常患者,观察 45 天。结果:临床痊愈 8 例,均为窦性心动过缓;显效 16 例,其中病态窦房结综合征 5 例、窦性心动过缓 11 例;有效 11 例,其中病态窦房结综合征 7 例、窦性心动过缓 3 例、房室传导阻滞 1 例;无效 7 例,其中病态窦房结综合征 6 例、房室传导阻滞 1 例。表明仙黄汤治疗窦性心动过缓比治疗病态窦房结综合征疗效显著。经临床观察发现,淫羊藿用量在 18～21 克疗效最佳,若超过 21 克,心率不再随着剂量的增加而提高。②

7. 温阳增脉汤　黄芪 30 克、党参 30 克、附子 10 克、桂枝 10 克、淫羊藿 15 克、巴戟天 15 克、黄精 30 克、熟地黄 15 克。随症加减:气阴两虚者,加太子参 30 克、玉竹 15 克、麦冬 15 克、五味子 10 克;兼瘀血者,加丹参 30 克、赤芍 15 克、川芎 15 克、桃仁 15 克、红花 15 克;兼气滞者,加柴胡 15 克、枳壳 10 克、郁金 30 克;兼痰浊者,加瓜蒌 30 克、薤白 15 克、半夏 10 克、陈皮 10 克。每日 1 剂,每剂头煎加水 400 毫升,温火煎 25 分钟,取汁 200 毫升,二煎加水 300 毫升,温火煎 15 分,取汁 150 毫升,两煎混合,早晚空腹热服。45 天为 1 个疗程,治疗前后全面检查。武桂霞以上方加减治疗 98 例病态窦房结综合征患者,经治疗后最高心率、最低心率、平均心率均有明显提高($P<0.01$)。治疗前 98 例患者平均心率均低于 48.9 次/分,治疗后提高至 58.5 次/分,平均提高 9.6 次/分,已接近正常人水平,其中 56 例患者心率已达每分钟 60 次以上。③

8. 补阳还五汤加味　黄芪 50～100 克、赤芍 15 克、川芎 15 克、当归 10 克、地龙 10 克、桃仁 10 克、丹参 30 克、桂枝 10～20 克。随症加减:心率在每分钟 40～50 次者,加制附子(先煎 1 小时)10～20 克、细辛 5 克、党参 25～50 克、麦冬 10 克、五味子 10 克;心率在每分钟 40 次以下者,再加麻黄 10 克、肉桂 20 克、淫羊藿 10 克,最好用红参 15 克易党参。每日 1 剂,水煎分 2～3 次口服。孙明异以上方治疗 50 例缓慢性心律失常患者,治疗 1 个月后心率一般均可提高到每分钟 50 次以上,逸搏明显减少,胸闷心悸、夜间憋气、心前区疼痛等症状基本消失,仅于劳累后可能出现。血压基本恢复正常。气短懒言、头昏乏力、畏寒肢冷等症有半数基本消失,余者明显减轻。④

9. 补心通脉汤　制附子 10 克、淫羊藿 10 克、桂枝 10 克、党参 10 克、麦冬 10 克、五味子 5 克、丹参 10 克、当归 10 克、炙甘草 6 克。随症加减:气虚甚者,加人参;阳虚明显,加肉桂、干姜;阳虚

① 许宏珂,等.温心增率汤治疗老年缓慢性心律失常 40 例疗效分析[J].中国中西医结合杂志,2001,21(5):384-583.
② 张瑞华,等.仙黄汤治疗缓慢性心律失常的临床疗效观察[J].中国中药杂志,1998,23(3):182,190.
③ 武桂霞.温阳增脉汤治疗病态窦房结综合征 98 例临床观察[J].中医杂志,1995,36(4):218-219.
④ 孙明异.补阳还五汤加味治疗缓慢性心律失常[J].中医杂志,1995,36(2):81-82.

寒凝,加麻黄、细辛;脾肾阳虚,加补骨脂、山药、仙茅;夹瘀者,加川芎、红花;夹痰者,加瓜蒌、薤白、郁金;夹饮者,加茯苓、白术。1个月为1个疗程。吴新欲以上方加减治疗45例缓慢性心律失常患者。结果:治疗后显效16例,有效25例,无效4例。总有效率91.1%。治疗前后心室率明显提高,治疗前心室率为每分钟(44.8±6.2)次,治疗后心室率增加为每分钟(58.3±5.4)次(P<0.05)。①

单 方

1. 细辛 组成:细辛为主。用法用量:最小用量每日6克,最大用量每日31克。临床应用:曲家珍等以细辛为主治疗60例慢性心律失常患者,其中窦性心动过缓者17例,房室传导阻滞者6例(Ⅰ度2例,Ⅱ度1例,Ⅲ度3例),Ⅱ度窦房传导阻滞者7例,病态窦房结综合征者30例。每日用量20克以上者11例;10～15克者31例;10克以下者18例。每日总量6～31克,用药规律从6克→10克→12克→15克→18克→20克→25克→27克,逐渐递增至31克。递增方法:最小剂量从6克始,与处方中其他诸药同煎,每日服2次,服用6剂后如心率无明显提高则再递增一个剂量级,即每日10克,服6剂,以此类推,直至达到治疗效果为止。有些患者兼用20%细辛酊10毫升,每日3～4次。细辛酊为酒精提取,每10毫升含细辛生药2克。结果:多数患者经治疗后,症状均有不同程度的改善,总有效率[症状和(或)心电图]为93%。②

2. 附子 (1)附子注射液,组成:附子。用法用量:每日静滴附子注射液8～16克,每晚肌注4克。临床应用:方显明等以附子注射液治疗器质性心脏病并发Ⅰ～Ⅲ度房室传导阻滞4例,结果:1例Ⅰ度房室传导阻滞患者治疗1周消失;2例Ⅱ度房室传导阻滞患者,1例经治1周消失,1例经

治1个月转为Ⅰ度房室传导阻滞;1例Ⅲ度者经治3周转为完全性右束支传导阻滞。(2)附子Ⅰ号,组成:人工合成的附子有效成分消旋去甲乌药碱。用法用量:将附子Ⅰ号1支(含2.5毫克)溶于2毫升注射用水中,加入5%～10%葡萄糖液100～150毫升中静滴。滴速自每分钟15～25微克开始,逐渐加大,至出现明显作用为止。临床应用:方显明等用上方治疗31例各种传导阻滞患者,有明显疗效。③

中 成 药

1. 参仙升脉口服液 组成:红参、淫羊藿、补骨脂(盐炙)、枸杞子、麻黄、细辛、丹参、水蛭(国药准字Z20080183)。功效主治:温补心肾,活血化瘀;适用于心肾阳虚、血瘀寒凝、脉络受阻所致脉迟证。用法用量:每次20毫升,每日3次。临床应用:胡建华等将60例窦性心动过缓患者随机分为实验组和对照组各30例。实验组用参仙升脉口服液,对照组口服氨茶碱,每次0.1克,每日3次,均治疗4周。于治疗前后行心电图、24小时动态心电图、窦房结恢复时间(SNRT)、窦房传导时间(SACT)检查,观察疗效与不良反应。结果:实验组与对照组的总有效率分别为93.3%和70.0%(P<0.05);对照组治疗后最小心率、平均心率、SNRT、SACT与治疗前比较,差异均有统计学意义(P<0.05);实验组治疗后最小心率、平均心率、SNRT、SACT与治疗前比较,以及与对照组治疗后比较,差异均有统计学意义(P<0.01,P<0.05)。表明参仙升脉口服液治疗SSS窦性心动过缓疗效好、安全性高,有一定的临床应用价值。④

2. 麝香保心丸 组成:人工麝香、人参提取物、人工牛黄、肉桂、苏合香、蟾酥、冰片(上海和黄药业生产)。用法用量:每日3次,每次2粒,口服。连续服用3个月。临床应用:孙海英等观察

① 吴新欲.补心通脉汤治疗缓慢性心律失常45例观察[J].中国中西医结合杂志,1994(S):210.
② 曲家珍,等.细辛治疗慢性心律失常[J].中医杂志,1993(8):454.
③ 方显明,等.中医药治疗心脏传导阻滞的近况[J].福建中医药,1990,21(4):55-56.
④ 胡建华,等.参仙升脉口服液治疗病态窦房结综合征窦性心动过缓的临床研究[J].中成药,2012,34(1):7-9.

112 例老年缓慢性心律失常患者,将患者随机分为治疗组和对照组各 56 例。对照组给予常规西药治疗,治疗组在常规治疗基础上给予麝香保心丸治疗。对治疗前后临床症状改善情况、心电图、动态心电图变化情况进行对照观察。结果:麝香保心丸治疗老年人缓慢性心律失常,临床症状改善有效率 80.3%,对照组有效率 48.2%,与对照组相比,差异有显著性($P<0.05$)。心电图 ST - T 异常,动态心电图平均心率小于每分钟 55 次患者数量,与对照组相比治疗组明显减少($P<0.01$)。表明麝香保心丸在一定范围内可提高缓慢性心律失常患者平均心率水平,同时减少快速性心律失常发作,减轻心肌缺血,改善临床症状,对基础疾病严重、不适合安装起搏器的老年患者尤为适用。[①]

3. 心宝丸 组成:洋金花、人参、肉桂、附子、鹿茸、麝香、田三七、蟾酥等。临床应用:陈振云等用心宝丸治疗 87 例病态窦房结综合征患者。结果:临床症状改善总有效率 85% 以上,心功能改善总有效率 80%,窦房结恢复时间(SNRT)、校正窦房结恢复时间(CSNRT)、心输出量(CO)及射血分数(EF)均显著改善($P<0.01$),24 小时动态心电图监测平均心率明显提高($P<0.01$)。表明心宝丸能改善窦房结功能及心功能,提高基础心率,近期疗效稳定,无明显不良反应。[②]

期 前 收 缩

概 述

心脏过早搏动,亦称期前收缩,期外收缩或额外收缩,简称早搏。这种提早的异位心搏,是由心脏的心房、心室、房室结、窦房结的异常或折返刺激所引起。一般将其分为功能性与器质性。功能性常见于正常人或心脏神经症的患者,多与情绪

激动、精神紧张、饮酒等有关;器质性多由冠心病、风心病、心肌病等引起。早搏患者可无症状,亦可有心前区突然跳动或心跳似乎暂停的感觉。频发的早搏可由心排血量减少而引起全身乏力、心悸及头晕等症状。检查心脏时可发现心律不规则。

本病属中医“惊悸”“怔忡”“胸痹”“厥脱”等范畴。其病理特点从病因学来看,多与心阳衰弱、心血不足、内伤七情、外感六淫、水饮内停、瘀血阻滞等诸因素有关。《伤寒明理论》言:“其气虚者,由阳气内弱,心下空虚,正气内动而悸也。”

辨 证 施 治

1. 气阴两虚型 症见乏力气短,头晕,面色少华,自汗盗汗,失眠多梦,虚不耐劳,劳则尤甚,脉弦细或细数。治宜益气养阴。方用定悸方:黄芪、葛根、麦冬、益母草、川芎、徐长卿、瓜蒌、苦参等。每日 1 包,分 3 次口服,疗程为 60 天。临床观察:张振贤等按照纳入标准纳入 60 例患者,随机分为治疗组与对照组各 30 例。两组均开放西药治疗,治疗组服定悸方,对照组服稳心颗粒。结果:定悸方治疗冠心病早搏气阴两虚型具有确切疗效,且在撤减西药后,疗效优于稳心颗粒对照组。[③]

2. 心阳不足证 症见心中空虚惕惕而动,面色苍白,形寒肢冷,舌质淡白,脉虚弱或沉细。治宜活血化瘀、温阳益气。方用心安 I 号:附子 10克、桂枝 10 克、党参 10 克、丹参 10 克、当归 12克、红花 6 克、苦参 18 克、黄芪 15 克。浓缩成 50毫升煎剂,每次 25 毫升,每日 2 次。[④]

3. 阴血不足证 症见心悸、怔忡、脉结代等。治宜滋补肾阴、清心降火。方用六味地黄汤加苦参:熟地黄 20 克、怀山药 18 克、山茱萸(蒸)15克、云茯苓 12 克、建泽泻 6 克、粉牡丹皮 10 克、苦参片 20 克。此方一般服 2~4 剂即可控制早搏现

① 孙海英,等.麝香保心丸治疗老年缓慢性心律失常疗效观察[J].中成药,2004,26(S):44-45.
② 陈振云,等.心宝丸治疗病态窦房结综合征 87 例[J].中西医结合杂志,1990,10(9):529-531.
③ 张振贤,等.定悸方对冠心病早搏的临床观察[J].辽宁中医杂志,2014,41(4):681-683.
④ 鲍军,等.心安 I 号方治疗早搏的疗效对照观察[J].浙江中医杂志,1991(10):442.

象。如停药后复发,可继续再服。临床观察:孙少曾等以上方治疗 12 例病理性室性早搏患者,取得明显疗效。疗程最长者 3 个月,最短者 8 天。①

4. 痰湿阻滞证 症见平素急躁易怒,善太息。心悸胸闷,伴气短,纳呆腹胀,便溏不爽,厌食油腻,口渴欲热饮。治宜化痰散瘀、宣痹通阳。方用枳实薤白桂枝汤加味:枳实 15 克、薤白 15 克、瓜蒌 15 克、厚朴 15 克、藿香 15 克、半夏 15 克、鸡血藤 15 克、桂枝 6 克、郁金 12 克、泽泻 12 克。每日 1 剂,水煎服。②

5. 心脉瘀阻,心阴亏损证 症见胸闷不畅,心悸而烦,头晕乏力,苔薄,舌质红或暗红,脉细数或伴结代。治宜活血宽胸、滋阴养心。方用活血宽胸汤:丹参 15 克、川芎 15 克、葛根 15 克、玄参 15 克、麦冬 15 克、玉竹 15 克、心乐丸(吞,自配制)9 克。每日 1 剂,水煎服。临床观察:夏翔等以上方治疗 23 例过早搏动患者,结果显示显效 7 例,改善 9 例,无效 7 例。③

6. 心气不足证 症见心悸,胸闷心痛,无力气短,腹胀满,便溏,食欲不振,怕凉,眩晕,早搏,舌淡或夹瘀斑,或舌红,舌苔薄白,或厚或腻或黄腻,舌体胖或有齿痕。治宜补气养阴。方用补心气汤:黄芪、党参、麦冬、五味子、全当归、熟地黄。随症加减:胸闷心痛,加枳壳、延胡索、川楝子;腹胀满,加大腹皮、木香;便溏,加二陈汤、白术、苍术;食欲不振,加麦芽、山楂、神曲、莱菔子、厚朴花、代代花;舌质暗或瘀斑,加丹参、红花;舌质红,将熟地黄改生地黄;眩晕,加钩藤、牡蛎、龙齿;失眠多梦,加枣仁、菖蒲、远志;怕凉肢冷,加桂枝。每日 1 剂,水煎服。临床观察:唐山市中医医院冠心病组以上法治疗 27 例冠心病患者中,过早搏动消失者 10 例,减少者 11 例,无效者 6 例;心肌炎 2 例,过早搏动全部消失;小肌病 6 例,过早搏动消失 2 例,减少 2 例,无效 2 例。④

经 验 方

1. 定悸方 黄芪、葛根、麦冬、益母草、瓜蒌、徐长卿、苦参、川芎等。1 包,每日 3 次,口服。张振贤等通过对照定悸方与稳心颗粒治疗冠心病早搏气阴两虚型患者的临床效果,按照纳入标准纳入患者 60 例,随机分为定悸方治疗组与稳心颗粒对照组,以 SPSS 13.0 进行分析。结果显示定悸方治疗冠心病早搏气阴两虚型具有确切疗效,且在撤减西药后,疗效优于稳心颗粒对照组。这表明定悸方治疗冠心病早搏气阴两虚型有效。⑤

2. 小建中汤原方 桂枝 30 克、白芍 60 克、炙甘草 20 克、生姜 30 克、大枣 10 枚、饴糖 30 克。早、中、晚 3 次水煎服。服药期间,停服其他一切中西药物。15 天为 1 个疗程,2 个疗程后评价疗效。刘涛等以上方治疗 60 例不明原因室性早搏患者,结果表明小建中汤对于心率每分钟 60～75 次的患者疗效显著,有效率 90.6%,对于心率每分钟 75～90 次的患者则疗效明显降低,有效率 35.7%,不同心率组疗效差异有显著性意义(四表格精确概率法;双侧,$P＝0.000$)。⑥

3. 仙灵生脉散 淫羊藿 10 克、生晒参 6 克、麦冬 15 克、生地黄 20 克、五味子 6 克、炙甘草 12 克、桂枝 9 克。随症加减:痰瘀互结,加远志 10 克、胆南星 10 克、苦参 10 克、半夏 10 克、丹参 12 克、延胡索 10 克;气虚血瘀,加黄芪 15 克、白术 15 克、茯苓 20 克、丹参 12 克、川芎 12 克;阴虚火旺,重用生地黄 40 克,加玄参 10 克、黄连 6 克、知母 10 克、黄柏 10 克;气阴两虚,加黄芪 15 克、玉竹 15 克、功劳叶 12 克;心虚胆怯,加酸枣仁 15 克、柏子仁 15 克、琥珀(另冲)3 克。每日 1 剂,水煎服,疗程 4 周。张玉亮等将 233 例室性早搏患者随机分为仙灵生脉散组 137 例和胺碘酮组 96 例,分别

① 孙少曾,等.六味地黄汤加苦参治疗病理性室性早搏[J].河南中医,1987(3):24.
② 张均克.室性早搏一例[J].四川中医,1986(1):40.
③ 夏翔,等.中药治疗过早搏动 31 例疗效观察[J].上海中医药杂志,1979(3):16－18.
④ 唐山市中医医院冠心病组.中西医结合治疗 35 例过早搏动的疗效观察[J].新医药学杂志,1979(4):23－24.
⑤ 张振贤,等.定悸方对冠心病早搏的临床观察[J].辽宁中医杂志,2014,41(4):681－683.
⑥ 刘涛,等.小建中汤治疗室性早搏 60 例临床观察[J].中国实验方剂学杂志,2005,11(6):50.

采用相应药物治疗 4 周后,评定临床疗效,同时观察心率、血压和主要症状的变化。结果:仙灵生脉散组显效 66 例(48.2%),有效 52 例(37.9%),总有效率 86.1%;胺碘酮组显效 43 例(44.8%),有效 30 例(31.2%),总有效率 76.0%,两组比较有显著性差异。在心悸、胸闷、乏力、气短、头晕等主要症状改善方面,仙灵生脉散疗效优于胺碘酮;心率和血压两组均有明显下降,组间无显著性差异。表明仙灵生脉散能明显减少室性早搏的发生,采用仙灵生脉散辨证治疗心律失常安全有效。①

4. 黄连生脉饮　黄连 5~10 克、黄芪 20 克、党参 15 克、麦冬 10 克、五味子 6 克、丹参 15 克、苦参 15~20 克、当归 10 克、酸枣仁 15 克。随症加减:气虚甚者,党参易人参 5 克,加炙甘草 6 克;胸闷憋气,加瓜蒌皮 12 克、郁金 10 克;心痛较甚,加延胡索 12 克、水蛭 5 克;高血压,加天麻 10 克、钩藤 12 克。每日 1 剂,水煎分 3 次服。7 天为 1 个疗程。王金荣等将 425 例早搏患者随机分为黄连生脉饮治疗组(治疗组)357 例与普罗帕酮治疗组(对照组)68 例。结果:治疗组总有效率 85.2%,对照组总有效率 61.7%,经统计学处理,两组总有效率差异有显著性($P<0.05$)。②

5. 芪参饮　黄芪 30 克、丹参 30 克、黄芩 10 克、党参 10 克、麦冬 12 克、五味子 12 克、炙甘草 6 克。随症加减:心悸而烦,面色无华,唇淡头晕,失眠多梦,舌质淡红,脉象细弱,加枣仁、阿胶、黄连;惊悸胆怯,善惊易恐,甚则坐卧不安,加茯神、夜交藤;心下悸动,短气喘满,形寒肢冷,口不渴,或渴不思饮,胸脘痞满,小便短少,舌淡,苔白滑,脉濡或沉细,加白术、干姜、附片;心悸不安,胸中闷胀或刺痛,剧则汗出,时作时止,舌质暗红,或见瘀斑,脉细涩或结代,加红花、桃仁、五灵脂;有热者,加苦参、连翘、生石膏;有痰浊者,加瓜蒌、半夏;肾虚者,加何首乌。每日 1 剂,水煎服。王京奇等以上方加减治疗 88 例室性早搏患者。结果:

治愈 51 例,显效 29 例,无效 8 例,总有效率 91%。冠心病、高心病、心肌病的疗效好,肺心病、风心病疗效较低,表明该方是治疗气阴两虚兼有余热型室性早搏的有效方剂。③

6. 清心安神方　苦参 10~20 克、黄连 10~20 克、酸枣仁 10~20 克、茯苓 10~15 克、党参 10~15 克、灵芝 10~15 克、丹参 10~15 克、赤芍 10~15 克、瓜蒌 10~15 克、三七 3~6 克。每日 1 剂,水煎服。贾钰华等治疗 164 例中老年冠心病室性早搏患者。治疗组 107 例服用清心安神方。对照组 57 例服用美西律片,每次 100 毫克,复方丹参片每次 2~3 片,肌苷片每次 0.2 克,每日 3 次,温开水送服。两组均以 30 日为 1 个疗程。结果:治疗组显效率 85.1%,总有效率 96.3%;对照组分别为 54.4%、75.5%,两组比较,差异有显著性($P<0.01$)。④

7. 黄连温胆汤　半夏 12 克、橘红 15 克、枳实 6 克、黄连 12 克、竹茹 12 克、菖蒲 15 克、远志 12 克、生姜 9 克、甘草 6 克。随症加减:气虚,加黄芪 15~30 克、党参 15~30 克;失眠多梦,加柏子仁 15 克;阳虚,加淫羊藿 15 克、附子 6~9 克;四肢肿胀,加泽泻 15~30 克、泽兰 15~30 克;便秘,加生大黄 9 克。每日 1 剂,水煎服,2 周为 1 个疗程,疗程间可休息 2 天。杨玉莲等以上方加减治疗室性早搏属痰火扰心者 82 例,结果显示不同疾病引起的室早,其疗效存在着一定的差异。功能性早搏疗效最好,39 例患者全部有效,其中显效 30 例,好转 9 例。冠心病、高心病、心肌炎及其后遗症疗效次之,15 例冠心病者显效 9 例,好转 3 例;13 例心肌炎及其后遗症者显效 10 例,好转 1 例;风心病者疗效最差,5 例好转 2 例。⑤

8. 三参汤　党参 20 克、丹参 20 克、苦参 20 克、伍大枣 7 枚、甘草 6 克。水煎服,服用该药期间停服其他抗心律失常药物。王秀英等以上方治疗 98 例室性早搏患者,并设对照组 40 例。治疗

① 张玉亮,等.仙灵生脉散辨证治疗室性早搏 137 例临床观察[J].现代中西医结合杂志,2004,13(5):604-605.
② 王金荣,等.黄连生脉饮治疗过早搏动 357 例临床观察[J].中医杂志,2001,42(6):355-356.
③ 王京奇,等.芪参饮治疗室性早搏 88 例[J].时珍国医国药,2001,12(11):1018-1019.
④ 贾钰华,等.清心安神方治疗中老年冠心病室性早搏 107 例临床观察[J].中医杂志,2000,41(1):27-29.
⑤ 杨玉莲,等.黄连温胆汤治疗室性早搏 82 例[J].辽宁中医杂志,1999,26(11):502.

组均采用统一治疗方案,口服自拟三参汤。对照组常规服用普罗帕酮、胺碘酮、谷维素治疗。两组均以 10 天为 1 个疗程,连服 2 个疗程观察疗效。结果:治疗组显效 40 例,有效 46 例,无效 12 例,总有效率 87.76%;对照组显效 12 例,有效 17 例,无效 11 例,总有效率 72.5%。治疗组明显优于对照组。①

9. 保心汤　黄芪、熟地黄、当归、丹参、菖蒲、炙甘草,配制浓缩口服液 100 毫升。每次口服 50 毫升,每日 2 次。李达祥等以上方治疗 135 例过早搏动患者,并单盲随机分组设慢心律组 37 例,乙胺碘呋酮组 27 例。结果:保心汤组总有效率 76.3%,慢心律组总有效率 56.8%,乙胺碘呋酮组总有效率 81.5%,保心汤组与慢心律组比较统计学上无明显差异($P<0.05$)。②

10. 宁心汤　炙甘草、党参、当归、麦冬、桂枝、茯苓。随症加减:心神不宁,加酸枣仁、珍珠母;气虚,加黄芪、白术;血虚,加阿胶、何首乌;阴虚,加生地黄、龟甲;阳虚,去桂枝加肉桂、附子;夹火,加黄连、苦参;夹痰,加半夏、陈皮、瓜蒌;夹瘀,加三七、丹参;夹饮,加猪苓、泽泻、车前子。每日 1 剂,水煎服。张志辉等以上方加减治疗 121 例早搏患者。结果:心神不宁 21 例,显效 9 例,有效 11 例,无效 1 例;心肺气虚 23 例,显效 7 例,有效 11 例,无效 5 例;心脾血虚 23 例,显效 8 例,有效 11 例,无效 4 例;心肝阴虚 22 例,显效 5 例,有效 14 例,无效 3 例;心肾阴虚 32 例,显效 10 例,有效 17 例,无效 5 例。③

11. 茶根复脉汤　茶树老根 30 克、桂枝 10 克、麦冬 10 克、五味子 10 克、干姜 6 克、檀香 6 克、人参 12 克、龙眼肉 12 克、炙甘草 12 克、干地黄 15 克、丹参 15 克、大枣 10 枚。每日 1 剂,水煎去渣,加清酒 10 毫升,兑匀分次服。随症加减:颜面晄白,乏力自汗,四肢厥冷,舌淡苔白者,加炙黄芪 30 克,干姜增至 9 克;体羸气短,虚烦不眠,口燥咽干,舌光少苔者,减桂枝、干姜、清酒,加阿胶 10 克、火麻仁 10 克、生白芍 12 克;心悸气短、怔忡不安者,加酸枣仁 15 克、生龙齿 15 克、朱砂(冲)3 克。李永寿以上方加减治疗器质性早搏患者 10 例,效果满意。一般服药 5 剂症状缓解,早搏减少,继用症状消失,心电图示窦律齐,达到临床痊愈。④

单 方

1. 黄连素　组成:黄连。用法用量:黄连素片 0.3 克口服,3 次/天。临床应用:韩芳化等选取 2 000 例心电图诊断有器质性心脏病并发室性早搏每分钟 ≥10 次的患者为观察对象。并设同期未用黄连素而用其他抗心律失常药物治疗室性早搏 2 000 例为对照组。30 天为 1 个疗程。结果:治疗组治愈 1 014 例(50.7%),对照组治愈 1 034 例(51.7%,其中慢心律组 443 例,乙胺碘呋酮组 168 例,普罗帕酮组 221 例,利多卡因组 121 例,普萘洛尔组 81 例);治疗组显效 454 例(22.7%),对照组显效 456 例(22.8%);治疗组有效 230 例(11.5%),对照组有效 198 例(9.9%);治疗组无效 302 例(15.1%),对照组无效 312 例(15.6%)。治疗组总有效率 84.9%(1 698 例);对照组总有效率 84.4%(1 688 例)。治疗组与对照组对比无明显差异($P>0.05$)。⑤

2. 川郁金　组成:川郁金(由药厂制成粉剂)。用法用量:开始服 5~10 克,每日 3 次,无不适反应加量至 10~15 克,每日 3 次。3 个月为 1 个疗程。临床应用:马胜兴等以上法治疗 52 例早搏患者,结果显示基本痊愈 14 例,显效 11 例,好转 9 例,无效 18 例。⑥

3. 调律片　组成:新疆红花 15 克、苦参 15 克、炙甘草 9 克。用法用量:此为 1 日剂量,制成

① 王秀英,等.三参汤治疗室性早搏 98 例[J].中医研究,1994,12(2):27 - 28.
② 李达祥,等.保心汤治疗过早搏动 135 例临床观察[J].中国中西医结合杂志,1994(S):208.
③ 张志辉,等.宁心汤为主治疗早搏 121 例[J].福建中医药,1990,21(5):40.
④ 李永寿.茶根复脉汤治疗器质性早搏 10 例疗效观察[J].甘肃中医学院学报,1987(4):18 - 19.
⑤ 韩芳化,等.黄连素治疗室性早搏 2 000 例[J].中国现代医学杂志,2001,11(5):104 - 105.
⑥ 马胜兴,等.郁金治疗过早搏动 56 例疗效观察[J].北京中医杂志,1984(3):18 - 19.

浸膏片。每次 0.5 克，每日 3 次，4 周为 1 个疗程。临床应用：洪秀芳等用本药治疗 45 例早搏患者，显效 15 例，有效 18 例，无效 12 例。[①]

4. 苦参片剂 组成：苦参。用法用量：每片含生药 2.0 克，每次 3～10 片（平均 5 片），每日 3 次。临床应用：苦参观察协作组以苦参片剂治疗 167 例快速心律失常患者，结果显示对早搏有效率 62.0%，其中室性早搏 59.5%，房性早搏 80.8%；并发现对感染及过度疲劳引起的早搏效果较好，分别为 62.0% 和 83.3%。[②]

中 成 药

1. 百令胶囊 组成：发酵冬虫夏草菌粉（杭州中美华东制药公司）。功效：保肺益肾。用法用量：每日 3 次，每次 3 粒，口服。临床应用：夏静等将 60 例符合西医心律失常室性早搏的诊断标准且中医辨病为心悸，辨证为气阴两虚证的患者，随机分为治疗组和对照组各 30 例，随访 4 周。对照组采用比索洛尔治疗，治疗组采用百令胶囊联合比索洛尔治疗，比较两组患者的治疗有效率及动态心电图相关指标。结果显示治疗组患者总体治疗有效率明显高于对照组，差异有统计学意义（$P<0.05$）；治疗组患者室性早搏次数及中药症状量化计分明显低于对照组，差异有统计学意义（$P<0.05$）。[③]

2. 复律宁颗粒 组成：党参 15 克、麦冬 12 克、五味子 9 克、淮小麦 30 克、炙甘草 6 克、大枣 9 克、菟丝子 15 克、枸杞子 15 克、龙骨 30 克、牡蛎 30 克、丹参 15 克、黄芩 30 克、苦参 15 克、茶树根 15 克、瓜蒌皮 20 克（上海上联药业有限公司提供，临床试验批件号：沪药制字 Z04170940）。用法用量：每包 10 克，每次 1 包，每日 2 次，早晚分服。临床应用：刘春燕等将 60 例室性早搏

患者随机分为治疗组和对照组各 30 例。治疗组给予口服复律宁颗粒，每次 10 克，每日 2 次；普罗帕酮安慰剂，每次 150 毫克，每日 3 次。对照组口服复律宁颗粒安慰剂，每次 10 克，每日 2 次；普罗帕酮片，每次 15 克，每日 3 次。两组疗程均为 4 周。观察两组患者室性早搏疗效、中医证候疗效及安全性。结果：室性早搏疗效比较，治疗组与对照组总有效率均为 36.67%，两组比较差异无统计学意义（$P>0.05$）。中医证候疗效比较，治疗组总有效率 86.67%，对照组 53.33%，治疗组优于对照组（$P<0.05$）。两组治疗过程中均未出现明显不良反应。表明复律宁颗粒治疗室性早搏与普罗帕酮疗效相当。[④]

3. 益心舒胶囊 组成：人参、麦冬、五味子、黄芪、丹参、川芎、山楂（贵州信邦制药股份有限公司提供，国药准字 Z52020038，批号 20030821）。功效主治：益气养阴，活血化瘀，养血安神；适用于气阴两虚及心血瘀阻而引起的心脏疾患。用法用量：每粒 0.3 克，每日 3 次，口服。临床应用：王丽娟等分别对 60 例房性早搏及 60 例室性早搏的患者进行随机分组对照研究。房早或室早试验组各 30 例给予益心舒加维拉帕米或美西律；对照组 30 例单独给予维拉帕米或美西律，疗程均为 4 周，行 24 小时动态心电图检查。结果：在试验组与对照组用药 4 周后房性或室性早搏数较用药前明显减少（$P<0.01$ 或 $P<0.05$），且治疗后试验组早搏数明显低于对照组。益心舒加维拉帕米总有效率 90%，明显高于维拉帕米对照组（66%）（$P<0.01$）；益心舒加美西律总有效率 97%，明显高于美西律对照组（73%）（$P<0.01$）。两试验组益心舒治疗后心肌缺血明显改善。表明益心舒联合维拉帕米或美西律治疗早搏疗效显著，优于单独应用维拉帕米或美西律治疗。[⑤]

4. 参松养心胶囊 组成：人参、麦冬、山茱

① 洪秀芳,等.调律片治疗过早搏动 45 例疗效观察[J].新疆医学院报,1980(3):193-196.
② 苦参观察协作组.苦参治疗快速心律失常 167 例近期疗效[J].新医药杂志,1977(7):24-26.
③ 夏静,赵德强,等.百令胶囊联合比索洛尔治疗室性早搏的疗效及中医症状改善研究[J].中西医结合心血管病杂志,2019,7(2):146-147.
④ 刘春燕,沈琳,等.复律宁颗粒治疗室性早搏 30 例随机双盲对照研究[J].中医杂志,2015,56(7):583-585.
⑤ 王丽娟,等.益心舒胶囊在心律失常早搏中的疗效[J].中成药,2007,29(6):791-794.

黄、丹参、炒酸枣仁、桑寄生、赤芍、土鳖虫、甘松、黄连、南五味子、龙骨(石家庄以岭药业股份有限公司)。功效：益气养阴，活血通络，清心安神。用法用量：每次4粒,每日3次。临床应用：吴相锋等将40例室性早搏患者随机分为两组。对照组20例仅口服普罗帕酮每次100毫克,每日3次。试验组20例口服普罗帕酮基础上加服参松养心胶囊,4周为1个疗程。结果显示试验组早搏疗效总有效率80%,对照组总有效率50%,差异有显著性($P<0.05$)；试验组临床症状改善情况有效率85%,对照组55%,差异有显著性($P<0.05$)。[①]

5. 步长稳心颗粒　组成：党参、黄精、三七、琥珀、甘松(中国中医研究院研制,山东步长恩奇制药公司生产)。用法用量：每次9克,每日3次,4周为1个疗程。临床应用：李玉芬等观察180例室性期前收缩患者,动态心电图为窦性心律,24小时室性期前收缩＞1 000次;随机分为治疗组100例与对照组80例。治疗组除给予常规治疗外,加服步长稳心颗粒,对照组仅给予常规治疗,未使用抗心律失常药物。结果：治疗组

显效22例,有效50例,无效28例,总有效率72%；对照组显效4例,有效20例,无效56例,总有效率30%。两组总有效率比较差异有显著性意义($P<0.05$)。[②]

6. 参麦注射液　组成：红参、麦冬。功效：益气温阳,养阴生脉。用法用量：首先用参麦注射液20毫升静脉推注,然后于5%葡萄糖注射液250毫升中加参麦注射液30毫升,开通第二条静脉通道同时滴注。滴速每分钟2毫升左右。临床应用：王重卿等选择64例患者来院时体检心脏闻及频发早搏每分钟20次以上,常规心电图检查示频发室性早搏,多数呈二联律、三联律,其中2例为室性并行心律,将病例随机分为对照组和治疗组各32例。对照组首先予0.9%氯化钠注射液20毫升加利多卡因10毫克静脉推注,然后用5%葡萄糖注射液250毫升加利多卡因300毫克静脉滴注。治疗组在利多卡因基础上加用参麦注射液。结果：静脉滴注药物期间治疗组总有效率87.50%,对照组总有效率62.50%,差异有统计学意义($P<0.05$)。[③]

① 吴相锋,等.参松养心胶囊治疗室性早搏的临床观察[J].中国中医基础医学杂志,2007,13(11)：859－869.
② 李玉芬,等.步长稳心颗粒治疗室性期前收缩100例[J].临床心血管病杂志,2003,19(12)：751.
③ 王重卿,等.参麦注射液辅助治疗频发室性早搏疗效观察[J].临床急诊杂志,2001,2(4)：164－165.

动脉粥样硬化

概　述

动脉粥样硬化是冠心病、脑梗死、外周血管病发病的主要原因。动脉粥样硬化的病变基础是脂质代谢障碍，往往受累动脉病变从内膜开始，先有脂质和复合糖类积聚、出血及血栓形成，进而纤维组织增生及钙质沉着，并有动脉中层的逐渐蜕变和钙化，导致动脉壁增厚变硬、血管腔狭窄，最终阻塞动脉管腔，则该动脉所供应的组织或器官将缺血或坏死。由于在动脉内膜积聚的脂质外观呈黄色粥样，因此称为动脉粥样硬化。

本病属中医"痰浊""眩晕""心悸""胸痹"等范畴。中医认为本病主要是因为饮食不洁、情志刺激，或脾肾亏虚所导致。临床中可根据症状表现不同辨为肝肾不足、痰瘀阻滞、阴虚火旺、脾气亏虚、肾气亏虚等证型。

中　成　药

1. 丹蒌片　组成：瓜蒌皮、薤白、葛根、川芎、丹参、赤芍、泽泻、黄芪、郁金、骨碎补等（吉林康乃尔药业有限公司，0.3 克/片，批号 20120201，国药准字 Z20050244）。适用于痰瘀互结所致的胸痹心痛。用法用量：每次 5 片，每天 3 次，饭后服用。临床应用：曹珊等将 87 例患者随机分为对照组和丹蒌片组（治疗组）。对照组给予瑞舒伐他汀治疗，治疗组在对照组治疗的基础上加用丹蒌片。12 周后全自动生化仪检测血清总胆固醇（TC）、三酰甘油（TG）、高密度脂蛋白（HDL）、低密度脂蛋白（LDL）、脂蛋白 a（LPa）、载脂蛋白 A（ApoA）、载脂蛋白 B（ApoB）；乳胶免疫比浊法、酶联免疫吸附法（ELISA）检测外周血高敏 C 反应蛋白（hs-CRP）、NF-κB 水平；飞利浦 ie33 超声机检测颈动脉内膜中膜厚度（inteimamedia thickness，IMT）并进行颈动脉 AS 斑块积分。结果：与治疗前比较，两组血清 TC、TG、LDL-C、LPa、ApoA、ApoB、CRP、NF-κB、CRP、IMT 厚度及斑块积分水平均降低，血清 ApoA、HDL 水平升高（$P<0.05$，$P<0.01$），但对照组 HDL 升高无统计学意义。治疗后与对照组比较，治疗组血清 TC、LDL-C、LPa、ApoB 降低更显著（$P<0.05$）；治疗组 hs-CRP、NF-κB 表达减少更明显（$P<0.01$）；治疗组颈动脉 IMT 厚度及斑块积分下降优于对照组（$P<0.05$）。[1]

2. 蛭龙活血方　组成：水蛭 10 克、地龙 10 克（免煎中药，江苏江阴天江药业有限公司生产）。用法用量：每日 2 次，疗程 90 天。临床应用：黄琛等将 65 例入选患者随机分为两组，对照组予口服辛伐他汀治疗，治疗组予蛭龙活血方加辛伐他汀治疗，疗程 90 天。观察患者治疗前后血瘀证候评分、hs-CRP、血液流变学、颈动脉血流动力学指标和 IMT 变化。结果：治疗组治疗后血瘀证候评分明显减轻，hs-CRP 和血液流变学水平明显好转，颈动脉血流动力学和 IMT 指标明显改善，与对照组比较上述指标也有明显好转（$P<0.05$ 或 $P<0.01$）。相关分析显示 IMT 与收缩峰期血流速度（PSV）和舒张期末血流速度（EDV）呈负相关，与hs-CRP 呈正相关（$P<0.05$）。[2]

---

① 曹珊，沈晓峰，等.丹蒌片抗动脉粥样硬化作用的临床研究[J].中国实验方剂学杂志，2015，21（13）：156-159.
② 黄琛，钱海凌，等.蛭龙活血方对颈动脉粥样硬化并血瘀证患者临床疗效观察[J].辽宁中医杂志，2010，37（4）：665-667.

3. 祛瘀消斑胶囊　组成：炙黄芪、生水蛭、海藻、生山楂等(山东大学齐鲁医院制药厂生产,生产批号20021210)。用法用量：每粒胶囊含生药1.7克,每次4粒,每日3次口服,疗程12周。临床应用：刘运芳等将80例动脉粥样硬化患者随机分为治疗组与对照组各40例。对照组采用常规西药治疗,治疗组加服祛瘀消斑胶囊。治疗后,治疗组颈动脉内膜中膜厚度有下降趋势,总胆固醇、低密度脂蛋白下降。①

---

① 刘运芳,赵玉霞,等.祛瘀消斑胶囊消退动脉粥样硬化的临床研究[J].中国中西医结合杂志,2005,25(6)：499－501.

冠状动脉粥样硬化性心脏病

概　述

冠状动脉粥样硬化性心脏病，简称冠心病(coronary heart disease，CHD)，是指冠状动脉粥样硬化病变使冠状动脉狭窄或闭塞，阻碍冠状循环血流，导致心肌缺血缺氧而引起的心脏病。主要类型包括无症状型心肌缺血、心绞痛、心肌梗死、缺血性心脏病、猝死五种类型。临床中常分为稳定型心绞痛和急性冠脉综合征。

本病属中医"胸痹"范畴，其主要症状以胸部闷痛，甚则胸痛彻背，喘息不得卧为主要表现，轻者感觉胸闷，呼吸欠畅，重者则有胸痛，严重者心痛彻背，背痛彻心。张仲景在《金匮要略》中首次提出"胸痹"的名称，归纳病机为"阳微阴弦"。

辨　证　施　治

1. 气虚血瘀证　主症见胸闷、胸部隐痛或刺痛；次症见神疲，乏力，气短，自汗。舌脉：舌质淡暗有瘀点或瘀斑，苔薄白，脉细弱、沉涩或结代。符合主症和次症中至少2项，结合舌象、脉象，即可诊断。治宜益气养阴、活血化瘀。方用稳心颗粒加血栓通。稳心颗粒由党参、黄精、三七、琥珀、甘松等组成(山东步长制药有限公司生产，生产批准号Z10950026)。每日3次，每次1袋。同时静滴血栓通，每次300毫克，每日1次。临床观察：付生弟等随机将120例冠心病心绞痛患者分为对照组和治疗组各60例。对照组予西医常规治疗，治疗组予血栓通配合稳心颗粒联合治疗，治疗8周。结果：治疗组显效30例，有效27例，无效3例，总有效率95.00%；对照组显效15例，有效35例，无效10例，总有效率83.33%。两组总有效率比较，有显著性差异($P<0.05$)。[①]

2. 气虚血瘀伴热毒证　主症见胸痛胸闷、心悸气短；次症见倦怠乏力、五心烦热、多食易饥、口渴喜饮，舌红黯或紫黯，苔厚腻或黄厚，脉沉弦涩或滑数。治宜益气养阴、活血祛瘀、清热解毒。方用黄芪一号方：黄芪30克、麦冬15克、五味子9克、延胡索30克、葛根30克、黄连12克、黄芩12克、丹参15克、川芎15克、水蛭6克、甘草9克、冰片(冲服)0.3克、三七粉(冲服)3克。水煎150毫升(山东中医药大学附属医院制剂室提供)，早晚2次口服。并用西药予基础治疗。[②]

3. 气滞血瘀证　治宜行气活血、通脉止痛。方用通脉止痛汤加减：黄芪40克、当归15克、赤芍15克、川芎10克、生地黄20克、桃仁6克、红花15克、丹参30克、全瓜蒌15克、半夏9克、薤白10克、参三七10克、水蛭6克。每日1剂，水煎2次，混合后共取汁400毫升。[③]

经　验　方

1. 黄芪保心汤　黄芪30克、胆南星12克、白芥子15克、蒲黄15克、丹参30克、水蛭9克等。每日1剂，水煎取汁，早晚餐后分2次温服，连续治疗8周。李广浩等纳入痰瘀互结证冠心病心绞痛患者126例，随机分为治疗组和对照组各63

① 付生弟,杜丽辉,等.血栓通配合稳心颗粒治疗气虚血瘀型冠心病心绞痛临床疗效观察[J].中华中医药学刊,2018,36(4)：1000-1003.
② 王永成,李晓,等.益气活血解毒法治疗2型糖尿病性冠心病的临床研究[J].辽宁中医杂志,2018,45(2)：313-316.
③ 徐毅.通脉止痛汤治疗气滞血瘀型冠心病心绞痛临床研究[J].中医学报,2011,26(11)：1358-1360.

例。对照组患者给予西医常规治疗,治疗组患者在西医常规治疗基础上加服黄芪保心汤,两组治疗周期均为8周。结果:治疗组显效41例,有效16例,无效6例,总有效率90.48%,疗效优于对照组的84.13%。①

2. 温肾通瘀救心汤 炮附子10克、茯苓15克、生白术20克、白芍15克、党参10克、川芎15克、丹参15克。水煎服,每剂两煎,每煎1小时,共煎出400毫升,每日2次,每次服用200毫升。李杰等将120例心肾阳虚型冠心病患者分为观察组和对照组各60例。对照组患者予以常规抗心绞痛西药治疗,观察组患者在接受常规西药治疗的基础上服用温肾通瘀救心汤,治疗周期为28天。结果:心电图疗效判定,治疗组显效40例,有效12例,无效8例,总有效率86.67%,优于对照组。②

3. 益气活血法 人参10克、黄芪10克、桃仁10克、红花10克、丹参10克、川芎10克、生地黄10克、当归15克、桂枝10克、甘草10克。随症加减:兼心虚胆怯证者(善惊易恐,坐卧不安,不寐多梦而易惊醒等),加酸枣仁25克、远志15克、茯神15克;兼心血不足证者(头晕目眩,失眠健忘,面色无华,倦怠乏力),加龙眼肉20克、酸枣仁20克;兼心阳不振证(胸闷气短,动则尤甚,面色苍白,形寒肢冷),加附子8克;兼水饮凌心(胸闷痞满,渴不欲饮,小便短少,或下肢浮肿,形寒肢冷),加泽泻10克、猪苓10克、车前子10克、白术10克;兼阴虚火旺(心烦失眠,五心烦热,口干,盗汗),加玄参10克、麦冬10克、黄连10克、朱砂5克、五味子8克;兼痰火扰心(胸闷烦躁,失眠多梦,口干苦,大便秘结,小便短赤,舌红苔黄腻,脉弦滑),加竹茹10克、半夏9克、胆南星8克、全瓜蒌20克、陈皮10克。药物先用冷水浸泡60分钟,用大火先煎至水沸后改为文火煎30分钟,取200毫升,第二次煎沸后文火煎20分钟,取200毫

升,两煎药液混匀,两次早晚餐后60分钟服药。齐欣等将242例冠心病心律失常患者随机分为对照组和治疗组各121例,对照组采用酒石酸美托洛尔治疗,治疗组采用益气活血法联合酒石酸美托洛尔治疗。疗程为4周。结果:治疗组显效86例(71.07%),有效21例(17.36%),无效14例(11.57%),总有效率88.42%,高于对照组的76.85%。③

4. 活血通脉汤 黄芪30克、当归12克、川芎12克、丹参25克、桂枝10克、葛根20克、陈皮15克、白芷30克、酸枣仁3枚(河南省中医院中药房煎制)。每日1剂,每剂煎2袋,每袋200毫升,早晚温服。任冬冬等将60例成功行冠状动脉支架置入术的急性冠脉综合征患者随机分为治疗组和对照组各30例。对照组给予西医常规治疗,治疗组在对照组的基础上加服活血通脉汤,两组均治疗6个月。结果:治疗组患者术后普通支架(1支)、药物洗脱支架(0支)及总支架再狭窄数(1支)与对照组比较(分别为5支、2支、7支)均明显降低(P<0.05)。表明活血通脉汤联合西医常规治疗能够减少冠状动脉支架植入术后再狭窄情况,明显缓解术后患者的临床症状。④

5. 舒心祛风汤 黄芪15克、麦冬15克、党参9克、生地黄9克、熟地黄9克、桑寄生9克、枸杞子9克、葛根9克、防风12克、羌活12克等(上海中医药大学附属龙华医院制剂室提供)。每日1剂,水煎300毫升,分早晚2次餐后温服。王杰等将61例冠状动脉支架植入术后且中医证候属于胸痹气阴两虚证患者随机分为治疗组30例及对照组31例。对照组给予西医规范治疗,治疗组在此基础上加服舒心祛风汤。两组疗程均为6周。结果:治疗组中医证候疗效,显效3例(10.00%),有效20例(66.67%),无效6例(20.00%),加重1例(3.33%),总有效率76.67%,高于对照组的41.94%。⑤

① 李广浩,曹敏,等.黄芪保心汤治疗冠心病心绞痛的临床观察[J].上海中医药大学学报,2019,33(1):20-23.
② 李杰,马斯琪.温肾通瘀救心汤治疗心肾阳虚型冠心病疗效观察[J].辽宁中医杂志,2017,44(11):2318-2320.
③ 齐欣,郭书文,等.益气活血法联合酒石酸美托洛尔治疗冠心病心律失常的临床研究[J].中华中医药学刊,2017,35(2):279-282.
④ 任冬冬,胡仕祥,等.活血通脉汤联合西药对冠状动脉支架植入术后再狭窄患者的影响[J].中医杂志,2016,57(4):311-315.
⑤ 王杰,汤诺,等.舒心祛风汤对冠状动脉支架术后患者心肌功能和生存质量的影响[J].中医杂志,2016,57(14):1208-1213.

6.宁心活血方加减 黄芪30克、桃仁20克、川芎20克、赤芍15克、柴胡10克、玉竹10克、墨旱莲10克、九香虫10克、百合10克、枳壳6克、甘草6克。随症加减:伴气滞者,加香附10克、陈皮10克、郁金10克;兼瘀血明显者,加丹参10克、水蛭10克;痰浊者,加全瓜蒌10克、紫苏叶10克;兼腰背部酸痛者,加杜仲10克、川续断10克;痰瘀互结者,加半夏10克、瓜蒌10克;心气两虚者,加生脉散合丹参饮加减;心肾阴虚者,加六味地黄丸合天王补心丹加减;气滞血瘀者,加血府逐瘀汤;心肾阳虚者,加金匮肾气丸加减;痰浊痹阻者,加瓜蒌薤白半夏汤加减。每日1剂,水煎服。李向辉将70例老年女性冠心病患者分成两组,对照组与观察组各35例。对照组给予常规西药治疗,观察组给予宁心活血方及其衍化方剂辨治,比较两组治疗后的效果情况。结果:观察组显效31例(88.5%),有效3例(8.6%),无效1例(2.9%),总有效率97.1%,高于对照组的74.3%;观察组心电图改善分析显效19例(54.3%),有效11例(31.4%),无效5例(14.3%),总有效率85.7%,高于对照组的62.9%。[①]

7.通脉化浊汤 丹参、红花、茯苓、半夏、生蒲黄、生山楂、炒莱菔子(剂型为颗粒剂,三九制药提供)。庞立健等将60例痰瘀互结型冠心病心绞痛患者随机分成两组,按脱落标准排除后,试验组29例,对照组24例。试验组在西药常规治疗基础上加服通脉化浊汤,对照组在西药治疗基础上联合通脉化浊汤模拟剂,每日2次,疗程8周。结果:治疗组心绞痛疗效显效5例(16.66%),有效22例(73.34%),无效2例(6.67%),总有效率90.00%,高于对照组的53.33%;中医症状总体评价疗效,显效16例(53.34%),有效10例(33.33%),无效3例(10.00%),总有效率86.67%,高于对照组的56.67%。[②]

8.温胆化瘀汤 陈皮20克、茯苓12克、枳壳6克、菖蒲10克、郁金10克、丹参20克、红花6克、川芎12克、生黄芪20克、制何首乌10克、薤白10克、甘草5克。随症加减:腰膝酸软者,加桑寄生、女贞子;大便秘结者,加瓜蒌、桃仁;失眠者,加远志、茯神。每日2次,水煎服,每次200毫升。疗程为4周。李景鹤将160例患者随机分为对照组和治疗组各80例。对照组采用西医常规治疗;治疗组在对照组治疗基础上加服温胆化瘀汤。结果:经综合疗效判定,治疗组显效50例,有效27例,无效3例,总有效率96.25%,优于对照组;经心电图疗效判定,治疗组显效32例,有效28例,无效17例,加重3例,总有效率75%,优于对照组。[③]

9.温阳活血方 制附子5克、当归10克、生蒲黄(包煎)9克、枳壳6克、桔梗6克、赤芍15克、白芍15克、炙甘草5克。每日1剂,每日2次口服。王大伟等将60例冠心病介入治疗后患者随机分为西药常规治疗组(对照组)和西药常规治疗加温阳活血方治疗组(治疗组)各30例。结果:治疗组对心绞痛、血瘀证、阳虚证的疗效均优于对照组($P < 0.05$),再发心血管事件明显低于对照组($P < 0.05$)。表明温阳活血方能明显改善冠脉介入术后患者的心绞痛、中医血瘀及阳虚状态,并可以减少再发心血管事件。[④]

10.冠心1号 黄芪、麦冬、丹参、降香、桂枝等。每日1剂,水煎服,早晚各1次。王佑华等将60例急性冠脉综合征患者随机分为对照组与治疗组各30例,对照组在西医基础治疗上加用舒降之,每日1次,每次20毫克;治疗组应用益气养阴、活血通阳作用的中药冠心1号治疗。疗程4周。观察心绞痛疗效、心电图疗效、中医证候疗效及治疗前后CRP、IL-6水平。结果显示两组表现出一定的心绞痛疗效和心电图疗效,但无显著性差异;治疗组中医证候总疗效更为显著。各组患者治疗后血清CRP、IL-6的水平显著降低,但

① 李向辉.宁心活血方及其衍化方剂辨治老年女性冠心病的临床研究[J].中国中医基础医学杂志,2014,20(1):91-92.
② 庞立健,吕晓东,等.通脉化浊汤治疗痰瘀互结型冠心病心绞痛患者临床疗效评价[J].中华中医药学刊,2013,31(9):1875-1877.
③ 李景鹤.温胆化瘀汤治疗气滞血瘀痰湿内阻型冠心病的临床研究[J].四川中医,2012,30(8):76-78.
④ 王大伟,韩天雄,等.温阳活血方对冠脉介入术后患者干预的临床研究[J].辽宁中医杂志,2011,38(7):1400-1402.

治疗组更为明显。[1]

单　方

心痛滴剂　组成：西洋参375克、醋制延胡索1500克、冰片30克。功效主治：益气，活血，止痛；适用于气虚血瘀型冠心病患者。制备方法：以上3味药，取西洋参、醋延胡索粉碎成粗粉，用85乙醇回流提取2次，第1次乙醇用量为药材的12倍，第2次乙醇用量为药材的8倍。各提取1小时，合并提取液，滤过，滤液减压回收乙醇，挥尽乙醇后，加冰片搅拌溶解，滤过，加蒸馏水至1000毫升，灌装，灭菌即得。用量用法：每次1毫升，每3～4小时1次，滴于舌下。心绞痛发作时即可滴舌下1.5毫升。疗程1个月。临床应用：战争尧等将60例气虚血瘀型冠心病患者随机分为试验组与对照组各30例。试验组用心痛滴剂治疗，对照组用复方丹参滴丸（天津天士力制药有限公司生产）治疗。结果：试验组显效20例，有效7例，无效3例，加重0例，总有效率90.0％，高于对照组的70.0％；心绞痛症状缓解，试验组显效23例，有效5例，无效2例，总有效率93.33％，高于对照组的66.67％。[2]

中 成 药

1. 清热活血方配方颗粒剂　组成：丹参15克、三七3克、赤芍12克、黄连5克、葛根15克、人参6克等（四川新绿色药业提供，生产批号15011086）。适用于心血瘀阻、瘀热相搏证。用法用量：每次1剂，每日2次。临床应用：陈胤峰等将中国中医科学院广安门医院心血管科冠心病心绞痛患者60例随机分为治疗组和对照组各30例。治疗组患者服用清热活血方，联合常规西药；对照组服用安慰剂颗粒，联合常规西药。疗程均为4

周。结果：心绞痛症状疗效，治疗组显效2例，有效21例，无效6例，加重1例，总有效率76.7％，高于对照组的40.0％；心电图疗效，治疗组显效2例，有效2例，无效25例，加重1例，总有效率13.3％，高于对照组的10.0％；硝酸甘油停减率，治疗组停药1例，减药8例，不变21例，停减率30％，高于对照组的10％；中医证候疗效，治疗组显效5例，有效18例，无效4例，加重3例，总有效率76.7％，高于对照组的30.0％。[3]

2. 脑心通胶囊　组成：黄芪、赤芍、丹参、当归、川芎、桃仁、红花、乳香（制）、没药（制）、鸡血藤、牛膝、桂枝、桑枝、地龙、全蝎、水蛭。功效主治：益气活血，搜风通络；适用于PCI术后患者气虚血滞、脉络瘀阻所致中风中经络，半身不遂、肢体麻木、口眼歪斜、舌强语謇及胸痹心痛、胸闷、心悸、气短；脑梗死、冠心病心绞痛属上述证候者。用法用量：每次3粒，每日3次，口服。临床应用：李辉等观察冠心病PCI术后气虚血瘀证患者120例，将其随机分为治疗组和对照组各60例。对照组只给予西医常规治疗，治疗组在西医常规治疗的基础上给予脑心通胶囊，疗程4周。结果：心绞痛疗效，治疗组显效24例，有效30例，无效6例，加重0例，总有效率90.0％，高于对照组的53.3％；心电图疗效，治疗组显效24例，有效30例，无效6例，总有效率90.0％，高于对照组的53.3％；中医证候疗效，治疗组显效36例，有效20例，无效4例，加重0例，总有效率93.3％，高于对照组的56.7％；硝酸甘油停减率，治疗组停药28例（46.7％），减量14例（23.3％），不变18例（30.0％），加量0例，停减率70.0％，高于对照组的43.3％。[4]

3. 丹蒌片　组成：瓜蒌皮、薤白、葛根、川芎、丹参、赤芍、泽泻、黄芪、骨碎补、郁金（吉林康乃尔药业，批号20140108，0.3克/片）。功效主治：宽胸通阳，化痰散结，活血化瘀；适用于血瘀痰凝所致的胸痹心痛，症见胸闷胸痛，憋气，舌质紫暗，苔

① 王佑华,等.益气养阴活血通阳法对急性冠脉综合征患者CRPIL-6的影响[J].辽宁中医杂志,2009,36(3):332-333.
② 战争尧,等.心痛滴剂的制备与临床观察[J].中成药,2006,28(8):1246-1247.
③ 陈胤峰,王阶,等.清热活血方剂干预冠心病心绞痛瘀热互结证临床观察[J].中华中医药杂志,2017,32(9):4288-4291.
④ 李辉,等.脑心通胶囊联合西药治疗PCI术后患者的临床研究[J].辽宁中医杂志,2016,43(10):2150-2152.

腻。用法用量:每次5片,每日2次口服。临床应用:魏群等将70例冠心病心绞痛患者随机分为治疗组40例和西药组30例,西药组给予西医常规治疗,治疗组在西医常规治疗的基础上加服丹蒌片。28天为1个疗程,2个疗程结束后统计疗效。结果:经治后,治疗组显效24例,有效14例,无效2例,总有效率95.00%,高于对照组的76.67%。[1]

4. 芪参益气滴丸　组成:黄芪、丹参、三七、降香中的有效成分制成的滴丸制剂(天津天士力制药股份有限公司生产,生产批号Z20110138,0.5克×1袋×15袋/盒)。功效:活血化瘀,疏肝理气,通阳宣痹。用法用量:餐后30分钟口服,每次1袋,每日3次。临床应用:张慧玲将64例冠心病患者随机分为治疗组和对照组各32例,对照组予常规西医内科治疗,治疗组在常规西医治疗基础上加用芪参益气滴丸,服药1个月。结果:治疗组的心绞痛及冠心病(气滞血瘀证)中医症状评分结果明显优于对照组,差异具有统计学意义($P<0.05$);同时治疗组在血脂及血流动力学指标上的改善明显优于对照组,差异具有统计学意义($P<0.05$)。[2]

5. 宽胸气雾剂　组成:檀香油、荜茇油、细辛油、高良姜油、冰片(南洋药业有限公司提供,生产批号Z20063477)。功效主治:芳香温通;适用于缓解心绞痛。用法用量:心绞痛发作时,舌下连续3喷,每喷0.6毫升。临床应用:李立志等将780例冠心病心绞痛患者随机分为宽胸气雾剂组(试验组)376例和硝酸甘油片组(对照组)374例。心绞痛发作时,治疗组予宽胸气雾剂,与对照组同时开始计时观察心绞痛的缓解时间。如果给药后5分钟心绞痛仍不缓解,无论是治疗组还是对照组的受试者,立即舌下含服硝酸甘油片1片,同时报告主治医生,根据指南进行相关处理。对照组舌下含服硝酸甘油(每片0.5毫克)。1周后结束试验。结果:经治后,治疗组患者心绞痛3分钟缓解率53.72%,5分钟缓解率94.41%,对照组

患者心绞痛3分钟缓解率47.86%,5分钟缓解率90.64%;治疗组心电图改善总有效率74.07%,对照组73.13%,两组比较无统计学差异;治疗组不良反应发生率9.31%,对照组22.46%,两组比较有统计学差异。[3]

6. 脉平片　组成:银杏叶提取物、何首乌、当归、芦丁、维生素C等(国药准字Z20025366,甘肃独一味生物制药股份有限公司生产)。用法用量:每次4片,每日3次口服。临床应用:朱黎明治疗气阴两虚痰瘀交阻型糖尿病性冠心病120例,随机分为治疗组和对照组各60例。所有入选病例均口服降糖药或注射胰岛素,饮食控制并运动控制血糖,测定全部指标后,治疗组服用脉平片,对照组予辛伐他汀片。治疗3个月,每月复诊1次。结果:治疗组显效32例(53.33%),有效19例(31.67%),无效9例(15.0%),总有效率85.0%,高于对照组的55%。治疗组出现3例不良反应,包括食欲减退,大便稀。餐后服药后症状缓解。对照组9例出现血清谷丙转氨酶轻度升高。[4]

7. 银杏达莫注射液　组成:银杏总黄酮、双嘧达莫。用法用量:常规治疗基础上加银杏达莫注射液20毫升加入250毫升生理盐水中静脉滴注,每日1次,15天为1个疗程。临床应用:刘潇湘等将220例心血瘀阻型冠心病患者随机分为观察组和对照组各110例。两组均予吸氧、洋地黄、利尿剂、血管紧张素转换酶抑制剂等常规治疗,观察组在常规治疗基础上加银杏达莫;对照组予丹参注射液30毫升加入250毫升生理盐水中静脉滴注,每日1次。结果:观察组显效75例(68.18%),有效29例(26.36%),无效6例(5.45%),总有效率94.56%;心电图疗效观察组显效49例(44.55%),有效25例(22.73%),无效36例(32.72%),总有效率67.28%。观察组均高于对照组。[5]

8. 复律保心平口服液　组成:金银花、当归、白芍、黄精、青皮、山药等(通化万通药业股份有限

① 魏群,魏明.中西医结合治疗冠心病心绞痛的临床研究[J].中国中医基础医学杂志,2015,21(12):1530-1532.
② 张慧玲.芪参益气滴丸对改善冠心病心肌缺血状态的疗效观察[J].时珍国医国药,2012,23(10):2642-2643.
③ 李立志,陈可冀,等.宽胸气雾剂缓解冠心病心绞痛的多中心随机对照临床研究[J].中国中西医结合杂志,2014,34(4):396-401.
④ 朱黎明.化痰散瘀法治疗痰瘀交阻型糖尿病性冠心病120例[J].中医杂志,2011,52(S1):69-70.
⑤ 刘潇湘,等.银杏达莫注射液与丹参注射液治疗心血瘀阻型冠心病的临床疗效比较[J].时珍国医国药,2011,22(8):2053-2054.

公司提供,批号 040201,10 毫升/支,含生药 13.33 克)。用法用量:每次 10 毫升,每日 3 次,口服。临床应用:张琼等将 240 例受试者采用分层区组随机、双盲双模拟、阳性药平行对照、多中心临床研究方法随机分为治疗组与对照组各 120 例。治疗组采用复律保心平口服液,同时用步长稳心颗粒模拟剂,每次 9 克,每日 3 次口服;对照组采用步长稳心颗粒,每次 9 克,同时用复律保心平口服液模拟剂 10 毫升,每日 3 次口服;28 天为 1 个疗程。结果:治疗组显效率 55.0%,总有效率 78.4%;对照组显效率 37.2%,总有效率 53.1%。两组显效率、总有效率比较,差异均有统计学意义($P<0.05$)。[1]

9. **参松养心胶囊** 组成:人参、麦冬、五味子、山茱萸、酸枣仁、桑寄生、丹参、赤芍、土鳖虫、甘松、龙骨、黄连(石家庄以岭药业股份有限公司生产)。功效:益气养阴,活血通络,清心安神。用法用量:每次 4 粒,每日 3 次;4 周为 1 个疗程。临床应用:谷春华等治疗冠心病室性早搏患者按 3:1 随机分为治疗组 165 例与对照组 56 例。对照组口服心律宁片,治疗组口服参松养心胶囊。结果:治疗组临床痊愈 7 例(4.2%),显效 61 例(37.0%),有效 75 例(45.5%),无效 22 例(13.3%),总有效率 86.7%,显愈率 41.2%;对照组临床痊愈 1 例(1.8%),显效 10 例(17.9%),有效 25 例(44.6%),无效 20 例(35.7%),总有效率 64.3%,显愈率 19.7%。两组总有效率及显愈率比较,差异有显著性($P<0.01$),治疗组中医证候疗效优于对照组。[2]

稳定型心绞痛

概　述

稳定型心绞痛(SAP)是心绞痛的一种常见类型,亦称普通型心绞痛。指由心肌缺血缺氧引起的典型心绞痛发作,其性质在 1~3 个月内大致保持不变或发作次数倾向减少的心绞痛。即每日和每周疼痛发作次数大致相同,诱发疼痛的劳累和激动程度相同,每次发作的疼痛性质和部位改变不明显,疼痛时间相仿,硝酸甘油缓解疼痛的时间也相似。发作时心电图显示 ST 段压低和 T 波倒置。

本病属中医"胸痹"范畴,其病理特点是本虚标实。本虚则或气或血,或阴或阳,或心或脾或肾;标实则曰血瘀、曰气滞、曰痰阻、曰寒、曰饮。其治疗多用辛芳通窍、活血化瘀或益气活血化瘀。

辨 证 施 治

1. **气滞血瘀证** 症见心悸不宁,烦热少寐,头晕耳鸣,口干面燥,舌质红,舌苔薄黄,脉细弦数。治宜活血祛瘀、行气止痛、宣痹通络。方用血府逐瘀汤加减:桃仁 20 克、红花 15 克、牛膝 15 克、生地黄 15 克、川芎 12 克、当归 12 克、赤芍 9 克、枳壳 9 克、桔梗 9 克、柴胡 6 克、甘草 6 克。每日 1 剂,水煎 2 次,每次煎至药汁 150 毫升,2 次药汁混匀后分 2 次温服。临床观察:杨素芹等随机将 96 例冠心病患者均分为实验组和对照组各 48 例。实验组给予血府逐瘀汤+常规西医方案治疗;对照组仅给予单纯常规西医方案治疗,比较两组治疗效果。结果:实验组患者治疗后心绞痛发作次数、持续时间及视觉评分法(VAS)评分均明显低于对照组;实验组患者治疗后 TG、TC、LDL 水平均明显低于对照组,HDL 水平明显高于对照组;实验组患者疗程结束后临床总有效率和中医证候总有效率均明显高于对照组;两组不良反应发生率比较,差异无统计学意义。[3]

2. **王振华等分 4 证**

(1) **痰滞血瘀证** 症见心胸闷痛,疼彻项背,形体肥胖,或素有痰饮,体倦乏力,四肢沉重,嗳气腹胀,舌体胖大,边有齿痕,苔白厚腻,脉沉缓或结代。治宜通阳化浊祛瘀。药用全瓜蒌、薤白、菖

① 张琼,等.复律保心平口服液治疗冠心病室性早搏的初步临床观察[J].中国中西医结合杂志,2008,28(6):509-512.
② 谷春华,等.参松养心胶囊对冠心病室性早搏疗效及心脏自主神经功能的影响[J].中国中西医结合杂志,2005,25(9):783-786.
③ 杨素芹,等.血府逐瘀汤治疗冠心病心绞痛疗效观察[J].中药药理与临床,2015,31(6):144-146.

蒲、郁金、丹参、夏枯草。随症加减：项背疼甚者，加葛根、姜黄等；素有痰饮者，加二陈汤、川贝母、炙远志等；疼甚者，加服冠心苏合香丸（口服或含化）；胸闷腹胀者，加平胃散。

（2）阳虚血滞证　症见心区隐疼，间断发作，心悸心慌，气短胸闷，面色㿠白，自汗倦怠，畏寒肢冷，小便清长，大便溏薄，脉沉细而缓，舌质胖嫩，苔薄白。治宜补阳通滞。药用淫羊藿、山茱萸、黄精、黄芪、桂枝、丹参、菖蒲、郁金。随症加减：心悸气短自汗者，加党参、麦冬、五味子；畏寒肢冷者，去淫羊藿、黄精、桂枝，加制附子、肉桂等；心痛甚者，加檀香、荜茇、高良姜等；大便溏薄或时干时稀者，加茯苓、薏苡仁、白术等。每日1剂，水煎分2次服。

（3）阴虚血滞证　症见心区时疼，夜间尤甚，心慌心悸，胸闷气憋，口干目眩，盗汗体倦，腰膝酸软，心烦失眠，手足心热，夜多小便，舌质红，苔薄白或无苔，脉细数或细涩。治宜滋阴化滞。药用何首乌、枸杞子、麦冬、五味子、鳖甲、丹参、延胡索、郁金、菖蒲。随症加减：口干，加石斛、天花粉等；腰膝酸软者，加牛膝、续断、杜仲等；夜尿多，加益智仁、山药等，心烦不渴者，加牡丹皮、栀子；心疼甚者，加三七粉冲服。每日1剂，水煎，分2次服。

（4）气阴虚痹证　症见胸闷心痛，时有夜间憋醒，心悸气短，体倦乏力，腰膝酸软，恶寒肢冷，或头晕耳鸣，五心烦热，失眠多梦，夜尿频量多，舌质暗红或淡红，苔白少津或少苔，脉沉细弱或结代，或细数无力。治宜补虚通痹。药用淫羊藿、黄芪、山茱萸、生地黄、阿胶、郁金、延胡索、炙甘草、麦冬。随症加减：偏气虚者，加党参、黄精；偏阴虚者，去黄芪、淫羊藿，加何首乌、枸杞子、沙参等；脉结代者，加桂枝、珍珠层粉、琥珀粉、三七粉冲服；脉细数而心痛甚者，加制乳香、制没药、三七粉等。每日1剂，水煎2次服。

临床观察：王振华等用上法辨证治疗70例心绞痛患者。结果：显效19例，好转40例，无效10例，加重1例，有效率87%。[1]

经 验 方

1. 生柴汤　柴胡15克、青葙子15克、川楝子12克、红花12克、桃仁12克、赤芍12克、麦冬12克、党参15克、五味子6克、木香12克、枳壳12克、白芍10克、甘草6克。每日1剂，加水300毫升，煎汁100毫升，再复煎取汁100毫升，2次药汁混合，分早晚2次服。牟园园等将64例稳定型心绞痛（肝郁气滞证）患者随机分为治疗组和对照组各32例。对照组采用常规西药治疗，治疗组在对照组治疗基础上加生柴汤治疗。结果：疗效观察，治疗组显效13例，有效16例，无效3例，总有效率90.6%，疗效优于对照组；心电图疗效，显效9例，有效17例，无效6例，总有效率81.3%，优于对照组。[2]

2. 宣痹消痛汤　丹参24克、桂枝12克、白芷10克、高良姜10克、荜茇10克、细辛3克。每日1剂，分早晚2次煎服联合。魏群等选取84例冠心病心绞痛患者为研究对象，随机分为观察组和对照组各42例。对照组给予常规西药治疗，观察组在对照组的基础上加用宣痹消痛汤治疗。结果：治疗后心电图疗效，观察组显效23例，有效16例，无效3例，总有效率92.9%，优于对照组的71.4%。[3]

3. 温肾通瘀救心汤　炮附子10克、茯苓15克、生白术20克、白芍15克、党参10克、川芎15克、丹参15克。水煎服，每剂两煎，每煎1小时，共煎400毫升，每日2次，每次200毫升。李杰等将120例心肾阳虚型冠心病患者分为观察组和对照组各60例。对照组患者予以常规抗心绞痛西药治疗，观察组患者在接受常规西药治疗的基础上服用温肾通瘀救心汤，治疗周期为28天。观察两组患者心电图、症状积分、综合积分、有效率、肝肾功能等指标。结果：观察组中心电图显效40例（66.67%），有效12例（20.00%），无效8

---

① 王振华，等.中医辨证治疗冠心病心绞痛70例[J].河南中医,1987,7(6)：24-25.
② 牟园园，冯晓敬，等.生柴汤治疗稳定型心绞痛（肝郁气滞证）32例临床观察[J].湖南中医杂志,2018,34(12)：43-45.
③ 魏群，魏晏，等.宣痹消痛汤治疗冠心病心绞痛临床研究[J].时珍国医国药,2018,29(8)：1920-1922.

例(13.33%)，总有效率86.67%；治疗后有效率比较，观察组显效38例(63.33%)，有效13例(21.67%)，无效9例(15.00%)，总有效率85.00%。均优于对照组。①

4. 益气活血护心方　黄芪20克、葛根20克、白术20克、川芎15克、丹参15克、党参15克、赤芍12克、郁金10克、桃仁10克、红花10克、当归10克、降香10克、三七粉3克，并结合具体情况适当加减。每日1剂，早晚2次煎服。尚东丽等选取126例冠心痛心绞痛患者为研究对象，随机分为观察组和对照组各63例。对照组给予常规西药治疗，观察组在此基础上加用益气活血护心方。2周为1个疗程，用2个疗程后观察疗效。结果：中医证候疗效，治疗组显效22例(34.9%)，有效35例(55.6%)，无效6例(9.5%)，加重0例；心绞痛疗效，显效29例(46.0%)，有效26例(41.3%)，无效8例(12.7%)，加重0例；心电图疗效，显效29例(46.0%)，有效26例(41.3%)，无效8例(12.7%)，加重0例。治疗组疗效均优于对照组。②

5. 马氏参芪饮　黄芪50克、刺五加30克、西洋参5克、川芎20克，丹参30克、淫羊藿30克、葛根30克、徐长卿20克、赤芍30克、益母草30克、延胡索20克、白芷10克、藁本10克、砂仁10克。以上诸药为1剂量，医院制剂室经中药煎煮机统一煎煮，每剂取600毫升，分装3袋，每袋200毫升。施旭辉等以上方加减治疗心脉瘀阻、痰浊闭阻、气阴两虚的冠心病稳定型心绞痛患者92例。结果：治疗组心绞痛疗效总有效率93.5%；治疗中停用一切抗心绞痛药物，停用35例(38.04%)，减用49例(53.26%)，不变8例(8.70%)，停减率91.30%；心电图疗效总有效率93.47%。治疗后与治疗前相比较显示，马氏参芪饮能够明显改善心绞痛的疗效，能够明显改善心电图的疗效，中医证候疗效显著；治疗前后SAQ计分比较，差异具

有显著性。治疗前后统计52例患者血脂情况比较，差异具有统计学意义(P<0.05)。③

6. 理气活血方　黄芪30克、香附12克、赤芍15克、丹参30克、枳壳15克、红花12克、檀香12克、柴胡15克、桃仁12克、川芎15克。每日1剂，水煎至药汁400毫升，早晚2次口服。林小亮等将110例冠心病心绞痛患者均分为实验组和对照组各55例。对照组患者给予常规西药治疗，实验组患者在此基础上给予理气活血方治疗，对出现心绞痛急性发作的患者及时给予速效救心丸(天津中新药业集团股份有限公司第六中药厂，批号20141202)治疗和适当吸氧。连续治疗8周。结果：治疗组临床疗效总有效率98.18%，优于对照组；心电图改善效果总有效率89.09%，优于对照组；不良反应发生率，头晕头痛6例(10.91%)，与对照组比较无统计学差异。④

7. 益气养阴活血方　西洋参(包煎)10克、黄芪30克、半夏15克、瓜蒌15克、薤白15克、生龙骨(先煎)30克、桂枝6克、丹参10克、白芍15克、麦冬10克、五味子10克、甘草10克。每次100毫升，每日3次。疗程1个月。周鑫等将60例冠心病稳定型心绞痛、中医辨证分型为气阴两虚兼血瘀的患者随机分为治疗组和对照组各30例。对照组采用阿司匹林＋消心痛的治疗方法，治疗组采用阿司匹林＋益气养阴活血方汤剂的治疗方法。结果：治疗组临床症状改善情况总有效率96.6%，中医症状总疗效改善情况总有效率86.6%，心电图改善情况总有效率80%，优于对照组的73.3%、63.3%、50%。⑤

8. 活心方　黄芪、三七、桂枝、象贝母等。三七等3味药研末分吞，其余药味水煎2次。每次150毫升，每日2次，餐后1.5小时饮服，疗程为12周。张超等将60例冠心病心绞痛患者随机分为中药加载组31例和对照组29例。对照组采用西

①　李杰，马斯琪.温肾通瘀救心汤治疗心肾阳虚型冠心病疗效观察[J].辽宁中医杂志,2017,44(11)：2318－2320.
②　尚东丽，等.益气活血护心方对冠心病心绞痛患者治疗效果及血清血管内皮生长因子的影响[J].中国中医基础医学杂志,2016,22(4)：507－509,541.
③　施旭辉，马中夫，等.马氏参芪饮治疗冠心病稳定型心绞痛92例[J].辽宁中医杂志,2015,42(4)：773－776.
④　林小亮，等.理气活血方治疗冠心病心绞痛的临床效果评价[J].中药药理与临床,2015,31(4)：259－261.
⑤　周鑫，等.益气养阴活血方治疗冠心病的临床疗效观察[J].中药药理与临床,2015,31(3)：181－183.

药常规治疗,中药加载组在西药常规治疗的基础上给予活心方加载治疗。结果:经治后,中药加载组冠心病心绞痛患者中医证候疗效,显效 11 例(35.48%),有效 17 例(54.84%),无效 3 例(9.68%),加重 0 例,总有效率 90.32%;心绞痛疗效,显效 14 例(45.16%),有效 13 例(41.94%),无效 4 例(12.90%),加重 0 例,总有效率 87.10%。中药加载组总有效率优于对照组。①

9. 瓜蒌薤白半夏汤合冠心Ⅱ号方 瓜蒌 20 克、薤白 10 克、法半夏 10 克、丹参 20 克、川芎 10 克、当归 10 克、赤芍 10 克、降香 10 克、陈皮 20 克。每日 1 剂,水煎,分早晚 2 次服用。孙晓东将 93 例痰瘀闭阻型冠心病心绞痛患者随机分为观察组 48 例和对照组 45 例。对照组采用西医常规治疗,观察组在对照组基础上联用瓜蒌薤白半夏汤合冠心Ⅱ号加减治疗,4 周为 1 个疗程。结果:心电图疗效,治疗组有效 41 例,无效 7 例,有效率 85.41%,优于对照组;治疗组不良事件发生率 14.53%,低于对照组。②

10. 化瘀安心汤 丹参 15 克、麦冬 15 克、白芍 15 克、枳壳 15 克、延胡索 15 克、龙眼肉 15 克、党参 20 克、黄芪 20 克、桂枝 10 克、葛根 10 克、川芎 10 克、三七 3 克。每日 1 剂,水煎服。陈永强等将 80 例心脉瘀阻型冠心病心绞痛患者采用随机数字表随机分为治疗组与对照组各 40 例。对照组服用阿司匹林肠溶片、单硝酸异山梨酯、酒石酸美托洛尔、阿托伐他汀钙片、低分子肝素钙针。治疗组在对照组基础上加用化瘀安心汤,疗程 4 周。结果:心绞痛疗效,治疗组显效 21 例,有效 16 例,无效 3 例,总有效率 92.5%,显著优于对照组。③

11. 通冠化浊汤 桂枝 15 克、黄芪 30 克、三七粉 6 克、丹参 20 克、红花 6 克、桃仁 15 克、川芎 15 克、法半夏 12 克、陈皮 15 克、枳实 15 克、焦山楂 30 克、郁金 10 克、石菖蒲 15 克。每日 1 剂,常

规水煎分 2 次服用。武学农等将 90 例 SAP 合并高脂血症患者分为对照组和观察组各 45 例。对照组服辛伐他汀片每次 20 毫克,每日 1 次。观察组在对照组基础上加服通冠化浊汤,每日 1 剂。疗程为 12 周。结果:治疗后心电图疗效,治疗组显效 20 例,有效 22 例,无效 3 例,总有效率 93.3%,优于对照组。研究表明通冠化浊汤能减少 SAP 合并高脂血症患者心绞痛发作次数及持续时间,调节脂代谢,改善心电图。④

12. 丹七活血汤 丹参 20 克、当归 15 克、赤芍 15 克、三七参 10 克、熟地黄 30 克、川芎 10 克、生水蛭 10 克、桃仁 10 克、红花 20 克、黄芪 30 克、枳壳 12 克、桔梗 6 克、生晒参(另炖)10 克、川牛膝 15 克、郁金 15 克、桂枝 10 克、炙甘草 6 克。每日 1 剂,制成 2 袋 200 毫升的袋装制剂,每次 1 袋,温服。魏群等将符合纳入标准的气虚血瘀型冠心病心绞痛 320 例随机分为对照组与治疗组各 160 例。所有患者均给予低盐低脂饮食,并针对高血压、高血脂、高血糖等因素进行治疗。对照组在基础治疗上使用硝酸异山梨酯片(消心痛)、硝苯地平片(心痛定)、阿司匹林肠溶片(拜阿司匹林)。治疗组在基础治疗上使用丹七活血汤。两组均 28 天为 1 个疗程。治疗后,综合疗效治疗组显效 87 例,有效 59 例,无效 14 例,总有效率 91.25%,疗效优于对照组的 82.50%;心电图疗效,治疗组显效 59 例,有效 56 例,无效 45 例,总有效率 71.88%,优于对照组的 57.50%。⑤

13. 活血定痛汤 桂枝 12 克、薤白 10 克、瓜蒌皮 15 克、延胡索 15 克、红花 10 克、当归 15 克、川芎 10 克、桃仁 8 克、赤芍 15 克、白芍 15 克、熟地黄 15 克、党参 18 克、檀香 15 克、柴胡 15 克、炙甘草 12 克。随症加减:气血亏虚者,加黄芪、白术;血瘀明显者,加姜黄、田七;阳虚明显者,加炮附子、干姜;痰浊痹阻者,加石菖蒲、半夏、地龙;阴虚内热者,加麦冬、五味子;肝阳上亢者,加钩藤、

① 张超,蒋梅先,等.活心方对冠心病心绞痛患者临床疗效及血清 VEGF 水平的影响[J].中国实验方剂学杂志,2014,20(16):180-183.
② 孙晓东.瓜蒌薤白半夏汤合冠心Ⅱ号治疗痰瘀闭阻型冠心病心绞痛的临床研究[J].山东中医杂志,2014,33(4):273-274.
③ 陈永强,等.化瘀安心汤治疗心脉瘀阻型冠心病心绞痛临床研究[J].新中医,2014,46(8):25-27.
④ 武学农,等.通冠化浊汤治疗稳定性心绞痛合并高脂血症 45 例临床研究[J].中华全科医学,2014,12(8):1327-1328.
⑤ 魏群,沈晓君.丹七活血汤治疗气虚血瘀型冠心病心绞痛临床研究[J].时珍国医国药,2013,24(10):2436-2437.

珍珠母、石决明；肾虚明显者，加菟丝子、杜仲、枸杞子。上药每日1剂，水煎分服。蒋贵平将80例心脉瘀阻型冠心病心绞痛患者随机分为观察组与对照组各40例。两组患者均给予硝酸酯类药物、抗血小板药及倍他乐克、血管扩张剂、调脂、降糖等对症治疗。观察组在此基础上加用活血定痛汤治疗。观察两组心绞痛疗效、中医证候疗效、心电图疗效。结果：心绞痛疗效，观察组显效率85.00%，对照组70.00%，两组差异显著（P<0.05）；观察组总有效率95.00%，对照组80.00%，两组差异显著（P<0.05）。心电图疗效，观察组显效率85.50%，对照组62.50%，两组差异显著（P<0.05）；观察组总有效率95.00%，对照组77.50%，两组差异显著（P<0.05）。中医证候疗效，观察组显效率85.50%，对照组62.50%，两组差异显著（P<0.05）；观察组总有效率95.00%，对照组77.50%，两组差异显著（P<0.05）。①

14.冠心宁　鹿衔草25克、瓜蒌12克、丹参12克、半夏9克、薤白9克、枳实9克、川芎9克、姜黄9克、西洋参（另炖）6克。每日1剂，加水500毫升，用先武后文之火煎煮，煎至200毫升，去渣取汁，每剂煎两遍，共400毫升，早晚空腹各服200毫升。疗程1个月。李联社等对治疗组135例采用冠心宁治疗，对照组136例用硝酸异山梨酯、美托洛尔、阿司匹林、辛伐他汀治疗。结果：治疗组和对照组中医证候疗效的有效率分别为88.88%和72.03%，有极显著性差异（P<0.01），治疗组显著优于对照组。治疗后组间症状积分无显著性差异，治疗后组间心绞痛发作次数有显著性差异（P<0.05），治疗组优于对照组。②

15.黄芪合血府逐瘀汤　黄芪30克、桃仁10克、红花5克、当归10克、川芎10克、赤芍10克、生地黄15克、牛膝10克、枳壳10克、柴胡10克、桔梗10克、甘草5克。每日1剂，煎取300毫升，每次150毫升，早晚服1次。5周为1个疗程。廖

瑜修将60例老年稳定型心绞痛患者随机分成治疗组40例和对照组20例。对照组单用西医治疗，予单硝酸异山梨酯片20毫克，每日2次，口服；阿司匹林肠溶片100毫克，每日1次，口服。治疗组在此基础上加用益气逐瘀治疗。35天为1个疗程，观察心绞痛疗效、心电图变化和血液流变学变化。结果：治疗组与对照组心绞痛总有效率分别为90%和60%，心电图总有效率分别为77.5%和45%。血液流变学改善，治疗组均优于对照组，比较两组差异有统计学意义（P<0.05或P<0.01）。③

16.冠心1号　生晒参15克、麦冬15克、五味子6克、生地黄10克、丹参10克、川芎10克、红花10克。每日1剂，水煎服，分2～3次服用。4周为1个疗程。田霞将120例患者随机分为治疗组与对照组各60例。治疗组服冠心1号；对照组服复方丹参片。观察症状、舌象脉象、心电图。结果：治疗组症状较治疗前明显好转，心电图变化也比治疗前有明显好转，两组疗效比较有显著差异（P<0.05）。治疗组心绞痛疗效，显效25例（41%），有效32例（55%），无效3例（5%），加重0例，总有效率95%；心电图疗效，显效19例（31%），有效23例（38%），无改变18例（30%），加重0例，总有效率70%。均优于对照组。④

17.益气养心方　党参、当归、白芍、熟地黄、龙眼肉、炙甘草、黄精、菖蒲、远志、炒枣仁、生龙骨、生牡蛎等。随症加减：气机不畅，兼有胁痛者，加郁金；瘀血阻滞、胸痛较重者，加三七粉；连及后背痛甚者，加片姜黄；痰浊阻滞，症见食欲不振、舌苔厚腻者，加苍术、焦三仙；痰阻胸阳者，合用瓜蒌薤白半夏汤；寒凝较重者，加用桂枝、干姜；心中烦热者，加栀子；失眠者，加合欢花。每日1剂，水煎取汁200毫升，分早晚2次温服，每次100毫升，服药期间按要求做相关检查，服药期间停用其他抗心绞痛药物，可于心绞痛发作时含服硝酸甘油片。张军等将入选的200例老年冠心病心绞

① 蒋贵平.活血定痛汤联合西药治疗心脉瘀阻型冠心病心绞痛40例[J].中国实验方剂学杂志，2012，18（19）：275－277.
② 李联社，等.冠心宁治疗冠心病心绞痛临床观察[J].中华中医药学刊，2011，29（10）：2250－2251.
③ 廖瑜修.益气逐瘀治疗老年稳定型心绞痛40例[J].辽宁中医杂志，2010，37（11）：2194－2196.
④ 田霞.冠心1号治疗冠心病心绞痛60例[J].时珍国医国药，2008，19（3）：738－739.

痛患者随机分为治疗组与对照组各 100 例,治疗组予益气养心中药煎剂治疗;对照组予人参生脉饮加复方丹参滴丸治疗。两组均 4 周为 1 个疗程,总疗程为 8 周。结果:治疗组心电图疗效,显效 47 例,有效 38 例,无效 15 例,加重 0 例,总有效率 85%;主要症状疗效,胸痛显效 52 例,有效 36 例,无效 5 例,加重 1 例,总有效率 93.62%;胸闷显效 56 例,有效 38 例,无效 6 例,加重 0 例,总有效率 94.00%;气短显效 58 例,有效 42 例,无效 0 例,加重 0 例,总有效率 100%;心悸显效 62 例,有效 38 例,无效 0 例,加重 0 例,总有效率 100%;疲倦乏力显效 60 例,有效 40 例,无效 0 例,加重 0 例,总有效率 100%;自汗显效 45 例,有效 36 例,无效 0 例,加重 0 例,总有效率 100%;不寐显效 20 例,有效 21 例,无效 1 例,加重 0 例,总有效率 97.62%。治疗组有效率均优于对照组。[1]

18. 人参健心汤 人参 10 克、黄芪 30 克、桂枝 9 克、白术 15 克、泽泻 15 克、丹参 30 克等。随症加减:心绞痛明显者,加当归、川芎、延胡索、防风;口干者,加麦冬、五味子;下肢浮肿者,加益母草、葶苈子;畏寒肢冷者,加附子、肉桂;舌淡紫,口唇紫绀明显者,加当归、川芎;心烦者,加茯苓。以上方药常规水煎服,每日 1 剂,分 2 次温服,视病情服用 1～2 个月。李晓等用上方加减治疗 60 例冠状动脉血流重建术后冠心病患者。结果:治疗前后心绞痛及心功能变化,治疗前自发性心绞痛 8 例,治疗后 3 例;治疗前劳力性心绞痛Ⅰ级 7 例、Ⅱ级 8 例、Ⅲ级 4 例,治疗后分别为 6 例、3 例、0 例;治疗前心功能分级Ⅰ级 8 例、Ⅱ级 35 例、Ⅲ级 15 例、Ⅳ级 2 例,治疗后分别为 38 例、18 例、4 例、0 例。治疗后心绞痛发作明显减少,心功能明显好转,心功能分级前后变化经卡方检验,差异有显著性(P＜0.01)。中医症状变化,治疗前乏力 55 例、胸闷 40 例、胸痛 27 例、心慌 40 例、头晕 30 例、纳差腹胀 27 例、口干 40 例、自汗 30 例、心烦

38 例、畏寒肢冷 23 例,治疗后分别为 20 例、15 例、12 例、10 例、9 例、2 例、10 例、15 例、12 例、6 例。表明治疗后中医症状有明显改善。[2]

19. 邓氏冠心胶囊 人参、田七、茯苓等。每次 3 粒,每日 3 次,共服 6 个月。治疗期间心绞痛发作时均临时含服硝酸甘油,禁用其他药物。李新梅等用上方治疗 30 例胸痹气虚痰瘀证患者。结果:经治后,心绞痛疗效,显效 12 例,有效 13 例,无效 5 例,总有效率 83.3%;心电图疗效,显效 7 例,有效 13 例,无效 10 例,总有效率 66.7%;中医综合证候疗效,显效 9 例,有效 19 例,无效 2 例,总有效率 93.3%。[3]

中 成 药

1. 养心活血汤 组成:党参 10 克、黄芪 20 克、桃仁 12 克、红花 9 克、川芎 10 克、丹参 12 克、当归 10 克、酸枣仁 20 克、远志 12 克、瓜蒌 8 克、薤白 10 克(广东一方制药厂,国药准字 5103821)。用法用量:每日 1 剂,口服,水冲服,每次 200 毫升,早、晚饭后各服用 1 次。临床应用:张帆将符合标准的 50 例冠心病 PCI 术后心绞痛患者随机分为治疗组与对照组各 25 例。对照组患者予以常规西药;治疗组患者在口服常规西药的基础上加用养心活血汤。两组疗程均为 12 周。结果:治疗组心绞痛积分疗效观察,显效 16 例,有效 7 例,无效 2 例,总有效率 92%,优于对照组;心电图疗效,显效 10 例,有效 12 例,无效 3 例,总有效率 88%,优于对照组;硝酸甘油停减率,停药 12 例,减药 10 例,不变 3 例,加量 0 例,总停减率 88%,优于对照组。[4]

2. 心灵丸 组成:人工麝香、牛黄、熊胆、蟾酥、珍珠、冰片、三七、人参、水牛角干浸膏。功效主治:活血化瘀,益气通脉,宁心安神;适用于胸痹心痛,心悸气短,头痛眩晕等症,以及心绞痛、心

① 张军,等.王国三益气养心法治疗老年冠心病心绞痛 100 例疗效观察[J].中国中医基础医学杂志,2007,13(9):695-697.
② 李晓,等.人参健心汤治疗冠状动脉血流重建术后冠心病 60 例[J].中医杂志,2006,47(5):365.
③ 李新梅,邓铁涛,等.邓氏冠心胶囊改善胸痹患者生活质量的临床研究[J].辽宁中医杂志,2005,32(8):781-783.
④ 张帆,丁碧云.养心活血汤治疗冠心病 PCI 术后心绞痛疗效及对血脂的影响[J].中医药临床杂志,2018,30(9):1705-1708.

律失常及伴有高血压病者。用法用量：吞服，每次2丸，每日3次。临床应用：高建伟等对纳入的223名稳定性劳力性心绞痛受试者随机分为试验组112例与安慰剂组111例。试验组给予心灵丸，安慰剂组给予心灵丸模拟剂，每次2丸，每日3次，连服4周。通过观察有效性和安全性评价指标，发现治疗后心绞痛症状改善，试验组显效46例(41.1%)，有效44例(39.3%)，无效19例(17%)，加重3例(2.68%)，优于对照组；硝酸甘油停减率，试验组停药89例(79.5%)，减量0例(0)，不变23例(20.5%)，显著优于对照组。①

3. 丹红注射液　组成：丹参、红花。功效：活血化瘀，通脉舒络。用法用量：将20毫升的丹红注射液溶入250毫升葡萄糖注射液中，每日1次，静脉滴注，2周为1个疗程。临床应用：王以宁等将62例冠心病心绞痛患者随机分为实验组和参照组各31例。参照组患者予以常规治疗，实验组患者在常规治疗的基础上予以丹红注射液进行治疗。对比两组患者的临床效果。结果：实验组患者的治疗总有效率明显高于参照组，经统计学分析计算，组间数据呈现$P<0.05$，差异有统计学意义；实验组患者的心电图ST有效率明显优于参照组，组间数据差异有统计学意义($P<0.05$)；对比两组患者的不良反应发生情况，均无明显差异，不存在统计学意义($P>0.05$)；治疗后，实验组显效19例，有效11例，无效1例，总有效率96.77%，优于对照组；心电图疗效，实验组显效18例，有效10例，无效3例，总有效率90.32%，优于对照组。②

4. 活心丸（浓缩丸）　组成：人参、附子、灵芝、红花、麝香、牛黄、熊胆、珍珠、蟾蜍、冰片等（广州悦康生物制药有限公司提供，批号15050101）。功效主治：益气活血，温经通脉；适用于心气亏虚、瘀血阻络所致的胸痹心痛患者。用法用量：每次2丸，每日3次，餐后半小时服用，温水送服。

临床应用：梁晓鹏等采用多中心、随机、双盲、安慰剂对照研究方法，将480例气虚血瘀型冠心病稳定性心绞痛患者以3∶1比例随机分为试验组360例和对照组120例。在西医常规治疗基础上，两组患者分别服用活心丸（浓缩丸）和安慰剂，疗程8周。观察两组治疗前后主要指标（心绞痛症状积分）和次要指标（包括硝酸甘油减停率、中医证候积分及生活质量评价）及安全性。结果：共454例患者完成试验（试验组336例，对照组118例）。与本组治疗前比较，试验组和对照组心绞痛症状积分和中医证候积分均降低，西雅图心绞痛量表评分改善($P<0.01$)；与对照组治疗后比较，试验组心绞痛症状积分、中医证候积分、西雅图心绞痛量表评分改善均优于对照组($P<0.01$)。试验组心绞痛症状疗效总有效率80.95%，硝酸甘油停减率80.70%，中医证候疗效有效率80.65%，均高于对照组。试验组中既往有心梗史患者心绞痛症状总有效率83.22%，中医证候有效率83.22%，西雅图心绞痛量表评分为(361.74±62.10)分，均高于无心梗史患者。治疗过程中未发生明显不良反应。③

5. 升解通瘀颗粒　组成：黄芪、知母、桔梗、升麻、柴胡、党参、三棱、山茱萸、莪术（中日友好医院中药药剂室制，每袋12克，制剂许可证编号：京20060058HZQ）。用法用量：每次1袋，每日3次。临床应用：李春岩等将108例稳定型心绞痛气陷血瘀证患者随机分为治疗组56例和对照组52例。治疗组给予升解通瘀颗粒治疗，对照组给予通心络胶囊治疗，疗程均为4周。观察心绞痛疗效、心电图、中医证候、血脂及安全性指标。结果：治疗组心绞痛疗效总有效率83.92%，优于对照组；心电图疗效总有效率55.53%，优于对照组；中医证候疗效总有效率82.14%，优于对照组。④

6. 丹参多酚酸盐注射液　组成：丹参多酚酸

① 高建伟，华琦，等.心灵丸治疗稳定性劳力性心绞痛：随机、双盲、安慰剂平行对照、多中心临床试验[J].中国中药杂志,2018,43(6)：1268-1275.
② 王以宁，等.丹红注射液治疗冠心病心绞痛临床效果分析[J].中医临床研究,2018,10(2)：40-41.
③ 梁晓鹏，马丽红，等.活心丸（浓缩丸）治疗冠心病稳定性心绞痛的多中心、随机、双盲、安慰剂对照临床研究[J].中国中西医结合杂志，2018,38(3)：289-294.
④ 李春岩，史载祥.升解通瘀颗粒对稳定型心绞痛气陷血瘀证患者临床疗效及血脂的影响[J].中华中医药杂志,2017,32(4)：1534-1537.

盐(上海绿谷集团,国药准字 Z20050249)。用法用量:200 毫克的丹参多酚酸盐与 250 毫升 5%的葡萄糖注射液或生理盐水混匀后静滴,每日 1 次,治疗时间为 10～14 天。临床应用:向科林等选择 211 例稳定性心绞痛患者作为研究对象,给予注射用丹参多酚酸盐。结果:有效 122 例,无效 89 例,有效率 57.8%。[1]

7. 通心络胶囊 组成:人参、水蛭、川芎、蜈蚣、冰片等(河北石家庄以岭医药集团,规格 0.26 毫克×40 粒,国药准字 Z19980015,生产批号 A1401007)。功效:益气止痛,通络活血。用法用量:每日 3 次,每次 4 粒。临床应用:邢晓辉等将 86 例冠心病心绞痛患者随机分为对照组 44 例与治疗组 42 例。对照组采用单硝酸异山梨酯 20 毫克治疗,治疗组在对照组治疗基础上加用通心络胶囊治疗。两组患者连续治疗 14 天。统计与比较两组患者临床心绞痛和心电图改善情况,同时比较两组患者治疗前后血脂水平、中医证候总积分变化及不良反应。结果:治疗组心电图与心绞痛改善有效率分别为 85.71%(36/42)、80.95%(34/42),明显高于对照组的 70.45%(31/44)、63.64%(28/44)($P<0.05$)。两组患者 TG 与 TC、LDL-C 水平较治疗前比较均明显下降,而 HDL-C 较治疗前明显升高,但治疗组改善更明显($P<0.05$)。治疗组治疗后中医证候总积分为(6.17±2.79)分,明显低于治疗前(15.12±2.39)分($P<0.05$)。两组患者治疗期间均未发生不良反应,同时血尿肝肾等功能检测正常。[2]

8. 芪参胶囊 组成:黄芪、丹参、人参、茯苓、三七、水蛭、红花、川芎、山楂、蒲黄、制首乌、葛根、黄芩、玄参、甘草(0.3 克/粒,河南省新谊药业股份有限公司生产,批号 100112)。功效主治:益气活血,化瘀止痛;适用于心绞痛气虚血瘀证。用法用量:口服,每天 0.9 克,每日 3 次。临床应用:张颖莉等将 120 例心绞痛患者随机分为治疗组和对

照组各 60 例。对照组给予曲美他嗪(北京万生药业有限责任公司,批号 090801)20 毫克,每日 3 次口服;治疗组给予芪参胶囊。疗程均为 12 周。心绞痛发作时舌下含服硝酸甘油(北京益民药业有限公司,批号 100206)。结果:治疗组心绞痛发作次数由(11.6±6.1)次/周降为(4.4±1.3)次/周;硝酸甘油用量由(3.8±1.2)毫克变为(1.6±0.4)毫克;中医证候积分治疗前后下降值为(11.4±4.2)。两组比较,差异无统计学意义。[3]

9. 心血宁片 组成:葛根、山楂(鞍山制药有限公司生产,批准文号 ZZ-5355,国药准字 ZF20000038。生产批号 010108。每片含生药量 2.0 克)。功效主治:活血化瘀,通络止痛;适用于冠心病、心绞痛心血瘀阻证,及其伴随的各种临床症状和体征。用法用量:每次 4 片,每日 3 次,口服。临床应用:刘振东等将冠心病心绞痛患者随机分为试验组 310 例和对照组 100 例。两组分别应用心血宁片和复方丹参片,疗程为 4 周,比较两组的差异。结果:心血宁片有较强的活血化瘀、通络止痛功能,能显著改善冠心病、心绞痛心血瘀阻证的中医证候,且有明显减少心绞痛发作次数、缩短心绞痛持续时间的功效。不同年龄段、不同性别、不同病程患者与疗效无明显关系。治疗时间长短与疗效有非常密切的关系。经治疗,治疗组心绞痛疗效总有效率 92.9%;心电图疗效总有效率 63.55%;中医证候疗效总有效率 89.35%。均优于对照组。[4]

10. 丹蒌片 组成:瓜蒌皮、薤白、葛根、川芎、丹参、赤芍、泽泻、黄芪、郁金、骨碎补(0.3 克/片,吉林康乃尔药业,批号 20080401)。功效主治:化瘀消痰,和畅血脉,止痛宣痹;适用于冠心病心绞痛痰瘀互阻证。用法用量:每日 2 次,每次 1.5 克。临床应用:王师菡等选择 66 例痰瘀互阻型冠心病心绞痛患者随机分为丹蒌片联合西药治疗组(治疗组)和西药对照组(对照组)各 33 例。治疗

① 向科林,等.丹参多酚酸盐注射液治疗老年稳定性心绞痛的疗效观察[J].中医临床研究,2016,31(8):23-24.
② 邢晓辉,等.通心络胶囊治疗冠心病心绞痛 42 例[J].辽宁中医杂志,2015,42(1):113-115.
③ 张颖莉,等.芪参胶囊治疗微血管性心绞痛的临床观察[J].中国中西医结合杂志,2013,33(8):1138-1139.
④ 刘振东,等.心血宁片治疗冠心病心绞痛临床研究[J].中华中医药学刊,2013,31(10):2115-2119.

组在西药常规治疗基础上加服丹蒌片;对照组在常规西药治疗基础上加服丹蒌片模拟剂,两组疗程均为 28 天。结果:治疗组心绞痛疗效显效 9 例(28.1%),有效 17 例(53.1%),无效 6 例(18.8%),总有效率 81.2%,高于对照组。[①]

11. 心络通片　组成:红参、黄芪、淫羊藿、延胡索、三七(0.6 克/片,山东省生物药物研究院提供,批号 040625)。功效主治:益气活血补肾;适用于冠心病稳定性心绞痛气虚血瘀证。用法用量:每次 4 片,每日 3 次口服。临床应用:辛莉等选取 240 例冠心病稳定性心绞痛中医辨证为气虚血瘀证患者,随机分为治疗组和对照组各 120 例,治疗组予心络通片与养心氏片模拟剂;对照组予心络通片模拟剂与养心氏片(每次 3 片,每日 3 次)治疗,进行历时 4 周的双盲治疗期,观察心绞痛疗效、心电图、运动试验、中医证候改善情况及安全性指标。结果:治疗后治疗组心绞痛总有效率(91.45%)、心电图总有效率(65.81%)优于对照组(分别为 84.87%、55.46%),但差异无统计学意义(P>0.05);两组运动试验、中医证候改善比较,差异无统计学意义(P>0.05)。治疗期间两组均无不良反应发生。治疗组心绞痛疗效,显效 48 例,有效 59 例,无效 10 例,加重 0 例,总有效率 91.45%;心电图疗效,显效 35 例,有效 42 例,无效 36 例,加重 1 例,总有效率 65.81%;中医证候疗效,显效 61 例,有效 47 例,无效 9 例,总有效率 92.31%。[②]

12. 芎芍胶囊　组成:川芎、赤芍(北京国际生物制品研究所生产,批号 200410,规格 250 毫克/粒)。用法用量:每次 2 粒,每日 3 次,饭后半小时口服。临床应用:彭伟等将 240 例冠心病心绞痛心血瘀阻证患者随机分为试验组 120 例(完成 112 例,脱落 8 例)和对照组 120 例(完成 115 例,脱落 2 例,剔除 3 例),试验组口服芎芍胶囊、血府逐瘀胶囊安慰剂,对照组口服血府逐瘀胶囊、

芎芍胶囊安慰剂,疗程均为 4 周。观察治疗后心绞痛疗效、硝酸甘油服用量及其停减率,比较治疗前后中医证候、心电图、血脂、血液流变学指标等变化。结果:试验组在心绞痛疗效(87.50%)及心电图(73.21%)改善方面优于对照组(72.17%、56.52%),差异均有统计学意义(P<0.05 或 P<0.01);两组组间在硝酸甘油停减率、中医证候及单项症状疗效比较差异均无统计学意义(P>0.05);治疗前后两组血液流变学与血脂各项指标以及两组间比较差异均无统计学意义(P>0.05);试验组与对照组不良反应发生率比较,差异无统计学意义(P>0.05)。[③]

13. 西黄丸　组成:牛黄或体外培育牛黄、麝香或人工麝香、醋制乳香、醋制没药(北京同仁堂科技发展有限公司生产)。功效:解毒消痈,化痰散结,活血祛瘀。临床应用:李卓明选择符合稳定型劳累性冠心病心绞痛诊断,每周发作心绞痛≥2 次,并且中医辨证为痰热内蕴兼心血瘀阻证患者 60 例,随机分为试验组与对照组各 30 例,采用开放、平行对照试验方法。结果:心绞痛疗效,试验组有效率 78.6%,对照组有效率 84.6%;心电图疗效,试验组有效率 53.3%,对照组有效率 60.0%;中医证候疗效,试验组有效率 76.7%,对照组有效率 80.0%;硝酸甘油停减率,试验组 57.1%,对照组 61.5%。心绞痛疗效和硝酸甘油停减率两组间比较差别均无统计学意义(P>0.05);心绞痛持续时间、心绞痛发作次数、疼痛程度和胸闷四个症状组间比较差异均无统计学意义(P>0.05)。[④]

14. 益气复脉颗粒　组成:生晒参、麦冬、五味子、黄芪、丹参、川芎等 6 味经加工制成的颗粒剂。功效主治:益气养心,活血复脉;适用于气阴两虚,心血内阻,胸痹心痛,胸闷不舒,心悸,脉结代。用法用量:每袋 15 克,口服,每日 3 次,每次 1 袋。疗程 4 周。临床应用:徐立元等将 220 例

①　王师菡,王阶,等.丹蒌片治疗痰瘀互阻型冠心病心绞痛的疗效评价[J].中国中西医结合杂志,2012,32(8):1051-1055.
②　辛莉,徐凤琴,等.心络通片治疗冠心病稳定性心绞痛患者的随机对照研究[J].中国中西医结合杂志,2011,31(9):1191-1195.
③　彭伟,史大卓,等.芎芍胶囊治疗冠心病心绞痛心血瘀阻证 112 例临床研究[J].中国中西医结合杂志,2011,31(2):191-194.
④　李卓明.西黄丸治疗冠心病心绞痛临床研究[J].中华中医药杂志,2010,25(7):1143-1145.

胸痹心悸患者分为试验组 165 例和对照组 55 例。试验组予益气复脉颗粒,对照组予冠心生脉丸。结果:经治后,试验组心电图疗效,显效 25 例,有效 77 例,无效 63 例,加重 0 例,总有效率 61.8%;中医证候疗效显效 43 例,有效 108 例,无效 14 例,加重 0 例,总有效率 91.5%。两组相比,无显著性差异。①

15. 人参健心胶囊　组成:人参、黄芪、桂枝、茯苓、白术、泽泻、丹参、水蛭(山东中医药大学附属医院制剂室提供,鲁药制字 Z0120030547,含生药 0.9 克/粒)。功效:益气活血,养心复元。用法用量:每次 5 粒,每日 3 次。临床应用:李爱民等将 80 例气虚血瘀型冠心病合并糖耐量异常患者随机分为试验组和对照组各 40 例。在硝酸酯类药物治疗的基础上,试验组口服人参健心胶囊,对照组口服二甲双胍,疗程 20 周。观察两组患者治疗前后临床症状及空腹血糖(FBG)、胰岛素(INS)、胰岛素敏感指数(ISI)的变化。结果:两组治疗后中医证候积分均比治疗前降低,差异有统计学意义($P<0.01$ 或 $P<0.05$);试验组心绞痛治疗显效率 47.5%,总有效率 80.0%,均高于对照组,差异有统计学意义($P<0.05$);治疗后两组 FBG、INS、ISI 与治疗前比较均有改善,差异有统计学意义($P<0.05$ 或 $P<0.01$);治疗后组间 FBG、INS、ISI 比较,差异无统计学意义($P>0.05$)。②

16. 注射用红花黄色素　组成:红花黄色素。功效主治:活血化瘀,通脉止痛;适用于冠心病心绞痛瘀血阻络证。用法用量:红花黄色素 100 毫克加入 0.9% 氯化钠注射液 250 毫升中缓慢静滴,每日 1 次,连续 14 天,2 周为 1 个疗程。临床应用:寇秋爱等采用随机、阳性药平行对照、多中心临床试验方法将 480 例稳定型劳累型心绞痛患者随机分为试验组 360 例(脱落 7 例,剔除 6 例)与对照组 120 例(脱落 1 例,剔除 2 例)。试验组静滴注射用红花黄色素,对照组静滴香丹注

射液。结果:试验组心绞痛、心电图及中医证候疗效均明显优于对照组($P<0.05$ 或 $P<0.01$)。注射用红花黄色素对心绞痛发作次数、持续时间、疼痛程度及其中医证候积分均有明显改善,与治疗前比较,有统计学意义($P<0.05$)。且试验组心绞痛持续时间、疼痛程度及中医证候积分改善均优于对照组($P<0.05$)。257 例受试者接受运动试验心电图的检测,结果试验组的运动当量、诱发心绞痛时间、ST 段开始下降的时间、ST 段最大下降幅度总和均有明显改善,与治疗前比较,有统计学意义($P<0.05$)。试验组心绞痛疗效总有效率 91.93%,心电图疗效总有效率 62.25%,中医证候疗效总有效率 87.90%。③

17. 黄芪丹参滴丸　组成:黄芪、丹参等(天津市金士力药物研究开发有限公司,批号 011103)。用法用量:每次 0.5 克,饭后半小时服用。临床应用:张琼等采用随机、双盲双模拟、阳性药平行对照、多中心临床研究方法,将 209 例冠心病心绞痛患者分试验组(黄芪丹参滴丸)104 例和对照组(养心氏片)105 例。结果:黄芪丹参滴丸治疗心绞痛的总有效率 86.53%,中医证候疗效总有效率 92.31%。试验组优于对照组($P<0.01$)。表明黄芪丹参滴丸治疗冠心病心绞痛(气虚血瘀证)疗效确切。④

不稳定型心绞痛

概　述

不稳定型心绞痛是介于稳定型心绞痛和心肌梗死之间的一种心绞痛。又称上升型心绞痛。指原为稳定型心绞痛的患者在三个月内疼痛的频率、程度、诱发因素经常变动,进行性增剧或恢复为稳定型。本型心绞痛常因较轻劳动或情绪激动而诱发,故发作次数较多,疼痛也较剧烈,发作时

① 徐立元,等.益心复脉颗粒治疗胸痹心悸(心律失常)的临床疗效观察[J].辽宁中医杂志,2010,37(S1):184-186.
② 李爱民,等.人参健心胶囊对冠心病糖耐量异常患者胰岛素抵抗的影响[J].中国中西医结合杂志,2009,29(9):830-833.
③ 寇秋爱,等.注射用红花黄色素治疗冠心病心绞痛(心血瘀阻证)的临床研究[J].中药新药与临床药理,2006,17(4):294-296.
④ 张琼,等.黄芪丹参滴丸治疗冠心病心绞痛的临床研究[J].中药新药与临床药理,2005,16(4):288-290.

间较长,可超过 10 分钟,硝酸甘油不能立即缓解。发作时心电图可有 ST 段压低和 T 波倒置,但发作后可恢复。包括初发型心绞痛、恶化型心绞痛、卧位型心绞痛、变异型心绞痛、急性冠状动脉功能不全、梗死前心绞痛。

本病属中医"胸痹心痛"范畴,中医辨证多为气滞血瘀、心脉痹阻,病机为气滞则无以帅血以行,血瘀脉内,脉络闭阻。中医常以理气、化瘀、通络治疗为主。

辨 证 施 治

1. 气虚血瘀证　治宜行血旺气、通脉消瘀。方用补阳还五汤:黄芪、赤芍、川芎、当归尾、地龙、桃仁、红花、降香、延胡索(长春中医药大学附属医院药剂室提供)。[①]

2. 痰浊闭阻证　症见胸闷如窒而痛,或痛引肩背,气短喘促,体胖痰多,身体困重,舌苔浊腻或滑,脉滑。方用瓜蒌薤白半夏汤:全瓜蒌 30 克、薤白 6 克、法半夏 12 克、黄酒 40 毫升。每日 2 次,每次 1 袋,连续 2 周。2 周为 1 个疗程。[②]

3. 气滞血瘀证　症见胸痛、胸闷,心悸,气短等。治宜疏肝理气、活血宣痹。方用柴蝎丹参汤:柴胡 10 克、黄芩 10 克、法半夏 10 克、党参 10 克、丹参 20 克、砂仁 6 克、木香 10 克、全蝎 3 克、延胡索 10 克、白芍 10 克、枳壳 10 克、瓜蒌皮 10 克、薤白 10 克、酸枣仁 15 克、甘草 6 克。每日 1 剂,水煎,分早晚服用。同时予常规西药治疗。疗程 6 周。心绞痛发作时舌下含服硝酸甘油。[③]

经 验 方

1. 炙甘草汤　麦冬 15 克、桂枝 15 克、生地黄 15 克、火麻仁 15 克、酸枣仁 20 克、珍珠母 20 克、制首乌 20 克、太子参 20 克、甘松 20 克、生黄芪 30 克、生姜 5 克。每日 1 剂,水煎煮,每次取 100 毫升药液口服,每日 3 次。李刚选择 180 例急性冠脉综合征患者,均行 PCI 术治疗,将其随机分为 A 组、B 组各 90 例。A 组给予脉血康胶囊(国药准字,Z10970056,重庆多普泰制药股份有限公司)治疗,每次 2 粒,口服,每日 3 次。B 组在 A 组基础上加用炙甘草汤治疗。比较两组的有效率、低血压症率、心绞痛评分与血小板聚集率、超敏 C 反应蛋白。结果:治疗后,B 组临床疗效,显效 30 例,有效 54 例,无效 6 例,总有效率 93.33%,优于 A 组;B 组 8 例发生低血压,发生率 8.89%,明显低于 A 组。[④]

2. 益气养阴通络法　太子参 30 克、麦冬 15 克、五味子 10 克、丹参 10 克、红花 10 克、川芎 10 克、茯苓 10 克、地龙 10 克、水蛭 5 克、甘草 5 克。每日 1 剂,水煎 300 毫升,分 3 次口服。南明花等将 70 例冠心病不稳定型心绞痛患者随机分为观察组与对照组各 35 例。两组均给予常规治疗,观察组在此基础上加用益气养阴通络法进行干预。治疗 4 周,观察疗效。结果:治疗组显效 18 例,有效 14 例,无效 3 例,总有效率 91.42%,优于对照组的 65.71%。[⑤]

3. 益气活血通脉汤　黄芪 30 克、山楂 30 克、丹参 15 克、人参 15 克、徐长卿 15 克、赤芍 15 克、柴胡 15 克、牛膝 15 克、三七(粉)15 克、红花 10 克、当归 10 克、桃仁 10 克、甘草 10 克、冰片 3 克。随症加减:如出现失眠多梦、腰膝酸软等症状,加麦冬 15 克、五味子 15 克;如出现胸脘满闷、头昏神滞等症状,加法半夏 10 克、陈皮 10 克。每日 1 剂,加适量的水煎煮 2 次,取药汁约 400 毫升,分早晚 2 次服用。郑海波将 96 例冠心病不稳定型

① 齐锋,等.经皮冠状动脉介入术后不稳定性型心绞痛气虚血瘀型中医临床路径评估[J].时珍国医国药,2016,27(11):2676-2677.
② 苏伟,等.瓜蒌薤白半夏汤对痰浊闭阻型不稳定型心绞痛患者血浆 MMP-9 和 TIMP-1 水平的影响[J].时珍国医国药,2016,27(4):890-892.
③ 黄柳向,程丑夫,等.柴蝎丹参汤对气滞血瘀型不稳定型心绞痛患者炎症细胞因子的影响[J].中国实验方剂学杂志,2015,21(1):191-194.
④ 李刚.炙甘草汤对急性冠脉综合征 PCI 术后低血压症的防治效果观察[J].四川中医,2018,36(2):85-86.
⑤ 南明花,吕晓东,等.益气养阴通络法治疗冠心病不稳定型心绞痛疗效及安全性评价[J].长春中医药大学学报,2018,34(1):82-84.

心绞痛患者随机分为观察组与对照组各48例。两组均实施常规治疗，观察组在此基础上辨证使用益气活血通脉汤，两组均连续治疗4周。结果：治疗后，治疗组显效18例，有效23例，无效7例，总有效率85.4%，优于对照组的70.8%。[①]

4. 抗栓Ⅰ号　水蛭、红花、苏木等。每日2次，每次10克。刘晴晴将78例不稳定性心绞痛（心血瘀阻型）患者随机分为两组，治疗组（以常规治疗方法加用抗栓Ⅰ号，不用阿司匹林）45例和对照组（用常规治疗方法，加用阿司匹林）33例。治疗时间为4周。观察两组临床症状、血液流变学及超敏C反应蛋白的变化，并与治疗前对比。结果：治疗组临床有效率88.9%，对照组75.8%（$P<0.05$）；中医证候积分两组治疗后均明显降低（$P<0.05$），但组间比较差异无统计学意义（$P>0.05$）；两组治疗后全血高切黏度、低切黏度、血浆黏度、D-二聚体（D-D）及红细胞沉降率与治疗前比较有统计学意义（$P<0.05$）；血清超敏C反应蛋白水平两组存在差异，与治疗前比均有统计学意义（$P<0.05$）。[②]

5. 益气活血解毒合剂　黄芪30克、麦冬15克、五味子9克、黄连12克、黄芩12克、栀子12克、桂枝12克、白芍12克、川芎15克、延胡索30克、三七粉3克、冰片0.3克、葛根30克、烫水蛭6克、甘草9克（山东中医药大学附属医院药房加工成袋装合剂，每袋100毫升）。每日2次，每次100毫升。王燕等将60例冠状动脉弥漫性病变心绞痛患者随机分为治疗组和对照组各30例，治疗组为西药常规治疗加服益气活血解毒合剂，对照组为西药常规治疗加服通心络胶囊，每次4粒，每日3次。两组均治疗4周。结果：经治后，治疗组心绞痛症状总有效率100%，优于对照组；心电图疗效总有效率86.67%，优于对照组；中医证候疗效总有效率100%。[③]

6. 降香舒心胶囊　降香20克、三七25克、丹参20克、生山楂10克、人参15克、炙甘草8克、朱砂10克（贵州省黔南布依族苗族自治州中医医院制剂中心生产，院内制剂，批号08002，规格0.5克/粒）。方中药材质量标准以《中国药典》（2005年版）为准。每次3粒，每日3次。常智玲等采用随机双盲安慰剂对照试验设计方法，将158例气滞血瘀型不稳定型心绞痛患者随机分为治疗组81例和对照组77例。两组均采用西医治疗方案，治疗组在西医治疗基础上口服降香舒心胶囊，对照组口服安慰剂胶囊。治疗疗程均为8周。结果：治疗后，中医证候治疗组显效44例，有效36例，无效1例，加重0例，总有效率98.76%，优于对照组。[④]

7. 冠脉灵方　丹参20克、檀香10克、砂仁10克、瓜蒌10克、薤白10克、枳壳10克、三七10克、川芎10克、银杏叶10克、红花6克、九香虫10克。上药用医院煎药机煎煮，规格为每袋150毫升，每次1袋，每日2次。王陵军等将60例不稳定型心绞痛患者随机分为对照组（常规西药治疗）和治疗组（常规西药治疗基础上加用冠脉灵方）各30例，治疗周期为4周。结果：经治后，治疗组显效13例，有效15例，无效2例，加重0例，总有效率93.33%；中医证候疗效显效18例，有效11例，无效1例，加重0例，总有效率96.66%。治疗组均优于对照组。[⑤]

8. 通冠胶囊　黄芪、丹参、水蛭、冰片（广东省中医院制剂）。益气活血，祛瘀通脉。适用于气虚兼心脉瘀阻之"胸痹""厥心痛"。每日3次，每次3片。程康林等将气虚血瘀型不稳定性心绞痛患者58例分为通冠胶囊治疗组34例和复方丹参片对照组24例。对照组予复方丹参片，治疗组予通冠胶囊，心绞痛发作时临时给予硝酸甘油含服，疗程8周。结果：治疗组心绞痛疗效显效20例，有效11例，无效3例，总有效率91.2%。治疗组心绞

① 郑海波.益气活血通脉汤治疗冠心病不稳定型心绞痛疗效观察及对血清炎症因子水平的影响[J].新中医,2018,50(9)：49-51.
② 刘晴晴,陈晓虎,等.抗栓Ⅰ号对不稳定性心绞痛的血液流变学及Hs-CRP的影响[J].辽宁中医杂志,2016,43(5)：997-999.
③ 王燕,李晓,等.益气活血解毒合剂联合西药治疗冠状动脉弥漫性病变心绞痛30例临床观察[J].中医杂志,2015,56(5)：398-401.
④ 常智玲,李溥,等.降香舒心胶囊对气滞血瘀型不稳定型心绞痛患者血管内皮功能的影响[J].中国实验方剂学杂志,2012,18(23)：297-301.
⑤ 王陵军,等.冠脉灵方对气滞血瘀型不稳定型心绞痛患者内皮功能的影响[J].辽宁中医杂志,2011,38(5)：852-854.

痛发作频率和程度及硝酸甘油消耗量、中医证候好转、活动平板运动试验诱发心绞痛所需时间和诱发 ST 段下降所需运动量以及运动耐量提高等均显著性优于对照组(均 $P<0.05$)。[1]

中 成 药

1. 丹红注射液　组成:丹参 750 克、红花 250 克、注射用氯化钠 7 克(菏泽步长制药有限公司生产,国药准字 Z20026866)。功效:活血化瘀,通脉舒络。用法用量:20 毫升丹红注射液加入 5% 葡萄糖注射液 100 毫升或 0.9% 氯化钠生理盐水 100 毫升静滴治疗,每日 1 次。临床应用:麻京豫选取 80 例冠心病不稳定型心绞痛患者,随机分为治疗组与对照组各 40 例。对照组取常规西药治疗,治疗组在对照组基础上加以丹红注射液静滴治疗。两组患者治疗疗程为 14 天。结果:经治后,治疗组显效 23 例(57.5%),有效 15 例(37.50%),无效 2 例(5.00%),总有效率 95.00%,显著高于对照组的 77.50%。[2]

2. 芪参益气滴丸　组成:黄芪、丹参、三七、降香。功效主治:益气通脉,活血止痛;适用于气虚血瘀型冠心病不稳定型心绞痛。用法用量:每次 1 袋,每日 3 次。临床应用:薛婧将 81 例气虚血瘀型冠心病不稳定型心绞痛患者随机分为治疗组 48 例和对照组 33 例。对照组予不稳定型心绞痛的常规治疗,服用单硝酸异山梨酯 20 毫克,每日 2 次;阿司匹林肠溶片 100 毫克,每日 1 次;美托洛尔 25～50 毫克,每日 2 次;氟伐他汀 40 毫克,每晚 1 次;贝那普利 10 毫克,每日 1 次。治疗组在对照组治疗的基础上加用芪参益气滴丸。疗程 2 个月。结果:经治疗后,心绞痛疗效,治疗组显效 31 例,有效 11 例,无效 5 例,加重 1 例,总有效率 87.5%,优于对照组;心电图疗效,治疗组显效 20 例,有效 14 例,无效 13 例,加重 1 例,总有

效率 70.8%,优于对照组。[3]

3. 步长脑心通胶囊　组成:黄芪、赤芍、丹参、当归、川芎、桃仁、红花、乳香(制)、没药(制)、鸡血藤、牛膝、桂枝、桑枝、地龙、全蝎、水蛭。功效主治:扶正固本,疏通瘀塞;适用于中医"胸痹心痛"范畴。用法用量:每次 4 粒,每日 3 次口服。临床应用:哈长愉等将 76 例患者随机分为步长脑心通治疗组 42 例与基础治疗对照组 34 例。对照组予消心痛 10 毫克,每日 3 次口服;倍他乐克 12.5 毫克,每日 2 次口服;阿司匹林 100 毫克,每日 1 次口服;低分子肝素 0.4 毫升,皮下注射,每 12 小时 1 次。治疗组在此基础上加服步长脑心通胶囊。观察治疗期间心绞痛发作难以自行缓解者,含服硝酸甘油。除低分子肝素连用 5 天,其他药物连用 4 周。结果:治疗组显效 21 例,有效 13 例,无效 8 例,总有效率 81%,优于对照组的 76%。[4]

急性心肌梗死

概　述

急性心肌梗死是由于冠状动脉急性闭塞,使部分心肌因严重持久的缺血而发生的局部坏死。正常心肌的代谢过程是有氧代谢,但若因冠状动脉狭窄、痉挛或其他原因使心肌缺血,且这种缺血性损伤发展至心肌细胞死亡,则为心肌梗死。临床上心肌梗死往往突然发生,为急性心肌梗死,或者是在有先兆的基础上骤然加剧。疼痛为主要症状,疼痛的症状较心绞痛更剧烈难忍,范围也较原来扩大,时间也加长,休息及服用硝酸甘油后无效;但老年人也有无痛性心肌梗死的可能,如诊断治疗不当,极易发生猝死。急性心肌梗死可出现三大合并症,即心律失常、心力衰竭和心

① 程康林,等.通冠胶囊治疗气虚血瘀型不稳定性心绞痛的临床观察[J].辽宁中医杂志,2006,33(7):811-812.
② 麻京豫.丹红注射液对冠心病不稳定型心绞痛的临床疗效及对患者 Hcy、Hs-CRP、NT-proBNP 的影响研究[J].中药药理与临床,2015,31(1):232-234.
③ 薛婧.芪参益气滴丸佐治冠心病不稳定型心绞痛临床研究[J].国医论坛,2013,28(2):26-27.
④ 哈长愉,等.步长脑心通胶囊治疗不稳定型心绞痛 42 例临床观察[J].辽宁中医杂志,2009,36(6):984.

源性休克。

本病属中医"胸痹""真心痛""厥心痛"范畴。其发病原因与年龄、生活习惯、工作性质及所患夙疾有关。本病多发生在 40 岁以上,随年龄增长而发病率明显增加。急性心肌梗死属于本虚标实证,即正虚邪盛。本虚为气虚、阴虚、肾虚等;标实为血瘀、痰浊、气滞、寒凝等。其病因病机为年迈体虚,阳气渐衰,气血运行不畅;素患夙疾(合并高血压者最多,糖尿病和慢性支气管炎次之),久病失养,真元虚损,心阳受耗;嗜食肥甘,脾虚生湿聚痰,阻塞胸阳,致血脉阻塞;缺少体力活动,使阳气不舒,日久伤脾,痰阻胸膈,血脉不畅。

辨 证 施 治

1. 气虚血瘀证　症见心前区刺痛,气促,心悸,胸闷,肮胀,易怒;口唇爪甲青暗,舌质紫暗或有瘀斑,苔少或淡灰而腻;脉多沉涩,或结、促、代。治宜益气活血。方用加味补阳还五汤:黄芪 30 克、当归尾 10 克、桃仁 15 克、红花 10 克、川芎 15 克、赤芍 15 克、地龙 10 克、鸡血藤 30 克(粤北人民医院中药房提供)。每日 1 包,水煎服,每包 150 毫升。[1]

2. 高肇基等分 5 型

(1) 气虚型　症见气短乏力,心悸自汗,纳呆便溏,舌淡胖边有齿印,脉沉细。治宜益气养心、健脾和胃、活血化瘀、宁心安神。方用四君子汤加丹参、石菖蒲、柏子仁、远志、龙眼肉、川芎、陈皮等。

(2) 气阴两虚型　症见心悸胸闷,气短倦怠,心区隐痛或刺痛,失眠多梦,头昏耳鸣,盗汗口干,舌红或紫,脉细数或细弱。治宜益气养阴、活血化瘀、宁心安神。方用生脉散加减:党参(或太子参)、麦冬、五味子、郁金、瓜蒌、丹参、川芎、赤芍、当归、柏子仁等。每日 1 剂,水煎服。

(3) 气虚阳衰型　症见心慌气短或气喘,胸闷心痛,形寒怕冷,面色苍白或面部、肢体浮肿,指甲发青,舌质紫暗,苔白,脉细软微弱或虚大无力。治宜益气温阳、消瘀定痛或回阳救逆、补气固脱。方用参附汤加味:党参(或红参)、黄芪、炙甘草、附子、肉桂(或桂枝)、丹参、赤芍、红花、失笑散、蜜炙川草乌等。每日 1 剂,水煎服。

(4) 阴虚火旺型　症见头晕目眩,耳鸣肢麻,心烦易怒,失眠多梦,胸闷心痛,面红、口干或苦,舌红赤或绛,脉弦细或细数。治宜平肝养阴、活血化瘀或滋阴潜阳。方用天麻钩藤饮加减:钩藤、天麻、黄芩、菊花、枸杞子、丹参、当归、赤芍、白芍、生地黄、珍珠母、夜交藤或加二至丸。每日 1 剂,水煎服。

(5) 痰浊内阻型　症见胸脘痞闷,心痛伴恶心,舌质略紫暗,苔滑或腻,脉滑或兼弦。治宜祛痰消瘀、宣痹通阳。方用瓜蒌薤白半夏汤加减:全瓜蒌、薤白、红花、桃仁、枳壳、半夏、南星(或胆南星)、陈皮、木香等。每日 1 剂,水煎服。

临床观察:高肇基等用上法辨证治疗 60 例急性心肌梗死患者,结果显示气虚型 6 例,均有效;气阴两虚型显效率 59.3%(16/27),总有效率 88.9%(24/27);气虚阳衰型显效率 9.1%(1/11),总有效率 54.5%(6/11);阴虚火旺型 8 例,有效 7 例;痰浊内阻型 8 例,全部有效。[2]

经 验 方

1. 温阳解毒活血中药汤　柴胡 10 克、桂枝 10 克、黄芩 15 克、连翘 15 克、党参 20 克、法半夏 10 克、薤白 15 克、川芎 10 克、丹参 15 克、炙甘草 5 克(所有中药饮片由致信药业公司提供,广州中医药大学第一附属医院煎药房代煎)。每日 1 剂,每次煎取 200 毫升药液,分 2 次温服,每次间隔 4 小时,连服 14 天。洪永敦等将 60 例急性心肌梗死患者按 1∶1 随机分为两组,治疗组和对照组各 30 例。两组患者均给予常规基础治疗和(或)再灌注治疗。治疗组加用温阳解毒活血中药汤剂。治疗

[1] 范世平,何凤屏,等.加味补阳还五汤对心肌梗死后患者心室重构及 miRNA-21、GDF-15 表达的影响[J].辽宁中医杂志,2016,43(4):754-757.

[2] 高肇基,等.急性心肌梗塞中医辨证分析[J].中西医结合杂志,1983,3(3):153-155,172.

2周后,观察炎症因子的变化,以计分法比较两组治疗后胸痛、胸闷、气短、心悸、疲倦乏力、畏寒肢冷等症状及体征的改善情况。结果:治疗组及对照组的临床疗效均达到较高的有效率,分别为96.67%、93.33%;治疗组在降低炎症因子及改善症状方面显著优于对照组($P<0.05$ 或 $P<0.01$)。[1]

2. 心梗一号汤 瓜蒌25克、半夏15克、黄连10克、枳实15克、厚朴15克、当归20克、川芎15克、赤芍15克、桃仁15克、郁金15克、延胡索15克、莱菔子25克。每日1剂,分2次服。焦晓民等将59例急性心梗患者随机分成两组,治疗组30例与对照组29例。治疗组服用心梗一号汤,对照组服用通心络胶囊。连续治疗4周。结果:治疗组临床症状显效9例,有效15例,无效6例,总有效率80.01%;心电图疗效显效9例,有效17例,无效4例,总有效率86.67%;心绞痛改善显效9例,有效18例,无效3例,总有效率90.00%。治疗组总有效率均优于对照组。[2]

中 成 药

1. 双参通冠胶囊 组成:丹参、人参、红景天、三七粉、降香(陕西医药集团陕西新药技术开发中心制备提供)。制备方法:丹参、人参、红景天、三七粉、降香按2:2:1:0.5:0.5的比例配伍,采用喷雾干燥法制备浸膏粉,装成胶囊,每粒0.3克,生药量3.62克。用法用量:每次4粒,每日3次。王永刚等将129例急性心肌梗死直接PCI术后患者分为对照组62例和治疗组67例。在西医规范治疗的基础上,治疗组加双参通冠胶囊,对照组加双参通冠胶囊安慰剂,每次4粒,每日3次。治疗6个月后评价中医证候改善积分、静息及负荷状态下的心功能以及微循环血流灌注速度、西雅图心绞痛量表积分的变化。结果:两组共失访5例,失访率为3.88%。在治疗6个月

后,治疗组与对照组比较,中医证候积分明显降低($P<0.05$),中医证候改善的疗效增高($P<0.05$);负荷态的左室射血分数(LVEF)和正常心肌百分比明显增加($P<0.05$),微循环血流灌注 k 值增加的前壁心肌梗死节段数增多($P<0.05$);西雅图心绞痛量表的总积分以及治疗满意程度与疾病认识程度的积分显著增高($P<0.05$)。中医证候疗效,治疗组显效34例,有效29例,无效1例,总有效率98.44%。[3]

2. 芪参益气滴丸 组成:黄芪、丹参、三七、降香等(天津天士力制药股份有限公司生产,批号20080825、20050305)。功效:益气通脉,活血止痛;适用于气虚血瘀型胸痹,症见胸闷、胸痛,气短乏力,心悸,自汗,面色少华,舌体胖有齿痕,舌质暗或紫暗或有瘀斑,脉沉或沉弦,冠心病、心绞痛见上述证候者。用法用量:每次0.5克,每日3次。临床应用:谢东霞等将82例气虚血瘀证患者随机分为对照组42例和治疗组40例。对照组接受常规治疗。治疗组在常规治疗的基础上加用芪参益气滴丸。两组均以1年作为观察期。结果:经治后,中医症状积分比较,治疗组显效12例,有效22例,无效4例,总有效率89.5%,优于对照组。[4]

冠心病合并心理障碍

概 述

冠心病的发生、发展及预后与心理障碍(如焦虑、抑郁等)在临床中密切相关,大量循证医学已经证实了冠心病合并心理障碍的确是其预后的独立危险因子。然而,在临床诊断治疗中,绝大多数的冠心病合并心理障碍的患者的心理障碍容易被漏诊。这不但容易造成过度检查和过度治疗,而

① 洪永敦,等.温阳解毒活血法对急性心肌梗死患者的临床干预作用[J].广州中医药大学学报,2012,29(5):519-522.
② 焦晓民,等.中医辨证治疗急性心梗30例[J].辽宁中医杂志,2005,32(6):566.
③ 王永刚,等.双参通冠胶囊治疗急性心肌梗死直接PCI术后患者的临床观察[J].中国中西医结合杂志,2012,32(12):1602-1606.
④ 谢东霞,等.芪参益气滴丸对心肌梗死后气虚血瘀证患者心室重构及心功能的影响[J].中国实验方剂学杂志,2011,17(1):192-195.

且会严重影响冠心病患者的生活质量和预后。

在中医的古籍论著中并没有"双心病"的概念,但在论及"胸痹""心悸"等心脏病的章节均提及患者精神心理方面的异常,此为与"郁证"相交叉之处。而中医对人的精神心理变化与躯体疾病关系的论述更是历史久远,并在长期临床实践中形成了一整套理论体系。

经 验 方

1. 双心汤 柴胡 10 克、川芎 10 克、香附 10 克、枳壳 10 克、郁金 12 克、合欢皮 15 克、甘松 6 克、丹参 15 克、降香 10 克、赤芍 12 克、白芍 12 克、甘草 6 克。每日 1 剂,水煎服,每次 200 毫升,每日 2 次。倪卫兵等将 80 例冠心病合并心理障碍患者随机分为治疗组和对照组各 40 例。两组予冠心病常规药物口服及心理疏导,疗程 6 周。治疗组加服中药双心汤。结果:治疗组中胸痛疗效显效 16 例,有效 17 例,无效 7 例,总有效率 82.5%;中医证候疗效显效 10 例,20 例,无效 10 例,总有效率 75%;抑郁积分(4.87±2.26)分、焦虑积分(5.10±2.15)分,经治后均降低。治疗组优于对照组。[①]

2. 解郁止痛方 党参 15 克、赤白芍各 15 克、丹参 15 克、红花 12 克、当归 12 克、川楝子 7 克。随症加减:如疼痛较重,加姜黄 10 克、郁金 10 克、鬼箭羽 12 克;乏力、烦躁,加黄芪 12 克、栀子 8 克;食欲不佳、失眠,加焦三仙各 25 克、夜交藤 25 克、远志 15 克、酸枣仁 20 克;潮热盗汗、头晕,加地骨皮 10 克、知母 10 克、峡谷草 10 克、菊花 10 克、钩藤 10 克、牡丹皮 6 克;神志恍惚,加大枣 20 克、浮小麦 20 克;腰部酸痛、四肢畏寒,加淫阳藿 6 克、巴戟天 12 克、仙茅 12 克。每日 1 剂,水煎服,每次 300～400 毫升,每日 2 次。同时予常规抗血栓、镇痛、改善血压、调脂等药物治疗,疗程均为 30 天。褚子才将 72 例冠心病伴抑郁症患者随机均

分为对照组和中药组各 36 例。对照组采用常规疗法治疗,中药组在对照组的基础上给予解郁止痛方治疗,两组疗程均为 30 天,对比两组治疗前后抑郁、焦虑、疼痛评分及治疗效果和患者治疗满意度。结果:治疗前两组抑郁、焦虑、疼痛评分比较无统计学意义(P＞0.05);治疗后中药组抑郁、焦虑、疼痛明显低于对照组(P＜0.05);中药组治疗总有效率高于对照组(P＜0.05);中药组治疗满意度高于对照组(P＜0.05);经治后,中药组治疗效果显效 15 例(41.67%),有效 20 例(55.56%),无效 1 例(2.78%),总有效率 97.22%。中药组抑郁评分,治疗前(63.97±6.14),治疗后(44.19±4.72);焦虑评分,治疗前(63.24±5.87),治疗后(41.92±3.74);疼痛评分,治疗前(5.5±0.8),治疗后(3.1±0.4)。[②]

3. 加减温胆汤 半夏 10 克、陈皮 10 克、竹茹 10 克、枳实 10 克、茯苓 10 克、瓜蒌 15 克、柴胡 12 克、郁金 10 克、珍珠母 30 克、夜交藤 15 克、合欢皮 30 克、丹参 15 克、婆罗子 30 克、川芎 10 克。配成配方颗粒剂(北京康仁堂药业有限公司提供)。早晚各 1 袋,温开水冲服。刘芊等将 60 例冠心病心绞痛合并焦虑症患者随机分为治疗组和对照组各 30 例。对照组给予西药扩冠、抗血小板聚集治疗,同时加桃红四物汤中药配方颗粒口服;治疗组在对照组西医治疗的基础上服用加减温胆汤。均治疗 1 个月。结果:经治后,心绞痛总疗效,治疗组总有效率 93.33%,对照组总有效率 66.66%;心电图疗效,治疗组总有效率 83.33%,对照组总有效率 56.66%;治疗 4 周后汉密尔顿焦虑量表(HAMA)评分,治疗组(5.12±1.30)分,对照组(10.02±4.61)分,差异有显著性(P＜0.05)。[③]

4. 疏肝宁心汤 柴胡 10 克、枳壳 10 克、合欢皮 10 克、香附 15 克、延胡索 10 克、郁金 10 克、丹参 30 克、当归 10 克、红花 10 克、黄连 6 克、白芍 30 克、炙甘草 5 克。随症加减:热扰心神,彻夜不眠,加珍珠母 40 克、夜交藤 15 克、炒枣仁 20 克;

① 倪卫兵,姚祖培,等.双心汤干预冠心病合并心理障碍的临床研究[J].南京中医药大学学报,2017,33(1):26-29.
② 褚子才.解郁止痛方对冠心病伴抑郁症状患者 36 例疗效观察[J].云南中医中药杂志,2016,37(7):43-44.
③ 刘芊,等.自拟加减温胆汤对痰郁气滞型冠心病心绞痛合并焦虑症干预作用的临床观察[J].北京中医药,2013,32(8):600-602.

痰气交阻,胸闷阵烦,加胆南星 10 克、天竺黄 10 克、半夏 10 克;心烦甚,加莲子心 3 克。每剂水煮 2 次混匀后,每日上午 10 时、下午 4 时分服。刘芊等将 70 例伴有焦虑情绪的冠心病心绞痛患者随机分为对照组与治疗组各 35 例,均以常规治疗为基础,治疗组在常规治疗的基础上加用自拟疏肝宁心汤加减及心理治疗。结果:两组治疗前后心绞痛症状疗效比较,有焦虑情绪的患者单纯用常规治疗效果不佳,经服用中药及心理治疗后,效果明显提高($P<0.01$);HAMA 评分的变化,治疗组治疗前后比较,差异有统计学意义($P<0.01$),两组治疗前后比较,差异有统计学意义($P<0.01$);经治后,治疗组显效 18 例,有效 14 例,无效 3 例,总有效率 91.4%。[1]

中 成 药

1. 丹红注射液　组成:丹参、红花、注射用水(步长制药有限公司生产,规格:10 毫升/支,国药准字号 Z20026866)。功效主治:活血化瘀,通脉舒络;适用于胸痹真心痛、心痛、郁证等范畴。临床应用:宫海华选取 120 例冠心病稳定型心绞痛伴焦虑抑郁状态的患者,随机分为对照组和治疗组各 60 例。对照组用基础西药治疗,治疗组加用丹红注射液,疗程 2 周。观察治疗前后的临床疗效。结果:治疗后心绞痛疗效,治疗组和对照组总有效率分别为 86.67%、73.33%;心电图疗效,治疗组和对照组总有效率分别为 86.67%、66.67%;中医证候疗效,治疗组和对照组总有效率分别为 93.33%、76.67%;硝酸甘油停减率,治疗组和对照组总有效率分别为 90.00%、66.67%。组间比较,差异有统计学意义($P<0.05$);焦虑、抑郁自评量表比较,两组治疗后比治疗前记分均有所下降,具有显著差异($P<0.05$),治疗组较对照组症状记分下降更明显($P<0.05$)。[2]

2. 稳心颗粒　组成:党参、黄精、三七、琥珀、甘松(山东步长制药有限公司生产)。功效:益气养阴,活血化瘀,清心安神。用法用量:9 克,口服,每日 3 次。临床应用:郝增光等将 80 例冠心病合并焦虑症患者分为治疗组与对照组各 40 例。除常规抗心绞痛治疗外,治疗组给予稳心颗粒服用,治疗 6 个月后进行心理评估。结果:治疗组患者焦虑状态治疗有效 26 例(78.78%),对照组有效 20 例(58.82%);HAMD 减分,治疗组(11.00±5.42)分,对照组(7.43±4.65)分。随访结果显示对照组的患者因心力衰竭住院 5 例、快速心房颤动 3 例、急性心肌梗死 1 例、阵发性室性心动过速 1 例、心源性死亡 1 例,共 11 例(32.35%);而治疗组患者因心力衰竭住院 3 例、快速心房颤动 2 例、脑卒中 1 例,共计 6 例(18.75%)。[3]

① 刘芊,等.疏肝宁心汤加减联合心理治疗法对冠心病心绞痛合并焦虑症的临床观察[J].北京中医药,2010,29(7):545-547.
② 宫海华.丹红注射液治疗冠心病心绞痛合并焦虑抑郁状态的临床观察[J].辽宁中医杂志,2015,42(4):780-781.
③ 郝增光,等.稳心颗粒治疗冠心病合并焦虑患者的临床观察[J].中国实用医药,2013,8(35):124-125.

高 血 压 病

概 述

高血压是指在未使用降压药物的情况下，收缩压≥140毫米汞柱和（或）舒张压≥90毫米汞柱；收缩压≥140毫米汞柱和舒张压<90毫米汞柱为单纯收缩期高血压。患者既往有高血压史，目前正在使用降压药物，血压虽然低于140/90毫米汞柱，也诊断为高血压。根据血压升高水平，又进一步将高血压分为1级、2级和3级。临床上根据血压水平、心血管危险因素、靶器官损害、临床并发症和糖尿病进行心血管风险分层，分为低危、中危、高危和很高危4个层次。3级高血压伴1项及以上危险因素，合并糖尿病，合并临床心脑血管病或慢性肾脏疾病等并发症，均属于心血管风险很高危患者。

高血压患者中原发性高血压（即病因不明者）占80%～90%，其余则为继发性高血压，常见继发于肾及泌尿系统疾病、内分泌神经系统及心血管系统疾病。高血压病的初期很少有自觉症状，随病情加重可出现头痛、头晕、心悸、项痛、失眠、耳鸣、易怒等症状，后期出现的症状则因心脏、肾脏功能不全或严重并发症引起。

本病属中医"眩晕""头痛""中风"等范畴，其病因虽不同，但皆以肝肾阴阳失调、气血逆乱为病变之本，病因病机主要以内因为主，病变主要在肝、脾、肾。《素问·至真要大论》篇曰："诸风掉眩，皆属于肝"，肝肾阴阳失调贯穿其始终；以虚为本，阳常有余，阴常不足，本虚标实为其基本病理特点；肝肾为全身阴阳气血调节中心，长期肝肾失调必将导致全身阴阳气血调节紊乱，痰浊、瘀血、内风由是而生。

辨 证 施 治

1. 熊上中等分5证

（1）肝阳上亢证（老年）　症见头晕头痛，面红目赤，烦躁易怒，失眠多梦，或耳鸣，项强，口苦，尿黄，大便秘结，舌质红，苔薄黄，脉弦数或弦滑。治宜平肝潜阳、镇肝熄风。方用天麻钩藤饮加减：天麻15克、钩藤15克、菊花15克、夏枯草15克、桑寄生15克、白芍30克、石决明（先煎）30克、牛膝30克、益母草30克。

（2）阴虚阳亢证（老年）　症见头晕目眩，腰膝酸软，耳鸣如蝉，口干咽燥，手足心热，或脑中热痛，惊悸面赤，烦躁胸闷，气急少寐，舌质红，苔少或薄黄，脉弦细。治宜滋阴补肾、平肝潜阳。方用杞菊地黄汤合镇肝熄风汤加减：枸杞子15克、菊花15克、生地黄15克、女贞子15克、茯苓15克、白蒺藜15克、赤芍15克、何首乌30克、墨旱莲30克、白芍30克、牛膝30克。

（3）阴阳两虚证（老年）　症见头晕头痛，视物模糊，心悸气短，心烦失眠，腰膝酸软，两耳蝉鸣，畏寒肢冷，肢体麻木，夜尿频数，舌质淡红，苔薄白，脉沉细弱。治宜补肾益精、育阴助阳。方用二仙汤加减：仙茅15克、淫羊藿15克、巴戟天15克、杜仲15克、熟地黄15克、当归10克、知母10克、龟甲（先煎）10克、黄芪30克、牛膝30克、牡蛎（先煎）30克。

（4）痰浊中阻证（老年）　症见头晕目眩，头重如裹，胸闷腹胀，肢体麻木或游走疼痛，纳呆多寐，舌质淡，苔白腻，脉濡。治宜燥湿化痰、健脾和胃。方用半夏白术天麻汤加减：半夏15克、白术15克、天麻15克、郁金15克、山楂15克、赤芍15

克、茯苓 30 克、泽泻 30 克、葛根 30 克、仙鹤草 30 克、菖蒲 10 克、远志 10 克。

（5）气虚血瘀证（老年） 症见头晕耳鸣，或头痛，痛如针刺，失眠多梦，肢体麻木，神疲乏力，短气自汗，心悸怔忡，舌质紫暗或有瘀斑，或舌体胖大，边有齿印，苔薄白，脉弦细或细涩。治宜益气活血、化瘀通络。方用黄芪赤芍汤加减：黄芪 30 克、牛膝 30 克、珍珠母（先煎）30 克、赤芍 15 克、杜仲 15 克、桑寄生 15 克、生地黄 15 克、桑叶 15 克、菊花 15 克、当归 10 克、乌药 10 克。

以上各证中药每日 1 剂，水煎分 2 次温服。临床观察：熊上中等以上方采用中医辨证治疗 120 例高血压老年患者，结果显示显效 48 例，有效 60 例，无效 12 例。总有效率 90％。其中肝阳上亢证、痰浊中阻证疗效较佳，阴虚阳亢证、气虚血瘀证次之，阴阳两虚证疗效最差。这与肝阳上亢证、痰浊中阻证多见于病程较短、年龄相对较低、临床表现以邪实为主，而阴阳两虚证多见于病程较长、年龄相对较高，临床表现以正虚为主，虚实夹杂有关。[①]

2. 金广辉分 5 型

主方加味二仙汤：当归 15 克、白芍 15 克、淫羊藿 15 克、仙茅 15 克、枸杞子 15 克、珍珠母 20 克、丹参 20 克。

（1）肝气郁滞型（女性） 症见胸胁支满，善太息，兼有月经不调，经期腹痛，白带多，胸闷，食欲不振，苔微白，脉弦。方用加味二仙汤加柴胡、香附、佛手片。

（2）气虚痰浊型（女性） 症见眩晕，胸闷食少，倦怠乏力，或恶心吐痰，舌体胖，舌边齿痕，苔白腻或浊腻，脉弦或滑。方用加味二仙汤加陈皮、制半夏、赭石。

（3）阴虚阳亢型（女性） 症见眩晕耳鸣，头痛且胀，面红目赤，急躁易怒，健忘心悸，夜睡不宁，腰酸膝软，舌质红，脉弦数或弦细数。方用加味二仙汤加天麻、钩藤、茺蔚子、杜仲。随症加减：

若肝阳化风，出现抽搐等症，治宜镇肝熄风。方用镇肝熄风汤主之，或配合针灸风池、百会、合谷、太冲穴。

（4）肝肾阴虚型（女性） 症见头晕目眩，健忘失眠，耳鸣如蝉，咽干口燥，胸部隐痛，腰膝酸软，五心烦热，颧红盗汗，月经量少，或已闭经，舌红少苔，脉沉细或弦细数。方用加味二仙汤加首乌、生地黄、女贞子、墨旱莲、五味子。

（5）阴阳两虚型（女性） 症见眩晕，眼花，耳鸣，自汗盗汗，气短喘息，腰酸膝软，肿胀，脉细涩，或结代、或促，舌苔白，质红。阴虚者，方用加味二仙汤加山茱萸、生地黄、龙骨、牡蛎；阳虚者，方用加味二仙汤加桂枝、附子、茯苓。

临床观察：金广辉收治 140 例女性高血压患者，用上法辨证治疗。结果：按照 1974 年高血压病疗效评定标准进行评定，治疗前收缩压 150～190 毫米汞柱最多，计 94 例，治疗后仅 20 例（14.4％）；治疗前收缩压 100～140 者 0 例，治疗后 62 例（44％）；治疗前舒张压 92～100 毫米汞柱者 97 例，治疗后减为 36 例（25％）；治疗前舒张压 70～90 者 0 例，治疗后计 99 例（70％）。[②]

3. 张云鹏分 6 型

（1）阴虚阳亢型 症见头痛，眩晕，口苦咽干，失眠多梦，舌质较红，苔微黄，脉弦或弦细或弦紧。治宜育阴平肝。方用天麻钩藤饮加减：天麻 6 克、钩藤 30 克、珍珠母 30 克、葛根 30 克、黄芩 10 克、地龙 10 克、白芍 10 克、桑寄生 15 克、夏枯草 15 克、夜交藤 15 克、牛膝 15 克。随症加减：口苦烦躁甚者，酌加龙胆草 6 克、木通 3 克；头项强痛者，重用葛根，加蜈蚣 2 条；筋惕肉跳者，酌加全蝎 5 克、蜈蚣 1 条。

（2）肝肾阴虚型 症见头昏，耳鸣，视物模糊，腰腿酸软，舌质红或绛，苔少，脉细或细弦。治宜滋养肝肾。方用复方首乌丸加减：制首乌 30 克、枸杞子 15 克、黑芝麻 30 克、丹参 30 克、葛根 30 克、栀子 15 克、女贞子 15 克、稀莶草 15 克、菟

① 熊上中，等.辨证治疗老年高血压病 120 例.四川中医，2001，19（8）：38.
② 金广辉.治疗女性高血压病 140 例［J］.四川中医，1986（9）：50.

丝子 15 克、牛膝 15 克、桑椹子 15 克、菊花 15 克。随症加减：心慌易惊，神志不宁者，酌加枣仁 15 克、远志 5 克、灵磁石 30 克；血管硬化，加桃仁、红花、豨莶草、海藻、地龙等；眼底出血，加槐花 15 克、花蕊石 30 克。

（3）冲任不调型　症见头部烘热，升火出汗，腰酸失眠，浮肿，月经不调，舌质微红，苔薄腻，脉细弦或细数。治宜调理冲任。方用二仙汤加减：淫羊藿 10 克、知母 10 克、黄柏 10 克、白芍 10 克、车前子 10 克、牛膝 10 克、当归 15 克、益母草 15 克。随症加减：汗多，加淮小麦 30 克、牡蛎 30 克；头痛，加珍珠母 30 克、潼蒺藜 15 克、刺蒺藜 15 克。

（4）瘀血阻滞型　症见眩晕，头痛，麻木，胸闷或痛，舌质紫或有瘀斑，脉细或涩或细结。治宜活血化瘀。方用通窍活血汤加减：赤芍 10 克、川芎 10 克、桃仁 10 克、红花 5 克、葛根 30 克、丹参 30 克、地龙 15 克、山楂 15 克。随症加减：胸痛者，加郁金 10 克、全瓜蒌 15 克、降香 6 克；肢麻者，加豨莶草 30 克、牛膝 15 克。

（5）痰湿瘀阻型　症见眩晕，头重，胸闷，心悸，纳呆痰多，苔白腻或黄腻，脉弦或滑。治宜化痰除湿。方用温胆汤加减：陈皮 10 克、法半夏 10 克、竹茹 10 克、黄芩 10 克、茯苓 30 克、钩藤 30 克、泽泻 15 克、焦山楂 15 克、菖蒲 5 克。随症加减：血脂偏高者，加决明子 30 克、荷叶 10 克；痰湿偏寒，可用苓桂术甘汤加减。

（6）阴阳两虚型　症见头晕，耳鸣，腰酸，健忘，肢冷，尿频，阳痿，遗精，或气促浮肿，舌质淡，苔薄白，脉细或结。治宜养阴助阳。方用右归丸加减：大熟地黄 15 克、淫羊藿 15 克、当归 15 克、朱茯苓 15 克、附子 15 克、山药 10 克、山茱萸 10 克、巴戟天 10 克、菟丝子 10 克。随症加减：精神呆滞，酌加地龙 15 克、丹参 30 克；左心室肥厚，酌加丹参 30 克、川芎 10 克、桃仁 10 克；肾功能差尿蛋白，加茅根 30 克、黄芪 30 克、党参 30

克、石韦 15 克；阳虚水泛浮肿显著者，可用真武汤加减。[1]

经 验 方

1. 加味四物颗粒剂　生地黄 10 克、赤芍 10 克、当归 10 克、川芎 3 克、枸杞子 10 克、地骨皮 10 克、地龙 6 克。每日 2 次，每次 1 包冲服。张梓岗等将随机抽取的 120 例高血压患者分为治疗组和对照组各 60 例，两组均服用卡托普利片，治疗组加用加味四物颗粒剂治疗。8 周后对患者的临床中医证候症状及血压、肌酐（BUN）、尿素氮（Scr）、尿白蛋白排泄率（UAE）进行对比。结果：两组在中医证候症状、血压及 UAE 方面均有明显改善，与治疗前比较，差异均有显著性意义（$P<0.05$）；而治疗组在降低 UAE 方面更优于对照组（$P<0.05 \sim 0.01$）。[2]

2. 痰瘀清方　决明子 18 克、丹参 15 克、姜半夏 12 克、山楂 18 克、水蛭 6 克、赤芍 15 克、甘松 15 克、郁金 12 克、石菖蒲 15 克、豨莶草 30 克、姜黄 12 克、蝉蜕 8 克。每日 1 剂，水煎服，分 2 次早晚温服。李秋生等选择 300 例高血压患者，均在入院时确定从未使用或者近 1 个月内未使用过任何抗凝及抗血小板药物。将 300 例患者随机分为三组，每组 100 例。A 组采用自拟中药痰瘀清方治疗，B 组在 A 组治疗的基础上加服苯磺酸氨氯地平，C 组采用苯磺酸氨氯地平口服治疗。观察三组患者治疗前、治疗后第 8 周血压、中医证候及血浆血栓前状态（PTS）分子标志物水平变化情况。结果：三组患者治疗 8 周后收缩压、舒张压均有所下降，与治疗前比较，差异均有统计学意义（$P<0.05$）；A 组和 B 组患者治疗 8 周后收缩压、舒张压与 C 组治疗 8 周后比较，差异显著（$P<0.05$）；B 组患者治疗 8 周后收缩压、舒张压与 A 组治疗 8 周后比较，差异显著（$P<0.05$）；三组患者治疗 8 周后中医证候变化情况均有所改善

① 张云鹏.高血压病临床初步研究（155 例临床观察）[J].云南中医杂志,1981(3)：13-17.
② 张梓岗,等.加味四物颗粒改善高血压病患者蛋白尿及肾功能的临床研究[J].南京中医药大学学报,2015,31(1)：21-23.

（P＜0.05）；A组和B组患者治疗8周后中医证候改善程度与C组治疗8周后比较，差异显著（P＜0.05）；B组患者治疗8周后中医证候改善程度与A组治疗8周后比较，差异显著（P＜0.05）；三组患者治疗8周后血管性血友病因子（vWF）、D-二聚体（D-D）、纤维蛋白原（FIB）等血浆PTS分子标志物水平均有所改善（P＜0.05）；A组和B组患者治疗8周后vWF、天天、FIB等血浆PTS分子标志物水平与C组治疗8周后比较差异显著（P＜0.05）；B组患者治疗8周后vWF、DD、FIB等血浆PTS分子标志物水平与A组治疗8周后比较，差异显著（P＜0.05）。[1]

3. 稳压方　钩藤12克、黄芪12克、夏枯草12克、黄柏12克、丹参12克、蒲黄9克、熟地黄9克、黄柏9克、黄连9克、赤芍9克、杜仲9克、三七6克。三七采用超微粉碎；其余药采用水煮，提取浸膏，干燥后粉碎，与超微三七混匀，制成散剂。每次服用3克，每日3次，疗程6周。韩福祥将78例原发性中低度高血压患者随机分成治疗组42例和对照组36例。治疗组采用稳压方治疗，对照组采用血管紧张素受体拮抗剂（ARB）和（或）钙拮抗剂（CCB）等药治疗。结果：两组降血压疗效无显著性差异，治疗组中医症状总疗效优于对照组（P＜0.01）；两组治疗后血清中内皮素（ET）明显降低，一氧化氮（NO）均明显升高，与治疗前比较，差异显著（P＜0.05），治疗后组间无显著差异。停药后2周，治疗组血压、ET、NO仍能维持治疗后水平，而对照组基本恢复到治疗前水平。[2]

4. 清风降压散　荆芥12克、防风12克、连翘12克、白芷12克、金银花10克、栀子10克、黄芩10克、没药10克、红花10克、延胡索10克、桃仁10克、木香10克、赤芍20克、川芎15克、皂角刺15克、丹参6克、当归6克、甘草5克等。随症加减：阳明经热盛，渴喜冷饮，脉洪大者，加生石膏5～10克；肝阳上亢，见急躁易怒者，加天麻12克、生龙骨15克、生牡蛎15克；痰湿壅盛，肥胖，喜食肥腻者，加陈皮12克、半夏10克、胆南星10克；肝肾阴虚，耳鸣耳聋，麻木不仁，两目干涩，脉弦细数者，加枸杞子15克、菊花10克。每日1剂，水煎，分早晚2次服。连续服药1月为1个疗程。本方散风清热活血为主，养血为辅。适用于情志不畅，日久肝郁化火，内有火热，而感受风邪引起血虚、血瘀的高血压病。杨俊燕将224例高血压患者随机分为治疗组126例和对照组98例。治疗组予清风降压散加减治疗。对照组予降压避风片（黄芩、槐角、落花生枝叶等，天津隆顺榕制药厂生产），每次6片，每日2次，口服。连续服药1月为1个疗程。结果：参照《高血压》中的疗效标准，治疗组显效23例，占18.3％；有效92例，占73％；无效11例，占8.7％。总有效率91.3％。对照组显效0例；有效76例，占77.5％；无效22例，占22.5％。总有效率77.5％。[3]

5. 加味大补地黄汤　黄柏16克、熟地黄16克、当归12克、淮山药12克、枸杞子12克、知母8克、山茱萸8克、白芍8克、生地黄10克、肉苁蓉6克、玄参6克、桑寄生15克、杜仲15克。随症加减：头重脚轻者，加葛根30克。每日1剂，水煎2次，分上下午各服1次。适用于头晕目眩，耳鸣健忘，口燥咽干，肢体麻木，腰膝酸软，头重脚轻，五心烦热，失眠，舌红少苔，脉弦细数。王勉等将201例肝肾阴虚型高血压患者随机分为治疗组103例和对照组98例。治疗组患者用加味大补地黄汤并同时服用非洛地平片5毫克，每日上午服用1次，1周为1个疗程，观察4个疗程。对照组单用非洛地平片治疗，服法、疗程同治疗组。结果：治疗组头晕头胀症状改善者显效28例，有效72例，无效5例。显效率27.18％，总有效率97.09％；对照组头晕头胀症状改善者显效12例，有效50例，无效36例。显效率27.18％，总有效率63.27％。治疗组头晕头胀症状改善明显优于对照组，差异有显著性意义（P＜0.05）；治疗组失眠症状改善优于对照组，但差异无显著性意义。降压疗效，治疗组

① 李秋生,等.中药痰瘀清方对老年高血压患者血栓前状态的影响[J].中国老年学杂志,2014,34(18)：5047-5049.
② 韩福祥.稳压方治疗原发性中低度高血压42例[J].中国实验方剂学杂志,2012,18(23)：339-341.
③ 杨俊燕.清风降压散治疗高血压病126例.新中医,2011,43(4)：15-16.

患者中显效 26 例,有效 69 例,无效 8 例。显效率 25.24%,总有效率 92.23%;对照组显效 11 例,有效 63 例,无效 24 例。显效率 11.22%,总有效率 75.51%。治疗组显效率与总有效率明显高于对照组,两组比较差异有显著性意义($P<0.05$)。收缩压两组治疗前后分别做自身比较,差异有显著性($P<0.01$);24 小时平均收缩压白天、夜间、血压负荷两组比较,差异均有显著性($P<0.05$),说明治疗组收缩压降低幅度优于对照组。舒张压两组患者治疗前后分别作自身比较,差异有显著性($P<0.01$);24 小时平均舒张压、白天、夜间、血压负荷两组比较,差异均有显著性($P<0.05$),说明治疗组舒张压降低优于对照组。[1]

6. 杞菊地黄丸加味 杞菊地黄丸加巴戟天、杜仲。随症加减:如有肺胃热盛,酌加黄芩、知母;肝气郁滞,加香附、郁金、夏枯草等;脾虚明显,加生黄芪、党参;阴虚,加玉竹、玄参;血瘀明显,加当归、丹参等。每日 1 剂,水煎服,分 2 次服。仲英等治疗高血压患者 80 例,其中治疗组运用杞菊地黄丸加味治疗高血压病肝肾两虚患者 50 例,对照组 30 例用西药降压 0 号治疗,每次 1 片,每日 1 次。治疗组中,凡未用西药治疗者,完全用中药治疗,原服西药血压常维持在 160～140/100～90 毫米汞柱者加服中药。两组均以 1 个月为 1 个疗程。结果:(1)血压,治疗组有效 41 例,无效 9 例;对照组有效 23 例,无效 7 例。(2)症状,治疗组有效 40 例,无效 10 例;对照组有效 16 例,无效 14 例。(3)尿蛋白,治疗组有效 29 例,无效 21 例;对照组有效 8 例,无效 22 例。经检验,两组在降低血压方面差异无显著性($P>0.05$),在症状及尿蛋白改善方面显著性均有差异(均 $P<0.01$)。[2]

7. 抑阳降压汤 罗布麻叶 15 克、三七(根须为佳)10 克、葛根 30 克、泽泻 10 克。以冷水 1 000 毫升浸泡 30 分钟,中火煎 30 分钟,取汁 600 毫升。每日早、中、晚饭前各温服汤药 200 毫升,15

天为 1 个疗程,1 个疗程统计疗效。服药期间戒烟限酒和不食辛辣肥腻之品,调节工作和生活节律,保持心情舒畅。杨永和用上方治疗高血压患者 200 例,临床症状基本控制后,原药长期小剂量泡水当茶饮用,随访观察 1 年。结果:显效 154 例,占 77%;有效 32 例,占 16%;无效 14 例,占 7%。总有效率 93%。200 例患者中无一例出现低血压临床反应,几乎所有病例临床症状改善大大优于单一西药治疗,这可能与中药双向调节功能和一药多效有关,值得关注。[3]

8. 降压汤 柴胡 5 克、白芍 15 克、川芎 5 克、钩藤(后下)10 克、决明子 15 克、黄芩 5 克、茯苓 15 克、车前子(包煎)15 克、杜仲 15 克、桑寄生 15 克、葛根 10 克、地龙 10 克、炒枣仁 5 克、天麻 10 克。随症加减:便秘,加大黄;目涩,加菊花。每日 1 剂。早晚分服。30 天为 1 个疗程。合并高脂血症、高黏血症者配合口服大连市中医医院自制药祛脂化瘀片。查保东等以上方治疗 69 例高血压病患者,经用上方治疗 1 个疗程后,69 例临床症状(头痛、头晕、项强、肢麻等症)全部消失,显效 21 例,有效 45 例,无效 3 例。[4]

9. 健脾柔肝汤 羚羊角粉(分冲)0.6 克、钩藤(后下)15 克、白芍 15 克、茯苓 15 克、川芎 6 克、丹参 12 克、白术 12 克、生甘草 5 克、天麻 10 克。随症加减:心慌、气短,加党参 15 克、黄芪 30 克;肢冷畏寒,加桂枝 20 克、升麻 12 克;潮热盗汗,加麦冬 15 克、玄参 20 克;失眠多梦,加酸枣仁 25 克、合欢皮 20 克;腰膝酸软,加川续断 18 克、牛膝 18 克。水煎服,早晚各 1 次,30 天为 1 个疗程。健脾柔肝,化痰祛湿。许滔用上方加减治疗 102 例高血压患者。结果:显效 79 例,有效 19 例,无效 4 例。总有效率 96.1%。[5]

10. 清热活血汤 当归 10 克、川芎 6 克、生地黄 12 克、红花 9 克、赤芍 9 克、石决明 9 克、桃仁 9 克、夏枯草 24 克、谷精草 15 克、生杜仲 12 克、酒

① 王勉,等.加味大补地黄汤治疗肝肾阴虚型高血压病 103 例临床分析[J].中国中药杂志,2008,33(18):2144-2146.
② 仲英,等.杞菊地黄丸加味治疗高血压病 50 例[J].中医杂志,2006,47(6):447-448.
③ 杨永和.自拟抑阳降压汤治疗高血压病 200 例临床疗效观察.四川中医,2006,24(7):52-53.
④ 查保东,等.自拟降压汤治疗高血压病 69 例[J].辽宁中医杂志,2005,32(9):937.
⑤ 许滔.健脾柔肝汤治疗高血压 102 例[J].陕西中医,2005,26(7):658.

黄芩 12 克、桑寄生 12 克、甘草 6 克。每日 1 剂，水煎服，早晚分服，3 天为 1 个疗程。服药期间停用其他药物。清肝泻火、清热利湿。适用于肝火上炎并有血瘀型高血压。计清文用上方治疗 80 例高血压病患者，总有效率 95%。①

11. 养肝熄风汤　菊花 12 克、益母草 12 克、石决明(先煎)30 克、生牡蛎(先煎)30 克、夜交藤(后下)30 克、白芍 15 克、丹参 15 克、牛膝 15 克、地龙 10 克、全蝎(研末冲服)3 克、蜈蚣(研末冲服)1 条、葛根 25 克。随症加减：阴虚火旺较重者，加麦冬 15 克、生地黄 15 克；肝火较重者，加黄芩 12 克、夏枯草 12 克；眩晕重者，加天麻 15 克；头痛甚者，加川芎 20 克、蒺藜 15 克、蔓荆子 15 克；心悸、失眠者，加酸枣仁 20 克、生龙骨(先煎)20 克；耳鸣者，加磁石(先煎)30 克；痰盛者，加竹茹 15 克、川贝母 15 克、胆南星 15 克、陈皮 15 克；胃气上逆者，加白豆蔻 15 克、紫苏梗 15 克；肝肾阴虚较甚者，加女贞子 15 克、墨旱莲 15 克、桑寄生 15 克；大便不爽者，加决明子 30 克；半身不遂者，改地龙 15 克、蜈蚣 2 条、全蝎 5 克；舌质紫暗夹瘀斑者，加红花 12 克。每日 1 剂，水煎 2 次分服。适用于肝肾阴亏，虚风上扰型高血压。李文艳以自拟养肝熄风汤配合西药治疗 60 例中老年原发性高血压病患者。全部病例均给予口服卡托普利 25 毫克或尼群地平 10 毫克，每日 3 次。10 天为 1 个疗程，3 个疗程后统计疗效。结果：显效 32 例(53.33%)，有效 19 例(31.67%)，无效 9 例，总有效率 85.00%。其中Ⅱ期高血压 37 例，显效 22 例(59.45%)，有效 11 例(29.72%)，无效 4 例，总有效率 89.17%；Ⅲ期高血压 23 例，显效 10 例(43.47%)，有效 8 例(34.78%)，无效 5 例，总有效率 78.25%。Ⅱ期患者的显效率及总有效率均高于Ⅲ期患者。②

12. 川芎泽泻散　川芎、泽泻、白术、决明子、钩藤、桑寄生、全蝎。其中重用川芎每剂 20～40 克，泽泻 30～80 克，其他药味常规用量。随症加减：肝阳上亢型，加金银花、菊花、焦栀子；阴虚阳亢型，加生地黄、麦冬、玄参、枸杞、火麻仁；气阴两虚型，加杜仲、牛膝、生地黄；气血瘀阻型，加红花、赤芍、丹参、全蝎、甲片。每日 1 剂，水煎服，12 剂为 1 个疗程。平肝熄风，活血利尿。适用于瘀血内阻，肝阳上亢型高血压患者。文茂森等用上方加减治疗 80 例高血压患者。结果：显效 54 例，有效 24 例，无效 2 例。总有效率 97.5%。③

13. 远菊二天散　生远志 0.28 克、菊花 0.28 克、天麻 0.28 克、川芎 0.25 克、天竺黄 0.25 克、柴胡 0.22 克、石菖蒲 0.22 克、僵蚕 0.22 克。共为细末，装入胶囊。每次餐前半小时服 2 克，每日 3 次。王孜优等用上方治疗高血压患者 293 例，总服用量最小 126 克，最大 546 克，用药 3 周统计结果。结果：显效 192 例，有效 80 例，无效 21 例。总有效率 93.83%。④

14. 平肝化瘀汤　夏枯草、石决明、桑寄生、白芍、牛膝、决明子、柴胡、丹参、大黄。每日 1 剂，水煎，分 2 次服。20 天为 1 个疗程，观察治疗 2～3 个疗程。张文以上方共治疗 187 例高血压患者(治疗组)，同时设对照组 50 例，口服复方降压片，每次 1～2 片，每日 3 次，20 天为 1 个疗程。结果：治疗组 3～15 天出现疗效，10 天内血压下降 167 例，占 89.3%。症状疗效，显效 156 例，有效 31 例；降压疗效，显效 110 例，有效 65 例，无效 12 例。两组之间无显著性差异(P＞0.05)。⑤

15. 降压延寿汤　制首乌、生地黄、熟地黄、白芍、枸杞子、菟丝子、杜仲、桑叶、菊花、钩藤、石决明、怀牛膝、丹参、牡丹皮、茯苓、泽泻。一般用 10～15 克，可重用 15～30 克，滋补药用量应较大，其他药视病情而定。随症加减：若血虚肝热者，白芍为君，加天麻、玄参、地骨皮等；肾虚有热者，生地黄为君，加女贞子、墨旱莲；肝肾不足无热象者，若以肝虚为主，首乌为君，以肾虚为主，熟地黄为君；肝阳上亢者，石决明为君，加生牡蛎、珍珠

① 计清文.清热活血汤治疗高血压病 80 例[J].陕西中医，2002，23(8)：695.
② 李文艳.养肝熄风汤治疗原发性高血压病 60 例[J].新中医，2001，33(1)：37 - 38.
③ 文茂森，等.川芎泽泻散治疗高血压病 80 例[J].陕西中医，1997，18(9)：393.
④ 王孜优，等.远菊二天散治疗高血压病 293 例临床分析[J].吉林中医药，1991(2)：10.
⑤ 张文.平肝化瘀汤治疗高血压病临床观察[J].天津中医，1991(1)：19.

母;肝火较盛者,去首乌、枸杞子、菟丝子等药,而以牡丹皮为君,加黄芩、夏枯草、青葙子;火盛,须用龙胆草、栀子;大便燥结,加大黄;肝肾阴虚、肝阳化风者,去温阳、渗利、活血药,加鳖甲、龟甲、阿胶、羚羊角等滋阴潜阳药;夹有血瘀者,以丹参为君,白芍易赤芍,酌加当归、川芎、鸡血藤、红花、茺蔚子等;痰湿较盛者,去生地黄、熟地黄等,以茯苓为君,加陈皮、半夏、石菖蒲、远志;痰湿化热,宜加竹茹、竹沥、瓜蒌;脾胃虚弱者,则生地黄、熟地黄、首乌、牛膝等碍胃滑肠之药应慎用,宜加党参、黄芪、白术;阴损及阳,阳气不足者,重用首乌、熟地黄、枸杞子、菟丝子,并可加肉苁蓉、巴戟天、淫羊藿等;阳虚甚者,应加制附子;如肢麻,加豨莶草、桑枝;手颤,加地龙、僵蚕;项强,加葛根等。每日 1 剂,水煎 2 次分服。病情缓解可隔日 1 剂,3 个月为 1 个疗程。吕志杰等用上方加减共治疗 87 例高血压病患者。结果:显效 53 例,有效 25 例,无效 9 例。[1]

16. 复方血必定片 罗布麻叶生药切碎,加清水煎煮,过滤,弃渣,浓缩,烘干,粉碎,过筛。每片含罗布麻叶浸膏 0.08 克、利血平 0.25 毫克、氢氯噻嗪片(双氢克尿塞)12.5 毫克、氯氮卓 5 毫克。4 种药物混合均匀,拌入适量硬脂酸美压片包糖衣。每次服 1～2 片,每日 3 次,4 周为 1 个疗程,2 个疗程后判断疗效。当血压缓降至正常或临界范围,即改用巩固量或维持量(每次服 1 片,每日 1～2 次)。马峰等用上方治疗 140 例高血压病患者,治疗前收缩压平均为 (180.6 ± 17.8) 毫米汞柱、舒张压为 (113.6 ± 11.3) 毫米汞柱,治疗后收缩压为 (144.6 ± 12.4) 毫米汞柱、舒张压为 (93.2 ± 5.9) 毫米汞柱。治疗前后有十分显著性差异 $(P < 0.01)$。[2]

单　方

1. 桑决合剂 组成:桑寄生 60 克、决明子 50 克。用法用量:煎水 150 毫升,早晚各服 75 毫升,30 天为 1 个疗程。临床应用:李爱兰用上方共治疗 65 例高血压病患者。结果:显效 48 例,有效 13 例,无效 4 例。总有效率 93.8%。注意事项:治疗期间不用西药,忌食动物脂肪、猪内脏、猪头猪脚,多食蔬菜,每天步行万步。[3]

2. 莱菔子 组成:莱菔子。制备方法:水蒸过滤,浓缩成浸膏,干燥粉碎过筛加 50% 乙醇制成软材料,搓成颗粒,干燥后加入 0.5% 硬脂酸镁混合匀筛打片,每片重 0.3 克,含生药 6 克。用法用量:用药前 1 周及用药期间均停用其他降压药。每次口服 5 片,每日 3 次。疗程 1 个月。临床应用:刘继增用上方共治疗 120 例高血压病患者。结果:显效 56 例,有效 52 例,无效 12 例。总有效率 90%。[4]

3. 山菊合剂 组成:山楂、菊花。用法用量:制成流浸膏,每次 4 毫升,每日 3 次,开水冲服,8 天后观察血压、症状,连续服用 300～500 毫升后,停药观察。临床应用:武乡县医院心血管疾病防治组等用上方共治疗 82 例高血压病患者,显效 51 例,有效 15 例,总有效率 80%。尤其对Ⅰ期高血压疗效更好。[5]

4. 罗布麻叶 组成:罗布麻叶。用法用量:罗布麻叶每日 3～6 克,开水冲泡当茶喝。服用时间 1 个月～半年。临床应用:西北植物研究所单用本品(或偶加玉竹),共治疗 169 例高血压病患者;用降压药与本品同服 1 个时期,血压降至一定水平再用本品治疗的高血压病患者共 427 例。结果:单用本品患者中,症状疗效显效 81 例,有效 57 例,无效 31 例;血压疗效显效 55 例,有效 64 例,无效 50 例。同服降压药患者中,症状疗效显效 173 例,有效 155 例,无效 99 例。血压疗效显效 88 例,有效 204 例,无效 135 例。[6]

5. 银菊饮 组成:金银花 24～30 克、菊花

① 吕志杰,田乃庚.降压延寿汤治高血压病 87 例临床观察[J].新中医,1990(11):22-24.
② 马峰,等.中西医结合治疗高血压病 140 例临床分析[J].河南中医,1989,9(5):15-16.
③ 李爱兰.桑决合剂治疗高血压 65 例疗效观察[J].江西中医药,1989(3):33.
④ 刘继增.莱菔子治疗高血压病疗效观察[J].中西医结合杂志,1986(2):110.
⑤ 武乡县医院心血管疾病防治组,等.中药"山菊合剂"治疗 82 例高血压病初步疗效观察[J].山西医药杂志,1977(5):11-13.
⑥ 西北植物研究所.罗布麻叶治疗高血压临床观察[J].中草药通讯,1972(4):12-14.

24～30 克。随症加减：头晕明显，加桑叶 12 克；动脉硬化、血脂高，加山楂 12～24 克。用法用量：将上药混匀为每日量，分 4 次用沸滚开水冲泡 10～15 分钟当茶饮，冲泡 2 次就可弃掉另换，不可煎熬，否则破坏有效成分。临床应用：黑龙江省双城县人民医院用上方治疗 46 例高血压病患者，一般服 2 周多能显效，第 3 周起服维持量，每日金银花、菊花各 9 克，分 2～3 次冲服，服满 4 周可停药，少数较重患者，可适当延长服药时间，一般服药后无不良反应。①

6. 桑椹合剂　组成：桑椹 30 克、钩藤（后下）30 克、牡蛎（先煎）60 克。功效：滋肝潜阳，除风平肝。临床应用：潘嘉乐等以上方治疗 4 例高血压病患者，服合剂 7 天后，主症状迅速减退。为巩固疗效嘱每周再服本合剂 1 次，连续 4 周。追踪复查结果，1 年后血压均维持在正常范围内，症状逐渐消失。②

中 成 药

1. 平压散　组成：天麻、钩藤、石决明、车前子、山茱萸、决明子、罗布麻、葛根等。功效主治：养肝益泽，平肝潜阳，活血祛瘀，通络，降压；适用于高血压肝肾阴亏、瘀血阻络证。用法用量：8克，每日 3 次。临床应用：王泽兴等将 200 例高血压病患者随机分为观察组和对照组各 100 例，两组一般资料具有可比性。两组均予低盐、低脂饮食，停用其他降压、降脂和影响血压的药物，调摄精神，适当活动，避免劳累。在此基础上观察组冲服平压散；对照组服用尼莫地平 10 毫克，每日 3 次。均连服 6 周观察疗效。结果：治疗 6 周后两组血压均下降，观察组显效 33 例，有效 55 例，无效 12 例，总有效率为 88%；对照组显效 34 例，有效 56 例，无效 10 例，总有效率 90%。两组总有效率比较差异无显著性，但观察组症状改善明显好

于对照组。③

2. 降压散胶囊　组成：决明子 100 克、当归 100 克、山楂 100 克、黄连 100 克、陈皮 100 克、三七 100 克、川芎 60 克、冰片 10 克、夏枯草 90 克、草豆蔻 50 克、法半夏 50 克。功效：活血化瘀，燥湿化痰，清热燥湿，平肝潜阳，降压熄风。制备方法：将上述药物烘干，粉碎，过筛，制成胶囊，每粒 0.4 克。用法用量：每次 3～5 粒，每日 3 次，饭后 0.5 小时温开水送服，嘱多饮温热水。临床应用：肖玉玲等采用 1∶1 随机双盲原则，将 240 例高血压病患者分为对照组和治疗组各 120 例。排除年龄＜15 岁、继发性高血压病或原发性高血压合并脏器病变者。治疗组服用降压散胶囊，对照组服用卡托普利 25 毫克，每日 3 次。连续治疗 8 周观察疗效。两组治疗期间均予低盐、低脂饮食，停用其他降压、降脂和影响血压的药物，调摄精神，避免劳累。治疗期间出现其他严重疾病者退出治疗。结果：治疗组显效（舒张压下降＞10 毫米汞柱，并达到正常范围或舒张压虽未降至正常，但已下降≥20 毫米汞柱）85 例（70.83%），有效（治疗后舒张压下降虽未达 10 毫米汞柱，但达到正常范围，或舒张压较治疗前下降 10～19 毫米汞柱，但未达正常范围或收缩压较治疗前＞30 毫米汞柱）25 例（20.83%），无效（血压下降未达到以上标准）10 例，总有效率 91.67%；对照组显效 61 例（50.83%），有效 40 例（33.33%），无效 19 例，总有效率 84.16%。两组比较，治疗组有效率明显优于对照组（P＜0.05）。④

3. 调压降脂胶囊　组成：生地黄、赤芍、决明子、夏枯草、钩藤、地龙、蜈蚣、丹参、牡丹皮、怀牛膝、泽泻、益母草（每粒 0.4 克，含生药 3.0 克，邢台市中医院制剂室提供）。功效主治：滋补肝肾，平肝潜阳，活血通络；适用于肝肾阴亏，瘀血阻络型Ⅰ～Ⅱ级高血压患者。用法用量：每次 4 粒，每日 3 次。临床应用：杨少军等采用分层随机法（先按

① 黑龙江省双城县人民医院.银菊饮治疗高血压病临床报导[J].新医药学杂志,1972(2):32.
② 潘嘉乐,卫星若,等."桑椹合剂"治疗高血压[J].广东医学,1963(2):24.
③ 王泽兴,等.中药平压散辅助治疗高血压病 100 例临床观察[J].山东医药,2009,49(31):55.
④ 肖玉玲,等.降压散治疗高血压病 240 例疗效观察[J].山东医药,2007,47(20):62.

病情轻重分层,各层再用抽签法)将200例高血压病患者分为治疗组和对照组各100例。治疗组服用调压降脂胶囊。对照组服用卡托普利,每次25毫克,每日3次。两组患者均连续治疗6周。治疗期间均采用低盐、低脂饮食,停用其他降压、降脂和影响血压的药物。结果:降压效果,治疗6周后两组血压均明显下降,与治疗前比较有显著差异($P<0.01$);两组间降压幅度比较无显著差异($P>0.05$);治疗组总有效率88.0%,对照组总有效率90.0%,组间比较无显著差异($P>0.05$)。两组治疗后症状积分均明显降低($P<0.01$),治疗组症状积分减少更明显,优于对照组($P<0.01$);治疗组总有效率94.0%,优于对照组的76.0%($P<0.01$)。[1]

4. 清肝降压胶囊　组成:葛根、远志、丹参、首乌、槐花等(北京洪天力医药保健品研究所生产,批号970926)。功效主治:清热平肝,补益肝肾;适用于高血压病肝火亢盛、肝肾阴虚证。用法用量:每次3粒,每日3次,温开水送服。临床应用:朱玉梅等采用随机双盲法分组投药。将100例高血压病患者分为治疗组和对照组各50例。治疗组用清肝降压胶囊,对照组用松龄血脉康胶囊(成都康弘制药有限公司生产,批号980314),每次3粒,每日3次,温水送服。两组患者连续服药4周为1个疗程。试验期间,不得服用其他治疗本病的中西药物。结果:治疗组高血压疗效显效25例,有效16例,无效9例,显效率50.0%,总有效率82.0%;对照组显效18例,有效18例,无效14例,显效率36.0%,总有效率72.0%。两组治疗效果具有显著性差异($P<0.01$)。两组均有较好降压疗效,治疗组收缩压的降压幅度大于对照组($P<0.05$),差异有显著性;两组降低舒张压比较,差异无显著性($P>0.05$)。治疗组降压起效时间快于对照组,两组比较差异有显著意义($P<0.05$)。治疗组在改善腰膝酸软、

不寐、便干等症状方面优于对照组,有显著性差异($P<0.05$)。[2]

预 防 用 药

1. 药物贴敷　组成:肉桂:猪牙皂:白芥子:细辛:吴茱萸:白芷:川椒:樟脑:薄荷脑＝6:4:3:3:3:3:3:1:0.2:0.05。制备方法:全方共为细末,过80目筛。用法用量:用75%乙醇消毒患者双涌泉穴及周围皮肤,取适量药粉,每穴每次用量约1.5克,用净水调膏,摊在3厘米×3厘米纱布上(5层),以脱敏胶布固定于双足涌泉穴贴敷,每日1次,于每晚睡前贴敷,次日晨起取下。临床应用:孙静文等将80例高血压病患者随机分为治疗组和对照组各40例,分别采用涌泉穴药物贴敷合并苯磺酸氨氯地平片与单纯使用苯磺酸氨氯地平片治疗,每日1次,治疗28天。结果:治疗组治疗后收缩压平均下降28.37毫米汞柱($P<0.05$),舒张压平均下降11.54毫米汞柱($P<0.05$);对照组治疗后收缩压平均下降26.93毫米汞柱($P<0.05$),舒张压平均下降11.43毫米汞柱($P<0.05$)。治疗后,治疗组症状积分明显低于对照组($P<0.01$),治疗组比对照组更能减轻高血压病患者的不适症状。[3]

2. 艾灸　组成:取穴百会、神阙、足三里。用法用量:每穴各灸21壮。每日1次,共治疗10天。临床应用:张欣等治疗47例痰湿瘀阻型高血压病患者,有44例舒张压<90毫米汞柱。47例患者治疗前收缩压平均为(156.23±22.55)毫米汞柱,治疗后为(142.83±14.69)毫米汞柱;舒张压治疗前平均为(94.08±10.39)毫米汞柱,治疗后为(86.17±8.92)毫米汞柱,经统计分析t值分别为2.375、2.267,均$P<0.05$,可认为治疗有效。[4]

3. 针刺太冲穴　组成:取穴太冲穴。用法用

① 杨少军,等.调压降脂胶囊治疗高血压病临床研究[J].上海中医药杂志,2006,40(7):25－27.
② 朱玉梅,等.清肝降压胶囊治疗高血压病临床观察[J].中国中医基础医学杂志,2003,9(4):61－62.
③ 孙静文,刘清国,等.药物贴敷涌泉穴治疗高血压病的临床疗效观察[J].中华中医药杂志,2016,31(3):1116－1120.
④ 张欣,等.灸法治疗痰湿瘀阻型高血压病47例[J].中国针灸,2009,29(12):966.

量：双侧，每日 1 次，7 日为 1 个疗程。临床应用：吴焕林等对针刺太冲穴即时降压效应进行研究，共针刺 67 例高血压患者。结果：患者各时点针刺前后收缩压（SBP）、舒张压（DBP）比较，差异有统计学意义（$P<0.01$）。各时点收缩压降压幅度波动于 6.66～13.00 毫米汞柱，随针刺前血压水平的下降降压幅度亦减少；各时点舒张压降压幅度波动于 4.88～7.45 毫米汞柱。各分组患者治疗第 1 天收缩压、舒张压幅度比较，分级为 1、2 级的组别降压幅度大于正常组，差异有统计学意义（$P<0.05$）。治疗过程中共有 5 例患者出现不良反应，发生率 7.46％。研究表明针刺太冲穴治疗肝阳上亢型高血压病具有良好的即时效应，平均可降低收缩压 10 毫米汞柱、舒张压 6 毫米汞柱。[1]

① 吴焕林,李晓庆,等.针刺太冲穴对 65 例肝阳上亢型高血压病患者的即时降压效应[J].中医杂志,2008,49(7)：622 - 624.

心　肌　病

心肌病是由各种病因引起的一组非均质的心肌病变，包括心脏机械和电活动的异常，表现为心室不适当的肥厚或扩张。心肌病可以单纯局限于心脏，也可以是全身系统性疾病的一部分，最终导致心力衰竭或死亡。

2007年欧洲心脏病学会为了方便临床诊断和治疗，注意依据心室形态和功能将心肌病分为扩张型心肌病、肥厚性心肌病、致心律失常型右心室心肌病、限制型心肌病和未定型心肌病五大类。

本病属中医"心悸""胸痹""怔忡""喘证""水肿""饮证"等范畴，是以虚为本，初期心气虚为主，随着病情发展出现心阴虚、心阳虚，甚至阴阳两虚，以气机不利及瘀、痰、湿、饮夹杂为标，正虚标实作为病因病机，表现为以心脏虚损为主的多脏功能失常所致的复杂证候。《灵枢·百病始生》篇云："风雨寒热不得虚，邪不能独伤人"，证于此类患者，其人素体正气不足，受外感不时之气，正不能驱邪，邪恋内痹于血脉，久而合于脏腑，而成顽疾。

扩张型心肌病

概　　述

扩张型心肌病（DCM），其特征为单侧或双侧心室扩大，心室收缩功能减退，伴或不伴充血性心力衰竭。室性或房性心律失常多见。病情呈进行性加重，死亡可发生于疾病的任何阶段。该病为临床诊断中最常见的心肌病，也是造成心力衰竭和心脏移植的最主要原因。

本病各年龄均可发病，但以中年居多。起病多缓慢，患者常先被发现有心脏扩大，心功能代偿而无自觉不适。经过一段时间后症状逐步出现，这一过程有时可达10年以上。症状以充血性心力衰竭为主，其中以气急和水肿为最常见。最初在劳动或劳累后气急，以后在轻度活动或休息时也有气急，或有夜间阵发性气急。由于心排血量降低，患者常感乏力。

本病属中医"心悸""胸痹"范畴，属本虚标实之证，其根本病机为素体正气亏虚、先天禀赋不足，或过度劳倦、情志失畅，日久则卫气难固，营气失守，兼之外邪内侵，心气耗散及血脉瘀阻，而发为本病。故治疗以益气温阳、活血祛瘀为主。

辨 证 施 治

1. 陆曙分3期

（1）早期　① 邪伤心阴证，治宜清热养阴、保心凉血。方用清瘟败毒散加减。口服中成药：滋心阴口服液。② 气虚邪恋证，治宜益气养心、化湿泄毒。方用参苓白术散加减。口服中成药：黄芪口服液、双黄连口服液。③ 气阴两虚证，治宜益气养阴、通脉宁心。方用生脉饮加减。口服中成药：稳心颗粒、天王补心丹。④ 心气不足证，治宜补益心气、养心安神。方用归脾汤合玉屏风散加减。口服中成药：参松养心胶囊、补心气口服液。

（2）中期　① 气虚血瘀证，治宜益气活血、理气通脉。方用补阳还五汤加减。口服中成药：补心气口服液、诺迪康胶囊。② 心阳亏虚证，治宜益气温阳利水。方用保元汤合苓桂术甘汤、黄芪防己汤加减。口服中成药：心力神口服液、芪苈强心胶囊。③ 脾肾阳虚证，治宜温阳利水、健脾利湿。方用真武汤合五苓散加减。口服中成药：芪苈强心胶囊。④ 心肾不交证，治宜补肾养心、交通心肾。方用离照汤加减。

（3）晚期 ① 痰瘀饮停证,治宜化痰祛瘀利水。方用苏子降气汤合桃红四物汤加减。② 水气凌心证,治宜温阳利水、化痰平喘。方用真武汤合葶苈大枣泻肺汤加减。③ 阴阳两虚证,治宜温阳益气、滋阴通脉。方用参附养营汤加减。④ 阳气欲脱证,治宜温阳益气、回阳救逆。方用回阳救急汤加减。[①]

2. 曾垂义等分4证

（1）气虚血瘀证 临床可无明显症状而仅见舌淡暗、边有齿痕,有瘀斑、瘀点,脉沉、涩、结代等,或见心悸、气短、头晕、乏力,动则加重,胸闷、胸痛等症状。治宜益气活血。方用自拟抗纤益心方加减:黄芪、人参、白术、赤芍、川芎、丹参、红花、桃仁、益母草、泽兰、升麻、桔梗等。随症加减:气虚明显者,可加重黄芪用量;兼有阴虚者,改人参为西洋参或加麦冬。

（2）气阴两虚血瘀证 症见心悸,气短,头晕,乏力,胸闷隐痛,失眠多梦,盗汗,口干,舌红少苔,脉细数等,血瘀可见胸痛固定,夜间加重,口唇紫绀,舌有瘀斑、瘀点,脉涩、结、代等。治宜益气养阴、活血化瘀。方用生脉散、冠心2号方加减:党参（或西洋参）、麦冬、五味子、百合、玉竹、丹参、赤芍、川芎、红花、益母草、泽兰等。

（3）气虚血瘀水停证 症见心悸,胸闷,气短,头晕,乏力症状外,水凌心肺可见喘促、咳嗽,外溢肌肤而见水肿,饮停胁下而见癥瘕痞块。治宜益气活血利水。方用抗纤益心方加泻肺平喘、利水消肿药物:黄芪、人参、白术、茯苓、猪苓、赤芍、红花、益母草、泽兰、葶苈子、桑白皮、泽泻、车前子、川椒目等。因黄芪具有益气利水作用,可根据病情,酌情加量。

（4）阳虚血瘀水停证 症见畏寒怕冷,蜷卧喜静,面色苍白,舌淡胖大,舌苔白润等一派阳虚证候,同时因瘀血、水停明显而表现口唇紫绀、舌质紫暗、经脉怒张、胸闷喘促、不能平卧、脘痞腹

胀、肢体浮肿、癥瘕拒按。治宜温阳活血利水。方用参附汤加减:附子、人参、桂枝、椒目、白术、茯苓、赤芍、红花、葶苈子、益母草、泽兰、泽泻、车前子、大腹皮等。本证治疗重在温阳,根据阳虚程度不同,附子用量可有较大变动,重者可用至60克（先煎2小时）。[②]

经 验 方

1. 真武汤 附子（先煎15分钟再入他药）6克、白芍9克、茯苓9克、白术9克、生姜9克。清水煎煮,每日1剂,分早晚2次,各300毫升口服。谢舜名等选取42例扩张型心肌病的患者,随机分为治疗组与对照组各21例。两组患者均给予常规的基础治疗,包括洋地黄类药物、利尿剂以及扩血管ACEI、β阻滞剂等。治疗组患者在此基础上给予真武汤进行治疗,2个月为1个疗程,共治疗1个疗程。结果:治疗组患者经治疗后各项心功能指标包括LVESD（左室收缩末期内径）、LVEDD（左室舒张末期内径）、LVEF（左室射血分数）均明显优于对照组,差异有统计学意义（$P<0.05$）。[③]

2. 养心通络汤 丹参25克、玄参15克、三七15克、川芎15克、炙黄芪15克、赤芍10克、白芍10克、苦参12克、降香12克、西洋参12克、南北沙参各12克、炙甘草8克。水煎300毫升,早晚温服用。陈学彬等选取105例扩张型心肌病患者随机分为观察组53例和对照组52例。两组均予西医常规治疗,在此基础上对照组给予曲美他嗪片（国药准字H20055465,规格20毫克/片）治疗,观察组在对照组的基础上给予养心通络汤治疗,疗程为3个月。结果:两组治疗后的24小时正常R-R间期标准差（SDNN）、24小时内连续5分钟节段平均正常R-R间期标准差（SDANN）、24小时内连续正常的R-R间期差值均方的平方根（RMSSD）、两个相邻R-R间期标准差>50毫秒的心搏数占所分析信息间期内心搏数的百分比（PNN50）均有一

① 戴飞,陆曙.陆曙教授治疗心胀病经验[J].中华中医药杂志,2013,28(8):2329-2331.
② 曾垂义,王振涛,等.扩张型心肌病的中医药治疗[J].中华中医药杂志,2012,27(10):2590-2592.
③ 谢舜名,等.经方真武汤治疗扩张性心肌病的临床治疗效果[J].中西医结合心血管病杂志,2017,5(10):84-86.

定程度的改善,观察组心率变异性(HRV)改善情况优于对照组。两组治疗后 LVEDV、LVESV、LVEDD、LVESP、血清 NT－proBNP 水平均有显著降低,而 LVEF 则显著升高,观察组上述指标优于对照组,观察组治疗后的 NYHA 分级改善情况亦优于对照组。两组治疗期间未发现严重药物不良反应情况。表明养心通络汤联合曲美他嗪能够显著改善 DCM 患者的 HRV,并提高左室功能。[1]

3. 黄芪保心汤　黄芪 50 克、党参 30 克、丹参 15 克、连翘 15 克、桂枝 6 克、茯苓 15 克、麦冬 15 克、五味子 12 克。每日 1 剂,水煎 200 毫升,早晚分服。李志刚等将 60 例扩张型心肌病患者随机分为治疗组和对照组各 30 例。对照组患者给予洋地黄类、利尿剂及血管紧张素转换酶抑制剂或血管紧张素Ⅱ受体拮抗剂等;治疗组患者在常规西药治疗基础上加服黄芪保心汤。两组连续服药,疗程为 3 个月。结果:治疗组和对照组总有效率分别为 92.9% 和 83.1%,经 t 检验分析,治疗组疗效明显优于对照组($P<0.05$)。[2]

4. 扩心方　黄芪 30 克、当归 6 克、人参 9 克、麦冬 9 克、五味子 6 克、桂枝 6 克、茯苓 15 克、泽泻 12 克、益母草 30 克、葶苈子 12 克、白术 9 克、陈皮 6 克、大枣 3 枚、炙甘草 6 克。每日 1 剂,水煎 200 毫升,分早晚 2 次口服。宫进亮等将 60 例扩张型心肌病心力衰竭患者随机分为对照组与治疗组各 30 例。对照组采用西医常规抗心衰治疗;治疗组在对照组治疗的基础上加用自拟扩心方,两组均以 15 天为 1 个疗程,6 个疗程后统计疗效。结果:治疗组总有效率 93%,对照组总有效率 70%,两组比较差异有统计学意义($P<0.05$),治疗组临床疗效优于对照组。[3]

5. 健心汤　附子(先煎)15 克、白术 15 克、茯苓 15 克、白芍 15 克、当归 15 克、桃仁 15 克、桂枝 15 克、黄芪 50 克、人参 20 克、炙甘草 10 克、红花

10 克、生姜 10 克、肉桂 5 克。并随病情变化加减中药。每日 1 剂,水煎 2 次,共取汁 300 毫升,分 2 次服。刘文玉等将 85 例扩张型心肌病患者随机分为两组,治疗组 45 例采用具有温阳益气、活血利水作用的健心汤联合常规西药治疗;对照组 40 例仅用常规西药治疗。6 周为 1 个疗程,连续服用 1 个疗程。结果:治疗后 6 周后,治疗组优于对照组,心功能明显改善,心胸比例明显变小,CO、CI、SV、LVEF 提高。[4]

6. 炙甘草汤加味　生晒参 10 克、桂枝 9 克、麦冬 12 克、生地黄 9 克、阿胶 9 克、火麻仁 12 克、木香 6 克、远志 12 克、五味子 9 克、生姜 3 片、大枣 5 枚。随症加减:气喘明显者,加葶苈子 10 克;下肢肿甚者,加冬瓜皮 20 克;失眠者,加琥珀 10 克。每日 1 剂,水煎,分 2 次口服。治疗 1 个月后,所用方剂共研为细末,装入胶囊,每粒 0.5 克,每次 4 粒,每日 3 次,口服。杨红亚等将 65 例扩张型心肌病患者随机分为对照组 30 例与治疗组 35 例。两组均用西药强心、利尿减轻心脏负荷药物治疗,治疗组同时给予中药炙甘草汤加味口服。西药根据病情长期服用,中药应用 12 个月后统计疗效。结果:治疗 12 个月后,治疗组总有效率 82.9%,对照组总有效率 60.0%,两组比较有统计学意义($P<0.05$)。[5]

7. 心肌活力饮　黄芪 50 克、丹参 20 克、生地黄 15 克、三七 1 克、黄连 6 克、连翘 10 克、桂枝 6 克、茯苓 15 克、牡丹皮 15 克。随症加减:心肺气虚证,加党参;气虚血瘀证,加牛膝;阳虚水泛证,加茯苓。每日 1 剂,水煎取汁 300 毫升,分早晚 2 次口服。张敏等将 175 例扩张型心肌病患者分为治疗组 116 例和对照组 59 例。对照组予西医常规治疗,治疗组在其基础上加服心肌活力饮。结果:治疗组显效 62 例,占 53.4%;有效 42 例,占 36.2%;无效 12 例,占 10.3%。总有效率 89.7%。治疗组优于对照组。[6]

① 陈学彬,等.养心通络汤联合曲美他嗪对扩张型心肌病患者心率变异性及左室功能的影响[J].陕西中医,2017,38(1):20－21.
② 李志刚,等.黄芪保心汤治疗扩张型心肌病疗效观察[J].光明中医,2015,30(11):2351－2352.
③ 宫进亮,等.中西医结合治疗扩张型心肌病心力衰竭 30 例疗效观察[J].天津中医药,2011,28(4):291－292.
④ 刘文玉,等.健心汤治疗扩张型心肌病心力衰竭 45 例疗效观察[J].云南中医中药杂志,2009,30(4):24－25.
⑤ 杨红亚,等.炙甘草汤加味治疗扩张型心肌病 35 例临床观察[J].中西医结合心脑血管病杂志,2008,6(11):1269－1270.
⑥ 张敏,等.心肌活力饮治疗扩张型心肌病 116 例临床观察[J].河北中医,2008,30(9):954－955.

8. **靖心汤** 人参 10 克、五味子 10 克、麦冬 10 克、云茯苓 10 克、猪苓 10 克、炙甘草 10 克、制附子 8 克、肉桂 8 克、黄芪 30 克、葛根 30 克、丹参 30 克。随症加减：肿甚者，加牵牛子 10 克、泽泻 10 克；有肺气肿者，加麻黄 8 克、射干 10 克；高血压病患者，加钩藤 30 克、牛膝 10 克、杜仲 10 克。李靖采用上方治疗 60 例扩张性心肌病患者。随症加减，灵活便通，5 剂为 1 个疗程，服药 2～4 个疗程评判疗效。结果：临床治愈 42 例，好转 17 例，无效 1 例。总有效率 98%。提示本方有较好的纠正心衰，改善微循环，利水消肿，治疗扩张性心肌病的作用。①

9. **生脉饮加味方** 人参 15 克、麦冬 15 克、五味子 10 克、黄芪 50 克、丹参 20 克、生地黄 25 克、当归 15 克、枣仁 25 克、甘草 15 克。随症加减：兼有气虚，气短动，则加重加大人参、黄芪用量；阳虚畏寒倦卧，加制附子 7.5 克、肉桂 5 克；瘀血重，胸闷或胸痛，加当归 15 克、檀香 15 克；兼有水湿，双下肢水肿，咳嗽白痰，加葶苈子 20 克、桑白皮 15 克。上方加水 800 毫升，文火水煎 3 次，取汁 300 毫升，每次 100 毫升，早中晚各 1 次，空腹服用。3 周为 1 个疗程。韩建国等以上方治疗 10 例扩张型心肌病，结果显示治愈 4 例，好转 6 例，无效 0 例。②

10. **强心冲剂** 黄芪 50 克、党参 30 克、白术 15 克、炙甘草 5 克、当归 15 克、升麻 10 克、柴胡 10 克、茯苓 15 克、丹参 15 克、酸枣仁 15 克、橘红 5 克、竹茹 5 克、枳壳 5 克、法半夏 10 克。随症加减：偏阴虚，去党参，加生脉散，太子参 15 克、麦冬 12 克、五味子 9 克；偏阳虚，加真武汤，附子 10 克、白芍 15 克、生姜 9 克、肉桂 5 克（白术、茯苓主方已含）。邓斌等采用具有益气养心、化痰祛瘀作用的强心冲剂（由补中益气汤合温胆汤化裁而成）治疗 30 例扩张型心肌病患者，并与传统改善心功能西药［地高辛、氢氯噻嗪、螺内酯（安体舒通）、硝酸异山梨酯］治疗 30 例相对照。在一般饮食治疗、

休息、吸氧等基础上，对照组地高辛 0.125 毫克，每日 1 次；氢氯噻嗪 25 毫克，每日 1 次；螺内酯 20 毫克，每日 2 次；硝酸异山梨酯 5 毫克，每日 1 次。治疗组予中药强心冲剂 20 克（含生药 68 克）治疗，每日 3 次口服。两组疗程均为 4 周。结果：治疗组显效 18 例，有效 9 例，有效率 90%；对照组显效 10 例，有效 8 例，有效率 60%。两组经卡方检验比较，具有显著差异（$P < 0.01$）。③

11. **生脉心肌汤** 党参 12 克、麦冬 15 克、五味子 9 克、桂枝 9 克、黄芪 30 克、当归 9 克、赤芍 15 克、丹参 30 克、川芎 9 克、郁金 12 克、茯苓 15 克、益母草 30 克、防己 10 克、枳实 30 克、甘草 6 克。随症加减：水肿甚者，加猪苓、泽泻、车前子；咳喘甚者，加半夏、桑白皮、葶苈子；阳虚者，加肉桂、炮附子。每日 1 剂，文火水煎 45 分钟，取汁 400 毫升，分早晚各 1 次温服。郭喜军等以上方治疗 30 例扩张型心肌病患者。结果：临床治愈 1 例，显效 16 例，有效 8 例，无效 5 例。总有效率 83%。④

中　成　药

1. **生脉注射液** 组成：红参、麦冬、五味子等（江苏苏中药业集团股份有限公司，20 毫升/支，批号 140203）。功效：抗心力衰竭，改善心肌组织代谢，促进损伤心肌功能恢复，从根本上改善心肌功能，具有标本兼治作用。用法用量：每次 40 毫升加入 250 毫升的 5% 葡萄糖溶液中静脉滴注，2 周为 1 个疗程。临床应用：史丽等将 76 例扩张型心肌病并心力衰竭患者随机分为观察组与对照组各 38 例。两组均接受常规治疗药物治疗，观察组另给予生脉注射液治疗，分析两组的疗效和心率变异性指标的变化。结果：观察组总有效率 92.11%，明显高于对照组 73.68%。治疗后，观察组左心室射血分数（LVEF）、心输出量（CO）和心率（HR）均明显优于对照组；观察组心率变异的时

① 李靖.靖心汤治疗扩张性心肌病 60 例［J］.陕西中医，2008，29（2）：148－149.
② 韩建国，等.生脉饮加味治疗扩张型心肌病［J］.辽宁中医杂志，2005，32（1）：56.
③ 邓斌，等.强心冲剂对扩张型心肌病患者心功能的影响［J］.辽宁中医杂志，2004，31（8）：656－657.
④ 郭喜军，等.生脉心肌汤治疗扩张型心肌病临床观察［J］.北京中医药大学学报，2003，26（1）：79.

域指标 SDNN、SDANN、RMSSD 和 PNN50 水平均明显高于对照组;观察组心率变异的频域指标低频功率(LF)和高频功率(HF)均高于对照组(均 $P<0.05$),且观察组不良反应比例为 21.05%,高于对照组 15.79%,组间差异无统计学意义。表明生脉注射液可提高扩张型心肌病并心力衰竭患者的治疗效果,改善心功能和心率变异性,且不会明显增加不良反应。[①]

2. 参麦注射液 组成:红参、麦冬。功效主治:益气固脱,养阴生津,生脉;适用于气阴两虚之休克、冠心病、病毒性心肌炎等。临床应用:刘军刚检索 Cochrane 图书馆(2011 年第 10 期)、中国期刊全文数据库(1994—2011 年)、中国生物医学文献光盘数据库(1978—2011 年)、万方电子期刊数据库(1982—2011 年)、中文科技期刊全文数据库(1989—2011 年)等文献数据库,并辅以手工检索,搜索西药常规加参麦注射液与单纯西药常规治疗扩张型心肌病的随机对照试验,按照 Cochrane 协作网和隐蔽分组相关方法评价纳入文献质量和提取有效数据进行 Meta 分析。共纳入 9 个研究,包括 688 例患者。Meta 分析结果显示加用参麦注射液后可提高扩张型心肌病的临床综合疗效($P<0.000 01$),增加左心室射血分数($P<0.000 01$)。[②]

3. 银杏叶注射液 组成:银杏叶提取物。临床应用:叶兴文等将 67 例扩张型心肌病伴心力衰竭患者随机分为治疗组 35 例与对照组 32 例。对照组采用洋地黄制剂、利尿剂、血管紧张素转换酶抑制剂等常规治疗。治疗组在对照组治疗基础上加用卡维地洛和银杏叶注射液治疗。结果:治疗半年后治疗组心功能明显改善,左心室舒张末期内径明显缩小,左心室射血分数明显提高,与对照组比较,差异有统计学意义($P<0.05$)。[③]

4. 黄芪注射液 组成:黄芪提取物。用法用量:黄芪注射液(每支 10 毫升,相当于生药黄芪 20

克,成都地奥制药公司生产)40 毫升+5% 葡萄糖注射液 250 毫升,静脉滴注,每日 2 次,15 天为 1 个疗程。临床应用:罗汉民将 68 扩张型心肌病患者随机分为两组,对照组 32 例采用西医常规治疗,治疗组 36 例在西医常规治疗的基础上加用黄芪注射液治疗。结果:治疗 15 天后,治疗组总有效率 91.5%,对照组总有效率 65.5%,两组疗效比较,差异有统计学意义($P<0.01$)。[④]

5. 参附注射液 组成:红参提取物、黑附片提取物。功效:益气补阳。用法用量:参附注射液 50 毫升加入葡萄糖注射液 200 毫升静滴。每日 1 次。临床应用:单既良对 49 例扩张型心肌病患者常规使用利尿剂、血管紧张素转换酶抑制剂、小剂量洋地黄类强心剂、β 受体阻滞剂等药物,在此基础上加用参附注射液,连用 10 天。结果:显效 28 例,有效 15 例,无效 6 例。总有效率 87.76%。[⑤]

6. 参芪扶正注射液 组成:党参、黄芪。功效:益气扶正。用法用量:250 毫升静脉滴注,每日 1 次。临床应用:段颖等将 82 例扩张型心肌病患者随机分为治疗组 40 例和对照组 42 例。对照组按临床常规治疗,治疗组加用参芪扶正注射液,连续 14 天。结果:治疗前两组间各项指标无差异,治疗后两组病例心功能较前改善,而且治疗组心功能各项指标改善优于对照组($P<0.05$)。[⑥]

肥厚型心肌病

概　述

肥厚型心肌病的特征为心室肌肥厚,典型者在左心室,以室间隔为甚,可呈向心性肥厚。左

① 史丽,等.生脉注射液对扩张型心肌病并心力衰竭患者疗效及心率变异性的影响[J].中药药理与临床,2017,33(3):177-180.
② 刘军刚.参麦注射液治疗扩张型心肌病疗效与安全性的系统评价[J].中成药,2012,34(8):1456-1461.
③ 叶兴文,等.卡维地洛联合银杏叶注射液治疗扩张型心肌病临床观察[J].浙江中西医结合杂志,2008,18(11):676.
④ 罗汉民.加用黄芪注射液治疗扩张型心肌病 36 例[J].广西中医药,2007,30(2):22.
⑤ 单既良.参附注射液辅助治疗扩张型心肌病 49 例效果观察[J].山东医药,2007,47(29):103.
⑥ 段颖,等.参芪扶正注射液治疗扩张型心肌病疗效观察[J].中国社区医师(综合版),2006,8(17):67.

心室容积正常或减小,偶尔有病变发生于右心室。通常为常染色体显性遗传。本病发病可为家族性,亦可为散在性。目前多数学者认为本病是常染色体显性遗传性疾病,60%～70%的患者家族中有本病的患者。女性患者症状出现较早也较重。临床病例中男性多于女性,各年龄段均可发生本病,但心肌肥厚在40岁以下者比40岁以上者严重。根据左心室流出道梗阻与否,可将肥厚型心肌病分为梗阻性和非梗阻性。室间隔高度肥厚向左心室腔内突出,收缩时引起左心室流出道梗阻者,称为梗阻性肥厚型心肌病。室间隔肥厚程度较轻,收缩期未引起左心室流出道明显梗阻者,称为非梗阻性肥厚型心肌病。肥厚型心肌病的主要症状有:(1)呼吸困难,多在劳累后出现;(2)心前区疼痛,多在劳累后出现,似心绞痛,但可不典型;(3)乏力、头晕与晕厥,多在活动时发生;(4)心悸;(5)心力衰竭,多见于晚期患者。

肥厚型心肌病在中医学中未见明确记载,根据其主要临床表现,可以归属于中医"胸痹""心悸""喘证""厥证"等范畴。本病属本虚标实之证,阴虚、血瘀、痰浊是其主要病理特点,故治疗上注重扶正祛邪,标本兼顾。

经 验 方

血府逐瘀汤加减 桃仁12克、红花12克、当归15克、赤芍15克、生地黄9克、丹参15克、牛膝12克、枳壳12克、柴胡9克、甘草5克。随症加减:早期,合瓜蒌薤白半夏汤(瓜蒌15～25克、薤白15克、半夏12克)以化痰泄浊、通阳开胸;症状好转平稳后,合方二陈汤(半夏9克、陈皮9克、茯苓9克、炙甘草6克)加减治疗。先将药物加适量水浸泡0.5小时,水煎煮2次,药汁混合一起,分2次早晚餐后1小时温服。随访5～11个月。盛斌等用上方治疗5例肥厚型梗阻性心肌病患

者。服药1周至1个月开始起效,5例患者症状都明显好转,2例长期服药8个月以上,听诊心脏杂音消失,复查超声心动图,SAM征(收缩期二尖瓣前向运动)阳性转为阴性,左室流出道狭窄消失,但室壁厚度无明显变化。[1]

中 成 药

1. *益气复脉注射液* 组成:红参、麦冬、五味子等。功效:益气生津,敛阴止汗。临床应用:张宾等将34例肥厚型梗阻性心肌病患者随机分为观察组16例和对照组18例。观察组给予益气复脉注射液治疗,对照组给予灯盏花注射液治疗,疗程为28天。结果:观察组和对照组的临床总有效率分别为81.3%和27.8%,两组患者治疗后总有效率有显著统计学差异($P<0.01$)。观察组患者治疗前后二尖瓣前叶前向运动分级、左心室流出道流速、二尖瓣舒张期A峰、E峰水平比较,有显著统计学差异($P<0.05$),与对照组上述指标比较亦有统计学差异($P<0.05$)。益气复脉注射液可改善舒张功能和降低左心室流出道压力阶差,减低左心室流出道梗阻,近期疗效满意。[2]

2. *通心络胶囊* 组成:人参、水蛭、全蝎、蜈蚣、赤芍、蝉蜕、土鳖虫等。功效:益气活血,通络止痛。用法用量:每日3次,每次3粒。临床应用:韩振祥等将168例原发性肥厚型心肌病患者随机分为对照组56例和治疗组112例。对照组应用β受体阻滞剂或钙离子拮抗剂治疗,如有水钠潴留,可加用利尿剂;治疗组在对照组治疗基础上加用通心络胶囊,连用8周。结果:治疗组有效78例,无效34例,有效率69.6%;对照组有效13例,无效47例,有效率21.7%,两组有效率比较差异有统计学意义($P<0.05$)。两组治疗后VS、LVAW和LAL均有所改善,治疗组治疗前后比较差异有统计学意义(均$P<0.01$),且各指标明显低于对照组(均$P<0.05$)。[3]

① 盛斌,等.血府逐瘀汤合方治疗肥厚型梗阻性心肌病5例[J].山东中医杂志,2005,24(1):27.
② 张宾,田福利.益气复脉注射液对肥厚型梗阻性心肌病的临床疗效[J].中国循证心血管医学杂志,2014,6(3):314-316.
③ 韩振祥,等.通心络胶囊对原发性肥厚型心肌病左室重构的疗效[J].中国中西医结合急救杂志,2008,15(5):309.

心　肌　炎

概　　述

心肌炎是指各种原因引起的心肌的炎症性病变，以心悸、胸闷、胸痛、气短、乏力、头晕等为主要临床症状。多种因素如感染、物理和化学因素均可引起心肌炎，临床以病毒性心肌炎多见。病毒性心肌炎是指人体感染嗜心肌性病毒，继而引起心肌间质性炎症。急性期治疗不当易转为慢性，治疗起来比较困难，大多以对症治疗为主，以尽量减轻心脏负荷，营养心肌细胞和增强心肌细胞代谢，但疗效不佳。

中医古籍对本病尚无确定的病名与之相对应，但是根据临床特点多归属于中医"温病""心悸""怔忡""胸痹"范畴，中医学家多认为，邪毒壅盛、正气不足和痰瘀互结为本病的病因，虚、毒、瘀为其病理关键，以致痹阻心脉，导致心肌受损。中医药对本病标本兼治取得了显著的疗效。

辨　证　施　治

中华中医药学会分2期

1. 急性期

（1）热毒侵心证　症见发热身痛，鼻塞流涕，咽痒喉痛，咳嗽咯痰或腹痛泄泻，肌痛肢楚，继之心悸惕动，胸闷气短，舌质红，苔薄黄或腻，脉细数或结代。治宜清心解毒。方用银翘散加减：金银花10克、连翘10克、大青叶10克、太子参10克、麦冬10克、生地黄10克、炙甘草10克。随症加减：热甚，加石膏（先煎）30克、知母10克、黄芩6克以清热除烦；脾虚湿热，加黄连6克、白芍10克、茯苓10克、木香10克以健脾利湿；胸闷痛，加丹参15克、桃仁12克、降香10克以活血止痛；心悸怔忡，加炒酸枣仁15克、柏子仁10克以宁心定悸。

（2）阳虚气脱证　症见起病急骤，喘息心悸，倚息不得卧，口唇青紫，烦躁不安，自汗不止，四肢厥冷，舌质淡白，脉微欲绝。治宜回阳救逆、益气固脱。方用参附龙牡汤加减：生晒参（单煎）10克、附子（先煎）10克、炙甘草10克、牡蛎（先煎）10克、丹参30克、茯苓10克。随症加减：阳虚较甚，加桂枝10克、仙茅15克、淫羊藿15克以温通心肾；阳虚水泛，加桂枝10克、益母草15克、猪苓15克以温阳利水。

2. 恢复期或慢性期

（1）肺气不足证　症见气短乏力，胸闷隐痛，自汗恶风，咳嗽，反复感冒，舌淡红，苔薄白，脉细无力。治宜益气清肺、固护卫气。方用参苏饮加减：太子参10克、紫苏叶10克、法半夏10克、葛根10克、木香10克、陈皮10克、茯苓10克、枳壳10克、前胡10克、桔梗10克、甘草10克。随症加减：气虚甚，加黄芪15克、白术15克以益气；兼阴虚，加麦冬15克、五味子15克、生地黄15克以养阴。

（2）痰湿内阻证　症见胸闷憋气，头重目眩，脘痞纳呆，口黏恶心，咯吐痰涎，苔白腻或白滑，脉滑。治宜祛湿化痰、温通心阳。方用瓜蒌薤白半夏汤加减：瓜蒌10克、法半夏10克、陈皮10克、枳壳10克、茯苓10克、薤白10克、甘草10克、桂枝10克、胆南星6克、石菖蒲10克。随症加减：兼热，加黄连5克、滑石10克以清热；痰浊重，加薏苡仁15克、泽泻15克以利湿；兼脾胃气虚，加白术15克、党参15克以健脾。

（3）气滞血瘀证　症见心区刺痛，痛有定处，胸闷胁胀，心烦易怒，唇色紫暗，舌质暗红或有瘀斑、瘀点，脉弦涩。治宜疏肝理气、活血化瘀。方用柴胡疏肝散合血府逐瘀汤加减：柴胡10克、枳壳10克、茯苓10克、陈皮10克、红花10克、当归10克、生地黄10克、川芎10克、赤芍10克、川楝子10克、延胡索10克。随症加减：气滞重，加香附10克、郁金10克以理气；气郁化火，加黄芩10克、栀子10克以清热；血瘀重，加丹参15克、三七粉（冲服）3克以化瘀。

（4）阴虚火旺证　症见心悸不宁，五心烦热，潮热盗汗，失眠多梦，颧红口干，舌红，少苔，脉细数。治宜滋阴降火、养心安神。方用天王补心丹加减：生地黄10克、丹参10克、玄参10克、炒酸枣仁10克、柏子仁10克、麦冬10克、北沙参10克、茯苓10克、五味子10克、远志10克。随症加减：肾阴虚甚，加女贞子15克、墨旱莲15克以滋养肾阴；失眠多梦，加龙骨（先煎）30克、珍珠母（先煎）30克以重镇安神。

（5）心脾两虚证　症见心悸怔忡，肢体倦怠，自汗短气，面色无华，舌淡，苔薄，脉细数。治宜健脾益气、养心安神。方用归脾汤加减：党参10克、白术10克、黄芪10克、龙眼肉10克、茯苓10克、酸枣仁10克、远志10克、木香10克、甘草10克。随症加减：偏于心气虚，加西洋参（单煎）10克、麦冬15克、五味子15克以益气养阴；偏于脾气虚，加法半夏9克、陈皮15克、白扁豆15克以健脾利湿。

（6）阴阳两虚证　症见心悸怔忡，面色㿠白，四肢厥冷，大便溏薄，腰酸乏力，舌质淡胖，脉沉细无力或结代。治宜温阳益气、滋阴通脉。方用参附养营汤加减：生晒参（单煎）10克、附子（先煎）10克、桂枝10克、干姜10克、五味子10克、生地黄10克、当归10克、白芍10克、麦冬10克、北沙参10克、黄芪10克。随症加减：兼胸闷憋气，心下痞满，加瓜蒌15克、法半夏9克以化痰通痹；浮肿，尿少，加车前草15克、薏苡仁15克、茯苓15克、大腹皮10克以利水。①

经　验　方

1. 星夏龙蛭汤　胆南星10克、半夏10克、地龙12克、水蛭9克、川芎12克、虎杖15克、黄芪20克、甘草10克。每日1剂，水煎2次，共300毫升，分早晚2次服，2周为1个疗程，连用2～4个疗程。田红明等将120例慢性心肌炎患者予星夏龙蛭汤治疗。结果：治愈87例，好转31例，无效2例。总有效率98.3%。②

2. 清热活血汤　金银花20克、连翘20克、蒲公英30克、贯众20克、黄芩10克、苦参20克、黄芪30克、生地黄20克、麦冬20克、五味子20克、丹参20克、赤芍20克、炙甘草5克。每日1剂，水煎取汁400毫升，分早晚2次服用。阎芹等将40例病毒性心肌炎住院患者随机分为治疗组和对照组各20例。治疗组予清热活血汤加西药，对照组予单纯西药进行对比观察，4周后统计疗效。结果：治疗后观察临床疗效，治疗组总有效率85%，对照组70%，两组比较有统计学意义（$P<0.05$）。③

3. 清心汤　黄连3克、五味子3克、黄芪15克、党参15克、沙参15克、麦冬10克、苦参10克、丹参30克、玄参9克、郁金9克、瓜蒌9克、薤白5克。制成每袋140毫升。每日1剂，分早晚2次口服。赵文颖将90例病毒性心肌炎患者随机分为治疗组与对照组各45例。治疗组在西药基础上加清心汤，对照组用西药基础治疗。结果：治疗组总有效率91.1%，对照组80.0%，两组比较差异有统计学意义（$P<0.05$）。④

4. 益气化瘀清热汤　生黄芪50克、贯众30克、丹参20克、生山楂20克、连翘20克、五味子10克、延胡索10克、当归10克、苦参10克、麦冬10克、炙甘草10克。随症加减：心烦失眠，加（炒）酸枣仁；全身困痛者，加羌活、独活；纳呆便溏者，加白术；咽痛或发热较甚者，加山豆根、大青叶、金银花等。每日1剂，水煎服。10天为1个疗程，疗程间停服1～3天。最长者连用6个疗程，短者2个疗程。袁观成等对采用促进心肌代谢药物、激素及抗病毒西药治疗2周后而症状仍不能控制的236例患者予益气化瘀清热汤。结果：治愈164例（69.5%），显效46例（19.5%），有效20例（8.5%），无效6例（2.5%）。总有效率97.5%。⑤

5. 加味炙甘草汤　炙甘草30克、党参20克、桂枝10克、生姜10克、麦冬10克、生地黄20克、阿胶10克、麻子仁30克、大枣5枚。随症加减：咽痛，去桂枝，加山豆根10克、射干10克；舌苔黄

① 中华中医药学会.中医内科常见病诊疗指南（西医疾病部分）病毒性心肌炎[J].中国中医药现代远程教育,2011,9(18):148-150.
② 田红明,等.星夏龙蛭汤治疗慢性心肌炎120例临床观察[J].河北中医,2013,35(10):1482.
③ 阎芹,等.清热活血益气养阴法治疗病毒性心肌炎40例[J].南京中医药大学学报,2012,28(1):20-22.
④ 赵文颖.清心汤治疗病毒性心肌炎90例[J].陕西中医,2012,33(9):1160-1161.
⑤ 袁观成,等.益气化瘀清热汤治疗病毒性心肌炎236例[J].陕西中医,2011,32(11):1476.

厚,加黄连 8 克、黄芩 10 克;胸闷,加瓜蒌 15 克、枳壳 10 克;胸痛,加郁金 10 克、延胡索 10 克;心悸、早搏频发,加苦参 15 克、甘松 10 克。1 个月为 1 个疗程。张琦将 80 例病毒性心肌炎患者随机分为治疗组和对照组各 40 例。对照组严格休息,静脉滴注极化液,每日 1 次;口服辅酶 Q_{10} 20 毫克、维生素 C 0.2 克,每日 3 次。对急性病毒感染期加用 5% 葡萄糖注射液 50 毫升 + 病毒唑 0.5 克 + 维生素 C 3 克静脉滴注,每日 1 次;若伴有心衰及各类心律失常时,则按西医常规进行对症治疗。治疗组在对照组治疗的基础上加服加味炙甘草汤。结果:治疗组总有效率 80.00%,对照组 72.5%,治疗组明显优于对照组($P<0.05$)。[1]

6. 自拟方 人参 20 克、黄芪 30 克、当归 15 克、丹参 20 克、炙甘草 15 克、桂枝 10 克、白芍 15 克、生地黄 10 克、川芎 20 克、生龙骨 20 克、生牡蛎 20 克、阿胶 15 克、百合 15 克、五味子 15 克、大枣 5 枚。随症加减:气虚甚,加党参 15 克、白术 15 克;阴虚甚,加枸杞子 15 克、麦冬 10 克。依据病情变化,酌情配合应用利巴韦林(病毒唑)、ATP、辅酶 A、维生素 C、肌苷等。1 个月为 1 个疗程,病程长者,可连续应用 2～3 个疗程。于伟用上法治疗 97 例气阴两虚型心肌炎患者。结果:显效 58 例,有效 35 例,无效 4 例。总有效率 95.88%。[2]

中 成 药

1. 抗毒补心胶囊 组成:西洋参、五味子、麦冬、牡丹皮、黄芪、莱菔子、王不留行等。用法用量:每次 4 粒,每日 4 次。临床应用:吕立勋等将 60 例病毒性心肌炎患者随机分为对照组与治疗组各 30 例,对照组静滴极化液(10% 葡萄糖注射液 500 毫升 + 胰岛素 8 单位 + 10% 氯化钾注射液 10 毫升),每日 1 次;口服辅酶 Q_{10} 10 毫克、维生素 C 0.2 克,每日 3 次。治疗组口服抗毒补心胶囊,酌情使用一般抗心律失常药,疗程为 4 周。结果:治疗组明显好转或好转 28 例,无效 2 例,有效率 93.3%;对照组分别为 20 例、10 例,有效率 66.7%。治疗组有效率明显优于对照组($P<0.05$)。[3]

2. 鱼腥草注射液合黄芪注射液 组成:鲜鱼腥草、黄芪等(江西保利制药有限公司生产,国药准字 Z36020399)。用法用量:40 毫升鱼腥草注射液加入 5% 葡萄糖注射液 250 毫升中,静脉滴注,每日 1 次,每个疗程 14 天。临床应用:罗旭峰研究纳入 43 例病毒性心肌炎患者,随机分为治疗组 25 例与对照组 18 例。对照组予能量合剂,治疗组在其基础上予鱼腥草注射液合黄芪注射液。结果:治疗组患者用药后左室收缩末期内径缩小 5.9%,舒张末期内径缩小 16%,较用药前缩小明显;周边纤维缩短率、短轴缩短率明显提高($P<0.01$);心输出量增加 20.71%,左室射血分数增加 40.66%;心率减慢下降 19.42%,收缩压下降 2.4%。而对照组除心率下降明显外,其余心功能指标无明显改变。两组比较治疗组心功能提高优于对照组。[4]

---

① 张琦.炙甘草汤加减治疗病毒性心肌炎 40 例临床观察[J].黑龙江中医药,2006(5):6-7.
② 于伟.益气养阴法辨治病毒性心肌炎 97 例[J].辽宁中医杂志,2003,30(10):832.
③ 吕立勋,包巨太,等.抗毒补心胶囊治疗病毒性心肌炎疗效观察[J].山东医药,2010,50(5):36-37.
④ 罗旭峰.鱼腥草注射液合黄芪注射液治疗病毒性心肌炎 25 例疗效观察[J].河北中医,2005,27(5):383-384.

风湿性心脏病

概　　述

风湿性心脏病，简称为风心病，是风湿性心内膜炎反复发作后，心瓣膜形成瘢痕，发生变形，引起瓣膜的狭窄或（及）关闭不全（二尖瓣最常受累，主动脉瓣次之），导致心内血液动力学的改变，从而出现心脏杂音，心脏增大和心功能不全等临床表现，以活动后心慌、气急或阵发性呼吸困难，以及咯血、阵发性心绞痛、下肢浮肿等为主要见症。

现代医学认为，该病是与甲组乙型溶血性链球菌感染有关的全身性变态反应性疾病。引起全身胶原组织的炎症反应，其中以心肌炎和关节炎为主。急性期过后常遗留显著的心脏损害，特别是瓣膜的病变而形成慢性风湿性心脏病。

本病属中医"心悸""怔忡""喘证""咯血""心痛""水肿"等范畴。中医认为本病的发生是由风寒湿邪侵入人体，合而为痹，病延日久，或反复感受外邪，由关节肌肉侵犯血脉，遂由血脉累及到心脏所致。《素问·痹论》篇言："五脏皆有合，病久而不去者，内舍于其合也……脉痹不已，复感于邪，内舍于心。"《素问》将风、寒、湿三邪杂至之邪称之痹邪，是引起痹证的病因，其邪通过血液内侵于心，引起心痹。

辨　证　施　治

1. 孙建芝分4型

（1）心肺瘀阻型　症见心悸气短，胸痛憋闷，或咯痰咳血，两颧紫红，甚者面色瘀暗、唇紫，舌质暗或有瘀点，脉细数或结、代。治宜活血化瘀。药用当归、丹参、川芎、红花、延胡索、五灵脂、葶苈子、车前子。随症加减：若兼气阴不足，加党参、麦冬、五味子；若兼心阳不足者，加桂枝、炙甘草；咯血严重者，加煅花蕊石、三七参。

（2）气血亏虚，心神失养型　症见心悸气短，动则尤甚，头晕目眩，身困乏力，面色无华。气虚甚者，形寒怕冷，舌淡苔薄白，脉沉细无力；阴血虚甚者，心急烦躁，五心烦热，舌质红，少苔或少津，脉细数。治宜益气养血、宁心安神，佐以活血化瘀。若气血双亏者，方用归脾汤加减：黄芪、党参、白术、茯苓、当归、龙眼肉、柏子仁、酸枣仁、远志、广木香、丹参、红花、生龙骨、生牡蛎、炙甘草；若阴血不足，兼心阳不振者，方用炙甘草汤加减：炙甘草、党参、桂枝、生地黄、麦冬、阿胶、火麻仁、丹参、远志、石菖蒲。

（3）心脾阳虚夹瘀型　症见心悸欲按，惊惕不安，气短喘促，身困乏力，脘腹胀满，恶心呕吐，胁下痞块，下肢水肿，形寒喜暖，手足不温，大便稀溏，面色瘀暗，口唇紫绀，舌质淡嫩，或有紫暗瘀点，脉沉细无力或结、代。治宜温阳健脾、活血利水。症状轻者，方用四君子汤合桂枝甘草龙骨牡蛎汤加减。随症加减：喘而汗出，面红如妆，四肢厥冷，戴阳于上者，加五味子、蛤蚧以回阳敛阴。重者，方用附子理中汤合五苓散加活血化瘀药：红参、白术、茯苓、干姜、附子、桂枝、猪苓、泽泻、葶苈子、丹参、当归、红花、大枣。

（4）心脾肾阳俱虚夹瘀型　症见心悸，气逆喘促，冷汗淋漓，四肢厥逆，重度水肿，面色瘀暗，胁下痞块，呕恶不能食，舌质淡嫩或瘀暗，苔白多润滑，脉结、代或疾数散乱。戴阳于上者，面红如妆，舌质红，苔薄黄。治宜回阳救逆、活血利水。方用人参四逆汤合真武汤加减：人参、白术、干姜、附子、肉桂、茯苓、泽泻、丹参、红花、五灵脂、蒲黄、葶苈子、大枣。随症加减：若亡阳欲脱者，急用参附汤回阳固脱（人参、附子、炮姜、山茱萸、肉桂）；全身水肿明显者，加椒目、沉香以温阳行水；喘而汗出，面红如妆，四肢厥冷，戴阳于上者，加五味子、蛤蚧以回阳敛阴；喘促咳血，面红颧赤，脉细数无力或疾数散乱为阴盛格阳，加童便、牡蛎。[1]

2. 毛来法分4型

（1）心血瘀阻型　症见心悸、气短，活动加重，或心胸疼痛，面唇发绀，舌质紫，苔薄白，脉涩或结代等。治宜益气通脉、活血化瘀。方用自拟益气活血化瘀方：党参15克、当归10克、桃仁6克、红花10克、丹参12克、川芎10克、远志3克、玉竹10克、柴胡6克、郁金10克、茯神15克、北五加皮3克、炙甘草6克。每日1剂，水煎服。

（2）心脾肾虚型　症见心悸咳喘，甚至不能平卧，右胁疼痛，浮肿尿少，或有腹水，面色㿠白，或唇甲青紫，舌质淡或紫，少津，脉沉细数。治宜扶正益气、温阳利水。方用自拟益气温阳利水方：党参15克、茯苓15克、汉防己10克、白术10克、法半夏10克、桑枝10克、陈皮3克、广木香6克、车前子（另包）12克、砂仁3克、炙甘草3克。每日1剂，水煎服。

（3）气阴两虚型　症见心悸不安，气短胸闷，动则加重，自汗乏力，畏寒肢冷，面色无华，舌质淡或紫，少苔，脉沉细弱或结（代）。治宜气血双补、养心安神。方用自拟益气养血安神方：炙甘草10克、炙黄芪10克、党参10克、当归10克、玉竹10克、麦冬10克、桂枝6克、茯神15克、淫羊藿15克、生地黄3克。每日1剂，水煎服。

（4）虚阳欲脱型　症见心悸气短不得卧，烦躁，汗多，四肢厥冷，尿少浮肿，舌质淡，苔薄白，脉微欲绝。治宜回阳救逆、益气固脱。方用自拟益气回阳固脱方：人参（或党参）15克、附子6克、肉桂6克、小茴香10克、补骨脂5克、茯苓皮15克、广木香6克、北五加皮3克、五味子6克。每日1剂，水煎服。

临床观察：毛来法以上方辨证结合西药治疗风湿性心脏病患者172例（治疗组），与同期单用西药治疗61例（对照组）比较。结果：治疗组好转出院155例，死亡17例；对照组同期出院47例，死亡14例。两组比较，有统计学意义（均$P < 0.05$）。[2]

经 验 方

1. 自拟方　徐长卿30克、川芎15克、延胡索12克、桂枝12克、泽泻12克、黄芪12克、茯苓15克、焦山楂15克。每日1剂，水煎服。吕小红等治疗1例风湿性心脏病患者，患者患风湿性心脏病20余年，近3年遇劳累则胸闷、心悸，寒冷时上述症状加重，伴咳嗽，两下肢浮肿。予上方3剂后诸症减轻，10剂后诸症消失，舌质红苔白，脉结。继用徐长卿30克（颗粒剂）冲服，每日2次，以资巩固，随访3个月未再复发。[3]

2. 防己茯苓汤加味　木防己15克、茯苓15克、桂枝10克、黄芪20克、党参20克、酸枣仁12克、丹参25克、大枣10枚、甘草8克。随症加减：若阳气虚衰，加附子、人参等；血瘀明显者，加桃仁、当归；痰浊水湿重者，加葶苈子、半夏等。贺丽娜用上方辨证治疗42例风湿性心脏病并发充血性心力衰竭者，并设西药对照组40例。两组均按统一方案控制心衰，包括低盐饮食，心衰重予洋地黄类药，水肿重利尿同时补钾静滴青霉素，口服阿司匹林、扶他林等。治疗组在此基础上加用防己茯苓汤加味。1周为1个疗程，本组观察3个疗程以上。结果：治疗组显效16例，有效24例，无效2例，总有效率95.2%；对照组显效13例，有效23例，无效4例，总有效率90%。[4]

3. 自拟方　生黄芪45克、党参20克、麦冬30克、赤芍12克、木香6克、当归12克、桃仁12克、红花12克、丹参24克、砂仁10克、茯苓30克、葶

① 王振涛，等.孙建芝辨治风湿性心脏病经验[J].上海中医药杂志,2007,41(5)：20-21.
② 毛来法.风湿性心脏病的中西医结合治疗（附172例临床分析）[J].青海医药杂志,1990(4)：12-13.
③ 吕小红，等.徐长卿治疗风湿性心脏病[J].中医杂志,2001,42(9)：519-520.
④ 贺丽娜.风心病并发充血性心力衰竭42例辨证分析[J].中医函授通讯,2000,19(2)：40-41.

苈子 12 克、厚朴 10 克、北五加皮 10 克、桑白皮 15 克、前胡 12 克、生山楂 18 克、炙甘草 3 克。每日 1 剂，水煎服。徐浩等以上方治疗 1 例风湿性心脏病患者，服 3 剂药后即能下地做轻微活动，唯感全身无力，余证均减。上方前后共服 30 余剂，患者于 1 月后开始上班，一般活动无明显不适。半年后随访，病情一直较稳定。①

4. 附桂方　附子 20～40 克、桂枝 30 克、红参 10 克、炙甘草 10 克、黄芪 15 克。随症加减：出现心衰见浮肿者，加大腹皮、车前子、茯苓、白术；出现咳喘者，加杏仁、桑白皮、川贝母、紫苏子；心悸甚者，加龙骨、牡蛎；自汗重者，加大黄芪剂量；唇舌紫黯，两颧紫红者，酌加丹参、赤芍、桃仁、红花、三七。张燕辉以上方加减治疗 1 例 6 年风心病伴心衰患者，守方加减 10 余剂，心悸气短，胸闷不适，双下肢浮肿症状消失。②

5. 真武汤合苓桂术甘汤合丹参饮加减　附子 15 克、桂心 15 克、茯苓 30 克、丹参 20 克、白术 15 克、生姜 30 克、泽泻 30 克、赤芍 10 克、益母草 30 克、葫芦壳 30 克、牡蛎 30 克、砂仁（冲）5 克。陈子涵以上方治疗 1 例风心病 10 年患者，服 3 剂，药后水肿明显消退，尿量增加，口唇青紫好转，心悸、喘息较平。上方去益母草 20 克，减茯苓、泽泻各 20 克，加党参 30 克、沉香 5 克，服 5 剂。药后肝脏缩小，心率为每分钟 90 次，自己能下楼慢步活动。再用原方加减治疗月余，临床治愈，随访 2 月，未再复发。③

6. 自拟方　黄芪 15～30 克、潞党参（或用红参）15～30 克、麦冬 10～12 克、玉竹 10～15 克、附子 6～10 克、连皮苓 30 克、丹参 20～30 克、泽兰 20 克、泽泻 20 克，车前子（包）20 克、葶苈子 10～20 克。随症加减：痰多，加紫苏子、百部；痰热，加桑白皮、黄芩、金荞麦；喘汗，加煅龙骨、煅牡蛎、浮小麦；食欲不振，加陈皮、谷麦芽；便溏不实，加炮姜炭、山楂、六神曲。每日 1 剂，水煎 2 次，早晚

服。轻度心衰以中药治疗为主，明显心衰者中西医结合治疗。出现洋地黄中毒即停用，改以中药治疗为主。合并感染者应先控制感染。成启予等以上方加减治疗 126 例慢性风心病心衰患者。结果：临床近愈（主要症状如胸闷、心悸、气短等消失，浮肿消退，肋下肝脏肿大较原来减小 2/3 以上，心功能处于 I 级状态）4 例，显著好转（主要症状基本消失，浮肿仅限于足踝或小腿下 1/3，肝大较原来减小 1/2 以上，但不足 2/3，心功能改善 II 级者）78 例，好转（主要症状体征均改善，但未达到上述标准，心功能改善 I 级者）37 例，无变化 1 例，死亡 5 例。总有效率 95.24%，死亡率 3.94%。④

7. 补阳还五汤加减　黄芪 40 克、当归 15 克、赤芍 12 克、川芎 15 克、桃仁 12 克、红花 12 克、地龙 10 克。随症加减：亡阳欲脱者，加人参、附子；阴虚血燥者，加女贞子、墨旱莲；热咳者，加车前子；心功能明显改善后，夜寐不宁者，去赤芍、地龙，加熟枣仁、知母。每日 1 剂，水煎服，每日 2 次。王晓丹以上方加减治疗 15 例经西药综合治疗后心衰无法纠正而停用西药患者。用药后心功能均恢复到 I 级。最少者用药 15 剂，最多者用药 25 剂。总有效率 100%。⑤

8. 五加复脉汤　炙甘草 10 克、阿胶 10 克、党参 15 克、生地黄 20～30 克、桂枝 9 克、柴胡 9 克、麦冬 10 克、五味子 10 克、五加皮 15 克、丹参 10～15 克，姜枣引。随症加减：四肢发凉者，加附子 6～9 克；心烦自汗，重用生地黄，加龙骨、牡蛎、栀子，或万年青 10 克，去桂枝；浮肿，加炙黄芪、茯苓、猪苓、车前子等；咳嗽咯血，去桂枝，加土三七；发热，加柴胡 10～12 克；心动过缓，加附子 10 克、仙茅 12 克；心衰严重者，去党参，加红参 12 克、附子 12 克；心前区疼痛明显者，加乳香 6 克、没药 6 克；心胸憋闷，加枳壳 9 克，或香附 10 克、厚朴 10 克。每日 1 剂，水煎，分 2 次服。王英鹏以上方加减治疗 1 例风心病多年患者，经常复发，面色青灰

① 徐浩，邵念方，等.邵念方教授分期论治风湿性心脏病的经验[J].辽宁中医杂志，1997，24(3)：112-113.
② 张燕辉.温阳益气法治疗风心病[J].新中医，1995(S1)：74.
③ 陈子涵.真武汤治疗急重症举隅[J].中西医结合实用临床急救，1995，2(1)：37-38.
④ 成启予，等.中医药治疗慢性风心心衰 126 例临床体会[J].江苏中医，1993(3)：6-8.
⑤ 王晓丹.补阳还五汤加减治疗慢性风心病顽固性心力衰竭[J].长春中医学院学报，1996，12(6)：18-19.

不泽、消瘦,下肢浮肿,脉虚数结代,苔薄白,3 剂药后,心悸气短减轻,又服 3 剂早搏消失,基本痊愈,索方带回服用,随访半年未复发。[①]

9. 苓桂术甘汤加减 桂枝 15 克、党参 15 克、茯苓 18 克、白术 12 克、杏仁 10 克、紫苏子 10 克、厚朴 10 克、桔梗 6 克、甘草 6 克。每日 1 剂,水煎,分 2 次服。樊显楚以上方治疗 1 例风心病已数十年患者,面色㿠白,心悸气促,全身浮肿,四肢逆冷,声短气微,脉缓而代,苔白厚腻。1 剂煎服,第 2 剂桂枝加至 18 克,5 剂药后,肿消大半,四肢转温,效不更法,后又随症加减:龙骨、牡蛎、枣仁、阿胶、丹参、党参、木香、蒌仁、麦冬、陈皮、五味子等。经服 4 个月,服药 80 余剂,诸症悉除,随访 5 年,未见复发。[②]

10. 复方黄杨片(或胶囊) 黄杨木 6 克、射干 12 克、青木香 12 克、细辛 6 克、丹参 12 克、川芎 12 克。上方成人 1 月用量。将 6 味药分别研成粉末,各分 15 等份,共 90 份,压片或装胶囊。每日 3 次饭后服,第 1 天服前 3 种(黄杨木、射干、青木香),第 2 天服后 3 种(细辛、丹参、川芎),6 味药在 2 天内交替服用,服 1 个月后,可停服 3～5 天第 2 个月再服,可连服 4～6 个月,其药用剂量可酌情增减。因药效出现较慢,如有急性心衰,可短时间合用西药强心利尿剂。服药后如有胃肠道症状,可合用胃舒平、酵母片,不必停药。中国人民解放军 86439 部队卫生部心防组以上方治疗风心病 175 例,结果显示显效 78 例,有效 77 例。总有效率 88.6%。[③]

单 方

两仪膏 组成:党参 6 克、熟地黄 12 克。制备方法:将二药研为细末,和冰糖、清水熬制成膏。用法用量:每日用 30～45 克,分 3 次饭后服。临床应用:郑幼年以上法治疗 3 例风心病患者,均获效。[④]

中 成 药

心衰康颗粒 组成:红参、制附子、黄芪、丹参、赤芍、红花、茯苓、车前子、葶苈子等(河南中医学院第一附属医院制剂室,批号 20020305)。功效:温阳益气、活血利水。用法用量:每次 9 克,每日 2 次,温开水冲服。临床应用:霍根红将 120 例风心病充血性心力衰竭患者随机分为治疗组和对照组各 60 例。治疗组服用心衰康颗粒,对照组服用心宝丸,由洋金花、附子、肉桂、人参、三七、蟾蜍等组成(广东省汕头中药厂生产,批号 920628),每次 120 毫克,每日 2 次,口服。疗程均为 20 天。结果:治疗组近期治愈 5 例,显效 20 例,有效 30 例,无效 5 例,总有效率 92%;对照组近期治愈 3 例,显效 6 例,有效 14 例,无效 7 例,总有效率 77%。两组比较,差异有显著性(P<0.05)。[⑤]

急性风湿热和风心病风湿活动

概 述

急性风湿热(acute rheumatic fever,ARF)的特征是多脏器炎症,临床表现常与其他结缔组织病重叠,并且缺乏特异性实验室检查,多年来一直采用 Jones 标准诊断。其内容包括 ARF 的五种主要表现:(1) 心肌炎;(2) 多关节炎;(3) 舞蹈病;(4) 环形红斑;(5) 皮下结节。次要表现:(1) 临床表现为发热、关节痛;(2) 实验室检查:急性反应物水平增高,血沉增快,C 反应蛋白增高,P－R 间期延长。如果患者具备两条主要表现,或具备一条主要表现和两条次要表现,兼有链球菌感染的证

① 王英鹏.五加复脉汤治疗风心病[J].四川中医,1986(1):34.
② 樊显楚.苓桂术甘汤治疗风心病一例[J].云南中医杂志,1985(6):30.
③ 中国人民解放军 86439 部队卫生部心防组.黄杨木复方治疗风湿性心脏病疗效观察[J].中草药通讯,1977(8):40－41,49.
④ 郑幼年.两仪膏治疗风湿性心脏病二尖瓣狭窄及闭锁不全[J].福建中医药,1963(1):45.
⑤ 霍根红.心衰康颗粒治疗风心病充血性心力衰竭 60 例临床观察[J].中华中医药杂志,2005,20(8):477－478.

据：(1) A 组 β 链球菌(group astreptococcus,GAS)咽培养阳性或快速咽部 GAS 检验阳性；(2) 抗 GAS 抗体滴度升高。即可诊断为 ARF。虽然 Jones 标准不是诊断 ARF 的理想工具，但其重要意义是避免 ARF 的过度诊断(over-diagnosis of ARF)。我国 ARF 发病已经下降，但 ARF 的过度诊断或漏诊并不少见，以前者较为突出。

本病属中医"痹证""心悸""喘证""水肿""中风"等范畴。可以用六经辨证的方法对上述病变发展过程进行概括及论治。如太阳病主要见于急性风湿热多关节炎，《金匮要略·痉湿暍病脉证治第二》第二十条云："湿家，身烦疼，可与麻黄加术汤发其汗为宜。"

经 验 方

自拟方　黄芪、当归、柴胡、连翘、丹参、川芎、远志、夏枯草、红花、赤芍、桂枝、地龙、甘草、生地黄、炒枣仁、鸡血藤。每日 1 剂，水煎，分 2 次服。随症加减：发热，多发性关节痛，皮下结节或环形红斑，心脏扩大，血沉增快，心电图有 ST－T 改变，舌红苔黄，脉数者，重用柴胡、丹参；偏湿热者，加黄柏、苍术；心肌炎或心衰者可给小剂量洋地黄，酌加附子、茯苓、泽泻、车前子等；阴寒或寒湿偏盛者，重用桂枝或加附子、苍术；汗出明显者，重用黄芪；贫血者，重用生地黄，加阿胶、首乌；如因感染而发热者，可选用抗生素并重用柴胡、连翘，加大青叶、金银花。补气养血，清热解毒，活血化瘀，软坚散结。临床应用：李英硕治疗 248 例急性风湿热和风心病风湿活动患者，观察组(中西结合组)中急性风湿热 62 例，风湿活动 64 例；对照组(西药组)分别为 60 例和 62 例。对照组予常规治疗，观察组予自拟方。急性风湿热或风湿活动控制后，继续服药 1 个疗程(3 个月)，以巩固治疗。治疗中除心肌炎需卧床休息外，其他病例可动静结合，但以活动后心率不超过原有心

率的 10% 为宜。结果：观察组急性风湿热近期痊愈率 82.3%，对照组 78.3%；从 5～10 年随访结果看，观察组后遗瓣膜损害 2 例，对照组 12 例，两组比较，有统计学差异($P<0.05$)；从复发问题看，观察组 3 例，对照组 13 例，两组比较，有统计学差异($P<0.05$)。[1]

风湿性心脏病并发症

1. 外感　本病与常人外感风寒不同之处是本虚标实，如明代《证治汇补·伤风》中所言："如虚人伤风，屡感屡发。"症见畏寒，发热，鼻塞，心悸，气短，苔薄白，舌质淡，脉细数。治宜益气解表。药用人参(或党参)15 克、紫苏叶 10 克、前胡 10 克、葛根 10 克、川芎 10 克、桔梗 10 克。每日 1 剂，水煎，分 2 次服。随症加减：若心阳不振，加桂枝、附子。若发汗太过，以致大汗淋漓，面色苍白，心慌气促，四肢厥冷，脉微欲绝者，立即生脉饮注射液静脉滴注，或人参、麦冬、五味子急煎频服。[2]

2. 咯血　风心病患者常伴有轻重不同的咯血，《赤水玄珠》卷九曰："咯血者，喉中常有血腥，一咯血即出，或鲜或紫者是也，又如细屑者亦是也。"《张氏医通·诸血门》言："咯血者，不嗽而喉中咯出小块，或血点是也。其证最重，而势甚微，常咯两三口即止。盖缘房劳伤肾，阴火载血而上。亦有兼痰而出者，肾虚水泛为痰也。"症见两颧紫红，头晕，乏力，心悸，咳喘，咯血，舌苔薄白，舌质暗或有瘀斑，脉细数。治宜活血化瘀、行血止血。药用当归 15 克、红花 10 克、川芎 10 克、赤芍 12 克、丹参 15 克、紫苏子 10 克、川厚朴 10 克、田三七(冲)3 克、阿胶 10 克。随症加减：气虚甚者，加人参或党参；兼气阴两虚，伍以麦冬；咳喘甚者，加橘红、川贝、枇杷叶、竹沥等。每日 1 剂，水煎分 2 次服。[3]

3. 结代脉　风心病结代脉中，以心房纤颤最

① 李英硕.中西医结合治疗急性风湿热和风心病风湿活动的远期疗效观察[J].吉林中医药,1985(6)：14－15.
②～③ 席时华.治疗风湿性心脏病并发症的体会[J].河南中医,1986(4)：7－8.

为多见。《脉经》载："结脉往来缓，时一止复来"；脉来缓弱而有规则的歇止，且间歇的时间较长，谓之代脉，即"缓而一止，止有定数"。症见心悸，气短，乏力，失眠多梦，苔薄白，质淡或暗紫，脉促或呈结代。治宜益气养阴、活血化瘀。药用黄芪30克、党参15克、麦冬30克、当归15克、川芎10克、赤芍15克、丹参30克。随症加减：血瘀重者，加桃仁、红花；失眠多梦，加炒枣仁、夜交藤、生龙骨、生牡蛎；畏寒肢冷，加附子；有风湿活动者，加汉防己、防风、苍术等。每日1剂，水煎分2次服。[①]

4. 水肿　风心病并发水肿实为慢性心衰所致。《灵枢·水胀》篇对其症状作了详细的描述，如"水始起也，目窠上微肿，如新卧起之状，其颈脉动，时咳，阴股间寒，足胫肿，腹乃大，其水已成矣。以手按其腹，随手而起，如裹水之状，此其候也。"关于发病原因，《素问·水热穴论》篇指出："故其本在肾，其末在肺。"《素问·至真要大论》篇又指出："诸湿肿满，皆属于脾。"症见面色苍白，心悸气短，甚至不能平卧，下肢或全身水肿，四肢不温，舌苔薄白，舌质淡，脉沉细数。治宜温补心肾，兼以利水。药用人参10克、制附子10克、干姜10克、白术10克、茯苓30克、泽泻30克、车前子(包)30克、肉桂10克。随症加减：气虚多汗，加黄芪；瘀血重者，加三棱、莪术、丹参、红花、刘寄奴、甲片。每日1剂，水煎分2次服。[②]

5. 下肢动脉栓塞　风心病房颤易致腔内血栓形成，部分血栓脱落可引起周围动脉及肺动脉栓塞。下肢动脉栓塞属中医"脉痹""脱疽"范畴，《杂病源流犀烛·诸痹源流》曰："痹者，闭也。三气乍至，壅蔽经络，气血不行，不能随时祛散，故久而为痹。"症见心悸，气短，下肢疼痛，皮色潮红，肿胀、灼热，并见肢瘫，饮食减少，夜不能寐，两颧稍红，口唇发绀，舌质红，无苔，触诊五里、冲阳等动脉均下陷，寸口脉促。治宜通脉逐瘀、清热利湿。药用白茅根50克、丹参40克、金银花40克、炒枣仁15克、苍术15克、汉防己15克、牡蛎25克、秦艽25克、黄柏10克、牛膝20克。每日1剂，水煎分3次服。另用琥珀7.5克、汉三七7.5克，共研为极细末调匀，每次服5克，用汤药冲服。田嘉禾用上方治疗1例风心病下肢动脉栓塞患者，3剂药后诸症大减，左下肢肌力渐复正常，能骑自行车来院就诊。五里、冲阳等动脉出现，按之应指，寸口脉缓和，律整。继服前方3剂，病获痊愈。[③]

6. 颈肌炎　风心病并发颈肌炎者较少见，此属湿热之邪熏灼太阳经腧所致。症见头项强痛，活动受限，肌肤微热而不红肿，每日暮则疼痛加重，体见潮热，口渴不多饮，头额汗出，入睡后尤甚，夜寐不安，食欲不振，大便干结，小便短黄，舌红尖起芒刺，苔黄，脉滑数，时呈结代。治宜清热泻火、疏风通络。药用石膏60克、大黄(酒炙)12克、玄明粉4.5克、葛根15克、防风6克、荆芥4.5克、赤芍9克、地龙6克、萆薢6克。郑国良等以上方治疗1例风心病并发颈肌炎患者，1剂药后大便通畅，头颈强痛减轻，体温降至正常。继服上方去石膏、大黄，加升麻4.5克，连服3剂，头项强痛续减，可以转动，但仍拒按，又调方：玄参6克、连翘心9克、生地黄9克、制乳香3克、制没药3克、郁金4.5克，连进3剂，头项运动自如，舌脉正常。后又以补中益气汤，加减复脉汤调理善后。服药同时，配合中药熏洗(忍冬藤30克、石菖蒲6克、络石藤30克，煎汤外用)。每日1～2次。6剂后，患者痊愈。[④]

①～②　席时华.治疗风湿性心脏病并发症的体会[J].河南中医，1986(4)：7-8.
③　田嘉禾.风心病下肢动脉栓塞验案举隅[J].新中医，1986(9)：33-34.
④　郑国良，刘永华，等.风湿性心脏病并发颈肌炎一例治验[J].福建中医药，1966(2)：16.

心 包 疾 病

心 包 炎

概 述

心包炎是心包膜的脏层和壁层发生炎症的一种疾病，它常是全身疾病的局部表现或由邻近组织病变所波及。临床分急性和慢性两种，急性者常伴有心包渗液，慢性者易发生心包缩窄，临床表现主要有发烧、心前区胀闷疼痛、心悸、呼吸困难、颈静脉怒张、肝大水肿、胸腹水等。

根据不同的临床表现，本病可归属中医的"温病""内伤发热""心悸怔忡""胸痹""结胸""痰饮""悬饮""支饮""伏饮"等范畴。《金匮要略·痰饮咳嗽病脉证并治》篇云："水在心，心下坚筑，短气，恶水不欲饮。"又云："……凡食少饮多，水停心下，甚者则悸，微者短气……"

辨 证 施 治

1. 饮邪内停证　治宜滋阴清热。方用葶苈大枣泻肺汤合苓桂术甘汤加减：麦冬 12 克、五味子 6 克、功劳叶 10 克、百部 10 克、地骨皮 15 克、牛黄（冲）0.2 克、生地黄 10 克、连翘 15 克、鲜芦根 30 克、三七（冲）3 克、鸡内金 10 克、沙参 15 克、冬虫夏草 10 克、金银花 25 克、葶苈子 10 克、大枣 5 枚、云茯苓 10 克、薏苡仁 30 克、玄

参 15 克。每日 1 剂，水煎分 2 次服。临床观察：纪秀兰以上方治疗 1 例结核性心包积液患者，守方加减 35 剂后，患者诉心区疼和烦躁缓解，纳增唯觉多汗。舌质嫩红，脉弦细。复查 X 线胸片，报告为正常心影。检查超声心动图，报告心包积液消失。[①]

2. 热伤阴津证　治宜滋阴清心、凉血化瘀、通窍祛痰、养心安神。方一，药用生地黄、玄参、麦冬、地骨皮、黄连、石莲子、牡丹皮、合欢皮、淮山药、茯苓、竹叶芯。方二，药用牡丹皮、丹参、合欢皮、瓜蒌皮、生地黄、麦冬、黄连、石莲子、胆南星、茯苓、远志、朱砂、石菖蒲。方三，药用法半夏、胆南星、泽泻、茯苓、合欢皮、朱砂、当归身、红参、远志、枣仁、石莲子、石菖蒲。每日 1 剂，水煎分 2 次服。临床观察：李传清按上方治疗 1 例化脓性心包炎患者，方一服 5 剂，方二服 5 剂，方三服 3 剂，共服 13 剂，症状消失，继以归脾汤加减调理善后，随访 6 年未复发。[②]

3. 气虚发热证　方用补中益气汤加减：黄芪、党参、白术、甘草、当归、陈皮、半夏、柴胡、茯苓、砂仁。每日 1 剂，水煎分 2 次服。[③]

4. 风湿热证　方用竹叶、金银花、芦根、茯苓、琥珀、牡蛎、麦冬、甘草。每日 1 剂，水煎分 2 次服。临床观察：李斯炽以上方治疗 2 例心包炎患者，服用 2～3 剂后症状均明显减轻。[④]

5. 热毒壅盛证　治宜活血通络、透卫祛湿、顾护阴津。方用银翘白虎汤加味：金银花 24 克、薏苡仁 24 克、生石膏 45 克、连翘 24 克、茅术 9 克、

①　纪秀兰.结核性心包积液 1 例治验［J］.河北中医,1986(1)：20.
②　李传清.中医治愈化脓性心包炎一例［J］.江西中医药,1982(1)：43.
③　吴涛,等.新医药资料,1979(4)：39.
④　李斯炽.湖南医药杂志,1978(4)：39.

红花9克、苦参15克、葛根30克。每日1剂,水煎分2次服。临床观察:郑新以上方治疗1例非特异性心包炎患者,服药3日后壮热大减,咳嗽胸痛好转。入益气养阴之品,再予2剂,体温降至正常,胸痛消除。[1]

6. 痰热互结证　方用瓜蒌薤白半夏汤合温胆汤加减:瓜蒌、黄连、半夏、陈皮、茯苓、甘草、竹茹、枳实、杏仁、川贝母。每日1剂,水煎分2次服。临床观察:万友生以上方治疗1例急性心包炎患者,以开胸豁痰,清热涤饮,并用独参汤及生脉散固脱。经32天治疗,症状基本消除,心包络脉通畅。后以标本兼顾平补脾胃之法收功,随访2年未发。[2]

7. 气滞血瘀证　方用膈下逐瘀汤加减:当归、川芎、赤芍、桃仁、红花、乌药、延胡索、香附、枳壳、丹皮、五灵脂、甘草。临床观察:李树勋仿王清任膈下逐瘀汤加减,治疗1例早期缩窄性心包炎,以气滞血瘀,病久入络论治,服药34剂,诸症消失。[3]

经 验 方

1. 自拟方　猪苓15克、茯苓15克、泽泻15克、白术15克、桂枝6克、附子片10克、白芍15克、赤芍15克、生姜3片、黄芪15克、丹参15克。每日1剂,水煎分2次温服,30天为1个疗程。适用于尿毒性心包炎。张传波将96例尿毒症性心包炎患者随机分为治疗组和对照组各48例。对照组给予西医常规治疗,治疗组在对照组的治疗基础上加用上述中药治疗。结果:对照组总有效率81.3%,治疗组总有效率100%,治疗组优于对照组($P<0.05$)。[4]

2. 葶苈大枣泻肺汤加减　葶苈子30克、紫苏子10克、紫苏叶10克、前胡6克、浙贝母10克、

杏仁10克、枇杷叶10克、桑白皮10克、大腹皮10克、槟榔10克、茅根10克、芦根10克、冬瓜皮30克、茯苓皮30克、苦参15克、大黄3克。适用于急性心包炎合并心包积液。彭建中以上方治疗1例急性心包炎合并心包积液患者,取药4剂。嘱其立即煎服,至夜睡觉前服二煎令尽。若症状渐减,可继服后3剂;若症状未减或加重,应立即急诊入院治疗。复诊示药后喘咳胸憋逐渐减轻,4剂服完即咳止喘平,至今如常人,能吃能睡能干活。诊其脉和舌净,然如此重证,恐余邪未尽,遂以原方去葶苈子、苦参、桑白皮、冬瓜皮、茯苓皮、大黄,加焦三仙各10克、水红花子10克,宣肺气疏三焦,以为善后之计。胸透报告提示心肺膈正常。随访至今未复发。[5]

3. 苓桂术甘汤加味　茯苓15克、白术15克、桂枝10克、炙甘草10克、瓜蒌皮10克、川贝母10克、檀香10克、砂仁10克、半夏12克、薤白12克、附子9克、百合20克。每日1剂,水煎分2次服。包高文用上方治疗1例急性心包炎患者,5剂后,患者精神转佳,尿量增多,低热已平,胸闷胸痛心慌减半,但觉心中有痞塞感,动则气短,舌淡边有齿印,苔白腻,脉沉细滑数。再进4剂,诸证均减。惟纳食不香,舌淡苔薄白,脉沉细数。脾胃仍虚,转拟香砂六君子汤合丹参饮调理善后。12剂尽,纳食转香,胸片复查示心影大小正常。超声心动图、超声波、血常规、血沉均为正常,心电图惟T波改变,余正常,病告痊愈。随访至今,安然无恙。[6]

4. 自拟方　麦冬12克、玄参15克、地骨皮15克、连翘15克、茯苓10克、功劳叶10克、百部10克、葶苈子10克、椒目10克、生地黄10克、鸡内金10克、薏苡仁30克、鲜芦根30克、五味子6克、大枣5枚、牛黄(冲)0.2克、三七粉(冲)3克。每日1剂,水煎分2次服。适用于结核性心包炎。纪秀兰以上方治疗1例结核性心

① 郭铭信.发热恶寒、咳痰、心前区痛[J].新医药学杂志,1978(5):10-14.
② 万友生.新医药资料,1976(1):61.
③ 李树勋.中医杂志,1965(1):24.
④ 张传波.中西医结合治疗尿毒症性心包炎48例[J].河南中医,2014,34(12):2340.
⑤ 彭建中.经方加味治疗急性心包炎合并心包积液1例[J].国医论坛,1997,12(3):15.
⑥ 包高文.急性心包炎治验一得[J].四川中医,1986(1):37.

包积液患者。连服 14 剂，去椒目，加沙参 15 克、冬虫草 10 克、金银花 25 克，共服 35 剂。复查心脏超声，报告心包积液消失。又拟滋阴清热之剂以善其后。药用天冬 10 克、麦冬 10 克、玄参 10 克、知母 10 克、茯苓 10 克、当归 10 克、生黄芪 10 克、白芍 15 克、沙参 15 克、山茱萸 15 克、薏苡仁 30 克、生龙骨 30 克、生牡蛎 30 克、首乌 5 克。连服 7 剂，康复出院。①

5. 生脉散加味　红参须 12 克、麦冬 12 克、北五味子 8 克、金银花 20 克、连翘 15 克、藿香 12 克、薏苡仁 15 克、茯苓 12 克、白蔻 6 克、浙贝母 12 克、木通 12 克、败酱草 30 克、淡竹叶 15 克、水竹茹 12 克、蒲公英 15 克、京半夏 10 克。适用于化脓性心包炎。赵大发以上方治疗 1 例化脓性心包炎患者，服上方 3 剂，每日吞服安宫牛黄丸 1 粒后，呕吐、咳嗽均已消失，神志清醒，体温 38.5℃，诊脉象如前。复诊后以上方药去白蔻、京半夏，连服 5 剂，继吞安宫牛黄丸。热退至 37.2℃，心胸疼痛减轻，脉象和缓。守上方加薯蓣 15 克、鸡内金 8 克，继服 4 剂仍吞丸药。来诊，上述诸证好转，能进饮食，起床自由活动。放射复查结果示双肺（－），心影示形态大小、位置、搏动均未见异常。心电图复查结果示电轴不偏。心包炎已痊愈。②

6. 仿王清任氏膈下逐瘀汤加减　当归尾 9 克、赤芍 5 克、川芎 3 克、红花 3 克、五灵脂 6 克、桃仁 3 克、牡丹皮 5 克、乌药 6 克、香附 6 克、桔梗 3 克、枳壳 5 克、郁金 5 克、瓜蒌 5 克、蒲黄 5 克、延胡索 5 克。每日 1 剂，水煎服。孙济东用上方治疗 1 例患结核性心包炎并有心包积液的患儿。患儿服 10 剂后，病大有好转，面色口唇较前红润，肝缩小至二指，质较软。饮食增加，体质、精神均有所恢复。脉沉细，舌暗红，苔微黄。效不改方，加土鳖虫 6 克，以增强活血化瘀之力。前后共服上方 40 余剂，患儿一切如常，复查证实缩窄性心包炎的症状消失，肝未触及，腹部柔软，检查均属正常。③

狼疮性心包炎

概　述

系统性红斑狼疮（SLE）是一种累及全身各器官的自身免疫性疾病，心脏是其常见的受累器官之一，而心脏受损中又以心包炎最多见，有时可成为 SLE 的起始症状或主要症状，其发生与 SLE 活动有关，日益受到了国内外学者的重视。

本病属中医"痹证"范畴，《素问·痹论》载："风寒湿三气杂至，合而为痹。"如本病以单独心包炎为表现者，则属于"心痹""水气""饮证"范围。治法以清热养阴、蠲饮利水为主。

经　验　方

1. 清热养阴、蠲饮利水法　① 红三方：生地黄 30 克、玄参 30 克、生薏苡仁 30 克、虎杖 30 克、羊蹄根 30 克、忍冬藤 30 克、苦参 30 克、黄芩 30 克、知母 9 克、麦冬 12 克。每日 1 剂，水煎分 2 次服。② 红一方：生石膏（先煎）30 克、寒水石 30 克、滑石 30 克、生地黄 30 克、生薏苡仁 30 克、知母 9 克。并以红三方和红一方为基础方加利水药：葶苈子 30～60 克、桑白皮 30～60 克、茯苓 15 克、猪苓 15 克、泽泻 15 克、车前子（包）30 克。随症加减：热甚者，重用石膏 60 克、生地黄 30 克；蛋白尿者，加六月雪 30 克、接骨木 30 克、猫爪草 30 克；瘀血经闭，加益母草 30 克、丹参 30 克。重症每日 2 剂，水煎分 4 次服。疗程 3 周～5 个月不等。沈丕安等用上方治疗 22 例狼疮性心包炎患者。结果：显效 15 例，进步 3 例，无效 4 例，其中

① 纪秀兰.结核性心包积液 1 例治验[J].河北中医,1986(1)：20.
② 赵大发.伏暑逆传心包（化脓性心包炎）[J].四川中医,1984(6)：33.
③ 孙济东.膈下逐瘀汤治疗缩窄性心包炎有效[J].中医杂志,1981(8)：79.

1 例死于尿毒症感染。总有效率 81.8%。显效 15 例中有 12 例积液完全吸收。10 例大量积液者,有效 8 例。①

2. 自拟方　金银花 20 克、连翘 15 克、芦根 30 克、黄芩 10 克、桔梗 10 克、生石膏 30 克、茯苓 30 克、猪苓 20 克、泽泻 10 克、葶苈子 12 克、车前子 30 克、瓜蒌 30 克、青皮 10 克、桃仁 10 克、赤芍 20 克、柴胡 20 克、甘草 6 克。每日 1 剂,水煎服。马垂宪用上方治疗 1 例狼疮性心包炎患者,5 剂后胸疼气短明显好转,8 剂药后心包摩擦音消失,超过心动图示心包积液完全吸收,已不胸憋气短。后当寒热往来,体温下降,邪留三焦时,又以小柴胡汤合杨栗山升降散,桴鼓相应,体温立降。至此,患者痊愈。②

心 包 积 液

概　述

正常心包腔含少量液体,当积液超过 50 毫升时称为心包积液。心包积液是心脏疾病中一种较常见的临床表现,尤其是在超声心动图成为心血管疾病的常规检查方式之后,心包积液患者的检出率明显上升。常见病因分为感染性和非感染性两大类,感染性者包括结核、病毒、细菌、原虫(阿米巴)等,非感染者包括肿瘤、免疫系统疾病、心脏损伤或大血管破裂、内分泌代谢性疾病、放射损伤、心肌梗死后积液等。当心包积液持续数月以上时,便构成慢性心包积液。临床上对心包积液的治疗,西医主要以心包穿刺及对症治疗为主。

本病属中医"支饮"范畴。《金匮要略·痰饮咳嗽病脉证并治》曰:"咳逆倚息,短气不得卧,其形如肿,谓之支饮。"通常因感染痨虫,或感受温热、湿热等邪,郁而不解,入侵心包之络,或因肾衰水毒上泛,损伤心包所致。其主要临床表现为胸闷胸痛,或胸前压迫感,心悸气促,呼吸困难,或恶心呕吐,烦躁不安。

经　验　方

1. 真武汤合五苓散加减　制附片 12 克、桂枝 15 克、茯苓 20 克、猪苓 15 克、白术 20 克、泽泻 20 克、白芍 15 克、干姜 9 克、葶苈子 30 克、车前子 20 克、防己 20 克、黄芪 20 克。每日 1 剂,水煎服。刘建伟用上方治疗 1 例心包积液(中量)患者。患者服药 7 剂后,自述胸闷、气短、心悸等症状明显减轻。上方加佛手 15 克、砂仁 10 克,10 剂。复查心脏彩超示心包腔可见液性暗区,前心包 7 毫米,后心包 14 毫米,左侧心包 16 毫米,心尖部 10 毫米。心包积液减少。上方巩固治疗 2 月,心包积液消除,随访 1 年,未复发。③

2. 葶苈大枣泻肺汤加味　葶苈子 30 克、大枣 10 克、西红花(冲)0.5 克、西洋参 10 克、车前子 30 克。每日 1 剂,浓煎口服,每次 100 毫升,每日 2 次,早中午饭后半小时各服 1 次。1 周为 1 个疗程,一般服 3～4 个疗程。适用于尿毒症心包积液。王铁民等将 22 例尿毒症心包积液患者分为治疗组 15 例和对照组 7 例。对照组应用强心、利尿、扩血管以及血管紧张素转换酶抑制剂和 β 受体阻滞剂、降压、纠酸、补钙等对症治疗,并发感染者使用抗生素,电解质紊乱者及时纠正,伴有缺氧者予以低流量吸氧。规律血液透析,每周 3 次,根据干体重每次脱水 1～3 千克。治疗组在对照组治疗基础上加服上述中药。结果:治疗组显效 9 例,有效 5 例,无效 1 例,总有效率 93.3%;对照组显效 2 例,有效 3 例,无效 2 例,总有效率 71.4%。④

3. 苓桂术甘汤加味　茯苓 12 克、大腹皮 12

① 沈丕安,等.狼疮性心包炎的中医治疗[J].北京中医,1990(1):18-20.
② 马垂宪.中药治愈狼疮性心包炎一例报告[J].中医药研究,1989(1):14-15.
③ 刘建伟.温心利水法治疗慢性心包积液经验[J].中医研究,2014,27(7):50-51.
④ 王铁民,等.葶苈大枣泻肺汤加味治疗尿毒症心包积液 15 例临床疗效观察[J].中医临床研究,2011,3(3):33-34.

克、桂枝 10 克、桔梗 10 克、生白术 30 克、甘草 6 克、丹参 15 克、桑白皮 15 克。每日 1 剂，水煎温服，2 个月为 1 个疗程。沈盛晖以上方治疗 10 例特发性慢性心包积液患者，完全缓解 5 例，部分缓解 4 例，无效 1 例。总有效率 90%。[1]

4. 生脉散合白花蛇舌草加减 白花蛇舌草 30 克、太子参 15 克、麦冬 15 克、五味子 6 克、葶苈子 15 克、车前子 15 克、猪苓 30 克、茯苓 30 克、丹参 15 克、半枝莲 15 克、白茅根 15 克、甘草 6 克。每日 1 剂，水煎，分 3 次口服。郭培军用上方治疗 1 例心包积液西医对症治疗半年无效患者，服用上述中药半月后浮肿消退。1 个月后复查 B 超显示积液减少，右室前壁无回声深度约 2 厘米，心尖部约 4 厘米。守方加减 1 年后，心电图、X 线胸片均正常。患者精神如常人，活动尚可，上楼时稍觉气短，其余均正常。继续服丸药以巩固疗效。随访 2 年，病情无反复，能独立生活。[2]

5. 水参散 水蛭、苦参、黄芪、熟地黄、细辛、冰片、甘遂等。每次 5 克，每日 3 次。适用于恶性心包积液。明华等将 60 例恶性心包积液患者分为治疗组和对照组各 30 例。两组均行心包内置中心静脉导管引流术及心包腔内化疗，治疗组在此基础上加服水参散。结果：治疗组总有效率 100%，对照组 70%，两组总有效率比较，有高度显著性差异（$P<0.01$）。[3]

6. 己椒苈黄汤 防己 12 克、椒目 8 克、葶苈子 12 克、熟大黄 8 克、连皮茯苓 30 克、白芍 15 克、白术 10 克、制附子 10 克、生姜 3 片、葫芦 30 克、大腹皮 18 克、桂枝 8 克、大枣 6 个。陈玲玲用上方治疗 1 例化脓性心包炎、心包积液粘连的患者，临证加减共 19 剂后，患者一般情况好转，遂行心包剥离手术。[4]

7. 升降散合生脉散加减 蝉蜕 6 克、僵蚕 10

克、姜黄 15 克、大黄 6 克、西洋参 6 克、麦冬 15 克、桑白皮 20 克、茯苓皮 20 克、葶苈子 10 克、枳壳 15 克、猪苓 15 克、丹参 20 克。朱光辉以上方治疗 1 例扩张型心肌病并心包大量积液患者，西药治疗未见好转，临证加减服药月余，患者诸症均减，好转出院。[5]

8. 血府逐瘀汤合瓜蒌薤白半夏汤加减 当归 10 克、川芎 10 克、半夏 10 克、赤芍 20 克、瓜蒌 20 克、薤白 20 克、牛膝 6 克、桔梗 6 克、桃仁 12 克、红花 9 克、枳壳 9 克、生黄芪 30 克。水煎浓汁 300 毫升，取白酒 15 克兑药服，早晚各 1 次。杨昌宁以上方治疗 1 例胸水并心包积液患者，连服 20 剂，自觉症状明显好转，效守原方连服 1 月，在此期间服六君子汤、参苓白术散等健脾扶正之剂。月余后复查，心包积液消失，心影正常。[6]

9. 葶苈大枣泻肺汤合逍遥散加减 葶苈子 10 克、当归 10 克、柴胡(醋炒)10 克、白术 10 克、菖蒲 10 克、砂仁 10 克、神曲 10 克、山楂 10 克、麦芽 10 克、白芍 15 克、冬瓜子 20 克、冬瓜皮 20 克、赤茯苓 20 克、白茯苓 20 克、大枣 3 枚。每日 1 剂，水煎分 4 次服。并将药渣以纱布包裹温敷心前区。华良才以上方治疗 1 例心包积液患者，守方出入 30 余剂。复查 B 超显示原心包腔各部液性暗区均消失，心电图检查亦恢复正常。[7]

10. 五苓散合五皮饮加减 猪苓 6 克、茯苓皮 6 克、桑白皮 6 克、桂枝 6 克、白术 9 克、党参 9 克、泽泻 12 克、陈皮 12 克、大腹皮 12 克、生姜皮 3 克、夏枯草 30 克。每日 1 剂，水煎分 2 次服。曲凤至以上方治疗 1 例心包积液患者，守方出入化裁连服 40 剂，复查胸片示心影正常。[8]

11. 苓桂术甘汤加味 茯苓 12 克、桂枝 9 克、白术 9 克、甘草 6 克、黄芪 24 克、陈皮 9 克、防己 9

① 沈盛晖.苓桂术甘汤加味治疗特发性慢性心包积液 10 例[J].浙江中医杂志,2011,46(5)：326.
② 郭培军.白花蛇舌草治疗心包积液[J].中医杂志,2007,48(3)：248.
③ 明华,等.水参散治疗恶性心包积液 30 例[J].中医研究,2004,17(2)：30-31.
④ 陈玲玲.黄少华用己椒苈黄汤治验 3 则[J].中医杂志,2001,42(4)：206-207.
⑤ 朱光辉.升降散加减治疗心包大量积液 2 例[J].中医杂志,1996,37(4)：225-226.
⑥ 杨昌宁.胸水并心包积液治验 1 则[J].陕西中医,1991(11)：506.
⑦ 华良才.心包积液验案[J].新中医,1987(5)：38.
⑧ 曲凤至,等.陕西中医,1982(3)：12.

克、杏仁 12 克、丹参 15 克、红花 4.5 克、当归 12 克、白芍 12 克。邵文启以上方治疗 1 例心包炎导致心包积液患者，经用抗生素与利尿剂 2 周后，发热稍退，但其他症状未能控制，守方加减 10 余剂后，患者自觉症状消失，经 X 线及其他检查均属正常。[1]

亚急性感染性心内膜炎

概　述

亚急性感染性心内膜炎为微生物感染所致的心瓣膜或心内膜炎症。为内科疾病中最急重症之一，死亡率为 20%～30%。本病多数见于既往有心脏病的患者，特别是患有风湿性心脏病患者，由于抗菌药物的广泛应用，这类患者的发生率逐年下降，而先天性心脏病的发生率却逐年升高，临床报道，先天性心脏病是形成亚急性感染性心内膜炎的主要致病因素。且该类疾病好发于青壮年男性，研究结果显示，男女比例为 7.2：2.8，与文献报道类似。

亚急性感染性心内膜炎的致病菌通常以草绿色链球菌多见，其次为肠球菌。起病不如急性感染性心内膜炎急骤，但仍有明显的中毒症状，可使诸多器官受累，长时间发展可造成瓣膜损坏和迁徙性感染，对人类的生命健康安全造成严重的威胁，降低其生活质量。其临床表现为发热、汗出、胸闷、心悸、气急，甚则不能平卧，或斑点隐隐，或咯血、衄血等。柳宝诒谓："其燔灼于营分者，血为热扰，每每血由肺络溢出为咳血，由吐而出为吐血，上行清道为鼻衄、齿衄，下行浊窍为溲血、便血。"由于抗菌药物等广泛应用后，本病的症状往往不典型、无特异性，容易误诊或漏诊。

本病属中医"温病""内伤发热""心悸""胸痹"范畴。病因病机上，为先天心脏禀赋不全，或六淫侵袭，病后失于调节，或劳倦思虑过度，情志不调，气血耗伤而致正气亏虚，温热之邪乘虚而入，内犯于心，阻塞经络，气血凝滞，耗气伤阴而致。在现代临床医学对中医药的研究中发现：清热解毒类、益气活血类、安神收敛类中药具有抑制或消灭机体发热源、抗菌、抗病毒、消炎、解热、调节免疫功能等多重疗效，为亚急性感染性心内膜炎的长效治疗药物。

辨　证　施　治

蒋一鸣等分 4 期

1. 卫分证期　症见发热，微恶风寒，无汗或少汗，头痛，心悸，胸闷，或有咳嗽，或有咽痛，苔薄舌尖红，脉浮数。治宜辛凉解表、透邪外出。方用银翘散加减：金银花 9 克、连翘 9 克、栀子 9 克、半夏 9 克、荆芥 6 克、陈皮 6 克、豆卷 12 克、薏苡仁 12 克、鲜芦根 30 克。

2. 气分证期　症见壮热，大汗，大渴，不恶寒反恶热，心悸气急，甚则不能平卧，或有腹满痞痛，便秘溲赤，脉滑数或洪大，苔黄燥。治宜清泄里热，佐以益气扶正。方用白虎加人参汤合增液承气汤：生石膏 90 克、知母 10 克、大黄（后下）9 克、芒硝（冲）9 克、黄芩 9 克、羌活 12 克、板蓝根 30 克、蒲公英 30 克。

3. 营分证期　症见身热夜甚，烦扰不寐，口不甚渴，斑点隐隐，面色㿠白，语言无力，肝脾肿大，脉细数，舌红绛。治宜清营透热，佐以扶正祛邪。方用清营汤加减：广犀角（水牛角代）9 克、川芎 9 克、知母 9 克、生地黄 30 克、生石膏 60 克、赤芍 15 克、牡丹皮 15 克、太子参 15 克、七叶一枝花 15 克、麦冬 12 克、豆豉 6 克、生甘草 6 克、人造牛黄（分吞）3 克。

4. 血分证期　症见身热躁扰，或吐血、咯血、衄血、溲血以及便血，斑点透露，或在手指及足趾末端的掌面呈现红紫色丘疹，指如杵状，肝脾肿大，质地坚硬，甚则昏狂谵妄，肢体偏瘫，脉沉细，

---

① 邵文启.以中药为主治愈心包积液一例［J］.山东医药，1973（6）：71.

舌深绛。治宜清热凉血、活血化瘀。方用犀角地黄汤加味：广犀角（水牛角代）9 克、牡丹皮 9 克、黄芩 9 克、紫草 9 克、川芎 9 克、炙甘草 9 克、生地黄 15 克、赤芍 15 克、生石膏 60 克、板蓝根 30 克、蒲公英 30 克。同时静脉输注丹参注射液 10 支（加入 5％葡萄糖液 500 毫升中），每日 1 次，10 天为 1 个疗程。[1]

经 验 方

1. 银翘散加味　黄芪 20 克、淡竹叶 15 克、荆芥 15 克、连翘 30 克、当归 20 克、桔梗 15 克、远志 15 克、酸枣仁 15 克、栀子 15 克、牛蒡子 15 克、炙甘草 10 克、薄荷 15 克、芦根 15 克、野菊花 15 克、金银花 30 克。300 毫升水煎服，每日 2 次，早晚各 1 剂温服。雷程等将 70 例临床确诊亚急性感染性心内膜炎患者随机分为对照组和观察组各 35 例，在抗菌、纠正心功能异常等常规治疗基础上，对照组给予左氧氟沙星治疗，观察组给予银翘散加味配合左氧氟沙星治疗。两组均连续治疗 4 周。结果：观察组治疗总有效率 67.50％，显著高于对照组 57.25％（P＜0.05）；治疗后两组中医证候评分及血清 C 反应蛋白、Osler 结节消退情况均明显优于治疗前（均 P＜0.05）。[2]

2. 麻杏石甘汤加味　水牛角 30 克、生石膏 30 克、丹参 18 克、生地黄 15 克、知母 15 克、玄参 12 克、牡丹皮 12 克、杏仁 10 克、生甘草 6 克、炙麻黄 6 克。随症加减：若正气损伤、心肾亏虚症状严重，加桂枝 10 克、茯苓 30 克；若壮热心烦、胸闷短促症状严重，加连翘 10 克、金银花 5 克；若纳差腹胀症状严重，加苍术 12 克、砂仁 10 克。每日 1 剂，水煎服，分别于早晚餐前 30 分钟服用，连用 6 周。聂媛媛等将 52 例亚急性感染性心内膜炎患者随机分为试验组和对照组各 26 例。对照组在常规治疗基础上给予头孢曲松钠，试验组在常规

治疗基础上给予麻杏石甘汤加味联合头孢曲松钠。结果：治疗后两组主症、次症和总积分均显著降低，试验组治疗总有效率 92.31％，显著高于对照组 69.23％（P＜0.05）；治疗后两组血清 PCT、Hs－CRP 和 ESR 水平均显著降低（均 P＜0.05），且试验组降低更为显著（均 P＜0.05）；两组用药期间均未出现不良反应。[3]

3. 归脾汤　黄芪 30 克、党参 25 克、丹参 20 克、当归 15 克、炒白术 20 克、茯苓 20 克、泽泻 15 克、远志 6 克、龙眼肉 12 克、木香 6 克、炙甘草 6 克。可根据患者的临床症状进行药物加减。每日 1 剂，水煎服，分早晚 2 次饭后温服。孙洋馨等将 120 例亚急性感染性心内膜炎患者随机分为研究组和对照组各 60 例。所有患者予西药对症及支持治疗，研究组患者在对照组治疗的基础上给予归脾汤加味治疗。结果：4 个疗程后，研究组临床痊愈 41 例，显效 10 例，有效 7 例，无效 2 例，治愈率 68.3％；对照组临床痊愈 27 例，显效 18 例，有效 11 例，无效 4 例，治愈率 45.0％，研究组明显高于对照组，且差异有统计学意义（P＜0.05）。[4]

4. 青蒿鳖甲汤合补中益气汤加减　青蒿 10 克、鳖甲 10 克、知母 10 克、生地黄 10 克、党参 10 克、黄芪 15 克、白术 10 克、陈皮 9 克、柴胡 10 克、升麻 10 克、白芍 10 克、当归 10 克、甘草 3 克。每日 1 剂，水煎服，早晚分服。徐高文用本方治疗 1 例有先天性心脏病病史，此次不规则发热 4 周伴多脏器栓塞的亚急性感染性心内膜炎患者，服药 6 天未再发热，胸闷、心慌、咳嗽明显好转。服药 2 周后出院，出院时血常规检查示：WBC 每升 5.3×10⁹ 个，N 0.52，L 0.48。血尿素氮每升 9.2 毫摩尔，肌酐每升 104 微摩尔。患者胸闷、心慌明显减轻，纳食正常，未再咯血。[5]

5. 五味消毒饮加减　蒲公英 30 克、紫花地丁 30 克、天葵子 30 克、野菊花 30 克、当归 15 克、金银花 15 克、生地黄 15 克、白芍 15 克、陈

① 蒋一鸣，等.亚急性感染性心内膜炎的辨证施治［J］.上海中医药杂志，1984（7）：12－14.
② 雷程，杨颖.银翘散加味治疗亚急性感染性心内膜炎临床观察［J］.辽宁中医药大学学报，2018，20（6）：159－161.
③ 聂媛媛，刘建飞.麻杏石甘汤加味联合头孢曲松钠治疗亚急性感染性心内膜炎疗效观察［J］.现代中西医结合杂志，2017，26（2）：147－150.
④ 孙洋馨，等.归脾汤辅助治疗亚急性感染性心内膜炎的疗效研究［J］.实用医药杂志，2016，33（6）：509－511.
⑤ 徐高文.亚急性感染性心内膜炎治验［J］.安徽中医临床杂志，2000，12（5）：427.

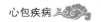

皮 15 克、谷芽 15 克、麦芽 15 克、半夏 15 克。水煎分 2 次服，每日 1～2 剂。周克志以上方治疗 1 例连续 3 周应用多种抗生素无效的亚急性感染性心内膜炎患者，服药 1 周症状减轻，续服 2 周体温降至正常，3 个月后痊愈，随访 1 年，一切如常。[1]

---

[1] 周克志.治疗亚急性心内膜炎[J].四川中医,1991(4)：29.

心脏骤停与心脏性猝死

概　　述

心脏骤停是指由多种原因引起的心脏突然丧失有效的收缩和泵血功能。有效循环突然停止，致使全身脏器供血中断，引起组织器官缺血缺氧和代谢障碍。主要表现为心音和脉搏消失，血压测不出，意识丧失，呼吸断续和停止，瞳孔散大，阿-斯综合征。该症死亡率高，及时有效的心肺复苏是治疗的关键。

心脏性猝死是以心脏骤停的特征为基础，出现症状1小时内未预料的心脏原因死亡。其中75%为冠心病所致，20%为其他各种心脏病、心肌炎、心肌病、主动脉瓣病及脂肪心所致，5%心脏无器质性改变，有人认为系一时血中儿茶酚胺升高（儿茶酚胺血症）的结果。

根据本证有突然发病、抽搐、昏迷，继而迅速死亡的特点，属中医"厥证""脱证""卒中"等范畴。本证治疗要点在心肺复苏成功后辨证用药。

经　验　方

1. 中西医结合治疗方　常规复苏抢救治疗后，心脑肺复苏自主循环恢复，用生脉注射液60～100毫升＋5%葡萄糖250～500毫升内静滴，每日1次；四肢厥冷者，用参附注射液20毫升＋10%葡萄糖40毫升内静推，再用40～100毫升＋10%葡萄糖250～500毫升内静滴。同时用清开灵注射液30～60毫升＋10%葡萄糖250毫升中静滴，用

3～7天以醒开窍。张颖将因心搏骤停、猝死行心肺脑复苏救治的100例患者根据入院时间随机分为观察组52例和对照组48例。对照组在心搏骤停后行常规心脑肺复苏抢救，观察组在对照组抢救的基础上给予中医辨证救治。比较两组心搏骤停至自主循环恢复时间、不同时间点S100β蛋白水平、临床疗效。结果：观察组心搏骤停至自主循环恢复时间明显短于对照组（$P<0.05$），自主循环恢复率、心搏骤停后24小时存活率明显高于对照组（均$P<0.05$）；心脑肺复苏后6小时、24小时、72小时，观察组S100β蛋白水平均显著低于对照组（$P<0.05$）；观察组治疗总有效率明显高于对照组（$P<0.05$）。[1]

2. 益气回阳通脉法　偏阳气厥脱型，参附注射液20～40毫升静脉滴注2～4小时；偏气阴两虚型，生脉注射液40～60毫升溶于0.9%氯化钠注射液100毫升中，静脉滴注2～4小时。韩红将80例急性心肌梗死合并心源性休克患者随机分为研究组和对照组各40例。对照组采用常规西医综合治疗（吸氧、心电监护、维持水电解质平衡、纠正酸中毒、给予心血管活性药物，根据患者的情况进行补充血容量和溶栓治疗），研究组在西医治疗的基础上加用中医辨证治疗，观察比较两组患者的临床疗效。结果：研究组患者治疗总有效率明显优于对照组，差异具有统计学意义（$P<0.05$）；治疗后两组患者的收缩压、舒张压、脉率和尿量等均明显优于治疗前，而研究组的改善明显优于对照组，差异具有统计学意义（均$P<0.05$）。[2]

① 张颖.中医辨证结合西医在猝死患者心肺脑复苏救治中的应用研究［J］.现代中西医结合杂志，2017，26（10）：1086-1088.
② 韩红.中西医结合治疗急性心肌梗死合并心源性休克40例临床观察［J］.中国民族民间医药，2015，24（9）：59，62.

心血管神经症

概　　述

传统意义上心血管神经症是指以心血管疾病的有关症状为主要表现的临床综合征，属于功能性神经症的一种类型。多发生于中青年，20～50岁较多见，女性多于男性，尤多见于更年期妇女。临床上无器质性心脏疾病的证据。患者临床表现不典型，主诉较多而且多变，症状之间缺乏内在联系，临床症状可表现为心悸、呼吸困难、心前区痛、自主神经功能紊乱症状等。《丹溪心法·六郁》篇指出："气血冲和，百病不生，一有绊郁，诸病生焉，故人生诸病，多生于郁。"心脏神经症患者多因强烈或长期的精神刺激，或因所愿不遂，使情志不舒，肝郁乘脾，耗伤心气营血，心失所养神失所藏而致。情志失调是本病主要致病因素。

辨　证　施　治

陈镜合分 4 型

1. 痰气郁结型　症见心跳心慌，情绪抑郁，胸胁不适，胸闷脘痞，舌淡苔薄白，脉弦滑。治宜理气解郁、化痰散结。方用柴胡疏肝散加减。

2. 气滞血瘀型　症见情绪不宁，胁肋疼痛，口干不欲饮，或自觉咽有痰阻之状，舌淡或淡暗，脉弦细或涩。方用开心方加减。

3. 心脾两虚型　症见精神不振，心悸健忘，神疲乏力，失眠，面色无华，口淡，纳差或便溏，舌淡，脉细弱。方用归脾汤。

4. 阴虚火旺型　症见心悸失眠，易惊醒，盗汗，健忘，心烦易怒，舌淡嫩，苔少，脉弦细或细数。方用百合地黄汤合黄连阿胶汤。[①]

经　验　方

1. 逍遥散合温胆汤加减　柴胡 10 克、当归 12 克、白芍 12 克、白术 10 克、茯苓 12 克、陈皮 10 克、菖蒲 12 克、枳实 10 克、半夏 10 克、甘草 6 克。随症加减：胸痛，加延胡索 10 克、丹参 20 克；气短者，加党参 12 克；失眠，加酸枣仁 15 克、远志 10 克；口苦咽干、目眩者，加黄芩 10 克；耳鸣，加磁石 30 克；舌尖红，苔黄腻，脉滑者，加黄连 12 克。每日 1 剂，水煎服，早晚分服。王恺将 60 例心脏神经官能症患者随机分为治疗组与对照组各 30 例。治疗组予逍遥散合温胆汤加减治疗。对照组予谷维素 10 毫克，口服，每日 3 次；安定 5 毫克，每晚口服 1 次；倍他乐克 25 毫克，口服，每日 2～3 次。两组疗程为 1 个月，服药期间停服其他药物。结果：治疗组、对照组的总有效率分别为 86.7%、66.7%，两组比较，差异有统计学意义（$P<0.01$）。[②]

2. 甘麦大枣汤合酸枣仁汤　浮小麦 30 克、石菖蒲 15 克、陈皮 3 克、半夏 3 克、甘草 6 克、大枣 10 枚、知母 6 克、生酸枣仁 25 克、朱茯神 12 克。临床应用可加百合、生地黄等。每日 1 剂，水煎 2 次，取汁 300 毫升，每次 150 毫升早晚口服，疗程 15 天。任宏伟以上方治疗 30 例心血管神经症患者 15 日。结果：显效（心悸、气短、心前区痛、四肢无力症状消失或发作频率明显下降）18 例，有效

① 余锋，陈镜合.陈镜合教授治疗心脏神经官能症经验介绍[J].陕西中医，2009，30(6)：705－706.
② 王恺.逍遥散合温胆汤加减治疗心脏神经官能症 60 例[J].中国实验方剂学杂志，2010，16(4)：194－195.

（治疗后心悸、气短、心前区痛、四肢无力症状明显减轻，发作频率下降）14例，无效（用药前后症状无改变）3例。总有效率86%。[1]

3. 疏肝安神汤　柴胡25克、陈皮10克、川芎10克、香附10克、枳壳10克、远志15克、酸枣仁20克、夜交藤15克、合欢花15克、当归12克、赤芍12克、丹参12克、桔梗12克。随症加减：胸闷、胸痛者，加瓜蒌12克；失眠、多梦者，加夜交藤、合欢花剂量增至20克；大便秘结者，当归增至30克；手足发凉者，加肉桂9克；咽干口苦者，加黄连4克；头昏耳鸣者，加枸杞子15克、山茱萸15克；多汗者，加牡蛎30克、麻黄根12克。上药每日1剂，水煎服，早晚各1次分服，30天为1个疗程。邢峪用自拟中药汤剂疏肝安神汤治疗68例心血管神经症患者。治疗30日后，随访3个月以上无复发26例，有效（主症基本好转或消除，学习工作无影响，随访主症或伴发症时有反复）37例，无效[治疗后主症无改善（包括中途停止治疗2例）]5例。总有效率92.6%。[2]

4. 补肾宁心颗粒　熟地黄、山茱萸、龟甲、珍珠母、百合、青皮、丹参、磁石、赭石、远志、淫羊藿、枣仁。经现代工艺研究，制成颗粒，每次1袋，每日3次口服。姜丽红治疗167例老年心血管神经症患者。其中治疗组72例予补肾宁心颗粒；对照组54例口服谷维素20毫克，每日3次口服；安慰组41例为非药物治疗，给予心理安慰，了解病情，解除负担。4周为1个疗程。结果：治疗组、对照组、安慰组的总有效率分别为94.4%、66.7%、36.6%，三组总有效率比较差异有统计学意义（$P<0.05$）。[3]

单　方

高古贤等经验方　组成：鲜养心草60克、蜂蜜60克、猪心1个。用法用量：每次取猪心1个，去外部油脂，用干净布擦净猪心表面血液（保留内部血液），不加剖削，立置磁罐内，加养心草60克团团围住猪心周围，勿令倒置，入蜂蜜60克（或冰糖），冲开水浸没猪心为度，放锅内炖至熟，去养心草，分2次食尽。临床应用：高古贤等以上方治疗心悸亢进（系指心血管神经症者）16例，得初步成功。疗程一般为10余次。[4]

中　成　药

1. 心可舒片　组成：丹参、葛根、三七、山楂、木香。功效主治：活血化瘀，行气止痛；适用于气滞血瘀引起的胸闷、心悸、头晕、头痛、颈项头痛；冠心病心绞痛、高血脂、高血压、心律失常见上述证候者。用法用量：每次3粒，每日3次，口服。临床应用：林春梅等将60例心血管神经症患者随机分为两组，倍他乐克组与倍他乐克联用心可舒片组（倍心联用组）各30例。倍他乐克组予倍他乐克12.5～25.0毫克，每日2次口服，连服5个月。倍心联用组中倍他乐克用药方法和时间同前，在此基础上加用心可舒片，连服3个月。结果：倍他乐克组中除有2例出现心动过缓伴头晕、胸闷等症状而退出试验外，其余28例患者完成治疗过程，显效19例（67.8%），有效6例（21.4%），无效3例（10.7%），总有效率89.3%；倍心联用组中显效21例（70.0%），有效7例（23.3%），无效2例（6.7%），总有效率93.3%，治疗中出现头晕2例，继续用药症状消失。倍心联用组的总有效率优于倍他乐克组（$P<0.05$）。[5]

2. 参松养心胶囊　组成：人参、麦冬、山茱萸、丹参、酸枣仁、桑寄生、赤芍、土鳖虫、甘松、黄连、五味子、龙骨。功效：益气养阴，滋补肝肾，活血通络，清心安神。用法用量：每次4粒，每日3次。临床应用：康秀娟等观察93例心血管神经症患者，随机分成治疗组47例和对照组46例。对照组口服谷维素20毫克，每日3次；维生素B₁20

① 任宏伟.甘麦大枣汤合酸枣仁汤治疗心血管神经症30例[J].辽宁中医杂志,2005,33(1)：78－79.
② 邢峪.疏肝安神汤治疗心血管神经症68例[J].辽宁中医杂志,2005,32(4)：299.
③ 姜丽红,等.补肾宁心颗粒治疗老年心血管神经症72例临床观察[J].中国老年学杂志,2004,24(7)：667－668.
④ 高古贤,等.福建中医药,1988(8)：20.
⑤ 林春梅,刘志.中西医结合治疗心血管神经症30例疗效分析[J].中国中西医结合急救杂志,2011,18(1)：31.

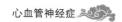

毫克,每日 3 次。治疗组在此基础上加服参松养心胶囊。4 周为 1 个疗程。结果:治疗组显效(心悸、胸闷、心前区疼痛等主要症状完全消失,失眠、焦虑、多汗等改善程度在 80% 以上)19 例,有效(主要症状改善 80% 以上)23 例,无效(症状改善不足 50%)5 例,总有效率 89.36%;对照组显效 15 例,有效 16 例,无效 15 例,总有效率 67.39%。两组总有效率比较,差异有统计学意义(P<0.05)。①

① 康秀娟,等.参松养心胶囊治疗心血管神经症 47 例疗效观察[J].山东医药,2010,50(29):115.

高 脂 血 症

概　述

高脂血症（hyperlipidaemia，HLP）是指由于人体内脂代谢异常所导致的血清脂质和脂蛋白水平升高，可表现为血清中胆固醇、三酰甘油或低密度脂蛋白的水平升高，或高密度脂蛋白水平的下降，临床表现主要为脂质在血管内皮沉积所引起的动脉硬化脂质和在真皮内沉积所引起的黄色瘤，是引起动脉粥样硬化和心脑血管疾病的重要因素，多见于中老年人，青中年高脂血症的发病率亦呈逐年上升趋势。其病因分类可分为原发性和继发性两类：原发性高脂血症部分由先天性基因缺陷所致，部分原因未明；继发性高脂血症多发生于代谢性紊乱疾病，如糖尿病、甲状腺功能减退症、肾病综合征、某些药物（利尿剂、β受体阻滞剂、糖皮质激素）等。主要类型包括高胆固醇血症、高三酰甘油血症、混合性高脂血症、低高密度脂蛋白血症四大类型。

血脂为现代医学概念，古代文献中对于"膏"和"脂"的论述与之较为相似。张景岳谓："膏，脂膏也。津液和合为膏，以填补于骨空之中，则为脑为髓，为精为血。"张志聪在《灵枢集注》云："中焦之气，蒸津液，化其精微，溢于外则皮肉膏肥，余于内则膏肓丰满。"阐述了膏脂来源于水谷化生之津液精血，对丰厚机体有重要作用。

本病属中医"痰湿""痰浊""痰瘀"等范畴。中医认为本病的发生多为过食肥甘、年老体衰、过逸少劳、情志所伤，从而引起脾、肾、肝等脏腑功能失调，使津液的运行、输布和排泄发生障碍，致膏脂瘀积所致。《素问·至真要大论》云："诸湿肿满，皆属于脾。"《难经·五十六难》曰："肝之积，名曰肥气。"脾虚、肝肾阴虚为本病证的内在病因，其病机关键在于痰浊凝聚注入血脉，沉积血府，致脉道失柔。痰浊存在于血脉使脉络壅塞不通而发生血瘀，痰瘀互结，胶着脉道，往往导致心脑疾病发生。本病属本虚标实之证，其病位在心肝脾肾，痰浊证、血瘀证、脾肾亏虚证是临床主要证类。

辨 证 施 治

1. 痰瘀互阻证　症见胸部如窒而痛，或痛引肩背，气短喘促，活动或饱餐后加重，肢体沉重，形体肥胖，舌苔浊腻，脉滑。治宜理气化痰祛瘀。方用半夏白术天麻汤合丹参饮加减：天麻10克、苍术10克、法半夏10克、川芎10克、檀香10克、泽泻15克、白术15克、炒神曲15克、陈皮15克、丹参15克、砂仁6克、黄芪30克、党参20克、三七粉（冲服）3克、桃仁（打碎）12克、甘草6克。[1]

2. 张学智分4证

（1）痰浊阻遏证　症见形体肥胖，头重如裹，胸闷，呕恶痰涎，肢麻沉重，心悸，失眠，口淡，食少，舌胖，苔滑腻，脉弦滑。治宜燥湿祛痰。方用二陈汤合胃苓汤加减：陈皮10克、半夏10克、茯苓10克、苍术10克、白术10克、猪苓10克、莱菔子10克、厚朴10克、泽泻10克、薏苡仁20克。随症加减：眩晕较甚者，加竹茹12克、天麻10克；脘闷纳差者，加砂仁4克、白蔻仁10克、焦山楂30克；痰郁化火者，加莲子10克、黄连10克；胸闷者，加瓜蒌20克、薤白10克；肢体麻木甚者，加胆

① 刘婷，等.理气化痰祛瘀法治疗冠心病合并高脂血症（痰瘀互阻证）45 例［J］.中国实验方剂学杂志，2014，20（8）：221－225.

南星 6 克、僵蚕 10 克。

（2）气滞血瘀证 症见胸胁胀闷，走窜疼痛，心前区刺痛。心烦不安，舌尖边有瘀点或瘀斑，脉沉涩。治宜行气活血。方用血府逐瘀汤加减：桃仁 10 克、红花 10 克、川芎 10 克、赤芍 10 克、生地黄 10 克、柴胡 10 克、枳壳 10 克、郁金 10 克、牛膝 15 克、当归 15 克、桔梗 6 克。随症加减：见心痛者，加丹参 30 克、延胡索 10 克；瘀血甚者，加水蛭 3～5 克、桃仁 10 克、赤芍 10 克；眩晕较甚者，加代赭石 30 克、旋覆花 10 克；耳鸣者，加枸杞子 10 克、菊花 10 克。

（3）脾肾阳虚证 症见畏寒肢冷，眩晕，倦怠乏力，便溏，食少，脘腹作胀，面肢浮肿，舌淡质嫩，苔白，脉沉细。治宜健脾益肾。方用附子理中汤合苓桂术甘汤加减：制附子（先煎）10 克、人参（另煎兑服）10 克、炮姜 10 克、炙甘草 10 克、茯苓 10 克、桂枝 9 克、白术 15 克。随症加减：气短乏力甚者，加生黄芪 20 克；腹胀纳呆者，加薏苡仁 10 克、扁豆 10 克；形寒肢冷者，加干姜 5 克；见少寐健忘者，加合欢皮 10 克、夜交藤 30 克；肾阳虚明显者，加巴戟天 10 克、肉桂 3 克；下肢浮肿者，加生黄芪 30 克、茯苓 10 克。

（4）肝肾阴虚证 症见眩晕耳鸣，腰酸膝软，五心烦热，口干，失眠健忘，舌红少苔，脉细数。治宜滋补肝肾。方用杞菊地黄丸加减：生地黄 10 克、山药 15 克、茯苓 10 克、山茱萸 10 克、牡丹皮 10 克、泽泻 10 克、枸杞子 15 克、制首乌 10 克。随症加减：心烦易怒，目赤者，加龙胆草 15 克、菊花 10 克；口干目干甚者，加枸杞子 30 克、首乌 20 克、知母 10 克、黄柏 10 克；伴麻木或震颤，夜寐不安者，加龙牡各 30 克、酸枣仁 10 克、柏子仁 10 克。[①]

3. 陈康新分 4 证

（1）脾虚失运证 症见头晕头昏，面色少华，泛吐清水，少气懒言，舌淡苔白，舌边见少许紫斑，脉细弱等。证由脾气不足，脾阳不振，健运失司，湿邪内生，瘀阻血脉而致。治宜健脾益气、祛瘀降脂。药用党参、黄芪、白术、茯苓、当归、丹参、红花、泽泻、生山楂等。随症加减：湿重者，加陈皮、厚朴、半夏；瘀阻甚者，加蒲黄、三七。

（2）痰湿阻络证 症见头身困重，脘闷气短，舌质紫暗，苔浊腻，脉濡等。多见于过食肥甘厚味，体形肥胖者。证属湿困于脾，脾失输布，滋生痰湿，阻滞经络。治宜化痰通络、活血降脂。药用苍术、白术、泽泻、薏苡仁、法半夏、胆南星、丹参、川芎、桃仁、红花、生山楂等。随症加减：气虚者，加黄芪、党参。

（3）肝肾不足证 症见头昏耳鸣，少寐健忘，形体消瘦，腰酸腿软，舌红苔少，脉细弱等。证由素体阴虚，肝肾不足所致。治宜滋肝补肾、滋阴降脂。药用何首乌、黄精、地黄、女贞子、枸杞子、山茱萸、桑寄生、当归、决明子、泽泻、生山楂等。随症加减：肝阳上亢者，加珍珠母、鳖甲；气虚者，加太子参、黄芪等。

（4）肝胆湿热证 症见头晕心烦，体形肥胖，面色赤红，口干口苦，胁肋胀满，舌红苔厚腻，脉弦滑数。治宜清肝利湿、清热降脂。方用龙胆泻肝汤加减：龙胆草、茵陈、黄芩、黄连、黄柏、郁金、石菖蒲、大黄、栀子、泽泻、生山楂、决明子等。随症加减：高血压者，加珍珠母、钩藤、白菊花。[②]

经 验 方

1. 山楂降脂散 山楂 6 克、丹参 18 克、黑豆 16 克、茯苓 6 克、灵芝 9 克、葛根 6 克、砂仁 6 克、山药 9 克、薏苡仁 16 克、决明子 6 克。上药研粉，每日早晚 2 次吞服，每次 6～9 克。杨铁骊等将 484 例高脂血症患者随机分为观察组和对照组各 242 例。观察组服用山楂降脂散粉剂；对照组服用辛伐他汀，每次 20 毫克，每晚餐时 1 次顿服。两组治疗周期均为 2 个月。结果：经治疗后，降脂疗效，两组治疗后 TC、TG 和 LDL - C 较治疗前明显降低，HDL - C 和 HDL/TC 较治疗前明显升

---

① 张学智.血脂异常中医诊疗标准（初稿）[J].中华中医药杂志,2008,23(8)：716 - 719.

② 陈康新.高脂血症的分型论治体会[J].时珍国医国药,2002,13(12)：750 - 751.

高;治疗后1个月两组间尚无统计学差异,治疗后2个月,观察组除HDL-C外其余各指标改善程度较对照组显示出统计学差异(均$P<0.05$)。临床疗效,观察组显效131例,有效87例,无效24例,总有效218例,总有效率90.1%;对照组显效84例,有效94例,无效64例,总有效178例,总有效率73.5%。观察组总有效率显著高于对照组($P<0.01$)。研究发现山楂降脂散除有效降低高脂血症患者的血脂水平外,可降低血清炎性因子水平,改善血液流变学,抑制动脉粥样硬化的形成与发展,有效改善患者免疫功能。[1]

2. **参苓白术散加味** 党参15克、白术15克、茯苓15克、山药15克、甘草10克、莲子肉12克、白扁豆12克、薏苡仁12克、陈皮12克、砂仁6克、生山楂30克、大黄5克、泽泻20克、水蛭5克、丹参30克。每日1剂,水煎服,早晚2次温服,每次200毫升。适用于痰浊阻遏证。张选明等将136例高脂血症患者随机分为治疗组和对照组各68例。治疗组采用参苓白术散治疗,对照组给予辛伐他汀片(康普药业股份有限公司,国药准字H20093910)每次20毫克,口服。两组连续治疗8周,治疗期间停用其他降脂药。检测治疗前后两组患者临床疗效、血脂水平、血液流变学变化和不良反应。结果:(1)总有效率,治疗组86.8%,对照组83.8%,两组比较无显著性差异;(2)中医证候疗效总有效率,治疗组89.7%,对照组54.4%,差异有显著性意义($P<0.01$);(3)两组治疗后总胆固醇(TC)、三酰甘油(TG)、高密度脂蛋白胆固醇(HDL-C)、低密度脂蛋白胆固醇(LDL-C)较治疗前有非常显著或显著改变($P<0.01$,$P<0.05$);治疗组降低TG,升高HDL-C作用优于对照组($P<0.05$);(4)两组治疗后全血黏度高切、全血黏度低切、血浆黏度和红细胞压积较治疗前有显著降低($P<0.05$),两组比较无显著性差异;(5)治疗组未见不良反应。结论:参苓白术散加味治疗

高脂血症总有效率与辛伐他汀相当,降低TG和升高HDL-C优于对照组,能缓解患者中医证候,同时改善患者血液流变学,且无明显不良反应。[2]

3. **泽泻丹明饮** 泽泻30克、丹参15克、决明子12克、制何首乌15克、郁金12克、山楂15克等。每日1剂,水煎取400毫升,早晚分次温服。适用于脾肾亏虚兼痰瘀证。陈苗苗等选取72例老年高脂血症患者随机分为治疗组37例和对照组35例。两组均给予辛伐他汀(舒降之)治疗,治疗组另加服泽泻丹明饮。疗程均为16周,分别检测治疗前及治疗后第8周、第16周血脂水平,并判断临床疗效。结果:经治后,治疗组总有效率91.89%,明显高于对照组80.00%;临床疗效,治疗组显效26例,有效8例,无效3例;血脂水平,两组血脂水平均较治疗前明显改善,治疗8周后治疗组TG、TC、LDL-C水平优于对照组,16周后治疗组TG、TC、LDL-C、HDL-C水平优于对照组。[3]

4. **柴苓降脂方** 柴胡10克、枳壳15克、白芍15克、茯苓15克、白术10克、半夏10克、陈皮10克、车前子15克、丹参15克、山楂15克、五味子10克、香附15克、葛根20克、赤芍15克。每日1剂,水煎分2次服,早晚各服1次。治疗期间嘱患者戒酒,低脂饮食,规律生活,适当运动。10天为1个疗程。范志刚等将患者随机分为治疗组110例和对照组101例。治疗组予柴苓降脂方,3个疗程后评定疗效。对照组选用护肝片,每次4片,每日3次;血脂康胶囊,每次2粒,每日2次,疗程同治疗组。结果:治疗后,治疗组治愈60例,显效25例,进步16例,无效9例,总有效率91.82%;对照组治愈16例,显效29例,进步18例,无效35例,总有效率62.38%。治疗组与对照组疗效比较,差异有统计学意义($P<0.01$)。治疗前后治疗组血清总胆固醇(TC)、三酰甘油(TG)、低密度脂蛋白胆固醇(LDL-C)3项指标差异有统计学意义($P<0.01$),治疗后优于治疗前。两组治疗后组

① 杨铁骊,等.山楂降脂散对高脂血症患者血脂的影响:附484例患者的病例分析[J].中国中西医结合急救杂志,2017,24(2):166-169.
② 张选明,等.参苓白术散加味治疗高脂血症68例[J].中国实验方剂学杂志,2015,21(12):158-161.
③ 陈苗苗,等."泽泻丹明饮"对老年高脂血症患者血脂水平影响的临床研究[J].江苏中医药,2014,46(2):27-28.

间比较，TG、LDL－C 2 项指标差异均具有统计学意义（均 $P < 0.01$），治疗组优于对照组。[1]

5. 活血降脂汤　白术、桑椹子、地龙、川芎、赤芍、丹参等（广西桂林医学院附属医院药剂科提供，每瓶 250 毫升）。每日 2 次。江伟等将 84 例血瘀型高脂血症患者随机分为活血降脂汤组（治疗组）57 例和辛伐他汀片组（对照组）27 例。治疗组口服活血降脂汤治疗；对照组口服辛伐他汀片每次 20 毫克，每日 1 次。连续观察 2 个月后进行疗效评定，整个服药观察期间停用其他调脂及降血液黏稠度的中西药物，生活和饮食习惯不变，观察活血降脂汤对高脂血症患者的治疗作用。结果：经治疗后，治疗组治愈 19 例（33.3%），显效 21 例（36.8%），有效 12 例（21.1%），无效 5 例（8.8%），总有效率 91.2% 优于对照组 88.9%。提示血瘀证可能与血脂的升高有一定的关系，活血降脂汤对血瘀型患者的血脂升高具有明显的降低作用及升高 HDL－C 的作用。研究表明活血降脂汤具有可靠的降脂作用。[2]

6. 枸杞、决明饮　炒决明子 20 克、枸杞 10 克、山楂 20 克、麦冬 10 克、菊花 5 克。放入沸水，加盖浸泡半小时，代茶饮。服药期间，停用其他降脂药物。高辉等将 76 例高脂血症患者随机分为治疗组与对照组各 38 例。两组均进行饮食治疗，治疗组在此基础上加服枸杞、决明饮。治疗 3 个月，监测血脂相关指标，并与治疗前比较。结果：观察组 15 例患者停药后血清胆固醇、三酰甘油再次复升，提示枸杞、决明饮同其他调节血脂的药物相同，降血脂作用存在时间、剂量依赖关系，需长期坚持服用。[3]

7. 降脂汤　红花 15 克、党参 25 克、茯苓 15 克、陈皮 15 克、海藻 15 克、首乌 15 克、丹参 20 克、山楂 20 克、决明子 20 克、黄芪 35 克、白术 15 克、泽泻 15 克。每剂水煎取汁 300 毫升，每次服 100 毫升，每日 3 次，30 日为 1 个疗程。李惠霞等

将 60 例原发性高血脂患者随机分为治疗组 40 例和对照组 20 例。治疗组予自制降脂汤，连服 2 个疗程。对照组口服月见草油，每次 10 克，每日 3 次，疗程同治疗组。结果：经治后，治疗组显效 24 例，有效 9 例，无效 7 例，总有效率 82.5%；对照组显效 10 例，有效 4 例，无效 6 例，总有效率 70%。两组对比差异有统计学意义（$P < 0.05$）。[4]

8. 化痰逐瘀降脂汤　制半夏 12 克、陈皮 12 克、丹参 12 克、虎杖 12 克、泽泻 12 克、地龙 12 克、焦山楂 12 克、柴胡 10 克、茯苓 10 克、赤芍 10 克、牛膝 10 克、枳壳 10 克、甘草 6 克。每日 1 剂，水煎分 3 次口服。姚春以化痰逐瘀降脂汤治疗 86 例高脂血症患者（治疗组），并与 31 例用多烯康胶囊治疗的患者（对照组）作比较。结果：治疗组显效 22 例，有效 49 例，无效 15 例，总有效率 82.56%，高于对照组 54.86%。两组相比有显著性差异（$P < 0.05$）；治疗后异常血脂指标得以改善，治疗组治疗前后对比，单纯胆固醇（CH）、TG、HDL－C 均有非常显著性差异（$P < 0.01$），同时与对照组比较，有显著性差异（$P < 0.05$）。提示化痰逐瘀降脂汤具有降低血清总胆固醇、三酰甘油、高密度脂蛋白胆固醇的作用。[5]

单　方

1. 泽泻汤　组成：泽泻、白术。用法用量：药材浸泡 30 分钟，大火煮沸后改为小火煎煮 15 分钟，两煎共取药液 500 毫升，早晚各 1 次，每次 250 毫升温服。临床应用：高艳琼等将 100 例高脂血症患者随机分为配比 1 组和配比 2 组各 50 例。配比 1 组按照《金匮要略》中泽泻汤原方配比 5∶2 的比例进行配比（泽泻 50 克、白术 20 克）；配比 2 组按照文献中报道的 1∶1 进行配比（泽泻 35 克、白术 35 克）。两组均以 1 月为 1 个疗程，1 个月后复查患者总胆固醇、三酰甘油与高密度脂蛋白及肝肾功和空腹血糖。结果：配比 1 组失访 2 例，临

① 范志刚，等.柴苓降脂方治疗脂肪肝合并高脂血症 110 例[J].中医杂志,2011,52(3)：238－239.
② 江伟，等.活血降脂汤对血瘀型高脂血症降脂作用的临床观察与实验研究[J].中国中医基础医学杂志,2008,14(5)：374－375.
③ 高辉，等.枸杞、决明饮治疗高脂血症疗效观察[J].山东医药,2004,44(8)：56－57.
④ 李惠霞，等.降脂汤治疗原发性高脂血症的疗效观察[J].辽宁中医杂志.2002,29(5)：288.
⑤ 姚春.化痰逐瘀降脂汤治疗高脂血症的疗效观察[J].辽宁中医杂志,2001,28(6)：350.

床控制 20 例,显效 11 例,有效 6 例,无效 11 例,总有效率 77.1%;配比 2 组失访 1 例,临床控制 27 例,显效 10 例,有效 6 例,无效 6 例,总有效率 87.8%。总有效率两组间比较,差异有统计学意义($P<0.05$)。治疗后两组 TC、TG 及 HDL - C 均有明显改善,不同配比的泽泻汤对高血脂患者均有疗效,1∶1 配比的泽泻汤疗效优于传统的 5∶2 配比的泽泻汤的疗效。①

2. 山楂 组成:野山楂。用法用量:野山楂经炮制后,取 30 克加沸水约 200 毫升,浸泡 30 分钟,滤汁冷却后代茶饮用,1 天内服完。临床应用:王丹等通过单纯随机抽样方法将 82 例高脂血症患者分为 A、B、C、D 四组。A 组 20 例,为低脂饮食＋野山楂组;B 组 23 例,为低脂饮食＋北山楂组,服用剂量同野山楂;C 组 18 例,为低脂饮食＋血脂康胶囊组,血脂康胶囊每粒 0.3 克,每次 2 粒,每日 2 次,早晚饭后服用;D 组 21 例,仅进行单纯低脂饮食。除 D 组外各组均以 10 天为 1 周期,每周期内连续服用 7 天、停服 3 天,再开始下 1 周期,连续 3 个月。结果:与治疗前相比,四组受试对象治疗后各项血脂指标均有不同程度降低。血脂康、北山楂与野山楂在降脂方面均取得了良好的疗效。其中血脂康疗效最佳,野山楂与北山楂无明显差异,均优于低脂饮食组($P<0.05$)。②

3. 红曲 组成:红曲。临床应用:耿成燕等将中老年患者 30 例随机分为三组,每组各 10 人,分别服用黑醋丸 6 粒,红曲丸 6 粒或黑醋＋红曲丸 6 粒,每日 1 次,连续 4 周。观察并比较黑醋与红曲单用及联用对中老年人降低血脂的效能。各组服用剂量分别为每天黑醋固形物 360 毫克,红曲粉 72 毫克及黑醋固形物 360 毫克＋红曲粉 72 毫克。服用 2 和(或)4 周后,检测血脂和血糖,同时用血清样品检测肝功与肾功能。结果:30 例全部进入结果分析。受试者连续 3 天每日营养素摄入量,三组之间热量、胆固醇、膳食纤维、宏量或微量营养素摄入量差距均无显著性。血清脂质浓度和计算的脂质比,2、4 周血清三酰甘油含量,黑醋＋红曲组低于基础值,分别下降(24.6±4.9)%、(27.6±3.4)%,均 $P<0.05$;红曲组与基础值比较,差异无显著性;黑醋组与基础值比较,差异无显著性。2、4 周血清胆固醇、低密度脂蛋白胆固醇含量,黑醋＋红曲组、红曲组和黑醋丸组均比基础值降低,差异无统计学意义。未发现对受试对象产生明显不良反应。结论:服用黑醋＋红曲丸能明显降低受试者血清三酰甘油含量;黑醋与红曲丸合用对高脂血症者可能有健康效益。③

4. 德庆何首乌口服液 组成:何首乌。用法用量:每日 30 毫升(含制首乌 15 克),分 3 次口服。临床应用:柯松林等将 98 例高脂血症患者随机分为治疗组 50 例与对照组 48 例。治疗组予德庆何首乌口服液 30 毫升;对照组予丹田降脂丸,每日 4 克,分 2 次口服。结果:两组病例治疗后 30 天及 60 天 TC 和 TG 均明显下降。其中治疗组 TC 水平,显效 26 例,有效 15 例,无效 5 例,恶化 4 例,总有效 41 例(85.5%);TG 水平,显效 23 例,有效 9 例,无效 4 例,恶化 2 例,总有效 42 例(87.8%);HDL - C 水平,显效 25 例,有效 18 例,无效 5 例,恶化 0 例,总有效 43 例(89.6%)。治疗组治疗后 30 天 TC、TG 均较前降低,HDL - C 变化不明显,60 天后 TC、TG 均明显降低($P<0.01$),HDL - C 较治疗前升高($P<0.01$)。治疗期间无明显不良反应。④

5. 苏子油 组成:紫苏子油。用法用量:服 2 克,每日 3 次。临床应用:张敏等将 74 例高脂血症患者分为两组,Ⅰ号组(苏子油胶囊)50 例;Ⅱ号组(月见草油胶囊)24 例,服 2 克,每日 3 次。疗程 8 周。结果:Ⅰ号组 TC 和 TG 的有效率分别为 59.3% 和 66.7%,高于Ⅱ组的 33.33% 和 45.4%($P<0.05$)。表明苏子油具有较好的降血

① 高艳琼,等.泽泻汤治疗高脂血症的临床疗效观察[J].西部中医药,2015,28(9):88－90.
② 王丹,杨柳清,等.三峡库区野山楂对高脂血症人群的降脂疗效研究[J].现代预防医学,2012,39(19):4956－4957.
③ 耿成燕,仲来福,等.膳食补充剂黑醋与红曲单用及联用对中老年人血脂的影响[J].中国组织工程研究与临床康复,2007,11(39):7795－7798.
④ 柯松林,等.德庆何首乌治疗高脂血症的临床研究[J].广东医学,2000,21(11):977－978.

脂作用。[1]

6.绞股蓝 组成:绞股蓝(陕西安康中药厂制品,批号890503-1)。用法用量:每片含绞股蓝总苷20毫克,每日服3次,每次3片。临床应用:林为民等将90例高脂血症患者随机分为绞股蓝组、血脂平组与未服降脂药组各30例。绞股蓝组予绞股蓝;血脂平组予血脂平(上海东海制药厂出品,批号881216)每日服3次,每次2丸。三组均以1个月为1个疗程,治疗期间停用一切与降脂作用有关的中西药物。结果:绞股蓝组降固醇有效13例(43.3%),降三酰甘油有效23例(76.67%);绞股蓝组与血脂平组降低胆固醇和三酰甘油有效率的差异无显著性意义($P>0.05$);与未服降脂药组相比,绞股蓝组与血脂平组降三酰甘油有效率的差异均有显著意义($P<0.01$)。[2]

中 成 药

1.降脂通络胶囊 组成:姜黄提取物(神威药业有限公司生产)。用法用量:100毫克,每日3次。临床应用:郭慧等将80例Ⅱ型糖尿病合并高脂血症患者分为联合组与对照组各40例。在常规治疗基础上,对照组予瑞舒伐他汀10毫克,每日1次,口服,睡前服用,连续用药12周。联合组给予口服瑞舒伐他汀与降脂通络软胶囊。治疗前后分别检测肝功能、肾功能、肌酸激酶,各项血脂指标。结果:经12周治疗后,联合组在降低血清胆固醇、三酰甘油、低密度脂蛋白胆固醇及超敏C反应蛋白方面和升高高密度脂蛋白胆固醇明显优于对照组,差异有统计学意义($P<0.05$)。结论:瑞舒伐他汀联合降脂通络软胶囊应用对于2型糖尿病合并高脂血症疗效更佳,且安全性良好。[3]

2.荷丹片 组成:荷叶、丹参、山楂、番泻叶、补骨脂(盐炒)。用法用量:荷丹片每日4.38克。临床应用:吴娜琼等将37例高脂血症患者随机分为荷丹组18例与安慰剂组19例。观察荷丹片对高脂血症患者血脂谱、前蛋白转化酶枯草溶菌素9(PCSK9)以及高密度脂蛋白(HDL)亚型的影响。疗程8周。8周后分别检测血脂谱、PCSK9以及HDL亚型的变化。结果:荷丹片治疗8周可轻度降低低密度脂蛋白胆固醇(LDL-C)水平,但对总胆固醇(TC)、三酰甘油(TG)以及高密度脂蛋白胆固醇(HDL-C)水平及血浆PCSK9水平无影响。但是,经荷丹片治疗后HDL-C大颗粒亚型的浓度及大颗粒亚型的比例提高,HDL-C小颗粒亚型的浓度及比例降低,但HDL-C的血浆水平无变化。结论:荷丹治疗8周可以改善LDL-C水平以及HDL-C的亚型浓度及比例。[4]

3.银丹心脑通胶囊 组成:银杏叶、丹参、灯盏花、山楂、大蒜、三七、冰片(贵州百灵制药厂,批号100903)。用法用量:每粒400毫克,每次2~4粒,每日3次。临床应用:张之明等将220例糖尿病合并高脂血症患者随机分为治疗组与对照组各110例。对照组在控制饮食、适当运动的基础上,采用二甲双胍(每次500毫克,每日3次,餐后服用)进行治疗,治疗组在对照组治疗基础上加用银丹心脑通胶囊。两组疗程均为8周,治疗结束后比较两组患者的血糖(FPG)、血脂水平以及临床总有效率。结果:治疗8周后与治疗前比较,两组患者的血糖、血脂、糖化血红蛋白(HbA1c)水平均有明显改善($P<0.05$);治疗组患者FPG、HbA1c、三酰甘油(TG)、总胆固醇(TC)、低密度脂蛋白胆固醇(LDL-C)明显低于对照组,高密度脂蛋白胆固醇(HDL-C)明显高于对照组($P<0.05$);治疗组临床总有效率93.6%,明显高于对照组的66.4%($P<0.05$)。结论:银丹心脑通胶

① 张敏,等.苏子油降脂作用的临床对照观察[J].辽宁中医杂志,1999,26(3):135-136.
② 林为民,等.绞股蓝治疗高脂血症30例疗效观察[J].中西医结合杂志,1991,11(11):681-682.
③ 郭慧,等.降脂通络软胶囊联合瑞舒伐他汀对2型糖尿病合并高脂血症患者效果观察[J].重庆医学,2015,44(24):3348-3349.
④ 吴娜琼,李建军,等.荷丹片对高脂血症患者血脂谱、PCSK9水平及高密度脂蛋白颗粒的影响[J].中国动脉硬化杂志,2015,23(12):1277-1280.

囊治疗糖尿病合并高脂血症临床效果显著,改善患者血糖、血脂更明显,临床有效率更高,明显好于单一的二甲双胍治疗,值得临床推广应用。①

4. 蒲参胶囊 组成:何首乌、蒲黄、丹参、川芎、赤芍、山楂、党参、泽泻等(江苏苏中海欣制药有限公司)。用法用量:每次 4 粒,每日 3 次。临床应用:于国丽等将 120 例高脂血症患者随机分为 A、B、C 三组,每组 40 例。A 组为蒲参胶囊组,服用蒲参胶囊;B 组为瑞舒伐他汀钙片组(可定组),每晚服用可定 10 毫克;C 组为联合治疗组,服用可定与蒲参胶囊。如合并高血压病、糖尿病、冠心病等患者,给予降血压、降血糖等对症处理。试验期间不加用任何干扰血脂代谢的药物。三组均在治疗 6 周及 10 周后观察调脂疗效。结果:三组治疗 6 周及 10 周后与治疗前相比,TC、TG、LDL-C 均有明显下降($P<0.01$),HDL-C 明显升高($P<0.01$)。三组治疗 10 周后总有效率比较,TG 总有效率 A、C 两组高于 B 组,TC、LDL-C 总有效率 B、C 两组高于 A 组,有明显差异($P<0.05$);HDL-C 总有效率三组之间无明显差异($P>0.05$)。结论:蒲参胶囊组对于降低 TG 的总有效率明显高于可定组,可定联合蒲参胶囊组对于高脂血症的疗效明显优于单用可定组或单用蒲参胶囊组,可定组对于降低 TC、LDL-C 的总有效率高于蒲参胶囊组。②

5. 降脂胶囊 组成:蒲黄、决明子、生山楂、黑木耳、淫羊藿、玉竹、泽泻、桑寄生(淮安市中医院制剂室提供)。用法用量:每粒含生药 3 克,每次 4 粒,每日 3 次。临床应用:吴同和等选取 100 例冠心病心绞痛合并高脂血症住院患者,随机分为试验组与对照组各 50 例。两组均给予常规药物治疗,在降脂方面,试验组给予降脂胶囊及辛伐他汀口服;对照组给予辛伐他汀口服。两组均连续服药 8 周。结果:经治后冠心病心绞痛缓解疗效,试验组显效 29 例,有效 17 例,无效 4 例,

总有效 46 例,总有效率 92.0%;试验组治疗后心绞痛总有效率明显高于对照组,差异有统计学意义($P<0.05$)。心电图改善情况,试验组显效 21 例,有效 18 例,无效 11 例,总有效 39 例,总有效率 78.0%。心电图总有效率与对照组相比,差异无统计学意义($P>0.05$)。结论:中药联合小剂量他汀类药物可充分发挥协同作用,有利于全面调整血脂异常,并能改善血管内皮功能,对冠心病心绞痛有治疗作用,值得临床推广应用。③

6. 血脂康胶囊 组成:红曲。用法用量:每次 0.6 克,早晚饭后各服用 1 次。临床应用:孟庆莲等予 52 例患者(其中高胆固醇血症 16 例,高三酰甘油血症 8 例,混合型高脂血症 28 例)常规低脂饮食,口服血脂康胶囊,连服 3 个月后,改维持量每次 0.6 克,晚饭后服用,疗程 6～12 个月。治疗 3 个月后检测患者血脂,评价临床疗效。结果:血脂疗效,治疗 3 个月后血脂指标明显改善。改维持量治疗 6～12 个月后,与治疗 3 个月后的血脂指标比较无统计学差异($P>0.05$);临床疗效,治疗 3 个月后对 48 例患者进行疗效评定,其中显效 39 例,有效 8 例,无效 1 例,总有效率 97.91%。实验证实血脂康胶囊治疗老年高脂血症患者安全、有效,可长期服用。④

7. 调脂通络片 组成:黄芪、白术、泽泻、枸杞子、桑寄生、女贞子、川芎、水蛭、姜黄、大黄。用法用量:每片含生药 0.5 克。每次 6 片,每日 3 次,饭前温开水送服。临床应用:王荣凯将 120 名患者随机分为观察组 80 例和对照组 40 例。观察组予调脂通络片治疗;对照组服用舒降之 20 毫克,每晚顿服,均 30 天为 1 个疗程,2 个疗程后检测血脂水平及血液流变学指标变化,观察不良反应情况。结果:两组治疗 2 个疗程后血脂水平均明显降低,血液流变学指标均明显改善,但观察组改善程度明显优于对照组。结论:调脂通络片用于高脂血症、高黏血症近期效果确切,

① 张之明,等.银丹心脑通胶囊治疗糖尿病合并高脂血症 110 例[J].中国实验方剂学杂志,2013,19(10):326-328.
② 于国丽,郑方胜,等.蒲参胶囊治疗高脂血症的临床观察[J].南京中医药大学学报,2013,29(6):594-595.
③ 吴同和,李鹤,等.降脂胶囊联合小剂量辛伐他汀对冠心病心绞痛合并高脂血症的影响[J].中国中西医结合杂志,2012,32(10):1428-1429.
④ 孟庆莲,等.血脂康胶囊治疗老年高脂血症 52 例疗效观察[J].山东医药,2010,50(21):86.

且较为安全。[1]

8. 首乌降脂片　组成：制首乌、熟地黄、淫羊藿、生山楂、牛膝等。功效：滋补肝肾，消导脂浊，活血祛瘀。用法用量：每次5片，每日3次，口服。临床应用：娄彬等对112例高脂血症之肝肾阴虚证患者予首乌降脂片口服治疗，疗程6周。6周后进行降脂疗效观察，观察期间，受试者保持日常饮食。结果：首乌降脂片调脂疗效，临床控制24例，显效15例，有效24例，总有效率为56.25％；中医证候疗效，临床痊愈6例，显效27例，有效66例，无效13例，总有效率为88.39％。治疗前后比较，中医证候积分显著下降（$P < 0.01$）；治疗前与治疗后血清TC、TC差值分别为（0.64±0.81）毫摩尔/升（$P < 0.01$）与（0.79±1.41）毫摩尔/升（$P < 0.01$）；治疗后与治疗前血清HDL-C差值为（0.25±0.29）毫摩尔/升（$P < 0.01$），AI差值为（0.61±1.40）（$P < 0.01$）。结论：首乌降脂片治疗高脂血症，疗效肯定。[2]

9. 泰脂安胶囊　组成：女贞叶乙醇提取物（三九黄石制药厂生产，批号20010902）。适用于肝肾阴虚、阴虚阳亢证所致的原发性高脂血症。用法用量：每粒0.3克，含熊果酸78毫克，每次3粒，每日3次，饭后服。临床应用：伍新林以泰脂安胶囊治疗42例肝肾阴虚、阴虚阳亢型原发性高脂血症患者，并与33例使用绞股蓝总甙片的患者做对照，每次2片，每日3次，共8周。全部患者均保持用药前的生活方式及饮食习惯，合并高血压病、冠心病者维持以前的治疗药物和方法，不用其他影响血脂代谢的药物。结果：治疗8周后，① 证候疗效，治疗组显效18例（42.86％），有效21例（50.00％），无效3例（7.14％），无恶化，总有效率92.86％；对照组显效11例（33.33％），有效14例（42.42％），无效8例（24.24％），无恶化，总有效率75.76％；治疗组总有效率和显效率均明显优于对照组（$P < 0.05$）。在改善头昏胀痛、口干、耳鸣健忘、烦躁易怒、肢麻、腰酸等症状方面治疗组尤为突出，即泰脂安胶囊对肝肾阴虚、阴虚阳亢型原发性高脂血症的临床疗效优于绞股蓝总甙片。② 降脂疗效，泰脂安胶囊可明显降低血脂，且其降脂的优势主要是降低TG、升高HDL-C。[3]

10. 月见草油胶囊　组成：白月见草（天津市中央制药二厂生产）。制备方法：白月见草种子经低温榨压而来。用法用量：每次1.5克，每日3次。临床应用：周廉等对86例冠心病合并高脂血症患者予口服月见草油胶囊治疗。3个月为1个疗程。结果显示月见草胶囊具有一定降脂作用，服药3月后血清TC、TG、HDL-C水平与治前比较均有显著性差异（$P < 0.01$），且服药时间越长，降脂作用越明显。另外，月见草胶囊能不同程度降低超标准体重患者体重，其中降至标准体重及以下者2个月组13例（13/86），最多下降3千克；3个月组28例（28/37），其中下降最高达5千克。表明月见草油胶囊有减肥作用。[4]

预 防 用 药

1. 电针联合耳针　（1）体针，组成：曲池（双侧）、足三里（双侧）、下巨虚（双侧）、上巨虚（双侧）、内庭（双侧）、前谷（双侧）、二间（双侧）、天枢（双侧）、丰隆（双侧）。用法用量：各穴消毒后，针刺穴位进针得气后采用泻法，患者有酸麻胀重的感觉，留针30分钟，期间每10分钟行针1次。将G6850型电针仪（青岛鑫升实业有限公司）用导线分别连接同侧上巨虚-内庭（双侧）、足三里-丰隆（双侧）、天枢-天枢（双侧），选用连续波，频率5赫兹，电流强度以患者耐受为度，留针30分钟。隔日治疗1次，持续治疗3个月。（2）耳针，组成：外鼻（饥点）、脾、胃、心、小肠、肺、大肠、三焦、内分泌。用法用量：每次单侧选取5个耳穴，将耳廓皮肤用2％碘酒消毒，待干后用75％酒精脱碘，用消

① 王荣凯.调脂通络片用于高脂血症、高黏血症患者近期效果观察［J］.山东医药，2010，50（27）：102－103.
② 娄彬，王德春，等.首乌降脂片治疗高脂血症临床疗效观察［J］.中华中医药学刊，2007，25（2）：315－316.
③ 伍新林，李俊彪，等.泰脂安胶囊治疗原发性高脂血症的临床观察［J］.中国中西医结合杂志，2004，24（1）：82－84.
④ 周廉，量淑萍，等.月见草油对血脂和体重影响的临床观察［J］.中国中西医结合杂志，1993，13（7）：438.

毒持针器分别将高压灭菌消毒的揿针(中国苏州医疗用品厂生产—华佗牌揿针)刺入单侧选取的耳穴,用胶布固定,留针2~3天,两耳交替进行;留埋期间,每日饭前30分钟自行用手按压1次,每次每穴按压1~3分钟,自行按压以强刺激为宜。2~3日更换1次,持续治疗3个月。临床应用:王凯悦等将130例胃肠腑热型单纯性肥胖病并发高脂血症女性患者随机分为对照组和治疗组各65例。两组均采用针刺加电针治疗,另对治疗组联合耳针治疗。结果:治疗后两组患者体质量、肥胖度、BMI指数、体脂百分率较治疗前均有明显下降($P<0.01$);两组患者脂质含量中,治疗后 TC、TG、LDL-C 较治疗前均有明显下降($P<0.01$),HDL-C 有显著回升($P<0.01$);治疗后治疗组血脂各项指标明显优于对照组($P<0.05$)。结论:电针联合耳针或单独电针治疗胃肠腑热型肥胖并发高脂血症患者均具有良好的减肥作用及对异常的脂质代谢均具有良性调整作用,且电针联合耳针疗法在减肥效应及改善脂质代谢上优于单纯电针疗法。①

2. 温针灸联合耳针 临床应用:庞婷婷等将130例脾肾阳虚型肥胖并发高脂血症女性患者随机分成观察组和对照组各65例。对照组针刺穴取脾俞、中脘、肾俞、中极、太白、丰隆、太溪、飞扬、三阴交、关元、命门、阴陵泉。首先嘱患者仰卧位,常规消毒局部皮肤,选用0.30毫米×40毫米或0.30毫米×50毫米汉医牌一次性针灸针,四肢穴位直刺,进针8~10毫米,腹部穴位直刺,进10~15毫米,进针后行提插捻转平补平泻手法,使患者有酸麻胀重的感觉,留针30分钟,其间每10分钟行针1次。然后,起针后嘱患者俯卧位,常规消毒脾俞、肾俞、命门、飞扬等穴,背部穴位与皮肤呈45°角向脊柱方向斜刺,进针深度10~12毫米,留30分钟。观察组在对照组治疗的基础上加用耳穴揿针埋压,穴取脾、肾、膀胱、三焦、内分泌、内生殖器、交感、肾上腺、皮质下。每次取单侧耳穴,将其耳廓皮肤用2%

碘伏消毒,待干后用75%乙醇脱碘,用消毒持针器分别将高压灭菌消毒的揿针刺入单侧选取的耳穴,用胶布固定,留针3天,两耳交替进行。留埋期间,每日饭前半小时自行用手按压各穴,每次每穴按压1~3分钟,自行按压以轻刺激为宜,持续治疗3个月。结果:两组患者治疗后肥胖指标(体质量、肥胖度、体质指数、体质百分率)、血脂指标(TC、TG、LDL-C 血脂水平)均较治疗前明显下降(均 $P<0.01$),HDL-C 较治疗前明显上升(均 $P<0.01$);治疗后观察组 TC、HDL-C 的改善优于对照组(均 $P<0.01$)。在改善各项肥胖指标方面,两组比较差异无统计学意义(均 $P>0.05$)。观察组综合总有效率95.4%,优于对照组的84.6%($P<0.001$)。结论:温针灸联合耳针埋压及单纯温针灸对肥胖并发高脂血症患者异常的脂质代谢均有良性调整作用,且温针灸联合耳针疗法在减肥作用和改善 TC 和 HDL-C 水平方面优于单纯温针灸疗法。②

3. 五禽戏 用法用量:每日1次,每次重复全套动作3遍,总共约30分钟。临床应用:李兆伟采用完全随机设计的方法将66例血脂患者分为治疗组与对照组各33例。治疗组患者跟随研究人员集体练习健身气功·五禽戏,对照组患者每天慢跑30分钟。两组均8周为1个疗程,一共需完成2个疗程。全部受试者在实验期间禁服各类调脂药物,并严格控制饮食,按照 TLC 膳食治疗标准,减少总热卡和脂肪的摄入,尤其是胆固醇和饱和脂肪酸的摄入,增加膳食纤维的摄入,戒烟,限盐,减少饮酒。结果:2个疗程结束后治疗组患者的 TC、TG、LDL-C、HDL-C 四项指标和治疗前相比均有显著改善($P<0.01$,$P<0.05$),并且对 TC、TG、LDL-C 的调节作用明显优于对照组($P<0.05$);治疗组的调脂治疗达标率显著高于对照组($P<0.05$)。结论:健身气功·五禽戏对血脂异常患者有显著的调脂作用,可有效降低心血管疾病的发病危险,建议在社区中大力推广。③

① 王凯悦,等.电针联合耳针治疗胃肠腑热型肥胖并发高脂血症患者的临床观察[J].中华中医药杂志,2015,30(12):4513-4516.
② 庞婷婷,徐斌,等.温针灸联合耳针治疗女性脾肾阳虚型肥胖并发高脂血临床观察[J].中国针灸,2015,35(6):529-533.
③ 李兆伟,等.健身气功·五禽戏对血脂异常患者干预作用的研究[J].广州体育学院学报,2009,29(4):101-103,107.

心 脏 康 复

心脏康复是指以医学整体评估为基础,通过药物、运动、营养、心理、戒烟五大核心处方的联合干预,为患者在急性期、恢复期以及整个人生中提供从生理、心理和社会诸多方面的全面和全程管理、服务及关爱。其受益人群包括急性心肌梗死、稳定型心绞痛、经皮冠状动脉介入治疗后、冠状动脉旁路移植术后以及慢性心力衰竭患者。心脏康复是二级预防手段之一,既包括恢复和提高患者的功能活动,也包括预防疾病的再发和死亡,改善了患者的长期预后,提高了生活质量,使心脏病及疾病总病死率下降。

现代心脏康复学的定义为医护人员对患者进行各种有目的的干预,包括评估心血管病危险因素、开展教育、改变不合理生活方式、保持心理健康、降低心血管病的发病率等;评定心血管患者的心功能等级,进行有针对性的二级预防,对危险因素进行纠正,降低再发病和猝死的危险,指导规律服药,减轻症状,指导进行运动训练,增强体力,判断预后,延缓甚至逆转病变,提高其生活质量,指导恢复工作,回归社会。

我国心脏康复研究始于 20 世纪 80 年代初期,起步虽晚,但中医对康复的认识历史悠久。《尔雅·释诂》曰:"康,安也。"《说文解字》曰:"复,往来也。"康复即可以理解为恢复康健之意。《素问·灵兰秘典论》曰:"心者,君主之官也,神明出焉……故主明则下安……主不明则十二官危。"中医特色康复疗法,可减少心血管事件,改善临床症状,并通过多途径、多靶点干预冠心病病理环节,促进康复。太极、八段锦等非药物疗法也可改善临床症状,调护患者心理状态,辅助康复。

冠状动脉介入治疗术后康复

概　述

经皮冠状动脉介入术(percutaneous coronary intervention, PCI)是指经心导管技术疏通狭窄甚至闭塞的冠状动脉管腔,从而改善心肌血流灌注的治疗方法,是冠心病血运重建的重要手段。阿司匹林联合氯吡格雷是 PCI 术后患者抗血小板治疗的基础,对预防支架内血栓形成有重要意义。随着经皮冠状动脉介入治疗日渐成熟,冠心病患者的病死率已明显降低,但随着人们生活水平的提高、老龄化的加剧,冠心病的发病率却日益增高。如何降低 PCI 术后心脏再发事件及死亡风险、改善生活质量,心脏康复治疗已经成为一项重要课题,而循证证据也表明 PCI 术后尽早心脏康复可显著改善冠心病患者的临床结果。中医药在防治介入术后危险因素、改善和缓解症状等方面存在诸多优势。

本病多属中医"胸痹心痛"范畴。中医认为冠心病 PCI 术是作为一种直达局部病位的治疗手段,在中医中归属于"祛邪"的治疗方法,其破瘀通络的同时会损伤脉络,引起局部血瘀,痰瘀互结,造成正气的进一步耗伤,本虚症状更加严重,经 PCI 术其脏腑虚损的本质并未改变,即《素问·评热病论》所说的"邪之所凑,其气必虚",气血失于调和,瘀血、痰浊阻滞,再次郁阻心络,发为胸痛。《素问·痹论》云:"心痹者,脉不通。"中医认为创伤的修复与气血盛衰有极大的关系,气血亏虚则创面愈合不良,应用内托之法则可以起到促进修复愈合的效果,而痰浊为病可能是中医认识冠脉介入治疗后再狭窄的最关键的病机。

辨 证 施 治

气虚血瘀型　症见气短懒言,倦怠乏力,动则尤甚,爪甲紫暗,口唇发紫,舌质紫暗或有瘀斑瘀点,舌下静脉迂曲,色暗,脉沉弱或涩。治宜益气活血。方用① 补阳还五汤加味:黄芪 30 克、当归尾 15 克、赤芍 12 克、川芎 6 克、地龙 6 克、桃仁 6 克、红花 6 克、桂枝 9 克。随症加减:食欲不振,加麦芽、神曲、陈皮理气健脾开胃;夜寐差,难以入睡,加酸枣仁、夜交藤等安神助眠;大便秘结,加麻子仁、麦冬等润肠通便;口干口苦,加黄连、黄芩等清热泻火。每日 1 剂,水煎早晚分服。① 方用②益气活血凉血生肌方:生黄芪、丹参、牡丹皮、金银花等。临床观察:张璇等采用随机对照的方法将 131 例成功行冠状动脉介入术的冠心病患者随机分为治疗组 68 例与对照组 63 例。从手术日起两组均应用低分子肝素 0.4～0.6 毫升,皮下注射,每日 2 次,共 5～7 天;氯吡格雷 75 毫克,每日 1 次;阿司匹林肠溶片 100 毫克,每日 1 次;辛伐他汀 10～40 毫克,或阿托伐他汀 20 毫克,每日 1 次。治疗组在常规西药治疗基础上加用益气活血凉血生肌方药。结果:治疗组总有效率 86.8%,对照组总有效率 39.7%。②

经 验 方

1. 祛瘀化痰宁心汤　丹参 30 克、瓜蒌 20 克、薤白 10 克、清半夏 12 克、桂枝 12 克、人参 6 克、白术 15 克、茯苓 20 克、龙骨 30 克、葛根 15 克、郁金 10 克、土鳖虫 10 克、枳壳 10 克、甘草 6 克。随症加减:乏力、自汗,加黄芪 20 克;失眠严重,加炒酸枣仁 30 克、合欢花 12 克;腹胀、便秘,加酒大黄

10 克、厚朴 15 克;食欲不振,加鸡内金 15 克、炒麦芽 15 克;反酸烧心,加煅瓦楞子 20 克。每日 1 剂,以上中药与 52°白酒 30 毫升同时煎煮。每剂药煎 2 袋,每袋 200 毫升,每日 2 次,早晚饭后 1 小时温服。张克清等将 90 例急性冠脉综合征 PCI 术后心绞痛患者随机分为治疗组和对照组各 45 例。两组患者均给予 PCI 术后的西医规范治疗,治疗组在规范治疗的基础上给予祛瘀化痰宁心汤口服。两组均治疗 8 周。结果:治疗 8 周后,治疗组心绞痛总有效率(91.1%)、中医证候总有效率(93.3%)及心电图总有效率(57.8%)均明显高于对照组(分别为 71.1%、71.1% 及 33.3%)(均 $P < 0.05$)。治疗组治疗后血清 TC、TG、LDL - C 及 CRP 水平均较本组治疗前及对照组治疗后明显降低(均 $P < 0.05$)。结论:研究表明祛瘀化痰宁心汤配合常规西药可以明显缓解急性冠脉综合征 PCI 术后心绞痛症状,改善心电图表现及冠状动脉血流,降低血脂和抑制炎症反应可能为其主要作用机制。③

2. 软坚通脉汤　生黄芪 20 克、丹参 20 克、党参 15 克、郁金 10 克、浙贝母 10 克、莪术 10 克、鬼箭羽 12 克、昆布 12 克。每日 1 剂,上述药物加水 500 毫升浸泡 4 小时,大火煮沸后改为文火煎至 250 毫升,早晚分 2 次温服。李岩松等将 86 例行冠脉内支架植入术后患者随机分为研究组和对照组各 43 例。对照组予八段锦治疗,具体动作为双手托天理三焦、左右开弓似射雕、调理脾胃需单举、五劳七伤往后瞧、摇头摆尾去心火、双手攀足固肾腰、攒拳怒目挣气力、背后七颠百病消。每日 1 次,每次 30 分钟,每周 5 次,持续治疗 8 周。研究组在对照组基础上配合软坚通脉汤治疗,持续治疗 8 周。结果:治疗后两组胸闷、心悸、神倦怠力、体胖痰多积分显著低于治疗前($P < 0.05$),且研究组显著低于对照组($P < 0.05$)。研究组显效 29 例(67.44%),有效 8 例(18.60%),无效 6 例(73.95%),总有效率 86.05%;对照组显效

① 石磊,等.补阳还五汤加味治疗冠心病 PCI 术后气虚血瘀证临床观察[J].陕西中医,2017,38(9):1157 - 1159.
② 张璇,吴旸,等.益气活血凉血生肌方对冠心病冠状动脉介入术后的康复作用[J].吉林中医药,2015,36(10):1012 - 1015.
③ 张克清,戴珍,等.祛瘀化痰宁心汤联合西药治疗急性冠脉综合征经皮冠状动脉介入术后心绞痛 45 例临床观察[J].中医杂志,2018,59(22):1943 - 1947.

19 例(44.19％)，有效 9 例(20.93％)，无效 15 例(34.88％)，总有效率 65.12％。疗后两组 hs-CRP、IL-6、TNF-α、GaL-3 水平显著低于治疗前(P＜0.05)，且研究组显著低于对照组(P＜0.05)。结论：八段锦配合软坚通脉汤能够有效减轻冠脉内支架植入术后患者胸闷、心悸等临床症状，降低炎症因子水平，提高治疗效果。[1]

3. **通脉降浊汤** 大黄 10 克、枳实 15 克、柴胡 15 克、黄芩 15 克、清半夏 10 克、丹参 20 克、白芍 20 克、茯苓 20 克、陈皮 20 克、甘草 10 克。每日 1 剂，水煎 300 毫升，早晚口服。王乐等使用随机平行对照方法，将 62 例住院患者按病例号抽签方法简单随机分为对照组与治疗组各 31 例。对照组予阿司匹林、低分子肝素、单硝酸异山梨酯、他汀类药物等抗血小板聚集、抗凝、改善心脏供血、降脂及稳定斑块等综合性对症治疗。治疗组予通脉降浊汤。连续治疗 14 天为 1 个疗程。观测临床症状、生命质量、不良反应。治疗 1 个疗程，判定疗效。结果：治疗组显效 22 例，有效 8 例，无效 1 例，总有效率 96.80％；对照组显效 15 例，有效 13 例，无效 3 例，总有效率 90.30％。两组间无明显差异(P＞0.05)。躯体功能(PF)、一般健康(GH)、心理健康(MH)治疗组均优于对照组(P＜0.05)。结论：通脉降浊汤治疗急性冠脉综合征介入后疗效满意，无严重不良反应，值得推广。[2]

预防用药

"坐式八段锦"康复运动训练 全套八段锦套式包括：① 宁神静坐，采用盘膝坐式，正头竖颈，两目平视，松肩虚腋，腰脊正直，两手轻捏，置于小腹前的大腿根部，要求静坐 3～5 分钟；② 手抱昆仑，牙齿轻叩二三十下，口水增多时即咽下，随后将两手交叉，自身体前方缓缓上起，经头顶上方将两手掌心紧贴于枕骨处，手抱枕骨向前用力，同时枕骨后用力，使后头部肌肉产生一张一弛运动，如

此进行十数次呼吸；③ 指敲玉枕，接上式，以两手掩位双耳，两手食指相对，贴于两侧玉枕穴上，随机将食指搭于中指指背上，之后将食指滑下，以食指弹力缓缓地叩击玉枕穴，使两耳有咚咚之声，如此指敲玉枕穴数十次；④ 微摆天柱，头部略低，使头部肌肉保持相对紧张，将头向左右频频转动，如此一左一右缓缓搬撼天柱穴 20 次左右；⑤ 手摩精门，作自然深呼吸数次后，闭息片刻，随后将两手搓热，以双手掌推摩两侧肾俞穴 20 次左右；⑥ 左右辘轳，接上式，两手自腰部顺势移向前方，两脚平伸，手指分开，稍作屈曲，双手自胁部向上划弧如车轮形，如摇辘轳样自后向前进行数次运动，之后再按相反方向自前向后进行数次环形运动；⑦ 托按攀足，接上式，双手十指交叉，掌心向上，双手作向上托劲，稍停片刻，翻转掌心朝前，双手作向前按推劲，稍作停顿，即松开交叉的双手，顺势作弯腰攀足的动作，以双手攀两足的涌泉穴，两膝关节勿弯曲，如此锻炼数次；⑧ 任督运转，正身端坐，鼓漱吞津，意守丹田，以意引导内气自丹田沿任脉下行至会阴穴接督脉沿脊柱上行，至督脉终结处再循任脉下行。训练时间为每日 08:00～08:40、18:00～18:40，每套 13 分钟，连续 2 套，中间间隔 5 分钟，准备活动与运动后整理活动各 5 分钟。每周进行 3～5 次，并进行必要的出院后技术指导。王佳美等将 150 例急性心肌梗死介入治疗术后患者随机分为对照组和试验组各 75 例。对照组给予常规康复指导，试验组在此基础上联合"坐式八段锦"康复运动训练。比较两组患者出院 6 个月后左室射血分数(LVEF)、左室舒张末期内径、左室收缩末期内径、血浆 B 型脑利钠肽(BNP)及 6 分钟步行距离(6MWT)、再入院率和死亡率。结果：经治疗后，可提高 LVEF 和 6MWT 距离，降低左室舒张末期内径、左室收缩末期内径及血浆 BNP 水平(P＜0.05)；试验组出院 6 个月后再入院率和死亡率较对照组均有所降低(P＜0.05)。结论：急性心肌梗死介入治疗术

① 李岩松，等.软坚通脉汤配合八段锦对促进冠脉内支架植入术后心脏康复的作用[J].四川中医,2017,35(12)：57-60.
② 王乐，等.通脉降浊汤与西药对急性冠脉综合征介入后生命质量影响等效性随机平行对照研究[J].实用中医内科杂志,2015(7)：107-109.

后患者早期进行"坐式八段锦"康复运动可有效改善患者的心功能,提高生活质量。[1]

慢性心力衰竭康复

概　述

慢性心力衰竭(chronic heart failure,CHF)是指心脏泵血功能损害导致机体出现相关症状与体征的复杂临床综合征,是心脏结构或功能异常所致,是各类心脏病的终末阶段,也是同期病死率较高的心血管疾病。慢性心力衰竭按部位可分为左心衰竭(主要表现为肺循环瘀血及心排出量降低)、右心衰竭(主要表现为体循环瘀血)和全心衰竭。CHF好发于老年人,尤其是存在高血压、冠心病病史的患者。我国CHF的总患病率为0.9%,65岁以上老年人群患病率高达1.3%。实践证明,心脏康复可有效降低心脏病患者的死亡率,显著改善心衰患者的心、肺功能,提高患者生活质量。

以《慢性心力衰竭中西医结合诊疗专家共识》为例,推荐将其分A、B、C、D四个阶段进行治疗,在结合西药治疗的同时辨证用方。其中,阶段A为前心衰阶段,阶段B为前临床心衰阶段,均以原发病证候为主。阶段C为临床心衰阶段,以气虚血瘀、阳气亏虚血瘀证、气阴两虚血瘀证为主要证型,可分别治之以桂枝甘草汤、保元汤加减、参附汤、四逆汤加减、生脉散加味;兼见水饮证和痰浊证时,又辨病位不同,分别处之。

心力衰竭属中医"心悸""喘证""胸痹""痰饮""水肿"等范畴。《素问·生气通天论》言:"味过于咸……味过于甘,心气喘满。"指出了心衰的主要病机是心气虚,中医认为"心主血脉",若心气虚运血无力,则血脉瘀阻,使瘀血内生。心气不足,不能运化水湿,鼓动营血,而肺脾肾三脏俱虚造成以气虚为本,水湿、瘀血、痰浊为标的病理改变。水

湿、瘀血、痰浊既是病理产物又是致病因素,与气虚互为因果形成恶性循环,因此益气活血利水是中医治疗的主要方法,其中益气温阳是治疗慢性心衰的基本原则,应贯穿于治疗的全过程,而活血、利水为治标之法。

辨证施治

杜武勋等分2期

(1)慢性心力衰竭加重期

① 寒瘀水结型　症见喘咳倚息,不能平卧,咳吐泡沫状痰,下肢或全身水肿,按之凹陷,甚则阴肿,小便不利,心悸气短,动则又甚,舌质淡胖,苔白滑,脉沉细无力或沉迟。治宜温阳利水、泻浊活血。方用真武汤合苓桂术甘汤加减:黄芪、党参、制附子、桂枝、五加皮、泽泻、茯苓、白术、葶苈子、桑白皮、车前子、泽兰、甘草。

② 热瘀水结证型　症见喘咳倚息,不能平卧,咳嗽咳痰,咳痰黏稠或咳痰黄稠,下肢或全身水肿,按之凹陷,甚则阴肿,心悸气短,动则又甚,胸闷憋气,腹胀纳呆,口干口渴,小便不利,舌质暗红或紫黯,苔黄厚或黄腻,脉滑。治宜清热活血、泻肺利水。方用己椒苈黄汤加减:汉防己、川椒目、葶苈子、大黄、桑白皮、枳壳、白花蛇舌草、半边莲、泽兰、泽泻、车前子、茯苓、白术、甘草。

(2)慢性心力衰竭缓解期

① 气阴两虚,瘀血内阻证　症见喘促憋气,动则加剧,心悸心慌,疲乏懒动,动则汗出,心悸加重,失眠多梦,气短乏力,自汗或盗汗,五心烦热,口干口渴,面颧黯红,舌质红少苔,脉细数无力或结、代。治宜益气活血、滋阴纳气。方用生脉散加减:党参、麦冬、五味子、生地黄、黄芪、赤芍、当归、山茱萸、玉竹、葶苈子、茯苓、车前子。

② 气阳两虚,瘀血内阻证　症见喘促憋气,动则加剧,吐痰清稀,心悸心慌,疲乏懒动,动则汗出,喘息加重,失眠多梦,气短乏力,自汗或盗汗,

[1]　王家美,梁春,等."坐式八段锦"对急性心肌梗死患者介入治疗术后心脏康复的影响[J].中西医结合心脑血管病杂志,2018,16(8):94-97.

神疲纳呆,胸满脘胀,颜面灰白,口唇青紫,四肢清冷,小便清少,舌质淡胖,苔白腻或水滑。治宜益气活血、温阳化瘀。方用保元汤加减:党参、黄芪、巴戟天、肉桂、茯苓、车前子、葶苈子、丹参、淫羊藿、菟丝子、甘草。①

经 验 方

1. 强心通脉汤加减　黄芪30克、丹参30克、人参15克、葶苈子12克、茯苓20克、红花12克等。张艳等将280例气虚血瘀水停型慢性心衰患者分为试验组和对照组各140例。对照组予常规西药治疗,治疗组在对照组基础上加用益气活血中药,疗程12周。于治疗前、治疗后应用6分钟步行试验和明尼苏达心力衰竭生活质量调查分析表对患者生活质量进行测评。结果:两组治疗方案均能改善患者临床症状(P<0.05);两组6分钟步行距离比较,治疗组优于对照组(P<0.05);两组明尼苏达心力衰竭生活质量调查分析表比较,治疗组优于对照组(P<0.05)。结论:益气活血中药不仅能够改善气虚血瘀型慢性心衰患者的运动耐量,且可以显著提高患者的生活质量,随着疗程的增加而愈为显著。②

2. 益气活血方　黄芪30克、丹参30克、人参15克、葶苈子12克、茯苓20克、红花12克、益母草30克、三七5克。加水煎成300毫升,每次服150毫升,每日2次口服。张艳等将90例慢性心力衰竭患者随机分为治疗组60例和对照组30例。对照组予常规西药治疗(根据病情选用利尿剂、ACE抑制剂、β受体阻滞剂、洋地黄制剂),治疗组在西药治疗基础上加用益气活血中药并配合运动康复。运动康复疗法选择6分钟步行和10分钟站立甩手步行交替法。疗程8周。结果:治疗组明尼苏达生活质量调查积分和症状积分明显低于对照组(P<0.05),有效增加6分钟步行最大

距离,改善中医证候。结论:益气活血中药结合运动疗法能提高慢性心力衰竭患者的生活质量和临床疗效。③

3. 太极拳　姚成栋等将150例慢性心力衰竭患者(心功能Ⅱ级)随机分为对照组70例与康复组80例。对照组给予标准心力衰竭常规药物治疗,康复组在常规药物治疗的基础上进行42式陈氏太极拳康复锻炼,为期6个月。两组患者于入组时及6个月期满时分别测试心功能级别、生活质量评分、6分钟步行距离(6MWT)、左心室射血分数(LVEF)和左室舒张末期内径(LVEDd)。结果:与对照组比较,康复组在改善心功能分级、生活质量评分、6MWT、LVEF、LVEDD均有明显改善(P<0.01)。结论:太极拳运动能有效改善慢性心力衰竭患者的心功能和生活质量,促进患者的康复。④

4. 心衰合剂　黄芪20克、红景天9克为主方。随症加减:心肺气虚、痰瘀痹阻证,加瓜蒌、浙贝母、麦冬、生地黄、当归等;心肾阳虚、痰饮上逆证,加葶苈子、桑白皮、茯苓、泽泻等;心肾阳虚、水饮泛滥证,加制附子、白术、茯苓、泽泻等。中药采用免煎颗粒制剂,分早晚2次开水冲服。官颖等将57例慢性充血性心力衰竭的老年患者随机分为治疗组30例与对照组27例。对照组予西药常规治疗,治疗组在对照组基础上加用自拟心衰合剂。两组疗程均为21天。结果:两组治疗前后疗效比较,治疗组治愈12例,显效8例,有效7例,无效3例,总有效率90%;对照组治愈7例,显效8例,有效6例,无效6例,总有效率77.8%。两组治疗后的左心室射血分数、左心室收缩末径、左心室舒张末径、每搏输血量、心搏出量及心脏指数均较治疗前有明显改善(P<0.05),且治疗组优于对照组(P<0.05)。治疗组治疗前后症状总积分值下降水平优于对照组(P<0.05)。结论:益气温阳法可改善慢性心力衰竭患者的功能,减轻

① 杜武勋,张少强,等.慢性心力衰竭病证结合分期辨证论治方案及其组方研究[J].辽宁中医杂志,2013,40(3):385-387.
② 张艳,等.益气活血中药提高慢性心衰患者生活质量RCT临床研究[J].中华中医药学刊,2012,30(6):1193-1195.
③ 张艳,宫丽鸿,等.益气活血中药配合运动疗法对心衰患者生活质量疗效研究[J].中华中医药学刊,2012,30(4):682-683.
④ 姚成栋,等.太极拳运动对慢性心力衰竭患者康复的作用[J].心血管康复医学杂志,2010,19(4):364-367.

临床症状,促进心衰患者的体能恢复,提高其生活质量,是心衰康复治疗的有效辅助药物。[1]

善患者的心功能,且不增加药物不良反应的发生率。[2]

中 成 药

心舒宁胶囊 组成:毛冬青、银杏叶、葛根、益母草等(每粒0.4克,江西南昌济生制药厂生产,批号20120922)。用法用量:每次2.0～3.2克,每日3次口服。临床应用:马金等将99例慢性心力衰竭老年患者随机分为对照组46例和试验组53例。两组均予吸氧、低盐饮食、纠正水电解质紊乱以及常规西药。对照组予运动康复训练,试验组在对照组治疗的基础上予心舒宁胶囊。两组患者均治疗8周。比较两组患者的临床疗效、心功能指标,以及药物不良反应的发生情况。结果:试验组和对照组的总有效率分别为90.57%和71.74%,差异有统计学意义($P<$0.05);比较两组左心室收缩末期内径、左心室舒张末期内径、左心室心肌重量指数、左心室射血分数、左心房内径,治疗组均优于对照组($P<$0.05)。结论:心舒宁胶囊联合康复训练治疗老年慢性心力衰竭的临床疗效显著,其能显著改

预 防 用 药

二乌温阳贴 组成:川乌6克、草乌6克、人工麝香0.5克、冰片2克、降香6克、沉香3克、檀香9克(山东省烟台市中医医院制剂室提供)。制备方法:以上药物共为粉末,以蜂蜜调和,置于两层纱布之间,制成膏贴状。用法用量:将二乌温阳贴置于患者内关、心俞穴处,TDP治疗仪加热,每日1次,时间为30分钟。临床应用:任路辉等将60例心衰患者随机分成治疗组与对照组各30例。两组患者均根据病情给予心衰常规治疗,治疗组在常规治疗的基础上加用二乌温阳贴穴位贴敷治疗,20天为1个疗程。结果:经治疗后比较综合疗效比较,治疗组显效19例,有效7例,无效4例,加重0例,总有效率86.7%;对照组显效9例,有效11例,无效8例,加重2例,总有效率66.7%,两组总有效率比较差异有统计学意义($P<$0.05)。治疗组证候评分、LVEF、E/F值及BNP改善优于对照组($P<$0.05)。[3]

① 官颖,等.益气温阳法对老年慢性心衰康复治疗的临床观察[J].辽宁中医杂志,2009,36(5):789-790.
② 马金,等.心舒宁胶囊联合康复训练治疗老年慢性心力衰竭的临床研究[J].中国临床药理学杂志,2017(20):11-14.
③ 任路辉,等.二乌温阳贴穴位贴敷治疗慢性心力衰竭患者30例[J].中医杂志,2012,53(10):874-876.

呼吸系统疾病

急性上呼吸道感染

概　述

急性上呼吸道感染是临床的常见病、多发病，是鼻腔、咽或喉部的急性炎症的总称。通常病情较轻、病程短、可自愈、预后一般良好。临床主要分为普通感冒、急性病毒性咽炎和喉炎、急性疱疹性咽峡炎、急性咽结膜炎、急性咽扁桃体炎。普通感冒俗称"伤风"，又称鼻炎或上呼吸道卡他。起病急，主要表现为鼻部症状，如喷嚏、鼻塞、流清水样鼻涕，也可表现为咳嗽、咽干、咽痒或烧灼感甚至鼻后滴漏感。严重者有发热、轻度畏寒和头痛等。一般5~7天痊愈，伴发并发症者可致病程迁延。

本病属中医"感冒"范畴，由感受风邪或时行病毒引起，其病位主要在肺卫。肺主皮毛，由于肺的宣发功能而使皮毛得到温润，若皮毛受病，则肺卫功能失调，肺开窍于鼻，肺气不利，肺失宣肃，发为感冒。《素问·骨空论》载："风从外入，令人振寒，汗出，头痛，身重，恶寒。"东汉《伤寒论》已经论述了寒邪所致感冒的证治，所列桂枝汤、麻黄汤为感冒风寒轻重两类证候的治疗作了示范。隋《诸病源候论·风热候》指出："风热之气，先从皮毛入于肺也……其状使人恶风寒战，目欲脱，涕唾出……有青黄脓涕。"已经认识到风热病邪可引起感冒，并较准确地描述其临床证候。《诸病源候论》所指的"时气病"之类，应包含有"时行感冒"。至于感冒之病名，则首见于北宋《仁斋直指方·诸风》篇，兹后历代医家沿用此名，并将感冒与伤风互称。元《丹溪心法·伤风》明确指出本病病位在肺，治疗"宜辛温或辛凉之剂散之"。

辨证施治

张伯臾分5型

（1）风寒型　症见恶寒重，发热轻，无汗，头痛，肢节酸痛，鼻塞声重，时流清涕，咽痒咳嗽，痰吐稀薄色白，口不渴或渴喜热饮，舌苔薄白而润，脉浮或浮紧。治宜辛温解表。方用荆防败毒散加减：荆芥15克、桔梗15克、防风15克、柴胡20克、前胡10克、川芎10克、独活10克、羌活10克、枳壳10克、茯苓10克、甘草10克。随症加减：如表寒重者，可配麻黄、桂枝以加强辛温散寒之力。

（2）风热型　症见身热较著，微恶风，汗出不畅，头胀痛，咳嗽，痰黏或黄，咽燥，或咽喉乳蛾红肿疼痛，鼻塞，流黄浊涕，口干欲饮，舌苔薄白微黄，舌边尖红，脉浮数。治宜辛凉解表。方用银翘散加减：金银花20克、连翘20克、桔梗10克、桑叶10克、荆芥穗10克、淡豆豉10克、牛蒡子10克、苦杏仁10克、淡竹叶10克、生甘草10克、薄荷5克。随症加减：头胀痛较甚者，加桑叶、菊花；咳嗽痰多，加贝母、前胡、杏仁；咯痰稠黄，加黄芩、知母、瓜蒌皮；咽喉红肿疼痛，酌配一枝黄花、土牛膝、玄参。

（3）暑湿型　症见身热，微恶风，汗少，肢体酸重或疼痛，头昏重胀痛，咳嗽痰黏，鼻流浊涕，心烦口渴，或口中黏腻，渴不多饮，胸闷，泛恶，小便短赤，舌苔薄黄而腻，脉濡数。治宜清暑祛湿解表。方用新加香薷饮加减：香薷10克、厚朴10克、金银花10克、半夏10克、六一散15克、鲜扁豆花15克、连翘15克。随症加减：暑热偏甚，可加黄连、青蒿，酌配鲜荷叶、鲜芦根；湿困卫表，加豆卷、藿香、佩兰；里湿偏重，加苍术、白蔻仁、半夏、陈皮；小便短赤，加六一散、赤苓。

（4）气虚型　症见恶寒较甚，发热无汗，身楚倦怠，咳嗽，咳痰无力，舌淡苔白，脉浮而无力。治宜益气解表。方用参苏饮加减：党参 20 克、紫苏叶 20 克、前胡 20 克、葛根 20 克、茯苓 20 克、法半夏 15 克、枳壳 15 克、陈皮 15 克、桔梗 15 克、甘草 15 克、木香 15 克、生姜 10 克、大枣 10 克。随症加减：口苦，苔黄，加黄芩 10 克；表虚自汗，加玉屏风散（黄芪 20 克、白术 20 克、防风 10 克）。

（5）阴虚型　症见身热，微恶风寒，少汗，头昏，心烦，口渴，干咳少痰，舌红少苔，脉细数。治宜滋阴解表。方用加减葳蕤汤：玉竹、甘草、大枣、豆豉、薄荷、葱白、桔梗、白薇。随症加减：口渴咽干明显，可加沙参、麦冬。[1]

经 验 方

1. 四叶桑菊汤　桑叶 15 克、连翘 15 克、毛冬青 15 克、龙俐叶 15 克、枇杷叶 15 克、菊花 12 克、人参叶 12 克、前胡 10 克、苦杏仁 10 克、桔梗 6 克、甘草 6 克、薄荷（后下）6 克。每日 1 剂，上述药物加水至浸过药面 3 厘米，先使用大火煮沸，后改为文火煎煮 30 分钟，再加入适量水复煎，充分混合两次药液，于早晚饭后温服，共治疗 3 天。张正磊等将 98 例急性上呼吸道感染患儿随机分为研究组和对照组各 49 例。两组给予基础干预，在此基础上对照组给予热毒宁注射液治疗，研究组在对照组基础上联合四叶桑菊汤治疗。结果：研究组总有效率 93.88%，显著高于对照组的 75.51%（$P < 0.05$）；治疗后两组 CD3＋、CD4＋、CD4＋/CD8＋水平显著高于治疗前（$P < 0.05$），且研究组显著高于对照组（$P < 0.05$）；治疗后两组 TNF - α、IL - 6 水平显著低于治疗前（$P < 0.05$），且研

组显著低于对照组（$P < 0.05$），两组 IL - 10 水平显著高于治疗前（$P < 0.05$），且研究组显著高于对照组（$P < 0.05$）；研究组不良反应发生率 8.16%，稍高于对照组的 6.12%（$P > 0.05$）。[2]

2. 银翘白虎汤　石膏 20 克、芦根 20 克、淡豆豉 10 克、金银花 10 克、知母 10 克、黄芩 10 克、连翘 10 克、蝉蜕 10 克、牛蒡子 10 克、荆芥 6 克、甘草 6 克、桔梗 6 克、鸡内金 6 克、薄荷 3 克。每日 3 次，药物加水 300 毫升，大火煮沸后改为文火煎至 150 毫升，1～3 岁，每次 10～20 毫升；4～6 岁，每次 20～30 毫升；7～12 岁，每次 40～50 毫升。持续治疗 3～5 天。耿玉青等将 108 例小儿急性上呼吸道腺病毒感染患儿随机分为观察组和对照组各 54 例。两组均予退热、纠正水/电解质紊乱等基础干预，对照组给予利巴韦林治疗，观察组在对照组基础上联合银翘白虎汤治疗。结果：治疗后观察组与对照组的积分分别为（7.75±2.06）、（9.68±2.13）分，均分别低于治疗前的（22.09±5.24）、（21.51±5.17）分（$P < 0.05$）；两组比较，观察组显著低于对照组（$P < 0.05$）。[3]

3. 加减荆防败毒散　荆芥 12 克、防风 10 克、羌活 15 克、柴胡 9 克、川芎 10 克、辛夷 12 克、桔梗 9 克、蝉蜕 9 克、茯苓 15 克、前胡 9 克、甘草 6 克。每日 1 剂，水煎服，分 2 次温服，3 天为 1 个疗程。吴晖等将 100 例风寒型外感热病患者随机分为治疗组和对照组各 50 例。对照组予西药治疗，治疗组应用加减荆防败毒散治疗，观察两组患者退热时间、中医证候积分改变及疗效。选取健康志愿者 30 例作为健康组，测量治疗组和对照组治疗前后及健康组血清 TNF - α、IL - 1β 含量。结果：治疗组退热时间短于对照组，中医证候改善及疗效优于对照组（$P < 0.05$），两组患者治疗前血清 TNF - α、IL - 1β 含量均较健康组明显升高（$P < 0.05$），治疗后血清 TNF - α、IL - 1β 含量均明显下

① 张伯臾.中医内科学［M］.上海：上海科学技术出版社，1985.
② 张正磊，等.四叶桑菊汤联合热毒宁注射液治疗急性病毒性上呼吸道感染的疗效及对 T 淋巴细胞、血清炎症因子的影响［J］.四川中医，2018，36（4）：90 - 93.
③ 耿玉青，等.银翘白虎汤联合利巴韦林治疗小儿急性上呼吸道腺病毒感染的疗效及对血清 TNF - α、CRP 及 IL - 6 的影响［J］.中国中医急症，2018，27（4）：601 - 603，607.

降($P<0.05$),治疗组优于对照组($P<0.05$)。①

4. 麻黄附子细辛汤　成人方:麻黄 8 克、制附子 10 克、细辛 5 克。武火煮水至沸腾换文火,下制附子煮 30 分钟后,麻黄、细辛齐下,文火煮至沸 30 分钟,每剂中药熬制 2 次,每日 1 剂,饭前温服。儿童方:成人方加减,麻黄 3～5 克、制附子 10 克、细辛 3～5 克。武火煮水至沸腾换文火,下制附子煮 60 分钟后,麻黄、细辛齐下,文火煮至沸 10 分钟,每日 1 剂,饭前温服,5 日为 1 个疗程。王银菊将 152 例急性上呼吸道感染并符合中医太阳少阴两感证诊断患者随机分为中医组和西医组各 76 例。中医组患者给予麻黄附子细辛汤口服,西医组患者给予利巴韦林注射液静滴。治疗周期 3～5 天。结果:中医组体温恢复时间、头痛、咽痛、鼻塞喷嚏等的症状消失时间优于西药组($P<0.05$);西医组治疗后有效率 85.53%,中医组有效率 96.05%,两组对比差异有统计学意义($P<0.05$)。②

5. 麻杏薏甘汤　麻黄 6 克、杏仁 10 克、生薏苡仁 30 克、炙甘草 10 克、桂枝 10 克、防风 10 克、桔梗 10 克。每日 1 剂,水煎服,3 日为 1 个疗程。邵龙刚等将 60 例痰湿型感冒患者随机分为两组。治疗组 30 例采用利巴韦林或抗生素治疗;观察组 30 例运用麻杏薏甘汤。结果:经治疗后,观察组显效 5 例,有效 20 例,无效 5 例,总有效率 83.33%;治疗组显效 2 例,有效 10 例,无效 18 例,总有效率 40.00%($P<0.01$)。③

6. 普济消毒饮　牛蒡子 10 克、黄芩 15 克、黄连 15 克、甘草 8 克、桔梗 8 克、板蓝根 15 克、马勃 10 克、连翘 15 克、玄参 10 克、升麻 8 克、柴胡 10 克、陈皮 10 克、僵蚕 8 克、薄荷(后下)8 克。每日 1 剂,每次 200 毫升,每日 3 次。王晶等将 160 例急性病毒性上呼吸道感染患者随机分为治疗组和对照组各 80 例。治疗组予普济消毒饮治疗,对照组予利巴韦林片,并静脉输注生理盐水。停用

任何抗感冒退热药。结果:治疗组体温首次降至正常时间、总有效率以及症状改善均优于对照组($P<0.05$)。④

7. 六味抗感方　土牛膝 15 克、岗梅根 15 克、南板蓝根 15 克、毛冬青 15 克、羌活 10 克、青蒿 10 克。巫金娜等将 63 例急性上呼吸道感染患者随机分为对照组 31 例和观察组 32 例。对照组患者采用常规对症治疗,给予解热镇痛药基础上联合头孢呋辛酯片每次 0.5 克,每日 2 次,分早、晚服用,连续治疗 4 天。观察组患者给予中医六味抗感方治疗。结果:观察组临床总有效率 93.75%,明显高于对照组的 80.65%,经统计分析,两组差异具有统计学意义($P<0.05$)。⑤

8. 银荆柳解热汤　金银花 10 克、荆芥 10 克、倒扣草 5 克、细丝柳 5 克、芦根 10 克、防风 6 克、连翘 6 克。加水 1 000 毫升。水煎获药汁 300 毫升,早晚各服用 1 次。徐国建选取 90 例急性上呼吸道感染患者,随机分为治疗组与对照组各 45 例。对照组予青霉素每天 800 万单位,与病毒唑每日 0.3 克静脉滴注 3～5 天,同时辅以综合治疗。治疗组在此基础上加用银荆柳解热汤。结果:治疗组体温开始下降时间以及恢复正常时间均少于对照组;治疗组总有效率 93.33%,明显高于对照组的 75.67%(均 $P<0.05$)。⑥

9. 小柴胡汤　柴胡 20 克、黄芩 12 克、半夏 9 克、人参 10 克、甘草 6 克、大枣 12 克、生姜 3 片。每日 1 剂,分 2 次水煎服,每次 200～250 毫升,3 天为 1 个疗程。董秀丽等选取 72 例急性上呼吸道感染患者,随机分成两组。治疗组 38 例患者给予中药小柴胡汤,对照组 34 例患者给予清肺利咽的双黄连口服液治疗。两组在治疗 3 天后分别观察患者的发热、流涕、咽痛、咳嗽等临床症状,以了解治疗效果。结果:治疗组近期治愈 17 例,有效 17 例,无效 4 例,总有效率 89.5%;对照组近期治

① 吴晖,等.加减荆防败毒散治疗风寒型外感热病疗效观察及对 TNF-α、IL-1β 的影响[J].福建中医药,2017,48(3):11-13.
② 王银菊.麻黄附子细辛汤治疗太阳少阴两感证型急性上呼吸道感染的临床疗效分析[J].数理医药学杂志,2016,29(11):1657-1658.
③ 邵龙刚,等.麻杏薏甘汤加减治疗痰湿型感冒临床疗效观察[J].环球中医药,2015,8(S2):153-154.
④ 王晶,等.普济消毒饮治疗急性病毒性上呼吸道感染临床研究[J].辽宁中医药大学学报,2015,17(11):165-166.
⑤ 巫金娜,等.六味抗感方治疗急性上呼吸道感染的临床疗效分析[J].实用中西医结合临床,2015,15(3):8-9.
⑥ 徐国建.银荆柳解热汤治疗急性上呼吸道感染的临床观察[J].中国中医急症,2014,23(4):713-714.

愈 8 例,有效 16 例,无效 10 例,总有效率 70.6%。两组在治疗期间均未发现不良反应,其疗效比较,差异有统计学意义($P<0.05$)。①

10. 白芥子散 白芥子净末 30 克、延胡索 30 克、甘遂 15 克、细辛 15 克。共为细末,过 100 目筛,将药粉混匀,用生姜汁、甘油,按甘油 60 毫升、生姜汁 40 毫升、药粉 120 克的比例调成糊状,用 4 厘米×4 厘米的膏药敷肺俞、膏肓俞、心俞、大椎俞。每日 1 次,每次 4～6 小时。杨玉萍等选取 80 例风寒感冒患者,随机分为治疗组与对照组各 40 例。治疗组予白芥子散穴位敷贴,对照组服荆防败毒散(荆芥 10 克、防风 10 克、茯苓 10 克、川芎 10 克、羌活 10 克、独活 10 克、柴胡 10 克、前胡 10 克、枳壳 10 克、桔梗 10 克、甘草 6 克。每日 1 剂,加水 400 毫升,取汁 200 毫升,每日 1 剂,煎 2 次服)。结果:两组治疗后都有明显疗效,统计有极显著意义,而两组的疗效相比,两者无明显差异,无统计学意义。表明白芥子散穴位敷贴的方法可替代口服用药,尤其适合体弱多病服药较多、脾胃虚弱及幼儿等特殊人群。②

单 方

1. 代茶饮 组成:生姜 3 克、紫苏叶 3 克。适用于风寒感冒、发热、头痛等症。用法用量:以开水冲泡 10 分钟,代茶饮用,分早晚 2 次温服。③

2. 花椒 组成:花椒 30 克。功效主治:祛风散寒,清暑祛湿,疏表散邪;适用于风寒感冒。用法用量:花椒 30 克加水大火煮开,再用文火煮 20 分钟,待水温适宜后,泡脚半小时至出汗为止。除合并高血压的患者外,泡脚水温比患者耐受的温度稍高更佳,以患者耐受的温度即可。出汗后用干毛巾将汗擦干并注意避风,然后再行平衡火罐治疗,要注意治疗室的温度,让患者感到舒适为宜。

临床应用:李有娥将 180 例风寒感冒患者随机分为观察组、对照组Ⅰ、对照组Ⅱ各 60 例。对照组Ⅰ内服中药荆防败毒散及银翘散治疗感冒,每日 1 剂,分为早晚各服用 1 份,连服用 7 天;对照Ⅱ采用西医抗炎、抗病毒对症治疗连续治疗 7 天;观察组患者采用花椒水泡脚联合平衡火罐进行治疗 3 天。结果:观察组疗效与对照组Ⅰ、Ⅱ两组比较,显效及总有效率均具有显著差异($P<0.05$)。④

中 成 药

1. 复方芩兰口服液 组成:金银花、黄芩、连翘、板蓝根等(黑龙江珍宝岛药业股份有限公司生产,生产批号 20110802)。用法用量:每次 20 毫升,每日 3 次。临床应用:刘新桥等将 464 例急性上呼吸道感染外感风热证受试者随机分为试验组 348 例和对照组 116 例,分别口服复方芩兰口服液、双黄连口服液,疗程 3 天。结果:试验组和对照组疾病综合疗效愈显率分别为 83.14% 和 73.04%(FAS 分析),中医证候疗效愈显率分别为 84.59% 和 70.43%(FAS 分析),试验组均显著高于对照组(均 $P<0.05$)。⑤

2. 疏风解毒胶囊 组成:虎杖、连翘、板蓝根、柴胡、败酱草、马鞭草、芦根、甘草(安徽济人药业有限公司生产,国药准字号 Z20090047)。功效:祛风清热,解毒散结。临床应用:赵建兰等选取 123 例急性上呼吸道感染患者,随机分为对照组 62 例和观察组 61 例。对照组患者给予常规治疗,观察组患者在常规治疗基础上给予疏风解毒胶囊治疗。结果:观察组患者治疗后临床显效 35 例,有效 22 例,无效 4 例,临床总有效率 93.44%,高于对照组的 80.65%($P<0.05$)。⑥

3. 金百合剂 组成:开金锁 12 克、黄芩 9 克、桑白皮 9 克、炙百部 9 克、炙紫菀 9 克、前胡 9

① 董秀丽,等.小柴胡汤治疗急性上呼吸道感染的临床观察[J].医学综述,2009,15(12):1906－1907.
② 杨玉萍,等.白芥子散穴位敷贴治疗风寒感冒 40 例[J].中国中医药现代远程教育,2009,7(12):238.
③ 国家中医药管理局网站.中药泡茶防治感冒[J].中国中医药现代远程教育,2013,11(23):97.
④ 李有娥.花椒水泡脚联合平衡火罐治疗风寒感冒 60 例[J].中国中医药现代远程教育,2012,10(5):38－39.
⑤ 石存忠,刘新桥.复方芩兰口服液治疗急性上呼吸道感染外感风热证的多中心临床评价[J].中国新药杂志,2018,27(9):1012－1018.
⑥ 赵建兰,许东风,等.疏风解毒胶囊治疗急性上呼吸道感染的疗效观察[J].中华中医药学刊,2018,36(5):1222－1225.

克、杏仁9克、枇杷叶(包)9克。用法用量:每日3次,小于2岁每日口服5毫升,2~6岁每次10毫升,大于6岁每次15毫升。临床应用:张亦群等将270例小儿急性病毒性咳嗽患者随机分为金百组、清热止咳组及易坦静组,每组各90例。金百组服用金百合剂。清热止咳组服用小儿清热止咳口服液,每日3次,小于2岁每次口服5毫升,2~6岁每次10毫升,大于6岁每次15毫升。易坦静组服用易坦静,每日2次,每次2.5~15毫升。疗程5天。结果:易坦静组脱落3例。金百组、清热止咳组、易坦静组临床总有效率分别为87.78%、72.22%和52.87%,且金百组临床控制率优于清热止咳组和易坦静组。[1]

4. 银花感冒合剂　组成:金银花、连翘、薄荷、大青叶、桑叶、白茅根、黄芩、玄参、天花粉、生石膏、前胡、淡豆豉、水牛角粉等(平顶山市中医医院制剂室生产,生产批号20150105)。用法用量:1~3岁10毫升,4~6岁15毫升,7~9岁20毫升,10~14岁30毫升,每日3次,3天为1个疗程。临床应用:胡香玉等将300例急性上呼吸道感染且中医辨证属风热证的患儿随机分为治疗组和对照组各150例。治疗组口服银花感冒合剂,对照组口服利巴韦林颗粒,均3天为1个疗程,2个疗程后统计治疗效果。结果:治疗组总有效率96.0%(144/150),对照组总有效率74.7%(112/150)。经统计学处理,通过对治疗300例小儿急性上呼吸道感染的临床观察发现,治疗组患儿治疗后症状体征改善明显,治疗总有效率96%,两者均明显优于对照组,同时治疗组退热病例的疗程也明显短于对照组。[2]

5. 柴芩清宁胶囊　组成:黄芩、柴胡、人工牛黄(扬子江药业集团有限公司生产,国药准字Z20133030)。功效:清热解毒,和解表里。用法用量:每次3粒,每日3次服用,3天为1个疗程。临床应用:魏金玲等将76例急性上呼吸道感染之

风湿病热袭肺卫证患者随机分为试验组和对照组各38例。试验组和对照组分别给予柴芩清宁胶囊和清开灵胶囊,观察两组的体温、症状积分变化的情况及治疗的有效率。结果:试验组退热起效时间及体温复常时间均短于对照(均$P<0.05$);试验组体温下降快于对照组($P<0.05$);试验组发热咽痛症状完全消失率65.79%,高于对照组的36.84%($P<0.05$)。[3]

6. 射干合剂　组成:炙麻黄、射干、杏仁、僵蚕、黄芩、前胡、薄荷、蝉蜕、百部(上海静安制药有限公司生产)。功效主治:宣肺平喘,化痰止咳,清热解毒;适用于风热犯肺或痰热壅肺引起的咳、痰、喘。用法用量:口服,每次15~20毫升,每日3次。临床应用:路薇薇等将246例风热犯肺或痰热壅肺型急性上呼吸道感染患者随机分为三组,射干合剂组、宣肺止嗽组及厄多司坦组各82例。所有患者均给予抗菌、抗病毒等常规治疗,在此基础上射干合剂组加服射干合剂;宣肺止嗽组加服宣肺止嗽合剂,口服,每次10毫升,每日3次;厄多司坦组加服厄多司坦片,口服,每次2片,每日2次。各组疗程均为7天。结果:射干合剂组、宣肺止嗽组、厄多司坦组的临床总有效率分别为92.68%、83.75%和76.32%,三组间比较差异有统计学意义(均$P<0.05$)。[4]

7. 防风通圣颗粒　组成:防风、荆芥穗、薄荷、麻黄、大黄、芒硝、栀子、滑石、桔梗、石膏、川芎、当归、白芍、黄芩、连翘、甘草、白术等(烟台天正药业有限公司生产,生产批号100738)。功效:解表清里、疏风清热。用法用量:口服,每次3克,每日2次。临床应用:王硕等将324例上呼吸道感染患者分为两组。试验组216例服用防风通圣颗粒,疗程3天,入组时腋下体温高于37℃者每日加服1次。对照组108例服用防风通圣颗粒模拟剂(用法、用量及疗程同试验组)。结果:试验组愈显率55.67%,总有效率93.10%,对照组分别为

① 张亦群,田宏,等.金百合剂治疗小儿急性病毒性咳嗽的临床疗效观察[J].上海中医药杂志,2018,52(12):66-69.
② 胡香玉,刘坦.银花感冒合剂治疗儿童急性上呼吸道感染150例临床研究[J].中国中医药现代远程教育,2018,16(15):51-53.
③ 魏金玲,等.柴芩清宁胶囊治疗急性上呼吸道感染之风温病热袭肺卫证临床观察[J].中国中医急症,2017,26(8):1446-1448.
④ 路薇薇,吴敏,等.射干合剂治疗急性上呼吸道感染的临床研究[J].上海中医药大学学报,2017,31(5):36-39.

5.94%、36.63%,试验组优于对照组($P<0.01$)。[1]

预防用药

防感冒香袋　组成:山奈、桂皮、佩兰、白芷、冰片。功效:温中散寒,清暑辟浊,祛风解表,健身益寿,消毒杀菌,香化环境。用法用量:每个香袋中含药物3克,放在上衣口袋内,晚间睡觉时放于枕头旁,每间住房内放4～5个亦可,待用至无明显中药气味时,即需更换新香袋。[2]

---

①　王硕,齐文升,等.防风通圣颗粒治疗上呼吸道感染的随机对照观察[J].中国中西医结合杂志,2013,33(10):1328-1331.
②　董淑萍.合理选用中成药治疗感冒[J].现代中西医结合杂志,2007(3):361-362.

急性气管-支气管炎

概　述

急性气管-支气管炎是由感染、物理化学刺激或过敏引起的气管-支气管黏膜的急性炎症，部分病例可为某些疾病的局部症状或并发症。起病较急，咳嗽、咯痰和伴有一般外感症状为其特点，炎症累及气管，常为刺激性干咳，少量黏液性痰，伴胸骨后不适感或钝痛，病变蔓延至支气管时，咳嗽加剧，咳痰增多，呈黏液性或黏液脓性，或见气促、胸骨后发紧等。查体双肺呼吸音粗，有时可闻及湿性或干性啰音。X线检查无明显异常或仅有肺纹理增加。本病发病率高，临床多以对症治疗为主，目前用于治疗该病的中西药物和方法很多，主要是抗感染、止咳、祛痰，部分患者因气管痉挛而发生气促、咳嗽、咳痰，有的治疗不当或治疗不及时，可发展为慢性支气管炎。目前治疗气道细菌性炎症的主要用药是抗生素，但若是抗生素使用时间过长，则容易造成细菌耐药。

本病属中医"外感咳嗽""痰证"等范畴。其病理特点是外邪袭表、肺气失宣或痰浊壅肺、肺气上逆等。风、寒、暑、湿、燥、火六淫之邪和吸入烟尘秽浊之气，皆可袭肺发病。由于四时气候变化的不同，人体感受的外邪亦有所不同，临床上以风寒、风热、风燥为多见。外邪犯肺不外二途，一是从口鼻直接犯肺，二是从皮毛侵入而内舍于肺。外邪袭于肺，壅遏肺气而不得宣降，痰热、痰湿内生，肺气上逆而发病。诚如《医学心悟》云："肺体属金，譬如钟然，钟非叩不鸣，风、寒、暑、湿、燥、火六淫之邪，自外击之则鸣；劳欲情志，饮食炙煿之火，自内攻之则亦鸣。"

辨　证　施　治

李建生等分7证

（1）风寒袭肺证　症见咳嗽，痰白、痰液清稀，恶寒，舌苔薄白，脉浮或浮紧，鼻塞流清涕，咽痒，发热，无汗，肢体酸痛等症状。治宜疏风散寒、宣肺止咳。方用三拗汤合止嗽散加减：炙麻黄6克、苦杏仁9克、白前9克、荆芥9克、防风9克、紫苏子9克、陈皮9克、桔梗6克、百部12克、款冬花12克、炙甘草3克。随症加减：往来寒热不解者，宜与小柴胡汤化裁；素有寒饮内伏，胸闷气逆、痰液清稀者，可与小青龙汤加减；痰多、舌苔白厚腻者，加厚朴9克、姜半夏9克、茯苓12克；风寒入里化热者或风寒束表而内有蕴热者，加生石膏（先煎）20克、黄芩9克、桑白皮12克；咳嗽阵发、气急、喘鸣、胸闷者，加僵蚕9克、枳壳12克；头痛明显者，加白芷6克、藁本9克；周身酸楚甚至酸痛者，加羌活9克、独活9克；气虚气短、乏力者，加党参12克、黄芪15克；阳虚畏寒、四肢不温者，加细辛2克、炮附片（先煎）9克。

（2）风热犯肺证　症见咳嗽，痰黄、痰液黏稠，咯痰不爽，咽干甚则咽痛，发热恶风，舌尖红，舌苔黄，脉浮或浮数，鼻塞，流浊涕，鼻窍干热，咽痒口渴。治宜疏风清热、宣肺化痰。方用桑菊饮加减：桑叶9克、菊花6克、苦杏仁9克、连翘12克、牛蒡子12克、前胡12克、黄芩9克、薄荷（后下）6克、桔梗9克、芦根12克、甘草3克。随症加减：头痛、目赤者，加夏枯草12克、栀子9克；咳甚，加百部15克、枇杷叶9克、浙贝母9克；喘促、汗出、口渴者，加炙麻黄6克、生石膏（先煎）20克；全身酸楚、无汗者，加荆芥9克、防风9克；咽喉肿痛者,加山豆根 9 克、玄参 9 克、马勃 12 克;口渴者,加天花粉 12 克、玄参 9 克;咳嗽阵作,加蒺藜 12 克、僵蚕 9 克、蝉蜕 6 克、白芍 12 克;气急、喘鸣、胸闷者,加僵蚕 9 克、紫苏子 9 克;夏令兼夹暑湿,心烦、口渴、舌红者,减牛蒡子,加六一散;阴虚手足心热、口干、盗汗者,加麦冬 12 克、沙参 9 克、地骨皮 12 克。

(3)燥邪犯肺证 症见干咳,咳嗽,痰液难以咳出,唇鼻干燥,口干,咽干甚则咽痛,舌苔薄,脉浮。治宜清肺润燥、疏风清热。方用桑杏汤加减:桑叶 9 克、苦杏仁 9 克、北沙参 12 克、麦冬 12 克、浙贝母 9 克、淡豆豉 6 克、栀子皮 6 克、瓜蒌皮 12 克、梨皮 12 克。随症加减:燥热明显,加知母 12 克、生石膏(先煎)20 克;头痛发热明显,加薄荷(后下)6 克、连翘 9 克;咽痛明显,加玄参 12 克、山豆根 9 克;鼻衄或痰有血丝,加白茅根 15 克、生地黄 15 克、藕节 15 克;口鼻干燥甚者,减淡豆豉,加玄参 9 克、麦冬 15 克;咳甚胸痛,加枳壳 9 克、延胡索 12 克、白芍 19 克;咳嗽阵作,加玄参 12 克、地龙 15 克、蝉蜕 9 克、白芍 12 克;恶寒、无汗为凉燥者,方用杏苏散加减。

(4)痰热壅肺证 症见咳嗽痰黄,痰黏稠,舌红苔黄腻,脉滑或滑数。治宜清热化痰、肃肺止咳。方用清金化痰汤加减:桑白皮 9 克、黄芩 9 克、栀子 9 克、全瓜蒌 12 克、橘红 9 克、知母 9 克、浙贝母 9 克、苦杏仁 9 克、桔梗 9 克。随症加减:痰热甚者,加竹沥 20 毫升、天竺黄 9 克;气急、喘鸣、胸闷者,减桔梗,加葶苈子 9 克、射干 9 克、地龙 15 克;胸痛明显者,加延胡索 12 克、赤芍 12 克、郁金 9 克;热盛伤津口渴者,减桔梗、橘红,加生石膏 20 克、麦冬 12 克、玄参 12 克;大便秘结者,加酒大黄 9 克、枳实 9 克。

(5)痰湿阻肺证 症见咳嗽痰多,质黏色白易咯出,胸闷,纳呆,食少,胃脘痞满,舌边齿痕,舌苔白或白腻,脉滑。治宜燥湿健脾、化痰止咳。方用二陈汤合三子养亲汤加减:法半夏 12 克、茯苓 15 克、陈皮 12 克、白术 12 克、厚朴 9 克、白芥子 9

克、莱菔子 9 克、紫苏子 9 克、炙甘草 6 克。随症加减:寒痰较重,痰黏白如沫,畏寒者,加干姜 9 克、细辛 3 克;脾虚湿盛,加党参 15 克、苍术 9 克、薏苡仁 20 克;胃脘痞满者,加白蔻仁 9 克、枳壳 12 克;外有风寒者,加荆芥 9 克、防风 9 克、紫苏梗 9 克。

(6)肺气虚证 症见气短乏力,自汗,稍有劳作则气喘吁吁,咳嗽,易于感冒,畏寒,神疲,舌淡苔白,脉弱或细。治宜补肺益气、宣肺止咳。方用补肺汤合玉屏风散加减:党参 15 克、黄芪 15 克、防风 9 克、白术 12 克、茯苓 12 克、五味子 9 克、紫菀 12 克、苦杏仁 9 克、陈皮 9 克、炙甘草 6 克。随症加减:寒热起伏,畏风寒明显者,加桂枝 9 克、白芍 12 克;若咯痰稀薄、时觉形寒,为肺虚有寒,可加干姜 6 克、紫苏子 9 克、款冬花 9 克;自汗甚者,加浮小麦 15 克、煅牡蛎 20 克;纳差者,加神曲 15 克、炒麦芽 15 克;脘腹胀闷者,减黄芪,加木香 9 克、莱菔子 9 克;风寒未尽者,加荆芥 6 克、紫苏梗 9 克;风热未尽者,加桑叶 6 克、薄荷(后下)6 克。

(7)气阴两虚证 症见咳嗽,少痰,干咳,神疲,乏力,动则加重,易感冒,自汗,盗汗,舌质红,舌苔少,脉细。治宜益气养阴、润肺止咳。方用生脉散合沙参麦冬汤加减:太子参 15 克、北沙参 12 克、麦冬 12 克、五味子 9 克、玉竹 9 克、桑叶 9 克、浙贝母 9 克、款冬花 9 克、炙甘草 6 克。随症加减:兼有痰热咯黄痰者,加黄芩 9 克、全瓜蒌 15 克;口渴甚者,加天花粉 15 克、玄参 9 克;低热不退者,可加银柴胡 9 克、白薇 12 克;纳差食少者,加炒麦芽 15 克、炒谷芽 12 克;腹胀者,加陈皮 12 克、厚朴 9 克;盗汗者,加浮小麦 15 克、乌梅 12 克。[1]

经 验 方

1. 荆防败毒散 荆芥 15 克、防风 12 克、苦杏仁 10 克、柴胡 10 克、白前 10 克、枳壳 10 克、桔梗 15 克、薄荷(后下)5 克、甘草 5 克、紫苏叶 10 克、

---

[1] 李建生,等.急性气管支气管炎中医诊疗指南(2015 版)[J].中医杂志,2016,57(9):807 - 809.

紫菀 10 克。随症加减：寒重束表者，加炙麻黄 6克；咳嗽痰多者，加橘红 10 克、姜半夏 10 克；咳嗽阵发、干咳、气急、喘鸣者，加僵蚕 10 克、蝉蜕 10克；周身酸楚、酸痛者，加独活 10 克、羌活 10 克；湿重痰多、舌苔白厚腻者，加厚朴 10 克、广藿香 10克；气虚者，加五指毛桃 40 克；咽痛、黄脓痰者，加马鞭草 15 克、木蝴蝶 15 克。每日 1 剂，常规水煎煮 2 次，混合药液至 400 毫升，早晚各服用 1次。黄惠芬等选择 160 例急性气管-支气管炎所致风寒犯肺证咳嗽患者随机分为对照组和观察组各 80 例。两组患者均给予膀胱经姜疗。对照组采用通宣理肺颗粒，每次 9 克，每日 3 次，温开水冲服；观察组内服荆防败毒散加减。两组疗程均连续治疗 6 天。结果：观察组临床疗效总有效率 95.95%，高于对照组的 84.51%（P＜0.05）；观察组咳嗽疗效总有效率 97.3%，高于对照组的87.32%（P＜0.05）。①

2. **止咳清肺汤** 桑叶 15 克、杏仁 10 克、浙贝母 15 克、桑白皮 20 克、紫菀 12 克、款冬花 10 克、前胡 12 克、白前 12 克、紫苏子 10 克。早晚各 1次，每次 1 袋温服。曲志成等将 100 例急性气管-支气管炎所致急性咳嗽患者随机分为试验组和对照组各 50 例。基础治疗为如果伴有发热，白细胞升高，给予头孢克洛 0.25 克，每 8 小时 1 次口服；如果痰多给予盐酸氨溴索片 30 毫克，每日 3 次口服；试验组在基础治疗同时给予止咳清肺汤，疗程5 天；对照组在基础治疗同时给予可愈糖浆口服，每次 10 毫升，每日 3 次，24 小时不超过 30 毫升，疗程 5 天。结果：两组视觉模拟评分治疗前组间比较差异无统计学意义（P＞0.05），两组治疗后均较治疗前明显降低，差异有统计学意义（P＜0.01或 P＜0.05），且试验组较对照组降低更显著（P＜0.01）；两组日间咳嗽症状积分、夜间咳嗽症状积分治疗前组间比较差异均无统计学意义（P＞

0.05），两组治疗后均较治疗前明显降低，差异有统计学意义（P＜0.01或 P＜0.05），且试验组较对照组降低更显著（P＜0.01或 P＜0.05）。②

3. **定喘汤** 炙麻黄 12 克、白果 10 克、款冬花20 克、黄芩 10 克、桑白皮 15 克、地龙 10 克、半夏15 克、杏仁 12 克、紫苏子 10 克、厚朴 12 克、枳壳12 克、甘草 6 克。水煎 300 毫升，每日 1 剂，早晚温服。盛爱强将 60 例痰热郁肺中老年慢性支气管急性发作患者，按诊顺序号抽签方法随机分为两组。对照组 30 例应用沐舒坦 30 毫克加入生理盐水 15 毫升，混合成沐舒坦雾化剂，3 日 1 次，超声雾化吸入。治疗组 30 例使用定喘汤，沐舒坦治疗同对照组。结果：治疗组总有效率 93.33%，高于对照组总有效率 73.33%（P＜0.05）。③

4. **杏苏二陈汤** 苦杏仁 10 克、陈皮 10 克、公丁香 10 克、大枣 10 克、甘草 10 克、桔梗 10 克、石菖蒲 10 克、紫苏梗 10 克、远志 10 克、炙麻黄 15克、麦冬 15 克、茯苓 15 克、南沙参 15 克、法半夏15 克、款冬花 15 克、桂枝 20 克、生姜 20 克。随症加减：胸胀闷者，加枳壳消胀行气；腹胀、纳少、消化不良者，加建曲、鸡内金、炒山楂消食导滞；痰多者，加紫苏子、莱菔子、白芥子快膈降气；心慌者，加黄芪、远志、柏子仁、酸枣仁宁心益气。每日 1剂，每剂煎煮成 3 袋药液，每袋 200 毫升，每次服 1袋，餐后 3 小时温服。10 天为 1 个疗程，连续服用2 个疗程。倪敏等将 70 例风寒型慢性支气管炎急性发作期患者按入院先后顺序分为观察组和常规组各 35 例，两组均予常规及对症治疗。常规组予沐舒坦治疗，每次 10 毫升，每日 2 次，以 10 天为 1个疗程，连续用药 2 个疗程；观察组加用杏苏二陈汤治疗。两组均治疗 20 天。结果：观察组总有效率高于常规组（P＜0.05）；各项中医证候评分及总积分均低于常规组（P＜0.05）；各项肺功能指标改善情况均优于常规组（P＜0.05）。④

———

① 黄惠芬,范良,等.荆防败毒散加减联合膀胱经姜疗法治疗急性气管-支气管炎所致风寒犯肺证咳嗽[J].中国实验方剂学杂志,2018,24(21)：193-198.
② 曲志成,姚卫海,等.止咳清肺汤治疗急性气管-支气管炎所致急性咳嗽的临床研究[J].北京中医药,2018,37(1)：29-32.
③ 盛爱强.定喘汤联合沐舒坦治疗痰热郁肺中老年慢性支气管炎急性发作随机平行对照研究[J].实用中医内科杂志,2018,32(2)：29-31.
④ 倪敏,等.杏苏二陈汤联合西医疗法治疗风寒型慢性支气管炎急性发作期疗效观察[J].新中医,2018,50(3)：74-77.

5. 清金化痰汤　紫菀 20 克、桑白皮 20 克、杏仁 10 克、半夏 15 克、白芥子 10 克、金银花 25 克、款冬花 15 克、陈皮 15 克、莱菔子 15 克、紫苏子 15 克、连翘 20 克、瓜蒌 15 克、麦冬 15 克、桔梗 15 克、黄芩 10 克、茯苓 15 克、枇杷叶 20 克、甘草 10 克。随症加减：痰黄如脓或腥臭，酌加鱼腥草、薏苡仁；痰涌便秘，配葶苈子、制大黄；痰热伤津，酌加南沙参、天花粉。上药加水 300 毫升，浸泡 20 分钟，煎 20 分钟，取汁 150 毫升，每日 1 剂，早晚各 1 次饭后服用。姜芊竹等将 30 例痰热郁肺型慢性支气管炎急性发作期患者，采用随机单盲对照的方法分为治疗组和对照组各 15 例。对照组给予常规西医治疗，给予左氧氟沙星 0.3 克静滴、盐酸氨溴索 30 毫克静滴，均每日 1 次；治疗组在对照组治疗的基础上给予清金化痰汤加减治疗。两组疗程均为 10 天。结果：治疗组总有效率 93.3%，且咳痰的起效时间和控制时间均明显短于对照组。[①]

6. 解表止咳饮　金银花 20 克、连翘 20 克、桔梗 15 克、枳壳 10 克、杏仁 15 克、荆芥 15 克、薄荷 10 克、百部 10 克、白前 10 克、甘草 6 克。随症加减：若扁桃体肿痛者，加木蝴蝶、马勃；津液耗伤、口渴较甚者，加天花粉、石斛；兼涕稠浊、鼻窍不通者，加苍耳子、辛夷。将中药浸泡在纯净水中 30 分钟左右，水煎服即可，切忌久煎。若症状较重，每 3 小时服药 1 次；症状较轻者，早晚各 1 次。林泽辉等将 106 例急性支气管炎风热犯肺证患者随机分为治疗组和对照组各 53 例。对照组予以头孢哌酮钠舒巴坦钠 1～2 克配入 0.9% 氯化钠注射液 100 毫升静滴或利巴韦林 0.1～0.3 克加入 5% 葡萄糖注射液 100 毫升静滴治疗，均每日 2 次；治疗组予解表止咳饮治疗，两组疗程均为 10 天。结果：治疗组患者临床改善较对照组明显，其治疗后咳嗽、咯痰、发热、胸闷等中医证候评分显著低于对照组（P<0.05）。[②]

7. 温肺化痰汤　麻黄 9 克、半夏 9 克、桂枝 6 克、干姜 6 克、莱菔子 6 克、紫菀 10 克、款冬花 12 克、细辛 3 克、五味子 5 克、白芥子 5 克。随症加减：痰黄稠多者，加黄芩 6 克、鲜芦根 30 克。张芳将 126 例慢性喘息型支气管炎急性发作期患者随机分为治疗组和对照组各 63 例。对照组予注射用阿洛西林钠 2 克，每 8 小时静脉滴注；氨溴索口服液 10 毫升，每日 2 次口服；复方甲氧那明胶囊 2 粒，每日 3 次口服；另予以吸氧治疗、纠正电解质紊乱等治疗。治疗组单纯予温肺化痰汤加减治疗。疗程均为 14 天。比较两组患者的肺功能、炎症指标（超敏 CRP、嗜中性粒细胞）改变情况、中医症候积分和症状消失时间。结果：治疗组喘息、咳嗽咯痰、哮鸣症状的中医症状积分均明显低于对照组，差异有统计学意义（P<0.05）。[③]

8. 金水六君煎合三拗方　当归 20 克、熟地黄 10 克、陈皮 10 克、法半夏 10 克、茯苓 20 克、鱼腥草 30 克、炙麻黄 10 克、杏仁 10 克、桔梗 10 克、射干 10 克、紫菀 20 克、葶苈子 20 克、生姜 10 克、甘草 10 克。随症加减：痰郁化热者，加黄芩 15 克、鱼腥草 15 克；咳甚者，加细辛 10 克、远志 15 克；喘甚者，加紫苏子 10 克、桑白皮 15 克；发热甚者，加柴胡 10 克。每剂加水 500 毫升，留汁 150 毫升，每日分 3 次口服。唐万云等将 160 例慢性气管炎急性加重期患者采用随机分为对照组和治疗组各 80 例。对照组患者采用常规西医干预治疗，西药盐酸莫西沙星片每次 0.4 克，每日 1 次；盐酸氨溴索每次 30 毫克，每天 2 次；喘息严重者加用氨茶碱每次 0.2 克，每天 2 次。治疗组患者则在此基础上加用金水六君煎合三拗方辅助治疗。两组患者均以 1 周为 1 个疗程，共行 2 个疗程。结果：金水六君煎合三拗方辅助治疗慢性支气管炎急性加重期可有效改善临床症状体征，缩短病程，提高肺部功能，并有助于降低远期复发率。[④]

① 姜芊竹,孙静,等.清金化痰汤加减治疗痰热郁肺型慢性支气管炎急性发作期的临床研究[J].现代中西医结合杂志,2018,27(2):157-159.
② 林泽辉,杨曼曼,等.解表止咳饮治疗急性支气管炎(风热犯肺证)临床观察[J].中国中医急症,2017,26(7):1283-1285.
③ 张芳.温肺化痰汤加减治疗慢性喘息型支气管炎急性发作期临床观察[J].陕西中医,2017,38(5):590-592.
④ 唐万云,等.金水六君煎与三拗方合用辅助西药治疗慢性支气管炎急性加重临床观察[J].中国实验方剂学杂志,2016,22(17):145-149.

9. 加减小青龙汤 桂枝、白芍、细辛、制半夏、干姜、炙甘草。随症加减：若汗出多或乏力明显，可加党参、黄芪；手足凉或畏寒，可加附子；若夜尿频，可加淫羊藿、覆盆子、补骨脂等。邱蓉等将88例反复气管支气管炎非急性感染期虚寒型患儿随机分为两组。治疗组58例口服加减小青龙汤治疗，对照组30例不作特别用药。观察6周，对比两组临床疗效及中医症状改善情况。结果：治疗组总有效率91.38%，明显优于对照组的33.33%（P<0.01）；治疗组畏寒、遇冷咳嗽、流涕等中医症状明显改善，虚寒体质明显改善。[1]

10. 桑菊饮合麻杏石甘汤加减 桑叶25克、菊花20克、桔梗15克、苦杏仁20克、连翘15克、金银花15克、芦根15克、麻黄10克、桑白皮10克、地骨皮10克、浙贝母15克、瓜蒌仁15克、石膏25克、防风10克、陈皮10克、炙甘草10克。每日1剂，每次100毫升，每日2次。李柯等将80例符合诊断标准的急性气管-支气管炎患者随机分为治疗组和对照组各40例。两组患者无显著差异，具有可比性。两组都给予休息、多饮水、保持空气清新等基础治疗。在此基础上，对照组视病情给予镇咳、祛痰、抗生素或抗病毒治疗，治疗组给予桑菊饮合麻杏石甘汤加减进行治疗。治疗7天。结果：治疗组和对照组患者的中医证候积分都显著降低，治疗组降低更显著；治疗组咳嗽、咳痰恢复时间显著低于对照组；治疗组患者总有效率显著高于对照组。[2]

11. 过敏煎 银柴胡6～15克、防风6～12克、乌梅6～12克、五味子3～12克。随症加减：伴鼻塞，加紫苏叶或薄荷6～9克；体倦乏力，加黄芪9～12克、党参9～12克；咽干，加沙参6～9克；午后潮热，加麦冬6～9克、白薇6～9克、川贝母（研冲）3～6克；胸闷者，加郁金3～9克；消化不良，加陈皮3～9克、枳壳3～9克。每日1剂，水煎2次，每次药液分2次服用，4剂为1个疗程。

张炳坤将60例均接受过中西药治疗而无明显好转的急性气管-支气管炎患者予上方治疗。结果：除4例因外出未复诊外，其余56例均服药1～3个疗程痊愈。其中服药1个疗程痊愈者10例，2个疗程痊愈者32例，3个疗程痊愈者14例。[3]

中 成 药

1. 痰热清注射液 组成：黄芩、熊胆、金银花、连翘（上海凯宝药业有限公司生产）。用法用量：20毫升，静脉滴注，每日1次。临床应用：李文等将120例急性气管-支气管炎风热型患者随机分为常规西药治疗组与加用痰热清注射液组各60例。结果：与单纯西药治疗相比，痰热清注射液联合西药治疗在改善咳嗽、咳痰、口干、畏寒、发热、舌象、脉象方面疗效更显著，可使血浆IL-4、IL-8、IL-10的水平降低更明显。提示痰热清注射液有可能是通过降低血浆IL-4、IL-8、IL-10水平改善临床症候。[4]

2. 疏风解毒胶囊 组成：虎杖、连翘、板蓝根、柴胡、败酱草、马鞭草、芦根、甘草（安徽济人药业有限公司，生产批号140113）。用法用量：每次4粒，每日3次，口服。临床应用：谭晓纯等将62例急性气管-支气管炎风热犯肺证患者随机分为对照组和治疗组各31例。对照组给予克拉霉素胶囊治疗；治疗组给予疏风解毒胶囊治疗。两组疗程均为5天。观察两组治疗前、治疗后第3日、第5日患者咳嗽积分情况，记录患者咳嗽、咯痰、发热缓解时间以及治疗期间不良反应发生情况。结果：两组患者治疗后咳嗽、咯痰、发热积分较治疗前明显降低（P<0.05）；两组间比较，治疗组咳嗽、咯痰以及发热消失的时间和平均治愈时间短于对照组（P<0.05）。[5]

3. 紫贝止咳颗粒 组成：紫菀、矮地茶、川贝母、白前、百部、桔梗、桑白皮、法半夏、杏仁、陈皮、

① 邱蓉，丛丽.加减小青龙汤治疗小儿反复气管支气管炎非急性感染期虚寒型[J].长春中医药大学学报，2015，31(5)：1036-1039.
② 李柯，等.宣肺清热化痰法治疗急性气管-支气管炎临床研究[J].辽宁中医药大学学报，2015，17(12)：178-180.
③ 张炳坤.过敏煎治疗急性气管,支气管炎60例[J].中国中西医结合杂志，1994(S1)：284.
④ 李文，郑玉琼，等.痰热清注射液治疗风热型急性气管-支气管炎临床疗效及其机制研究[J].四川中医，2017，35(4)：193-198.
⑤ 谭晓纯，等.疏风解毒胶囊治疗急性气管-支气管炎(风热犯肺证)临床观察[J].中国中医急症，2017，26(8)：1467-1469.

荆芥、薄荷、甘草(湖南新医科技发展有限公司生产,生产批号2003L01971)。功效:宣肺肺气,止咳化痰。用法用量:口服,每次1包,每日3次。临床应用:范军铭等将440例急性气管-支气管炎余邪恋肺证患者以随机、双盲双模拟、阳性平行对照的临床研究方法按3:1的比例分为试验组与对照组。试验组330例口服紫贝止咳颗粒,对照组110例口服止咳宝片(紫菀、橘红、桔梗等),治疗5天。结果:紫贝止咳颗粒治疗急性气管-支气管炎疗效总有效率为59.76%,对照组为44.54%,两组总有效率比较差异有统计学意义(P<0.01)。[①]

4. 连花急支片 组成:麻黄、石膏、连翘、桑白皮、黄芩、苦杏仁、前胡、制半夏、陈皮、浙贝母、牛蒡子、山银花、大黄、桔梗、甘草(生产批号2010L00120)临床应用:杨立波等采用随机双盲、安慰剂对照、多中心临床试验的设计方法,将480例急性气管-支气管炎患者按3:1比例随机分为两组,分别服用连花急支片或者安慰剂,每次4片,每日3次,疗程7天。主要评价指标为咳嗽症状积分曲线下面积和咳嗽消失率。结果:连花急支片治疗急性气管-支气管炎可明显缓解咳嗽、咯痰等临床症状,对疾病疗效和中医证候疗效均有较好的效果。[②]

5. 克咳片 组成:麻黄、苦杏仁、甘草、石膏、桔梗、罂粟壳、莱菔子(中山市恒生药业有限公司生产,生产批号20100512)。用法用量:口服,每次2片,每日2次。临床应用:林琳等将240例急性支气管-支气管炎患者按3:1随机分为克咳组180例和对照组60例,分别予克咳片和通宣理肺片口服。结果:克咳片治疗急性气管-支气管风寒证、风寒兼痰湿证具有较好的疗效和较高的安全性。[③]

6. 热毒宁注射液 组成:青蒿、金银花、栀子(江苏康缘药业股份有限公司生产,生产批号090901)。1~5岁者,每日每千克0.5~0.8毫升,5~10岁者,每日每次10毫升,加入5%葡萄糖溶液或生理盐水中,静脉滴注。临床应用:宋峥等对60例急性气管-支气管炎外感风热证患儿给予热毒宁注射液,5~7天为1个疗程。病程中可根据情况采取对症及支持治疗。结果:总体疗效评价,临床痊愈42例,显效13例,有效4例,愈显率91.6%;中医证候疗效评价,治愈42例,显效13例,有效4例,愈显率91.6%。[④]

① 范军铭,等.紫贝止咳颗粒治疗急性气管-支气管炎(余邪恋肺证)的随机双盲、平行对照、多中心临床研究[J].中药药理与临床,2017,33(2):182-186.
② 杨立波,等.连花急支片治疗急性气管-支气管炎的随机双盲、安慰剂平行对照、多中心Ⅲ期临床研究[J].中药药理与临床,2016,32(2):193-196.
③ 林琳,成金乐,等.克咳片治疗急性气管-支气管炎多中心随机双盲对照临床研究[J].广州中医药大学学报,2014,31(3):339-342,347.
④ 宋峥,等.热毒宁注射液治疗急性气管-支气管炎外感风热证的疗效观察[J].湖北中医杂志,2007(4):28.

慢性支气管炎

概　述

慢性支气管炎是因长期的物理、化学性刺激、反复感染等综合因素引起的气管、支气管黏膜及其周围组织的慢性炎症。临床以咳嗽、咯痰为主要症状或伴有喘息，每年发病持续3个月，并连续2年或以上。近年来随着环境污染的日趋恶化及吸烟人群的不断增多，世界范围内的慢性支气管炎的发病率呈逐年上升趋势，本病若不及时治疗，可能发展为慢性阻塞性肺疾病，甚至肺源性心脏病，严重影响患者的生活质量。

中医对慢性支气管炎有明确病名记载及独立论述，从临床症状表现看，本病属中医"咳嗽""痰证""喘证""饮证"等范畴。该病病位在肺，却与肝、脾、肾等脏器关联密切，古代医家对其病因病机的解释多种多样，如《素问·咳论》提出"五脏六腑皆令人咳，非独肺也"；《证治汇补·痰证》提出"脾为生痰之源，肺为贮痰之器"；《类证治裁》云"肺为气之主，肾为气之根，肺主出气，肾主纳气，若出纳升降失常，斯喘作矣"；《景岳全书·咳嗽》指出"咳嗽之要，止惟二证。何为二证？一曰外感，一曰内伤而尽之矣。"

辨　证　施　治

郑翔分4证

（1）燥热犯肺证　症见咽痒咳嗽，痰中带血，或喘息咽干，痰黏色黄，胸痛咳血，舌红，苔薄黄少津，脉浮数；或兼发热恶风，鼻塞头痛。治宜轻宣凉润、宁络止血。方用桑杏汤加减：桑叶10克、杏仁10克、淡豆豉10克、川贝母10克、麦冬10克、桔梗10克、牛蒡子10克、前胡10克、仙鹤草10克、马兜铃10克、侧柏炭10克、沙参15克。

（2）虚火灼肺证　症见咳嗽咯血，血色鲜红，或喘息痰中带血，痰黏难出，口干咽燥、胸中灼热，形体瘦弱，五心烦热，舌红苔少无津。治宜滋阴润肺、凉血止血。方用养阴清肺汤加减：生地黄10克、麦冬10克、牡丹皮10克、白芍10克、川贝母10克、桔梗10克、仙鹤草10克、花蕊石10克、杏仁10克、紫苏子10克、白及10克、玄参15克、沙参15克。

（3）肝火犯肺证　症见咳嗽频作，痰中带血，或纯血鲜红，喘息痰黏，胸胁掣痛，烦热咽燥，头晕目赤，脉弦数，舌红苔薄黄。治宜泻肝清肺、止血补络。方用补络补管汤加味：龙骨20克、牡蛎20克、代赭石20克、生地黄10克、山茱萸10克、牡丹皮10克、花蕊石10克、白芍10克、仙鹤草10克、麦冬10克、白茅根30克、三七末（吞服）6克。

（4）肺肾两虚证　症见咯血、咳血已止，而有轻微咳嗽，痰少易出，动则汗出，气短乏力，脉沉细，舌质红，苔薄白。治宜益肺补肾。方用补肺汤加味：黄芪15克、熟地黄15克、党参10克、紫菀10克、桑白皮10克、桔梗10克、五味子8克、甘草8克。随症加减：兼阴虚，加阿胶10克、沙参10克、麦冬10克；易感冒者，加防风10克、白术10克。每日1剂，水煎2次，分服。[①]

经　验　方

1. 全龙四子汤　全蝎10克、枸杞子10克、地

---

① 郑翔.中医辨证治疗慢性支气管炎并咯血50例[J].中医杂志,1985(8)：50.

龙 30 克、葶苈子 6～15 克、白芥子 8～15 克、紫苏子 10～20 克、杏仁 15 克、水蛭 6～10 克。随症加减：咳甚，加川贝母、紫菀、蝉蜕；喘甚，加白僵蚕、麻黄（炙）；痰白清稀、两肺湿啰音明显，加干姜、细辛、射干、半夏；痰黄黏稠，加黄芩、鱼腥草、射干、半夏；痰黄黏稠，加黄芩、鱼腥草、胆南星、鲜竹沥；便干，加知母、紫菀；鼻塞声重，加苍耳子、防风；咳喘缓解后，加大枸杞子用量，余药量酌减，并可加服健脾丸、金匮肾气丸、玉屏风散。以上汤剂，每日 1 剂，水煎汁 500 毫升，分 3 次服。7 天为 1 个疗程。袁效涵等以上方治疗老年慢性支气管炎 37 例，结果：临床控制 3 例，显效 12 例，有效 20 例，无效 2 例。总有效率 94.6％。药物起效平均时间为 1 日左右。①

2. 变通阳和汤 熟地黄 30 克、鹿角胶（冲）15 克、细辛 3 克、白芥子 10 克、五味子 10 克、甘草 10 克、紫河车（吞）5 克、麻黄（炙）5 克、肉桂 5 克。于三伏天内每日 1 剂，水煎服，30 日为 1 个疗程。有干咳、无痰、咯血、盗汗者禁用。吴秀珍等以上方防治 119 例老年慢性支气管炎患者。结果：显效（咳、喘、痰明显改善或本年不发作）74 例，好转 31 例，有效 12 例，无效 2 例。总有效率 98.3％。②

3. 肺通冲剂 鱼腥草 250 克、地龙 400 克、生石膏 400 克、黄芩 400 克、川贝母 200 克、川大黄 200 克、蛤蚧 20 克、海风藤 120 克、丹参 120 克、牡丹皮 120 克、杏仁 60 克、麻黄（炙）100 克、白果 100 克、葶苈子 100 克、五味子 100 克、白矾 50 克、冰片 10 克、台参 100 克。加工制成冲剂，每袋 30 克，每次 10 克，每日 3 次口服，小儿酌减，3 个月为 1 个疗程。张世玮以上方治疗 122 例慢性喘息性支气管炎患者，治疗 3～6 个月。结果：显效（3 个月后症状消失，1 年以上无复发）84 例，占 68.8％；有效 22 例，占 18％；无效 16 例，占 13.1％。总有效率 86.8％。显效者嗜伊红细胞计数恢复正常。③

4. 神秘汤 麻黄（蜜炙）10 克、杏仁 10 克、柴胡 10 克、紫苏子 10 克、陈皮 10 克、厚朴 5 克、甘草 4 克。随症加减：痰多色白，加全瓜蒌、冬瓜仁；痰多色黄，加桑白皮、葶苈子、海浮石。每日 1 剂，水煎 3 次分服。查龙等以上方治疗 37 例慢性支气管炎患者。结果：痊愈 17 例，好转 16 例，无效 4 例。总有效率 89.1％。④

5. 自拟方 半夏 12 克、桑白皮 12 克、百合 12 克、陈皮 12 克、白芥子 12 克、莱菔子 24 克、葶苈子 16 克、瓜蒌仁 16 克、款冬花 16 克、麻黄 10 克、杏仁 10 克、川贝母 10 克、麦冬 15 克、紫苏子 15 克、远志 15 克、大枣 5 枚。随症加减：发热，加柴胡 10 克、鱼腥草 12 克；便干，加火麻仁 30 克。每日 1 剂，水煎，分 2 次服。7 天为 1 个疗程。王继真以上方治疗 128 例喘息性支气管炎患者。结果：治愈 98 例，显效 16 例，好转 6 例，无效 8 例。总有效率 93.75％。⑤

6. 治咳喘十三味汤 麻黄 10 克、杏仁 10 克、广陈皮 10 克、板蓝根 10 克、北沙参 10 克、茯苓 20 克、瓜蒌皮 15 克、苏半夏 6 克、甘草（炙）6 克、紫苏子 6 克、白芥子 6 克、莱菔子 6 克、生姜 3 片。每日 1 剂，水煎 2 次分服，10 天为 1 个疗程。陈友泉等以上方治疗 300 例慢性支气管炎患者，其中轻型 89 例，中型 150 例，重型 61 例。并设以麻杏石甘汤合导痰汤化裁的 100 例为对照组。根据全国慢性支气管炎专业会议制定的“1979 年慢性支气管炎疗效判断标准”。结果：临床控制 105 例，显效 103 例，好转 86 例，无效 6 例。总有效率 98％，控显率 69.34％。与对照组比较，效果明显优于对照组。⑥

7. 新制咳喘膏 白芥子、细辛、甘遂、白芷、川乌、草乌。共研细末，用时取 35 克（小儿酌减），以姜汁调成膏状分成 7 或 8 块（咳 7 喘 8），摊于 5 厘米×5 厘米方型硬纸上。急性期：第 1 日贴双大

① 袁效涵，等.全龙四子汤治疗老年慢性支气管炎 37 例[J].中原医刊，1994，21(4)：27.
② 吴秀珍，等.变通阳和汤防治老慢支 119 例观察[J].四川中医，1994(10)：32.
③ 张世玮.肺通冲剂治疗慢喘支 122 例临床观察[J].天津中医学院学报，1994(3)：10.
④ 查龙，等.神秘汤治疗急慢性支气管炎[J].中医函授通讯，1993(6)：45－46.
⑤ 王继真.中药治疗喘息性支气管炎 128 例[J].陕西中医，1993，14(4)：9.
⑥ 陈友泉，等.治咳喘十三味汤对慢性支气管炎迁延期临床及实验研究[J].中国中西医结合杂志，1993(1)：27－29，5.

杼、双肺俞、双心俞及膻中,喘加气海;第2日贴大椎、身柱、灵台、华盖及双中府;第3日贴双鱼际、双涌泉。缓解期:咳者贴双大杼、双肺俞、双心俞及膻中,喘加气海。一般第1次贴6~8小时,第2次4~6小时,第3次4小时。均3次为1个疗程,疗程间隔10~15日。李国柱以上法治疗急慢性气管炎、慢性气管炎并肺气肿或肺心病、喘息性气管炎并肺气肿或肺心病、支气管哮喘、小儿急慢性支气管肺炎、小儿支气管哮喘及百日咳共300例。结果:痊愈142例,显效93例,有效48例,无效17例。[1]

单　方

自制洋金花酊　组成:洋金花(或洋金花籽)15克。用法用量:研极细末,加60°纯粮酒500毫升,瓶装密封,存放7日后用。用法用量:每次1~2毫升,每日3次,连服3个月共500毫升为1个疗程。临床应用:刘康平以上法治疗100例慢性支气管炎患者。结果:临床控制21例,显效12例,有效55例,无效12例。总有效率88%。[2]

中　成　药

咳泰贴　组成:炙紫菀、白前、百部、荆芥、陈皮、桔梗、甘草。用法用量:止嗽散经提取后制成透皮吸收制剂,每片含生药4克。每穴贴1片,每日1次。临床应用:石玉城等以上法治疗131例慢性支气管炎患者,取双肺俞穴。2日为1个疗程,观察3日。结果:临床控制(咳嗽,咯痰减轻或消失)11例,显效70例,有效39例,无效11例。总有效率91.6%。本品对急性支气管炎疗效优于慢性支气管炎,风寒袭肺型疗效优于风燥犯肺型与痰湿壅肺型($P < 0.05$和0.01)。[3]

---

① 李国柱.新制咳喘膏临床分析[J].新中医,1992(11):31-32.
② 刘康平.自制洋金花酊剂治疗慢性支气管炎100例[J].成都中医学院学报,1993,16(1):24-25.
③ 石玉城,等.咳泰贴主要功效的实验研究及临床验证[J].中国医药学报,1994,9(6):16-19.

慢性阻塞性肺病

概　　述

慢性阻塞性肺病（COPD）是一组慢性进行性呼吸系统疾病，是一种具有气流受限特征的疾病，气流受限不完全可逆，呈进行性发展，与肺部对有害气体或有害颗粒的异常炎症反应有关。本病主要累及肺脏，但也可引起全身（或肺外）的不良效应。本病的主要临床表现为咳嗽、咳痰、呼吸困难，在其病程中常出现急性加重，急性加重是促进疾病持续进展的主要因素。2018年，有调查结果显示，我国20岁及以上成人COPD的总体患病率为8.6%。40岁以上人群患病率高达13.7%，估算我国患者数近1亿，提示我国COPD发病仍然呈现高态势。世界卫生组织（WHO）关于病死率和死因的最新预测数字显示，随着发展中国家吸烟率的升高和高收入国家人口老龄化加剧，COPD的患病率在未来40年将继续上升。

本病多属中医"咳嗽""喘病""肺胀"等范畴。肺脏感邪，迁延失治，痰瘀稽留，损伤正气，肺、脾、肾虚损，正虚卫外不固，外邪易反复侵袭，诱使本病发作，其病理变化为本虚标实。急性加重期以实为主，稳定期以虚为主。COPD急性加重期病机为痰（痰热、痰浊）阻或痰瘀互阻，常兼气虚或气阴两虚，虚实相互影响，以痰瘀互阻为关键。又有《难经》云："气留而不行者，为气先病也；血壅而不濡者，为血后病也；久病入络，是血分病，有坚积可见。"《临证指南医案》云："初为气结在经，久则血伤入络。"又云："病久痛久则入血络。"络主气血，慢性阻塞性肺病日久伤及气血，气血病则络脉随之而病，肺络气血壅滞，气不化津，津血输布失常，痰饮内生，痰瘀更甚，络脉更加壅滞，疾病愈加缠绵难愈。

辨　证　施　治

李建生等分2期

（1）急性加重期

① 风寒袭肺证　主症：咳嗽，喘息，恶寒，痰白、清稀，舌苔薄白，脉紧。次症：发热，无汗，鼻塞、流清涕，肢体酸痛，脉浮。治宜宣肺散寒、止咳平喘。方用三拗汤合止嗽散加减：炙麻黄9克、杏仁9克、荆芥9克、紫苏叶9克、白前9克、百部12克、桔梗9克、枳壳9克、陈皮9克、炙甘草6克。随症加减：痰多白黏，舌苔白腻者，加法半夏9克、厚朴9克、茯苓12克；肢体酸痛甚者，加羌活9克、独活9克；头痛者，加白芷9克、藁本6克；喘息明显者，紫苏叶改为紫苏子9克，加厚朴9克。

② 外寒内饮证　主症：咳嗽，喘息气急，痰多，痰白稀薄、泡沫，胸闷，不能平卧，恶寒，舌苔白、滑，脉弦、紧。次症：痰易咯出，喉中痰鸣，无汗，肢体酸痛，鼻塞、流清涕，脉浮。治宜疏风散寒、温肺化饮。方用小青龙汤合半夏厚朴汤加减：炙麻黄9克、桂枝9克、干姜6克、白芍9克、细辛3克、法半夏9克、五味子6克、紫苏子9克、杏仁9克、厚朴9克、炙甘草6克。随症加减：咳而上气，喉中如有水鸡声，加射干9克、款冬花9克；饮郁化热，烦躁口渴、口苦者，减桂枝，加石膏（先煎）30克、黄芩9克、桑白皮12克；肢体酸痛者，加羌活9克、独活9克；头痛者，加白芷9克。

③ 痰热壅肺证　主症：咳嗽，喘息，胸闷，痰多，痰黄、白黏干，咯痰不爽，舌质红，舌苔黄、腻，脉滑、数。次症：胸痛，发热，口渴喜冷饮，大便干

结,舌苔厚。治宜清肺化痰、降逆平喘。方用清气化痰丸合贝母瓜蒌散加减:全瓜蒌 15 克、清半夏 9 克、浙贝母 9 克、栀子 9 克、桑白皮 12 克、黄芩 9 克、杏仁 9 克、白头翁 12 克、鱼腥草 18 克、麦冬 12 克、陈皮 9 克。随症加减:痰鸣喘息而不得平卧者,加葶苈子(包煎)9 克、射干 9 克、桔梗 9 克;咳痰腥味者,加金荞麦根 20 克、薏苡仁 12 克、桃仁 9 克、冬瓜子 12 克;痰多质黏稠,咯痰不爽者,减半夏,加百合 12 克、南沙参 12 克;胸闷痛明显者,加延胡索 9 克、赤芍 12 克、枳壳 12 克;大便秘结者,加酒大黄 9 克、枳实 9 克、厚朴 9 克,甚者加芒硝(冲服)9 克;热甚烦躁、面红、汗出者,加石膏(先煎)30 克、知母 12 克;热盛伤阴者,加天花粉 12 克、生地黄 15 克、玄参 12 克;痰少质黏,口渴,舌红苔剥,脉细数,为气阴两虚,减半夏,加太子参 12 克、南沙参 12 克;兼外感风热者,加金银花 12 克、连翘 12 克、薄荷 6 克,亦可采用清热化痰方药(鱼腥草 30 克、苇茎 15 克、桑白皮 15 克、桔梗 10 克、陈皮 6 克、法半夏 10 克、虎杖 30 克)加减;兼有面色紫暗,口唇青紫,舌质暗红,舌有瘀斑等血瘀证的患者,可采用通塞颗粒方(葶苈子、地龙、炙麻黄、川贝母、制大黄、赤芍、生晒参、麦冬、石菖蒲等)。

④ **痰湿阻肺证** 主症:咳嗽,喘息,痰多,痰白黏,口黏腻,舌苔白腻,脉滑。次症:气短,痰多泡沫,痰易咳出,胸闷,胃脘痞满,纳呆,食少,舌质淡,脉弦。治宜燥湿化痰、宣降肺气。方用半夏厚朴汤合三子养亲汤加减:法半夏 12 克、厚朴 9 克、陈皮 9 克、薤白 12 克、茯苓 15 克、枳壳 9 克、白芥子 9 克、紫苏子 9 克、莱菔子 9 克、豆蔻 6 克、生姜 6 克。随症加减:痰多咳喘,胸闷不得卧者,加麻黄 6 克、葶苈子(包煎)9 克;脘腹胀闷,加木香 9 克、焦槟榔 9 克;便溏者,减紫苏子、莱菔子,加白术 12 克、泽泻 9 克、葛根 9 克;大便秘结,加焦槟榔 12 克、枳实 9 克;外感风热者,减薤白,加金银花 9 克、连翘 12 克、僵蚕 9 克;外感风寒者,加麻黄 6 克、荆芥 9 克、防风 9 克。

⑤ **痰蒙神窍证** 主症:喘息气促,神志恍惚,嗜睡、昏迷、谵妄,舌苔白腻黄。次症:喉中痰鸣,肢体瘛疭甚则抽搐,舌质暗红、绛、紫,脉滑、数。治宜豁痰开窍。方用涤痰汤加减:清半夏 9 克、天南星 6 克、天竺黄 6 克、茯苓 15 克、陈皮 9 克、枳实 9 克、丹参 15 克、人参 9 克、石菖蒲 6 克、细辛 3 克、生姜 6 克。随症加减:舌苔白腻有寒象者,加用苏合香丸 3 克,姜汤或温开水送服,每次 1 丸,每日 1～2 次;痰热内盛,身热,谵语,舌红绛,苔黄者,加水牛角(先煎)30 克、玄参 12 克、连翘 12 克、黄连 6 克、焦栀子 9 克,或加安宫牛黄丸或至宝丹;腑气不通者,加生大黄(后下)6 克、芒硝(冲服)9 克;抽搐明显者,加钩藤 9 克、全蝎 6 克、地龙 12 克、羚羊角粉(冲服)0.6 克。痰蒙神窍偏于痰热证,治宜清热化痰、活血开窍。方用涤痰汤合千金苇茎汤加减(苇茎、杏仁、石菖蒲、胆南星、薏苡仁、桃仁、虎杖、鱼腥草、竹茹等)联合清开灵注射液、香丹注射液。

(2) 稳定期

① **肺气虚证** 主症:咳嗽,乏力,易感冒。次症:喘息,气短,动则加重,神疲,自汗,恶风,舌质淡,舌苔白,脉细、沉、弱。治宜补肺益气固卫。方用人参胡桃汤合人参养肺丸加减:党参 15 克、黄芪 15 克、白术 12 克、核桃仁 15 克、百部 9 克、川贝母 9 克、杏仁 9 克、厚朴 9 克、紫苏子 9 克、地龙 12 克、陈皮 9 克、桔梗 9 克、炙甘草 6 克。随症加减:咳嗽痰多,舌苔白腻者,减黄芪,川贝母、百部,加法半夏 9 克、茯苓 15 克;自汗甚者,加浮小麦 15 克、煅牡蛎(先煎)15 克;寒热起伏、营卫不和者,加桂枝 6 克、白芍 9 克。

② **肺脾气虚证** 主症:咳嗽,喘息,气短,动则加重,纳呆,乏力,易感冒,舌体胖大、齿痕,舌质淡,舌苔白。次症:神疲,食少,脘腹胀满,便溏,自汗,恶风,脉沉、细、缓、弱。治宜补肺健脾、降气化痰。方用六君子汤合黄芪补中汤加减:党参 15 克、黄芪 15 克、白术 12 克、茯苓 12 克、杏仁 9 克、川贝母 9 克、地龙 12 克、厚朴 9 克、紫菀 9 克、紫苏子 9 克、淫羊藿 6 克、陈皮 9 克、炙甘草 6 克。随症加减:咳嗽痰多,舌苔白腻者,减黄芪,加法半夏 12 克、豆蔻 9 克;咳痰稀薄,畏风寒者,加干姜 9 克、细辛 2 克;纳差食少明显者,加神曲 12

克、豆蔻12克、炒麦芽12克；脘腹胀闷，减黄芪，加木香9克、莱菔子9克、豆蔻9克；大便溏者，减紫菀、苦杏仁，加葛根9克、泽泻12克、芡实15克；自汗甚者，加浮小麦15克、煅牡蛎（先煎）20克。

③肺肾气虚证　主症：喘息，气短，动则加重，神疲，乏力，腰膝酸软，易感冒，舌质淡，舌苔白，脉细。次症：恶风，自汗，面目浮肿，胸闷，耳鸣，夜尿多，咳而遗溺，舌体胖大、有齿痕，脉沉、弱。治宜补肾益肺、纳气定喘。方用人参补肺饮加减：人参9克、黄芪15克、枸杞子12克、山茱萸9克、五味子9克、淫羊藿9克、浙贝母9克、紫苏子9克、赤芍12克、地龙12克、陈皮9克、炙甘草6克。随症加减：咳嗽明显者，加炙紫菀12克、杏仁12克；咳嗽痰多、舌苔白腻者，加法半夏9克、茯苓15克；动则喘甚者，减沉香，加蛤蚧粉（冲服）2克；面目虚浮、畏风寒者，加肉桂（后下）5克、泽泻9克、茯苓12克；腰膝酸软者，加菟丝子12克、杜仲12克；小便频数明显者，加益智仁9克、金樱子12克；畏寒，肢体欠温者，加制附子（先煎）9克、干姜6克。

④肺肾气阴两虚证　主症：咳嗽，喘息，气短，动则加重，乏力，自汗，盗汗，腰膝酸软，易感冒，舌质红，脉细、数。次症：口干，咽干，干咳，痰少，咯痰不爽，手足心热，耳鸣，头昏，头晕，舌质淡，舌苔少、花剥，脉弱、沉、缓、弦。治宜补肺滋肾、纳气定喘。方用保元汤合人参补肺汤加减：人参9克、黄芪15克、黄精15克、熟地黄15克、枸杞子12克、麦冬15克、五味子9克、肉桂（后下）3克、紫苏子9克、浙贝母12克、牡丹皮9克、地龙12克、百部9克、陈皮9克、炙甘草6克。随症加减：咳甚者，加炙枇杷叶12克、杏仁9克；痰黏难咯明显者，加百合15克、玉竹12克、南沙参12克；手足心热甚者，加知母9克、黄柏9克、地骨皮12克、鳖甲12克；盗汗者，加煅牡蛎（先煎）20克、糯稻根须15克。[1]

经　验　方

1. 达肺饮　清半夏3克、陈皮2克、茯苓2克、麦冬2克、川贝母2克、虎杖2克、黄芪2克、厚朴3克、钩藤2克、薄荷2克、地龙2克、僵蚕2克、黄芪2克、防风1克、桃仁1克、百合1克。采用免煎中药颗粒。每日2袋，早晚各1次，温水冲服。吴大威等选取128例COPD患者，按照治疗方法不同分成观察组和对照组两组，对照组64例应用噻托溴铵进行治疗，观察组64例在对照组基础上联合达肺饮汤剂进行治疗，两组患者在药物治疗外给予常规基础治疗。结果：达肺饮汤剂联合噻托溴铵治疗COPD有显著的治疗效果，显著提高总有效率，降低血浆合肽素、超敏C反应蛋白的含量，改善免疫功能，提高患者的健康水平和生活质量，且降低疾病复发率，预后较好。[2]

2. 何氏桑麻杏贝汤　桑白皮15克、炙麻黄6克、光杏仁10克、炒川芎10克、川厚朴10克、黄芩15克、前胡10克、蜜紫菀15克、炙款冬15克、象贝母10克、生甘草6克。随症加减：若舌苔、咯痰色俱黄，可加鱼腥草15克；若苔腻，加白术10克、茯苓10克、薏苡仁15克、陈皮10克；若苔少，口干，咽干，加天花粉15克、石斛15克；若大便困难，加葶苈子15克、瓜蒌仁30克、麦冬10克。每日1剂，每次煎取200毫升，早晚2次，口服。姚亮等将60例慢性阻塞性肺病急性加重期患者随机分成治疗组和对照组各30例。对照组予西医常规治疗，治疗组予何氏桑麻杏贝汤加西医常规治疗。疗程均为14天。结果：治疗组、对照组临床总有效率分别为93.3%、66.7%；组间临床疗效比较，治疗组明显优于对照组（$P<0.05$）。[3]

---

① 李建生.慢性阻塞性肺疾病中医诊疗指南（2011版）[J].中医杂志，2012，53(1)：80-84.
② 吴大威，等.达肺饮汤剂联合噻托溴铵治疗COPD临床疗效及血浆合肽素、hs-CRP影响[J].辽宁中医药大学学报，2018，20(5)：201-204.
③ 姚亮，等.何氏桑麻杏贝汤对慢性阻塞性肺疾病急性加重期影响的临床观察[J].上海中医药杂志，2018，52(2)：51-54.

3.参芪补肺方 党参20克、黄芪20克、熟地黄15克、补骨脂15克、淫羊藿15克、黄精15克、川芎15克、丹参15克、五味子15克、紫菀15克、款冬花15克、紫苏子15克、清半夏10克、地龙10克、甘草5克。每日1剂,以水煎煮,去渣取汁200毫升为1剂,早晚饭后各100毫升温服。岳建彪等将85例慢性阻塞性肺疾病患者随机分为观察组42例与对照组43例。对照组给予基础治疗,药物为噻托溴铵粉吸入剂,每次18微克,每天1次吸入。观察组在基础治疗上加用参芪补肺方,比较两组临床疗效与中医证候积分。两组患者疗程均为3个月。结果:观察组治疗后愈显率及总有效率明显高于对照组,存在明显差异($P<$0.05);治疗后中医证候积分显著性低于对照组,存在显著差异($P<0.01$)。①

4.慢阻肺稳定方 黄芪30克、党参20克、南沙参15克、补骨脂12克、巴戟天8克、当归15克、北沙参15克、白术20克。每日1剂,用水煎煮,取汁口服,早晚各1次口服。李江蕾等选取80例慢阻肺患者随机分组。对照组40例予以常规治疗,对患者实施支气管扩张剂、祛痰药物、吸入糖皮质激素等药物治疗。实验组40例同时予慢阻肺稳定方治疗。持续治疗2个月为1个疗程,两组持续治疗2个疗程。结果:实验组的治疗效果理想,总有效率较高($P<0.05$)。②

5.参苓白术散 莲子、薏苡仁、砂仁、桔梗、甘草、茯苓、人参、白术、山药、白扁豆。通过计算机检索PubMed、the Cochrane Library、中国知网、中国生物医学文献数据库、维普、万方数据库关于参苓白术散方联合西医疗法治疗COPD的临床随机对照试验(RCTs),检索时间为建库到2017年4月1日。由2名评价员根据纳入及排除标准独立对文献进行筛选,资料提取,偏倚风险评估。应用

Revman5.3软件进行Meta分析。最终纳入19项研究,Meta分析结果显示:应用参苓白术散方联合西医疗法治疗稳定期COPD,临床总有效率高于单独西医疗法,在肺功能、6分钟步行距离(6MWT)、中医症状总评分、慢性阻塞性肺疾病自我评估(CAT评分)、圣乔治呼吸问卷调查表(SGRQ评分)、营养学等指标的改善上优于单独西医疗法,且能减少COPD急性加重发作,安全性好。③

6.新加升降汤 僵蚕9克、蝉蜕6克、姜黄6克、制大黄6克、桔梗6克、枳壳9克、炙麻黄6克、苦杏仁9克、生甘草9克。每日1剂,早晚分服。孙萌等将104例痰热壅肺型慢性阻塞性肺疾病急性加重期患者随机分为治疗组与对照组各52例。对照组予常规西医治疗,治疗组在对照组治疗措施的基础上加用新加升降汤。两组疗程均为14天。结果:治疗组、对照组临床总有效率分别为78.00%、62.00%;组间临床疗效比较,治疗组明显优于对照组($P<0.05$)。④

7.百合固经汤 百合15克、生地黄10克、熟地黄10克、麦冬10克、玄参6克、当归10克、白芍10克、川贝母10克、甘草6克、桔梗6克。每日1剂,常规水煎服分2次温服。刘永萍等将100例COPD稳定期(肺阴亏虚型)患者随机分为观察组和对照组各50例。对照组采用西医COPD稳定期常规疗法,观察组服用百合固金汤治疗。观察两组肺阴亏虚证候积分、生活质量、肺功能。结果:观察组总有效率为90.0%,优于对照组的74.0%($P<0.05$)。⑤

单　方

1.徐氏胆麻荚方 组成:皂荚、麻黄。制备

① 岳建彪,等.参芪补肺方治疗慢阻肺(COPD)稳定期的临床疗效观察[J].内蒙古中医药,2018,37(9):65-66.
② 李江蕾,等.慢阻肺稳定方治疗慢性阻塞性肺疾病稳定期疗效观察[J].临床医药文献杂志,2018,5(51):59-61,63.
③ 吴科锐,等.参苓白术散方联合西医疗法治疗稳定期慢性阻塞性肺疾病的系统评价及Meta分析[J].中药新药与临床药理,2018,29(2):217-224.
④ 孙萌,熊旭东.新加升降汤对痰热壅肺型慢性阻塞性肺疾病急性加重期影响的临床研究[J].上海中医药杂志,2017,51(8):47-50,57.
⑤ 刘永萍,等.百合固金汤治疗慢性阻塞性肺疾病稳定期50例[J].中国实验方剂学杂志,2013,19(10):331-333.

方法：将皂荚5克、麻黄6克加水浓煎，浓度统一为1克生药3毫升药汁，煎成33毫升，分装2袋。用法用量：每次以1袋药水兑猪胆粉0.3克口服，每日2次，饭后30分钟服用。临床应用：陆城华等将106例痰浊壅肺型慢阻肺患者随机分为治疗组和对照组各53例。治疗组予徐氏胆麻荚方治疗；对照组予桂龙咳喘宁胶囊治疗，口服，每次5粒，每日3次。两组疗程均为10天。结果：治疗组、对照组总有效率分别为98.0%、63.0%；组间临床疗效比较，治疗组明显优于对照组（$P<0.05$）。[1]

2. 金荞麦　组成：金荞麦。用法用量：每次50毫升，每日3次，温开水送服。临床应用：陶志强等将100例COPD急性加重期患者随机分为治疗组和对照组各50例，均予氧疗、抗生素、支气管舒张剂等。治疗组加用金荞麦水剂，对照组予氨溴索口服。结果：治疗组总有效率与临床控制率均优于对照组。金荞麦水剂能有效降低慢性阻塞性肺病急性发作患者C反应蛋白浓度，抑制气道炎症，改善患者通气功能。[2]

中 成 药

1. 百令胶囊　组成：冬虫夏草干燥粉（杭州中美华东制药有限公司生产，国药准字Z10910036）。用法用量：口服，每次6粒，每日3次，连续治疗14天。王丽丽等将282例COPD患者分为对照组126例和观察组156例，两组患者均给予解痉平喘、控制感染、祛痰等常规治疗。对照组给予百令胶囊，观察组在对照组的基础上结合呼吸康复训练。结果：百令胶囊配合呼吸康复训练可明显缓解慢阻肺患者呼吸困难等临床症状，改善肺通气换气功能，平衡血气指标，增加患者运动耐力，提高整体治疗效果。[3]

2. 苏黄止咳胶囊　组成：麻黄、紫菀、五味子、紫苏子、前胡（扬子江药业生产）。功效：疏风宣肺，止咳利咽。用法用量：每次3粒，每日3次，4周为1个疗程。临床应用：赵年昆等将107例老年COPD患者随机分为治疗组53例和对照组54例。对照组患者给予常规治疗，治疗组患者在常规治疗的基础上给予每天口服苏黄止咳胶囊。结果：口服苏黄止咳胶囊可以改善慢性阻塞性肺病患者的肺功能，提高生存质量，减少慢性阻塞性肺病急性加重和再入院次数。[4]

3. 参麦注射液　组成：红参、麦冬等。用法用量：参麦注射液35毫升注入5%葡萄糖溶液250毫升中静脉注射，每日1次。临床应用：廖文华等选取160例COPD患者随机分为观察组和对照组各80例。观察组在常规用药基础上加用参麦注射液，疗程都是2周。对照组仅给予抗感染、解痉、祛痰、低流量吸氧、平喘等常规用药。结果：在常规治疗基础上加用参麦注射液，可显著提高疗效。[5]

4. 益肺胶囊　组成：红参、蛤蚧、知母、桑白皮、川贝母、茯苓、甘草、炒苦杏仁（国药准字Z20053218）。用法用量：1.2克，每日3次。临床应用：陈余思等选取86例C、D类稳定期COPD患者随机分为对照组及观察组各43例。对照组按需使用短效支气管扩张剂及长期家庭氧疗，并给予噻托溴铵吸入剂（每次18微克，每日1次）治疗。观察组在对照组治疗基础上加用益肺胶囊，疗程均为6个月。结果：与同组治疗前比较，两组FEV_1及$FEV_1\%$、$FEV_1/FVC\%$均有明显改善（$P<0.01$），治疗后观察组上述指标均较对照组明显升高，差异有统计学意义（$P<0.05$）。[6]

5. 扶正化瘀胶囊　组成：丹参、发酵虫草菌粉、桃仁、松花粉、绞股蓝、五味子（上海黄海制药有限责任公司生产，生产批号060502）。用法用

① 陆城华，陆俊彦，等.徐氏胆麻荚方治疗痰浊壅肺型慢性阻塞性肺疾病的临床研究[J].上海中医药杂志,2018,52(10)：41－44,48.
② 陶志强，等.金荞麦水剂对慢性阻塞性肺病患者血清细胞因子和肺功能的影响[J].辽宁中医杂志,2008,35(3)：332－333.
③ 王丽丽，等.百令胶囊联合呼吸康复训练治疗慢阻肺的疗效及对患者血气指标、肺功能的影响[J].世界中医药,2017,12(12)：2949－2952.
④ 赵年昆，等.苏黄止咳胶囊治疗慢性阻塞性肺疾病急性发作期的临床疗效及长期随访观察[J].辽宁中医杂志,2017,44(6)：1235－1238.
⑤ 廖文华，等.参麦注射液治疗老年慢阻肺临床观察[J].环球中医药,2015,8(S1)：65.
⑥ 陈余思，等.益肺胶囊联合噻托溴铵治疗C、D类稳定期COPD患者的疗效评价[J].实用中西医结合临床,2015,15(6)：39,58.

量：每次 5 粒(0.3 克/粒)，每日 3 次，早中晚饭后半小时温开水送服。临床应用：张炜等将 62 例 COPD 患者随机分为扶正化瘀治疗组 30 例和对照组 32 例。所有患者进行西医基础治疗。治疗组在西医基础治疗同时加服扶正化瘀胶囊。4 周为 1 个疗程，共观察 2 个疗程。结果：扶正化瘀胶囊中医总有效率 73.33%，经统计未发现与对照组存在差异($P > 0.05$)。扶正化瘀治疗组肺功能 IC%治疗后较治疗前有明显提升($P < 0.05$)，组间分析 FEV_1% 和 IC%存在差异($P < 0.05$)。[1]

6. 参灵胶囊　组成：西洋参、灵芝、黄芪、茯苓等(北京中医医院制剂室提供)。用法用量：每日 3 次，每次 3 粒。临床应用：苑惠清将 80 例 COPD 患者随机分为两组。治疗组 40 例口服参灵胶囊，对照组 40 例口服金水宝胶囊，疗程均为 3 个月，观察用药前后症状改善情况，肺功能，生活质量，住院次数、天数及增加激素和抗生素的患病天数，以及免疫指标和营养状况有关的蛋白监测。结果：参灵胶囊对 COPD 患者的症状改善有加速作用，提高患者的肺功能(FEV_1 值%增加)，减少住院次数、天数及激素和抗生素的用量，对免疫检测和人体蛋白的影响具有可比性。[2]

① 张炜,等.扶正化瘀胶囊治疗慢性阻塞性肺疾病的临床研究[J].辽宁中医杂志,2008,36(8):1174-1175.
② 苑惠清.参灵胶囊对 COPD 肺康复作用的临床观察[J].中国中医药信息杂志,2003,10(8):16-17.

支气管哮喘

概　述

支气管哮喘是因过敏原或其他因素引起的支气管反应性增强，导致支气管平滑肌痉挛、黏膜肿胀、分泌物增加、发作性支气管管腔狭窄，临床上有发作性呼吸困难和喉间哮鸣音为特征的疾病。以发作时喉中哮鸣有声，呼吸困难，甚至喘息不得平卧为主要临床表现，是常见的呼吸系统变态反应性疾病，具有反复发作、缠绵难愈的特点。

本病属中医"哮病""喘证"范畴。中医对哮喘的认识始于《黄帝内经》："哮有宿根，乃肺脾肾不足导致痰饮留伏，遇感受外邪引动伏痰而发。"《金匮要略》继之提出"伏饮"致喘咳的概念，为后世哮病"宿痰"理论奠定了基础。哮喘之名首见于《丹溪心法》。《景岳全书》认为哮喘的发作是由风根所致，载"喘有夙根，遇寒即发，或遇劳即发者，亦名哮喘。未发时以扶正气为主，既发时以攻邪气为主"。中医理论认为哮喘是由于"宿痰"伏肺，外感或七情诱发。《证治汇补·哮病》云："哮即痰喘久而常发者，因内有壅塞之气，外有非时之感，膈有胶固之痰，三者相合，闭据呼吸道，搏击有声，发为哮病。"《幼幼集成·哮喘证治》云："夫喘者，恶候也。肺金清肃之令不能下行，故上逆而为喘。吼者，喉中如拽锯，若水鸡声者是也。喘者，气促而连属，不能以息者是也。故吼以声响言，喘以气息名。凡如水鸡声者为实，喉如鼾声者为虚。虽由于痰火内郁，风寒外束，而治之者不可不分虚实也。"

辨证施治

中华中医药学会肺系病分会分3期

1. 发作期

（1）冷哮证　主症：喉中哮鸣如水鸡声，呼吸急促，喘憋气逆，胸膈满闷如塞，咳不甚，痰少咯吐不爽，色白而多泡沫，口不渴或渴喜热饮，形寒怕冷，天冷或受寒易发，面色青晦，舌苔白滑，脉弦紧或浮紧。治宜宣肺散寒、化痰平喘。方用射干麻黄汤（《金匮要略》）加减：射干9克、炙麻黄9克、生姜9克、细辛3克、紫菀6克、款冬花6克、紫苏子9克。随症加减：表寒里饮，寒象明显者，可用小青龙汤，酌配苦杏仁、白芥子、橘红；痰涌气逆，不得平卧，加葶苈子泻肺降逆，并酌加苦杏仁、白前、橘皮；咳逆上气，汗多，加白芍。

（2）热哮证　主症：喉中痰鸣如吼，喘而气粗息涌，胸高胁胀，咳呛阵作，咯痰色黄或白，黏浊稠厚，排吐不利，口苦，口渴喜饮，汗出，面赤，或有身热，甚至有好发于夏季者，舌质红，苔黄腻，脉滑数或弦滑。治宜清热宣肺、化痰定喘。方用麻杏石甘汤（《伤寒论》）加减：炙麻黄9克、苦杏仁9克、黄芩9克、生石膏30克（先煎）、桑白皮12克、款冬花9克、法半夏9克、白果9克、甘草6克。随症加减：肺气壅实，痰鸣息涌，不得平卧，加葶苈子、广地龙；肺热壅盛，痰吐稠黄，加海蛤壳、射干、知母、鱼腥草；兼有大便秘结者，可用大黄、芒硝、瓜蒌、枳实；久热盛伤阴，气急难续，痰少质黏，口咽干燥，舌红少苔，脉细数者，加南沙参、知母、天花粉。

（3）风哮证　主症：喘憋气促，喉中鸣声如吹哨笛；咳嗽、咯痰黏腻难出，无明显寒热倾向；起病多急，常倏忽来去；发前自觉鼻、咽、眼、耳发痒；喷嚏,鼻塞,流涕,舌苔薄白,脉弦。治宜疏风宣肺、解痉止哮。方用黄龙舒喘汤加减:炙麻黄6克、地龙9克、蝉蜕6克、紫苏子9克、石菖蒲9克、白芍9克、白果9克、甘草6克、防风9克。随症加减:若外风引发,鼻塞、喷嚏、流涕重者,加防风、白芷;若情志不遂,肝郁化风者,用过敏煎(柴胡、防风、蝉蜕、五味子、乌梅、甘草)加郁金、钩藤。

(4)喘脱危证 主症:哮病反复久发,喘息鼻煽,张口抬肩,气短息促,烦躁,昏蒙,面青,四肢厥冷,汗出如油,脉细数不清,或浮大无根,舌质青黯,苔腻或滑。治宜化痰开窍、回阳固脱。方用回阳急救汤(《医学衷中参西录》)加减:人参20克、炮附片10克、甘草10克、山茱萸20克、石菖蒲10克、白果6克、葶苈子16克、煅龙骨20克、煅牡蛎20克、蛤蚧10克。随症加减:如喘急面青、躁烦不安,汗出肢冷,舌淡紫,脉细,另吞黑锡丹,每次服用3~4.1克,温水送下;阳虚甚,气息微弱,汗出肢冷,舌淡,脉沉细,加肉桂、干姜;气息急促,心烦内热,汗出黏手,口干舌红,脉沉细数,加生地黄、玉竹,人参改用西洋参。

2.慢性持续期

(1)痰哮证 主症:喉中痰涎壅盛,声如拽锯,喘急胸满,但坐不得卧,痰多易出,面色青暗,舌苔厚浊或黄腻,脉滑实。治宜健脾化痰、降气平喘。方用麻杏二三汤加减:炙麻黄6克、苦杏仁10克、橘红12克、法半夏10克、茯苓15克、炒紫苏子10克、莱菔子10克、白芥子3克、诃子6克、甘草5克。随症加减:若感受风邪,发作急骤者,加紫苏叶、防风、僵蚕、蝉蜕;若痰壅喘急,不能平卧,加用葶苈子、猪牙皂。

(2)虚哮证 主症:气短息促,动则喘甚,发作频繁,甚则持续喘哮,口唇、爪甲青紫,咯痰无力,痰涎清稀或质黏起沫,面色苍白或颧红唇紫,口不渴或咽干口渴,形寒肢冷或烦热,舌质淡或偏红,或紫暗,脉沉细或细数。治宜补肺纳肾、降气平喘。方用平喘固本汤加减:黄芪20克、胡桃肉15克、五味子10克、紫苏子10克、法半夏10克、款冬花16克、

陈皮12克、地龙10克。随症加减:肾阳虚,加附子、鹿角片、补骨脂、钟乳石;肺肾阴虚,配南沙参、麦冬、生地黄、当归;痰气瘀阻,口唇青紫,加桃仁、苏木;气逆于上,动则气喘,加紫石英、磁石。

3.缓解期

(1)肺脾气虚证 主症:气短声低,自汗,怕风,易感冒,倦怠无力,食少便溏,舌质淡,苔白,脉细弱。治宜健脾益肺、培土生金。方用六君子汤(《妇人良方》)加减:党参20克、白术10克、山药10克、薏苡仁10克、茯苓10克、法半夏10克、橘皮10克、五味子10克、甘草6克。随症加减:表虚自汗,加炙黄芪、浮小麦、大枣;怕冷,畏风,易感冒,可加桂枝、白芍、附子;痰多者,加前胡、苦杏仁。

(2)肺肾两虚证 主症:短气息促,动则为甚,腰膝酸软,脑转耳鸣,不耐劳累;或五心烦热,颧红,口干,舌质红,少苔,脉细数;或畏寒肢冷,面色苍白,舌淡,苔白,质胖,脉沉细。治宜补肺益肾。方用补肺散(《永类钤方》)合金水六君煎(《景岳全书》)加减:桑白皮20克、熟地黄20克、人参15克、紫菀15克、五味子15克、当归10克、法半夏10克、陈皮10克、茯苓10克、炙甘草6克。随症加减:肺气阴两虚为主者,加黄芪、沙参、百合;肾阳虚为主者,酌加补骨脂、淫羊藿、鹿角片、炮附片、肉桂;肾阴虚为主者,加生地黄、冬虫夏草。另可常服紫河车补益肾精。[①]

经 验 方

1.咳喘宁方 蜜麻黄10克、瓜蒌20克、款冬花10克、法半夏9克、桑白皮10克、黄芩10克、紫苏子10克、桔梗10克、枳壳10克、大黄6克。随症加减:临症发现患者黄痰黏稠,不易咯出,加知母、胆南星等清化热痰;若患者喘促明显,张口抬肩,加葶苈子、车前子泻肺平喘;若患者发热、烦渴明显,加石膏、竹叶清热除烦;若患者大便秘结,加麻子仁、芒硝通腑泄热;若患者喉声如拉锯,舌苔厚腻,加苇茎、厚朴、川贝母清热泻肺降气;若观

① 中华中医药学会肺系病分会.支气管哮喘中医诊疗专家共识(2012)[J].中医杂志,2013,14(7):627-629.

察舌象,舌下脉络迂曲,加桃仁、红花活血祛瘀,治疗顽邪。张继锋等将 73 例支气管哮喘急性期患者随机分为两组。对照组 36 例予多索茶碱静滴联合糖皮质激素雾化吸入治疗,治疗组 37 例在对照组基础上给予自拟咳喘宁方治疗,7 剂颗粒剂,沸水冲服,每日 1 剂,疗程 7 天。结果:治疗组完全缓解率 54.05%,对照组 30.56%,两组的完全缓解率对比具有统计学意义($P<0.05$)。①

2. 清肺汤 半夏 20 克、陈皮 15 克、厚朴 12 克、橘红 15 克、茯苓 12 克、苦杏仁 10 克、桔梗 10 克、紫菀 10 克、紫苏子 10 克、莱菔子 10 克、白芥子 10 克、地龙 10 克、枳壳 10 克、当归 10 克、竹茹 10 克、甘草 6 克。随症加减:脾虚、纳呆、神疲、便溏者,加党参、白术;肺寒而痰白清稀甚者,加干姜、细辛;风痰上扰而头晕目眩重者,加天麻、僵蚕;痰湿较重,舌苔厚腻者,加苍术、厚朴。以上组方煎煮成每剂 100 毫升药液,每日 1 剂,早晚 2 次温服,连续治疗 3 个月。叶三霞选取 91 例支气管哮喘缓解期患者,随机分为对照组 44 例和观察组 47 例。对照组患者给予沙美特罗替卡松粉吸入剂联合硫酸沙丁胺醇气雾剂治疗,观察组患者在对照组治疗的基础上采用清肺汤加减治疗,两组均治疗 3 个月。结果:经清肺汤治疗后 Th1、IFN-γ 升高,Th2、Th2/Th1、IL-4 降低,从而推测清肺汤可以通过免疫调节增强支气管哮喘患者 Th1 细胞功能,抑制 Th2 细胞的表达,在一定程度上调整 Th2/Th1 比例失衡,降低气道的炎症反应,改善机体免疫功能,减少哮喘发作次数及发作程度。②

3. 温肺定喘汤 麻黄 12 克、桂枝 12 克、五味子 12 克、法半夏 12 克、莱菔子 9 克、白芥子 9 克、杏仁 9 克、陈皮 9 克、甘草 6 克、干姜 6 克、细辛 6 克。每日 1 剂,水煎,早晚 2 次温服。徐小小等选取 120 例支气管哮喘寒哮证发作期患者,主症为呼吸急促,喉中闻及哮鸣音,胸憋气逆,咳白色稀痰,面色昏暗;次症为畏寒怕冷,身体疼痛;舌苔白滑,脉浮或紧。将其随机分为对照组和观察组各 60 例。对照组予沙美特罗替卡松粉吸入剂,观察组在此基础上加用自拟温肺定喘汤,连续治疗 14 天。结果:观察组总有效率 93.3%,对照组 80.0%,两组比较有显著性差异($P<0.05$)。③

4. 加味前胡汤 桑叶 15 克、麦冬 10 克、前胡 15 克、杏仁 10 克、金银花 15 克、知母 12 克、甘草 8 克、黄芩 10 克、桔梗 9 克、款冬花 15 克、枇杷叶 12 克。每日 1 剂,水煎服,取 300 毫升药液,早晚 2 次服用。折艳涛等选取 100 例哮喘患者,按照随机数字法分为研究组和对照组各 50 例。对照组应用穴位贴敷进行干预,穴位敷贴膏主要成分是干姜 150 克、肉桂 150 克、半夏 160 克、细辛 160 克、延胡索 220 克、白芥子 220 克,用生姜汁进行调制。研究组在此基础上应用加味前胡汤进行干预。干预 7 天为 1 个疗程,患者应持续干预 2 个疗程。结果:加用加味前胡汤联合穴位贴敷的干预方法能够取得较好的护理效果,降低患者不良反应的发生率,改善患者肺功能各项指标,减少急性发作的次数,更好地控制患者的症状。④

5. 加减三子养亲汤 紫苏子 10 克、莱菔子 10 克、白芥子 10 克。随症加减:若为支气管哮喘急性发作期,则加鱼腥草 30 克、大青叶 15 克、连翘 10 克、金银花 10 克、紫菀 10 克 10 克、款冬花 10 克;若属于恢复期,则加山茱萸 20 克、山药 20 克、生地黄 20 克、枸杞子 15 克、菟丝子 15 克。每日 1 剂,水煎取汁后早晚空腹温服。马红霞等将 78 例支气管哮喘患者随机分为观察组和对照组各 39 例。两组入院后均给予常规对症支持治疗,观察组同时加用三子养亲汤加减治疗,两组均连续治疗 10 天。结果:治疗后观察组总有效率较对照组高,观察组出院后 6 个月复发率低于对照组,同时患者鼻塞、咳嗽、咽痒等症状得以有效改善。⑤

① 张继锋,张辉,等.自拟咳喘宁方对支气管哮喘急性期(热哮)患者肺功能及血清炎性因子的影响[J].中国中医急症,2019,28(1):125-127.
② 叶三霞.清肺汤加减对痰湿蕴肺型支气管哮喘缓解期患者免疫细胞的调节作用研究[J].四川中医,2018,36(5):91-94.
③ 徐小小,刘刚.温肺定喘汤治疗支气管哮喘寒哮证发作期 60 例[J].浙江中医杂志,2018,53(9):652.
④ 折艳涛,冯翀,等.加味前胡汤联合穴位贴敷治疗支气管哮喘的疗效及对肺功能影响的研究[J].四川中医,2018,36(9):70-72.
⑤ 马红霞,等.加减三子养亲汤辅助治疗支气管哮喘对患者肺功能及气道重塑的影响[J].世界中医药,2018,13(9):2140-2143.

6. 三拗汤　炙麻黄 15 克、杏仁 15 克、生甘草 6 克、黄芩 15 克、蝉蜕 10 克、僵蚕 10 克、干姜 6 克、细辛 3 克。随症加减：痰多清稀者，加法半夏 15 克；痰稠色黄者，加石膏 15 克；干咳，加麦冬 15 克、沙参 15 克；瘀血阻肺者，加地龙 15 克、丹参 15 克。每日 1 剂，水煎 2 次，温服，每日 2 次。李欣选取 90 例支气管哮喘急性发作（寒哮证）患者，随机分为两组。对照组 45 例采用西医常规手段治疗，治疗组 45 例在对照组的基础上加用三拗汤加减治疗，两组均治疗 2 周。结果：治疗组总有效率 88.89％，明显高于对照组的 66.67％（$P < 0.05$）。[①]

7. 扶正固本汤　地龙 9 克、金沸草 9 克、茯苓 9 克、巴戟天 9 克、百合 9 克、天门冬 9 克、防风 9 克、甘草 6 克。随症加减：伴血瘀者，加川芎 9 克、丹参 9 克；伴肾虚者，加补骨脂 9 克、淫羊藿 9 克；伴脾虚者，加山药 9 克、白术 9 克；伴肺虚者，加麦冬 9 克、黄芪 9 克。每日 1 剂，水煎，取汁 300 毫升，分 2 次服。于佳澜等选取 102 例哮喘缓解期患者，依照抽签法分为观察组和对照组各 51 例。对照组予以沙美特罗替卡松粉吸入剂治疗，于对照组基础上观察组采取扶正固本汤加减联合金匮肾气丸治疗，均持续治疗 6 个月。结果：观察组总有效率及 FEV_1、PEF 及 FEV_1/FVC 水平均高于对照组。[②]

8. 补肺益肾汤　太子参 20 克、黄芪 20 克、山茱萸 15 克、蛤蚧 15 克、淫羊藿 15 克、金荞麦根 10 克、川贝母 10 克、五味子 10 克、地龙 10 克、杏仁 10 克、紫苏子 10 克、陈皮 10 克、甘草 10 克。随症加减：若喘息症状较重，可加桔梗 10 克、葶苈子 10 克；若咳嗽症状较重，可加百部 10 克、紫菀 10 克；若腰膝酸软症状较重，可加牛膝 10 克、熟地黄 10 克；若神疲乏力症状较重，可加熟地黄 10 克、杜仲 10 克。每日 1 剂，水煎，早晚 2 次服用。万多满选取 92 例支气管哮喘缓解期患者，将其按随机数字表法分为对

照组与观察组各 46 例。对照组患者接受吸氧治疗，同时口服孟鲁司特钠片，每日每次 10 毫克。观察组在此基础上加用补肺益肾汤治疗。两组均连续服药 4 周。结果：两组患者临床疗效对比，对照组显效 18 例（39.13％），有效 20 例（43.48％），无效 8 例（17.39％），总有效 38 例（82.61％）；观察组显效 26 例（56.52％），有效 18 例（39.13％），无效 2 例（4.35％），总有效 44 例（95.65％）。观察组治疗总有效率 95.65％，高于对照组的 82.61％，差异具有统计学意义（$P = 0.044$）。[③]

9. 消风散加味　荆芥 12 克、防风 6 克、僵蚕 10 克、蝉蜕 6 克、地龙 10 克、紫苏叶 12 克、麻黄 6 克、炒苦杏仁 6 克、紫苏子 6 克、厚朴 6 克、川芎 6 克、百部 6 克、当归 10 克、炙甘草 3 克。贾琳等将 80 例支气管哮喘患者随机分为对照组和治疗组各 40 例。对照组给予布地奈德福莫特罗粉吸入剂（160 微克/4.5 微克），早晚各 2 吸。治疗组在对照组治疗的基础之上给予消风散加味，每日 1 剂。两组疗程均为 1 个月。结果：治疗后两组患者肺功能指标 FEV_1、FEV_1/FVC、FEV_1％ 比较，治疗组均高于对照组（$P < 0.05$）；PEF 变异率比较，治疗组低于对照组（$P < 0.05$）；治疗后治疗组患者 FeNO、血浆 SP 水平均低于对照组（$P < 0.05$），治疗组 VIP 水平高于对照组（$P < 0.05$）。[④]

10. 加味止哮汤　前胡 10 克、地龙 10 克、紫苏子 10 克、白屈菜 10 克、七叶一枝花 10 克、白鲜皮 10 克、黄芩 12 克、射干 12 克、葶苈子 30 克、海浮石 30 克、杏仁 9 克、川芎 15 克。清水煎汁 500 毫升，早晚温服。杨滨选取 108 例支气管哮喘患者，随机分为对照组 50 例和研究组 58 例。对照组予以吸氧、抗感染等治疗，口服 12 毫克甲泼尼龙片，每日 2 次，4 天后调整为每日 8 毫克；吸入沙美特罗替卡松气雾，每日吸 2 次。研究组在对照组基础上联合加味止哮汤治疗。两组均治疗 14

① 李欣.三拗汤加减治疗支气管哮喘急性发作（寒哮证）的临床观察[J].中国中医急症,2018,27(8)：1420-1422.
② 于佳澜,等.扶正固本汤加减联合金匮肾气丸对支气管哮喘缓解期的疗效及肺功能的影响[J].四川中医,2018,36(8)：70-72.
③ 万多满.补肺益肾汤治疗支气管哮喘缓解期肺肾气虚证的临床观察[J].光明中医,2018,33(16)：2356-2358.
④ 贾琳,武蕾,等.消风散加味对慢性持续期支气管哮喘患者 FeNO,血浆 SP 和 VIP 含量的影响[J].中国实验方剂学杂志,2018,24(22)：148-152.

天。结果：研究组患者 FEV_1、FVC 及 PEF 水平均优于对照组，差异有统计学意义（$P < 0.05$）。[1]

单　方

参蛤三七散　组成：人参 100 克、蛤蚧（去头足，焙黄）2 对、三七粉 10 克。用法用量：研细末，每次 3 克，每日 3 次，温开水送服。1 个月为 1 个疗程。急性发作期可改为汤剂，随症加味。临床应用：余军等以上方治疗顽固性支气管哮喘 15 例，基本治愈 8 例，显效 7 例。[2]

中　成　药

1. 玉屏风滴丸　组成：黄芪、白术、防风等（浙江维康药业股份有限公司，国药准字 Z20050530）。用药用量：每日 3 次，每次 5 克。临床应用：张晶选取 100 例成人哮喘持续期患者，按照随机数字表法随机分为对照组和观察组各 50 例。对照组给予布地奈德福莫特罗粉吸入剂治疗，观察组在此基础上联合玉屏风滴丸治疗，连续治疗 6 个月。结果：布地奈德联合应用玉屏风滴丸较单纯应用布地奈德疗效更佳，有效率 94.0%，高于对照组的 80.0%，说明两种药物联用临床效果明显，一西一中，相辅相成，优劣互补，能有效缓解症状、减少哮喘急性发作，改善患者肺功能。[3]

2. 蝎蜈胶囊联合川芎平喘合剂　蝎蜈胶囊组成：全蝎、蜈蚣等（上海中医药大学附属龙华医院制剂室提供）。川芎平喘合剂组成：川芎、赤芍、白芍、当归（上海中医药大学附属龙华医院制剂室提供）。用药用量：蝎蜈胶囊口服，每次 4 粒，每日 3 次；川芎平喘合剂口服，每次 20 毫升，每日 3 次。临床应用：陆城华等选取 104 例痰瘀互结型支气

管哮喘发作期患者，随机分为治疗组和对照组各 52 例。治疗组予蝎蜈胶囊联合川芎平喘合剂治疗，对照组予复方甲氧那明胶囊口服及布地奈德粉吸入剂。两组疗程均为 7 天。结果：两组患者经治疗后 FVC、FEV_1、PEF 较治疗前均明显改善，且治疗组 FEV_1、PEF 改善情况要明显优于对照组（$P < 0.05$）。提示蝎蜈胶囊联合川芎平喘合剂能显著缓解患者的气流阻塞，改善通气功能。[4]

3. 厚朴麻黄口服液　组成：厚朴、麻黄、干姜、细辛、五味子、半夏、杏仁、生石膏等（河南省奥林特制药厂提供）。功效：祛痰蠲饮，降逆平喘。用药用量：每支 10 毫升，每次 2 支，每日 3 次，10 天为 1 个疗程。临床应用：袁效涵等以上方治疗 126 例支气管哮喘患者，结果显示总有效 113 例，总有效率 89.7%。[5]

4. 川芎平喘合剂　组成：川芎、赤芍、白芍、当归、丹参、黄荆子、胡颓叶、细辛、辛夷、生甘草，上药按 1：1.5：1.5：0.75：0.75：0.75：1：0.41：0.41：0.5 比例制成。川芎平喘合剂以活血化瘀法来改善微循环、改善炎症病灶，拮抗血小板变性、炎性细胞聚集，并抑制其释放炎症介质，这在哮喘的治疗上不仅可缓解发作期的症状，也是针对病因病理的治疗。临床应用：邵长荣等将 150 例支气管哮喘患者随机分为治疗组 100 例与对照组 50 例。对照组服氨茶碱或复方氯喘，治疗组予川芎平喘合剂。结果：治疗组临床控制 10 例，显效 37 例，好转 45 例，无效 8 例，显效率 47%，总有效率 92%；对照组临床控制 4 例，显效 11 例，好转 16 例，无效 19 例，显效率 30%，总有效率 62%。[6]

5. 小青龙口服液　组成：麻黄、桂枝、干姜、细辛、半夏、白芍、五味子、甘草。功效主治：温肺散寒，利水平喘；适用于外感风寒，水饮内停，喘咳痰稀。用法用量：每次 1～2 支，每日 3 次，晚每次

① 杨滨.加味止哮汤联合西药治疗支气管哮喘的临床疗效[J].中国实用医药,2018,13(6)：110-111.
② 余军,等.参蛤三七散治疗顽固性支气管哮喘[J].山西中医,1994,10(5)：19.
③ 张晶.玉屏风滴丸联合布地奈德治疗成人哮喘持续期的疗效[J].世界中医药,2018,13(9)：2163-2165,2170.
④ 陆城华,马子风,等.蝎蜈胶囊联合川芎平喘合剂对痰瘀互结型发作期支气管哮喘肺功能及细胞因子的影响[J].上海中医药杂志,2018,52(4)：62-65.
⑤ 袁效涵,等.厚朴麻黄口服液治疗支气管哮喘的临床与实验研究[J].中国中西医结合杂志.1998,18(9)：517.
⑥ 邵长荣,等.川芎平喘合剂防治支气管哮喘的临床及实验研究[J].中国中西医结合杂志,1994,14(8)：465-468.

2 支。停用其他止喘化痰药。明显感染者用抗生素。临床应用：张建国等以上方治疗 30 例支气管哮喘，结果显示临床控制 2 例，显效 9 例，有效 15 例，无效 4 例。总有效率 86.7%。外源性和证属寒喘者效果较好。[①]

附：咳嗽变异性哮喘

概　　述

咳嗽变异性哮喘（CVA）是一种特殊类型的哮喘，顽固性咳嗽是其唯一或主要临床表现，无明显喘息、气促等症状或体征，但有气道高反应；其临床主要表现为刺激性干咳，通常咳嗽比较剧烈，夜间咳嗽为其重要特征；感冒、冷空气、灰尘、油烟等容易诱发或加重咳嗽。

咳嗽变异性哮喘在中医学中无相应的病名记载，根据疾病特点，多数专家将其归类于"久咳""顽咳"范畴。中医学认为，咳嗽既是肺系疾病中的一个症状，又是独立性的病症。《素问·咳论》篇指出咳嗽系由"皮毛先受邪气，邪气以从其合也""五脏六腑皆令人咳，非独肺也"，说明外邪犯肺可以致咳，其他脏腑受邪，功能失调而影响于肺者亦可致咳，咳嗽不只限于肺，也不离乎肺。本病中医病因以风邪为先导，"风、痰、瘀"为主要病理因素，与肝、脾、肾关系密切，而发病总不离乎肺，主要病机为本虚标实、虚实夹杂，发作期以标实为主。治疗要重视"祛风"法，或祛风解痉，或疏肝平肝，在病情缓解期重视益肺固表补肾。

辨　证　施　治

柯新桥分 2 型

（1）寒咳　症见干咳或咳痰量少清稀，胸膈满闷，面色淡白，背冷，口不渴，或渴喜热饮，或兼见鼻塞、流清涕、打喷嚏等，舌质淡，苔白，脉浮或滑。治宜宣肺散寒、止咳化痰。方用小青龙汤加减：炙麻黄 15 克、桂枝 15 克、五味子 15 克、干姜 10 克、紫菀 15 克、款冬花 15 克、钩藤 15 克、法半夏 12 克、细辛 5 克、甘草 6 克。随症加减：如咳甚者，加三子养亲汤、沉香、地龙等。

（2）热咳　症见干咳或咳痰量少，痰色黄而胶黏，呛咳不利，胸闷烦躁，面赤，口渴喜饮，或伴发热、头痛、有汗，舌质红，苔黄或腻或滑，脉滑数。治宜宣肺清热、降气止咳。方用麻杏石甘汤加味：炙麻黄 10 克、黄芩 10 克、法半夏 10 克、浙贝母 10 克、生石膏 30 克、桔梗 15 克、桑白皮 15 克、鱼腥草 30 克。随症加减：如咳剧者，加葶苈子、地龙、钩藤。[②]

经　验　方

1. 消风止咳汤　桑叶 10 克、地骨皮 10 克、前胡 10 克、白芍 10 克、茯苓 10 克、川贝母 3 克、蝉蜕 6 克、甘草 3 克。5 岁，每次 4 毫克；6 至 11 岁，每次 5 毫克，均为每日 1 次，睡前服用。陈竹等将 60 例咳嗽变异性哮喘患儿按随机数字表法分为治疗组和对照组各 30 例。对照组给予口服孟鲁斯特钠治疗，治疗组予中药消风止咳汤治疗。两组疗程均为 4 周，每 7 天观察一次病情。结果：对照组控制 24 例，显效 2 例，有效 1 例，无效 3 例，总有效率 90.0%；治疗组控制 23 例，显效 4 例，有效 2 例，无效 1 例，总有效率 96.67%。两组总有效率比较差异无统计学意义（$P > 0.05$）。注意事项：服药期间忌食辛辣、腥冷、油腻之品。[③]

2. 麻杏止咳汤　炙麻黄 6 克、生甘草 6 克、杏仁 10 克、赤芍 10 克、款冬花 10 克、蝉蜕 10 克、乌梅 10 克、地龙 15 克、防风 6 克、五味子 6 克。随症加减：咳嗽甚者，加紫菀、百部；体虚甚者，加太子参；痰黄甚者，加芦根、桑白皮。每日取该中药汤剂 1 剂，每日服用 2 次。徐学刚选取 58 例咳嗽

① 张建国,等.小青龙口服液治疗支气管哮喘的疗效观察[J].上海中医药杂志,1993(2)：25.
② 柯新桥.咳嗽变异型哮喘中医辨治思路与方法[J].湖北中医杂志,2005,27(2)：3-4.
③ 陈竹,等.消风止咳汤治疗儿童咳嗽变异性哮喘临床疗效评价[J].贵阳中医学院学报,2018,40(6)：31-34,76.

变异性哮喘患者,并以随机方式分为两组。对照组 29 例接受西医标准治疗,主要向患者提供氨茶碱、特布他林及酮替芬等药物治疗。实验组 29 例在对照组用药下使用麻杏止咳汤。两组均接受持续 2 周的实验观察与治疗。结果:与对照组比较,实验组患者在临床药效的优化方面更显著,有统计学意义($P<0.05$)。[①]

3. 麻黄附子细辛汤　黄芪 18 克、党参 15 克、山茱萸 10 克、仙茅 10 克、陈皮 8 克、木香 5 克、制附子 5 克、麻黄 3 克、细辛 3 克、甘草 3 克、干姜 3 克。每日 1 剂,水煎取汁,早晚温服。郑耀建等将 96 例咳嗽变异性哮喘患儿按单盲随机原则分为观察组和对照组各 48 例。对照组给予舒利迭治疗,每次 1 吸,每日 2 次;观察组在此基础上给予麻黄附子细辛汤治疗。结果:观察组临床疗效有效率显著高于对照组,差异具有统计学意义($P<0.05$)。[②]

4. 加减射干麻黄汤　紫菀 10 克、款冬花 10 克、炙麻黄 10 克、杏仁 10 克、半夏 10 克、百部 10 克、白前 10 克、细辛 3 克、五味子 10 克、甘草 6 克、地龙 10 克。随症加减:痰多者,加莱菔子 15 克、葶苈子 6 克、大枣 10 克;痰伏正虚者,加太子参 10 克、茯苓 10 克、白术 10 克、陈皮 10 克;表虚自汗者,加黄芪 20 克、白术 10 克、防风 6 克;胃脘痞满者,加厚朴 10 克、苍术 10 克;背部发冷者,加桂枝 10 克、白芍 10 克;积食不化者,加焦山楂 15 克、焦麦芽 15 克、焦神曲 15 克、炒鸡内金 10 克;咽喉不利者,加蝉蜕 10 克、僵蚕 10 克、桔梗 10 克。将上述方组加水煎服,每日 1 剂,每剂分早晚服用各 1 次。申红光等选取 88 例咳嗽变异性哮喘患者,按照患者的个人意愿分为观察组和对照组各 44 例。观察组采用加减射干麻黄汤治疗,一共进行 4 周的治疗;对照组采用西医治疗,给予对照组患者可愈糖浆加盐酸丙卡特罗口服治疗,以 14 天为 1 个疗程,进行 1 个疗程的治疗。结果:

观察组患者临床总有效率为 95.45%,对照组为 77.27%($P<0.05$)。[③]

5. 桂枝加厚朴杏子汤　桂枝、芍药、生姜、大枣、炙甘草、厚朴、杏仁。潘宝峰等检索 21 篇中文文献,最终纳入 6 篇。结果:经 RevMan5.3.5 软件计算,纳入的 6 个研究间存在统计学异质性($P=0.05$,$I^2=55\%$),选择随机效应模型,计算 $RR=1.24$,95% 可信区间为(1.11,1.40),$P=0.0002$,表明治疗组的疗效优于对照组,差异有统计学意义,运用桂枝加厚朴杏子汤加减治疗咳嗽变异型哮喘疗效更好。[④]

6. 麻杏石甘汤加减　炙麻黄 10 克、炒杏仁 10 克、法半夏 10 克、生石膏 9 克、川贝母 8 克、炙甘草 8 克、桑白皮 20 克、款冬花 20 克、紫苏子 20 克、地龙 15 克、黄芩 15 克、白芍 15 克、钩藤 15 克。每日 1 剂,水煎 300 毫升,早晚各 1 次,饭前 30 分钟温服。王学妍等选取 30 例咳嗽变异型哮喘患者,按就诊顺序编号抽签简单随机分为两组。对照组 15 例予特布他林,每次 2.5 毫克,每日 2 次;酮替芬,每次 1 毫克,每日 2 次。治疗组 15 例予麻杏石甘汤加减。结果:治疗组完全缓解 4 例,有效 7 例,无效 4 例,总有效率 73.33%。对照组完全缓解 3 例,有效 6 例,无效 6 例,总有效率 60.00%。治疗组疗效明显优于对照组($P<0.05$)。[⑤]

7. 敏咳煎　玄参 20 克、炙麻黄 15 克、五味子 12 克、防风 10 克、钩藤 10 克、地龙 10 克、僵蚕 10 克。每剂加水 350 毫升,浸泡 0.5 小时,加压 1.2~1.5 兆帕,煎煮半个小时,留取 300 毫升。每日 1 剂,分 3 次口服。钟丹等选取 161 例中医辨证为阴虚肺燥患者随机分为两组。治疗组 90 例采用中药敏咳煎治疗,对照组 71 例采用盐酸丙卡特罗(美普清)治疗,均治疗 4 周。结果:敏咳煎较西医常规治疗可以明显降低血浆、IS 上清液中相关神经介质的含量,对改善 CVA 气道 NANC 炎症有

① 徐学刚.麻杏止咳汤加减治疗咳嗽变异性哮喘的临床价值研究[J].世界最新医学信息文摘,2018,18(93):169,171.
② 郑耀建,等.麻黄附子细辛汤加味治疗小儿肺肾阳虚证咳嗽变异性哮喘疗效分析[J].四川中医,2018,36(10):69-71.
③ 申红光,等.加减射干麻黄汤治疗咳嗽变异性哮喘的临床疗效[J].世界最新医学信息文摘,2018,18(73):139,147.
④ 潘宝峰,等.桂枝加厚朴杏子汤治疗咳嗽变异型哮喘临床疗效的 Meta 分析[J].中医药导报,2017,23(19):106-108.
⑤ 王学妍,等.麻杏石甘汤加减治疗咳嗽变异型哮喘随机平行对照研究[J].辽宁中医药大学学报,2017,19(10):196-198.

确切的治疗作用。[1]

8. 加味止嗽散　枇杷叶 20～25 克、全瓜蒌 20～25 克、桑白皮 10～15 克、百部 10～15 克、紫菀 10～15 克、白前 10～15 克、陈皮 10～15 克、荆芥 10～15 克、紫苏 10～15 克、蝉蜕 10～15 克、杏仁 6～9 克、桔梗 6～9 克、防风 10 克、白术 10 克、黄芪 15 克、百合 15 克、甘草 6 克。每日 1 剂，浸泡 1 小时后水煎，药液沸腾后煎煮 30 分钟，将药液过滤，1 剂药方煎煮 3 次，3 次药液合并后给患者服用，服药期间停用其他止咳的药物。卓进盛选取 102 例咳嗽变异型哮喘患者，按照患者自愿原则，将患者分为治疗组与对照组各 51 例。治疗组给予该院自制的中药加味止嗽散。对照组给予口服多索茶碱 200 毫克，分 2 次口服；沙丁胺醇气雾剂吸入，每次 100 微克，每日 3 次。两组均为 4 周为 1 个疗程。结果：止嗽散用于治疗咳嗽变异性哮喘总有效率高于西药对照组，对肺功能 FEV_1，PEF 的改善优于对照组，具有满意的临床疗效。[2]

9. 小青龙汤　麻黄、桂枝、芍药、炙甘草、五味子、干姜、细辛、半夏。王文阁以上方治疗 18 例咳嗽变异性哮喘患者，随症加减煎服，并另设对照组 18 例用酮替芬和氨茶碱。均用药 3 周后观察效果。结果：治疗组和对照组总有效率分别为 94.44%、77.78%（$P<0.05$）[3]；范国田等治疗 50 例咳嗽变异性哮喘患者，予上方加炙杏仁、川贝母等煎服，并另设对照组 50 例口服氨茶碱片。结果：经 1 个月治疗，治疗组和对照组总有效率分别为 96.0%、76.0%（$P<0.05$）；10 个月后两组复发率分别为 69.4%、76.0%（$P<0.05$）。[4]

10. 加味小柴胡汤　柴胡 10 克、黄芩 15 克、太子参 15 克、法半夏 12 克、丹参 15 克、赤芍 15 克、炙麻黄 10 克、紫苏叶 15 克、茯苓 15 克、白术 15 克、炙甘草 8 克。随症加减：风寒盛者，加细辛 6 克；兼痰热者，加桑白皮 15 克、竹茹 15 克；气虚甚者，加黄芪 30 克；瘀血重者，加桃仁 10 克、红花 10 克；阴虚者，加玄参 15 克、麦冬 15 克。每日 1 剂，水煎取汁，早晚分服。黄波贞等将 69 例 CVA 患者随机分为两组，治疗组 35 例予加味小柴胡汤口服，对照组 34 例予西医常规治疗，疗程均为 3 周。结果：加味小柴胡汤能够有效缓解病情，近期疗效与解痉平喘西药相当，其在改善咽痒、咯痰、气急情况等症状方面优于西药；同时其在降低疾病复发率方面亦明显优于西药，远期疗效明显。同时加味小柴胡汤能够改善咳嗽变异性哮喘患者血中的嗜酸粒细胞计数，说明其对变态反应性炎症有较好的治疗效果。[5]

中 成 药

1. 咳喘宁胶囊　组成：麻黄、苦杏仁、石膏、百部、桔梗、罂粟壳、甘草。用法用量：每次 4 粒，每日 3 次。临床应用：张双双将 93 例咳嗽变异性哮喘患者随机分为观察组 47 例和对照组 46 例。对照组应用单纯孟鲁斯特治疗方法，观察组采用咳喘宁胶囊联合孟鲁斯特治疗方法，两组连续治疗半个月。结果：观察组治疗后的血清 IL-8 和 TNF-α 水平均比对照组较低，且差异显著（$P<0.05$）。说明应用咳喘宁胶囊联合孟鲁斯特治疗咳嗽变异性哮喘的疗效显著。[6]

2. 消咳喘胶囊　组成：满山红。用法用量：每次 2 粒，每日 3 次。临床应用：任秉丽选取 93 例咳嗽变异性哮喘患儿随机分为观察组 47 例和对照组 46 例。对照组予常规西药治疗方法，观察组采用消咳喘胶囊联合舒利迭治疗方法，两组均持续治疗 2 个月。结果：观察组有效率 95.74%，高于对照组的 76.09%，喘息消失时间和咳嗽缓解

① 钟丹，陈小维，等.敏咳煎对咳嗽变异型哮喘患者气道 NANC 炎症影响的研究[J].四川中医，2014,32(8)：80－82.
② 卓进盛.加味止嗽散治疗咳嗽变异型哮喘[J].中国实验方剂学杂志，2012,18(1)：217－219.
③ 王文阁.小青龙汤治疗咳嗽变异性哮喘 18 例[J].中国中医急症，2009,18(6)：979.
④ 范国田，等.加味小青龙汤治疗咳嗽变异型哮喘 50 例[J].中国中医急症，2010,19(4)：662－663.
⑤ 黄波贞，等.加味小柴胡汤治疗咳嗽变异型哮喘临床观察[J].中国中医急症，2010,19(9)：1457－1458.
⑥ 张双双.咳喘宁胶囊联合孟鲁斯特治疗咳嗽变异性哮喘的临床疗效[J].临床医药文献杂志，2018,5(3)：141,143.

时间较对照组短,且差异显著($P<0.05$)。①

3. 热咳清胶囊 组成:炙麻黄、荆芥、防风、苦杏仁、桑白皮、百部、陈皮(吉林省集安益盛药业股份有限公司生产)。用法用量:4～6岁,每次2粒,每日3次;7～14岁,每次3粒,每日3次。临床应用:夏琪将76例咳嗽变异性哮喘患儿随机分为观察组42例和对照组34例,两组患儿均接受孟鲁司特钠治疗,观察组在此基础上加服热咳清胶囊。结果:观察组临床疗效总有效率95.24%,对照组为70.59%,两组比较差异有统计学意义($P<0.05$)。②

4. 小儿咳喘灵颗粒 组成:苦杏仁、麻黄、金银花、瓜蒌、石膏、板蓝根、甘草等(桂林三金生物药业有限公司生产)。用法用量:小于2岁,每次1包;3～4岁,每次1.5包;5～7岁,每次2包;7岁以上,每次3包,均每日3次。临床应用:万斌以上方配合西医常规治疗50例小儿咳嗽变异型哮喘。并另设50例西医常规治疗为对照组。结果:治疗组与对照组总有效率分别为94.0%、68.0%。当小儿咳喘灵颗粒与抗生素、抗病毒药物联用时,能有效发挥协同作用,显著改善患儿临床症状与体征,减少抗生素与抗病毒药物的使用量,有效延缓耐药性。此外,该方能有效抑制肥大细胞脱颗粒与效应器官反应,缓解抗原刺激反应,使组织中的肥大细胞免于被抗原攻击,发挥良好的抗炎、抗变态反应作用。同时,本方还能在一定程度上增强患儿机体免疫力,缓解病变部位炎性介质的释放,加快其排泄,进而抑制咳嗽的发作。③

5. 润肺止咳胶囊 组成:炙麻黄、生石膏、麦冬、前胡、紫菀、川贝母、杏仁、生地黄、甘草等{西苑医院院内制剂,批号(2001)京药制字[087]第F2087号}。用法用量:每次5粒,每日2次。临床应用:张燕萍等将60例咳嗽变异性哮喘患者随机分为观察组和对照组各30例。对照组用盐酸丙卡特罗,每次25微克,每日2次。14天为1个疗程。观察组以润肺止咳胶囊治疗。结果:观察组临床控制11例,显效12例,有效5例,无效2例,控显率76.67%,总有效率93.33%;对照组临床控制7例,显效9例,有效6例,无效8例,控显率53.33%,总有效率73.33%。两组控显率及总有效率均有显著性差异(均$P<0.05$)。④

6. 桑菀胶囊 组成:桑叶、紫菀、杏仁、沙参、淡豆豉、桔梗、蝉蜕、麻黄、五味子等(甘肃省中医院药剂科提供)。功效:润肺止咳祛风。用法用量:每次3粒,每日3次,连续3～4周。临床应用:王兰娣等将180例咳嗽变异性哮喘患者随机分为治疗组和对照组各90例。治疗组口服桑菀胶囊;对照组口服氨茶碱,每次0.2克,每日2～3次,疗程10天。缓解期不再用药。结果:治疗组总有效率98.7%,对照组总有效率89.9%,两组结果有统计学意义($P<0.05$)。⑤

7. 苏黄止咳胶囊 组成:麻黄、紫苏叶、前胡、五味子、牛蒡子、地龙等(北京东方运嘉科技发展有限公司生产,批号031215)。适用于咳嗽变异型哮喘和感冒后咳嗽属风邪犯肺者。用法用量:每粒0.45克,每次3粒,每日3次,温开水送服,疗程为14天。临床应用:张燕萍将140例咳嗽变异型哮喘随机分为治疗组与对照组各70例,治疗组予苏黄止咳胶囊,对照组予对照胶囊。结果显示苏黄止咳胶囊能够改善咳嗽变异型哮喘患者血中的嗜酸性粒细胞计数,说明其对变态反应性炎症有较好的治疗效果。治疗组未发现明显不良反应。PP分析治疗组临床愈显率47.7%(31/65例),总有效率86.2%(56/65例);对照组愈显率29.9%(20/67例),总有效率71.6%(48/67例)。⑥

① 任秉丽.消咳喘胶囊联合舒利迭治疗儿童咳嗽变异性哮喘的疗效观察[J].临床医药文献杂志,2017,4(18):3511.
② 夏琪.热咳清胶囊联合孟鲁司特钠治疗小儿咳嗽变异性哮喘临床观察[J].新中医,2015,47(3):183-185.
③ 万斌.小儿咳喘灵颗粒治疗小儿咳嗽变异型哮喘的临床观察[J].中医药导报,2014,20(3):106-107.
④ 张燕萍,等.润肺止咳胶囊治疗咳嗽变异性哮喘临床观察[J].辽宁中医药大学学报,2011,13(11):14-16.
⑤ 王兰娣,等.桑菀胶囊治疗咳嗽变异性哮喘90例疗效观察[J].中国中医药信息杂志,2009,16(5):60-61.
⑥ 张燕萍,晁恩祥,等.苏黄止咳胶囊治疗咳嗽变异型哮喘140例临床研究[J].中华中医药杂志,2007,22(11):773-776.

肺　炎

社区获得性肺炎

概　述

社区获得性肺炎（CAP）是指在医院外罹患的感染性肺实质（含肺泡壁，即广义上的肺间质）炎症，包括具有明确潜伏期的病原体感染在入院后潜伏期内发病的肺炎。临床主要以发热、咳嗽、咯痰、胸痛为主要表现。社区获得性肺炎是呼吸系统多发病，世界上的发病率和死亡率都很高，严重威胁着人们的身体健康，但对于社区获得性肺炎死亡率高仍然没有一个明确的原因来解释，可能和患者本身有呼吸和心血管系统或肿瘤等慢性疾病有关。近年来随着抗生素的滥用，抗生素耐药率的增加，临床疗效较前明显下降，治疗不仅给人民群众生活带来困扰，而且带来了巨大的经济负担。

随着中医药的发展，中医药在社区获得性肺炎治疗中得到了广泛的关注，且取得了较好的疗效。中医中所描述的"肺热病"与社区获得性肺炎较为接近。《素问·刺热》篇云："肺热病者，先淅然厥，起毫毛，恶风寒，舌上黄，身热。热争则喘咳，痛走胸膺背，不得太息，头痛不堪，汗出而寒。"《温热经纬·外感温病》篇云："温为病，春月与冬季居多，或恶风，或不恶风，必身热，咳嗽，烦渴。"因肺热病、风温病的临床表现与社区获得性肺炎相似，现代许多医家多将"风温"和"肺热病"合称为"风温肺热病"。

辨　证　施　治

余学庆分8证

实证类

（1）风热袭肺证　主症：发热，恶风，鼻塞、鼻窍干热、流浊涕，咳嗽，干咳，痰白干黏、黄，舌苔薄、白、干，脉数。次症：咯痰不爽，口干，咽干，咽痛，舌尖红，舌苔黄，脉浮。治宜疏风清热、清肺化痰。方用银翘散加减：金银花、连翘、炒苦杏仁、前胡、桑白皮、黄芩、芦根、牛蒡子、薄荷（后下）、桔梗、甘草。随症加减：头痛目赤者，加菊花、桑叶；喘促者，加麻黄、生石膏（先煎）；无汗者，加荆芥、防风；咽喉肿痛者，加山豆根、马勃；口渴者，加天花粉、玄参；胸痛明显者，加延胡索、瓜蒌。

（2）外寒内热证　主症：发热，恶寒，无汗，咳嗽，舌质红，舌苔黄、黄腻，脉数。次症：痰黄，痰白干黏，咯痰不爽，咽干，咽痛，肢体酸痛，脉浮。治宜疏风散寒、清肺化痰。方用麻杏石甘汤合清金化痰汤加减：炙麻黄、荆芥、防风、生石膏（先煎）、炒苦杏仁、知母、瓜蒌、栀子、桑白皮、黄芩、桔梗、陈皮、炙甘草。随症加减：恶寒无汗、肢体酸痛者，减荆芥、防风，加羌活、独活；往来寒热不解、口苦者，加北柴胡。

（3）痰热壅肺证　主症：咳嗽，痰多，痰黄，痰白干黏，胸痛，舌质红，舌苔黄、腻，脉滑、数。次症：发热，口渴，面红，尿黄，大便干结，腹胀。治宜清热解毒、宣肺化痰。方用贝母瓜蒌散合清金降火汤加减：瓜蒌、浙贝母、生石膏（先煎）、炒苦杏仁、知母、白头翁、连翘、鱼腥草、黄芩、炙甘草。随症加减：咳嗽带血者，加白茅根、侧柏叶；咯痰腥味者，加金荞麦根、薏苡仁、冬瓜仁；痰鸣喘息而不得平卧者,加葶苈子(包煎)、射干;胸痛明显者,加延胡索、赤芍、郁金;热盛心烦者,加金银花、栀子、黄连;热盛伤津者,加麦冬、生地黄、玄参;兼有气阴两虚者,加太子参、麦冬、沙参;大便秘结者,加酒大黄、枳实、桑白皮;兼血瘀证,见口唇紫绀,舌有瘀斑、瘀点者,加地龙、赤芍。

(4)痰浊阻肺证　主症:咳嗽,气短,痰多、白黏,舌苔腻。次症:胃脘痞满,纳呆,食少,痰易咯出,泡沫痰,舌质淡,舌苔白,脉滑、弦滑。治宜燥湿化痰、宣肺降气。方用半夏厚朴汤合三子养亲汤加减:法半夏、厚朴、陈皮、炒苦杏仁、茯苓、枳实、白芥子、紫苏子、莱菔子、生姜。随症加减:痰从寒化、畏寒、痰白稀者,加干姜、细辛;痰多咳喘、胸闷不得卧者,加麻黄、薤白、葶苈子(包煎);脘腹胀闷,加木香、焦槟榔、豆蔻;便溏者,减紫苏子、莱菔子,加白术、泽泻、葛根;兼血瘀证,见口唇紫绀,舌有瘀斑、瘀点者,加川芎、赤芍。

正虚邪恋类

(5)肺脾气虚证　主症:咳嗽,气短,乏力,纳呆,食少。次症:胃脘胀满,腹胀,自汗,舌体胖大、齿痕,舌质淡,舌苔白、薄,脉沉、细、缓、弱。治宜补肺健脾、益气固卫。方用参苓白术散加减:党参、茯苓、白术、莲子、白扁豆、山药、炒苦杏仁、陈皮、枳壳、豆蔻、炙甘草。随症加减:咳嗽明显者,加款冬花、紫菀;纳差不食者,加神曲、炒麦芽;脘腹胀闷,减党参,加木香、莱菔子;虚汗甚者,加浮小麦、煅牡蛎;寒热起伏、营卫不和者,加桂枝、白芍、生姜、大枣。

(6)气阴两虚证　主症:咳嗽,无痰或少痰,气短,乏力,舌体瘦小、苔少,脉细、沉。次症:咯痰不爽,口干或渴,自汗,盗汗,手足心热,舌质淡、红,舌苔薄、花剥,脉数。治宜益气养阴、润肺化痰。方用生脉散合沙参麦冬汤加减:太子参、沙参、五味子、川贝母、百合、山药、玉竹、桑叶、天花粉、地骨皮、炙甘草。随症加减:咳甚者,加百部、炙枇杷叶、炒苦杏仁;低热不退者,可加北柴胡、白薇;盗汗明显者,加煅牡蛎、糯稻根须;呃逆

者,加竹茹、炙枇杷叶;纳差食少者,加炒麦芽、炒谷芽;腹胀者,加佛手、香橼皮;气阴两虚,余热未清者,症见身热多汗,心烦,口干渴,舌红少苔,脉虚数者,可用竹叶石膏汤合麦门冬汤加减。

危重证类

(7)热陷心包证　主症:咳嗽甚则喘息、气促,身热夜甚,心烦不寐,神志异常,舌红、绛,脉数、滑。次症:高热,大便干结,尿黄,脉细。治宜清心凉营、豁痰开窍。方用清营汤合犀角地黄汤加减:水牛角(先煎)、生地黄、玄参、麦冬、赤芍、金银花、连翘、黄连、栀子、天竺黄、丹参、石菖蒲。随症加减:谵语、烦躁不安者,加服安宫牛黄丸;抽搐者,加钩藤、全蝎、地龙、羚羊角粉(冲服);口唇紫绀,舌有瘀斑、瘀点者,加牡丹皮、紫草;腑气不通者,加生大黄(后下)、芒硝(冲服),或选用宣白承气汤加减。

(8)邪陷正脱证　主症:呼吸短促,气短息弱,神志异常,面色苍白,大汗淋漓,四肢厥冷,脉微、细、疾促。次症:面色潮红,身热,烦躁,舌质淡、绛。治宜益气救阴、回阳固脱。阴竭者,方用生脉散加味:生晒参(单煎)、麦冬、五味子、山茱萸、煅龙骨、煅牡蛎。阳脱者,方用四逆加人参汤加味:红参(单煎)、炮附子(先煎)、干姜、煅龙骨、煅牡蛎、炙甘草。[1]

经 验 方

1.蒿芩清胆汤加味　青蒿 15 克、黄芩 10 克、淡竹茹 10 克、姜半夏 6 克、陈皮 3 克、茯苓 10 克、滑石(先煎)15 克、甘草 6 克、乌梅 10 克、杏仁 10 克。每日 1 剂,煎煮 2 次,每次煮成 100 毫升,两次药液混合后分早晚各 1 次口服。蔡靖宜等将 112 例社区获得性肺炎(湿热内闭证)患儿随机分为对照组和治疗组各 56 例。对照组给予常规西医治疗,疗程共计 7~14 天,治疗组在对照组常规西医治疗的基础上加用蒿芩清胆汤口服,共治疗 10 天。结果:治疗组总有效率 98.21%,明显高于

① 余学庆,李建生,等.社区获得性肺炎中医诊疗指南(2018 修订版)[J].中医杂志,2019,60(4):350-360.

对照组的 89.29％（P＜0.05）。①

2. 桑杏清肺汤　桑白皮 15 克、杏仁 12 克、连翘 12 克、石膏 30 克、鱼腥草 20 克、黄芩 10 克、栀子 12 克、瓜蒌 15 克、浙贝母 15 克、桔梗 12 克、玄参 15 克、知母 10 克、生姜 3 片、大枣 3 枚、陈皮 10 克、甘草 6 克。每日 1 剂，水煎服，每次 200 毫升。孟泳等将 60 例社区获得性肺炎痰热壅肺证患者随机分为对照组和治疗组各 30 例。对照组给予左氧氟沙星注射液常规治疗，每次 0.6 克，静脉滴注，每日 1 次；治疗组在对照组治疗的基础上给予桑杏清肺汤。两组均连用 14 天。结果：对照组有效率 79.31％，治疗组有效率 96.67％，两组有效率比较，差异有统计学意义（P＜0.05）。②

3. 清热益肺汤　芦根 15 克、黄芩 15 克、薏苡仁 15 克、桃仁 10 克、竹茹 10 克、黄芪 20 克、石斛 15 克、太子参 15 克、桔梗 6 克、甘草 3 克。每日 1 剂，水煎 2 次取汁 300 毫升，分早晚 2 次服。陈乾等将 90 例中度老年 CAP 患者按照随机分为三组。治疗组 30 例予清热益肺汤联合注射用头孢西丁钠治疗；拆方组 30 例予清热益肺汤拆方（去益气养阴药物）联合注射用头孢西丁钠治疗；对照组 30 例予注射用头孢西丁钠治疗。三组均治疗 10 天。结果：痊愈率治疗组 40.0％，拆方组 16.7％，对照组 6.7％；愈显率治疗组 86.7％，拆方组 73.3％，对照组 70.0％。治疗组疗效优于拆方组、对照组（P＜0.05）。③

4. 参苓白术散　甘草 10 克、砂仁 10 克、陈皮 10 克、人参 10 克、大枣 15 克、桔梗 15 克、薏苡仁 15 克、山药 15 克、莲肉 15 克、白术 15 克、扁豆 20 克、茯苓 20 克。随症加减：兼恶寒发热、脉象较浮、风寒表证者，应去大枣、莲肉，加防风、荆芥；兼风热表证者，应去莲肉，加连翘、金银花；肺阴亏耗者，加麦冬、沙参；痰热重者，加石膏、黄芩；肺火犯

肺者，加黄芩、柴胡。加入冷水 500 毫升，进行半小时浸泡，然后将其煮沸采用文火煎煮 10 分钟，取汁；药渣加 500 毫升水，煮沸后采用文火煎煮 15 分钟，取汁，和前汁混匀，每日 1 剂，早中晚各服用 1 次。徐彦忠随机将 90 例老年社区获得性肺炎患者分成对照组和实验组各 45 例。对照组选择常规西医治疗；实验组则在常规西医治疗的同时给予参苓白术散加减治疗。两组患者均给予为期 2 周时间的治疗。结果：实验组的临床治疗总有效率显著高于对照组（P＜0.05）。④

5. 麻杏石甘汤合葶苈大枣泻肺汤　麻黄 5 克、杏仁 9 克、石膏 18 克、葶苈 30 克、薏苡仁 90 克、冬瓜子 24 克、桃仁 9 克、鱼腥草 20 克、芦根 30 克、甘草 6 克。随症加减：若患者伴有咳喘，加款冬花、葶苈子；若患者伴有胸痛，加延胡索、郁金、丝瓜络；若患者伴有胃纳差；加焦楂曲、陈皮；若患者伴有热盛伤津，加麦门冬、南沙参、天门冬。将药物水煎服，取 200 毫升，每日 1 剂，分早晚 2 次服用。沈莉将 60 例社区获得性肺炎中老年患者按就诊时间划分为研究组和对照组各 30 例。两组均采用常规对症治疗，研究组联合麻杏石甘汤合葶苈大枣泻肺汤加减辅助治疗，均持续治疗 14 日。结果：与对照组比较，研究组的临床治疗总有效率、临床治疗愈显率及肺部病灶改善率更高（P＜0.05）。⑤

6. 加味陈平汤　陈皮 10 克、法半夏 15 克、茯苓 15 克、苍术 10 克、厚朴 10 克、杏仁（后下）10 克、紫菀 10 克、百部 10 克、丹参 10 克、川芎 12 克、甘草 6 克。每日 1 剂，取水煎服 200 毫升，早晚分服。钟云青等采用随机数字表将 104 例老年社区获得性肺炎痰湿阻肺夹瘀证患者随机分为治疗组和对照组各 52 例。治疗组患者采用常规西医治疗联合加味陈平汤，对照组患者采用单纯西

① 蔡靖宜,吉训超.蒿芩清胆汤治疗儿童社区获得性肺炎(湿热内闭证)临床研究[J].中国中医急症,2019,28(1)：54－56,80.
② 孟泳,王璐璐,等.桑杏清肺汤对社区获得性肺炎痰热壅肺证疗效及血清炎性因子的影响[J].河南中医,2018,38(9)：1439－1441.
③ 陈乾,熊旭东,等.清热益肺汤联合注射用头孢西丁钠治疗中度老年社区获得性肺炎临床观察[J].河北中医,2018,40(11)：1691－1696.
④ 徐彦忠.参苓白术散加减治疗老年社区获得性肺炎 45 例临床分析[J].黑龙江中医药,2018,47(4)：50－51.
⑤ 沈莉.麻杏石甘汤合葶苈大枣泻肺汤加减辅助治疗社区中老年患者获得性肺炎效果及预后分析[J].临床医药文献杂志,2017,4(98)：19377－19378.

医治疗。两组观察时间均为 10 天。结果：治疗组患者在临床症状体征评分、中医证候疗效、外周血炎症指标水平（白细胞计数、中性粒细胞数、快速 C 反应蛋白、血沉及降钙素原）、胸部 CT 炎症吸收方面显著优于对照组（$P < 0.01$）。[1]

7. 青蒿鳖甲汤 青蒿 10 克、鳖甲 30 克、知母 10 克、细生地黄 20 克、牡丹皮 10 克。随症加减：余邪重者，加金银花 30 克、连翘 10 克、板蓝根 30 克；虚热重者，加地骨皮 15 克、银柴胡 10 克；阴虚重者，加龟甲 30 克、玄参 20 克；热甚者，加生石膏 30 克、知母 10 克；兼气虚者，加太子参 30 克、防风 10 克、生黄芪 15 克；夹湿者，加佩兰 10 克、砂仁 6 克。每日 1 剂，水煎，分 2 次服。7 天为 1 个疗程。彭媛媛等将阴虚郁热型社区获得性肺炎患者 80 例随机分为对照组和治疗组各 40 例。对照组采用头孢呋辛钠和阿奇霉素治疗，治疗组在对照组治疗基础上加青蒿鳖甲汤加减治疗。结果：总有效率治疗组 92.5%，对照组 72.5%，两组比较差异有统计学意义（$P < 0.05$）；两组主要症状发热与咳嗽消失缓解时间比较，差异有统计学意义（$P < 0.05$）；两组炎症因子各项指标及中医证候积分治疗前后组内比较及治疗后组间比较，差异均有统计学意义（$P < 0.05$ 或 $P < 0.01$）。[2]

8. 补肺化瘀汤 沙参 10 克、五味子 10 克、丹参 10 克、当归 10 克、麦冬 6 克、红花 5 克、赤芍 5 克、川芎 4 克、老紫苏梗 6 克。每日 1 剂，水煎分 2 次服。如有余邪未尽，根据邪气之性质酌情加味即可。信大成治疗 30 例小儿肺炎，经过 2 个月以上的治疗后肺部啰音仍不消失，改用补肺化瘀汤治疗，10 天为 1 个疗程，2 个疗程后，结果显示显效 28 例，2 例无效患者采用其他疗法而愈。[3]

9. 桃红生脉饮 人参 3 克、麦冬 6 克、五味子 2 克、丹参 6 克、桃仁 6 克、红花 6 克。每日 1 剂，水煎浓缩至 30 毫升频服，新生儿每 2 日 1 剂，连用 3 天。刘振寰以上方治疗小儿重症肺炎 200

例，并与 50 例西药抗生素等常规治疗组进行对照。结果：治疗组治愈 186 例，而对照组 36 例，有极显著的差异（$P < 0.01$）；3 日喘憋缓解率、紫绀消失率、心衰纠正率，治疗组均高于对照组（$P < 0.01$ 或 $P < 0.05$）。[4]

中 成 药

1. 痰热清注射液 组成：连翘、黄芩、金银花、山羊角、熊胆粉。功效：平喘止咳，解毒清热。用法用量：痰热清注射液 20 毫升加入氯化钠注射液 250 毫升中充分混匀，静脉滴注，每日 1 次。临床应用：韩桂荣选取 100 例社区获得性肺炎患者，随机分为对照组和观察组各 50 例。对照组单用莫西沙星治疗，观察组在对照组基础上加用痰热清注射液治疗。两组均以 10 天为 1 个疗程，治疗 1 个疗程。比较两组患者的治疗效果，体温恢复正常时间、咳嗽及气促消失时间、治疗前后 C 反应蛋白水平、不良反应发生情况。结果显示：观察组患者总有效率 96%，高于对照组的 78%，差异具统计学意义（$P < 0.05$）。[5]

2. 鱼腥草注射液 组成：鱼腥草（广东新峰公司生产，国药准字 Z44021271）。功效：清热解毒，止咳祛痰。用法用量：0.9% 氯化钠注射液与鱼腥草注射液 2 毫升加压雾化，每日 3 次，在雾化吸入治疗结束后，予机械振背排痰 10 分钟。临床应用：傅进艺选取 70 例社区获得性肺炎患者，患者住院后进行常规治疗，对照组患者应用莫西沙星静脉滴注治疗，观察组在对照组治疗基础上给予鱼腥草注射液雾化吸入治疗。观察两组患者治疗 10 天后的临床疗效。结果：治疗 10 天后，观察组治疗总有效率 94.3% 高于对照组总有效率 71.4%；观察组不良反应率 2.8% 低于对照组不良反应率 26.73%；观察组症状消失时间和住院时间均少于对照组患者；两组患者治疗后 WBC、PCT、

① 钟云青,等.加味陈平汤治疗老年社区获得性肺炎患者痰湿阻肺夹瘀证的临床观察[J].中国实验方剂学杂志,2017,23(5)：168-173.
② 彭媛媛,等.青蒿鳖甲汤加减治疗社区获得性肺炎 40 例临床观察[J].湖南中医杂志,2017,33(5)：54-56.
③ 信大成.补肺化瘀汤治疗小儿肺炎啰音难消 30 例.中国中西医结合杂志,1993,13(7)：442.
④ 刘振寰.桃红生脉饮治疗小儿重症肺炎 200 例[J].中国中西医结合杂志,1992,12(1)：52.
⑤ 韩桂荣.痰热清注射液与莫西沙星联合用药方案治疗社区获得性肺炎的临床评价[J].中国现代药物应用,2019,13(4)：86-87.

CRP 改善情况存在统计学差异(均 $P<0.05$)。[①]

3. 喜炎平注射液　组成:穿心莲(江西青峰药业生产)。用法用量:5～10 毫克/(千克·天),最高剂量不超过 250 毫克,每日 1 次。临床应用:邓佳选取 250 例社区获得性肺炎患儿分为观察组和对照组各 125 例。对照组采用阿奇霉素治疗,观察组采用阿奇霉素与喜炎平注射液联合治疗,观察两组的治疗效果、住院时间和不良反应。结果:与对照组比较,观察组治疗效果较优,C 反应蛋白恢复正常时间、肺部阴影吸收时间及平均住院时间较短($P<0.05$),不良反应发生率与之相当。结论:喜炎平注射液联合阿奇霉素治疗可有效缓解患儿临床症状、体征,加快病情恢复。[②]

4. 连花清瘟胶囊　组成:连翘、金银花、红景天、板蓝根、甘草等。临床应用:周珍等通过检索 Medline、The Cochrane Library、PubMed、万方数据库、维普数据库、中国知网、中国生物医学文献数据库,收集连花清瘟胶囊联合常规西医疗法治疗社区获得性肺炎的随机对照试验,检索时限均为建库到 2016 年 12 月。按照纳入及排除标准筛选研究,参照 Jadad 记分方法评价文献质量,Meta 分析采用 Rev Man 5.3 软件。结果:共纳入随机对照试验 6 篇。连花清瘟胶囊联合治疗有效率显著高于单纯西医治疗(OR=1.70,95%CI:1.15～2.52,$P=0.008$),退热时间(WMD=-2.33,95% CI:-2.52～-2.13,$P<0.000\,01$)、咳嗽好转时间(WMD=-2.63,95%CI:-2.84～-2.41,$P<0.000\,01$)、影像学转归时间(WMD=-1.95,95% CI:-2.73～-1.18,$P<0.000\,01$)均显著短于单纯西医治疗,差异有统计学意义。[③]

5. 解毒清肺合剂　组成:炙麻黄、炒杏仁、生石膏、黄芩、虎杖、连翘、僵蚕、牛蒡子、桔梗、白花蛇舌草、瓜蒌、甘草等(首都儿科研究所附属儿童

医院加工,生产批号 150101)。功效:清热解毒,宣肺化痰。用法用量:每次 35 毫升,每日 3 次,口服。临床应用:武先奎等以上方配合常规治疗共治疗 40 例社区获得性肺炎痰热壅肺证患者。结果:总有效率 95.0%。[④]

6. 疏风解毒胶囊　组成:虎杖、连翘、板蓝根、柴胡、败酱草、马鞭草、芦根、甘草(安徽济人药业有限公司生产)。功效主治:清热解毒,同时兼具活血散结功效;适用于 CAP 实热证患者。现代药学研究证实疏风解毒胶囊具有明显的广谱抗菌性,尤其对肺炎链球菌、金黄色葡萄球菌抑制作用显著,虽然其抗菌性不如普通抗生素,但明显优于其他对照中药品种。并且研究表明疏风解毒胶囊能够增强抗生素的治疗效果、减少抗生素的使用,同时具有系统性抗炎、减轻组织损伤,提升机体免疫力的功效。疏风解毒胶囊在抗菌的同时,也发挥着其抗炎、提高机体免疫力的作用,从而在临床治疗疾病时,符合中医整体观念,不仅局限于抗菌治疗、祛除外邪,兼顾提高机体抵抗力,起到扶正气,提升免疫的功能。用法用量:每次 4 粒,每日 3 次。临床应用:姚津剑等以上方治疗 60 例非重症社区获得性肺炎患者,疗效满意。[⑤]

7. 血必净注射液　组成:赤芍、红花、当归、丹参、川芎等。功效:溃散毒邪,疏通经络,活血化瘀。用法用量:血必净注射液 100 毫升,用相同量的生理盐水混匀,每日 2 次静脉输注。临床应用:孔令宜将 68 例重症社区获得性肺炎的住院患者随机分成观察组和对照组各 34 例,所有病例均以各自药敏实验为基础选取抗生素。给予对照组患者常规治疗方法,而观察组患者则在上述治疗方法的基础上加用血必净注射液。结果:通过对该研究中的数据记录及分析表明血必净观察组患者的总有效率(88.23%)高于对照组(58.82%),两

① 傅进艺.鱼腥草注射液雾化联合莫西沙星治疗社区获得性肺炎 35 例疗效观察[J].云南中医中药杂志,2017,38(11):62-63.
② 邓佳.喜炎平注射液联合阿奇霉素治疗儿童社区获得性肺炎的临床观察[J].湖南中医药大学学报,2017,37(4):429-432.
③ 周珍,刘艳萍,等.连花清瘟胶囊辅助治疗社区获得性肺炎效果及安全性的 Meta 分析[J].中国医药导报,2017,14(33):133-137.
④ 武先奎,王成祥,等.解毒清肺合剂治疗社区获得性肺炎痰热壅肺证临床疗效及其对血清中 C 反应蛋白、白细胞介素-6 表达的影响[J].河北中医,2016,38(12):1789-1793.
⑤ 姚津剑,等.疏风解毒胶囊治疗非重症社区获得性肺炎的临床研究[J].北京医学,2016,38(11):1256-1258.

组比较具有统计学意义(*P*<0.05)。①

8. 解毒注射液　组成：千里光、大青叶、射干、牡丹皮、石菖蒲等(成都市中医药研究所按国家现行标准制备并提供)。用法用量：50%解毒注射液3毫升/(千克·天)加入5倍量的5%～10%葡萄糖注射液中，分2次静脉滴注。临床应用：吴康衡等以上方治疗119例小儿肺炎(治疗组)，并设抗生素对照组80例。结果：治疗组痊愈111例(93.28%)，显效7例(5.88%)，无效1例(0.84%)，总有效率99.16%；10日内痊愈率93.28%。优于单用西药对照组(*P*<0.01)。②

预防用药

莨菪消喘膏　组成：炙白芥子、延胡索、细辛、甘遂，按2：2：2：1的比例配备。制备方法：上药碾成粉末，混匀，密封保存。用法用量：每次取药粉5克，以东莨菪碱注射液0.6毫克混合成膏状，以成形略湿为宜，分成2等份，每份压成2厘米直径的药饼，置于3.5厘米×3.5厘米胶布上，贴敷在肺俞、膈俞、百劳、膏肓穴及阿是穴(肺部啰音显著处)，每次2个穴，2日1次，4次为1个疗程。一般2～8小时局部有痒、烧灼、痛感即可去掉药饼。治疗期间停用其他药物，局部出现红、肿、痒、痛或水泡样反应，用消毒针头刺破后涂以龙胆紫溶液即可。临床应用：刘怡湘等以上法治疗80例小儿肺炎肺部啰音消失迟缓者。结果：啰音消失时间，3天以内24例，3～5天36例，6～8天16例，8天以上4例，平均为4天。③

医院获得性肺炎

概　述

医院获得性肺炎(HAP)，亦称医院内肺炎(NP)，是指患者入院时不存在、也不处感染潜伏期，而于入院48小时后发生的，由细菌、真菌、支原体、病毒或原虫等病原体引起的各种类型的肺实质炎症。2005年美国胸科协会(American Thoracic Society, ATS)指南将HAP的概念进一步扩大并细化，明确提出呼吸机相关肺炎(VAP)和医疗机构相关性肺炎(HCAP)的概念并将其归于HAP。VAP指经气管插管或切开进行机械通气48～72小时后发生的肺炎，是机械通气患者常见且较特殊的HAP，发病率及病死率较高。HCAP主要包括下列肺炎患者：(1)最近90天在急性护理医院住过2～3天；(2)居住在护理之家或长期护理机构；(3)在医院或门诊部接受透析治疗；(4)本次感染前30天内接受过静脉抗生素治疗、化疗或伤口护理者。

本病属中医"咳嗽""风温""风温肺热病"等范畴。风温之名，首见于仲景《伤寒论》："太阳病，发热而渴，不恶寒者，为温病。若发汗已，身灼热者，名曰风温。"乃指热病误汗后的坏证。宋代庞安时《伤寒总病论·卷五》云："患者素伤于风，因复伤于热，风热相搏。"已初步认识到风温病的病因是风邪和热邪相合为患。明代汪石山把风温病作为一个病种而独立于四种风温病之外，"有不因冬月伤寒而病温者"即指风温病。叶天士指出："温邪上受，首先犯肺，逆传心包。"此为风温病的传变及辨治论治规律提供了理论依据。可见其病因病机复杂，但多强调正气亏虚、感受六淫外邪是本病的根本原因。

辨　证　施　治

方邦江等分6证

(1) 风热犯肺证　症见身热无汗或少汗，微恶风寒，咳嗽痰少，头痛，口微渴，舌边尖红，苔薄白，脉浮数。治宜疏风清热、清肺化痰。方用银翘散加减：金银花、连翘、苦杏仁、前胡、桑白皮、黄

① 孔令宜.血必净注射液治疗ICU重症社区获得性肺炎的临床疗效分析[J].天津中医药,2015,32(6)：341－343.
② 吴康衡,等.解热毒注射液治疗小儿肺炎119例临床观察[J].中国中西医结合杂志,1994,14(2)：106.
③ 刘怡湘,等.莨菪消喘膏穴位贴敷促进小儿肺炎罗音吸收80例观察[J].中医杂志,1994,35(10)：621.

芩、芦根、牛蒡子、薄荷(后下)、桔梗、甘草。

(2)痰热壅肺证 症见身热烦渴,汗出,咳嗽气粗,或痰黄带血,胸闷胸痛,口渴,舌红苔黄,脉洪数或滑数。治宜清热化痰、止咳平喘。方用麻杏石甘汤合千金苇茎汤加减:麻黄、杏仁、甘草、石膏、苇茎、冬瓜仁、桃仁、鱼腥草、白花蛇舌草、薏苡仁、贝母、天竺黄等。

(3)肺胃热盛证 症见身热,午后为甚,心烦懊恼,口渴多饮,咳嗽痰黄,腹满便秘,舌红,苔黄或灰黑而燥,脉滑数。治宜表里双解、通腑泄热。方用宣白承气汤:生石膏、生大黄、杏仁粉、瓜蒌皮、连翘、红藤、蒲公英、拳参、大青叶、白花蛇舌草等。

(4)热闭心包证 症见壮热,烦躁不安,口渴不欲饮,甚则神昏谵语,痉厥或四肢厥冷,舌绛少津,苔黄,脉弦数或沉数。治宜清热凉心、豁痰开窍。方用清宫汤合安宫牛黄丸加减:玄参、莲子、竹叶卷、连翘、犀角(水牛角代)、麦冬、金银花、连翘、黄连、栀子、天竺黄、郁金、川贝母等。

(5)气阴两虚证 症见身热渐退,干咳痰少而黏,自汗神倦,纳少口干,舌红少苔,脉细或细数。治宜益气养阴、清肺化痰。偏阴虚者,方用生脉散合竹叶石膏汤加减:麦冬、人参、五味子、生地黄、竹叶、石膏等。偏气虚者,方用补中益气汤合生脉散:黄芪、白术、升麻、人参、柴胡、甘草、陈皮、麦冬、黄精、五味子等。

(6)邪陷正脱证 症见呼吸短促,鼻翼煽动,面色苍白,大汗淋漓,甚则汗出如油,四肢厥冷,紫绀,烦躁不安,身热骤降,或起病无身热,面色淡白,神志逐渐模糊,舌质淡紫,脉细数无力,或脉微欲绝。治宜益气救阴、回阳固脱。阴竭者,方用生脉散加减:人参、麦冬、五味子、山茱萸、煅龙骨、煅牡蛎。阳脱者,方用四逆加人参汤:红参、制附子、干姜、煅龙骨、煅牡蛎、炙甘草。[1]

经 验 方

1. 自拟方1 瓜蒌10克、黄芩9克、川贝母10克、鱼腥草20克、桑白皮10克、杏仁10克、桔梗10克。随症加减:伴见发热,加石膏;伴见喘息,气促,加麻黄;痰热伤津见口干等,酌加麦冬、天花粉。每日1剂,分早晚2次服。王慧玲等采用随机对照试验方法将60例高龄老人医院获得性肺炎分为治疗组和对照组各30例。对照组予以头孢地嗪加左氧氟沙星静脉滴注,并配合化痰、解痉对症治疗;选择中医辨证为痰热壅肺型的作为治疗组,在对照组治疗基础上予以自拟方药加减治疗。两组疗程均为10天。结果:观察组总有效率显著高于对照组($P < 0.05$);治疗后观察组WBC、CRP明显低于对照组($P < 0.05$)。治疗过程中两组患者均未发生明显不良反应。[2]

2. 芩贝宣肺汤 黄芩12克、浙贝母12克、鱼腥草12克、生石膏12克、瓜蒌仁12克、陈皮10克、茯苓15克、白术15克、麦冬12克、桑白皮12克、杏仁10克、紫苏子10克、桔梗10克、炙甘草5克。每日1剂,早晚各1次口服。林优波等将64例医院获得性肺炎患者随机分为对照组和观察组各32例。对照组予注射用哌拉西林钠他唑巴坦钠静脉滴注;观察组在对照组治疗基础上服用芩贝宣肺汤治疗。两组均给予吸氧、雾化及营养支持等治疗。观察两组临床疗效及不良反应,并检测两组患者治疗前后炎症指标C反应蛋白(CRP)、降钙素原(PCT)变化。结果:观察组总有效率明显高于对照组($P < 0.05$);两组患者治疗后CRP、PCT水平明显下降,且观察组下降程度较对照组显著($P < 0.05$)。[3]

3. 星蒌承气汤 全瓜蒌10克、胆南星12克、石菖蒲15克、地龙10克、丹参15克、郁金10克、枳壳10克、厚朴10克、大黄3克。每日1剂,早

① 中华中医药学会急诊分会.风温肺热病(医院获得性肺炎)中医诊疗方案(2018年版)[J].2018.
② 王慧玲,等.中西医结合治疗高龄老人医院获得性肺炎的临床观察[J].中医临床研究,2017,9(18):90-91.
③ 林优波,等.芩贝宣肺汤联合西药治疗医院获得性肺炎疗效分析[J].中国中医药科技,2017,24(2):188-189.

晚2次分服。陆岑琳等将108例医院获得性肺炎患者,按照治疗方法分为Z组和C组各54例。Z组采用中医方药治疗,C组采用常规的治疗。疗程结束后,对比分析两组患者的治疗效果以及不良反应的发生率。结果:通过对比发现,Z组患者的治疗效果高于C组,不良反应发生率低于C组,且差异明显,具有统计学意义($P<0.05$)。[1]

4. 瓜蒌汤 全瓜蒌30克、清半夏12克、黄连9克、杏仁9克。水煎取汁200毫升分2次口服。李二虎将脑卒中治疗并发HAP的患者90例分为研究组及常规组各45例。研究组采用瓜蒌汤进行中药治疗,常规组采用传统临床抗生素治疗方法,记录两组患者治疗效果及出现不良反应情况,进行对比分析。结果:研究组治疗有效率100%,常规组治疗有效率86.67%,两组比较有明显差异($P<0.05$);治疗过程中研究组出现不良反应5例,发生率11.11%,显著低于常规组($P<0.05$)。[2]

5. 祛痰活血汤加减 黄芩12克、桑白皮10克、炙远志6克、全瓜蒌12克、川芎9克、地龙10克、桃仁9克、甘草6克。随症加减:高热者,加柴胡10克、白薇10克;哮喘者,加葶苈子8克、麻黄8克;便秘者,加郁李仁9克、大黄8克;咳嗽严重者,加枇杷叶20克、紫菀10克。水煎取汁300毫升,分3次口服。桂晓龚收治重度颅脑损伤后医院获得性肺炎患者85例,根据治疗情况分为中西医结合组45例和西医组40例。西医组给予抗生素、局部或全身综合治疗,中西医结合组在西医组基础上加用祛痰活血汤加减治疗。观察两组临床疗效及不良反应情况。结果:中西医结合组患者总有效率75.56%,高于对照组的55.00%($P<0.05$);中西医结合组患者不良反应发生率13.32%,低于对照组的42.50%($P<0.05$)。[3]

6. 自拟方2 黄芪30克、生地黄15克、天冬15克、天麻9克、法半夏9克、白术15克、茯苓10克、桑白皮30克、黄芩9克、川贝母9克、地龙15克、红花10克、丹参15克、三七粉(分吞或药液冲服)2克。何森等将100例风痰瘀阻型急性缺血性脑卒中患者随机分为治疗组和对照组各50例。对照组采用西医常规治疗,治疗组采用扶正祛瘀化痰中药结合西医常规治疗,疗程为14天。比较两组患者的临床疗效及HAP的发生率。结果:治疗组和对照组的总有效率分别为86.0%和58.0%,两组临床疗效比较,差异有统计学意义($P<0.01$);治疗期间,治疗组的HAP发生率10.0%,对照组30.0%,两组比较差异有统计学意义($P<0.05$)。[4]

7. 自拟方3 方1:金银花10克、连翘10克、桔梗6克、牛蒡子6克、薄荷6克、芥穗4克、淡竹叶4克。方2:虎杖12克、开金锁20克、败酱草12克、慈仁15克、杏仁10克、冬瓜仁10克、苇根15克、生石膏30克。任波将116例院内获得性肺炎患者采用西医治疗(治疗组)与对照组116例采用上方治疗进行疗效比较观察。结果:两组疗效比较,治疗组痊愈69例(59.48%),总有效率90.52%;对照组痊愈48例(41.38%),总有效率71.55%。治疗组明显优于对照组,经统计学处理差异有统计学意义($P<0.05$)。[5]

8. 健脾化痰汤 陈皮10克、半夏10克、茯苓15克、党参15克、砂仁5克、炒白术15克、紫苏子10克、莱菔子30克。随证加减:痰多热盛者,加黄芩10克、瓜蒌30克;痰多脘痞明显者,加厚朴10克、薏苡仁15克、杏仁10克。寇焰等将61例老年医院获得性肺炎患者随机分为两组,治疗组31例和对照组30例。对照组在基础治疗的基础上单纯应用左氧氟沙星注射液500毫克静脉滴注,每日1次;治疗组在基础治疗的同时应用自拟健脾化痰汤辨证论治。两组均以7天为1个疗程,观察两

---

① 陆岑琳,等.中医治疗医院获得性肺炎的疗效[J].世界最新医学信息文摘,2016,16(66):192.
② 李二虎.瓜蒌汤治疗脑卒中后医院获得性肺炎45例[J].中国中医药现代远程教育,2016,14(7):89-91.
③ 桂晓龚.祛痰活血汤加减治疗重度颅脑损伤后医院获得性肺炎的疗效观察[J].实用心脑肺血管病杂志,2014,22(9):99-100.
④ 何森,许高荣,等.扶正祛瘀化痰法治疗急性缺血性脑卒中的疗效及其对医院获得性肺炎的预防作用[J].上海中医药大学学报,2014,28(3):20-22.
⑤ 任波.院内获得性肺炎116例临床疗效观察[J].中国当代医药,2011,18(12):106.

组的临床疗效。结果：治疗组总有效率93.55％，对照组83.33％，两组比较差异无统计学意义（$P>0.05$）；但治疗组治疗后症状积分（8.07±1.98）分，对照组（10.78±2.09）分，两组比较有统计学意义（$P<0.05$），治疗组明显优于对照组。[①]

单　方

1. 黄连粉　组成：黄连。功效：清热燥湿，泻火解毒。用法用量：磨粉，将黄连粉装入胶囊，每次服0.6克，每日4～6次，至退热后再服3日停药。[②]

2. 蒲公英丸　组成：蒲公英。功效：清热解毒，消炎止痛。用法用量：适量捣碎做成丸药如花生米大，每日3次，每次2个。口含溶化，慢慢吞下，饭后服用。[③]

3. 香蕉根　组成：生香蕉根120克。功效：消热生津。用法用量：捣烂绞汁熬温，加食盐少许和服，儿童减量。[④]

中 成 药

1. 参麦注射液　组成：红参、麦冬（四川升和药业股份有限公司，国药准字Z51021264）。功效：益气固脱，养阴生津。临床应用：王智等将84例HAP患者随机分为对照组和观察组各42例。对照组采用常规西医治疗，观察组在此基础上联用益气活血化痰法进行治疗。观察组予参麦注射液、丹参酮ⅡA磺酸钠注射液、痰热清注射液。比较两组患者治疗前后的中医症状积分、急性生理与慢性健康评估Ⅱ（APACHEⅡ）、动脉血氧分压（PaO₂）、动脉二氧化碳分压（PaCO₂）、超敏C反应蛋白（hs - CRP）、肿瘤坏死因子-α（TNF-α）、白介素-6（IL-6）、降钙素原（PCT）、免疫球蛋白（IgG、IgM、IgA）的水平，比较两组患者的不良

反应。结果：治疗后两组患者的PaO₂水平明显升高，中医症状积分、APACHEⅡ评分、PaCO₂、hs - CRP、TNF - α、IL - 6、PCT水平明显降低（$P<0.05$），且治疗后观察组的PaO₂水平高于对照组，中医症状积分、APACHEⅡ评分、PaCO₂、hs - CRP、TNF - α、IL - 6、PCT水平低于对照组（$P<0.05$）；治疗后观察组的IgG、IgM水平明显升高，且高于对照组（$P<0.05$）。两组患者在治疗过程中均未出现明显的不良反应。[⑤]

2. 热毒宁注射液　组成：青蒿、金银花、栀子。功效主治：清热解毒，疏风；适用于外感风热所致感冒、上呼吸道感染及急性支气管炎。用法用量：针剂，每次20毫升，以5％葡萄糖注射液或0.9％氯化钠注射液250毫升稀释后使用，每日1次。临床应用：董斌斌等将100例HAP患者予热毒宁注射液在治疗前后行外周血全血细胞计数及分类检测和C反应蛋白（CRP）等检查。结果：入选的HAP患者在治疗前后比较发现外周血WBC、NC、LC、NLR和CRP均有显著差异（均$P<0.05$）；Spearman或Pearson相关性检验的结果为外周血NLR和血清CRP呈正相关（$P<0.01$）。[⑥]

3. 痰热清注射液　组成：黄芩、熊胆粉、山羊角、金银花、连翘（上海凯宝药业有限公司生产）。用法用量：20毫升加入5％葡萄糖注射液250毫升静脉滴注。临床应用：高立栋等将104例医院获得性肺炎患者随机分成两组。治疗组52例给予痰热清注射液＋哌拉西林钠＋阿米卡星，对照组52例给予哌拉西林钠＋阿米卡星治疗7～10天。观察用药后两组总有效率、主要症状、体征、X线胸片等临床指标的改善情况。结果：治疗组与对照组总有效率分别为86.54％、67.31％（$P<0.05$），治疗组在改善体温、呼吸困难、啰音及X线胸片方面优于对照组（$P<0.05$或$P<0.01$或

① 寇焰,等.健脾化痰汤配合抗生素治疗老年医院获得性肺炎31例临床观察[J].北京中医药,2011,30(8)：612 - 613.
②～④ 董自强.实用单方验方大全[M].北京：北京科学技术出版社,1994.
⑤ 王智,等.益气活血化痰法对气虚血瘀痰阻型医院获得性肺炎患者炎症因子、动脉血气及免疫功能的影响[J].现代生物医学进展,2018,18(16)：3102 - 3105,3110.
⑥ 董斌斌,等.热毒宁注射液治疗医院获得性肺炎前后的外周血NLR和CRP的相关性[J].云南中医学院学报,2017,40(5)：40 - 43.

$P<0.001)$。[1]

4. **扶正解毒颗粒**　组成：黄芪、太子参、黄芩、黄连、金银花、鱼腥草、麦冬、当归、甘草。功效：补气清肺，祛邪解毒。用法用量：每次 1 包，口服或鼻饲，每日 3 次。临床应用：王卫平等根据临床将200 例医院获得性肺炎患者随机分为治疗组和对照组各 100 例，两组均在治疗原发病的基础上，加强营养与支持疗法，采取严格的预防措施。对照组采用选择性消化道脱污染，使用胃肠道不吸收的粘菌素和二性霉素 B 以清除胃肠道和口咽部需氧革兰阴性杆菌和真菌；治疗组在此基础上加用扶正解毒颗粒冲剂。结果：治疗组医院获得性肺炎发病率、病死率明显低于对照组（均 $P<0.05$）。[2]

预防用药

玉屏风散　组成：黄芪 60 克、白术 20 克、防风 20 克。临床应用：严理等将 60 例急性脑血管病未合并感染的肺气虚证住院患者随机分为玉屏风散预防组（预防组）28 例和未用玉屏风散组（对照组）32 例。两组均在治疗原发疾病，加强营养与支持治疗的基础上，采取严格的预防措施，防止交叉感染。预防组在此基础上加用由玉屏风散组方的中药汤剂预防，观察时间为 10 天。观察治疗前后症状、体征，测定体温，检查胸片、血常规、免疫球蛋白 A（IgA）、免疫球蛋白 G（IgG）、免疫球蛋白 M（IgM）以及白细胞介素 6（IL-6）等指标的变化。结果：预防组总有效率与对照组比较，差异有统计学意义（$P<0.05$），两组总有效率分别为 78.57%、31.25%；预防组 HAP 的未发生率 82.14%，对照组 HAP 的未发生率 56.25%，两组未发生 HAP 的百分率比较，差异有统计学意义（$P<0.05$）；两组患者治疗前白细胞、中性粒细胞、免疫球蛋白（IgA、IgG、IgM）和 IL-6 比较，差异无统计学意义，具有可比性；治疗后，对照组白细胞、中性粒细胞升高，与预防组比较，差异有统计

学意义（$P<0.05$）；两组患者治疗后 IgA 均无明显变化，对照组 IgM 水平高于治疗前（$P<0.05$），但两组 IgM 比较，差异无统计学意义；预防组治疗前后 IgG 和 IL-6 水平比较，差异均有统计学意义（$P<0.01$），两组治疗后 IgG 和 IL-6 水平比较，差异亦有统计学意义（$P<0.05$）。[3]

病毒性肺炎

概　述

病毒性肺炎由上呼吸道病毒感染向下蔓延所致的肺部炎症。多发于冬春季节，暴发或散发流行，为吸入性感染。患者多为免疫力低下的老年人或儿童。本病临床表现一般较轻，但起病较急，发热、头痛、全身酸痛、倦怠等全身症状较突出。小儿和老人易发重症肺炎，表现为呼吸困难、发绀、嗜睡、精神萎靡，甚至发生休克、心力衰竭和呼吸衰竭或急性呼吸窘迫综合征（ARDS）等并发症。本病常无显著的胸部体征，病情严重者有呼吸浅促、心率增快、发绀、肺部干湿性啰音。

本病属中医"外感风寒或风温""咳喘"等范畴。中医认为，病毒性肺炎的病因主要为感受温邪。温邪最易侵犯肺系，引起呼吸系统疾病。感受温邪导致病毒性肺炎的理论与现代流行病学关于此病发病机制（感染病毒所致）的阐述相似。《温热论》云："卫之后方言气，营之后方言血"以及"温邪上受，首先犯肺，逆传心包"的论述，不仅概括了温病的病因、感邪途径、发病部位及温病治法与伤寒有别，还总结出了温病传变的一般规律。六经辨治的治则是"观其脉证，知犯何逆，随证治之"。卫气营血辨治的治则是"在卫汗之可也，到气才可清气，入营犹可透热转气，入血就恐耗血动血，直须凉血散血。"

① 高立栋,等.痰热清联合抗菌药物治疗医院获得性肺炎的临床观察[J].中国药房,2007,18(35)：2774－2775.
② 王卫平,等.扶正解毒颗粒对医院获得性肺炎预防作用的临床研究[J].山东中医杂志,2001,20(11)：653－655.
③ 严理,等.玉屏风散预防急性脑血管病患者医院获得性肺炎的随机对照临床研究[J].中西医结合学报,2010,8(1)：25－29.

辨 证 施 治

汪受传等分6证

（1）风寒郁肺证　症见恶寒发热，头身疼痛，无汗，鼻塞流清涕，喷嚏，咳嗽，气喘鼻煽，痰稀白易咯，或闻喉间痰嘶，咽不红，口不渴，面色淡白，纳呆，小便清，舌淡红，苔薄白，脉浮紧，指纹浮红。治宜辛温宣肺、止咳平喘。方用华盖散加减：麻黄、苦杏仁、防风、桔梗、紫苏子、桑白皮、陈皮、制半夏、甘草。随症加减：恶寒身痛，加桂枝、白芷；咳嗽痰多，加白前、远志；高热，加生石膏（先煎）、黄芩。

（2）风热郁肺证　症见发热恶风，头痛有汗，鼻塞流清涕或黄涕，咳嗽，气喘，咯黄痰，或闻喉间痰嘶，鼻翼煽动，声高息涌，胸膈胀满，咽红肿，口渴欲饮，纳呆，面色红，烦躁不安，舌质红，苔薄黄，脉浮数，指纹浮紫。治宜辛凉宣肺、清热化痰。偏表证，方用银翘散：金银花、连翘、淡竹叶、荆芥、淡豆豉、薄荷（后下）、桔梗、桑叶、牛蒡子、大青叶、七叶一枝花、甘草。偏里证，方用麻杏石甘汤加减：炙麻黄、苦杏仁、前胡、款冬花、浙贝母、生石膏（先煎）、薄荷（后下）、黄芩、贯众、甘草。随症加减：壮热烦渴，重用生石膏（先煎），加知母；喘息痰鸣，加葶苈子（包煎）、瓜蒌皮、枳壳；咽喉红肿疼痛，加射干、板蓝根、芦根。

（3）痰热郁肺证　症见发热，有汗，咳嗽，咯痰黄稠或喉间痰鸣，气急喘促，鼻翼煽动，声高息涌，呼吸困难，胸高胁满，张口抬肩，口唇紫绀，咽红肿，面色红，口渴欲饮，纳呆，便秘，小便黄少，烦躁不安，舌质红，苔黄腻，脉滑数，指纹紫滞。治宜清热涤痰、开肺定喘。方用麻杏石甘汤合葶苈大枣泻肺汤加减：炙麻黄、生石膏（先煎）、苦杏仁、葶苈子（包煎）、紫苏子、桑白皮、黄芩、金荞麦、贯众、天竺黄、甘草。随症加减：热重，加栀子、虎杖；伴大便干，加生大黄（后下）；痰壅喘急便秘，加礞石滚痰丸（包煎）；咳嗽重，加前胡、款冬花；痰多，加鲜竹沥（冲服）、浙贝母、制胆南星、猴枣散（另吞服）；紫绀，加丹参、赤芍；高热惊惕，加服紫雪；喘甚便秘痰涌而病情较急者，加服牛黄夺命散。

（4）毒热闭肺证　症见壮热不退，咳嗽剧烈，痰黄稠难咯或痰中带血，气急喘促，喘憋，呼吸困难，鼻翼煽动，胸高胁满，胸膈满闷，张口抬肩，鼻孔干燥，面色红赤，口唇紫绀，涕泪俱无，烦躁不宁或嗜睡，甚至神昏谵语，呛奶，恶心呕吐，口渴引饮，便秘，小便黄少，舌红少津，苔黄腻或黄燥，脉洪数，指纹紫滞。治宜清热解毒、泻肺开闭。方用黄连解毒汤合麻杏石甘汤加减：炙麻黄、苦杏仁、前胡、黄芩、黄连、栀子、生石膏（先煎）、玄参、连翘、虎杖、甘草。随症加减：热毒重，加蒲公英、败酱草；伴便秘腹胀，加生大黄（后下）、玄明粉（溶入）；烦躁不宁，加钩藤（后下）、白芍；口干鼻燥，涕泪全无，加北沙参、麦冬、生地黄。

（5）阴虚肺热证　症见咳喘减少或减轻，时有低热，手足心热，干咳，痰量少或无痰，咯痰带血，面色潮红，口干、口渴欲饮，神疲倦怠，夜卧不安，形体消瘦，盗汗，便秘，小便黄少，病程迁延，舌红少津，苔少或花剥，脉细数，指纹淡红。治宜养阴清肺、润肺止咳。方用沙参麦冬汤加减：北沙参、麦冬、玉竹、桑白皮、百合、地骨皮、天花粉、生地黄、玄参、川贝母、甘草。随症加减：低热，加青蒿、知母、黄芩；咳甚，加紫菀、百部、枇杷叶；干咳不止，加五味子、乌梅；盗汗，加煅龙骨（先煎）、煅牡蛎（先煎）、酸枣仁。

（6）肺脾气虚证　症见久咳、咳痰无力，痰稀白易咯，气短，乏力，动则气喘，或有低热，面色少华，神疲乏力，形体偏瘦，自汗，纳差，口不渴，便溏，病程迁延，反复感冒，舌质淡红，舌体胖嫩，苔薄白，脉无力或细弱，指纹淡。治宜补肺益气、健脾化痰。方用人参五味子汤加减：党参（或生晒参）、白术、茯苓、炙黄芪、防风、半夏、陈皮、五味子、焦神曲、甘草。随症加减：多汗或动则汗出，加煅龙骨（先煎）、煅牡蛎（先煎）、浮小麦；咳嗽较甚，加百部、紫菀、款冬花；纳谷不香，加炒谷芽、炒麦芽。①

---

① 汪受传，等.小儿病毒性肺炎中医诊疗指南[J].南京中医药大学学报，2011，27（4）：304－308.

经 验 方

1. 岗藿抗感汤　岗梅根、广藿香、羌活、苍术、荆芥、防风、柴胡、金银花、连翘、人工牛黄、桃仁、红花。每日 1 剂,水煎分 2 次饭后温服。吕肖肖等选取 30 例病毒性肺炎(非重症)患者随机分为治疗组 17 例和对照组 13 例。两组均给予补液、营养支持、西药退热及必要时化痰等对症治疗。治疗组在对症治疗基础上,给予岗藿抗感汤联合奥司他韦(达菲)治疗;对照组在对症治疗基础上单用奥司他韦治疗。两组均服药 5 天。结果:较单纯用奥司他韦治疗,治疗组患者的退热时间明显缩短,血液中的促炎因子 IL－6、TNF－α 水平明显降低,抗炎因子 IL－10 水平和抗病毒细胞因子 IFN－γ 水平可明显提高。①

2. 解毒利肺汤　连翘 9 克、金银花 9 克、野菊花 9 克、黄芩 9 克、板蓝根 9 克、杏仁 9 克、桔梗 9 克、玄参 9 克、炙麻黄 10 克、款冬花 12 克、紫菀 12 克。随症加减:属风热者,加桑叶 10 克、芦根 10 克;痰热者,加浙贝母 9 克、瓜蒌 9 克。王寒松选取 104 例成人病毒性肺炎患者抽签分为治疗组 54 例和对照组 50 例,对照组在常规治疗的基础上给予利巴韦林,治疗组在对照组的基础上给予解毒利肺汤。结果:治疗组治疗后 CD3＋、CD4＋、CD4＋/CD8＋明显上升,而 CD8＋明显下降,且明显优于对照组。提示解毒利肺汤具有纠正 T 淋巴细胞功能紊乱的作用,可提高机体抗病毒能力。②

3. 增液承气汤加减　玄参 5 克、麦冬 5 克、细生地黄 5 克、全瓜蒌 5 克、浙贝母 5 克、大黄 2 克、芒硝 2 克、厚朴 3 克。随症加减:出现邪陷心包、内陷厥阴之症状,如神昏、谵语、抽风等,可加羚羊角 0.5 克、钩藤 3 克、杭菊 3 克、白芍 5 克、天麻 5 克等平肝熄风之品。杨瑞芬以上方治疗 88 例小儿病毒性肺炎,结果显示治愈 74 例,有效 11 例,无效 3 例。总有效率 96.6％。③

4. 犀连承气汤加减　犀角粉(水牛角粉代,冲服)1 克、生地黄 10 克、生大黄(后下)10 克、连翘 10 克、赤芍 10 克、淡竹叶 10 克、黄连 1 克、风化硝(冲服)5 克、生甘草 3 克、生石膏(先煎)25 克。水煎分 3 次服。刘弼臣等以上方加减治疗 1 例小儿肺炎,疗效满意。④

中 成 药

1. 喜炎平注射液　组成:穿心莲。临床应用:齐蕊涵等通过检索 74 篇文献,纳入 5 篇 RCT,均为中文文献,5 个研究共纳入患者 461 例,其中试验组 238 例,对照组 223 例。5 个研究的对照组均使用利巴韦林注射液,两组的基础治疗相同。疗程最短为 3 天,最长为 7 天。Meta 分析结果:与使用利巴韦林注射液相比,喜炎平注射液可以提高成人病毒性肺炎治疗的痊愈率,缩短患者的咳嗽时间及肺部啰音的消失时间。而在退热效果上,与利巴韦林注射液无统计学差异。⑤

2. 蟾酥注射液　组成:蟾酥。功效:清热解毒,宣肺开闭。用法用量:每千克 0.2 毫升加入 0.9％氯化钠注射液 100 毫升稀释静滴。临床应用:许湘红选取 100 例病毒性肺炎患儿为研究对象,采用随机数表法将患者分为 A、B 两组,每组各 50 例。A 组采用更昔洛韦治疗,B 组采用蟾酥注射液进行治疗。7 天为 1 个疗程,治疗 1 个疗程后进行临床疗效评价。结果:B 组的临床总有效率 96.0％(48/50)显著高于 A 组的 78.0％(39/50),组间比较差异有统计学意义(P＜0.05)。⑥

3. 清肺口服液　组成:蜜炙麻黄、苦杏仁、前胡、石膏、蜜桑白皮、葶苈子、拳参、炒僵蚕、虎杖、丹参(江苏省中医院生产)。用法用量:4～12 个月,

① 吕肖肖,刘建博.岗藿抗感汤联合达菲治疗病毒性肺炎的临床疗效观察[J].广州中医药大学学报,2017,34(1):16－21.
② 王寒松.解毒利肺汤对成人病毒性肺炎 T 淋巴细胞亚群和炎症因子的影响[J].海南医学院学报,2016,22(15):1637－1639,1642.
③ 杨瑞芬.增液承气汤治疗小儿病毒性肺炎 88 例[J].四川中医,2001,19(3):60－61.
④ 刘弼臣,等.小儿肺炎的攻下疗法[J].中国中西医结合杂志,1993,13(12):475.
⑤ 齐蕊涵,张洪春,等.喜炎平注射液治疗成人病毒性肺炎的系统评价和 Meta 分析[J].现代中医临床,2018,25(3):29－33.
⑥ 许湘红.蟾酥注射液治疗儿童病毒性肺炎疗效观察[J].临床军医杂志,2017,45(7):756－757,760.

每次服 10 毫升;1⁺～3 岁,每次服 20 毫升;3⁺～6 岁,每次服 30 毫升。均每日 3 次。临床应用:汪受传等一期用清肺口服液治疗 104 例小儿病毒性肺炎痰热闭肺证,同时用利巴韦林注射液治疗 43 例作为对照组,进行临床对照试验。结果:试验组疗效显著优于对照组($P<0.05$);试验组在体温恢复正常时间、气喘消失例数和消失时间、肺部啰音消失例数方面均明显优于对照组。临床及实验观察初步显示清肺口服液无明显不良反应,是有效安全的中药制剂。继而二期由全国 4 个协作单位共同完成了 360 例清肺口服液与利巴韦林注射液的随机对照试验,采用了更严密的临床研究设计,符合方案集与全分析集的统计分析结果,均表明试验组疗效显著优于对照组($P<0.001$)。①

4.儿童清肺口服液 组成:麻黄、蜜炙桑白皮、黄芩、苦杏仁、石膏、甘草、瓜蒌皮、板蓝根、法半夏、浙贝母(北京同仁堂股份有限公司同仁堂制药厂生产,生产批号 33-21)。适用于小儿呼吸道合胞病毒性肺炎痰热闭肺证。用法用量:每次 10 毫升,口服,每日 3 次。临床应用:赵霞等选取 206 例病毒性肺炎痰热闭肺证患儿,随机分为试验组 108 例予清开灵注射液予儿童清肺口服液;对照组 98 例予利巴韦林注射液与复方愈创木酚磺酸钾口服液。结果:试验组综合疗效优于对照组($P<0.05$);试验组在主症发热、咳嗽、痰壅、肺部听诊、X 线胸片等的疗效与起效时间方面均优于对照组。②

5.热毒宁注射液 组成:青蒿、金银花、栀子(江苏康缘药业股份有限公司生产)。用法用量:静脉点滴,0.6 毫升/(千克·天)加入 5% 葡萄糖注射液中,每日 1 次。临床应用:钟巨斌选取病毒性肺炎患儿门诊、住院病例 300 例,分成 a、b、c 三组各 100 例,在常规治疗基础上,a 组予热毒宁注射液与干扰素,b 组予热毒宁,c 组予干扰素。结果:热毒宁治疗小儿病毒性肺炎疗效显著,热毒宁加干扰素具有协同作用,提高疗效。③

6.莪术油葡萄糖注射液 组成:莪术(广东利民制药厂生产)。用法用量:每日每千克 20 毫升,静脉滴注。临床应用:阎田玉等以上方治疗小儿呼吸道合胞病毒肺炎 45 例,全部治愈。④

预 防 用 药

拔罐疗法 组成:肺俞、肺底部阿是穴、定喘、大椎、风门、脾俞。用法用量:根据病情每次取 3～5 个穴位拔罐,拔罐时先在取穴区域快速闪罐 10～15 次(1 岁以内婴儿不用),局部潮红后,留罐 3～5 分钟。临床应用:杨献英以上法佐治 104 例小儿肺炎恢复期患儿,疗效满意。⑤

老 年 性 肺 炎

概 述

许多文献报道,65 岁以上老年性肺炎的发病率是 1.7%,75 岁以上是 11.7%,病死率高达 30%～60%,70 岁以上老年人,肺炎直接引起的病死率已超过癌症。病情传变迅速并发症多,大多数老年性肺炎患者,本已患有各种慢性疾病如脑梗死、脑出血、糖尿病、神经系统疾病,加之各种医疗措施的使用如气管插管、胃管的辅助医疗手段,加重了肺炎的发病概率。老年性肺炎,起病隐匿,部分患者呼吸道症状不典型,实验室检查也缺乏特异性,故极易误诊。发病季节多以冬春为主。起病前多有着凉、劳累、情绪波动等诱因。

中医并没有对老年性肺炎相对应的认识,大多数文献报道认为肺炎属中医"风温病"范畴。认

① 汪受传,等.清肺口服液治疗小儿病毒性肺炎痰热闭肺证 507 例临床研究[J].世界中医药.2016,11(9):1649-1653,1658.
② 赵霞,汪受传,等.清开灵注射液与儿童清肺口服液联用治疗小儿呼吸道合胞病毒性肺炎痰热闭肺证的临床评价[J].中医杂志,2008,49(7):602-604.
③ 钟巨斌.热毒宁与干扰素治疗小儿病毒性肺炎的疗效观察[J].中国医药导报,2007,4(15):73-74.
④ 阎田玉,等.莪术静脉注射液治疗小儿呼吸道合胞病毒肺炎及其作用原理的研究[J].中国中西医结合杂志,1992,12(12):711.
⑤ 杨献英.拔罐加 TDP 治疗小儿肺炎恢复期咳嗽痰鸣 104 例[J].中国针灸,2005,25(4):248.

为风温病与肺热病比较相似,身热咳嗽烦渴为其必有症状,集合老年肺炎的临床特点,将老年性肺炎归属于"风温肺热"范畴,认为风温肺热病是感受风热病毒引起的,四时皆有而以冬春两季多发的急性外感热病,从而规范了老年性肺炎的中医病名与辨证治疗标准。《素问·生气通天论》篇中载:"阳气者,若天与日,失其所,则折寿而不彰,故天运当以日光明。"随着年龄的增长,人体各项功能均衰减,阴精耗竭,阳气亦衰少,故出现了老年人"阳气衰微,阴液自半"的生理特点。老年性肺炎的并发症较多,大部分与原有的多种慢性基础疾病有关,并发症成为老年性肺炎死亡的重要原因。

辨 证 施 治

王世琪等分5证

(1) 风热犯肺证 症见发热微恶风寒,咳嗽少痰,头痛口微渴,胸痛,舌尖红苔薄苔或薄黄,脉浮数。治宜疏风清热、宣肺化痰。方用银翘散加减:金银花、连翘、芦根、杏仁、桔梗、前胡、薄荷、荆芥穗、鱼腥草等。

(2) 热毒壅肺证 症见高热烦躁,咳喘胸痛,或痰中带血,便干溲赤,舌红苔黄,脉数。治宜清热解毒、宣肺平喘。方用麻杏甘石汤加味:麻黄、杏仁、生石膏、甘草、知母、黄芩、芦根、鱼腥草等。

(3) 痰热阻肺证 症见发热胸痛,咳嗽黄痰,胸闷憋气,恶心呕吐,舌红苔黄腻,脉弦滑或弦数。治宜清热祛湿、化痰止咳。方用蒿芩清胆汤加减:青蒿、黄芩、陈皮、半夏、茯苓、竹茹、杏仁、瓜蒌等。

(4) 热毒内陷证 症见高热烦躁,呼吸急促,神志欠清,时有谵语,甚至昏迷抽搐,舌绛无苔,脉细数。治宜清营解毒、清心开窍。方用清营汤合清宫汤加减:水牛角、连翘、玄参、生地黄、黄连、麦冬、菖蒲、远志、金银花等。

(5) 肺阴亏虚证 症见干咳无痰,午后低热,口咽干燥,气短乏力,手足心热,舌红无苔,脉沉细数。治宜滋阴益气、润肺止咳。方用生脉散加味:太子参、麦冬、五味子、沙参、川贝母、杏仁、天花粉等。[1]

经 验 方

1. 加味补肺汤 人参12克、黄芪12克、桑白皮12克、麦冬12克、丹参9克、半夏9克、五味子6克、炙甘草6克。每日1剂,水煎,早晚温服。田亚楠选取76例老年性肺炎患者,随机分为观察组和对照组各38例。两组均给予莫西沙星治疗,观察组加用加味补肺汤治疗。比较两组临床疗效、症状体征恢复时间及用药安全性。结果:总有效率观察组高于对照组($P<0.05$);观察组X线片恢复、体温恢复、咳嗽消失、肺部啰音消失时间均短于对照组($P<0.05$);治疗后观察组IgA、IgG、IgM水平均高于对照组($P<0.05$)。[2]

2. 千金苇茎汤合保元汤 苇茎30克、薏苡仁30克、桃仁10克、冬瓜子30克、黄芪25～30克、生晒参15～30克、甘草10克、生地黄10克、麦冬10克。每日1剂,水煎200毫升,早晚温服。王流云等使用随机平行对照方法将80例老年性肺炎住院患者按病例号抽签方法简单随机分两组。对照组40例予氧气吸入、抗感染、化痰、营养支持、维持水电解质平衡及对症处理等;治疗组40例予千金苇茎汤合保元汤,西药治疗同对照组。连续治疗14天为1个疗程。结果:临床疗效治疗组优于对照组($P<0.05$);症状体征改善及炎症吸收时间两组均有改善($P<0.05$),治疗组改善优于对照组($P<0.05$)。[3]

3. 加味麻杏石甘汤 炙麻黄9克、杏仁10克、黄芩10克、生石膏18克、金银花10克、鱼腥草10克、桑白皮10克、栀子10克、制半夏10克、生大黄(后下)6克、甘草6克。唐辉等将90例老年性肺炎患者随机分为对照组和治疗组各45例,

---

① 王世琪,于锦兰,等.中医辨证治疗老年肺炎60例临床观察[J].天津中医学院学报,1995(1):10-11.
② 田亚楠.加味补肺汤联合莫沙西星治疗老年性肺炎疗效观察[J].实用中医药杂志,2018,34(12):1474-1475.
③ 王流云,等.千金苇茎汤合保元汤联合西药治疗老年性肺炎随机平行对照研究[J].实用中医内科杂志,2016,30(7):57-59.

对照组采用抗炎、止咳、化痰等西医治疗,治疗组在对照组的基础上加用加味麻杏石甘汤。疗程均为 10 天。结果:治疗组总有效率 93.33%,对照组总有效率 75.56%,两组疗效比较差异有统计学意义($P<0.05$)。[①]

4. 加味清金化痰汤 黄芩 12 克、栀子 12 克、知母 15 克、桑白皮 15 克、瓜蒌仁 15 克、贝母 9 克、麦冬 9 克、橘红 9 克、茯苓 9 克、桔梗 9 克、甘草 3 克。随症加减:痰热郁蒸,痰黄如脓或有热腥味,加鱼腥草、金荞麦根、冬瓜子、薏苡仁等清热化痰;痰热壅盛,腑气不通,胸满咳逆,痰涌,便秘,配葶苈子泻肺通腑逐痰;痰热伤津,口干,舌红少津,配北沙参、麦冬、天花粉、玉竹益气养阴;咳甚者,加枇杷叶、百部、紫菀;咯痰不爽者,加前胡、化橘红;咳血者,加白茅根、茜草、白及;肝火盛者,加牡丹皮等。14 天为 1 个疗程。张峰等将 80 例老年性肺炎患者随机分为两组,对照组 40 例予纯西医治疗,治疗组 40 例在西医治疗基础上加用加味清金化痰汤治疗。2 周后比较疗效。结果:治疗组总有效率 90%,对照组总有效率 82.5%。[②]

5. 清肺养阴汤 黄芪 30 克、沙参 15 克、麦冬 20 克、太子参 20 克、黄芩 10 克、鱼腥草 15 克、薏苡仁 25 克、冬瓜仁 30 克、百部 20 克、紫菀 15 克、甘草 15 克、麦冬 15 克。随症加减:痰热盛,加瓜蒌仁、海浮石;肺热盛,加栀子、桑白皮;兼血瘀,加丹参、赤芍、红花。郭琳以上方治疗 60 例老年性肺炎。结果:显效 32 例,有效 20 例,无效 8 例。总有效率 86.7%。[③]

中 成 药

1. 热毒宁注射液 组成:青蒿、金银花、栀子(江苏康缘药业股份有限公司生产,生产批号 20080610)。用法用量:20 毫升热毒宁注射液加入 0.9% 氯化钠注射液 250 毫升静滴。临床应用:普金武等选取 287 例老年人社区获得性肺炎患者,所有患者均有呼吸道症状如发热、咳嗽、咯痰伴或不伴胸痛,有肺实变体征或干湿啰音。随机分为观察组 146 例与对照组 141 例。两组均给予敏感抗生素、退热化痰、补液对症处理等常规治疗,观察组加用热毒宁注射液。两组均以 10 天为 1 个疗程,治疗 1 个疗程后评价。结果:热毒宁注射液联合抗生素治疗老年人社区获得性肺炎比单独使用抗生素临床疗效高,可快速缓解症状,是一种高效、低毒、安全的制剂。[④]

2. 鱼腥草注射液 组成:鱼腥草(西安秦巴药业有限公司生产)。用法用量:每日 1 次静滴 50 毫升,用 5% 葡萄糖注射液 100 毫升稀释。临床应用:李冰昱等选取 65 例老年人肺炎患者随机分成治疗组 35 例与对照组 30 例。对照组采用西医常规治疗,治疗组在同对照组治疗基础上加用鱼腥草注射液静滴。结果:治疗后总有效率治疗组 94.3%,对照组 83.3%,组间比较有显著性差异($P<0.05$);治疗组在增加外周血 IL-2 及降低 TNF-α 水平方面均明显优于对照组。鱼腥草注射液治疗老年人肺炎具有显著疗效,尤其在镇咳、平喘、退热以及促进排痰、肺部啰音和炎症消失等方面具有明显优势。[⑤]

重 症 肺 炎

概 述

重症肺炎是临床上常见的危重疾病之一。此病患者多为老年人或免疫力低下的人群,其起病急、病情发展快,常可出现高热、喘息、咳嗽、咳吐黄痰及黏痰等症状,而且易累及其他器官,发生严重并发症。目前,抗生素是治疗重症肺炎的主要

① 唐辉,等.加味麻杏石甘汤治疗老年性肺炎 45 例临床观察[J].天津中医药,2013,30(2):84-86.
② 张峰,等.加味清金化痰汤治疗老年性肺炎临床观察[J].中国中医急症,2012,21(4):622-623.
③ 郭琳.清肺养阴汤治疗老年性肺炎 60 例临床观察[J].吉林中医药,2008,28(4):270.
④ 曾金武,等.热毒宁注射液联合抗生素治疗老年人社区获得性肺炎 146 例[J].中国中医急症,2011,20(10):1689.
⑤ 李冰昱,等.鱼腥草注射液治疗老年人肺炎的临床观察[J].国际中医中药杂志,2006(3):151-154.

药物。但此病患者若存在年龄较大、合并有慢性疾病及重要器官功能不全、病原体耐药性高等情况，抗生素的效果通常不会很好。

中医有"肺炎"或"肺炎喘嗽"的记载而无重症肺炎病名，临床上主要是依据其证候表现，好发于冬春季节而归属于中医温病学之"风温""春温"范畴。古代医家按发病后初起的不同证候特点提出了新感、伏邪学说，概括为病发于表的"新感引发"和病发于里的"伏邪自发"两大类型。发病机理主要由于人体正气不足，防御功能减退，感受风热病邪或伏寒化温，邪淫太过而发病，一般传变规律是温热病邪从皮毛或口鼻而入，首先犯肺，顺传于胃，逆传心包。《黄帝内经》中曾有论述："今夫热病者，皆伤寒之类也。"而温病学说在《伤寒论》的基础上发展补充了《伤寒论》的不足。病因主要责之于两个方面：一为正气不足，一为毒邪内犯。

辨 证 施 治

谭邦华分 3 期

（1）极期　症见高热汗出、咳嗽咯吐浓稠痰、胸痛气急等痰热壅肺证，或身灼热，神昏谵语或昏愦不语，舌蹇，肢厥之邪热内陷心包证。治宜清热解毒、宣肺豁痰、开窍醒神。方用银翘白虎汤、麻杏石甘汤、千金苇茎汤等。

（2）中期　症见食欲不振、脘腹胀满、恶心呕吐、腹痛腹泻等脾胃不和、肝脾不调证候。治宜健脾和胃、理气宽中、调和肝脾。方用六君子汤、四逆散、半夏泻心汤、温胆汤等。

（3）消散期　症见身热不甚或热已消退，干咳不已或痰少而黏，口舌干燥喜饮，舌红少苔，脉细数等一派正虚邪恋、余热未清、肺胃阴伤之象。治宜益气养阴、活血化瘀、扶正驱邪。方用竹叶石膏汤、养阴清肺汤、沙参麦冬汤等。①

经 验 方

1. 加减小青龙汤　麻黄 6 克、法半夏 6 克、橘络 6 克、炒地龙 6 克、甘草 6 克、蝉蜕 5 克、黄芩 12 克、鱼腥草 12 克、茯苓 12 克、桔梗 12 克、杏仁 12 克、太子参 12 克、款冬花 12 克、蒸百部 12 克、白芍 12 克、炒山楂 12 克、桂枝 10 克、细辛 10 克。加水煎煮，取汁 400 毫升，早晚分服。张高峰等将 64 例老年重症肺炎患者按照随机数字表将其分为治疗组和对照组各 32 例。两组均给予基础治疗，在此基础上对照组应用莫西沙星，治疗组联合应用加减小青龙汤与莫西沙星。结果：治疗组有效率优于对照组。加减小青龙汤与莫西沙星联合治疗可调节患者血清 IFN-γ、IL-1β、PCT 水平，进而改善其预后。②

2. 加味麻杏石甘汤　麻黄 4 克、杏仁 5 克、生石膏 12 克、炙甘草 8 克、瓜蒌 14 克、黄芪 11 克、麦冬 7 克、陈皮 8 克。水煎至 400 毫升，分早晚口服。张怡等将 146 例重症肺炎患者按随机数字表法分为对照组和观察组各 73 例。对照组给予西药抗感染、止咳祛痰、退热等对症处理，观察组在对照组治疗的基础上给予麻杏石甘汤。结果：治疗组总有效率优于对照组。加味麻杏石甘汤治疗重症肺炎可改善肺功能，降低血清炎性反应因子、前白蛋白、HMGB1 水平，降低红细胞分布宽度及红细胞体积，从而提高临床治疗效果。③

3. 清肺通腑汤　鱼腥草 30 克、黄芩 15 克、瓜蒌 15 克、竹茹 15 克、桑白皮 15 克、茯苓 12 克、枳实 12 克、陈皮 12 克、莱菔子 15 克、厚朴 12 克、法半夏 10 克、杏仁 10 克、大黄（后下）6 克、北沙参 6 克。每日 1 剂，水煎，口服或鼻饲。郑彩莲等将 96 例重症肺炎痰热壅肺证患者按随机数字表法分为治疗组与对照组各 48 例，对照组采用西医常规治疗，治疗组在对照组基础上采用清肺通腑汤治疗。

① 谭邦华.重症肺炎临床辨治体会［J］.中国中医急症，2008，17（2）：258-259.
② 张高峰，等.加减小青龙汤治疗老年重症肺炎临床疗效及对免疫功能和血清 IFN-γ、IL-1β、PCT 的影响［J］.四川中医，2018（10）：63-66.
③ 张怡，等.加味麻杏石甘汤治疗重症肺炎的临床疗效及其对肺功能、HMGB1 水平的影响［J］.世界中医药，2018，13（9）：2237-2240.

结果：治疗组改善程度及临床总有效率优于对照组。清肺通腑汤能够改善重症肺炎痰热壅肺证临床症状及血气指标，降低炎症因子水平及临床肺部感染评分，提高临床疗效。[①]

4. 宣壅清肺汤 苇茎 20 克、薏苡仁 20 克、冬瓜仁 10 克、杏仁 10 克、瓜蒌 10 克、桃仁 10 克。每日 1 剂，水煎分 3 次服。黄婧文等将 110 例重症肺炎痰热壅肺证患者以随机区组法分为对照组与治疗组各 55 例。对照组和治疗组分别采用西医对症支持干预单用和在此基础上加用自拟宣壅清肺汤辅助治疗。结果：治疗组近期疗效显著优于对照组。宣壅清肺汤辅助西医治疗重症肺炎痰热壅肺证可有效缓解肺部感染症状，控制病情进展，改善机体免疫功能，且有助于降低死亡风险。[②]

5. 宣白承气汤 生石膏 15 克、瓜蒌皮 15 克、生大黄 9 克、苦杏仁 10 克。水煎 200 毫升，分早晚 2 次鼻饲。王春林选取 41 例重症肺炎机械通气患者，诊断标准参照 2007 年美国感染病学会/美国胸科学会制定的 SCAP 诊断标准，随机分为对照组 20 例和治疗组 21 例。两组患者均进行常规治疗，治疗组加用宣白承气汤。结果：加用宣白承气汤的治疗组呼吸力学的改善更为明显，并在机械通气时间和住 ICU 时间上均有明显缩短。[③]

6. 清肺保元汤 浙贝母 12 克、法半夏 15 克、紫花地丁 15 克、白芍 10 克、百部 15 克、瓜蒌皮 10 克、桑白皮 12 克、桔梗 10 克、杏仁 15 克、丹参 15 克、瓜蒌仁 10 克、云苓 15 克、赤芍 10 克、陈皮 10 克、当归 15 克、甘草 3 克。每日 1 剂，水煎，早晚各服 1 次。沈贵洪等将 106 例重症肺炎患者随机分为对照组和治疗组各 53 例。对照组予头孢哌酮钠/舒巴坦钠治疗，治疗组于对照组基础上加用清肺保元汤治疗。结果：治疗组与对照组有效率

差异不大。应用清肺保元汤联合西药，可有效改善患者临床症状，同时抑制 IFN-γ 和 IL-2 及 IL-6 过度分泌而缓解其炎症反应，从而促进康复，提高临床疗效。[④]

7. 自拟方 西洋参 4 克、石膏（先煎）30 克、浙贝母 10 克、黄芩 10 克、炒栀子 10 克、连翘 12 克、柴胡 10 克、青蒿 10 克、前胡 10 克、薏苡仁 12 克、桃仁 10 克、鸭跖草 15 克、枳实 10 克、石菖蒲 10 克、郁金 12 克、甘草 4 克。每日 1 剂，分 2 次服用。奚肇庆以上方加减治疗 1 例重症肺炎患者，另服复方薤白胶囊，疗效满意。[⑤]

8. 千金苇茎汤 苇茎、冬瓜仁、薏苡仁、桃仁等。100 毫升，每日 2 次，口服或鼻饲。清热化痰，行血畅气，宣通肺气。杨桦等将 60 例重症肺炎患者随机分为治疗组和对照组各 30 例。均予常规治疗，治疗组加用千金苇茎汤。结果：治疗组 T、WBC 计数、CRP 恢复正常时间明显短于对照组。[⑥]

中 成 药

1. 热毒宁注射液 组成：青蒿、金银花、栀子。用法用量：20 毫升热毒宁注射液加入 250 毫升的 0.9%氯化钠注射液中进行静脉滴注，每日 1 次。临床应用：方草等将 72 例重症肺炎患者随机分为观察组和对照组各 36 例。对照组给予头孢曲松钠治疗，观察组在对照组基础上联合应用热毒宁注射液进行治疗，治疗周期为 12 天。结果：观察组总有效率 94.44%，显著高于对照组的 72.22%，两组比较差异有统计学意义（$P<0.05$）。[⑦]

2. 血必净注射液 组成：红花、川芎、丹参、当归、赤芍（天津红日药业股份有限公司生产，生产批号 1502135）。功效：活血化瘀，清热解毒。用法用量：每次 50 毫升，每日 2 次。临床应用：

① 郑彩莲，等.清肺通腑汤治疗重症肺炎痰热壅肺证临床疗效及对炎症因子的影响[J].中国中医急症，2017，26(9)：1643-1645.
② 黄婧文，等.自拟宣壅清肺汤辅助西医治疗重症肺炎(痰热壅肺证)临床观察[J].中国中医急症，2017，26(1)：155-157.
③ 王春林.宣白承气汤治疗重症肺炎机械通气患者 21 例疗效观察[J].浙江中医杂志，2015，50(2)：99.
④ 沈贵洪，等.清肺保元汤联合西药治疗重症肺炎临床观察[J].中国中医急症，2015，24(1)：177-178.
⑤ 代君，等.奚肇庆教授治疗重症肺炎验案[J].中国中医急症，2013，22(7)：1169.
⑥ 杨桦，等.合用千金苇茎汤治疗重症肺炎疗效观察[J].浙江中医药大学学报，2011，35(1)：38-39,48.
⑦ 方草，等.热毒宁注射液联合头孢曲松钠治疗急性重症肺炎效果分析[J].中华中医药学刊，2018，36(6)：1468-1470.

李桂仙等选取 40 例重症肺炎患者随机分为对照组和观察组各 20 例。两组均给予盐酸氨溴索注射液、多索茶碱、营养支持及抗凝等药物，观察组加用血必净注射液。结果：治疗 2 周后，观察组患者 WBC、hs-CRP、TNF-α、IL-5 明显低于对照组（$P<0.05$）；观察组总有效率明显高于对照组（$P<0.05$）。[1]

3. 痰热清注射液　组成：黄芩、熊胆粉、山羊角、金银花、连翘（上海凯宝药业有限公司生产）。用法用量：20 毫升痰热清注射液兑入 5% 葡萄糖注射液 250 毫升静滴，每日 1 次。临床应用：方利洲等将 82 例重症肺炎患者随机分为治疗组 40 例和对照组 42 例。均予常规治疗，治疗组加用痰热清注射液。结果：治疗组体温及白细胞计数恢复正常时间明显短于对照组，肺部感染改善明显优于对照组。[2]

① 李桂仙,程连房,等.血必净注射液联合常规西药治疗重症肺炎的临床疗效[J].湖南中医药大学学报,2018,38(3)：342-344.
② 方利洲,等.痰热清注射液治疗重症肺炎疗效观察[J].中国中医急症,2008,17(6)：917-918.

慢性肺源性心脏病

概　　述

慢性肺源性心脏病(简称慢性肺心病)是指由肺组织、肺血管、胸廓等慢性疾病引起肺组织结构和(或)功能异常,肺血管阻力增加,肺动脉压增高,引起右心扩张、肥厚等损害,伴或不伴右心衰竭的心脏病,并排除先天性心脏病和左心病变引起者。慢性肺心病的主要病理变化为肺动脉高压(肺血管的器质性和功能性改变)和心功能的改变(右心功能和左心功能的改变)。慢性肺心病为常见病,在各种失代偿性心功能衰竭中占 10%～30%,其主要原因为慢性阻塞性肺疾病,其发病率随年龄增长而增高。从肺部基础疾病发展为慢性肺心病一般需 10～20 年。本病急性发作以冬、春季多见,以急性呼吸道感染为心肺功能衰竭的主要诱因。本病以胸闷、心悸、喘促、脘腹胀痛、胁下痞块、下肢浮肿、咳嗽、咯痰、口唇青紫为主要临床表现。发展缓慢,除原有肺胸疾病的临床症状和体征外,主要表现为进行性加重的心、肺功能不全及其他器官受累症状,常表现为急性加重和缓解期交替出现。

本病属中医"肺胀""喘病""水肿"等范畴。早在《黄帝内经》中即有这方面记载,如《灵枢·胀论》曰:"肺胀者,虚满而喘咳。"张仲景在《金匮要略》中进一步描述了"目如脱状"之症,相当西医所称之"蛙目",并且根据其症状的不同,分别选方。隋代《诸病源候论·上气鸣息候》云:"肺主于气,邪乘于肺则肺胀,胀则肺管不利,不利则气道涩,故上气喘逆,鸣息不通。"明确指出上气鸣息系"胀则肺管不利"即气道阻塞所致,和现代西医学所谓的慢性阻塞性肺疾患颇为一致。后世医家对本病的其他症状又有进一步认识。宋代《圣济总录》中载:"水气咳逆上气通身洪肿,短气胀满,昼夜不得卧。"明清医籍中对心力衰竭、肺瘀血、肺水肿等类似症候有不少精辟的论述。喻昌的《医门法律》对呼吸功能不全、瘀血性肝脏肿大、紫绀的发病机理有所阐述:"盖以支饮上入,阻其气则逆于肺间而为喘消,阻其血则杂揉心下而为痞坚,肾气上应,其色黑,血凝之色亦黑,故黧黑见于面部。"

辨　证　施　治

国家中医药管理局医政司分 4 证

(1)寒饮射肺证　症见咳嗽痰多,痰白而稀,短气喘息,或兼恶寒无汗,周身酸楚,舌淡苔白,脉浮紧或细滑。治宜温肺化饮。方用小青龙汤加减:炙麻黄、桂枝、细辛、干姜、法半夏、五味子、白芍、甘草等。

(2)痰热壅肺证　症见胸部憋闷,心悸,喘促,烦躁,咳嗽,痰黄或白,黏稠难咯,或身热微恶寒,微有汗出,溲黄便干,口渴,舌红,舌苔黄或黄腻,边尖红,脉数或滑数。治宜清热化痰。方用桑白皮汤加减:桑白皮、黄芩、黄连、栀子、杏仁、半夏、紫苏子、瓜蒌皮、川贝母等。

(3)气虚血瘀证　症见心悸,怔忡,胸闷,神疲乏力,呼吸浅短难续,声低气怯,咳嗽,痰白清稀,汗出,面色晦暗,唇甲发绀,舌质淡或黯紫,舌下脉络紫黯迂曲,脉细涩无力,或有促结代。治宜补气活血。方用补阳还五汤加减:黄芪、川芎、赤芍、当归、地龙、桃仁、红花、丹参、桔梗、炙甘草等。

(4)阳虚水泛证　症见心悸,胸闷,怔忡,咳喘,咯痰清稀,面浮,下肢水肿,甚则一身悉肿,腹部胀满,脘痞,纳差,尿少,畏寒,肢冷,面唇青紫,舌胖质黯,苔白滑,脉沉细或促。治宜温肺散寒。方用真武汤合葶苈大枣泻肺汤加减:制附子、茯苓、白术、白芍、葶苈子、猪苓、泽兰、益母草、地龙、生姜、大枣等。[1]

经 验 方

1. 肺胀方 黄芪 40 克、红参 15 克、当归 15 克、川芎 15 克、赤芍 15 克、地龙 15 克、制附子 10 克、桂枝 15 克、生姜 10 克、白术 15 克、茯苓 15 克、葶苈子 15 克、炙甘草 15 克等。每日 1 剂,水煎分 3 次。曲妮妮等随机将 60 例肺心病患者分为治疗组与对照组各 30 例。两组均给予常规抗感染、解痉、维持水电解质及酸碱平衡等西医常规治疗。治疗组在上述基础上加用口服肺胀方,分别对其进行系统临床研究。结果:治疗组显效率 60%,总有效率 93.4%,与对照组比较有显著性差异($P < 0.05$);而且对血气分析、肺功能、纤维蛋白原、红细胞压积、内皮素(ET-1)、NO 水平等指标有明显改善作用。结论:肺胀方治疗肺心病疗效显著,其药效机制可能与保护内皮功能、抗血液高凝、改善肺功能等作用有关。[2]

2. 清热利肺化痰逐瘀汤 金银花 8 克、黄芩 8 克、鱼腥草 12 克、紫菀 10 克、丹参 15 克、桃仁 10 克、郁金 10 克、地龙 10 克、川芎 10 克。随症加减:气虚者,加黄芪 15 克、党参 10 克;喘促发热无汗者,加麻黄 6 克、生石膏(包)10 克;阴虚肺燥者,加百合 15 克;有阳明腑实证者,加大承气汤;痰蒙神昏者,加石菖蒲 8 克、瓜蒌 10 克,或加服安宫牛黄丸 1 粒。张旋等在综合治疗基础上以上方治疗 36 例肺心病急性加重期患者。结果:总有效率 94.44%。[3]

3. 桃红四物汤合二陈汤 桃仁 15 克、红花 15 克、当归 10 克、赤芍 10 克、川芎 10 克、生地黄 10

克、陈皮 10 克、制半夏 10 克、茯苓 10 克、炙甘草 10 克。贾金花等采用桃红四物汤合二陈汤与西医常规治疗 60 例慢性肺心病急性加重期患者,另设常规治疗对照组 60 例,随访 2 年。结果:治疗组总有效率 90%,复发率 37.77%;对照组总有效率 71.66%,复发率 75%。提示上方对慢性肺心病急性加重期有迅速缓解症状及减少复发的作用。[4]

4. 补气活血方 党参 30 克、黄芪 50 克、丹参 30 克、川芎 15 克、赤芍 15 克、麦冬 15 克、五味子 15 克、葶苈子 30 克、地龙 15 克、山药 30 克、白术 25 克、茯苓 15 克、大枣 5 枚。随症加减:痰多者,加半夏 10 克、陈皮 10 克;腹胀纳差者,加莱菔子 10 克、山楂 15 克、神曲 15 克。每日 1 剂,水煎分 2 次温服。邱智以上方加西医常规方式治疗 30 例肺心病急性加重期患者,并与同期单纯西药常规综合治疗的 30 例进行对比观察。结果:中西医结合治疗肺心病急性期临床疗效明显优于单纯西药治疗。[5]

5. 真武汤合苓桂术甘汤加减 茯苓 30 克、白术 15 克、泽泻 15 克、党参 20 克、桂枝 10 克、制附片(先煎)10 克、生益母草 20 克、毛冬青 20 克、葶苈子 15 克。随症加减:痰热蕴肺,加鱼腥草 15 克、石膏 30 克、黄芩 10 克;水泛肌表,去茯苓,加茯苓皮 15 克、猪苓 15 克;喘甚,加沉香 3 克、磁石 30 克;咳嗽痰多,加法半夏 10 克、橘红 12 克;表情淡漠嗜睡,加石菖蒲 10 克、胆星 8 克。每日 1 剂,水煎,分 2 次服。潘佳蕾将 54 例肺心病患者随机分为两组。治疗组 32 例常规西医治疗基础上加用黄芪注射液,内服以具有益气温阳、活血化瘀、利水消肿主要功效的中药汤剂,与对照组 22 例单纯常规西药治疗进行比较。结果:治疗组总有效率 90.6%,对照组总有效率 68.2%,两组比较有统计学意义($P < 0.05$)。结论:中西医结合治疗肺心病急性期临床疗效明显优于单纯西药治疗,且可减

① 国家中医药管理局医政司.国家中医药管理局第 3 批 24 个专业慢性肺源性心脏病中医诊疗方案[M].2012.
② 曲妮妮,等.肺胀方治疗慢性肺源性心脏病疗效评价及机理探讨[J].中华中医药学刊,2010,28(6):1156-1158.
③ 张旋,等.清热利肺化痰逐瘀汤治疗肺心病急性加重期 36 例[J].湖南中医杂志,2005,21(3):58-59.
④ 贾金花,等.中西医结合治疗慢性肺心病急性加重期 60 例[J].陕西中医,2003,24(4):291-292.
⑤ 邱智,等.中西医结合治疗肺心病急性加重期患者 30 例[J].中国中西医结合杂志,2003,23(3):191.

少西药强心利尿剂的不良反应。[1]

6. 十全大补汤合牵正散加减 潞党参 10 克、茯苓 12 克、炒白术 10 克、甘草 6 克、川芎 12 克、当归 15 克、生地黄 10 克、赤白芍各 12 克、半夏 10 克、杏仁 10 克、黄芪 12 克、肉桂 3 克、全蝎 10 克、白僵蚕 10 克、白附子 8 克、鱼腥草 20 克、蒲公英 20 克。随症加减：合并肺性脑病而见神志障碍者，加石菖蒲 20 克、郁金 10 克；合并心衰、水肿者，加葶苈子 10 克、大腹皮 20 克、茯苓 15 克、泽泻 10 克、车前子 10 克。谢东霞等采用十全大补汤合牵正散加减配合西药抗感染及对症支持疗法治疗 60 例肺心病急性发作期患者，并与单纯采用西药治疗的 30 例作对照。结果：治疗组显效 30 例，好转 28 例，无效 2 例，总有效率 96.67%；对照组显效 11 例，好转 10 例，无效 9 例，总有效率 70.00%。两组有效率比较，差异显著。[2]

7. 自拟方 丹参 30 克、赤芍 20 克、川芎 10 克、葶苈子 10 克、杏仁 10 克、炙麻黄 8 克、合欢皮 10 克、地龙 10 克、枳实 10 克、丝瓜络 10 克、黄芩 15 克、茯苓 15 克、生甘草 6 克。邹清等针对中西医组 43 例慢性肺源性心脏病急性发作期患者和单纯西医治疗对照组 39 例慢性肺源性心脏病急性发作期患者均以吸氧、解痉平喘、抗感染及纠正呼吸衰竭和心力衰竭为基础治疗。中西医组在辨证分型的基础上加用中药治疗。两组均治疗 2～3 周，并于治疗前后检测血浆 ET－1 水平。结果：中西医组总有效率（90.69%）显著优于对照组（74.35%）。血浆 ET－1 水平中西医组治疗后为（69.9±15.7）纳克/升，显著低于对照组（78.3±13.7）纳克/升。结论：中医活血化瘀法辨证加减与西医综合治疗对肺心病急性发作期患者可明显提高总有效率、降低血浆 ET－1 水平，疗效优于单纯西医药治疗。[3]

8. 益气活血方 黄芪 30 克、丹参 30 克、川芎 15 克、当归 15 克、桃仁 10 克、红花 10 克、降香 10

克、炙甘草 5 克。随症加减：若恶寒发热，痰稀量多，喘甚不能卧，脉浮者，加五味子 15 克、麻黄 9 克、桂枝 9 克、半夏 9 克；咳嗽痰多，恶心纳差，舌苔白腻者，加陈皮 15 克、茯苓 15 克、半夏 9 克；久咳少痰，心悸气短，舌红少苔者，加党参 15 克、麦冬 15 克；烦躁不安，夜不能寐者，加朱茯神 12 克、柏子仁 12 克、炙远志 6 克；痰涎壅盛，神志恍惚者，以胆南星、皂角刺适量磨粉，兑上方冲服；水肿甚者，加大腹皮 15 克、防己 15 克、椒目 6 克；畏寒甚，不发热者，加制附子 10 克、肉桂 10 克。每日 1 剂，水煎服，10 天为 1 个疗程。达南等选取 105 例慢性肺心病急性发作期患者，随机分为治疗组 60 例与对照组 45 例。对照组予青霉素每天 640 万单位静滴或选用敏感抗生素 2～3 种，强心利尿、吸氧以及维持水电平衡等综合措施；治疗组予益气活血方，病情较重者西药治疗同对照组。结果：治疗组显效 39 例，好转 18 例，无效 3 例，总有效率 95%；对照组显效 10 例，好转 27 例，无效 8 例，总有效率 82.22%。二者相比差异显著（$P<0.05$）。[4]

单　方

1. 大黄三七粉 组成：大黄 5 克、三七粉 3 克。用法用量：温开水冲服，每日 2 次，连用 30 天。临床应用：虎继红将 212 例肺心病呼吸衰竭患者随机分为治疗组 102 例和对照组 110 例，其中对照组采用吸氧、控制感染、保持呼吸道通畅、止咳平喘、纠正心力衰竭和呼吸衰竭等治疗；治疗组在上述治疗基础上加用低分子肝素钙，大黄三七粉，观察 10 天内，随访 1 年内上消化道出血的情况。结果：对比两组患者 10 天内、1 年内呕血、黑便的次数，发现治疗组的上消化道出血发生次数明显低于对照组，且差异具有统计学意义（$P<0.05$）。[5]

2. 金水宝胶囊 组成：冬虫夏草。用法用量：

---

① 潘佳蕾.中西医结合治疗肺源性心脏病急性期疗效观察[J].浙江中西医结合杂志,2001,11(2):24,32.
② 谢东霞,等.中西医结合治疗肺心病急性发作期 60 例[J].山西中医,2001,17(1):26-27.
③ 邹清,等.中西医结合治疗慢性肺源性心脏病急性发作期的临床观察[J].中西医结合实用临床急救,1999,6(3):31-33.
④ 达南,等.中西医结合治疗慢性肺心病 105 例疗效观察[J].新中医,1991(5):25-26.
⑤ 虎继红.低分子肝素钙加大黄三七粉预防高原慢性肺心病上消化道出血的疗效分析[J].中国初级卫生保健,2014,28(5):99-100.

每次 3 粒,每日 3 次,口服。临床应用:张晓斌等将108 例肺心病患者随机分为冬虫夏草组和常规治疗组各 54 例。两组均予常规治疗,冬虫夏草组加用金水宝胶囊。测定各组患者治疗前后的血浆内皮素－1(ET－1)、血清一氧化氮(NO)、超敏 C 反应蛋白(hs－CRP)、肿瘤坏死因子－α(TNF－α),评估其左心室舒张功能。结果:冬虫夏草组患者治疗后的血浆 ET－1、hs－CRP、TNF－α、左心室等容舒张时间(IVRT)和 E 波减速时间(EDT)显著低于治疗前和同期常规治疗组(P＜0.01 或 P＜0.05),血清 NO、二尖瓣口舒张早期及舒张晚期流速峰值比值(E/A)显著高于治疗前和同期常规治疗组(P＜0.01)。结论:冬虫夏草可有效改善肺心病患者的血管内皮功能和左心室舒张功能,并降低炎性反应。[1]

3. 止血粉　组成:大黄粉 15 克、白及粉 30克。用法用量:生理盐水或温开水 30 毫升稀释后胃管内注入。每日 1 次。临床应用:陈黔豫将 75例慢性肺心病急性加重期并发上消化道出血患者随机分成治疗组 38 例及对照组 37 例进行研究。两组均予常规治疗及奥美拉唑,治疗组加用止血粉。结果:两组止血总有效率分别为 94.7％、67.57％,二者相比差异非常显著(P＜0.002),治疗组用药后胃液 pH 值逐渐升高至正常,与本组治疗前比较差异显著(P＜0.01),与对照组用药后比较无显著差异(P＞0.05)。结论:中药止血粉合用奥美拉唑治疗慢性肺心病并发上消化道出血较单用奥美拉唑疗效显著,用药方便、安全,为其治疗提供可靠保障,使该病病死率明显下降。[2]

4. 水蛭粉　组成:水蛭。用法用量:每次 1克,每日 3 次。临床应用:洪用森等治疗 130 例肺心病急性发作期患者(配合西药),分为观察组 63例和对照组 67 例,疗程 2 周。结果:观察组有效率 90.5％,死亡率 9.5％,而对照组则分别为 77.6％

和 22.4％。其他如血气分析、血黏度、甲皱与球结膜微循环等检查,观察组与对照组相比均有显著差异(P＜0.05)。[3]

中　成　药

1. 银杏叶注射液　组成:银杏叶等。用法用量:15 毫升加入 5％生理盐水溶液 250 毫升中,静脉滴注,每日 1 次。临床应用:夏金华将 83 例肺心病患者分成对照组 41 例与观察组 42 例。对照组采用常规方式治疗,观察组在对照组常规治疗的基础上加用银杏叶注射液治疗,比较两组患者的治疗效果。结果:观察组患者治疗有效率(88.10％)明显高于对照组患者(73.17％),采用不同方式治疗后,两组患者的 pH 值差异无统计学意义(P＞0.05);而观察组患者的动脉血压(PaO_2)、二氧化碳分压(PaCO_2)、血氧饱和度(SaO_2)、血细胞比容水平以及血浆黏度指标均明显优于对照组患者,两组间比较具有统计学差异(P＜0.05)。[4]

2. 细辛脑注射液　组成:石菖蒲挥发油提取物(桂林南药股份有限公司生产,批号 151211、170104)。用法用量:40 毫克加入 5％葡萄糖注射液 250 毫升充分稀释后给药,每日 1 次。临床应用:林怀印等将 98 例慢性肺心病呼吸衰竭患者随机分为对照组和治疗组各 49 例。对照组给予盐酸纳洛酮注射液,以 0.8 毫克为首次负荷剂量加入生理盐水 15 毫升静脉推注,再将 4.0 毫克加入生理盐水 250 毫升均匀混合后缓慢持续静脉滴注,每日 1 次。治疗组在对照组治疗基础上静脉滴注细辛脑注射液。两组均连续治疗 14 天。观察两组的临床疗效,比较两组临床症状缓解时间。比较两组治疗前后动脉血氧/二氧化碳分压(PaO_2和 PaCO_2)、酸碱度(pH)、血氧饱和度(SaO_2)、血浆黏度(PV)、红细胞聚集指数(RCAI)、红细胞比

① 张晓斌,高宝安,等.冬虫夏草对肺心病患者血管内皮功能、炎性细胞因子和左室舒张功能的影响[J].时珍国医国药,2012,23(8):1890－1891.
② 陈黔豫.止血粉加奥美拉唑治疗慢性肺心病并发上消化道出血临床研究[J].四川中医,2005,23(1):45－46.
③ 洪用森,等.浙江中医杂志,1982(3):101.
④ 夏金华.银杏叶注射液治疗肺心病的临床疗效研究[J].中医临床研究,2018,10(4):64－65.

容(HCT)、红细胞沉降率(ESR)、肺动脉收缩压(PASP)、右室舒张末期内径(RVD)、脑钠肽(BNP)、心肌肌钙蛋白 I(cTnI)、单核细胞趋化蛋白-1(MCP-1)、白细胞介素(IL)-18、血清血管性血友病因子(vWF)和内皮素-1(ET-1)水平。结果：对照组和治疗组的总有效率分别为77.55％、91.84％，两组比较差异有统计学意义($P<0.05$)；治疗后，治疗组咳嗽、气促、心悸、肺啰音、水肿临床症状缓解时间均显著短于对照组，两组比较差异具有统计学意义($P<0.05$)；两组 PaO_2、pH、SaO_2 值均较治疗前显著增加，但 $PaCO_2$、PASP、RVd、BNP、cTnI、PV、RCAI、HCT、ESR、MCP-1、IL-18、ET-1、vWF 显著减少，同组治疗前后比较差异有统计学意义($P<0.05$)；治疗组 PaO_2、pH、SaO_2 值高于对照组，$PaCO_2$、PASP、RVd、BNP、cTnI、PV、RCAI、HCT、ESR、MCP-1、IL-18、ET-1、vWF 低于对照组，两组比较差异有统计学意义($P<0.05$)。[①]

3. 参附注射液　组成：人参、附子等(雅安三九药业有限公司生产，生产批号 Z20043117)。用法用量：以5％葡萄糖溶液250毫升稀释后滴注，每次40毫升，每日1次。临床应用：刘锐等将72例肺心病重症患者随机分为两组，对照组40例予常规治疗，研究组32例予常规治疗联用参附注射液、低分子肝素，评估肺心病治疗效果，检测治疗前后患者血气指标及心功能指标变化情况。结果：治疗前两组患者的 PaO_2、SaO_2、CO 与肺动脉收缩压水平比较差异均无统计学意义($P>0.05$)；治疗后，研究组的 PaO_2、SaO_2 和 CO 水平均高于对照组，肺动脉收缩压低于对照组，比较差异均有统计学意义($P<0.05$)；研究组住院天数短于对照组，比较差异有统计学意义($P<0.05$)；研究组治疗有效率96.88％，高于对照组的77.50％，比较差异有统计学意义($P<0.05$)。[②]

4. 参麦注射液　组成：人参、麦冬等。功效：益气养阴益肺。用法用量：50～80毫升与250毫升5％葡萄糖注射液混合。临床应用：门玉鹏等将48例肺心病合并急性心衰患者随机分为两组。对照组24例患者采用常规药物治疗，治疗组24例患者则是在常规治疗的基础上再联用参麦注射液和多巴酚丁胺进行治疗，对比两组治疗效果。结果：患者在接受治疗后，其疾病临床症状出现了不同程度的改善，治疗组总有效率91.67％，对照组70.83％，治疗组与对照组比较差异有统计学意义($P<0.05$)。[③]

5. 疏血通注射液　组成：地龙、水蛭(牡丹江友搏药业有限责任公司生产，批号 140805)。用法用量：6毫升加入250毫升5％葡萄糖注射液静滴，每日1次。临床应用：李振永等选取92例慢性阻塞性肺炎伴肺心病患者，随机分为观察组和对照组各46例。对照组给予常规西药治疗，观察组在对照组基础上采用疏血通治疗。观察两组临床疗效，检测并比较两组凝血状态指标水平及心肺功能相关参数的差异。结果：观察组总有效率95.65％，明显高于对照组的80.43％；观察组 D-D、血浆组织型纤溶酶原激活物抑制剂(PAI-1)水平均明显低于对照组，血浆组织型纤溶酶原激活物(tPA)水平高于对照组；观察组 CI、用力肺活量(FVC)、呼气高峰流量(PEFR)明显高于对照组。[④]

6. 丹参川芎嗪注射液　组成：丹参、川芎。用法用量：10毫升与250毫升葡萄糖注射液混匀，每日1次。临床应用：范长萍将88例老年肺心病患者按照入院就诊时间平均分为两组，每组患者44例。接受常规治疗的患者设为参照组，接受丹参川芎嗪注射液治疗的患者设为实验组，其后对比两组老年肺心病患者的临床治疗效果和血气指标。结果：实验组患者的临床治疗总有效率较参照组明显偏高，治疗后的 PaO_2 和 $PaCO_2$ 等血气指标的改善程度明显好于参照组，组间比较差异明显。[⑤]

7. 丹红注射液　组成：丹参、红花。用法用

① 林怀印,等.细辛脑注射液联合纳络酮治疗慢性肺心病呼吸衰竭的临床研究[J].现代药物与临床,2018,33(4)：817-822.
② 刘锐,等.参附注射液联合低分子肝素治疗慢性肺源性心脏病重症患者的临床观察[J].中外医学研究,2018,16(11)：127-128.
③ 门玉鹏.参麦注射液和多巴酚丁胺对肺心病合并急性心衰的效果[J].中国继续医学教育,2018,10(23)：125-126.
④ 李振永,等.疏血通注射液对 COPD 伴肺心病患者高凝血状态及心肺功能的影响[J].中药药理与临床,2017,33(5)：194-197.
⑤ 范长萍.丹参川芎嗪注射液治疗老年肺心病患者的临床疗效及安全性分析[J].中国医药指南,2017,15(24)：184-185.

量：30 毫升加入 250 毫升 5％葡萄糖注射液静脉滴注，每日 1 次。临床应用：张玉坤选取 80 例肺心病患者，随机分为对照组和治疗组各 40 例。两组患者均给予常规对症治疗，治疗组另给予丹红注射液治疗。结果：治疗组有效率 90.0％，对照组有效率 67.5％，治疗组优于对照组（$P<0.05$）；治疗组治疗后全血低切黏度、全血高切黏度、血浆黏度、红细胞压积、纤维蛋白原水平优于对照组（$P<0.05$）；治疗组治疗后血气分析指标均优于对照组（$P<0.05$）。[1]

8. 黄芪注射液　组成：黄芪。功效：扶正固本，补中益气，利水消肿。用法用量：40 毫升溶于 250 毫升 5％葡萄糖注射液中静脉滴注，每日 1 次。临床应用：孟庆华等将 140 例肺心病急性加重期患者分为两组。对照组 67 例采用常规的抗感染、平喘、强心及利尿等治疗；治疗组 73 例在常规治疗的基础上同时加用黄芪注射液。10 天为 1 个疗程。结果：治疗组和对照组的有效率分别为 91.78％和 74.63％（$P<0.01$）；两组治疗后心输出量、心脏指数、左心室射血分数（LVEF）、左心室短轴缩短率（FS）、每搏输出量（SV）、二尖瓣快速充血期和心房收缩期血流速度（E/A）均较治疗前明显改善（$P<0.05$，$P<0.01$），但治疗组更优于对照组（$P<0.05$）；两组治疗后动脉血气均有改善，但治疗组改善程度优于对照组（$P<0.05$）。结论：黄芪注射液对肺心病急性加重期具有较好疗效。[2]

9. 血府逐瘀胶囊　桃仁（炒）、红花、赤芍、川芎、枳壳（麸炒）、柴胡、桔梗、当归、地黄、牛膝、甘草。用法用量：每日 3 次，每次 4 粒，疗程 20 天。高立芳等选择 66 例慢性肺源性心脏病患者分为两组。对照组 35 例接受常规治疗，治疗组 31 例接受常规治疗加血府逐瘀胶囊。结果：治疗组与对照组缓解率分别为 93.55％、85.71％（$P<0.05$），治疗组较对照组血液流变学各项指标均明显下降（$P<0.05$），肺动脉压力下降（$P<0.05$），治疗组不良反应发生率 6.45％（2/31）。[3]

10. 肺心灵胶囊　组成：猪肺、人参、黄精、丹参、川贝母、桔梗（解放军 145 医院药厂生产）。制备方法：将上药制成粉末，装入胶囊。用法用量：每粒含生药 0.25 克。每次服 5 粒，每日 3 次。15 天为 1 个疗程。临床应用：梁东浩等以上方配合常规疗法治疗 30 例肺心病患者，结果显示临床症状改善，且肺通气功能增强，机体抵抗力增强。[4]

① 张玉坤.丹红注射液治疗慢性肺源性心脏病临床研究[J].河南中医,2017,37(6)：991-993.
② 孟庆华,等.黄芪注射液治疗肺心病急性加重期 73 例疗效观察[J].江汉大学学报(自然科学版),2006,34(2)：66-67,70.
③ 高立芳,等.常规加血府逐瘀胶囊治疗慢性肺源性心脏病 66 例疗效观察[J].北京中医,2004(1)：61-63.
④ 梁东浩,等.肺心灵治疗肺心病 30 例临床观察[J].中西医结合杂志,1990(7)：436-437.

支气管扩张

概　　述

　　支气管扩张是各种原因引起的支气管树的病理性、永久性扩张，导致反复发生化脓性感染的气道慢性炎症，临床表现为持续或反复性咳嗽、咳痰，有时伴有咯血，可导致呼吸功能障碍及慢性肺源性心脏病。支气管扩张症可分为先天性与继发性两种。先天性支气管扩张症较少见，继发性支气管扩张症发病机制中的关键环节为支气管感染和支气管阻塞，两者相互影响，形成恶性循环。另外，先天性发育缺陷及遗传因素等也可引起支气管扩张。

　　本病属中医"肺痈""咳嗽""咯血"等范畴，后期亦可归属于"肺痿""劳嗽"等。张仲景在《金匮要略》云："咳而胸满，振寒，脉数，咽干不渴，时出浊唾腥臭，久久吐脓如米粥者，为肺痈。"支气管扩张伴感染，出现发热、咳嗽、吐痰腥臭，甚则咳吐脓血时，与肺痈表现极为相似。肺痿之病名首见于《金匮要略》，明代王肯堂在《证治准绳》所述"肺痿，或咳沫，或咳血"，与支气管扩张症颇为相似。明代戴原礼在《证治要诀》中介绍："劳嗽……所嗽之痰，或脓，或时有血腥臭异常。"也比较符合该病症的表现。该病的发病机制，古代医家亦有论述。《医门法律》卷六载："肺痈由五脏蕴崇之火，与胃中停蓄之热，上乘乎肺，肺受火热熏灼，即血为之凝，血凝即痰为之裹，遂成小痈。"《医碥·咳嗽血》曰："火刑金而肺叶干皱则痒，痒则咳，此不必多痰，故名干咳，咳多则肺络伤，而血出矣。"唐容川在《血证论》谓："此证多系痰夹瘀血，碍气为病。若无瘀血，何致气道如此阻塞，以致咳逆倚息，而不得卧哉。"可见该病的形成与痰、火、瘀等病理因素相关。

辨 证 施 治

王敏分4证

　　（1）痰热壅肺证　症见咳血量多，血色鲜红夹有黄痰，或痰浓腥臭，心烦口渴，舌苔黄腻，脉滑数。治宜清热化痰、宁嗽止血。方用清气化痰丸加减：瓜蒌仁、黄芩、茯苓、枳实、杏仁、陈皮、胆南星、法半夏、生藕节、侧柏叶、花蕊石。随症加减：肺热盛者，可加石膏、知母以清泻肺热；热结便燥者，可加大黄以清热通便。

　　（2）肝火犯肺证　症见咳呛气逆，咯血鲜红，胁痛善怒，面赤口苦，舌红苔黄，脉弦数。治宜清肝泻肺、凉血止血。方用泻白散合黛蛤散加减：桑白皮、地骨皮、甘草、青黛、蛤壳、黄芩、半夏、旋覆花、代赭石、花蕊石、生藕节。若出血量多，血来盈口，血色鲜红者，治宜清热凉血，方用犀角地黄汤冲服三七粉。

　　（3）阴虚火旺证　症见反复咯血，血色鲜红，干咳咽燥，舌红少津，脉细数。治宜养阴清热、凉血止血。方用百合固金汤加减：百合、麦冬、生地黄、熟地黄、玄参、当归、赤芍、白芍、贝母、甘草、藕节、白茅根、侧柏叶、墨旱莲。随症加减：潮热甚者，加地骨皮、秦艽、白薇以清退虚热；盗汗甚者，加煅牡蛎、浮小麦。

　　（4）气虚血瘀证　症见反复咯血，血色淡红或有紫暗血块，气短胸闷，易汗，舌淡暗或有紫瘀斑，苔薄白，脉细涩。治宜补肺益气、活血通络。方用补阳还五汤加减：黄芪、当归、赤芍、地龙、川芎、桃仁、红花、党参、白术、五味子、桑白皮、紫菀、酒制大黄。随症加减：气虚而见面浮足肿者，加茯苓、薏苡仁健脾渗湿；心胸刺痛者，加郁金、三七、苏木活血定痛。①

经 验 方

1. 清肺化痰汤　板蓝根 20 克、黄芩 10 克、浙贝 10 克、橘红 10 克、天竺黄 15 克、玄参 12 克、杏仁 10 克、白前 10 克、鱼腥草 15 克、芦根 20 克、紫菀 12 克、甘草 10 克。王静敏采用抽签法将 109 例支气管扩张痰热壅肺型患者分为两组。对照组 54 例给予西医常规治疗，观察组 55 例在对照组的基础上给予清肺化痰汤治疗，观察两组患者的临床疗效及 C 反应蛋白、血清炎性标志物的变化。结果：观察组治疗后总有效率（92.73％）高于对照组（74.07％）；观察组治疗后 CRP、WBC、NEU 改善幅度均优于对照组。②

2. 益脾清肺汤　芦根 20 克、桔梗 15 克、紫草 15 克、黄芩 10 克、浙贝母 10 克、党参 10 克、黄芪 10 克、陈皮 10 克、白术 10 克、鱼腥草 15 克、仙鹤草 20 克、白及 10 克。随症加减：咯血严重者，加地榆、茜草；气喘，加麻黄、杏仁；肺热阴伤，加沙参、麦冬；气虚，加黄芪、太子参；气阴两虚，加南沙参、北沙参、百合；痰热重者，加蒲公英、黄芩。余汉霞等将 67 例支气管扩张患者随机分为对照组 32 例和观察组 35 例。对照组患者给予口服盐酸左氧氟沙星胶囊，每次 1 粒，每日 3 次；口服盐酸氨溴索片，每次 1 粒，每日 3 次，连续治疗 4 周。治疗组加用益脾清肺汤。在治疗前及治疗 4 周后，测试上清液中白介素 8（IL－8）、肿瘤坏死因子 α（TNF－α）及白介素 6（IL－6）的水平，测定治疗前后用力呼气量（FVC），第 1 秒用力呼气量容积（FEV1），第 1 秒用力呼气量（FVC）占用力呼气量（FVC）的百分比 FEV1/FVC。观察两组患者临床疗效。结果：两组在治疗 2 个疗程后炎性因子的水平明显降低（P＜0.05）；并且 IL－8、IL－6 及 TNF－α 的含量降低程度，观察组显著优于对照组。③

3. 苍术二陈汤　苍术 15 克、茯苓 15 克、法半夏 15 克、陈皮 15 克、厚朴 15 克。何龙将 80 例支气管扩张缓解期患者随机分成试验组和对照组各 40 例。两组均采用西医基础治疗，试验组在西医基础治疗的基础上采用燥湿化痰法苍术二陈汤治疗，比较两组患者的生活质量评分。结果：试验组生活质量评分明显优于对照组。④

4. 加味桔梗汤　桔梗 20 克、生地黄 15 克、甘草 5 克、麦冬 15 克、黄芪 20 克、玄参 15 克、金银花 15 克、天花粉 20 克、炒白术 10 克。黄承智等选取支气管扩张症患者 100 例，随机分为两组。对照组 50 例予常规抗感染、解痉等西药进行治疗，研究组 50 例在对照组治疗基础上加服加味桔梗汤。两组患者均治疗 7 天为 1 个疗程。结果：研究组治愈 26 例，有效 20 例，无效 4 例，总有效率 92.0％；对照组治愈 12 例，有效 14 例，无效 24 例，总有效率 52.0％。⑤

5. 二百蛤及汤　百合 30 克、蛤壳 30 克、白及 30 克、百部 15 克。固肺敛肺，止咳止血。每日 1 剂，水煎服。每日服 2 或 3 次。⑥

6. 白及散　白及 50 克、百部 15 克、川贝母 15 克、三七 15 克。润肺生肌，止咳止血。上药共研细末，贮瓶备用。每次服 3～5 克，每日服 3 次，开水送服。3 个月为 1 个疗程。⑦

7. 桑白皮汤　桑白皮 15 克、浙贝母 15 克、栀子 10 克、黄芩 10 克、紫苏子 10 克、杏仁 10 克、法半夏 10 克、黄连 6 克。随症加减：如痰黄如脓或有腥臭味者，加鱼腥草 15 克、薏苡仁 20 克、桔梗 15 克；如痰中带血者，加仙鹤草 12 克、白及 12 克、牡丹皮 12 克；如胸满咳逆，痰涌便秘者，加葶苈子 12 克、制大黄 8 克、瓜蒌仁 10 克。每日 1 剂，用水

① 王敏.辨证治疗支气管扩张咯血 68 例［J］.中医研究，2005，18（4）：47－48.
② 王静敏.清肺化痰汤治疗支气管扩张热壅肺型 55 例临床观察［J］.河南医学高等专科学校学报，2017，29（3）：270－272.
③ 余汉霞，蔡德林.自拟益脾清肺汤对支气管扩张的治疗作用及对炎性因子含量的影响［J］.中医药学报，2017，45（3）：123－125.
④ 何龙.苍术二陈汤治疗支气管扩张缓解期的临床疗效研究［J］.中国医药指南，2016，14（14）：8－9.
⑤ 黄承智，等.加味桔梗汤联合西药治疗支气管扩张症 50 例［J］.广西中医药，2015，38（6）：55－56.
⑥～⑦ 程爵棠，程功文.单方验方治百病［M］.北京：人民军医出版社，2015.

500毫升,煎取300毫升,早晚分2次凉服。杨宏志等以上方加减治疗42例支气管扩张并感染患者,疗效较好。[①]

8. 秘红丹　肉桂3克、生大黄6克、代赭石6克。上药研细末,分6包,每日1包,分3次口服,3日为1个疗程,服3日后咯血未止倍用。一般1~3个疗程。陆家武以上方治疗36例老年性支气管扩张咯血,结果显示显效(1个疗程后,症状消失)26例,有效7例,无效3例。总有效率91.6%。[②]

9. 镇冲止血法　汤剂:代赭石(先煎)60克、生地黄30克、太子参30克、百合15克、白及15克、桑白皮(吴茱萸汁炒)12克、阿胶(烊化)10克、侧柏炭10克、藕节7枚。随症加减:痰多,加川贝母;胸痛,加牡蛎、丹参;发热,加金银花、连翘;低热,加地骨皮、银柴胡、胡黄连;咯血,加白参。每日1剂,水煎服。丸剂:代赭石90克、生地黄60克、阿胶60克、紫河车60克、太子参30克、桑白皮30克、沙参30克、麦冬30克、百合30克、海浮石30克、白及30克、三七20克、诃子20克、川贝母20克。蜜丸,每次10克,每日2次。滋补肝肾,养阴敛肺,散瘀镇冲。1个月为1个疗程。病情严重者可连服2~3个疗程。吴崇域等以上方治疗118例支气管扩张咯血患者,结果显示好转75例,咯血停止未做造影43例。随访1~9年,咯血未复发,咳嗽、痰量明显减少,体重增加。[③]

10. 四二汤加减　桑白皮15克、地骨皮15克、白芍15克、白及15克、百合15克、百部15克、紫苏子10克、五味子10克。随症加减:外邪犯肺,加桑叶10克、菊花10克;痰火蕴肺,加川贝母10克、黄芩10克;肺郁化火,加合欢皮15克、牡丹皮15克;肾精不足,加山茱萸15克、枸杞子15克;咯血反复发作,加黄芪15克、太子参15克。

每日1剂,水煎2次,分服。咯血、咳嗽均止后改为隔日服1剂。陈卫平等以上方治疗29例支气管扩张症患者,收效甚捷。[④]

11. 敛肺止血膏　党参90克、百合120克、生地黄120克、黛蛤散120克、花蕊石120克、诃子肉90克、旋覆花90克、麦冬90克、竹沥半夏60克、炙马兜铃60克、五味子30克、巴戟肉90克、陈皮45克、炙甘草45克。上药浓煎2次取汁,加阿胶150克、三七粉24克、川贝母粉45克、冰糖250克收膏,放阴凉处备用。每日早晚饭后各取膏2匙,开水化服(冬季要用隔水炖热服)。每料药约供1个月服用。随症加减:有肺结核,加百部;脾胃虚弱,加白术、怀山药;痰中带血,加茜草、藕节,或仙鹤草;气急者,去花蕊石,加海浮石、紫苏子;腰背痛者,加川续断、杜仲。疗程3个月。潘澄廉以上方治疗9例支气管扩张症患者,全部病例咯血基本制止,咳嗽、痰量均明显减少。[⑤]

12. 百合片　百合60克、白及120克、蛤粉60克、百部30克。适用于一切支气管扩张或肺结核。各药研细末,加适当赋形剂,制成0.3克药片,每日3次,每次5片。姜春华等以上方配合其他中药片剂治疗60例支气管扩张症患者。结果:显效19例,有效23例,无效18例。总有效率70%。[⑥]

单　方

1. 皂荚丸　组成:炙皂角、大枣。用法用量:炙皂角120克去皮研末,大枣480克去皮核,蒸后捣泥,和入作丸,每丸1克,早晚各1次,每次1丸。临床应用:甘德堃等将62例支气管扩张急性加重期患者随机分为治疗组32例和对照组30例,两组均予以抗感染等对症治疗。治疗组在常规治疗基

① 杨宏志,等.桑白皮汤加减治疗支气管扩张并感染的临床观察[J].湖北中医杂志,2013,35(1):49-50.
② 陆家武.秘红丹治疗老年性支气管扩张咯血36例[J].陕西中医,1995,16(4):147.
③ 吴崇域,吴德兴.镇冲止血法治疗支气管扩张咯血118例[J].中医杂志,1992,33(11):27.
④ 陈卫平,等."四二汤"治疗支气管扩张症29例的临床体会[J].新疆中医药,1989(2):24-25.
⑤ 潘澄廉.中医治疗支气管扩张症9例的追踪观察[J].中医杂志,1964(8):11-12.
⑥ 姜春华,等.中医药治疗支气管扩张症60例疗效观察[J].上海中医药杂志,1960(3):40-42.

础上予以皂荚丸口服。两组连续治疗14天后,观察其临床症状、肺功能等指标改善情况及不良反应发生情况。结果:治疗组总有效率96.87%,对照组总有效率73.33%,治疗组明显高于对照组,且差异有统计学意义($P<0.05$);治疗后治疗组在咳嗽、痰量、咳痰性状、呼吸困难临床积分方面均明显低于对照组,差异有统计学意义($P<0.05$);肺功能指标FEV_1、$FEV_1\%$改善方面治疗组亦明显优于对照组,差异有统计学意义($P<0.05$)。皂荚丸辅助治疗痰浊阻肺型支气管扩张急性加重期疗效显著,值得临床应用推广。[1]

2. 款冬汤 组成:款冬花9克、冰糖(即晶糖)9克。功效:润肺止咳。用法用量:上药用开水冲泡,频频服之,每日1剂。[2]

3. 息喘平胶丸 组成:椒目油2份、半边莲2份、鬼箭羽1份。制备方法:取鲜椒目粉碎,蒸馏取油,熬炼过滤即得。半边莲、鬼箭羽分别洗净晒干,粉碎过100目筛即得。上三味按比例相合拌匀,装入胶囊,每粒含药约0.5克,备用。用法用量:每次服6~8粒,每日3次,10天为1个疗程,连服5个疗程。临床应用:傅善儒等以上方治疗320例老年慢性支气管炎患者。结果:肺虚痰咳型76例,临控41例,显效27例,好转6例,无效2例;脾虚痰湿型159例,临控73例,显效72例,好转10例,无效4例;肾虚喘息型85例,临控25例,显效49例,好转5例,无效6例。随访观察说明有一定的远期疗效。[3]

4. 松英片 组成:红皮松塔5份、蒲公英2份。制备方法:上药分别煎剂(松塔粉碎后煎3次,蒲公英煎1次),滤液合并,浓缩,烘干,制糖衣,每片重0.2克。用法用量:口服,每日3次,每次2~4片,15天为1个疗程,2个疗程后判定疗效。临床应用:梁建荣以上方治疗160例老年慢性气管炎患者。结果:虚寒型90例,近控54例,显效20例,好转16例;痰热型65例,近控30例,

显效20例,好转10例,无效5例;肺燥型5例,治疗无效。服用上方2个疗程,120例患者白细胞降至正常范围,抑菌试验证明上药对肺炎双球菌、甲型链球菌、卡他球菌、流感杆菌等有一定抑制作用,无不良反应。[4]

支气管扩张伴咯血

概　述

支气管扩张半数患者可出现不同程度的咯血,多与感染相关。咯血可从痰中带血至大量咯血,咯血量与病情严重程度、病变范围并不完全一致。部分患者以反复咯血为唯一症状,临床上称为"干性支气管扩张"。约三分之一的患者可出现非胸膜性胸痛。支气管扩张症患者常伴有焦虑、发热、乏力、食欲减退、消瘦、贫血及生活质量下降。大咯血是支气管扩张症致命的并发症,一次咯血量超过200毫升或24小时咯血量超过500毫升为大咯血,严重时可导致窒息。预防咯血窒息应视为大咯血治疗的首要措施,大咯血时首先应保证气道通畅,改善氧合状态,稳定血流动力学状态。

本病属中医"肺痈""咳血"等范畴,病因分为内因和外因,呈本虚标实型。正气亏虚作为该病的内在因素,与肺部受邪侵袭密切相关,痰湿邪恋于肺。在外邪侵袭的作用下,肝火上袭于肺或嗜食肥甘辛辣厚味而化热上熏于肺,导致痰湿邪内动,肺气上逆,可见咳嗽、咳痰、气急等症状;火热之邪灼伤肺络,血溢脉外则咯血,伴有离经之血留滞凝成瘀血。此外,火热之邪可耗损阴液,虚火而动,导致咯血反复发作。支气管扩张合并反复咯血的中医辨证治疗原则为凉血止血、滋阴降火。

① 甘德堃,等.皂角丸辅助治疗痰浊阻肺型支气管扩张急性加重期32例[J].中国中医药现代远程教育,2017,15(7):94-95.
② 程爵棠,程功文.单方验方治百病[M].北京:人民军医出版社,2015.
③ 傅善儒,等.息喘平胶丸治疗老年性慢性支气管炎320例的疗效观察[J].北京中医杂志,1987(6):23-24.
④ 梁建荣.松英片治疗老年慢性气管炎160例疗效分析[J].河南中医,1985(2):28-29.

辨 证 施 治

吴志华分3证

（1）肺胃实热证　症见发热，咳嗽，胸痛，咯吐痰血，口干唇燥，牙龈肿痛，口臭便秘，胸闷烦燥，舌红，苔黄，脉数。治宜清泄肺胃、泻火止血。方用清胃散加减：桑白皮12克、鲜生地黄12克、黄连6克、黄柏10克、黄芩12克、地骨皮12克、生大黄（后下）10克、生石膏（先煎）30克、牡丹皮10克、侧柏叶30克。

（2）肺虚内热证　症见咳嗽，咳痰稀少，痰中带血，血色鲜红，口干舌燥，颧红烦热，神疲乏力，舌质红，脉细带数。治宜益气养阴、清肺止血。方用生脉散合百合固金汤加减：太子参15克、南北沙参各15克、天麦冬各15克、黄芩15克、赤芍12克、生地黄12克、五味子6克、川贝母10克、野荞麦根30克、茅芦根各30克。

（3）肝火犯肺证　症见咳嗽阵作，常伴胁痛，痰中带血，或咯血，满口鲜血，烦躁易怒，大便干燥，小便短赤，舌质红，苔薄黄，脉弦数。治宜泻肝清肺、凉血止血。方用泻青丸合黛蛤散加减：龙胆草12克、制大黄12克、生栀子15克、牡丹皮12克、川芎10克、橘络6克、生地黄15克、侧柏叶15克、茅根30克、黛蛤散12克、三七片（分次吞服）9片。[1]

经 验 方

1. 咯血方　水牛角20克、生地黄20克、藕节炭20克、茜草20克、白及20克、白茅根20克、白芍15克、牡丹皮15克、仙鹤草40克、甘草10克。李亚清等将58例痰热壅肺型咯血患者，采用随机数字表法分为治疗组及对照组各29例。治疗组采用自拟咯血方＋垂体后叶素＋据药敏结果抗感染类药物治疗，对照组单独使用垂体后叶素＋据药敏结果抗感染类药物进行治疗。治疗后评估两组患者临床疗效。分别在治疗第3天、第7天抽血复测血清超敏C反应蛋白数值，评测治疗效果；治疗前、治疗后第7天中医症候积分比较。结果：临床疗效比较，治疗组总有效率（94.7％）明显优于对照组的总有效率（84.2％）。[2]

2. 紫地颗粒　紫珠草12克、地捻根12克、侧柏叶8克、生地黄8克、白茅根8克、枇杷叶8克、贝母8克、牡丹皮8克、甘草6克。罗智聪等将108例支气管扩张合并反复咯血患者作随机分组。对照组采取西医常规治疗，观察组54例在此基础上联合中医辨证治疗，采用紫地颗粒进行清热凉血治疗。对比两组患者的临床症状缓解时间、咯血停止时间、发作间隔时间，综合评价患者的临床疗效。结果：观察组患者的气促、咳嗽的缓解时间、咯血停止时间、发作间隔时间均显著短于对照组，观察组临床总显效率66.67％，对照组临床总显效率48.15％。[3]

3. 咳血丸　白及30克、藕节15克、阿胶15克、炙枇杷叶15克。上药共研细末，用生地黄煎浓汁为丸（小粒）。每次服3克，每日3次，含化咽下。凉血止血，化痰止咳。适用于咯血。[4]

4. 清热凉血止血方　黛蛤散15克、栀子10克、瓜蒌30克、枳壳10克、海浮石15克、仙鹤草10克、百合15克、百部10克、茜草10克、桑叶10克。随症加减：肝火犯肺者，加龙胆草10克、代赭石30克；阴虚火旺者，加地骨皮15克、生地黄30克；痰热壅肺者，加黄芩10克、鱼腥草30克；气虚血瘀者，加生黄芪30克、三七粉3克。寇焰等采用随机数字表法将61例支气管扩张伴咯血患者随机分为治疗组30例和对照组31例。在基础治疗的基础上对照组单纯应用西药肾上腺色素片5毫克，每日3次口服；酚磺乙胺注射液0.5克静脉滴注，每日2次。治疗组应用自拟清热凉血止

① 吴志华.中医辨证分型治疗支气管扩张咯血110例［J］.四川中医,2009,27(2)：76－77.
② 李亚清.自拟咯血方治疗支气管扩张症临床观察［J］.黑龙江中医药,2017,46(5)：23－25.
③ 罗智聪,等.中医辨证治疗支气管扩张合并反复咯血的疗效［J］.深圳中西医结合杂志,2016,26(8)：46－47.
④ 程爵棠,等.单方验方治百病［M］.北京：人民军医出版社,2015.

血中药汤剂辨证论治,均以 2 周为 1 个疗程,观察两组的临床疗效。结果:治疗组能有效止血和缓解临床症状,总有效率 93.33%,优于对照组的 70.97%(P＜0.05)。结论:以中药辨证论治支气管扩张伴咯血有较好的疗效。①

5. 黛黄汤　黛蛤散(包煎)9～18 克、生大黄(后下)6～12 克(便稀者,易以制大黄)、生蒲黄 20～30 克、茜草 9～15 克、白及 9～15 克、南北沙参各 9 克、知母 9 克、百部 9 克、白前 9 克。随症加减:咯血甚,加三七粉(每日 2 次,分吞)6 克、仙鹤草 15～30 克;湿盛痰多,加姜半夏、陈皮、白术、茯苓;干咳频剧者,加麦冬、川贝母、白果(或罂粟壳);肝火偏盛者,加夏枯草、生栀子、黄连;阳气虚弱,加党参、炒白术或干姜、巴戟肉。张建明以上方治疗 32 例支气管扩张咯血患者,结果显示总有效率 100%。②

6. 凉血化瘀基本方　生地黄、牡丹皮、赤芍、三七粉、黛蛤散、黄芩、桑白皮、花蕊石、郁金。随症加减:兼咳嗽者,加百部、紫菀、款冬花;兼外感,加桑叶、菊花;兼肝肾阴虚、气血上冲,加川牛膝、代赭石,外用止血贴剂(硫黄、冰片、肉桂末,以蒜泥捣敷于双侧足底涌泉穴)。卜平等治疗 93 例支气管扩张咯血患者,疗程 3 周,随机分为西药组 33 例和中药组 60 例。结果:中药组治愈 31 例,显效 14 例,有效 8 例,无效 7 例;咯鲜血止血时间中药组与西药组无明显差异(P＞0.05),而血痰消失时间中药组 5.17 天,西药组 6.8 天,两组有显著差异(P＜0.05)。③

7. 镇冲止血法　代赭石(先煎)60 克、生地黄 30 克、太子参 30 克、百合 15 克、白及 15 克、桑白皮(吴茱萸汁炒)12 克、阿胶(烊化)10 克、侧柏炭 10 克、藕节 7 枚。每日 1 剂,水煎服。随症加减:痰多,加川贝母;胸痛,加牡蛎、丹参;发热,加金银花、连翘;低热,加地骨皮、银柴胡、胡黄连;咯血

多,加白参。一般 5～7 剂咯血停止,咳嗽吐脓痰好转,善后以丸剂滋补肝肾、养阴敛肺、散瘀镇冲。药用代赭石 90 克、生地黄 60 克、阿胶 60 克、紫河车 60 克、太子参 30 克、桑白皮 30 克、沙参 30 克、麦冬 30 克、百合 30 克、白及 30 克、海浮石 30 克、三七 20 克、诃子 20 克、川贝母 20 克。研末蜜丸,每次 10 克,早晚各 1 次,1 个月为 1 个疗程,病情严重可连服 2～3 个疗程。吴德兴等以上方治疗 54 例支扩咯血患者,根据支气管碘油造影摄片复查(21 例)或随访,全部病例咯血均已停止,咳嗽、痰量均明显减轻。④

8. 泻白化血汤　由泻白散合张锡纯的化血丹(花蕊石、三七、血余炭)组成:桑白皮 15～20 克、地骨皮 10 克、血余炭 10 克、甘草 5 克、粳米 5 克、花蕊石 15 克、三七粉(吞服)3 克。随症加减:伴风热表证,去地骨皮,加桑叶 10 克、菊花 10 克、牛蒡子 10 克;兼燥火,酌加沙参 10 克、麦冬 10 克、天花粉 10 克;兼痰热,加鱼腥草 15～30 克、炒黄芩 10 克、大贝母 10 克;木火刑金,加黛蛤散(包煎)15～20 克、炒栀子 10 克;大便秘结,加生大黄(后下)5～10 克。每日 1 剂,水煎 2 次,分服,症状较重者每日 2 剂,6 小时 1 次。任达然等以上方治疗 53 例支气管扩张咯血患者,治疗后咯血症状消失 51 例。⑤

9. 三黄泻心汤加味　大黄(后下)10 克、黄连 10 克、黄芩 10 克、降香 12 克、花蕊石 12 克。随症加减:咳甚痰多色白,加二陈汤;痰黄,合麻杏石甘汤,加竹茹;脓痰,合千金苇茎汤;阴虚,加麦冬、百合、玄参、天花粉、芦根;气阴两虚,合生脉散;兼表证,加解表药或先以解表为主。每日 1 剂,水煎服。病情危急先服云南白药后服上方,加三七粉、白及,每日 2 剂。包高文以上方治疗 8 例支气管扩张咯血患者,均达到咳痰、咯血消失,X 线平片复查示炎性改变完全吸收,止血速者 1 日见效,慢

① 寇焰,等.清热凉血止血方治疗支气管扩张咯血 30 例临床观察[J].北京中医药,2009,28(11):869－870.
② 张建明.支气管扩张咯血辨治体会[J].湖北中医杂志,1991,13(3):23.
③ 卜平,等.扬州医学院学报,1989,1(1):40.
④ 吴德兴,等.镇冲止血法治疗支扩咯血 54 例及追踪观察[J].北京中医,1987(4):22－23.
⑤ 任达然,等.泻白化血汤治疗支气管扩张咯血 53 例临床体会[J].北京中医,1985(5):11－12.

者 2 日见效。[①]

10. 沙参黄芩汤　南沙参 15 克、麦冬 15 克、茜草炭 15 克、槐花炭 15 克、黄芩 10 克。随症加减：阴虚，加石斛、玄参；肺热，加鱼腥草、金银花；肝火刑金，加青黛、黄连、代赭石；血色鲜红量多，加广角粉、牡丹皮、白及粉；咳逆甚，加炙桑皮、炙紫菀、炙瓜蒌皮、炙紫苏子。邢鹂江以上方加减治疗支气管扩张咯血患者，临床确有实效。[②]

单　方

1. 咳血散　组成：白及 30 克、大黄炭 15 克、赭石 12 克。功效主治：清热生肌，降逆止血；适用于咯血。用法用量：上药共研细末，每次服 6 克，每日 3 次，开水冲服。[③]

2. 白茅根汤　组成：白茅根 30 克、仙鹤草 15 克、侧柏叶 15 克。功效主治：凉血止血；适用于咯血。用法用量：每日 1 剂，水煎服，服 2 次。[④]

3. 生地黄汤　组成：鲜生地黄 200 克、白及粉 3 克。功效主治：凉血止血；适用于咯血。用法用量：每日 1 剂，水煎服，服 2 次。或用生地黄绞汁，冲服白及粉，每日 1 剂。[⑤]

4. 咳血汤　组成：地骨皮 10 克、白及 12 克、百合 15 克、玄参 15 克、藕节 15 克。功效主治：滋阴泻火，凉血止血；适用于咯血。用法用量：每日 1 剂，水煎服，日服 2 次。[⑥]

5. 白及粉　组成：白及。用法用量：上药研末，每次 5 克，每日 3 次。临床应用：潘建新以莨菪类药物与安定联用加白及粉治疗 36 例咯血患者，结果显示显效 18 例，有效 12 例，无效 3 例，复发 3 例。[⑦]

6. 白及槐花汤　组成：白及 9 克、槐花 9 克。功效主治：收敛止血；适用于咯血。用法用量：每

日 1 剂，水煎服，分 2 次服。[⑧]

7. 百藕汤　组成：百合 10 克、藕节 10 克。功效主治：滋阴清热，润肺止血；适用于咯血。用法用量：每日 1 剂，水煎服。[⑨]

8. 仙地汁　组成：仙鹤草 120 克、鲜生地黄 30 克。功效主治：滋阴生津，活血止血；适用于咯血。用法用量：榨鲜汁，分 2 次服下。[⑩]

9. 白矾儿茶散　组成：白矾 24 克、儿茶 30 克。功效主治：清热消痰，收敛止血；适用于咯血。用法用量：共研细末，加糖少许，装瓶备用，小量咯血，每次服 1.5 克；中等咯血，每次服 3 克，每日 4 次。[⑪]

中 成 药

1. 云南白药　组成：主要成分为三七（云南白药集团股份有限公司生产，批号 Z53020799）。功效主治：活血化瘀；适用于咯血。用法用量：每次 2 粒，每日 4 次。临床应用：罗解萍等治疗 60 例支气管扩张并发咯血患者，应用云南白药加珍珠粉口服来代替氨甲苯酸加酚磺乙胺注射液静脉滴注治疗，选取 60 例应用氨甲苯酸加酚磺乙胺注射液治疗的患者进行回顾性对照研究。结果：两组治疗方案在患者的住院天数、止血疗效方面比较差异无统计学意义（$P > 0.05$），但口服云南白药加珍珠粉在减少患者的静脉输液次数和天数、减轻病房护理工作量上差异有统计学意义（均 $P < 0.01$）。[⑫]

2. 鱼腥草注射液　组成：鱼腥草等。用法用量：于孔最穴行常规消毒后，用装有 5 号短针头的 5 毫升注射器抽取 4 毫升鱼腥草注射液，快速垂直刺入穴位，缓慢向深部刺入，抽无回血，将药液缓慢注入。咯血期间，取双侧孔最穴同时注射，每日

① 包高文.三黄泻心汤加味治疗支气管扩张咯血 8 例[J].中医杂志,1984(9)：38.
② 邢鹂江.沙参黄芩汤治疗支扩咯血[J].江苏中医杂志,1982(4)：26.
③～⑥ 程爵棠,等.单方验方治百病[M].北京：人民军医出版社,2015.
⑦ 潘建新.莨菪类药物加白及粉治疗咯血 36 例[J].浙江中医学院学报,2002,26(4)：17.
⑧～⑪ 董自强.实用单方验方大全[M].北京：北京科学技术出版社,1994.
⑫ 罗解萍,谢琛红,等.云南白药加珍珠粉治疗 60 例支气管扩张咯血患者的临床观察及护理[J].中国现代医生,2016,54(16)：156－159.

2次,每次每穴2毫升。咯血止后,改为每日1次,剂量同上。临床应用:王伟等对380例支气管扩张伴咯血患者予以鱼腥草注射液治疗,效果显著,总有效率96%。[1]

支气管扩张伴感染

概　　述

支气管扩张是由于支气管及其周围肺组织慢性化脓性炎症和纤维化,使支气管壁的肌肉和弹性组织破坏,导致支气管变形及持久扩张。典型的症状有慢性咳嗽、咳大量脓痰和反复咯血。主要致病因素为支气管感染、阻塞和牵拉,部分有先天遗传因素。患者多有麻疹、百日咳或支气管肺炎等病史。感染是引起支气管扩张的最常见原因。肺结核、百日咳、腺病毒肺炎可继发支气管扩张。曲霉菌和支原体以及可以引起慢性坏死性支气管肺炎的病原体也可继发支气管扩张。治疗原则:(1)支气管扩张症患者合并急性细菌感染时可予抗菌治疗,并保持呼吸道引流通畅;(2)送痰培养,根据痰培养及药敏结果调整用药;(3)疗程7～14天,治疗铜绿假单胞菌感染的患者疗程可适当延长。

辨　证　施　治

李素云等分8证

(1)风热犯肺证　症见咳嗽频剧,喉痒咳嗽,咯黄痰,不易咳出,常伴有恶寒发热,全身酸痛,口渴等表热证,苔薄黄,脉浮数或浮滑。治宜疏风清热、宣肺止咳。方用银翘散合麻杏石甘汤加减:金银花、连翘、竹叶、荆芥、薄荷、芦根、桔梗、甘草、炙麻黄、苦杏仁、生石膏等。

(2)痰热壅肺证　症见咳嗽气粗,咯大量黄脓痰,或伴咯血或痰带血丝,胸闷气短,或胸痛,舌红,苔黄或黄腻,脉滑或滑数。治宜清肺化痰、化瘀消痈。方用千金苇茎汤合桔梗甘草汤加减:苇茎、桃仁、冬瓜仁、薏苡仁、桔梗、炙甘草、半夏、旋覆花、前胡等。

(3)痰浊阻肺证　症见咳嗽,咳声重浊,痰多,色白或带灰色,晨起或饭后尤多,伴胸闷脘痞,食少,体倦,大便时溏,舌白腻,脉濡滑。治宜燥湿化痰、理气止咳。方用二陈汤合三子养亲汤加减:法半夏、陈皮、茯苓、紫苏子、莱菔子、白芥子、紫菀、款冬花等。

(4)肝火犯肺证　症见咳嗽气逆,痰量少色黄,质黏难咯,或咯血鲜红,胸胁胀痛,伴性急易怒,口苦咽干,舌红,苔薄黄,脉弦数。治宜清肝泻火、化痰宁络。方用黛蛤散合泻白散加减:桑白皮、地骨皮、炙甘草、青黛、海蛤壳、白茅根、栀子、黄芩、川贝母、龙胆草等。

(5)阴虚火旺证　症见咳嗽反复发作,或伴咯血,血色鲜红,或痰中带血,痰少,或干咳无痰,潮热盗汗,五心烦热,两颧发红,口燥咽干,舌红少津,少苔或无苔,脉细数。治宜益气养阴、润肺化痰。方用生脉散合百合固金汤加减:西洋参、麦冬、阿胶、玄参、百部、五味子、百合、生地黄、白芍、白薇、黄芩、白及、地骨皮、墨旱莲等。

(6)肺脾气虚证　症见咳嗽咳痰,痰白而稀,不易咯出,胸闷气短,自汗出,易感冒,体倦乏力,腹胀纳少,大便或溏,自汗,易感冒,舌淡,苔白或腻,脉滑。治宜补肺健脾、益气化痰。方用六君子汤合三子养亲汤加减:人参、白术、茯苓、半夏、陈皮、川贝母、百部、莱菔子、白芥子、紫苏子、矮地茶、肉桂等。

(7)肺肾气阴两虚证　症见干咳或少痰,痰白黏或黄白,痰中带血或反复咯血,气短,乏力,动则加重,口干甚至口渴,盗汗或自汗,手足心热,舌体瘦小,舌质淡或红,舌苔薄少或花剥,脉沉细或细数。治宜益气养阴、润肺化痰。偏阴虚者,方用生脉散合百合固金汤加减:西洋参、麦冬、阿胶、

① 王伟,等.鱼腥草液穴位注射治疗支气管扩张咯血380例[J].中医杂志,1997,38(5):281-282.

玄参、百部、五味子、百合、生地黄、白芍、白蔹、黄芩、白及、地骨皮、墨旱莲等。偏阳虚者,方用金匮肾气丸加减:附子、肉桂、熟地黄、山茱萸、山药、茯苓、泽泻等。

(8)气不摄血证　症见反复咯血不止,血色淡红或有紫暗血块,气短胸闷,汗出。舌淡暗或有紫斑,苔薄白,脉细涩。治宜补气摄血。方用归脾汤加减:党参、茯苓、白术、甘草、当归、黄芪、木香、仙鹤草、地榆、茜草根。①

经 验 方

1. 当归六黄汤加减　黄芪15克、当归10克、黄连6克、黄芩10克、黄柏10克、生地黄15克、熟地黄15克、芦根30克、薏苡仁30克、百部6克、紫菀10克、桔梗6克、甘草6克。随症加减:咳甚,则加杏仁、炙枇杷叶;痰多腥臭者,加桃仁10克、冬瓜仁10克、瓜蒌仁10克;气喘声粗者,加射干6克、沉香10克、紫苏子10克;口干烦热者,加玄参10克、桑白皮15克、地骨皮15克;面赤急躁者,加焦栀子10克、青黛10克。甘盼盼等将86例支气管扩张合并感染患者分为治疗组和对照组各43例。对照组给予抗感染、止咳化痰及对症治疗,治疗组在对照组治疗基础上给予当归六黄汤加味口服。对两组患者治疗前后的症状、血生化检查、肺功能进行对比分析。结果:治疗组总有效率90.70%,对照组总有效率83.72%,两组疗效比较差异有统计学意义($P<0.05$);治疗组白细胞计数、C反应蛋白(CRP)、降钙素原(PCT)与对照组比较有明显改善,肺功能测定、影像学检查对比对照组差异有统计学意义($P<0.05$)。②

2. 千金苇茎汤合定喘汤　冬瓜子30克、苇茎15克、薏苡仁15克、桑白皮15克、黄芩15克、桃仁10克、白果10克、款冬花10克、紫苏子10克、苦杏仁10克、法半夏9克、甘草6克、麻黄5克。

加入400毫升水煎服,温服。柯朗虹等将96例支气管扩张合并哮喘的患者随机分为对照组和观察组各48例。对照组采用西医常规治疗,包括抗感染、止咳化痰及抗哮喘等治疗;观察组在对照组的基础上加用千金苇茎汤合定喘汤治疗,两组患者共治疗10天。对比两组患者的临床疗效及生活质量评分。结果:对照组治疗后临床总有效率81.25%,观察组治疗总有效率95.83%,观察组的临床总有效率高于对照组($P<0.05$),差异对比具有统计学意义;两组患者治疗前的临床症状、活动能力、疾病影响及生活质量总分对比,差异无统计学意义($P>0.05$),而治疗后,两组患者的临床症状、活动能力、疾病影响及生活质量总分均较治疗前下降($P<0.05$),而观察组治疗后的各项评分及总分下降较对照组明显($P<0.05$),差异对比具有统计学意义。③

3. 清气化痰汤　陈皮、法半夏、瓜蒌仁、白茯苓、胆南星、杏仁、枳实、黄芩。随症加减:痰黄黏稠者,可加薏苡仁、浙贝母、桔梗、鱼腥草;烦渴者,可加知母、天花粉、浙贝母;津伤者,可加麦冬、玉竹、沙参15克。宋菊芯将64例支气管扩张合并铜绿假单胞菌感染患者随机分为对照组和治疗组各32例。对照组患者给予常规西医治疗,治疗组患者在此基础上加用中药清气化痰汤。对两组患者的治疗效果进行比较。结果:治疗后治疗组总有效率及炎性病灶吸收率分别为93.8%、90.6%,高于对照组的81.2%、78.1%。④

4. 清气化痰汤加减　法半夏12克、白茯苓15克、陈皮12克、瓜蒌仁20克、杏仁15克、黄芩15克、胆南星10克、枳实10克。随症加减:咳黄黏痰者,加桔梗15克、薏苡仁20克、鱼腥草30克、浙贝母15克;烦渴者,加天花粉15克、知母12克、浙贝母15克;津伤者,加沙参15克、麦冬15克、玉竹15克。黎晓莉等将68例支气管扩张症患者随机分为两组。对照组34例采用西医常规

① 李素云,等.中医优势病种的中医临床路径和中医诊疗方案(支气管扩张症中医诊疗方案)(2018年版)[J].中华中医药学会,2018.
② 甘盼盼,等.当归六黄汤加减治疗支气管扩张合并感染临床研究[J].山东中医杂志,2018,37(7):581-583.
③ 柯朗虹,等.千金苇茎汤合定喘汤治疗支气管扩张合并哮喘的临床疗效及生活质量改善作用[J].中医临床研究,2018,10(31):107-109.
④ 宋菊芯.中西医结合治疗支气管扩张合并铜绿假单胞菌感染疗效观察[J].中医临床研究,2016,8(35):43-44.

治疗,治疗组34例在对照组的基础上加用清气化痰汤口服。比较两组临床疗效及血气分析、胸部CT所示炎症吸收情况。结果:治疗组总有效率88%,对照组总有效率76%,治疗组疗效优于对照组($P<0.05$);治疗组缺氧状态及二氧化碳潴留得到明显改善;治疗组炎症吸收率明显高于对照组($P<0.05$)。[1]

5. **加味苇茎汤** 苇茎(芦根代)、桃仁、薏苡仁、冬瓜仁、金荞麦、黄芩、鱼腥草。随症加减:发热者,加石膏;如见老痰顽痰难咯者,加海浮石、白芥子、天竺黄、浙贝母、竹茹、礞石等;气虚易感冒者,加黄芪、白术、防风、蛤蚧;脾虚易生痰化湿者,加二陈汤、白术;食欲不振者,加藿香、佩兰、白豆蔻;鼻咽瘙痒,加辛夷、苍耳、蝉蜕、木蝴蝶;咯血量多,加白茅根、三七粉、茜草炭、仙鹤草等;肝郁犯肺、木火刑金者,加青黛、蛤壳、郁金、栀子、牡丹皮等;气阴两虚者,合参麦饮、沙参麦冬汤加减。张晓慧等将71例支气管扩张合并急性感染患者分成两组。对照组35例予常规抗感染治疗,治疗组36例在此基础上配合中药汤剂加味苇茎汤口服。比较两组疗效。结果:治疗组显效率91.6%,有效13.8%,总有效率100%;对照组显效率80%,有效14.3%,总有效率94.3%。两组显效率比较有显著性差异。[2]

6. **自拟方** 黄芪15克、党参15克、百合30克、百部15克、白及30克、海蛤壳(先煎)30克、浙贝母20克、三七15克。随症加减:临床见苔腻湿盛者,合甘露消毒饮加减;舌红苔少,合泻白散加减;痰火盛者,酌加黄芩、金荞麦、鱼腥草、生石膏;气虚明显者,酌加黄芪、党参;阴虚者,酌加麦冬、石斛;胸闷者,酌加枳壳、瓜蒌、郁金;气喘者,酌加葶苈大枣泻肺汤、射干、炙麻黄;咯血者,酌加制大黄、侧柏叶、白茅根;肝火旺者,酌加栀子、青黛;津伤者,酌加芦根、天花粉;兼外感者,酌加荆芥、防风、金银花、连翘、桑叶;脾虚者,加参苓

白术丸;肾阴虚者,加六味地黄丸。刘克伟以上方治疗30例支气管扩张合并感染患者。结果:临床控制8例,显效13例,有效7例,无效2例,总有效率为93.3%。[3]

7. **清金化痰汤** 黄芩12克、栀子12克、知母15克、桑白皮15克、瓜蒌15克、贝母9克、麦冬9克、陈皮9克、茯苓9克、桔梗9克、甘草3克。随症加减:风热犯肺者,去栀子、知母,加淡豆豉、牛蒡子、荆芥、连翘等解表清热、宣肺止咳;痰热蕴肺者,加鱼腥草、蒲公英、葶苈子、冬瓜仁等清热逐痰泻火;气虚湿滞者,去栀子、知母、麦冬合三子养亲汤、四君子汤化裁以益气渗湿、化痰止咳;气阴两虚者,去黄芩、栀子、知母、桑白皮,加黄芪、太子参、沙参、麦冬、玉竹、桑叶等益气养阴清热;且咳甚者,加枇杷叶、百部、紫菀;咳痰不爽者,加前胡、化橘红;咳血者,加白茅根、茜草、白及;肝火盛者,加牡丹皮等。陈新等将71例支气管扩张伴感染患者随机分为治疗组36例和对照组35例。两组在西医常规治疗的基础上治疗组经过辨证分型加用清金化痰汤加减治疗,对照组予纯西医治疗。2周后观察疗效,连续观察4周。结果:两组总有效率有明显差异,治疗组优于对照组。[4]

8. **清肺止血汤** 海蛤壳(先煎)30克、鱼腥草30克、桑白皮15克、白及15克、紫珠草15克、仙鹤草15克、炙杷叶15克、天花粉15克、北杏10克、制胆星10克、浙贝母10克、三七末3克。随症加减:肺热壅盛型,加蒲公英15克、黄芩15克;肝火犯肺型,加青黛粉5克、栀子10克;阴虚肺热型,加地骨皮15克、北沙参20克。每日1剂,水煎分早、晚2次服,15日为1个疗程。邓国安等采用清肺止血汤配合常规疗法治疗58例支气管扩张症合并感染患者,并另设38例常规治疗作对照组观察。结果:治疗组总有效率96.6%,对照组总有效率81.6%,差异有显著性意义($P<0.05$);

① 黎晓莉,等.中西医结合治疗支气管扩张合并铜绿假单胞菌感染疗效观察[J].现代中西医结合杂志,2014,23(26):2902-2904.
② 张晓慧,等.中西医结合治疗71例支气管扩张合并急性感染疗效观察[J].四川中医,2014,32(7):95-96.
③ 刘克伟.基本方加减治疗支气管扩张合并感染30例[J].江西中医药,2013,44(1):23.
④ 陈新,等.清金化痰汤治疗支气管扩张伴感染36例临床观察[J].四川中医,2009,27(8):90-91.

治疗组平均止血时间明显优于对照组,差异有非常显著性意义($P<0.01$)。①

9. 清肺咳血方　黄芩 15 克、青天葵 15 克、浙贝母 15 克、天竺黄 15 克、瓜蒌仁 15 克、车前子 15 克、紫珠草 15 克、地稔草 15 克、天冬 10 克、款冬花 10 克、焦栀子 10 克、青黛 6 克、三七粉(冲服)6 克。随症加减:出血量多色鲜红者,加羚羊角 15 克、白及粉 30 克、煅花蕊石 15 克;阴虚火旺,加地骨皮 12 克、银柴胡 12 克;瘀阻胸痛,加桃仁 12 克、丹参 15 克、生牡蛎(先煎)30 克;气阴两虚,加百合 15 克、沙参 15 克、太子参 30 克;肺热壅盛,加大黄 10 克、桑白皮 15 克。每日 1 剂,水煎分 2 次服。梁珊将 86 例支气管扩张合并感染患者随机分为两组。对照组 30 例予氨苄青霉素 3 克加入 0.9％生理盐水 100 毫升中静脉滴注,每日 2 次。如氨苄青霉素过敏者,改用先锋霉素 V 3 克,用法同上。有血痰者加服安络血,每次 10 毫克,每日 3 次;化痰片每次 0.5 克,每日 3 次。对于中重度咯血,则用垂体后叶素 20 单位加入 5％葡萄糖溶液 500 毫升中静脉滴注,每日 1 次。15日为 1 个疗程。治疗组加用清肺咳血方,15 日为 1 个疗程。结果:治疗组治愈 29 例(51.8％),好转 21 例,总有效率 90.9％;对照组治愈 9 例(30％),好转 13 例,总有效率 70.3％。两组治愈率与总有效率比较,经统计学处理,有显著性差异($P<0.01$)。②

10. 当归四子祛痰汤　当归 12 克、白及 12 克、莲子 12 克、三七 10 克、葶苈子 10 克、车前子 15 克、苍耳子 15 克、菟丝子 15 克。随症加减:肺热壅盛型,加黄芩 15 克、青天葵 10 克;痰热瘀阻型,加蒲公英 15 克、桃仁 10 克;阴虚肺热型,加地骨皮 12 克、知母 10 克、阿胶 15 克;脾肺两虚型,加白术 10 克、淫羊藿 12 克。每日 1 剂,水煎频服。15 岁以下儿童用量减半。邱志楠等以中药当归四子祛痰汤为主辅以小剂量阿莫西林治疗

128 例支气管扩张合并感染患者,并与常规剂量阿莫西林治疗的 62 例作对照。结果:治疗组总有效率 88.28％,对照组总有效率 67.74％,治疗组优于对照组($P<0.005$)。该方具有祛痰化瘀、镇咳止血、改善肺 X 线征象的作用。③

单　方

1. 白及槐花汤　组成:白及 9 克、槐花 9 克。用法用量:水煎服④

2. 百藕汤　组成:百合 10 克、藕节 10 克。用法用量:水煎服⑤

3. 仙地汁　组成:仙鹤草 120 克、鲜生地黄 30 克。用法用量:榨鲜汁,分 2 次服下⑥

4. 白矾儿茶散　组成:白矾 24 克、儿茶 30 克。用法用量:研末,每日 4 次,每次 1.5～3 克⑦

中　成　药

1. 痰热清注射液　组成:黄芩、熊胆粉、山羊角、金银花、连翘(上海凯宝药业有限公司生产,国药准字 Z20030054)。功效:清热解毒、化痰镇惊。用法用量:20 毫升加入 5％葡萄糖注射液或 0.9％氯化钠注射液 250 毫升静滴,每日 1 次。临床应用:陈聪等将 70 例支扩合并感染患者随机分为两组,每组 35 例。两组给予抗感染、祛痰、体位引流、吸氧、对症支持等常规治疗及纤支镜支气管肺泡灌洗治疗 1 次;观察组加用痰热清注射液治疗。结果:临床综合疗效观察组优于对照组($P<0.05$);临床症状体征缓解时间观察组均短于对照组($P<0.05$);两组治疗后炎性指标及血气分析指标(PaO_2、氧合指数)均优于本组治疗前($P<0.05$),且观察组治疗后改善程度大于对照组($P<0.05$)。⑧

2. 参麦注射液　组成:红参、麦冬。用法用量:40 毫升加入 5％葡萄糖注射液或生理盐水

① 邓国安,等.清肺止血汤治疗支气管扩张合并感染 58 例[J].陕西中医,2008,29(8):954-955.
② 梁珊.中西医结合治疗支气管扩张合并感染 56 例[J].天津中医,2002,19(3):26.
③ 邱志楠,等.中西医结合治疗支气管扩张合并感染 128 例临床观察[J].新中医,2001(1):39-40.
④～⑦ 董自强.实用单方验方大全[M].北京:北京科学技术出版社,1994.
⑧ 陈聪,等.中西医结合治疗支气管扩张合并感染疗效分析[J].实用中医药杂志,2017,33(5):544-545.

200 毫升静滴,每日 1 次。临床应用:欧艳娟等以上方配合西药治疗 20 例支扩并发感染患者,并设 16 例西药治疗作对照组观察。结果:两组疗效比较无显著性差异,两组病程比较差异有显著意义。结论:本方法对本病有益气滋阴、活血止血的功效。[①]

---

① 欧艳娟,等.参麦注射液治疗支气管扩张并发感染 20 例[J].陕西中医,2008(12):1576-1577.

弥漫性实质性肺疾病

概　　述

弥漫性实质性肺疾病（DPLD）又被称为间质性肺病，指弥漫分布于双肺的一组异质性肺部疾病，主要侵犯周边肺组织。本病的主要临床表现为慢性咳嗽、呼吸困难，肺功能示限制性通气功能障碍及弥散功能减低。本病中多数病种缺乏有效的治疗手段，针对炎症为主者，糖皮质激素、免疫抑制剂可获益，但纤维化为主的病变如特发性肺纤维化（IPF）等，目前尚缺乏明确有效药物，在国外是肺移植的指征，但国内开展较少。特发性肺纤维化预后差，病死率高，是目前呼吸系统疾病中的疑难重症之一。近年来，中医药治疗本病的研究取得了进展。中药通过干预多个病理环节如 TGF-β-Smad 通路、细胞外基质沉积、氧化应激等，起到抗炎、抗肺纤维化的作用。

本病属中医"肺痹""肺痿""咳嗽""喘证"等范畴。患者先天禀赋不足，肺肾亏虚，易感外邪；或饮食失调、情志不遂、劳倦失度，导致气血不足、痰瘀痹阻成为内在致病因素。若外感六淫之邪犯肺，或邪热熏蒸，肺气阴津耗伤发为本病；或肺虚有寒，气不化津，肺失濡养发为本病。

辨　证　施　治

山东中医药大学分2期

1. 肺泡炎期

（1）风热犯肺证　症见胸闷气急，干咳频作，或咳痰黏稠，色白或黄，乏力，可见发热恶风，口干口渴，咽痛，舌红或舌边尖红，苔薄黄，脉浮数。治宜疏风清热解表、止咳化痰平喘。方用银翘散、桑菊饮加减：金银花 30 克、连翘 15 克、桑叶 15 克、桔梗 12 克、炒杏仁 9 克、芦根 30 克、薄荷 9 克、黄芩 12 克、清半夏 9 克、浙贝母 12 克、炙麻黄 6 克、前胡 12 克、党参 12 克、桃仁 12 克、生甘草 6 克。随症加减：若咳嗽气促，热盛汗出者，加生石膏 30 克、知母 9 克；咽痛者，加射干 12 克、挂金灯 12 克；素体气虚见乏力气短，咳声低微者，加黄芪 12 克、茯苓 12 克；素体阴虚见五心烦热，久咳痰少者，加沙参 12 克、麦冬 15 克、五味子 6 克。

（2）燥热伤肺证　症见干咳气急，动则尤甚，咳痰不爽，痰少或血丝痰，鼻咽干燥，口干，舌红或舌尖红，苔薄黄少津，脉细数。治宜滋阴润燥、清肺化痰。方用桑杏汤合清燥救肺汤加减：沙参 12 克、麦冬 15 克、桑叶 12 克、桔梗 12 克、炒杏仁 9 克、贝母 12 克、枇杷叶 12 克、前胡 12 克、牡丹皮 9 克、白芍 9 克、当归 9 克、生甘草 6 克。随症加减：如鼻咽干燥，口干口渴甚者，可加玉竹 9 克、芦根 18 克；痰多者，加蒲公英 18 克、瓜蒌 30 克；痰中带血者，加白茅根 12 克、小蓟 18 克。

（3）痰热壅肺证　症见咳嗽憋喘，痰多稠黄，烦热口干，或兼发热，汗出，胸闷胀满，尿黄，便干，舌质红，苔黄腻，脉滑数。治宜清热化痰、止咳平喘。方用泻白散合清金化痰汤加减：黄芩 12 克、栀子 12 克、桑白皮 12 克、知母 12 克、炒杏仁 9 克、瓜蒌 18 克、金银花 30 克、蒲公英 30 克、桔梗 12 克、浙贝母 12 克、茯苓 12 克、清半夏 9 克、丹参 18 克、桃仁 12 克、羚羊角粉（冲）1 克、生甘草 6 克。随症加减：如痰黄稠量多者，加鱼腥草 30 克、薏苡仁 12 克；痰多气急者，加葶苈子 12 克、枇杷叶 12 克；胸满咳逆，痰涌，便秘者，加大黄（后下）6 克；后期痰少而黏，口干，五心烦热者，加沙参 12 克、麦冬 15 克。

2. 纤维化期

（1）痰瘀痹阻证 症见气短喘甚，胸脘痞闷或隐痛，咳痰黏腻稠厚，难咳，唇甲紫绀，或杵状指（趾），面色晦暗，舌质紫暗，有瘀点或瘀斑，苔厚腻，脉沉弦或滑。治宜化痰平喘、祛瘀通络。方用血府逐瘀汤合二陈汤加减：桃仁 12 克、红花 12 克、川芎 12 克、赤芍 6 克、当归 12 克、半夏 9 克、茯苓 12 克、陈皮 12 克、枳壳 12 克、紫苏子 9 克、桔梗 12 克、枇杷叶 12 克、党参 18 克、蜈蚣（焙干研末冲服）2 条、生甘草 6 克。随症加减：若气虚外感，气短乏力，恶风者，加党参 12 克、紫苏叶 12 克；喘急咳逆，五心烦热者，加麦冬 12 克、五味子 9 克；气喘咳逆，小便清长者，加桂枝 9 克、五味子 9 克；咳痰色黄或黄白兼夹者，加黄芩 12 克、金银花 30 克。

（2）肺脾两虚证 症见咳喘乏力，短气不足以息，咳唾涎沫，质清稀量多，口不渴，倦怠乏力，纳呆食少或腹胀泄泻，舌淡，苔白或白腻，脉虚。治宜补肺健脾。方用补肺汤合六君子汤加减：黄芪 30 克、党参 12 克、五味子 9 克、炒白术 15 克、炒扁豆 15 克、茯苓 12 克、半夏 9 克、陈皮 12 克、川贝母 12 克、炒杏仁 9 克、远志 12 克、当归 12 克、丹参 18 克、炙甘草 6 克。随症加减：若气短喘甚者，加山茱萸 12 克、紫河车 12 克；食少便溏，腹中气坠者，加柴胡 12 克、升麻 6 克；尿频、唾涎量多者，加益智仁 12 克、芡实 18 克。

（3）肺肾两虚证 症见动则喘甚，频咳难续，痰少，质黏难咳，或夹血丝，面红烦躁，口咽干燥，腰膝酸软，五心烦热，舌红少津，脉细数；或喘息气短，形寒肢冷，面青唇紫，舌淡苔白或黑而润滑，脉微细或沉弱。治宜补肺滋肾。方用补肺汤合六味地黄汤加减：黄芪 18 克、党参 15 克、炒白术 12 克、熟地黄 12 克、山茱萸 12 克、炒山药 15 克、茯苓 12 克、牡丹皮 12 克、泽泻 12 克、五味子 6 克、炒杏仁 9 克、炒白果 12 克、当归 12 克、丹参 18 克、炙甘草 6 克。随症加减：若偏阳虚见形寒肢冷，面青唇紫者，加附子（先煎）6 克、桂枝 9 克；偏

阴虚见口咽干燥，五心烦热者，加生地黄 12 克、麦冬 15 克；咳痰质黏难咳者，加川贝母 12 克；频咳，喘促难续者，加紫河车 12 克、紫石英 12 克。

（4）阴阳俱虚证 症见呼吸困难，喘促气不得续或喘息低微，吸气不利，烦躁，昏蒙，面青唇紫，四肢厥冷，汗出如油，舌质青黯，苔腻或滑，脉细数不清，或浮大无根。治宜回阳救逆、益气养阴。方用参附汤合生脉散加减：人参 12 克、附子（先煎）6 克、麦冬 15 克、五味子 9 克。本证为弥漫性间质性肺病的终末阶段，各种变证纷现，应权衡主次，细辨阴阳。随症加减：若气息微弱，汗出肢冷者，加肉桂 6 克、干姜 9 克；气息急促，烦热，汗出如油者，人参改为沙参 12 克或西洋参 12 克，加麦冬 12 克、生地黄 12 克；神志不清者，加远志 12 克、菖蒲 12 克；浮肿者，加茯苓 12 克、车前子（包煎）30 克；汗出多者，加龙骨 30 克、牡蛎 30 克、浮小麦 30 克。[1]

经 验 方

1. 通纤汤 党参 12 克、白术 10 克、茯苓 10 克、甘草 5 克、白芍 10 克、附子 12 克、生姜 6 克、威灵仙 12 克、水蛭 5 克、姜黄 10 克。水煎服，每次 250 毫升。王步青等将 120 例特发性肺纤维化患者随机分为对照组和治疗组各 60 例。对照组予以氨溴索片口服治疗，治疗组在对照组基础上加用通纤方进行治疗，疗程 12 周。数理统计法分析患者治疗前后在总疗效、中医证候疗效、中医证候积分、肺功能等的改善情况。结果：经通纤方治疗 3 个月后，治疗组西医总有效率 78.33% 优于对照组的 51.67%（$P<0.05$）；治疗组中医证候总有效率 83.33% 优于对照组的 56.67%。两组治疗前中医证候积分差别不大（$P>0.05$），两组治疗后中医证候积分与治疗前比较均改善，且治疗组改善优于对照组（均 $P<0.05$）。两组治疗前肺功能评分差别不大（$P>0.05$），两组治疗后肺功能评分与治疗前比较均改善，且治疗组改善优

---

[1]　山东中医药大学.弥漫性间质性肺病（DPLD 或 ILD）中医诊疗指南（2013 修订）[J].山东中医药大学,2013.

于对照组。[①]

2. 肺痿冲剂方　西洋参 5 克、三七 3 克、山茱萸 10 克、五味子 6 克、紫菀 10 克。疏欣杨等将 34 例特发性肺纤维化患者随机分为两组。治疗组 18 例以肺痿冲剂方治疗，对照组 16 例予口服金水宝胶囊。观察两组患者临床疗效、中医单项症状积分、肺功能、HRCT 评分、圣乔治生活质量问卷以及 6 分钟步行试验。结果：在中医单项症状疗效积分（活动后气促、疲倦乏力）、肺功能中一氧化碳弥散量、蜂窝网评分及 6 分钟步行试验等方面，治疗组改善情况优于对照组，6 个月、3 个月疗程比较上述趋势更明显。结论：肺痿冲剂方治疗特发性肺纤维化肺肾两虚，气虚血瘀证，在改善临床症状、改善肺弥散功能、延缓蜂窝肺进展、改善生活质量及活动耐力等方面有较显著疗效。[②]

3. 培元活血汤　补骨脂、熟地黄、山茱萸、淫羊藿、川芎、丹参、当归、地龙、黄芪、麦冬等。侯从岭等将 60 例特发性肺间质纤维化患者随机分为治疗组和对照组各 30 例，分别采用培元活血汤合常规西药治疗和单纯常规西药治疗，观察两组患者治疗前后临床症状、胸部 CT、肺功能、血气分析等相关指标变化情况。结果：（1）两组患者在治疗后主要症状积分均有不同程度的下降，说明这两种治疗方法均能改善患者的临床症状。治疗后两组症状积分比较，差异有统计学意义（$P < 0.05$）；两组间治疗后主症总积分比较，差异有统计学意义（$P < 0.05$）。（2）治疗组治疗后肺总量、肺活量、肺弥散功能较治疗前均有提高。[③]

4. 养阴益气方　党参 20 克、麦冬 20 克、生百合 20 克、生地黄 20 克、半夏 10 克、北沙参 10 克、川贝母 10 克、玉竹 10 克、白术 15 克、黄芪 15 克、桔梗 15 克、紫菀 15 克、竹茹 15 克、五味子 15 克。王凯等将入选肺纤维化的患者分为两组，西医药治疗组 24 例和养阴益气方治疗组 25 例，以血清中转化生长因子 β_1（TGF-β_1）水平的变化、X 线

胸片的改善以及患者的肺功能改善情况进行疗效对照。结果：中药治疗组 TGF-β_1 浓度较西医药治疗组高，中药治疗组的 X 线胸片与肺功能的改善情况均优于西医药治疗组。结论：养阴益气方治疗肺纤维化的疗效优于西医药治疗疗效，并且能减少患者激素类药物的服用量，从此有效降低不良反应的发生与因不良反应的困惑对疾病束手无策的患者进行突破性的治疗。[④]

5. 肺痿冲剂方　西洋参 15 克、三七粉 3 克、山茱萸 15 克、五味子 15 克、紫菀 15 克、麦冬 15 克、银杏叶 10 克、炙甘草 10 克。水煎服，每次 100 毫升，每日 2 次口服。李颖等将 120 例 IPF 患者随机分为治疗组 61 例与对照组 59 例。两组患者均进行基础治疗，治疗组同时给予肺痿冲剂方。对照组给予醋酸泼尼松片每次 30 毫克，每日 1 次口服。治疗 2 个月后评价两组患者中医证候疗效及患者满意度，并观察两组患者治疗前后中医证候评分、呼吸困难评分、生活质量评分、6 分钟步行试验、肺功能［包括肺总量（TLC）、用力肺活量（FVC）、一秒用力呼气容积（FEV_1）、FEV_1/FVC、一氧化碳弥散量（DLCO）］。结果：治疗组与对照组中医证候总有效率分别为 62.3%、32.2%，两组比较差异有统计学意义（$P < 0.01$）。治疗组与对照组患者总满意率分别为 91.4%、33.3%，两组比较差异有统计学意义（$P < 0.01$）。治疗后治疗组中医证候评分、呼吸困难评分、生活质量评分、6 分钟步行试验、肺功能 TLC、FEV_1 均较治疗前改善（$P < 0.05$ 或 $P < 0.01$）；对照组中医证候部分指标评分、呼吸困难评分、生活质量部分指标评分较治疗前改善（$P < 0.05$ 或 $P < 0.01$），但肺功能 FVC 反而较治疗前恶化（$P < 0.05$）。治疗后治疗组与对照组比较，中医证候部分指标评分、生活质量部分指标评分、6 分钟步行试验、肺功能 FVC 差异有统计学意义（$P < 0.05$ 或 $P < 0.01$），治疗组疗效优于对照组。[⑤]

6. 暖肝除痹汤　当归 15 克、枸杞子 20 克、茴

①　王步青，等.通纤方治疗特发性肺纤维化的临床研究[J].中国中医急症，2016，25(2)：223-225.
②　疏欣杨，张纾难.肺痿冲剂方治疗肺肾两虚，气虚血瘀型特发性肺纤维化临床观察[J].世界中医药，2014，9(8)：983-986.
③　侯从岭，等.培元活血汤治疗特发性肺间质纤维化临床研究[J].中医学报，2014，29(7)：956-958.
④　王凯，等.养阴益气方治疗肺纤维化疗效观察[J].陕西中医，2014，35(2)：182-183.
⑤　李颖，张纾难.肺痿冲剂方治疗肺间质纤维化 61 例疗效观察[J].中医杂志，2013，54(6)：496-499.

香10克、肉桂10克、乌药10克、沉香5克、茯苓15克、炮姜15克、炙甘草10克、威灵仙20克、乳香10克、没药10克、豨莶草20克。每日1剂。袁成波等将40例间质性肺疾病患者随机分为治疗组和对照组各20例。治疗组内服暖肝除痹汤,对照组口服右归胶囊(每次4粒,每日3次)。结果:治疗组总有效率85%,对照组总有效率60%。①

7. **化纤破痼汤** 黄芪、当归、生地黄、淫羊藿、连翘、桔梗、枳壳、杏仁、五味子、白芍、法半夏、制南星、川贝母、陈皮、川芎、桃仁、地龙、茯苓、生甘草等。每日1剂,每日3次饭后服。陈平等将50例IPF患者随机分为两组。西医对照组25例按照西医常规疗法治疗,中医组25例在西医对照组基础上口服化纤破痼汤,疗程90日。观察临床疗效,测定治疗前后VC、TLC、DLCO、PaO_2、血中TGF-β_1浓度。结果:中医组总有效率92%,高于西医对照组的68%($P<0.05$);治疗后中医组VC、TLC、DLCO、PaO_2均较治疗前显著升高($P<0.001$),与西医对照组治疗后比较有显著性差异($P<0.01$,$P<0.05$);中医组治疗后血中TGF-β_1浓度较治疗前明显下降($P<0.05$),西医对照组则无显著性差异。结论:化纤破痼汤联合西医常规疗法能更有效提高IPF临床疗效,改善肺功能和缺氧,具有一定抗肺纤维化作用。②

8. **肺纤通方** 旋覆花15克、红景天30克、威灵仙15克、海浮石20克、三棱10克、莪术10克、生黄芪30克、生地黄20克、甘草10克。樊茂蓉等将43例特发性肺纤维化患者随机分为两组。治疗组22例予以肺纤通方治疗,对照组21例予以N-乙酰半胱氨酸治疗。观察两组患者临床、生理、X线(CRP)记分、中医单项症状疗效积分、肺功能、圣乔治生活质量调查问卷以及6分钟步行实验。结果:在CRP记分、中医单项症状(咳嗽、倦怠乏力、口干)疗效积分、肺功能中一氧化碳弥散量、圣乔治生活质量调查问卷及6分钟步行试

验方面,治疗组治疗改善情况优于对照组。结论:肺纤通方治疗特发性肺间质纤维化患者,在改善临床症状、提高患者生活质量、增加活动耐力等方面均有显著疗效。③

9. **肺纤方** 五味子、干姜、柴胡、黄芩、党参、半夏、炙甘草、天花粉、桔梗、桂枝、瓜蒌仁等。胶囊剂,每次4粒,每日3次口服。支开叶对54例IPF患者除常规抗感染及吸氧等基本治疗外,选取23例采用糖皮质激素(对照组)和31例采用肺纤方(治疗组)治疗。2个月为1个疗程,比较两组患者治疗前及治疗后症状、化验结果、胸部影像学等指标的变化。结果:治疗组显效17例,有效10例,无效4例,总有效率87.1%(95%CI=75.3%~98.9%);对照组显效5例,有效5例,无效13例,总有效率43.5%(95%CI=23.2%~63.8%);两组综合疗效比较差异显著($u=3.0537$,$P=0.0040$);治疗组ESR、ALT、AST均较对照组降低($P<0.05$或$P<0.01$),且可以明显改善肺部X线改变。结论:肺纤方治疗特发性肺纤维化(IPF)临床疗效优于糖皮质激素,其收益为OR=0.11(95%CI=0.03%~0.43%),NNT=2(95%CI=1.46%~5.39%)。④

10. **补肺活血汤** 生黄芪30克、党参20克、红花10克、浙贝母15克、丹参30克、川芎10克、当归10克、百合10克、白果10克、炒枳壳10克、紫苏子10克、薤白10克。随症加减:若痰热内盛而咯黄痰,加黄芩、鱼腥草、瓜蒌;阴虚而干咳无痰或少痰,加麦冬、沙参;肾虚而致喘息严重者,加熟地黄、山茱萸、五味子。吴之煌等将58例IPF患者按就诊顺序分为治疗组31例和对照组28例。在基础治疗的同时,对照组口服泼尼松治疗,治疗组在口服泼尼松基础上配合自拟补肺活血汤。疗程均为3个月。结果:在临床总疗效、症状积分、肺功能指标、动脉血气等方面,治疗组疗效均优于对照组($P<0.05$)。结论:补肺活血汤治疗IPF有较好疗效,且安全、不良反应小。⑤

① 袁成波,王檀,等.暖肝除痹汤治疗间质性肺疾病肝肾阴寒证[J].吉林中医药,2013,33(12):1220-1222.
② 陈平,等.化纤破痼汤治疗特发性肺纤维化的研究[J].辽宁中医杂志,2012,39(11):2194-2195.
③ 樊茂蓉,张燕萍,等.肺纤通方治疗气阴两虚、肺络闭阻型特发性肺纤维化疗效观察[J].中国中医急症,2012,21(9):1377-1379.
④ 支开叶.肺纤方治疗特发性肺纤维化临床观察[J].山西中医,2011,27(12):23-24,26.
⑤ 吴之煌,等.补肺活血汤治疗特发性肺纤维化临床观察[J].北京中医药,2010,29(2):118-120.

11. 针灸 取穴：少商、商阳刺血配合肺俞、膏肓俞艾灸。三棱针点刺，每次点刺一侧，左右交替进行，隔日1次；艾灸双侧穴位，采用麦粒灸，每次3壮，每壮5毫克，每日1次。李戎等选取42例IPF患者，其中采用糖皮质激素治疗20例，糖皮质激素加刺血与艾灸结合治疗22例，疗程2个月。采用临床、X线、生理综合观察法判定疗效。结果：糖皮质激素加刺血与艾灸结合可明显改善IPF患者的肺功能（$P<0.01$），其疗效优于单纯使用糖皮质激素治疗。结论：针灸可提高糖皮质激素对IPF的临床疗效。①

单　方

1. 虫草蛤蚧散 组成：冬虫夏草（以完整、虫体丰满肥大、外色黄亮、内色白、子座短者入药）、蛤蚧（以体大肥壮、尾全、不破碎者入药）。用法用量：冬虫夏草与蛤蚧以2∶1的比例，低温干燥，研粉混匀，每次服1.5克，每日3次。临床应用：杜云波以上方配合洋参丸治疗10例间质性肺纤维化患者。洋参丸每日服3次，每次2粒。3个月为1个疗程。治疗前，3例出现两肺中下野弥漫性网状，2例结节状阴影，2例病灶融合成片状，其中1例左肺有少量气胸征，病灶之间形成小透亮区2例，1例X线不明显。结果：服药1个疗程后，两肺中下野弥漫性网状缩小2例，结节状阴影缩小2例，病灶融合成片状阴影缩小1例，且气胸征消失。透亮区消失1例，X线同前4例。总有效率60%。②

2. 郁李仁 组成：郁李仁30粒。用法用量：研末，生梨汁调糊外敷内关穴。③

中 成 药

1. 丹参川芎嗪注射液 组成：丹参、川芎等（贵州拜特制药有限公司生产，国药准字H52020959）。

用法用量：每次5～10毫升，取5%～10%氯化钠或葡萄糖注射液250～500毫升稀释，静脉滴注。临床应用：张维杰等将90例间质性肺炎患者临床资料予以对比分析，依据治疗方法不同分为两组。对照组40例予以强的松口服治疗，实验组50例予以丹参川芎嗪注射液治疗，对比两组肺功能指标及血气指标。结果：与对照组FEV_1、FVC、VC、PEFR相比，实验组（2.69±0.94）升/秒、（3.01±1.50）升、（3.50±0.50）升、（5.32±1.50）升等肺功能指标显著更高，两组有显著差异，均具有统计学意义（$P<0.05$）；与对照组$PaCO_2$、PaO_2、SaO_2相比，实验组（50.00±0.20）毫米汞柱、（70.21±1.90）毫米汞柱、（90.21±3.00）%等改善状况显著更优，两组有显著差异，均具有统计学意义（$P<0.05$）。④

2. 痰热清注射液 组成：黄芩、熊胆粉、山羊角、金银花、连翘等（上海凯宝药业股份公司，国药准字Z20030054）。功效：清热，解毒，化痰。用法用量：20毫升加入0.9%氯化钠注射液250毫升静滴，每日1次。临床应用：杨红梅等选择60例痰热阻肺型特发性肺纤维化合并感染患者，随机分为观察组与对照组各30例。对照组接受西医常规综合治疗，观察组在此基础上予以痰热清注射液静滴治疗，比较两组中医证候疗效、6分钟步行试验距离、血气分析中PaO_2变化、肺功能中肺总量（TLC）、肺活量（VC）、一氧化碳弥散量（DLCO）情况。结果：观察组在症状体征的改善、6分钟步行试验距离、血气分析中PaO_2的提升、肺功能DLCO的改善优于对照组（$P<0.01$）。⑤

3. 参麦注射液 组成：红参、麦冬（四川升和药业股份有限公司生产）。功效：益气固脱，养阴生津，生脉。用法用量：每次20毫升，每日1次静滴。临床应用：曹振东等将61例患者按照随机数字表法分为两组。其中，对照组30例给予激素治疗，治疗组31例在对照组基础上加参麦注射液，持续治疗2周。结果：治疗组治疗IPF气阴两虚证患

① 李戎，等.针灸治疗特发性肺纤维化临床观察[J].针灸临床杂志，2004，20(2)：11.
② 杜云波.虫草蛤蚧散合洋参丸治疗间质性肺纤维化10例[J].陕西中医，2003(9)：829-830.
③ 吴华强，等.中医治方集萃[M].合肥：安徽科学技术出版社，1995.
④ 张维杰，等.丹参川芎嗪治疗间质性肺炎的临床观察[J].中国医药指南，2018，16(30)：186-187.
⑤ 杨红梅，等.痰热清注射液治疗痰热阻肺型特发性肺纤维化合并感染的疗效观察[J].中医药通报，2016，15(4)：49-51.

者,在改善患者症状,提高患者生活质量方面有显著疗效($P<0.05$),但对肺功能(TLC、DLCO)无明显改善($P>0.05$)。①

4. 姜黄素　组成:姜黄(南京广润生物制品有限公司生产,生产批号GR-133-140421)。用法用量:1000毫克/(千克·日),每日2次口服。临床应用:蒋丽等选取患者共61例,依据随机量表法分为姜黄素干预组31例和非姜黄素组30例。姜黄素干预组给予姜黄素。两组其他治疗方案相同,采用双抗体夹心酶联免疫吸附法测定患者入院后第1、3、5、7、11天血清MMP-9、TIMP-1水平;并监测肺CT对百草枯中毒患者肺纤维化进展程度进行评估。结果:姜黄素干预组与非姜黄素组在病死率方面的差异无统计学意义,但是姜黄素干预组的生存时间与对照组的差异有统计学意义($P<0.05$)。非姜黄素干预组MMP-9、TIMP-1与姜黄素干预组比较各时点间的差异均有统计学意义(均$P<0.05$)。姜黄素干预组血清MMP-9、TIMP-1水平均显著低于同期非姜黄素组($P<0.05$)。百草枯中毒患者肺CT检查,姜黄素干预组肺纤维化程度较非姜黄素组显著减轻。结论:MMP-9及TIMP-1可能参与百草枯中毒肺纤维化的启动及进展过程,可作为临床生化指标联合CT等其他检查对肺纤维化的程度及预后做出评估。对百草枯中毒患者早期进行姜黄素干预治疗可降低血循环中MMP-9及TIMP-1水平,减轻肺纤维化程度,延缓病情发展,延长生存时间,但不能降低患者病死率。②

5. 当归注射液　组成:当归等。用法用量:10%当归注射液20毫升加入5%葡萄糖注射液250毫升静脉滴注。临床应用:刘新年回顾性分析2010年2月至2012年1月90例肺纤维化患者,按随机数字表法分成两组。对照组45例给予西医治疗,观察组45例在对照组的基础上加用当归注射液辨证治疗,比较两组治疗后的疗效。结

果:两组治疗后在显微镜下的观察表现,Fn免疫组织化学染色情况,超微结构和肺间隔宽度、单位面积上肺间质所占百分比、血MDA和肺匀浆MDA、血Hyp和肺匀浆Hyp上比较差异均有统计学意义(均$P<0.05$),具有可比性。③

6. 大株红景天注射液　组成:红景天(通化玉圣药业股份有限公司,国药准字Z20060361)。用法用量:每日10毫升,在250毫升的葡萄糖注射液中静点。临床应用:杨洁观察特发性肺纤维化患者40例,分为两组。对照组20例采用常规治疗方法;治疗组20例在常规治疗基础上联合使用大株红景天注射液。对两组治疗前后的动脉血气分析、肺功能、胸CT及症状积分改善进行比较。结果:治疗后与治疗前比较,两组患者血氧分压及肺最大通气量、弥散功能均显著升高,治疗组比对照组升高的程度更为明显($P<0.05$)。两组症状积分均有显著降低,治疗组比对照组升高的程度更为明显($P<0.05$)。治疗组的治疗总有效率明显高于对照组,差异有统计学意义($P<0.05$)。结论:特发性肺纤维化患者在常规治疗基础上联合大株红景天注射液进行治疗能够收到较好的治疗效果,可以临床推广使用。④

7. 丹红注射液　组成:丹参、红花等。用法用量:5%葡萄糖液250毫升+丹红注射液20毫升静脉滴注,每日1次,每个月7天,连续3个月。临床应用:戈艳蕾等将92例间质性肺炎患者随机分为常规治疗组和丹红联合肝素雾化吸入组各46例,比较两组患者治疗前后高分辨CT病变评分、末梢血氧饱和度检查(SPO_2)、肺功能弥散量及6分钟步行距离的变化。结果:两组患者治疗后肺功能弥散量、SPO_2及6分钟步行距离较前升高,丹红注射液及肝素雾化吸入组患者治疗后改善优于常规治疗组($P<0.05$);常规治疗组高分辨CT病变评分治疗前后无变化,丹红注射液及肝素雾化吸入组较治疗后较治疗前有改善($P<0.05$)。⑤

①　曹振东,王父瑶.参麦注射液配合西药治疗特发性肺间质纤维化气阴两虚证疗效观察[J].山西中医,2016,32(9):26-27.
②　蒋丽,等.姜黄素对百草枯致肺纤维化的干预治疗临床研究[J].医学综述,2015,21(5):883-885.
③　刘新年.当归注射液辨治对肺纤维化患者肺组织影响的临床研究[J].中国中医基础医学杂志,2014,20(3):351-352,400.
④　杨洁.大株红景天注射液治疗特发性肺纤维化的临床研究[J].中医临床研究,2014,6(17):8-9.
⑤　戈艳蕾,王红阳,等.丹红注射液及肝素雾化吸入治疗间质性肺炎疗效[J].时珍国医国药,2013,24(7):1668-1669.

8. 疏血通注射液　组成：水蛭、地龙等。用法用量：6毫升加入5%葡萄糖或0.9%氯化钠注射液250毫升中静滴，每日1次。临床应用：杨艳玲将35例肺间质纤维化患者随机分为两组。对照组15例采用抗感染、解痉平喘、止咳、化痰、持续或间断低流量吸氧及对症处理，治疗组20例在对照组治疗基础上加用疏血通注射液。经过1个疗程(15日)治疗后，观察两组治疗前后临床症状、体征及实验室检测结果的改善情况。结果：治疗组显效8例，有效9例，无效3例，总有效率85.00%；对照组显效3例，有效6例，无效6例，总有效率60.00%。临床疗效治疗组优于对照组($P<0.05$)。①

9. 血必净注射液　组成：红花、赤芍、川芎、丹参、当归(天津红日药业股份有限公司生产，生产批号1005181)。功效：清热凉血，行气活血，解毒止痛。用法用量：50毫升加入100毫升生理盐水中，静脉滴注，每日1次。临床应用：孟立峰等将68例间质性肺炎患者采用随机对照法随机分为两组。对照组32例仅给予糖皮质激素治疗；治疗组36例在对照组治疗基础上给予血必净注射液。两组均以14日为1个疗程，治疗3个疗程。结果：治疗组有效29例，无效7例，有效率80.56%；对照组有效18例，无效14例，有效率56.25%。两组对比，差别有统计学意义($P<0.05$)。②

10. 参芎葡萄糖注射液　组成：丹参素、盐酸川芎嗪(贵州益佰注射剂制药有限公司生产)。用法用量：100毫升，每日2次，静脉滴注。临床应用：朱莉莉等将60例特发性肺间质纤维化患者随机分为两组。参芎葡萄糖组40例使用参芎葡萄糖注射液，对照组20例使用葡萄糖注射液。总观察3个疗程，治疗前后观察临床表现，检查肺功能、肺CT。结果：第2个疗程后，参芎葡萄糖组和对照组FEV_1、FVC及DLCO较治疗前无明显改善。第3个疗程后，参芎葡萄糖组FEV_1、FVC平均分别增加了18毫升、40毫升，但前后差异不显著($P>0.05$)，DLCO平均增加了20毫升/(分钟·毫米汞柱)，前后差异显著($P<0.05$)；对照组FEV_1、FVC及DLCO平均分别增加了2毫升、10毫升、1.1毫升/(分钟·毫米汞柱)，前后无显著差异($P>0.05$)。参芎葡萄糖组总有效率76.9%，而对照组5.6%，差异显著($P<0.05$)。肺CT改善率，参芎葡萄糖组总有效率66.7%，对照组为0，差异显著($P<0.05$)。③

11. 参附注射液　组成：人参、附子等。用法用量：每日静滴50毫升。临床应用：杨美菊等将15例IPF患者随机分为三组。参附组5例予参附注射液；强的松组予强的松；合用组予参附注射液和强的松。通过测定IPF患者治疗前后支气管肺泡灌洗液(BALF)中肿瘤坏死因子(TNF-α)水平和中性粒细胞的比例，并根据症状缓解情况，比较患者治疗的效果。结果：IPF组BALF中TNF-α明显高于对照组($P<0.01$)，应用药物2周后，参附组和强的松组TNF-α水平均低于用药前($P<0.05$)；而参附与强的松合用后TNF-α水平明显低于用药前($P<0.01$)。IPF组BALF中中性粒细胞比例明显高于对照组，应用参附注射液和口服强的松治疗2周后，中性粒细胞比例均明显降低。参附与强的松均可改善症状，相比之下，强的松与参附并用后临床缓解更为突出。④

12. 莪术油葡萄糖注射液　组成：莪术、温郁金或广西莪术根茎中提取的挥发油(山东鲁抗辰欣药业有限公司生产)。用法用量：每日每千克10毫克，每日1次。临床应用：叶茂将62例婴幼儿间质性肺炎分为两组。治疗组32例静脉给予莪术油葡萄糖注射液；对照组30例静脉给予利巴韦林10～15毫克/(千克·日)，每日1次，疗程均为5～7天。结果：治疗组总有效率90.62%，对照组总有效率66.67%，两组总有效率有显著性差异($P<0.05$)。⑤

① 杨艳玲.疏血通注射液治疗肺间质纤维化20例临床观察[J].实用中医内科杂志,2012,26(1)：49-50.
② 孟立峰,等.血必净注射液治疗间质性肺炎36例[J].中医研究,2012,25(12)：15-17.
③ 朱莉莉,刘磊,等.参芎葡萄糖注射液治疗特发性肺间质纤维化的疗效观察[J].临床肺科杂志,2011,16(10)：1492-1493.
④ 杨美菊,等.参附注射液对特发性肺纤维化的治疗作用[J].医药论坛杂志,2011,32(15)：169-170.
⑤ 叶茂.莪术油葡萄糖注射液治疗婴幼儿间质性肺炎的疗效观察[J].儿科药学杂志,2004,10(4)：58-59.

慢性呼吸衰竭

概　　述

呼吸衰竭（respiratory failure，RF）是指各种原因引起的肺通气和（或）换气功能严重障碍，以致在静息状态下亦不能维持足够的气体交换，导致低氧血症伴（或不伴）高碳酸血症，进而引起一系列病理生理改变和相应临床表现的综合征。其临床表现缺乏特异性，明确诊断有赖于动脉血气分析：在海平面、静息状态、呼吸空气条件下，动脉血氧分压（PaO_2）<60 毫米汞柱，伴（或不伴）二氧化碳分压（$PaCO_2$）>50 毫米汞柱，并排除心内解剖分流和原发于心排出量降低等因素，可诊为呼吸衰竭。

本病属中医"喘证""喘脱"等范畴。慢性呼吸衰竭是由肺、脾、肾、心、脑虚损，感受外邪而致，肺、脾、肾、心亏虚是其内因，痰、瘀、水、饮、毒为其病理因素。慢性呼吸衰竭多属本虚标实、虚实错杂。慢性呼吸衰竭应当急则治其标，缓则固其本，虚实夹杂当以标本兼治为原则，总以补虚固本为主。

辨　证　施　治

中华中医药学会分 4 证

（1）痰热壅肺证　症见喘咳气涌，息促气急，鼻翼煽动，胸部胀满，痰多黏稠，色黄或加血丝，常有胸中灼热，身热汗出，口渴喜冷饮，面赤咽干，舌质红，苔黄或黄腻，脉滑数。治宜清热化痰、肃肺平喘。方用清气化痰丸加减：瓜蒌 30 克、杏仁 9克、茯苓 9 克、枳实 9 克、黄芩 9 克、金荞麦 15 克、鱼腥草 15 克、法半夏 9 克、陈皮 9 克、川贝母粉 2克。随症加减：身热盛，加石膏 30 克、知母 12 克以清肺热；痰多黏稠，加海蛤粉 6 克、胆南星 6 克

以清化痰热；痰涌便秘，喘不能卧，加葶苈子 9 克、大黄 6 克、芒硝 6 克以涤痰通腑。

（2）痰浊闭窍证　症见咳逆喘促，意识朦胧，神昏谵语，甚至昏迷抽搐，或伴痰鸣，舌质暗红或淡紫，脉滑数。治宜涤痰开窍。方用菖蒲郁金汤加减：石菖蒲 15 克、郁金 9 克、陈皮 9 克、茯苓 15克、枳壳 9 克、天麻 9 克、龙骨 30 克、牡蛎 30 克、法半夏 9 克。随症加减：痰浊壅盛，合三子养亲汤以降逆祛痰；热象不明显，加苏合香丸以芳香开窍；身热明显，加羚羊角粉 0.6 克、栀子 9 克以清热凉血；大便秘结，舌苔黄腻，脉滑数，加大黄 6 克、芒硝 6 克以清热通腑。

（3）痰瘀阻肺证　症见呼吸不畅，喘促短气，喉间痰鸣如锯，胸憋胸闷，口唇青紫，或感咽喉不利，口干面红，舌质紫暗，或有瘀斑，舌下脉络瘀曲，苔白或黄腻，脉弦滑。治宜涤痰祛瘀、降气平喘。方用三子养亲汤合血府逐瘀汤加减：白芥子 6 克、紫苏子 9 克、莱菔子 15 克、生地黄 9 克、桃仁9 克、红花 9 克、赤芍 9 克、枳壳 9 克、川芎 9 克、桔梗 9 克、郁金 9 克。随症加减：兼有阴虚，加北沙参 9 克、玉竹 9 克以润肺生津；胸闷胸痛，合瓜蒌薤白半夏汤以通阳散结、行气祛痰；痰浊上犯，蒙蔽心窍，而致神昏谵语，甚至昏迷，以涤痰汤或苏合香丸涤痰开窍。

（4）阳虚喘脱证　症见喘促日久，呼多吸少，心悸气短，动则喘促更甚，汗出肢冷，面青唇暗，精神疲惫，时有下肢或颜面水肿，舌质淡胖，苔白腻，脉沉弱无力。治宜温阳固脱、纳气平喘。方用七味都气丸合真武汤加减：人参 6 克、熟地黄 15 克、山药 15 克、山茱萸 12 克、五味子 6 克、茯苓 12克、泽泻 9 克、牡丹皮 9 克、附子 9 克、白芍 15 克、白术 12 克、丹参 15 克。随症加减：肺气虚，加黄

芪 15 克以补益肺气;稍动则喘,加沉香 4 克、蛤蚧 6 克以下气平喘。①

经 验 方

1. 自拟方 半夏 10 克、陈皮 10 克、茯苓 15 克、炙甘草 6 克。随症加减:痰浊阻肺者,加紫苏子 6 克、白芥子 6 克、莱菔子 6 克、苍术 10 克、厚朴 10 克;痰热郁肺者,加桑白皮 10 克、黄芩 12 克、黄连 5 克、栀子 15 克、杏仁 6 克、浙贝母 15 克、瓜蒌子 15 克、鱼腥草 20 克;痰瘀互结者,加桃仁 10 克、红花 10 克、赤芍 12 克、郁金 12 克、丹参 15 克;痰蒙神窍者,加石菖蒲 10 克,安宫牛黄丸(温开水烊化)1 颗,每日 1 次;气虚者,加党参 15 克、黄芪 15 克、白术 15 克;阳虚者,加附子 5 克、桂枝 3 克、白术 15 克、生姜 3 片、猪苓 20 克、泽泻 10 克、白芍 10 克;阴虚者,加麦冬 10 克、五味子 5 克、人参 15 克、沙参 15 克。张娟等以上方配合常规疗法治疗 11 例慢性阻塞性肺疾病呼吸衰竭患者,有显著疗效。②

2. 固本祛痰瘀方 黄芪 40 克、人参 10 克、当归 10 克、麻黄 8 克、桂枝 8 克、杏仁 10 克、法半夏 8 克、甘草 5 克、川芎 12 克、桃仁 12 克、红花 8 克、丹参 12 克、三七粉(冲服)3 克、水蛭 8 克。王平生等将 62 例慢性肺血栓栓塞性肺动脉高压并发Ⅰ型呼吸衰竭患者随机分为对照组和治疗组各 31 例。两组均采用内科常规治疗,治疗组则加用固本祛痰瘀方治疗,14 天后评价疗效。结果:治疗后两组动脉血氧分压、氧合指数、呼吸困难评分等观察指标较治疗前均有改善($P < 0.05$ 或 $P < 0.01$);治疗组总有效率及对动脉血氧分压、氧合指数、呼吸困难评分等观察指标的改善程度均明显优于对照组(均 $P < 0.05$)。结论:固本祛痰瘀方能够提高治疗慢性肺血栓栓塞性肺动脉高压并发Ⅰ型

呼吸衰竭患者的临床疗效,改善临床症状。③

3. 补肺益肾法 熟地黄 15 克、山茱萸 15 克、五味子 5 克、枳实 16 克、党参 16 克、黄芩 16 克、茯苓 15 克、制附子 6 克、肉桂 6 克、杏仁 16 克、大黄 16 克、丹参 16 克、沉香(后下)10 克、黄芪 15 克、白术 10 克、陈皮 10 克、甘草 6 克、鱼腥草 16 克、桃仁 13 克、桔梗 13 克、厚朴 10 克、川芎 10 克、姜半夏 12 克、生姜 8 克、蛤蚧 10 克。周明萍等将 124 例特发性肺间质纤维化所致慢性呼吸衰竭患者随机分为研究组和对照组各 62 例。对照组采取针对性的常规治疗措施,研究组在对照组上述治疗方案的基础上应用具有补肺益肾功效的中药进行联合治疗,比较两组患者的临床治疗效果及主要血气指标。结果:研究组患者的总有效率 90.32% 明显高于对照组的 67.74%($P < 0.05$)。两组患者在治疗后动脉血氧饱和度(SaO_2)、血氧分压(PaO_2)、血二氧化碳分压($PaCO_2$)、碳酸氢根(HCO_3)、pH 等血气主要指标均较治疗前明显改善,但是研究组的改善程度明显优于对照组($P < 0.05$)。结论:在西药常规基础治疗的同时加用补肺益肾方治疗,IPF 所致肺肾气虚型慢性呼吸衰竭疗效肯定,可有效改善患者的肺功能,比单纯西医治疗具有一定优势,是治疗慢性阻塞性肺疾病安全有效的方法。④

4. 三脏温阳饮 制附子 10~15 克、人参 10 克、干姜 10~20 克、细辛 3~5 克、茯苓 20~30 克、白术 10~20 克、炙甘草 10~15 克、砂仁 5~10 克。每日 1 剂,口服或鼻饲。林辉文等将 112 例 COPD 合并Ⅱ型呼吸衰竭患者随机分为治疗组 60 例与对照组 52 例。均采用有创机械通气与西医常规治疗,治疗组加用三脏温阳饮。两组分别于治疗前、治疗后 2 周、4 周测定外周血 CD3+、CD4+、CD8+ 含量和 CD4+/CD8+ 的变化,并观察其机械通气时间和呼吸机相关肺炎(VAP)发生率。结

① 中华中医药学会.中医内科常见病诊疗指南·西医疾病部分[M].北京:中国中医药出版社,2008.
② 张娟,等.中西医结合治疗慢性阻塞性肺疾病呼吸衰竭患者临床疗效及其对白细胞介素-4、干扰素-γ的影响[J].浙江中西医结合杂志,2016,26(4):328-331.
③ 王平生,刘晓静,等.固本祛痰瘀方治疗慢性肺血栓栓塞性肺动脉高压并发Ⅰ型呼吸衰竭的多中心临床观察[J].中国中医急症,2015,24(12):2225-2227.
④ 周明萍,等.补肺益肾法治疗特发性肺间质纤维化所致慢性呼吸衰竭[J].中国实验方剂学杂志,2014,20(4):192-195.

果：治疗组治疗 2、4 周后 CD3＋和 CD4＋T 淋巴细胞绝对计数和 CD4＋/CD8＋明显高于对照组；CD8＋T 淋巴细胞绝对计数明显低于对照组。治疗组 VAP 发生率明显低于对照组。结论：三脏温阳饮能改善 COPD 合并Ⅱ型呼吸衰竭患者的细胞免疫功能，其临床疗效确切，并能减少 VAP 发生率。[1]

5. 承气汤 生大黄、厚朴、瓜蒌、葶苈子、茯苓、丹参、黄芪。制成灌肠液，每次 150 毫升，保留 30 分钟，每日 1 次。彭素岚等将 80 例慢性阻塞性肺疾病呼吸衰竭患者分为两组。治疗组 40 例在西药常规治疗的基础上加承气灌肠液进行灌肠治疗，对照组 40 例单用西药常规治疗。结果：治疗组总有效率 95.0％，对照组总有效率 87.5％，两组比较，差异显著（$P < 0.05$）。结论：承气灌肠液灌肠辅助治疗慢性阻塞性肺疾病呼吸衰竭有较好疗效。[2]

6. 协定方 生黄芪、红景天、知母、柴胡、桔梗、升麻、陈皮、半夏、茯苓、人参、白术、甘草、熟地黄、山茱萸、五味子、当归、川芎、丹参、地龙。随症加减：痰多，加浙贝、海浮石、瓜蒌；阴虚明显，加麦冬、沙参、百合；喘咳气逆，加葶苈子、旋覆花；外感表症，加麻黄、桂枝；下肢肿明显，加附子、车前子、牛膝。隔日 1 剂，水煎服。周继朴以上方配合长期氧疗治疗 13 例慢性阻塞性肺病并慢性呼吸衰竭患者，并另设 13 例应用长期氧疗患者为对照组，两组西药治疗均按 COPD 指南制定方案。结果：慢性阻塞性肺病并慢性呼吸衰竭患者应用长期氧疗配合中药汤剂后，总蛋白、白蛋白、前白蛋白升高，$PaCO_2$ 和圣·乔治呼吸评分降低，pH、PaO_2 增加，肺功能参数改善，与对照组相比，长期氧疗配合中药汤剂组急性加重次数、住院次数、住院费用减少。结论：长期氧疗配合中药汤剂可以很好地改善营养状态，改善呼吸困难、缓解呼吸肌

疲劳，延缓肺功能的进行性下降，减少急性加重次数、住院次数及住院费用，是治疗慢性阻塞性肺病合并慢性呼吸衰竭的有效治疗措施。[3]

7. 豁痰祛瘀汤 炙麻黄 10 克、杏仁 10 克、鱼腥草 15 克、黄芩 10 克、葶苈子 10 克、山茱萸 15 克、石菖蒲 10 克、川芎 15 克。随症加减，每日 1 剂，分早、晚 2 次服。陈燕等将肺心病合并呼吸功能衰竭患者 106 例分为两组。对照组 53 例采用西药抗感染、吸氧、平喘、强心、利尿、调整酸碱及电解质紊乱等治疗措施。治疗组 53 例在对照组治疗措施的基础上加用中药豁痰祛瘀汤，同时予复方丹参注射液 30 毫升加入 5％葡萄糖注射液或生理盐水 250～500 毫升中静脉点滴，每日 1 次。两组均以 14 日为 1 个疗程。结果：治疗组采用常规西药加用豁痰祛瘀汤治疗肺心病Ⅱ型呼吸功能衰竭，具有明显改善临床症状，显著降低 $PaCO_2$，明显提高 PaO_2、SaO_2，改善血液流变学的作用，对于降低肺动脉高压和肺循环阻力、减少肺瘀血、降低血液黏稠度、治疗肺心病、纠正Ⅱ型呼衰、提高临床疗效有较好的作用，疗效优于单纯西药对照组。对肺心病Ⅱ型呼吸功能衰竭的治疗起到了较好的作用。[4]

8. 通活汤 当归 10 克、赤芍 10 克、川芎 10 克、牡丹皮 10 克、桃仁 10 克、杏仁 10 克、桔梗 10 克、鸡血藤 30 克、鱼腥草 30 克。随症加减：肺气虚，加黄芪、党参；阴虚，加沙参、麦冬；脾虚，加淮山药、白术、茯苓；水肿，加五加皮、冬瓜皮。周喜忠等以上方治疗 32 例呼吸衰竭患者，结果显示显效 6 例，好转 21 例，无效 5 例。[5]

单　方

1. 厚朴、生姜 组成：厚朴 21～24 克、生姜 7 片。用法用量：水煎服。[6]

2. 皂角 组成：皂角。用法用量：不蛀皂角

① 林辉文,等.温阳法对慢性阻塞性肺疾病呼吸衰竭 T 淋巴细胞亚群的影响[J].中国中医急症,2012,21(11)：1733-1734.
② 彭素岚,等.承气灌肠液治疗慢性阻塞性肺疾病呼吸衰竭 40 例总结[J].湖南中医杂志,2011,27(2)：4-6.
③ 周继朴.慢性阻塞性肺病合并呼吸衰竭患者长期氧疗配合中药汤剂治疗的研究[J].中华中医药学刊,2009,27(10)：2238-2240.
④ 陈燕,等.豁痰祛瘀汤治疗肺心病合并呼吸功能衰竭 53 例[J].中国中医药信息杂志,2002,9(9)：43-44.
⑤ 周喜忠,等.通活汤治疗呼吸衰竭 48 例[J].中医药信息,2000(2)：22.
⑥ 杜婕惠.传世单方大全[M].北京：人民军医出版社,2008.

三大茎,刮去黑皮,刀切开,去子,每子食纳入巴豆肉1粒,合就,麻皮缚定。用生姜自然汁和蜜,涂令周匝,慢火炙之,又涂又炙,以焦黄为度。劈开,去巴豆不用。又以好明矾30克,枯过蓖麻子7粒,生姜汁和蜜,再涂炙前皂角。3味同为末,却以杏仁60克,去皮尖,研成膏,却与前药和匀,每服3克。用柿子干炙过,候冷,点入药内,细嚼,临睡服。注意事项:忌热毒、鱼鲊、鲑鳖、油面、酒、米醋、煎煿热物。①

3. 白凤仙花　组成:白凤仙花全棵。用法用量:冷开水洗涤泥污,连根带叶,捣烂绞汁,须称准分量。加上好高粱,如汁有30克,加高粱30克,向日晒之。候温,以手蘸汁,轻拍膏肓,随蘸随拍。初觉微冷,旋热旋辣,继而微痛乃止,用巾揩干,勿使受风,连行数日,轻者即愈。②

4. 姜汁　组成:沙糖、姜汁。适用于上气喘嗽,烦热,食即吐逆。用法用量:用砂糖、姜汁等分相和,慢煎20沸,每咽半匙,有效。③

5. 胡桃肉　组成:胡桃肉60克、补骨脂12克、砂仁3克。用法用量:水煎服。适用于肺肾两虚久咳。④

6. 人参　组成:人参。用法用量:人参15克(若用党参,用量加倍)。鼻饲。改善呼吸衰竭患者通气作用。⑤

7. 钟乳丸　组成:生钟乳(细研如粉)150克、黄蜡(锉)90克。适用于肺虚壅喘急,连绵不息。用法用量:上2味,先取黄蜡盛于细瓷器,用慢火化开,投入钟乳粉末,搅和令匀,取出,用物封盖定,于饭甑内蒸熟,研如膏,旋丸如梧桐子大。每次服2丸,温水下。⑥

中 成 药

1. 丹参注射液　组成:丹参(江苏神龙药业有限公司生产,生产批号16090613)。功效:活血化瘀,通脉养心。用法用量:20毫升加入5%葡萄糖溶液250毫升静脉滴注,每日1次。临床应用:李雷等将108例呼吸衰竭患者根据治疗方法分为对照组和观察组各54例。对照组患者采用常规治疗,观察组患者在常规治疗基础上给予丹参注射液辅助治疗。两组患者均连续治疗14日。比较两组患者临床疗效,治疗前后动脉血气分析指标[包括动脉血氧分压(PaO_2)、动脉血二氧化碳分压($PaCO_2$)、动脉血氧饱和度(SaO_2)]、氧化应激反应指标[包括超氧化物歧化酶(SOD)、脂质过氧化物(LPO)、谷胱甘肽过氧化物酶(GSH－Px)]及降钙素原(PCT)、高迁移率族蛋白B1(HMGB1)、血友病因子(vWF)水平,并观察两组患者治疗期间不良反应发生情况。结果:(1) 观察组患者临床疗效优于对照组($P<0.05$)。(2) 治疗前两组患者PaO_2、$PaCO_2$、SaO_2比较,差异无统计学意义($P>0.05$);治疗后观察组患者PaO_2、SaO_2高于对照组,$PaCO_2$低于对照组($P<0.05$)。(3) 治疗前两组患者SOD、LPO、GSH－Px水平比较,差异无统计学意义($P>0.05$);治疗后观察组患者SOD、GSH－Px水平高于对照组,LPO水平低于对照组($P<0.05$)。(4) 治疗前两组患者PCT、HMGB1、vWF水平比较,差异无统计学意义($P>0.05$);治疗后观察组患者PCT、HMGB1、vWF水平低于对照组($P<0.05$)。(5) 两组患者治疗期间不良反应发生率比较,差异无统计学意义($P>0.05$)。⑦

2. 痰热清注射液　组成:黄芩、熊胆粉、山羊角、金银花、连翘等(上海凯宝药业股份有限公司)。用法用量:20毫升加入5%葡萄糖注射液250毫升中,静脉滴注。临床应用:任兵选取104例呼吸衰竭患者,采用随机数字表法将其分为观察组与对照组各52例。对照组患者给予盐酸氨溴索与阿奇霉素联用治疗,而观察组患者在对照组基础上加用痰热清治疗。比较两组患者治疗后的总有效率差异,以及治疗后脱机时间的差异和

①～③ 杜婕僡.传世单方大全[M].北京:人民军医出版社,2008.
④～⑤ 中华中医药学会.中医内科常见病诊疗指南·西医疾病部分[M].北京:中国中医药出版社,2008.
⑥ 赵佶.圣济总录[M].北京:人民卫生出版社,2013.
⑦ 李雷,等.丹参注射液辅助治疗Ⅱ型呼吸衰竭的临床疗效及其对动脉血气分析指标、氧化应激反应、炎性反应、血管内皮功能的影响[J].实用心脑肺血管病杂志,2018,26(11):75－79.

临床症状(肺部啰音、咳痰、咳嗽、体温)的改善情况。结果：观察组患者治疗后的总有效率，以及治疗后的各症状的复常时间早于对照组(且脱机时间早于对照组)，差异显著($P<0.05$)。①

3. 百令胶囊　组成：冬虫夏草。用法用量：每日 3 次，每次 4 粒，饭后口服。临床应用：刘前程将 116 例 COPD 合并 II 型呼吸衰竭患者随机分为对照组和观察组各 58 例。对照组应用无创呼吸机进行治疗，观察组在对照组基础上联合百令胶囊进行治疗，对比两组患者治疗效果。结果：观察组患者治疗后总有效率明显优于对照组，差异具有统计学意义($P<0.05$)。②

4. 血府逐瘀胶囊　组成：桃仁、红花、赤芍、川芎、枳壳、柴胡、桔梗、当归、生地黄、牛膝、甘草(天津宏仁堂药业有限公司，国药准字 Z12020223)。用法用量：口服，每次 6 粒，每日 2 次。临床应用：陶利洪等将 122 例慢性肺心病并发 II 型呼吸衰竭患者随机分为观察组和对照组各 61 例。两组患者均行常规治疗并加以双水平无创正压通气治疗，观察组在此基础上加服血府逐瘀胶囊。对比两组治疗效果及治疗前后的血小板聚集情况。结果：观察组治疗总有效率 96.72%，显著高于对照组中的 85.25%($P<0.05$)；观察组患者的平均住院时间(10.8 ± 5.1)天显著短于对照组(13.2 ± 5.9)天，两组比较差异有统计学意义($P<0.05$)。两组患者的病死率相比，虽然没有显著差异，但是观察组中的病死率仅 1.64%，低于对照组。两组患者在治疗前后，其血小板的聚集率均有明显的降低，与治疗前相比差异具有统计学意义($P<0.05$)。观察组治疗后血小板聚集率显著低于对照组，两组相比差异具有统计学意义($P<0.05$)。③

5. 热毒宁注射液　组成：青蒿、金银花、栀子(江苏康缘药业股份有限公司)。用法用量：每日 20 毫升，加入 250 毫升 5%葡萄糖注射液或 0.9%生理盐水或 5%果糖注射液中静脉滴注。临床应

用：方媛等将 128 例多器官功能障碍综合征呼吸衰竭患者随机分为两组。对照组 64 例采用常规的抗感染、解痉平喘、祛痰，纠正水电解质、酸碱平衡紊乱以及无创呼吸机辅助呼吸进行治疗；治疗组 64 例在上述常规治疗基础上加用热毒宁注射剂进行治疗，治疗结束后比较两组患者的血气、呼吸频率、炎症因子等指标，对临床效果进行分析，并比较临床总有效率。结果：治疗组患者血气 pH 值、PaO_2 明显高于对照组，$PaCO_2$、呼吸频率(RR)和心率(HR)明显低于对照组，差异有统计学意义($P<0.05$)；治疗组患者 CRP、PCT、IL-6、IL-8 和 TNF-α 均明显低于对照组，差异有统计学意义($P<0.05$)；治疗组临床症状改善时间以及机械通气的使用时间明显低于对照组，死亡率明显低于对照组，差异有统计学意义($P<0.05$)；治疗组临床总有效率 87.5%，明显高于对照组的 67.2%，两组比较，差异有统计学意义($P<0.05$)。④

6. 醒脑静注射液　组成：麝香、冰片、栀子、郁金等。功效：清热凉血，醒脑解痉，解毒止痛，行气活血。用法用量：30 毫升加入 5%葡萄糖注射液 250 毫升中静脉滴注，每日 1 次。临床应用：彭怀明对 32 例治疗组的慢性呼吸衰竭患者应用醒脑静加常规治疗与采用常规治疗对照组 29 例进行疗效及血气分析结果的比较。结果：治疗组总有效率高于对照组，90.6%比 79.3%($P<0.05$)；中西医结合治疗组治疗后血气分析示动脉血氧分压(PaO_2)的升高幅度大于对照组，(30.5 ± 7.9)比(9.6 ± 2.7)($P<0.01$)；动脉血二氧化碳分压($PaCO_2$)的下降幅度明显大于对照组，(15.7 ± 5.7)比(4.6 ± 1.7)($P<0.01$)。⑤

7. 丹参川芎嗪注射液　组成：丹参、川芎(贵州拜特制药有限公司)。用法用量：5 毫升用 5%葡萄糖注射液 250 毫升稀释，静脉滴注，每分钟 15～20 滴，每日 2 次。临床应用：洪东将 60 例慢性呼吸衰竭发作期住院患者分为两组。对照组 30

① 任兵.痰热清与阿奇霉素联用对呼吸衰竭患者的临床疗效评价[J].抗感染药学，2018,15(6)：1023-1025.
② 刘前程.百令胶囊联合无创呼吸机治疗 COPD 并 2 型呼吸衰竭的疗效观察[J].内蒙古中医药，2017,36(20)：19.
③ 陶利洪，等.血府逐瘀胶囊对老年慢性肺心病并发 II 型呼吸衰竭患者血小板聚集的影响[J].吉林中医药，2015,35(9)：924-927.
④ 方媛，周建中.热毒宁注射液治疗 MODS 患者呼吸衰竭 64 例临床观察[J].中医药导报，2014,20(5)：55-57.
⑤ 彭怀明.醒脑静联合尼可刹米治疗 32 例慢性呼吸衰竭患者的疗效分析[J].中国医药指南，2013,11(32)：204-205.

例给予抗生素、吸氧、纠正水电解质失衡、祛痰平喘等治疗;治疗组30例在上述治疗的基础上给予丹参川芎嗪注射液静脉滴注。疗程10～14日,比较两组患者病情变化情况。结果:治疗组总有效率86.7%,对照组80.0%,两组疗效差异有统计学意义($P<0.05$)。治疗组病情的各项参数改善明显($P<0.01$),而对照组变化不显著。[①]

8. 通心络胶囊 组成:人参、水蛭、全蝎、赤芍、蝉蜕、土鳖虫、蜈蚣、檀香、降香、乳香(制)、酸枣仁(炒)、冰片等。用法用量:每次4粒,每日3次。临床应用:刘勤建将80例喘息型支气管炎急性加重期伴呼吸衰竭患者随机分为治疗组和对照组各40例,均给予西医常规治疗,治疗组加服通心络胶囊。比较两组疗效差异。结果:治疗组与对照组比较差别显著($P<0.05$)。结论:在西医常规治疗基础上加服通心络胶囊治疗喘息型支气管炎急性加重期伴呼吸衰竭具有一定优势。[②]

---

① 洪东.丹参川芎嗪注射液对慢性呼吸衰竭患者的疗效观察[J].临床医药实践,2010,19(9B):1237-1238.
② 刘勤建.通心络胶囊治疗喘息型支气管炎急性加重期伴呼吸衰竭40例[J].中国中医药现代远程教育,2009,7(5):27.

矽 肺 病

概　述

矽肺病,属于尘肺的一种,是由于长期吸入大量含有游离二氧化硅的粉尘所引起,以肺部广泛的结节性纤维化为主的疾病。严重者可影响肺功能,丧失劳动能力,甚至发展为肺心病、心衰及呼吸衰竭。可出现咳嗽、咳痰、胸痛、呼吸困难、咯血等症状。

尘肺系长期接触生产性粉尘引起的肺组织纤维化病变,其发病机制尚不明确。据文献记载,结合其病因病机、临床表现,属中医"肺痹""肺痿""内伤咳嗽""喘证""肺胀"等范畴。在中医古籍、医案中有"矿工咳嗽病""石匠痨病""挖煤工痨病"的记载。《孔氏谈苑》曰:"贾古山采石人,末石伤肺,肺焦多死。"对该病的病因、病机及预后做了言简意赅的记载。后世医家针对此病提出了"金石燥热""金石之物,其性燥有毒"等致病观点。

辨 证 施 治

董桂湖分3证

(1)肺失清肃证(尘肺"Ⅰ"期)　症见干咳痰少,胸闷气促,舌质淡红少津,脉细。治宜润肺化痰止咳。方用桑杏汤加减:桑叶、杏仁、沙参、麦冬、象贝母、百部、瓜蒌皮、栀子、梨皮。随症加减:夹痰湿而咳痰多色白者,加陈皮、半夏;夹虚热而咳痰稠色黄者,加鱼腥草、桑白皮、黄芩;痰中带血者,加白茅根、仙鹤草、白及、地榆炭。

(2)痰瘀凝滞证(尘肺"Ⅱ"期)　症见胸闷痛,咳嗽痰多,痰为黑色块状,舌质暗,苔腻,脉弦滑或弦涩。治宜祛痰通络、化痰软坚。方用化瘀汤合海藻玉壶汤加减:丹参、桃仁、赤芍、红花、牡蛎、山慈菇、海藻、夏枯草、象贝母、陈皮。

(3)气阴两亏证(三期尘肺"Ⅲ"期)　症见咳嗽,气喘,动则喘甚,神疲乏力,咽干鼻燥,胸闷痛,舌质暗紫,脉细或细数无力。治宜益气养阴、清燥润肺。方用清燥救肺汤加减:党参、沙参、杏仁、麦冬、阿胶、甘草、枇杷叶、百合、玉竹。随症加减:肺虚延及于肾,肾不纳气者,加五味子、胡桃肉、蛤蚧;对晚期尘肺体质极差、喘促甚、大汗淋漓、汗冷而黏者,以回阳固脱参附汤急进。[①]

经 验 方

1. **麦味地黄丸加减**　熟地黄24克、山茱萸12克、怀山药12克、泽泻9克、牡丹皮9克、茯苓9克、麦冬10克、五味子10克。随症加减:痰多黄稠者,去熟地黄,酌加桑白皮、鱼腥草、夏枯草;咳喘较甚者,酌加杏仁、紫苏子、葶苈子、款冬花;痰多带血者,去熟地黄,酌加藕节、白茅根、侧柏叶;低热午后尤重,伴颧红、五心烦热者,加青蒿、地骨皮、银柴胡;气短不足者,去熟地黄,加太子参;食欲不振者,加玉竹、乌梅;胸闷胸痛明显者,加瓜蒌、薤白。每日1剂,水煎服,早晚各1次,4周为1个疗程,1个疗程结束后评定疗效。郑正伟等将61例矽肺肺肾阴亏型患者随机分为治疗组31例和对照组30例。对照组采用西医常规治疗措施:持续低流量吸氧,呼吸功能锻炼,予西药抗菌、化痰、止咳、平喘等治疗。治疗组在对照组基础上加

---

① 董桂湖.尘肺病的辨证施治[J].江西中医药,1996(S2):63.

用麦味地黄丸加减治疗。结果：对照组显效 11 例，好转 13 例，无效 6 例，总有效率 80.0％；治疗组显效 23 例，好转 6 例，无效 2 例，总有效率 93.5％。①

2. 益气活血汤　黄芪 20 克、鱼腥草 20 克、党参 15 克、丹参 15 克、川芎 10 克、赤芍 10 克、当归 10 克、延胡索 10 克、甘草 6 克。每日 1 剂，分早晚服。3 个月为 1 个疗程，共计 2 个疗程。王淑娟等将 52 例矽肺患者随机分为常规治疗组和中药治疗组各 26 例。中药治疗组在常规治疗组基础上加用益气活血汤，3 个月为 1 个疗程，共计 2 个疗程。结果：中药治疗组与常规治疗组治疗后相比，胸闷气促明显改善，唇甲紫绀等体征缓解；1 秒量及弥散量均有所缓解；血氧分压及血氧饱和度均显著提高；中药治疗组总体有效率明显优于常规治疗组，两组的差异具有统计学意义（P＜0.05）；但咳嗽咳痰症状、用力肺活量、血二氧化碳分压，两组相比无明显差异。结论：益气活血汤对矽肺性纤维化有良好的治疗效果。②

3. 参紫灵胶囊　西洋参 40 克、冬虫夏草 80 克、灵芝 40 克、紫河车 80 克、何首乌 60 克、枸杞子 40 克、甘草 20 克。由湖南省职业病防治院制剂室制成每粒含 0.36 克生药的胶囊。每次 4 粒，每日 2 次，口服，治疗 28 天。李颖等选择 40 例健康人群及 100 例尘肺病患者，尘肺病患者分为治疗组与对照组各 50 例进行临床治疗观察。治疗组采用抗肺纤维化加参紫灵胶囊治疗，对照组采用抗肺纤维化加金水宝胶囊（发酵虫草菌粉制成的胶囊，江西济民可信金水宝制药有限公司）口服，每次 4 粒，每日 3 次，治疗 28 天。结果：尘肺病患者细胞免疫（CD3＋、CD4＋）及前白蛋白水平较正常人降低，免疫球蛋白水平较正常人增高；经治疗后治疗组 IgM、IgG 较治疗前和对照组下降明显，CD3＋、CD4＋及前白蛋白较治疗前和对照组明显提高。③

4. 克矽汤　丝瓜络 20 克、丹参 20 克、龟甲 20 克、海藻 10 克、炮甲片 6 克、刺五加 5 克、汉防己

15 克、当归 15 克、川芎 15 克、鱼腥草 20 克、桃仁 10 克、桑白皮 10 克、百部 10 克、前胡 15 克、地龙 15 克、牡蛎 30 克。每日 1 剂，水煎服。另取 20 毫升煎剂雾化吸收，每日 2 次，再配以抗感染及茶碱进行治疗，必要之时进行吸氧。刘世民将 70 例矽肺病患者随机分为治疗组 40 例和对照组 30 例。治疗组使用中药克矽汤。对照组进行抗感染、沐舒坦、茶碱等对症治疗，必要时采用吸氧。两组的疗程都为 4 周，观察患者肺总有效率和功能改变，以及胸部 X 线改变。结果：治疗组的总有效率 95.0％，而对照组为 63.3％。两组间进行比较，其差异具有显著意义（P＜0.01）。治疗组经治疗之后，其肺活量（VC）、用力肺活量（FVC）和 1 秒钟用力呼气的容积（FEV$_1$）等都比治疗前和对照组治疗后发生显著改善（均 P＜0.05），肺部体征及临床症状发生明显地减少或者消失，而对照组出现明显缩短（均 P＜0.01）。结论：采用中西医相结合治疗矽肺病可以达到改善患者症状、体征及肺功能，从而提高治疗疗效。④

5. 补虚化瘀祛痰饮　黄芪 20 克、黄精 15 克、地龙 10 克、葛根 15 克、桂枝 15 克、瓜蒌 15 克、当归 15 克、川芎 10 克、丹参 15 克、降香 6 克。凉水将药淹没，浸泡 1 小时，用武火煎煮 20 分钟，取汁，再加水 300 毫升，煮沸后文火煎煮 20 分钟，取汁。两次药汁调和，分 2 次早晚口服，每日 1 剂。肖培义等将 120 例尘肺病患者随机抽样分为中药干预组和对照组各 60 例。两组患者均给予统一的常规西药治疗，对照组除西药常规治疗外没有使用其他中药，也没有加安慰剂；中药干预组加用补虚化瘀祛痰饮。两组用药均半月为 1 个疗程，治疗 1 个疗程。测定治疗前后超氧化物歧化酶（SOD）活力、血清脂质过氧化物（LPO）含量以及周围血单个核细胞 MnSOD 基因 mRNA 的表达水平。结果：对照组患者治疗前后血浆 SOD 活力及 LPO 含量差异无显著性（P＞0.05），而中药干预组患者

① 郑正伟，等.麦味地黄丸加减为主治疗矽肺肺肾阴亏型 31 例临床观察[J].浙江中医杂志，2016，51(7)：496.
② 王淑娟，等.益气活血汤治疗矽肺 52 例疗效观察[J].辽宁中医杂志，2014，41(10)：2113－2115.
③ 李颖，唐细良，等.参紫灵胶囊对尘肺病免疫功能影响的临床研究[J].中医药导报，2013，19(12)：22－24.
④ 刘世民.中西医结合治疗矽肺病的临床研究[J].中国医药指南，2013，11(24)：647－648.

治疗后血浆 SOD 活力显著升高,LPO 含量显著降低($P<0.01$);中药干预组 MnSOD 基因 mRNA 表达水平显著高于对照组($P<0.01$)。结论:补虚化瘀祛痰饮可能诱导单个核细胞 MnSOD 基因表达,提高 SOD 活力,降低 LPO 含量,维持尘肺患者的氧化和抗氧化平衡,阻断脂质过氧化的连锁反应,干预氧自由基的产生并增强消除氧自由基的功能,可能是该方剂治疗尘肺病患者有效的机制之一。[1]

6. 瓜芪合剂 全瓜蒌、黄芪、灵芝、炒白术、川贝母、橘红、枳实、丹参等。早晚饭后 1 小时各服用瓜芪合剂 1 次,每次 50 毫升,每周连服 5 天,停药 2 天,8 周为 1 个疗程,停药 1 个月,连用 5 个疗程。尹衍玲等将 72 例矽肺患者随机分为治疗组和对照组各 36 例。治疗组用上方治疗。对照组口服安慰剂,每次 3 片,每日 3 次。结果:对照组显效 0 例,好转 4 例,无效 32 例,总有效率 11.0%;治疗组显效 8 例,好转 22 例,无效 6 例,总有效率 83.3%。经临床严密观察,治疗组有较好的疗效,无明显不良反应。[2]

7. 参芪补肺汤 黄芪 15 克、党参 15 克、蛤壳 15 克、款冬花 10 克、杏仁 10 克、紫苏子 10 克、丹参 30 克、牡蛎 30 克、炙甘草 4 克、海藻 12 克。每日 1 剂,水煎服,3 个月为 1 个疗程。有急性感染或其他并发症时停服,并作相应治疗。万自安用上方治疗 40 例煤工矽肺患者。结果:显效 9 例,有效 20 例,无效 8 例,恶化 3 例,总有效率 72.5%。[3]

8. 八珍益肺片 马尾连、小青藤香、黄芪、黄精、白及等 8 味中药,经提炼制成,每片含生药浸膏 0.5 克。每次 3 片,每日 3 次,1 周给药 6 日,3 个月为 1 个疗程,疗程间隔 1 个月。毕常康用上方治疗 85 例尘肺患者,均为 2 年以上未经任何抗纤维化治疗的单纯尘肺(矽肺、煤矽肺、煤肺、石棉肺)患者。经 1~2 年治疗后,主要症状咳嗽、咳痰、气短、胸痛均有所好转或减轻。[4]

单　方

1. 大荸荠 组成:大荸荠 20 克、海蜇 10 克。功效:滋阴润肺。用法用量:水煎服。[5]

2. 枇杷膏 组成:鲜枇杷叶 2 片、川贝母 15 克、硼砂 9 克。功效:清热滋阴,化痰止咳。用法用量:枇杷叶煎汁去渣至 150 克,加入川贝母、硼砂混合,每次 6 克,每日 2 次。[6]

3. 合欢皮 组成:合欢皮 1 片。功效:两益肺心,消肿止痛。用法用量:水煎服。[7]

中成药

1. 参麦注射液 组成:红参、麦冬等(云南植物药业有限公司,国药 Z53021720)。用法用量:将 40 毫升参麦注射液加入 250 毫升的 5%氯化钠注射液中静脉滴注,每日 1 次。临床应用:罗晓芳等给予 42 例尘肺病患者参麦注射液联合汉防己甲素治疗,汉防己甲素(浙江金华康恩贝生物制药,国药 H33022075)80 毫克,每日 3 次,服用 6 天后停药 1 天,连服 3 个月。随访观察患者治疗前后肺纤维化指标变化情况。结果:患者治疗总有效率 95.2%,治疗后患者的纤维化指标 I 型胶原肽(CoI)、III 型前胶原肽(PIIIP)、纤维粘连蛋白(FN)、层粘连蛋白(LN)、转化生长因子 β_1(TGF-β_1)水平均较治疗前有明显改善,差异具有统计学意义($P<0.05$)。结论:参麦注射液联合汉防己甲素治疗尘肺病患者的临床疗效可靠。[8]

2. 丹芍化纤胶囊 组成:丹参、赤芍、汉防己、银杏等(贵阳制药厂,规格每粒 300 毫克)。临床应用:姚晓铁将 44 例尘肺病患者按照随机法分为治疗组和对照组各 22 例。对照组采用常规药

① 肖培义,闫凌云.补虚化瘀祛痰饮对尘肺病人抗氧化作用机制[J].中国职业医学,2009,36(4):298-300.
② 尹衍玲,等.瓜芪合剂治疗矽肺的临床研究[J].中华劳动卫生职业病杂志,2000(6):57-58.
③ 万自安.参芪补肺汤治疗 40 例煤工矽肺临床观察[J].甘肃中医,1993(2):20.
④ 毕常康.八珍益肺片治疗尘肺临床疗效观察[J].中药药理与临床,1991,7(4):36-38.
⑤~⑦ 董自强.实用单方验方大全[M].北京:中国工人出版社,1994.
⑧ 罗晓芳,等.参麦注射液联合汉防己甲素对尘肺病肺纤维化的疗效[J].深圳中西医结合杂志,2018,28(23):46-48.

物治疗,治疗组在对照组的基础上联合丹芍化纤胶囊治疗。两组治疗疗程均为 6 个月。比较治疗前后两组肺纤维化指标及氧化应激因子含量变化。结果:与治疗前比较,治疗后两组支气管肺泡灌洗液 CoⅠ、PⅢP 水平显著下降($P<0.01$),治疗组显著低于对照组($P<0.05$ 或 $P<0.01$);治疗后两组血清 MDA 含量显著下降($P<0.01$),治疗组显著低于对照组($P<0.01$);治疗后两组血清 SOD 含量显著上升($P<0.01$),治疗组显著高于对照组($P<0.05$)。[1]

3. 黄葵胶囊 组成:黄蜀葵花(江苏苏中药业集团股份有限公司,国药准字 Z19990040)。用法用量:每次 5 粒,每日 3 次,饭后服用,治疗时间为 3 个月。临床应用:李淑岷将 120 例尘肺患者随机分为观察组和对照组各 60 例。对照组患者给予乙酰半胱氨酸泡腾片服用以及止咳、平喘、化痰等对症治疗。观察组在对照组治疗基础上给予加用黄葵胶囊。治疗前后,采用酶联免疫吸附法检测血清白细胞介素-6(IL-6)、肿瘤坏死因子-α(TNF-α)水平,肺功能仪检测治疗前后用力肺活量(FVC)、第 1 秒用力肺活量(FEV$_1$)变化,采用 6 分钟步行距离比较两组患者心肺功能水平。结果:观察组与对照组血清 IL-6、TNF-α 水平均下降,FVC、FEV$_1$ 水平上升,6 分钟步行距离较前延长,组内比较差异均有统计学意义($P<0.05$)。观察组与对照组比较,上述指标改善明显,组间比较差异有统计学意义($P<0.05$)。[2]

4. 百令胶囊 组成:发酵虫草菌粉。功效:补肺益肾,纳气止咳。用法用量:每次 6 粒,每日 3 次。临床应用:李春红等将 62 例矽肺合并慢阻肺缓解期患者随机分为对照组和研究组各 31 例。对照组予以常规综合疗法治疗;研究组在综合治疗基础上予以百令胶囊联合呼吸康复训练治疗。两组治疗前后采血测定血气功能、肺功能、血清基质金属蛋白酶-9(MMP-9)、基质金属蛋白酶

组织抑制物-1(TIMP-1)及白介素(IL)水平,同时对比临床生存质量变化状况。结果:与对照组比较,研究组治疗后动脉血氧分压(PaO$_2$)、血氧饱和度(SaO$_2$)显著升高,动脉二氧化碳分压(PaCO$_2$)显著降低,治疗后一秒用力呼气容积(FEV$_1$)、用力肺活量(FVC)、第 1 秒用力呼气容积占预计值的百分比(FEV$_1$%pre)和第 1 秒用力呼气容积与用力肺活量比值(FEV$_1$/FVC)显著升高,治疗后血清 MMP-9、TIMP-1 及 IL-6、IL-8 显著降低,差异均具有统计学意义($P<0.05$);研究组治疗后生存质量状况显著优于对照组,差异具有统计学意义($P<0.05$)。[3]

5. 补肺活血胶囊 组成:黄芪、赤芍、补骨脂等。用法用量:每次 4 粒,每日 3 次。临床应用:时婵等将 62 例尘肺合并慢性阻塞性肺疾病(COPD)患者分为治疗组 32 例和对照组 30 例。治疗组在服用氨溴索口服液的基础上服用补肺活血胶囊;对照组单纯服用氨溴索口服液。治疗 3 个月后观察结果。结果:治疗组治疗后 FVC%、FEV$_1$% 比治疗前明显升高,差异有统计学意义($P<0.05$),治疗组治疗前后 PaO$_2$、PaCO$_2$ 间差异有统计学意义($P<0.05$)。[4]

6. 芪苈强心胶囊 组成:黄芪、人参、附子、丹参、葶苈子、泽泻、玉竹、桂枝、红花、香加皮、陈皮(石家庄以岭药业,Z20040141)。用法用量:每次 4 粒(1.2 克),每日 3 次,口服。临床应用:王璟瑶等将 152 例尘肺合并肺心病慢性心衰患者随机分为治疗组和对照组各 76 例。152 例患者全部给予中药汤剂(黄芪 50 克、三七 10 克、茯苓 15 克、猪苓 10 克、党参 15 克、防己 10 克)每日 2 次口服,在此基础上,治疗组临床中采用芪苈强心胶囊治疗,对照组采用常规西药治疗,地高辛快速洋地黄饱和法,加利尿剂、β 受体阻滞剂、ACEI 制剂或 ARB 制剂。两组均嘱咐注意休息和低盐饮食,连续治疗 14 天。结果:中药芪苈强心胶囊治疗

① 姚晓轶.丹芍化纤胶囊联合西药对尘肺病患者肺纤维化及氧化应激的影响[J].北方药学,2018,15(10):120-121.
② 李淑岷.黄葵胶囊对矽肺患者的临床疗效及机制分析[J].中国医药指南,2017,15(30):204-205.
③ 李春红,等.百令胶囊联合呼吸康复训练对矽肺合并慢阻肺患者白细胞介素-6 及肺功能的影响[J].中国生化药物杂志,2016,36(5):139-141.
④ 时婵,等.补肺活血胶囊治疗尘肺合并慢性阻塞性肺疾病的疗效观察[J].中国工业医学杂志,2014,27(5):345-346.

尘肺合并肺心病慢性心衰总效率 97.37%,优于对照组,两组差异有统计学意义($P<0.05$)。结论：芪苈强心胶囊治疗尘肺合并肺心病慢性心衰疗效显著。[1]

预 防 用 药

加味玉屏风散　黄芪 30 克、白术 20 克、防风 10 克、甘草 6 克。每日 1 剂,水煎服。常规水煎 2 次,弃渣取汁 200 毫升,混合装瓶,每次 100 毫升,早晚分服。从冬至的一九第一日起,至三九的最后一日,共服 27 日。刘耀武等用上方预防矽肺患者罹患感冒 106 例。结果：1989—1991 年感冒的发病率分别是 10%、6.3%、6.8%,与 1987—1988 年(43%、37%)同期未服本方者相比有非常显著性差异。[2]

① 王璟璠,等.芪苈强心胶囊治疗尘肺并肺心病慢性心衰 76 例分析[J].中国医药科学,2014,4(18)：73 - 75.
② 刘耀武,等.加味玉屏风散预防矽肺患者罹患感冒 106 例观察[J].内蒙古中医药,1993(1)：8 - 9.

阻塞性睡眠呼吸暂停低通气综合征

概　　述

阻塞性睡眠呼吸暂停低通气综合征（OSAHS）是一种病因不明的睡眠呼吸疾病，临床表现有夜间睡眠打鼾伴呼吸暂停和白天嗜睡。由于呼吸暂停引起反复发作的夜间低氧和高碳酸血症，可导致高血压、冠心病、糖尿病和脑血管疾病等并发症及交通事故，甚至出现夜间猝死。因此本病是一种有潜在致死性的睡眠呼吸疾病。本病的直接发病机制是上气道的狭窄和阻塞，但其发病并非简单的气道阻塞，实际是上气道塌陷，并伴有呼吸中枢神经调节因素障碍。引起上气道狭窄和阻塞的原因很多，包括鼻中隔弯曲、扁桃体肥大、软腭过长、下颌弓狭窄、下颌后缩畸形、颞下颌关节强直、少数情况下出现的两侧关节强直继发的小颌畸形、巨舌症、舌骨后移等。此外，肥胖、上气道组织黏液性水肿，以及口咽或下咽部肿瘤等也均可引起本病。关于本病的病因和发病机制，需进一步研究。

本病属中医"鼾证""鼾眠""鼻鼾"等范畴。《素问》中首次描述了"鼾证"，云："不得卧而息有音者，是阳明之逆也，足三阳者下行，今逆而上行，故息有音也。"意为阳明经经气上逆致鼾。《诸病源候论》云："鼾眠者，眠里喉咽间有声也。人喉咙，气上下也，气血若调，虽寤寐不妨宣畅；气有不和，则冲击喉咽而作声也。其有肥人眠作声者，但肥人气血沉厚，迫隘喉间，涩而不利，亦作声。"首次论述了鼾眠的定义与发病机理。该病病位在咽喉，病机为痰瘀互结于咽喉，咽喉不利，鼾症多属本虚标实之证。标实以痰浊贯穿始终，渐而瘀血内生，痰瘀并重互结，兼见痰浊

化热为患；本虚以肺、脾、肾虚衰为主。治疗当根据邪实正虚的偏胜，分别选用扶正与祛邪的治则。标实者，根据病邪性质分别采用化痰祛瘀、开窍醒神、清热化痰、平肝泻火之法，佐以健脾益气；本虚者，根据脏腑阴阳虚损情况，可选用健脾益肺、固肾培元、调和阴阳之法，佐以化痰通窍。

辨　证　施　治

国家中医药管理局医政司分3证

（1）痰热内壅证　症见眠时有鼾声，鼾声响亮，时断时续，气粗，夜寐不安，晨起口干，咯痰黄而黏稠，便秘，易出汗，乏力，舌红，苔黄或黄腻，脉弦滑数。治宜清肺化痰、顺气开窍。方用清金化痰汤加减：黄芩、胆南星、茯苓、浙贝母、瓜蒌仁、天竺黄、制半夏、陈皮、甘草等。

（2）痰湿内阻证　症见眠时有鼾声，鼾声响亮，时断时续，夜寐不安，形体肥胖，晨起口干不明显，胸闷，咯痰白稀，神疲嗜睡，睡不解乏，健忘，脘痞，舌淡红边有齿痕，舌苔白或白腻或白滑，脉弦滑或濡缓。治宜健脾化痰、顺气开窍。方用二陈汤加减：姜半夏、茯苓、陈皮、甘草、党参、白术、苍术、石菖蒲、郁金、旋覆花、杏仁、川朴、浙贝母、紫苏子、桔梗等。

（3）痰瘀互结证　症见眠时有鼾声，鼾声响亮，时断时续，夜寐不实，时时憋醒，口干但不欲饮，晨起头痛，胸闷，面色晦暗，健忘，气短，神疲乏力，腰膝酸软，舌质暗红或有瘀斑瘀点，苔薄润，脉细涩。治宜益肾健脾、祛瘀除痰。方用金水六君煎加减：当归、熟地黄、陈皮、姜半夏、茯苓、黄芪、太子参、石菖蒲、胆南星、郁金、丹参、地龙、白芥

子、枳实、淫羊藿、甘草等。①

经 验 方

1. 加味半夏厚朴汤　法半夏 15 克、厚朴 10 克、紫苏叶 10 克、茯苓 20 克、生姜 10 克、佛手 10 克、荷叶 10 克、泽泻 15 克等。做成袋装水煎剂，口服，每袋 200 毫升，每日 2 次。房芳等将 74 例痰气互结型 OSAHS 患者随机分为治疗组 38 例与对照组 36 例，两组均予以调整生活方式等基础治疗。治疗组另外给予加味半夏厚朴汤水煎剂。给药 6 周后评估两组中医证候积分以判断临床疗效，监测多导睡眠图（PSG）各项目变化及 ESS 评分。结果：治疗组临床症状及中医证候积分改善优于对照组，差异有统计学意义（$P<0.05$）；两组体重指数、腰围、总胆固醇、低密度脂蛋白、三酰甘油比较，差异有统计学意义（$P<0.05$）。治疗前后治疗组 ESS 评分、呼吸暂停低通气指数（AHI）、低通气指数（HI）、氧减指数（ODI）、最低动脉血氧饱和度（$LSaO_2$）等指标改善明显优于对照组，差异有统计学意义（$P<0.05$）。②

2. 参苓白术散加减　党参 15 克、茯苓 15 克、白术 15 克、山药 15 克、白扁豆 12 克、砂仁 6 克、薏苡仁 9 克、桔梗 6 克、甘草 6 克、大枣 10 克、石菖蒲 6 克。随症加减：见有化热兼证，加泽泻 10 克、车前草 15 克；见有血瘀兼证，加川芎 9 克、郁金 10 克。每日 1 剂，分 2 次以温水 150 毫升冲服。治疗 4 周。郑欣等将 60 例 OSAHS 患者随机分为单纯中药组、单纯针刺组和针药结合组各 20 例，并分别进行治疗。单纯针刺组选主穴：廉泉、旁廉泉（廉泉穴左右旁开 1 寸处，左右各一）、四神聪、丰隆、阴陵泉。随症加减：见有化热兼证者，加曲池、内庭；见有血瘀兼证者，加血海、膈俞

等。患者取仰卧位，用 75％ 酒精棉球常规消毒皮肤，廉泉和旁廉泉向舌后根方向刺入 25～40 毫米，刺激强度以舌根部产生麻胀感为度，四神聪针尖指向百会平刺 13～20 毫米，余穴常规针刺，局部酸胀为度，施捻转平补平泻手法，留针 30 分钟，每 10 分钟行针 1 次，每周治疗 5 次，10 次为 1 疗程，治疗 2 个疗程。单纯中药组应用颗粒剂型参苓白术散加减。针药结合组取穴及中药方剂同单纯针刺组和单纯中药组方案。未进行针刺期间以中药治疗为主。结果：经 2 个疗程治疗后，三组患者比较，睡眠呼吸暂停低通气指数（AHI）、最低血氧饱和度、睡眠分期 stage 3％＋stage 4％、Epworth 嗜睡量表（Epworth Sleepiness Scale，ESS）评分，差异均有统计学意义（$P<0.05$），睡眠分期 stage 1％＋stage 2％、REM％差异无统计学意义（$P>0.05$）；而在鼾声指数中，针药结合组与单纯针刺组相比，差异有统计学意义（$P<0.05$），与单纯中药组相比，差异无统计学意义（$P>0.05$）。③

3. 加味黄连温胆汤　黄连 6 克、半夏 10 克、茯苓 15 克、陈皮 10 克、枳实 10 克、竹茹 10 克、炙甘草 6 克、川芎 10 克、郁金 10 克、石菖蒲 10 克、丹参 15 克。魏琦等将 40 例痰热夹瘀型阻塞性睡眠呼吸暂停低通气综合征患者随机分为观察组和对照组各 20 例。对照组予一般性治疗，观察组在对照组基础上加用加味黄连温胆汤治疗。两组疗程均为 2 个月，比较两组治疗前后中医证候积分、AHI 值、$LSaO_2$ 及 ESS 评分的差异。结果：治疗后两组临床疗效、中医证候积分、AHI 值、$LSaO_2$ 比较，差异有统计学意义（$P<0.05$）。两组单项症状积分比较，嗜睡症状比较，差异无统计学意义（$P>0.05$）；白天嗜睡、倦怠身重、头晕头痛、口干口苦、唇甲紫暗、舌苔比较，差异有统计学意义（$P<0.01$）。ESS 评分比较，差异无统计学意义（$P>0.05$）。④

① 国家中医药管理局医政司.肺病科·鼾证(阻塞性睡眠呼吸暂停低通气综合征)中医诊疗方案(试行)[M].北京:国家中医药管理局,2011:93-97.
② 房芳,朱欣佚,等.加味半夏厚朴汤治疗痰气互结型阻塞性睡眠呼吸暂停低通气综合征的临床研究[J].世界中西医结合杂志,2018,13(12):1715-1718.
③ 郑欣,陈妍杰,等.中药结合针刺对阻塞性睡眠呼吸暂停低通气综合征改善效果的随机对照研究[J].中国现代医药杂志,2018,20(10):13-16.
④ 魏琦,李映霞,等.加味黄连温胆汤治疗痰热夹瘀型阻塞性睡眠呼吸暂停低通气综合征20例[J].江西中医药,2018,49(9):28-30.

4. 加味会厌逐瘀汤 桃仁9克、当归9克、枳壳9克、红花6克、炙甘草6克、桔梗6克、黄芪30克、赤芍12克、生地黄12克、柴胡12克。诸药置入冷水内浸泡,20分钟后取出并分2次煎,即每次煎沸后再文火煎煮20分钟,两煎混匀,取200分钟,口服,每日2次。两组连续治疗14天,即1个疗程。雷中华将161例气虚血瘀型阻塞性睡眠呼吸暂停低通气综合征患者随机分为对照组80例和观察组81例。对照组采取步行运动治疗,以此为基础,观察组予以加味会厌逐瘀汤治疗。分析两组治疗情况。结果:治疗后,观察组打鼾、嗜睡、倦怠等症状积分均低于对照组,差异有统计学意义($P<0.05$)。[①]

5. 补肺健脾通窍汤 五指毛桃10克、太子参10克、毛冬青10克、蛤壳(先煎)10克、白术8克、连翘8克、浙贝母8克、防风5克、地龙6克、辛夷6克、藿香8克、薄荷(后下)3克。每日1剂。上方加水800毫升,蛤壳先煎20分钟,薄荷最后5分钟加入,煎煮共约1小时,取汁约200毫升,分早、晚饭后30分钟口服,连续治疗4周,疗程结束后即评估治疗效果。邓健等选取80例OSAHS患儿,对其临床资料进行回顾性研究,所有患儿均采用补肺健脾通窍汤治疗。连续治疗4周,评价其临床疗效,比较患儿治疗前后的中医证候积分、AHI、OAI、SAO2。结果:临床疗效总有效率80.00%;治疗后,患儿中医证候积分低于治疗前,其SAO2高于治疗前,其AHI、OAI均低于治疗前,差异均有统计学意义(均$P<0.05$)。[②]

6. 涤浊通窍方 泽泻30克、白术30克、泽兰30克、干荷叶30克、白芥子6克、桃仁10克、甲片6克、石菖蒲12克、郁金12克、巴戟天10克。每日1剂,由河南省中医院煎药房代煎,1剂中药煎成2袋,每袋200毫升,每次服用1袋,早晚饭前温服。宫剑鸣等将96例痰浊夹瘀型阻塞性睡眠呼吸暂停

低通气综合征患者随机分为观察组和对照组各48例。观察组给予涤浊通窍方;对照组给予多索茶碱片,每次0.2克,每日2次。两组均治疗4周。比较两组睡眠呼吸暂停低通气指数(AHI)、最低氧饱和度(SaO2 min)、平均氧饱和度(SaO2)、氧减指数(ODI)、氧饱和度低于90%的时间(T90)和微觉醒指数(MAI)、Epworth嗜睡量表记分及中医症状评分。结果:治疗后观察组AHI、ODI、T90、MAI均明显低于对照组($P<0.05$,$P<0.01$),SaO2 min、SaO2明显高于对照组($P<0.05$);治疗后两组嗜睡量表记分均下降($P<0.05$);治疗后观察组中医证候积分显著减少($P<0.01$)。[③]

7. 加味涤痰汤 生黄芪30～60克、当归9克、桃仁9克、红花9克、赤芍11克、地龙9克、鸡血藤15克、丹参15克、桔梗6克。随症加减:若语言不利者,则酌情加用石菖蒲9克、郁金9克、远志6克;如头晕者,则加天麻9克。若口眼歪斜者,则加白僵蚕9克。每日1剂,用水煎2次,然后取用400毫升汁,将其分成3次口服(即早、中、晚各服用1次),并以2周时间作为1个疗程。在3个疗程后,观察患者最低末梢血氧饱和指数(LSPO2)、睡眠呼吸暂停(AHI)变化及证后积分,进行疗效评定。黄树敏等将60例老年阻塞性睡眠呼吸暂停低通气综合征患者随机分为观察组与对照组各30例。对照组选用常规疗法治疗,观察组则选用加味涤痰汤进行治疗。对两组患者的治疗效果以及LSPO2、AHI、证候积分进行对比分析。结果:观察组患者治疗总有效率96.7%,而对照组为80.0%;观察组患者LSPO2、AHI、证候积分均优于对照组,差异有统计学意义($P<0.05$)。[④]

8. 化痰熄风逐瘀汤 半夏12克、天麻10克、橘红10克、白芥子6克、茯苓9克、杏仁10克、石菖蒲10克、干荷叶30克、泽兰30克、川芎12克、甲片

① 雷中华.加味会厌逐瘀汤治疗气虚血瘀型阻塞性睡眠呼吸暂停低通气综合征的临床研究[J].世界睡眠医学杂志,2018,5(8):894-895.
② 邓健,李宜瑞,等.补肺健脾通窍汤治疗儿童阻塞性睡眠呼吸暂停低通气综合征临床观察[J].新中医,2018,50(7):144-146.
③ 宫剑鸣,赵彦青,等.涤浊通窍方治疗痰浊夹瘀型阻塞性睡眠呼吸暂停低通气综合征48例临床观察[J].辽宁中医杂志,2017,44(10):2126-2128.
④ 黄树敏,等.加味涤痰汤对老年阻塞性睡眠呼吸暂停低通气综合征氧化应激和炎性反应的干预作用[J].内蒙古中医药,2017,36(8):35.

6克。赵莹雪将60例脑梗死合并阻塞性睡眠呼吸暂停低通气综合征患者随机分为治疗组和对照组各30例。对照组采用常规治疗,治疗组在常规治疗的基础上加服化痰熄风逐瘀汤,治疗后进行疗效对比。结果:对照组有效率76.67%,治疗组有效率90.00%。两组有效率比较,差异有统计学意义($P<0.05$);治疗后,治疗组神经功能缺损积分、呼吸暂停低通气指数均低于对照组($P<0.05$);治疗组最低氧饱和度高于对照组($P<0.05$)。[1]

9. 宁鼾汤 胆南星6克、陈皮6克、桃仁6克、红花6克、甘草6克、半夏9克、枳壳9克、桔梗9克、柴胡9克、竹茹10克、当归10克、赤芍10克、茯苓15克。每日1剂,水煎服,2个月为1个疗程。马云莉将120例OSAHS患者随机分为治疗组和对照组各60例。对照组予常规CPAP(持续正压通气)治疗,治疗组加用宁鼾汤,临床根据症候特点加减。结果:治疗组好转46例,无效14例,有效率76.7%;对照组好转37例,无效23例,有效率61.7%。治疗组明显优于对照组($P<0.01$),有显著性差异。[2]

10. 通塞消栓汤 胆南星、瓜蒌、大黄、水牛角、夏枯草、天竺黄、石菖蒲、僵蚕、石决明、牡丹皮、丹参、天麻、郁金等。用韩国煎药机统一煎煮,分装成袋,每袋200毫升(1剂中药装2袋),每次1袋,每日2次,早晚分服,每个疗程服4周。郭湘芳等将58例诊断为脑梗死,再采用多导睡眠图(PSG)诊断兼有阻塞性睡眠呼吸暂停低通气综合征患者随机分组。对照组28例采用常规治疗,治疗组30例在常规治疗的基础上加服通塞消栓汤,于治疗前后观察临床疗效,并复查PSG,重点观察呼吸暂停指数、低通气指数、低通气时间及血氧饱和度等指标。结果:通塞消栓汤能明显改善脑梗死兼OSAHS患者的临床症状及体征,兼能改善呼吸暂停指数、呼吸紊乱指数、低通气指数,缩短低通气时间,使90%以下血氧饱和度总时间明显

减少,疗效明显优于对照组。[3]

单 方

牛蒡子方 组成:牛蒡子10克、苎麻根15克、甘草6克。用法用量:加入200～250毫升水,文火煎至60毫升,每晚睡前30分钟口含2～3分钟后咽下30毫升,连服14天为1个疗程。共2个疗程。临床应用:丛爱滋用上方治疗60例老年打鼾患者,总有效率95%。[4]

中 成 药

1. 消鼾利气颗粒 组成:竹茹15克、陈皮15克、法半夏9克、浙贝母10克、川厚朴10克、川椒目10克、枳壳10克、桃仁10克、威灵仙10克、莱菔子10克、石菖蒲10克、射干10克(北京康仁堂药业有限公司)。用法用量:每次1袋,每日2次。靳锐锋等将60例轻度(中度)阻塞性睡眠呼吸暂停低通气综合征OSAHS患者按照随机对照试验原则分为治疗组与对照组各30例。治疗组采用口服消鼾利气颗粒加基础干预措施,对照组采用单纯基础干预措施,疗程1个月。观察两组治疗前后痰湿体质积分、中医证候积分、睡眠呼吸暂停低通气指数(AHI)、Epworth嗜睡量表(ESS)、最低末梢血氧饱和度($LSPO_2$)及$SpO_2<90\%$占总睡眠时间比例(%)等的变化。结果:治疗后治疗组痰湿体质积分、中医证候积分、AHI、ESS、$SpO_2<90\%$占总睡眠时间比例较本组治疗前下降,$LSPO_2$升高,且与对照组同期比较均有极显著性差异($P<0.01$);相关性分析显示痰湿体质积分与中医证候积分、AHI、ESS及$SpO_2<90\%$占总睡眠时间比例均成正相关,与$LSPO_2$呈负相关。[5]

① 赵莹雪.化痰熄风逐瘀汤治疗脑梗死合并阻塞性睡眠呼吸暂停低通气综合征临床研究[J].中医学报,2013,28(11):1729-1730.
② 马云莉,等.宁鼾汤治疗痰瘀互结型阻塞性睡眠呼吸暂停低通气综合征60例观察[J].浙江中医杂志,2012,47(10):716.
③ 郭湘芳,等.通塞消栓汤治疗脑梗死兼阻塞性睡眠呼吸暂停低通气综合征30例[J].中国中医药信息杂志,2007,14(6):13-14.
④ 丛爱滋.牛蒡子方剂治疗老年打鼾[J].四川中医,2002,20(11):37.
⑤ 靳锐锋,崔红生,等.消鼾利气颗粒治疗阻塞性睡眠呼吸暂停低通气综合征的临床疗效评价[J].中华中医药杂志,2019,34(1):374-376.

2. 苏黄止咳胶囊 组成：麻黄、紫苏叶、地龙、蜜炙枇杷叶、炒紫苏子、蝉蜕、前胡、炒牛蒡子、五味子等。用法用量：口服，每次3粒，每日3次，连续治疗5日。临床应用：韩蕾选取15例阻塞性睡眠呼吸暂停低通气综合征患者，均进行药物治疗，8例注射氨溴索治疗，2例口服羧甲司坦治疗，3例注射痰热清治疗，2例口服苏黄止咳胶囊治疗，观察所有患者治疗前后效果。结果：祛瘀化痰法治疗阻塞性睡眠呼吸暂停低通气综合征效果显著，具有临床推广意义。[1]

3. 二陈解鼾颗粒 组成：制半夏10克、陈皮10克、茯苓15克、生山楂30克、泽泻30克、绞股蓝30克、甘草6克。用法用量：口服，每次2袋，每日2次，早晚分服。总疗程12周。徐婷贞等选择55例2015年12月至2016年12月在浙江中医药大学附属第一医院OSAHS专病门诊就诊的、符合诊断标准的痰湿内阻证OSAHS患者，通过随机数字法将患者分为对照组27例，患者予健康生活指导；治疗组28例患者在对照组治疗基础上予中药二陈解鼾颗粒治疗。两组疗程均为12周，检测两组患者治疗前后的睡眠呼吸暂停低通气指数（AHI）、呼吸紊乱时最低血氧饱和度（Lowestoxygensaturation，$LSaO_2$）、外周血炎症因子$TNF-\alpha$、$NF-\kappa B$、IL-1、IL-6水平的变化。结果：治疗组AHI较治疗前明显改善，差异有统计学意义（$P<0.05$），而对照组治疗后无明显改善，与治疗前比较，差异无统计学意义（$P>0.05$）；治疗组外周血炎症因子$TNF-\alpha$、$NF-\kappa B$、IL-1、IL-6水平均有所下降，治疗前后对比差异具有统计学意义（$P<0.05$），而对照组治疗后炎症因子水平较治疗前稍升高，差异无统计学意义（$P>0.05$）；且治疗后两组间比较差异有统计学意义（$P<0.01$）。[2]

4. 痰热清注射液 组成：黄芩、熊胆粉、山羊角、金银花、连翘（上海凯宝药业股份有限公司，批号20150805,10毫升/支）。用法用量：将20毫升痰热清注射液溶于0.9%氯化钠注射液250毫升中静脉滴注，重症患儿可用40毫升，每分钟滴速不超过60滴，每日1次，以10天为1个疗程，第1疗程结束20天后再进行第2个疗程，共治疗2个疗程。临床应用：罗桂珍等将68例阻塞性睡眠呼吸暂停低通气综合征患儿随机分为痰热清组以及常规组各34例。痰热清组患儿采用痰热清注射液治疗，常规组患儿给予常规治疗，比较两组患儿治疗前后呼吸暂停低通气指数（AHI）、平均动脉血氧饱和度（$MSaO_2$）、最低动脉血氧饱和度（$LSaO_2$）、动脉血氧饱和度<90%时间占监测总时间的百分比（TS90%）、血清瘦素水平、治疗效果以及不良反应发生情况。结果：治疗后，痰热清组患儿的AHI、$MSaO_2$、$LSaO_2$、TS90%与常规组比较，差异均有统计学意义（均$P<0.05$）；治疗后，痰热清组患儿血清瘦素水平明显低于常规组，差异有统计学意义（$P<0.05$）；痰热清组患儿治疗的总有效率明显高于常规组，差异有统计学意义（$P<0.05$）；痰热清组患儿不良反应发生率明显低于常规组，差异有统计学意义（$P<0.05$）。[3]

5. 疏肝益阳胶囊 组成：白蒺藜、柴胡、蜂房、地龙、水蛭、九香虫、紫梢花、蛇床子、远志、肉苁蓉、菟丝子、五味子、巴戟天、蜈蚣、石菖蒲等（上海雷允上药业有限公司，0.25克/粒，36粒装）。功效：补益肝肾，活血通络，兴阳振痿，生精强身。用法用量：单次剂量1克，每日3次，服用4周。临床应用：顾欣等将350例OSAHS合并勃起功能障碍（ED）患者按照治疗方法分为三组，即单纯疏肝益阳胶囊治疗组107例、单纯持续正压通气治疗组118例及疏肝益阳胶囊联合持续正压通气治疗组125例，疗程4周。正压持续气道通气治疗：应用自动调定压力的CPAP经压力调定后，患者每晚治疗1次，时间≥6小时，治疗4周。结果：单纯疏肝益阳胶囊治疗组，ED症状改

① 韩蕾.祛瘀化痰法治疗阻塞性睡眠呼吸暂停低通气综合征的初步疗效观察[J].临床医药文献杂志,2018,5(28)：152,154.
② 徐婷贞,等.二陈解鼾颗粒对阻塞性睡眠呼吸暂停低通气综合征患者炎症因子的影响[J].浙江中医药大学学报,2018,42(10)：862-866.
③ 罗桂珍,等.痰热清注射液治疗阻塞性睡眠呼吸暂停低通气综合征患儿的疗效及其对血清瘦素水平的影响[J].中国药物经济学,2017,12(5)：46-48.

善有效率 78.5%；单纯持续正压气道通气治疗组有效率 61.9%；疏肝益阳胶囊联合持续正压气道通气治疗组有效率 90.4%，三组之间有效率相比，差异有统计学意义（$P<0.05$）。年龄<50 岁的患者接受治疗后的症状改善程度更为明显。药物治疗期间未有不良反应发生。[1]

① 顾欣,梁丽,等.疏肝益阳胶囊治疗伴阻塞性睡眠呼吸暂停低通气综合征的勃起功能障碍的疗效观察[J].中南药学,2015,13(2)：200－202.

肺 结 核

概 述

肺结核是由结核杆菌引起的慢性肺部感染,咳嗽、胸痛、咯血、潮热、盗汗、消瘦、血沉增速为其主要临床特征。在人体抵抗力降低的情况下,因感染结核杆菌而发病,具传染性,虽然感染后并非立即发病,但一旦感染,终生有发病危险。

本病属中医"肺痨""痨瘵""肺疳"等范畴。先天禀赋不足,后天嗜欲无节,酒色过度、忧思劳倦、久病体衰时正气亏耗,为内因,外受"痨虫"所染,邪乘虚而入,而致发病。病位在肺,肺主呼吸,受气于天,吸清呼浊,肺气虚,则卫外不固,水道通调不利,清肃失常,声嘶音哑。子盗母气则脾气受损,而倦怠乏力,纳呆便溏。肺虚肾失滋生之源,肾虚相火灼金,上耗母气,而致骨蒸潮热,经血不调,腰酸滑精诸症,若肺金不能制肝木,肾虚不能养肝,肝火偏旺,上逆侮肺,则见胸胁掣痛,性急易怒,肾虚,水不济火,还可见虚烦不寐,盗汗等症。一般来说,初起肺气受损,肺阴受耗,肺失滋润,继则肺肾同病,兼及心肝,阴虚火旺,或肺脾同病,致气阴两伤,后期阴损及阳,终致阴阳俱伤的危重结局。

辨 证 施 治

国家中医药管理局医政司分4证

(1)肺阴亏损证 症见干咳,咳声短促,或咯少量黏痰,或痰中带血丝,血色鲜红,午后手足心热,皮肤干灼,口干咽燥,或有轻微盗汗,舌边尖红,苔薄,脉细或细数。治宜滋阴润肺。方用沙参麦冬汤加减:沙参、麦冬、生地黄、玉竹、百部、川贝母、茯苓、炒白术、山药等。

(2)阴虚火旺证 症见呛咳气急,痰少质黏,或吐稠黄痰,量多,时时咯血,血色鲜红,午后潮热,骨蒸,五心烦热,颧红,盗汗,口渴,心烦,失眠,或胸胁掣痛,男子可见遗精,女子月经不调,形体日渐消瘦,舌红而干,苔薄黄或剥,脉细数。治宜滋阴降火。方用百合固金汤加减:百合、生地黄、麦冬、北沙参、黄芩、百部、白及、浙贝母、当归、白芍、鳖甲、知母、牡丹皮等。

(3)气阴耗伤证 症见咳嗽无力,气短声低,咯痰清稀色白,痰中带血,或咯血,午后潮热,伴有畏风、怕冷,自汗或盗汗,纳少神疲,面色㿠白,颧红,舌质光淡、边有齿印,苔薄,脉细弱而数。治宜益气养阴。方用益肺合剂加减:黄芪、北沙参、麦冬、桑叶、百部、黄精、百合、生晒参、黄芩、丹参、野荞麦、阿胶等。

(4)阴阳两虚证 症见咳逆喘息少气,咯痰色白,或夹血丝,血色暗淡,潮热,声嘶或失音,面浮肢肿,心慌,唇紫,肢冷,形寒,或见五更泄泻,口舌生糜,大肉尽脱,男子滑精、阳痿,女子经少、经闭,舌质光质红,少津,脉微细而数,或虚大无力。治宜滋阴补阳。方用补肺固本方加减:黄芪、山药、茯苓、丹参、百部、陈皮、紫菀、白芍、当归、枸杞子、龟甲、杜仲、菟丝子、淫羊藿、五味子等。[1]

经 验 方

1. 加味定喘汤 黄芩12克、款冬花12克、杏仁12克、百部12克、金沸草12克、桑白皮12克、

① 国家中医药管理局医政司.国家中医药管理局第3批24个专业104个病种中医诊疗方案(试行)[M].北京:中国中医药出版社,2012.

紫苏子 10 克、法半夏 10 克、甘草 10 克、炙麻黄 9 克、白果 8 克。随症加减：咽痛、咽部充血者，加金银花、板蓝根；咽痒者，加桔梗、薄荷、白僵蚕、牛蒡子；偏热者，加川贝母、瓜蒌；偏寒者，加防风、荆芥；阴虚者，加麦冬、天花粉。以水煎煮浓缩至 400 毫升，每日早晚温服，1 个月为 1 个疗程。龚惠莉等将 136 例重症肺结核患者随机分为对照组和观察组各 68 例。对照组采用抗痨治疗，观察组在对照组的基础上联合加味定喘汤进行治疗，1 个月为 1 个疗程，两组均连续治疗 3 个疗程。统计两组患者临床疗效；比较两组治疗后病灶吸收情况、痰菌转阴率、病灶空洞闭合情况；检测并比较两组治疗前后血气指标及肺功能水平。结果：治疗后观察组与对照组的总有效率分别为 85.29%、69.12%，观察组总有效率高于对照组，差异有统计学意义（$P<0.05$）。治疗后观察组痰菌转阴率高于对照组，差异有统计学意义（$P<0.05$）；治疗后观察组病灶空洞闭合的患者比例高于对照组，差异有统计学意义（$P<0.05$），病灶空洞增大的患者比例低于对照组，差异有统计学意义（$P<0.05$）。与治疗前比较，治疗后两组 $PaCO_2$ 水平下降，且观察组低于对照组，差异有统计学意义（$P<0.05$）；与治疗前比较，治疗后两组 PaO_2、SpO_2、OI 水平及 FVC、PEF、FEV_1 及 MMEF 水平显著升高，差异有统计学意义（$P<0.05$），且观察组均高于对照组，差异有统计学意义（$P<0.05$）。[1]

2. **益气养阴清肺方** 黄芪 30 克、党参 20 克、麦冬 20 克、百合 20 克、白术 20 克、枸杞子 15 克、猫爪草 15 克、白及 15 克、甘草 10 克。每日 1 剂，早晚顿服。马喜迎将 100 例初治肺结核患者随机分为对照组和观察组各 50 例。对照组给予西医常规化疗，观察组在此基础上加用益气养阴清肺方治疗，两组治疗时间均为 6 个月。观察两组治疗前后主要症状评分及免疫功能指标（CD3＋，CD4＋、CD8＋及 CD4＋/CD8＋）变化情况，统计两组临床疗效、痰菌转阴率、胸部影像学改善率及

不良反应发生情况。结果：两组治疗后咳嗽咳痰、咯血、倦怠乏力、潮热及盗汗评分均显著降低（均 $P<0.05$），且观察组治疗后以上评分均显著低于对照组（均 $P<0.05$）；观察组治疗后 CD3＋、CD4＋及 CD4＋/CD8＋显著高于治疗前及对照组（均 $P<0.05$），CD8＋水平显著低于治疗前及对照组（均 $P<0.05$）；观察组治疗总有效率及随访胸部影像学改善率均显著高于对照组（$P<0.05$），随访痰菌转阴率及肝损害、骨髓抑制、消化道反应发生率显著低于对照组（均 $P<0.05$）。结论：益气养阴清肺方联合西医化疗方案治疗初治肺结核可有效缓解临床症状体征，提高细胞免疫功能，清除病原菌，并有助于减轻药物不良反应。[2]

3. **柴胡桂枝干姜汤** 柴胡 24 克、桂枝 9 克、干姜 9 克、黄芩 9 克、瓜蒌根 12 克、甘草 6 克、牡蛎 6 克。用水煎至 300 毫升，口服，每次 150 毫升，每日 2 次，治疗 4 个月。苏汝开等将 140 例肺结核患者按照随机数字表法分为对照组与观察组各 70 例。对照组患者给予 2HRZE/4HR 方案化疗。具体方法为 H（异烟肼）：每次 0.3 克，每日 1 次；R（利福平）：每次 0.45 克，每日 1 次；Z（吡嗪酰胺）：每日 0.75 克，每日 2 次；E（乙胺丁醇）：每日 0.75 克，每日 1 次。观察组患者在对照组治疗基础上给予柴胡桂枝干姜汤。均治疗 4 个月。比较两组患者治疗前后生存质量、临床症状、痰菌阴转率、不良反应发生情况，并比较两组患者临床疗效。结果：观察组有效率 91.43%（64/70），明显高于对照组的 78.57%（55/70）；与治疗前比较，治疗后两组患者中医证候积分均明显下降，而生存质量评分均明显上升，且观察组生存质量评分更高，而中医证候积分更低，差异有统计学意义（$P<0.05$）；治疗后 4 周、8 周、12 周、24 周观察组痰菌阴转率均高于对照组，差异有统计学意义（$P<0.05$）；观察组不良反应发生率 8.57%，对照组 5.71%，两组比较差异无统计学意义（$P>0.05$）。[3]

4. **加味葶苈大枣泻肺汤** 葶苈子 15 克、大枣

① 龚惠莉，等.加味定喘汤联合抗痨治疗对重症肺结核患者临床疗效及对患者血气的影响[J].世界中医药,2018,13(10):2409-2412.
② 马喜迎.益气养阴清肺方联合化疗治疗初治肺结核疗效及对免疫功能的影响[J].现代中西医结合杂志,2018,27(27):3044-3046.
③ 苏汝开，等.柴胡桂枝干姜汤治疗肺结核临床观察[J].中医学报,2018,33(7):1208-1212.

12 克、没药 10 克、赤芍 15 克、桃仁 15 克、红花 10 克、陈皮 12 克、乳香 8 克、三七粉 8 克。水煎服，每日早晚各 1 次，每次 100 毫升。黄舒然等随机将 100 例肺结核患者分为观察组和对照组各 50 例。对照组接受目前常用的 2HRZE/4HR 方案抗结核治疗，同时给予护肝、护胃和支持治疗；观察组在对照组的基础上再联合加味葶苈大枣泻肺汤治疗。两组均治疗 10 天为 1 个疗程，1 个疗程结束后分析比较两组临床效果、患者免疫力、药物不良反应、临床受益情况以及血浆 IL‑2、IL‑6、IL‑10、TNF‑α 水平变化情况。结果：观察组治疗有效率 88%，对照组治疗有效率 68%，观察组有效率明显高于对照组（$P<0.05$）；观察组免疫力优于治疗前（$P<0.05$），而对照组免疫力与治疗前比较无统计学意义（$P>0.05$）；观察组与对照组药物不良反应比较无统计学意义（$P<0.05$）；对照组的 KPS 和体质量的稳定率均低于观察组（$P<0.05$）；两组血浆 IL‑2、IL‑6、IL‑10、TNF‑α 水平治疗后均有所下降，但观察组下降更明显（$P<0.05$）。①

5. 润肺汤　黄芪 15 克、山药 12 克、沙参 12 克、麦冬 12 克、生地黄 10 克、百部 10 克、五味子 10 克、夏枯草 9 克、川贝母 9 克、甘草 9 克。任郭侠等将 80 例初治肺阴亏虚型肺痨患者随机分为治疗组和对照组各 40 例，对照组采用正规西药化疗方案（HREZ），治疗组在此基础上加用中药汤剂润肺汤。用药 1 个月，观察治疗过程中两组患者胸部 CT 的吸收情况，以及抗结核药物不良反应的发生情况等。结果：治疗组的 CT 吸收情况明显高于对照组，两组间比较差异有统计学意义。治疗组抗结核药物不良反应的发生情况明显低于对照组，差异有统计学意义。②

6. 抗痨补肺汤　猫爪草 20 克、黄连 20 克、百部 20 克、白及 20 克、沙参 20 克、麦冬 20 克、百合 20 克、生地黄 20 克、黄芪 20 克、甘草 20 克。随症加

减：咳嗽剧烈，加川贝母、桔梗；咯血，加地榆、藕节炭、仙鹤草、白茅根等；低热，加功劳叶、银柴胡、百贝、阿胶等；胸痛，加广郁金、延胡索等。水煎 1 000 毫升，每日 2 次。陆霓虹等将 140 例耐多药肺结核住院患者按区组方法简单随机分为对照组 60 例和治疗组 80 例。对照组使用吡嗪酰胺（Z），阿米卡星（Am）或卡那霉素（Km）、卷曲霉素（Cm），左氧氟沙星（Lfx）或莫西沙星（Mfx），对氨基水杨酸（PAS）或环丝氨酸（Cs）、乙胺丁醇（E），丙硫异烟胺（Pto），强化阶段治疗 6 个月；耐多药肺结核阴转后 Z、Lfx（Mfx）、PAS（Cs，E）、Pto 巩固治疗 18 个月。治疗组采用抗痨补肺汤，西药治疗同对照组。连续治疗 2 年为 1 个疗程，观测临床症状、痰培养菌落、血常规、肝肾功能、不良反应。治疗 1 个疗程，判定疗效。结果：治疗组痊愈 69 例，显效 77 例，有效 77 例，无效 3 例，总有效率 96.25%；对照组痊愈 44 例，显效 50 例，有效 50 例，无效 10 例，总有效率 83.33%。治疗组疗效优于对照组（$P<0.05$）。肝功能异常发生率、临床症状两组均有改善（$P<0.05$），治疗组优于对照组（$P<0.05$）。③

7. 润肺汤　黄芪 60 克、黄精 30 克、百合 25 克、天冬 25 克、太子参 15 克、麦冬 15 克、黄芩 15 克、百部 15 克、生地黄 15 克、山茱萸 10 克、阿胶 10 克、山药 10 克、白茯苓 10 克、蜂蜜 20 克、甘草 6 克。每日 1 剂，水煎服。中药治疗 12 周为 1 个疗程。孙亚萍等将 116 例耐多药肺结核患者随机分为观察组 70 例和对照组 46 例。对照组患者采用西医抗结核药物治疗，观察组患者在对照组的基础上联合使用自制润肺汤，观察比较两组患者胸部病灶影像学的变化、治疗前后外周血 T 淋巴细胞亚群水平的变化以及不良反应。结果：治疗后，观察组患者的胸部病灶影像学吸收率显著高于对照组患者（$P>0.05$）；观察组患者治疗前后血清 CD3＋、CD4＋、CD4＋/CD8＋均较对照组有显著升高（$P<0.05$）；两组患者不良反应比较不存在

①　黄舒然，葛海波.2HRZE/4HR 方案联合加味葶苈大枣泻肺汤对肺结核患者疗效及免疫力的影响[J].吉林中医药，2018，38(7)：786‑789.
②　任郭侠，等.润肺汤治疗肺阴亏虚型肺结核临床观察[J].陕西中医，2016，37(11)：1470‑1471.
③　陆霓虹，等.抗痨补肺汤联合化疗治疗耐多药肺结核随机平行对照研究[J].实用中医内科杂志，2015，29(10)：98‑100.

统计学显著性差异(P＞0.05)。①

8. 加味补络补管汤　龙骨 20 克、牡蛎 30 克、山茱萸 30 克、三七粉(冲服)6～10 克、白及 10 克、仙鹤草 10 克、白茅根 15 克、藕节 10 克、生地黄 15 克。随症加减：咳嗽者,加贝母 10 克、杏仁 15 克、桑白皮 10 克、马兜铃 10 克、款冬花 15 克、百部 15 克;潮热者,加秦艽 15 克、青蒿 10 克、鳖甲 10 克、地骨皮 10 克、银柴胡 10 克、胡黄连 10 克;盗汗者,加浮小麦 20 克、麻黄根 10 克、五味子 10 克;胸痛者,加郁金 10 克、延胡索 10 克、橘络 10 克、丝瓜络 10 克。每日 1 剂,水煎 2 次,分 3 次温服,连续治疗 7 天。刘小珍等将 60 例肺结核并咯血患者随机分为对照组和治疗组各 30 例。对照组予常规抗痨止血;治疗组在对照组的治疗基础上予加味补络补管汤治疗,并根据症状加减,治疗 7 天后评价疗效。结果：总有效率治疗组 93.3%,对照组 83.3%,治疗组优于对照组(P＜0.05);治疗组咯血停止时间短于对照组,差异有统计学意义(P＜0.05);两组药物不良反应发生率比较,差异无统计学意义(P＞0.05)。②

9. 四物汤加减　当归 20 克、川芎 10 克、芍药 15 克、生地黄 15 克。随症加减：肺热咯血者,加茜草 10 克、槐花 10 克、白茅根 20 克;瘀血咯血者,加蒲黄 6 克、长蕊石 15 克、三七粉(冲)10 克;阴虚咯血者,加墨旱莲 10 克、白及 15 克、血余炭 6 克;血虚咯血者,加棕榈炭 6 克、仙鹤草 15 克、藕节 20 克。每日 1 剂,水煎服。韩承镇将 400 例肺结核咯血患者随机分为治疗组和对照组各 200 例。治疗组采用常规西药抗结核,采用中药四物汤化裁治疗咯血;对照组常规西药抗结核,采用西药止血,治疗 10 天观察止血效果。结果：治疗组、对照组的总有效率分别为 95.00%、77.00%,治疗组疗效优于对照组(P＜0.01)。③

10. 补肺汤　沙参 10 克、百部 10 克、百合 10 克、白及 30 克、十大功劳叶 30 克、麦冬 10 克、阿胶(烊化)20 克、炙冬花 10 克、炙紫菀 20 克、生黄芪 50 克、山药 30 克、川贝母 10 克、茯苓 20 克、地骨皮 30 克、炙鳖甲(先煎)30 克、紫河车 20 克。每日 1 剂,水煎分 2 次服,1 个月后作疗效统计。吴德和将 102 例浸润型肺结核患者分为治疗组 73 例和对照组 29 例。对照组 29 例予以化疗,化疗用药为利福平、异烟肼、乙胺丁醇和吡嗪酰胺,服 2 个月后,续用利福平、异烟肼,连服 4 个月。治疗组在化疗基础上予以补肺汤。结果：治疗组的疗效明显优于单纯化疗组,尤其以低热、盗汗、咳嗽、气急、胸痛、乏力消失快,饮食渐增为优。④

11. 白贝丸　白及 600 克、川贝母 200 克、百部 200 克、甘草 200 克。研末,水泛为丸如绿豆大,白糖为衣。每日早午饭前 30 分钟各服 5 克,温开水送下。活血化痰。适用于空洞型肺结核。⑤

12. 蛤蚧丸　蛤蚧 3 对、黄连 500 克、百部 100 克、白及 100 克。先将蛤蚧去头足切成长条,用黄酒浸后,焙干,研粉。再将 3 味以水洗净,晒干,粉碎后过筛,与蛤蚧粉混合均匀,用冷开水泛为水丸,干燥即得。分装 300 袋,每袋 9 克。每次 1 袋,每日 3 次,饭后服。益气润肺。适用于肺结核、慢性纤维化空洞性肺结核。⑥

13. 人参枣　人参(可用党参代)30 克、川贝母 60 克、黑枣 500 克、猪油 500 克。先以人参煮汤,再以黑枣去核,川贝母打成粉置于黑枣中,然后以人参汤煮枣,使汤全部渗入黑枣内,最后以猪油切成小块蒸黑枣,每日服枣 10 枚。益气化痰,止咳平喘。⑦

单　方

1. 白及粉　组成：白及。用法用量：上药研末,每次 5 克,每日 3 次。临床应用：潘建新用上

① 孙亚萍,蔡青山,等.自拟润肺汤联合西医对耐药肺结核患者的疗效及免疫功能的影响[J].中华中医药学刊,2014,32(5)：1167 - 1169.

② 刘小珍,等.加味补络补管汤辅助治疗肺结核并咯血 30 例临床观察[J].中医药导报,2013,19(5)：71 - 72.

③ 韩承镇.四物汤化裁治疗肺结核咯血 200 例观察[J].中国中医急症,2012,21(9)：1523.

④ 吴德和.补肺汤合化疗治疗浸润型肺结核 73 例临床观察[J].江苏中医,1996,17(10)：27 - 28.

⑤～⑦　董自强.实用单方验方大全[M].北京：北京科学技术出版社,1994.

方配合莨菪类药物共治疗 36 例咯血患者。结果：显效 18 例,有效 12 例,无效 3 例,复发 3 例。[①]

2. 山药汤　组成：生山药 120 克。功效：益肺健脾。用法用量：水煎服。[②]

3. 蚕砂　组成：蚕砂。功效主治：益气活血；适用于肺结核,并有经闭者。用法用量：取 1 把蚕砂,水煎澄清,取清水服。[③]

4. 大黄丸　组成：大黄适量。功效：解毒活血祛瘀。制备方法：大黄研成细末,水泛为丸。用法用量：日服 1～2 克,每次 2 克。[④]

5. 百合汤　组成：百合 30 克、白及 10 克。功效：润肺止咳止血。制备方法：将白及研末,百合煎汤。用法用量：百合汤送服白及末。[⑤]

6. 夏枯草散　组成：夏枯草 30 克、青蒿 3 克、鳖甲 1.5 克。功效：滋阴潜阳,软坚散结。制备方法：夏枯草水煎去渣,浓缩成煎膏晒干,然后与青蒿、鳖甲共研成细粉。用法用量：分 3 次服。[⑥]

7. 百部膏　组成：百部 500 克。功效主治：润肺止咳；适用于肺结核咳嗽。用法用量：加水 4 000 毫升煎膏,每次 1 勺,每日 2 次,连服半个月。[⑦]

① 潘建新.莨菪类药物加白及粉治疗咯血 36 例[J].浙江中医学院学报,2002,26(4)：17.

②～⑦ 董自强.实用单方验方大全[M].北京：北京科学技术出版社,1994.

肺部真菌感染

概　　述

肺部真菌感染是由不同病原体引起的过敏、化脓性炎症反应或形成的慢性肉芽肿。引起下呼吸道真菌感染的致病菌分致病性真菌与条件致病性真菌。（1）致病性真菌属原发性病原菌，常导致原发性真菌感染，可侵袭免疫功能正常的宿主，免疫功能缺陷的患者易致全身播散。病原性真菌主要有组织胞浆菌、球孢子菌、副球孢子菌、皮炎芽生菌、足癣菌和孢子丝菌病等。（2）条件致病性真菌或称机会性真菌，如念珠菌属、曲霉属、隐球菌属、毛霉和青霉属、根霉属、犁头霉属、镰刀霉及肺孢子菌等。这些真菌多为腐生菌，对人体的病原性弱，但宿主存在易患因素时，会导致深部真菌感染，但临床上也可见到无明确宿主因素的病例。临床常见真菌病原体包括念珠菌、曲霉、毛霉、隐球菌、组织胞浆菌等。近年来，随着人口老龄化、器官移植、肿瘤放化疗、造血干细胞移植、超广谱抗生素应用、皮质类固醇激素应用以及各种导管介入治疗等，肺部真菌感染的发病率逐年上升。

本病属中医"肺热病""肺胀""肺痿""风温"等范畴。常见于高龄患者，其本身就已脏器自衰，正气亏虚，再遭遇严重感染、疾病的打击，机体免疫力更为低下，《黄帝内经》认为"正气存内，邪不可干""邪之所凑，其气必虚"；肺脾肾气虚，脾主运化水液，脾气虚则体内水液代谢失调，聚湿生痰，气机不畅，郁久化热，阻遏气机，肺失宣降，出现咳嗽、喘，肺热病；即所谓的"脾为生痰之源""肺为储痰之器"。总之，侵袭性肺部真菌感染的病机为正虚邪实，虚实夹杂。

辨 证 施 治

1. 万勇分2型

（1）温邪犯肺型　症见高热，咳嗽、咳黄痰，舌红苔黄，脉浮数。治宜清热解毒、化痰止咳。药用金银花30克、芦根20克、连翘20克、条参9克、竹叶12克、黄芩12克、桔梗12克、甘草10克、川贝母10克、黄连8克。

（2）阴虚火旺型　症见咳嗽无力、少痰，伴低热，盗汗，舌红苔少，脉细数。治宜滋阴润肺、止咳化痰。药用鳖甲15克、熟地黄15克、百合15克、沙参15克、生地黄15克、麦冬15克、地骨皮10克、杏仁10克、枇杷叶10克。

每日1剂，水煎取汁300毫升，分早晚服用。临床观察：万勇将53例霉菌性肺炎患者随机分为中医辨证施治治疗组（治疗组）33例和西医治疗组（对照组）20例。治疗组予以自拟方。对照组口服大连辉瑞公司出品的大扶康片100毫克，每日1次。结果：治疗组总有效率75.7%，对照组70%，疗效显著。[1]

2. 李爱华等分3型

（1）痰热郁肺型　症见咳嗽，气息粗促或喉中有痰声，痰多，质黏厚或稠黄，咯痰不爽，或有热腥味；胸胁胀满，咳时引痛，面赤或有身热，口干欲饮水；舌红、苔黄腻，脉滑数。

（2）痰湿蕴肺型　症见咳嗽，痰多，因痰而咳，痰出咳平，痰黏腻或稠厚或成块，色白或带灰色，胸膈痞满，肢体困重，口淡发黏，恶心呕吐；舌

① 万勇.中医药治疗霉菌性肺炎33例临床观察[J].湖北中医杂志，2002，24（2）：38.

苔白腻,脉濡滑。

(3)肺阴亏虚型 症见于咳,咳声短促,或声音逐渐嘶哑,口干咽燥,午后潮热,手足心热,夜寐盗汗,日渐消瘦,神疲;舌红少苔,脉细数。

治宜清热解毒、化湿祛痰、肃肺止咳。基本方清化肃肺汤:鱼腥草15克、土茯苓15克、川贝母10克、桔梗10克、瓜蒌皮10克、苦杏仁10克、法半夏10克、地龙10克、甘草6克。随症加减:痰热郁肺型,加桑白皮、苇茎、天竺黄、黄芩;痰湿蕴肺型,加党参、白术、陈皮;肺阴亏虚型,加沙参、麦冬、地骨皮。每日1剂,水煎分2次服。临床观察:李爱华等将37例肺念珠菌病患者按辨证分为痰热郁肺、痰湿蕴肺、肺阴亏虚3型,采用清化肃肺汤加减治疗。结果:治愈9例,有效23例,无效5例,总有效率86.5%。[①]

3.尹修海分6证

(1)肺胃阴虚证 症见咳嗽少痰,或干咳无痰,午后发热,口咽干燥,盗汗,五心烦热,饥不欲食,大便干结,小便短少,舌质红,少苔或无苔,脉细数。治宜润肺益胃。方用沙参麦冬汤加减:沙参12克、麦冬9克、玉竹9克、百合9克、扁豆9克、天花粉9克、桑叶6克、甘草3克。随症加减:口渴甚,加石斛、乌梅肉;阴虚火旺,加地骨皮、胡黄连;盗汗,去桑叶,加五味子、生牡蛎。

(2)阴虚火旺证 症见低热不退,午后加重,咳嗽气喘,久久不愈,咯痰不爽,胸痛,口干喜冷饮,心烦懊侬,大便秘结,小便赤少,舌尖红赤,少苔或如积粉,脉细数。治宜养阴透邪。方用青蒿鳖甲汤加减:鳖甲9克、地骨皮9克、沙参9克、桑叶9克、连翘9克、知母6克、青蒿6克、黄芩3克、甘草3克。随症加减:心烦,加栀子;咯血,加茅根、柏叶;胸痛,加丹参、延胡索;气阴两虚,合生脉散。

(3)痰热壅盛证 症见发热不退,咳嗽气促,咯痰黏稠或脓痰,或痰如粟粒,甚则痰中带血,胸闷胸痛,纳少心烦,渴不欲饮,或饮水不多,大便结,小便黄,舌红,苔黄腻,脉滑数或弦滑。治宜清化痰热。方用小陷胸汤合泻白散加减:全瓜蒌12克、冬瓜仁12克、炙桑皮9克、地骨皮9克、金银花9克、白鲜皮9克、条参9克、半夏6克、黄连3克、炙甘草3克、粳米1撮。随症加减:痰热盛,加鱼腥草;咯血,加茅根、白及;胸痹,加郁金、橘络。

(4)肺脾气虚证 症见咳嗽少气,神疲懒言,咯吐涎沫,或低热缠绵,形体衰弱,面色苍白,纳少便溏,舌淡体胖,边有齿印,苔薄白或腻,脉虚无力。治宜培土生金。方用补中益气汤加减:党参9克、炒白术9克、茯苓9克、炙黄芪9克、陈皮15克、当归(土炒)4.5克、佩兰6克、青蒿6克、柴胡3克、大枣3枚、荷叶边1圈。随症加减:无劳热气陷,去柴胡、青蒿;泄泻,去当归,加煨益智。

(5)气阴两虚证 症见低热不退,久久不已,或咳喘气急,心烦口干,神疲纳少,舌质红,少苔或无苔,脉细数或虚大。治宜气阴双补。方用生脉散加减:西洋参7.5克、麦冬12克、百部10克、五味子4.5克、炙甘草4.5克。随症加减:干咳,加乌梅;脾虚,加淮山药、扁豆;喘,加炙紫菀、紫苏子;肾虚,加胡桃肉、紫河车;邪热盛者,加金银花。

(6)肺肾两虚证 症见低热不退,入夜则甚,盗汗,干咳无痰,或痰少而黏,或痰中带血,骨热蒸蒸,头晕耳鸣,神疲心烦,大便干结,舌红绛,少苔或苔见白膜如粉,脉细数。治宜清金滋水。方用沙参麦冬饮加减:沙参9克、麦冬9克、百部9克、白薇9克、地骨皮9克、紫河车(研冲)9克、桑叶6克、龟甲12克、墨旱莲12克。随症加减:咯血,加仙鹤草;盗汗,加糯稻根、生牡蛎。[②]

经 验 方

1.健脾益气方 炙黄芪12克、潞党参10克、炒白术10克、云茯苓10克、苦杏仁10克、紫苏子10克、白芥子10克、浙贝母10克、全瓜蒌10克、桃仁10克、法半夏6克、制陈皮6克、厚朴6克、

① 李爱华,等.清化肃肺汤治疗肺念珠菌病37例疗效观察[J].新中医,2001(6):29-30.
② 尹修海.霉菌性肺炎的中医治疗[J].湖南中医杂志,1988(4):5-7.

炒桔梗 6 克、五味子 6 克、炙甘草 6 克。每日 1 剂,水煎 2 次取汁 200 毫升,早晚分服。邱建烽将 134 例慢性阻塞性肺疾病继发真菌感染患者随机分为对照组和观察组各 67 例。对照组采取常规西医治疗方法,观察组采取常规西医治疗联合健脾益气中药治疗。对比两组患者的真菌感染症状痊愈情况、住院天数及治疗不良反应发生情况。结果:观察组总有效率(89.55%)高于对照组(74.63%),两组相比差异有统计学意义(P<0.05);观察组患者的恶心、皮疹、呕吐、头晕、转氨酶升高等不良反应发生率明显低于对照组,两组相比差异有统计学意义(P<0.05);观察组患者的住院时间短于对照组,两组相比差异有统计学意义(P<0.05)。①

2. 加味温胆汤 黄芩 12 克、杏仁 15 克、半夏 15 克、陈皮 12 克、竹茹 10 克、枇杷叶 15 克、枳实 10 克、麦冬 15 克、知母 15 克、沙参 15 克、地骨皮 15 克、太子参 15 克、甘草 6 克。每日 1 剂,混合水煎后服用,早晚各半剂,连续治疗 2 周。张安东选取 128 例诊断为慢性阻塞性肺疾病继发肺部真菌感染的患者,随机分为治疗组和对照组各 64 例。治疗组采用中西医结合治疗,对照组单独采用西药氟康唑治疗,治疗 2 周后,比较分析两组患者的总有效率与不良反应发生率。结果:治疗组的临床疗效与对照组比较,总有效率显著提高,差异有统计学意义(82.81% vs 60.94%,P<0.05);治疗组的药物不良反应与对照组相比较低,但差异无统计学意义(12.50% vs 14.06%,P>0.05)。②

3. 麻杏石甘汤合清气化痰丸加减 麻黄 6 克、石膏(先下)15 克、苦杏仁 12 克、陈皮 12 克、瓜蒌仁 15 克、黄芩 10 克、茯苓 9 克、枳实 9 克、胆南星 12 克、炙甘草 9 克。水煎服 300 毫升,每次 150 毫升,每日 2 次,早晚各 1 次,2 周为 1 个疗程。罗田应将 78 例慢性阻塞性肺炎继发肺部真菌感染患者随机分为观察组和对照组各 39 例。观察组采用

中西医结合治疗,对照组采用单独西药治疗。比较分析两组的疗效。结果:观察组有效率 92.3%,对照组有效率 71.8%,两组间有显著性差异;两组的不良反应发生率比较,无显著性差异。③

4. 清肺汤加减 苇茎 20 克、紫花地丁 15 克、连翘 10 克、苦楝皮 10 克、桑白皮 10 克、桃仁 10 克、丹参 20 克、僵蚕 10 克、知母 10 克、桔梗 10 克、杏仁 10 克、茯苓 15 克、前胡 10 克、甘草 3 克。随症加减:痰黄稠似脓,加瓜蒌仁、冬瓜仁、浙贝母清化痰热;喘息较重,加紫苏子、五味子降气化痰平喘;痰瘀交阻,加桃仁、丹参、僵蚕血化瘀通络。每日 1 剂,早、中、晚 3 次煎服。刘良丽等将 50 例老年真菌肺炎患者随机分为治疗组和对照组各 25 例。治疗组采用自拟清肺汤,同时予参麦注射液滴注;对照组予氟康唑静咏滴注。结果:治疗组临床症状改善率、炎症吸收率、血气分析改善率,与对照组相比均有显著性差异。④

5. 自拟方 1 黄芪 30 克、党参 30 克、百部 30 克、茯苓 15 克、生姜 15 克、法半夏 10 克、紫苏子 10 克、桔梗 10 克、山楂 25 克、神曲 25 克、瓜蒌 25 克、白芍 20 克、丹参 20 克。随症加减:痰热偏甚者,加黄芩 15 克、桑白皮 15 克、地骨皮 15 克;阳虚饮停者,加附子(先煎 30 分钟)10 克、桂枝 10 克、细辛 3 克;阴虚偏甚者,加麦冬 15 克、玉竹 15 克、百合 15 克、黄芩 15 克。每日 1 剂,水煎分 2 次口服。付泽伟等将 65 例慢性阻塞性肺疾病继发真菌感染患者随机分为治疗组 34 例和对照组 31 例。治疗组采用中西医结合疗法治疗,对照组单纯使用西医治疗。均于治疗 10 天后判定疗效及症状改善情况。结果:治疗组疗效及症状改善情况均优于对照组(P<0.05)。⑤

6. 知芩汤 黄芩 12 克、知母 10 克、黄柏 10 克、瓜蒌 20 克、天竺黄 15 克、葶苈子 10 克、杏仁 10 克、桑白皮 10 克、蒲公英 15 克、麦冬 15 克、生

① 邱建烽.健脾益气法治疗慢性阻塞性肺疾病继发真菌感染疗效观察[J].中国处方药,2018,16(12):76-77.
② 张安东.中西医结合治疗慢性阻塞性肺疾病继发肺部真菌感染的疗效分析[J].光明中医,2015,30(5):1042-1043.
③ 罗田应.中西医结合治疗慢性阻塞性肺疾病继发肺部真菌感染的临床分析[J].中华中医药学刊,2012,30(2):443-444.
④ 刘良丽,等.清肺汤合参麦注射液治疗老年真菌肺炎 25 例[J].贵阳中医学院学报,2006,28(4):11-12.
⑤ 付泽伟,等.中西医结合治疗慢性阻塞性肺疾病继发菌感染疗效观察[J].湖北中医杂志,2005,27(9):36-37.

地黄 15 克、沙参 15 克、厚朴 10 克、炙甘草 6 克。每日 1 剂,水煎取 300 毫升,分早晚 2 次服用。刘兰萍将 51 例呼吸道继发真菌感染患者随机分为三组,治疗组 26 例、对照 1 组 13 例和对照 2 组 12 例。治疗组采用知芩汤合大蒜素肠溶片(新疆天山制药工业有限公司生产,每片含大蒜素 4 毫克,批号 980411。每次 4 片,每日 3 次)治疗。对照 1 组仅口服大蒜素肠溶片,剂量、服法同前。对照组 2 组予口服酮康唑,每次 200 毫克,每日 2 次。各组用药均以 8 天为 1 个疗程,连续观察 1～2 个疗程后进行痰真菌培养复查。结果:治疗组总有效率 76.9%,与对照 1 组 46.2% 相比有显著性差异($P<0.05$),与对照组 2 组的 83.3% 相比,无显著差异($P>0.05$)。①

7. 自拟方 2　生晒参(另煎)10 克、茯苓 20 克、麦冬 15 克、沙参 10 克、五味子 15 克、山药 30 克、紫草 10 克、陈皮 10 克、甘草 10 克。随症加减:喘促甚者,加紫苏子 10 克、莱菔子 15 克以降气平喘;发热者,加黄连 6 克;尿少浮肿者,加桂枝 6 克、白术 10 克、车前子(包煎)15 克、葶苈子 15 克以泻肺利水。每日 1 剂,先将生晒参文火另煎,然后将其他诸药加水适量,水煎取汁约 300 毫升,再把参汁兑入其他煎好药汤内,早晚分服。宫晓燕等将 96 例肺念珠菌病患者随机分为治疗组和对照组各 48 例。治疗组采用自拟方,15 天为 1 个疗程,共治疗 2 个疗程。1 个疗程结束后分别观察疗效。对照组予采用酮康唑每日 0.4 克口服,15 天为 1 个疗程,共治疗 2 个疗程,严重者用两性霉素 B。结果:治疗组与对照组相比,疗效明显优于对照组($P<0.01$),且全身症状改善较好,无不良反应。②

单　方

1. 甘草连翘黄芩汤　组成:甘草 8 克、连翘

16 克、黄芩 16 克。用法用量:水煎服。③

2. 鱼腥草桔梗合剂　组成:鱼腥草 30 克、桔梗 15 克。用法用量:水煎服。④

中　成　药

1. 大蒜注射液　组成:大蒜挥发油[广联制字(2001)FPGZ047,制剂号 20020520]。用法用量:40～80 毫升加入 5% 或 10% 葡萄糖注射液 500～1 000 毫升中静脉滴注,每日 1 次,疗程为 10～20 天。临床应用:谭亚非等将 244 例新型隐球菌性脑膜炎及肺念珠菌病患者随机分为治疗组 121 例,其中新型隐球菌性脑膜炎 61 例,肺念珠菌病 60 例;对照组 123 例,其中新型隐球菌脑膜炎 62 例,肺念珠菌病 61 例。治疗组以大蒜注射液静脉滴注;对照组新型隐球菌脑膜炎采用两性霉素 B 每千克 1 毫克静脉滴注或 0.1～0.5 毫克鞘内给药,肺念珠菌病采用氟康唑片 200 毫克,口服,每日 1 次。以上药物疗程均为 10～20 天。结果:治疗组新型隐球菌性脑膜炎治愈率 67.2%,总有效率 95.1%;对照组治愈率 69.4%,总有效率 93.6%(均 $P>0.05$);治疗组肺念珠菌病治愈率 78.3%,总有效率 93.3%,对照组治愈率 75.4%,总有效率 78.7%。治疗组总有效率高于对照组($P<0.05$)。结论:大蒜注射液具有抑制、杀灭真菌作用,治疗新型隐球菌性脑膜炎与两性霉素 B 注射剂疗效相当;治疗肺念珠菌病疗效优于氟康唑片。大蒜注射液不良反应少,特别适用于长期使用抗菌药物而致肝肾功能损害和二重感染的慢性疾病患者。⑤

2. 真菌 II 号合剂　组成:黄芪、菟丝子、橘红、茯苓、山豆根、百部、炒黄芩等。适用于肺念珠菌病。用法用量:饭后服用,每日 3 次,每次 30 毫升。临床应用:刘庆彤等将 62 例肺念珠菌病患者随机分为治疗组 32 例与对照组 30 例,治疗组予

① 刘兰萍.知芩汤合大蒜素片治疗呼吸道继发真菌感染 26 例[J].中国中西医结合杂志,2001,21(5):392-393.
② 宫晓燕,等.益气养阴益肾治疗肺念珠菌病 48 例疗效观察[J].深圳中西医结合杂志,2000,10(5):213-214.
③～④ 董自强.实用单方验方大全[M].北京:北京科学技术出版社,1994.
⑤ 谭亚非,等.大蒜注射液治疗新型隐球菌性脑膜炎及肺念珠菌病[J].医药导报,2004,23(9):659-660.

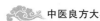

真菌Ⅱ号合剂,对照组予氟康唑内服,第 1 日 400 毫克,以后每日 200 毫克。结果:肺念珠菌病总有效率87.5%,与西药对照组比较差异无显著性（P＞0.05）。药效学证实其疗效机制在于有抑制真菌的作用及提高机体免疫力的作用。安全性检测未发现不良反应。[1]

---

① 刘庆彤,等.真菌Ⅰ、Ⅱ、Ⅲ号合剂治疗念珠菌性口腔炎、肺念珠菌病及念珠菌性肠炎临床与实验研究[J].中医杂志,2001,42(2):98 - 100.

肺脓疡

概　述

　　肺脓疡又称肺脓肿,是由多种病因引起的肺组织化脓性病变。早期为化脓性炎症,继而坏死形成脓肿。多发生于壮年,男多于女。根据发病原因有经气管感染、血源性感染和多发脓肿及肺癌等堵塞所致的感染。肺脓肿也可以根据相关的病原进行归类,如葡萄球菌性、厌氧菌性或曲霉菌性肺脓肿。急性吸入性肺脓肿起病急骤,患者畏寒、发热,体温可高达39℃～40℃。伴咳嗽、咳黏液痰或黏液脓痰。炎症波及局部胸膜可引起胸痛。病变范围较大,可出现气急。此外,还有精神不振、乏力、胃纳差。7～10天后,咳嗽加剧,脓肿破溃于支气管,咳出大量脓臭痰,每日可达300～500毫升,脓排出后,全身症状好转,体温下降,如能及时应用有效抗生素,则病变可在数周内渐好转。有时痰中带血或中等量咯血。如治疗不及时不彻底,病变可渐转为慢性。有的破向胸腔形成脓气胸或支气管胸膜瘘。慢性肺脓肿有慢性咳嗽、咳脓痰、反复咯血、继发感染和不规则发热等,常呈贫血、消瘦等慢性消耗病态。

　　本病属中医"肺痈""咳嗽""咯血"等范畴。多为风热外邪自口鼻或皮毛侵犯于肺所致,正如《类证治裁·肺痿肺痈》所载:"肺痈者,咽干吐脓,因风热客肺蕴毒成痈。"或因风寒袭肺,未得及时表散,内蕴不解,郁而化热所为,《张氏医通·肺痈》曾曰:"肺痈者,由感受风寒,未经发越,停留胸中,蕴发为热。"肺脏受邪热熏灼,肺气失于清肃,血热壅聚而成。平素嗜酒太过或嗜食辛辣炙爛厚味,酿湿蒸痰化热,熏灼于肺;或肺脏宿有痰热,或他脏痰浊瘀结日久,上干于肺,形成肺痈。若宿有痰热蕴肺,复加外感风热,内外合邪,则更易引发本病。《医宗金鉴·外科心法要诀·肺痈》曾指出:"此症系肺脏蓄热,复伤风邪,郁久成痈。"劳累过度,正气虚弱,则卫外不固,外邪易乘虚侵袭,是致病的重要内因。本病病位在肺,病理性质属实、属热。《杂病源流犀烛·肺病源流》谓:"肺痈,肺热极而成痈也。"因邪热郁肺,蒸液成痰,邪阻肺络,血滞为瘀,而致痰热与瘀血互结,蕴酿成痈,血败肉腐化脓,肺损络伤,脓疡溃破外泄,其成痈化脓的病理基础,主要在热壅血瘀。正如《柳选四家医案·环溪草堂医案·咳喘门》所言:"肺痈之病,皆因邪瘀阻于肺络,久蕴生热,蒸化成痈。"本病随着病情的发展,邪正的消长,表现为初期、成痈期、溃脓期、恢复期等不同阶段的演变过程。

辨　证　施　治

陈湘君分4期

　　(1)初期　症见恶寒发热,咳嗽,咯白色黏沫痰,痰量日渐增多,胸痛,咳则痛甚,呼吸不利,口干鼻燥,舌红,苔薄黄,脉浮滑数。治宜疏风宣肺、清热解毒。方用银翘散加减:连翘20克、金银花12克、竹叶6克、芦根30克、桔梗6克、杏仁12克、牛蒡子12克、白茅根30克、薄荷9克、荆芥9克、甘草6克。随症加减:热势较重者,加黄芩15克、鱼腥草30克以加强清热解毒的作用;伴头痛,加菊花9克、白芷12克以清利头目;咳痰量多者,加瓜蒌15克、象贝母12克以化痰止咳;胸痛甚者,加郁金12克、桃仁12克以化瘀通络止痛。

　　(2)成痈期　症见壮热不退,时时振寒,汗出，咳嗽气急，咯吐黄稠脓痰，气味腥臭，胸胁疼痛，转侧不利，口干烦躁，舌红，苔黄腻，脉滑数。治宜化瘀消痈、清肺解毒。方用千金苇茎汤加味：芦根 30 克、白茅根 30 克、薏苡仁 30 克、冬瓜仁 15 克、桃仁 12 克、桔梗 6 克、杏仁 10 克、金银花 15 克、连翘 20 克、黄芩 12 克、黄连 6 克、甘草 6 克。随症加减：咯痰黄稠者，加桑白皮 12 克、瓜蒌 12 克、射干 9 克以清肺化痰；热毒瘀结，痰味腥臭严重者，加犀黄丸清热化痰以凉血消瘀；便秘者，加大黄（后下）12 克、枳实 9 克以清热通腑；伴咯血者，去桃仁，加牡丹皮 12 克、三七粉（吞）3 克以凉血止血。

（3）溃脓期　症见咯吐大量脓痰，或痰液黏稠，或痰血相兼，腥臭异常，胸中烦闷疼痛，甚则气喘不能平卧，身热面赤，口渴喜饮，舌红，苔黄腻，脉滑数。治宜清热解毒、化痰排脓。方用加味桔梗汤加减：桔梗 15 克、甘草 9 克、象贝母 12 克、金银花 15 克、薏苡仁 30 克、葶苈子 15 克、白及 15 克、陈皮 9 克、桃仁 10 克、芦根 30 克。随症加减：咳痰脓出不畅者，加皂角刺 12 克以化痰排脓；无力咳痰者，加黄芪 30 克以益气扶正、托毒排脓；咳血量多者，选加藕节 9 克、牡丹皮 12 克、白茅根 30 克、三七粉（吞）3 克以加强凉血止血；便秘者，加生大黄（后下）9 克以清热通腑。

（4）恢复期　症见身热渐退，咳嗽减轻，咯吐脓血渐少，臭味亦减，痰液转为清稀，或有胸胁隐痛，乏力气短，自汗盗汗，心烦口干，舌红，苔薄黄，脉细数无力。治宜清热养阴、益气补肺。方用沙参清肺汤加减：北沙参 15 克、太子参 15 克、麦冬 12 克、百合 12 克、杏仁 12 克、象贝母 12 克、生黄芪 30 克、薏苡仁 30 克、冬瓜仁 20 克、桔梗 10 克、白及 12 克、甘草 6 克。随症加减：血虚者，加当归 9 克以养血和络；阴虚重者，加玉竹 12 克以养阴润肺；脓毒不尽，咳吐脓血未愈者，加鱼腥草 30 克、败酱草 15 克、金银花 15 克、连翘 15 克以解毒排脓、扶正祛邪。[①]

经　验　方

1. 葶苈大枣泻肺汤　葶苈子 15 克、大枣 10 克、紫苏子 8 克、炒莱菔子 8 克、白芥子 8 克、桂枝 5 克、茯苓 5 克、车前子 5 克、丹参 5 克、桃仁 5 克。随症加减：苔白腻有齿痕者，加白术 15 克、茯苓 10 克；痰色黄黏稠者，加黄芩 10 克、鱼腥草 10 克。3 倍量水连续煎煮 2 次，每次 40 分钟，合并煎液，浓缩至 200 毫升，每次 100 毫升，每日 2 次，连续 15 天。陶银煜等将 126 例肺脓肿患者随机分为治疗组 65 例和对照组 61 例。对照组给予常规治疗，治疗组在对照组基础上给予葶苈大枣泻肺汤加减，15 天为 1 个疗程。观察两组临床疗效、不良反应、肺功能指标 [肺活量（VC）、用力肺活量（FVC）、1 秒用力呼气容积（FEV_1）、峰值呼气流速（PEF）、最大呼气中段流量（MMEF）]、血气分析指标（pH、PCO_2、PO_2、HCO_3^-、血红蛋白浓度、血氧饱和度、血细胞比容）、炎症因子 [肿瘤坏死因子（TNF - α）、白细胞介素 - 8（IL - 8）、白细胞介素 - 2（IL - 2）]。结果：治疗组总有效率显著高于对照组（$P < 0.05$），两组未发现明显不良反应；与对照组比较，治疗组 TNF - α、IL - 8 显著降低（$P < 0.05$），IL - 2、VC、FVC、FEV_1、PEF、MMEF、pH、PCO_2、PO_2、HCO_3^-、血红蛋白浓度、血氧饱和度、血细胞比容显著增加（$P < 0.05$）。[②]

2. 加味千金苇茎汤　芦根 60 克、冬瓜子 30 克、薏苡仁 30 克、黄芩 12 克、桔梗 12 克、桃仁 10 克、黄连 9 克、栀子 9 克、黄柏 9 克、甘草 6 克。每日 1 剂，水煎早晚各服 1 次，2 周为 1 个疗程，共 2 个疗程。梁佳佳等将 74 例痰热壅肺型急性肺脓肿患者随机分为对照组和治疗组各 37 例。对照组予以抗感染、化痰、止咳等对症治疗。支气管肺泡灌洗术操作如下，行咽喉局部麻醉，患者仰卧位，将支气管镜从一侧鼻腔插入，将鼻腔、咽喉和气管中的所有分泌物吸出，将纤维支气管镜插

①　陈湘君.中医内科学［M］.上海：上海科学技术出版社，2004.
②　陶银煜，等.葶苈大枣泻肺汤加减联合常规治疗对肺脓肿患者的临床疗效［J］.中成药，2018，40（12）：2640 - 2643.

入到病灶,吸出病灶部位分泌物,将37℃的灌洗液注入,每次余量10毫升,停留约2分钟后吸净,如此反复多次冲洗直到洗出液澄清时停止,取10毫升灌洗后吸出液体送检查。每周进行治疗2次,连续进行2周的治疗。治疗组在此基础上加用加味千金苇茎汤。结果:治疗组较对照组疗效更佳。[①]

3. **自拟方1** 苇茎30克、薏苡仁30克、冬瓜仁30克、全瓜蒌30克、金银花30克、桃仁10克、黄芩10克、大黄10克、甘草10克、桔梗15克。随症加减:体质虚弱、病程长患者,可加黄芪、党参;恶心、食欲不振患者,可加半夏、山楂;出血患者,可加白茅根。每日1剂,水煎服,煎至200毫升分早晚2次口服。两组治疗时间均为1个月。赵秋萍等将126例肺脓肿患者随机分为对照组和观察组各63例。对照组行常规西医治疗,观察组于对照组基础上加施中医治疗,观察并比较两组患者临床治疗效果及1年内的复发情况。结果:观察组临床治疗总有效率90.48%,明显高于对照组的82.54%,差异具统计学意义($P<0.05$);经1年随访,观察组的复发率22.22%,明显低于对照组的38.10%,差异具统计学意义($P<0.05$)。[②]

4. **千金苇茎汤加减** 苇茎60克、薏苡仁30克、桃仁10克、冬瓜子25克。随症加减:痰多者,加金荞麦25克、鱼腥草20克、败酱草25克;高热者,加生石膏25克、知母12克;胸痛者,加枳壳10克、郁金10克。每日1剂,加水煎煮取汁,分早晚2次服用。治疗7天为1个疗程,连续治疗2个月。刘兴等将94例肺脓肿患者随机分为对照组和治疗组各47例。对照组采取纤支镜灌洗联合抗生素治疗,观察组在此基础上联合千金苇茎汤治疗。观察两组症状缓解情况,比较两组治疗效果及所发生的不良反应,并随访1年,观察其复发情况。结果:观察组体温恢复正常时间、胸部X线恢复正常时间、白细胞计数恢复正常时间及住院时间均短于对照组($P<0.05$);观察组治疗总有

效率高于对照组($P<0.05$);观察组不良反应发生率及复发率均低于对照组($P<0.05$)。[③]

5. **自拟方2** 瓜蒌20克、川贝母10克、栀子10克、桑白皮20克、黄芩10克、苦杏仁10克、半夏6克。每日1剂,分2次温水送服。段进进等将102例肺脓肿患者随机分为常规组和实验组各51例。常规组给予经纤维支气管镜肺泡灌洗疗法治疗,实验组在此基础上加用清热化痰中药辅助治疗,两组治疗时间均为2周。比较两组临床疗效、治疗前后血气指标水平及并发症发生率。结果:实验组治疗总有效率显著高于常规组($P<0.05$);两组治疗后血气指标均显著优于治疗前(均$P<0.05$);且试验组治疗后血气指标均显著优于常规组(均$P<0.05$);实验组并发症发生率显著低于常规组($P<0.05$)。[④]

6. **清热排脓汤** 鱼腥草30克、蒲公英30克、败酱草30克、金银花30克、红藤20克、黄芩15克、冬瓜仁30克、生薏苡仁30克、芦根60克、牡丹皮15克、桃仁10克、枳实15克、桔梗10克、桑白皮15克、川贝母10克、葶苈子10克、紫苏子10克、炙甘草6克。随症加减:正气虚弱者,加黄芪20～30克、党参20～30克;发热者,加黄连10克、生石膏20克、地骨皮20克;阴虚火旺者,加太子参15克、天花粉20克、麦冬15克;痰难咳出者,重用黄芩;体虚盗汗者,加柴胡10克、鳖甲30克、牡蛎30克;痰中带血者,加侧柏炭15～20克、藕节15克、大小蓟各15克;大量咯血者,加三七(冲服)10克;胸痛甚者,加赤芍10克、郁金10～15克、瓜蒌20克;病程长、脓胸面积大者,加皂刺10克、甲片20克。每日1剂,水煎服,每日2次,早晚餐后半小时。刘亚辉等将52例急性肺脓肿患者随机分为治疗组和对照组各26例。对照组根据痰培养及药敏结果选用有效抗生素,同时给予物理降温、促痰液引流、营养支持治疗;治疗组在此基础上口服清热排脓汤治疗。结果:治疗组总

① 梁佳佳,许先荣.加味千金苇茎汤结合支气管肺泡灌洗术治疗痰热壅肺型急性肺脓肿37例[J].浙江中医杂志,2018,53(9):687.
② 赵秋萍,等.中西医结合治疗肺脓肿63例患者临床效果分析[J].中医临床研究,2017,9(36):69-70.
③ 刘兴,等.千金苇茎汤联合纤支镜灌洗和抗生素在肺脓肿临床治疗中的应用[J].四川中医,2017,35(12):94-96.
④ 段进进,张永庆,等.清热化痰中药联合经纤维支气管镜肺泡灌洗治疗肺脓肿效果观察[J].现代中西医结合杂志,2017,26(27):3046-3048.

有效率92.31%优于对照组84.62%;治疗组各项指标的改善情况疗效均优于对照组,比较差异均具有统计学意义(P<0.05)。①

7. 解毒排脓汤 桔梗20克、败酱草30克、鱼腥草30克、生薏苡仁30克、黄芩15克、金银花30克、连翘30克、桃仁10克、生黄芪20克、甘草10克、川贝母10克。每日1剂,水煎分服。周海云等将46例急性肺脓肿患者随机分为治疗组26例和对照组20例。治疗组在西医治疗方法上加用解毒排脓汤,对照组给予单纯西医治疗。两组均7天为1个疗程。结果:治疗组总有效率高于对照组。②

8. 苍耳子全草汤 苍耳子全草21~30克、山楂9克、诃子肉9~15克、猪肺1副。水煎服。补益肺气,化脓消肿。③

9. 三仁化瘀汤 桃仁15克、杏仁10克、薏苡仁30克、鱼腥草30克、金银花15克、连翘15克、黄芩10克、川贝母10克、甘草10克、白茅根30克、桔梗12克、牡丹皮12克。随症加减:气虚多汗,加黄芪、党参;咯血,加生地黄、三七;口干咽燥,加沙参、麦冬;痰浊量多,加桑白皮、葶苈子。每日1剂,水煎2次分服。石学波用上方治疗8例慢性肺脓肿患者(均为经用抗生素治疗效不佳者),服药14~42剂,全部获愈。④

10. 加味桔梗苇茎汤 桔梗、桃仁、薏苡仁、冬瓜仁、鲜芦根(代苇茎)、生甘草、紫菀、白前。随症加减:早期表证未罢,脉浮苔薄,形寒畏风者,加牛蒡子、野菊花、金银花、连翘;若热势盛,口渴喜饮,加黄芩、焦栀子、黛蛤散、知母、天花粉;若胸胁痞痛甚者,加浙贝母、瓜蒌、郁金;咯臭痰夹血者,加仙鹤草、藕节、白及、阿胶珠;若病久,脉细,舌绛,形体羸瘦,指端如鼓杵者,加麦冬、北沙参、太子参、鳖甲、牡蛎等。唯高热炽盛、咯血量多者非本方所宜,以中西医结合治疗为妥。⑤

11. 消痈汤 金银花50克、芦根50克、黄芩25克、薏苡仁25克、杏仁15克、紫菀15克、陈皮15克、生甘草15克、桃仁15克、桔梗20克。随症加减:伴咳血者,加仙鹤草等止血药;后期痰量消失伴干咳者,加沙参、百合等。每日1剂,水煎2次,分2~3次服。高杰臣等以上方治疗10例经各种抗生药物治疗均失败的患者。结果:体温最短者4天正常,最长者18天正常;白细胞1周内恢复正常者3例,最长者25天。X线检查病灶愈合时间最短者6天,最长者43天,平均22.2天,其中20天内愈合者5例,30天内愈合者3例,31~43天愈合者2例。⑥

12. 芪黄汤 生黄芪15克、鱼腥草30克、赤芍9克、瓜蒌9克、生大黄(后下)9克、牡丹皮6克、桔梗6克。如大便仍未畅解,可在第1剂第2煎再加生大黄9~12克。随症加减:风热袭肺型,加桑叶、菊花等;痈脓型,加芦根、冬瓜子、桃仁等;正虚邪恋型,加太子参、沙参、知母等;热陷厥阴型,可加犀角(水牛角代)、生地黄、钩藤、羚羊角之类;正虚阳脱型,加益气固脱、回阳救逆药,如人参、附子、龙骨、牡蛎之品。热陷厥阴型和正虚阳虚型必要时尚须中西医结合治疗。每日1剂,水煎2次分服。李汉俊用上方共治疗31例肺脓疡患者。结果:痊愈28例,有效3例。一般1剂临床症状开始好转,7剂临床症状基本消失。最短10天,最长25天,平均14天。⑦

13. 新定肺痈汤 桔梗3克、生甘草3克、鱼腥草9克、苦杏仁9克、象贝母9克、败酱草12克、瓜蒌仁(打碎)12克、薏苡仁15克、金银花15克、冬瓜子18克、芦根1尺、红藤30克。随症加减:脉数舌绛热多者,加黄芩、黄连、栀子;右脉洪数,口渴苔黄者,加生石膏、知母;气急者,加白石英12克;咯血多者,去桔梗、杏仁,酌加生地黄、茜草、郁金、白

① 刘亚辉,等.清热排脓汤治疗急性肺脓肿52例疗效观察[J].世界最新医学信息文摘,2017,17(53):159.
② 周海云,等.解毒排脓汤治疗急性肺脓肿26例临床观察[J].四川中医,2014,32(2):105-106.
③ 董自强.实用单方验方大全[M].北京:北京科学技术出版社,1994.
④ 石学波.三仁化瘀汤治疗慢性肺脓肿8例[J].山东中医杂志,1993,12(4):27.
⑤ 朱良春.肺脓疡证治[J].中医杂志,1987(7):11-15.
⑥ 高杰臣,等.消痈汤治疗肺脓疡10例[J].北京中医,1987(2):25-26.
⑦ 李汉俊.芪黄汤治疗肺脓疡的体会[J].江苏中医杂志,1982(3):22-23.

茅根、黛蛤散、小蓟、藕节、牡丹皮等；咳吐臭痰盛者，加服犀黄醒消丸，每日 9 克；大便燥结者，加瓜蒌仁、大黄、玄明粉、白蜜。以上方剂，每日 1 剂，水煎 2 次分服（丸剂分 2 次服）。杨守仁用上方治疗 21 例肺脓疡患者。结果：痊愈 11 例，占 50%；进步 7 例，占 35%；无进步者 3 例，占 15%。治疗天数，最短 1 个月，最长 4 个月，一般 1～2 个月。[1]

单 方

1. **芨蔹大蒜汤** 组成：白及 30 克、白蔹 30 克、大蒜 500 克。功效主治：收敛止血，消肿生肌；适用于肺痈。用法用量：水煎服[2]

2. **鱼腥草鸡蛋汤** 组成：鱼腥草 50 克、鸡蛋 1 个。功效：清热解毒，化脓生肌。用法用量：水煎服[3]

3. **薏米百合汤** 组成：薏苡仁 200 克、百合 50 克。功效：健脾益气，润肺化痰。用法用量：水煎服[4]

4. **金荞麦Ⅱ号** 组成：从金荞麦中提取主要成分双聚原矢车菊甙。用法用量：每日 2～5 片，每日 3 次，儿童酌减，连服 1～3 个月，高热纳少者酌用支持疗法。临床应用：朱学用上方治疗 49 例肺脓肿患者。结果：痊愈 39 例，好转 6 例，无效 4 例。[5]

5. **鱼腥草汁** 组成：鲜鱼腥草。制备方法：100 克鲜鱼腥草捣烂取汁，用热豆浆冲服，每日 2 次。在初服时有泛恶感觉，但能促使排出大量脓痰，如连服几次，泛恶感消失，症状亦随之改变。临床应用：张沛虬多年来用采自民间的单方草药配合汤剂治疗肺脓疡，疗效良好。[6]

6. **金荞麦制剂** 组成：金荞麦。制备方法：（1）汤剂，用金荞麦块根，去根须，切成薄片，以 250 克加水 1 250 毫升，置瓦罐内，用竹箸封口，隔水文火蒸煮 3 小时，得棕色液体约 1 000 毫升，加防腐剂装瓶备用，亦可用黄酒制成酒剂。（2）片剂，以金荞麦根粉加 50 度乙醇进行 3 次回流提取，合并浓缩至浸膏，加辅料制成片剂。每片相当于生药 1.5 克。用法用量：汤剂每次 40 毫升，每日 3 次；片剂每次 5 片，每日 3 次。儿童酌减。连服 1～3 个月。临床应用：南通市中医院以上方治疗 539 例肺脓疡患者。结果：除 144 例治疗好转但总的观察时间不足 2 个月即中断复查外，在经过复查的 395 例中，痊愈 288 例，好转 33 例，无效 72 例，死亡 2 例。[7]

7. **肺形草** 组成：肺形草。功效主治：理气开胃，和中调血；适用于肺痈。用法用量：取 120 克肺形草，水煎服，至病情减轻后改用相应方剂调治。临床应用：李健颐以上方治疗 1 例肺痈患者，疗效满意。[8]

8. **桔梗白散** 组成：桔梗、贝母、巴豆。用法用量：上药共研细末，开水送服。临床应用：王焕庭用上方治疗 2 例肺脓疡患者，均痊愈。[9]

中 成 药

痰热清注射液 组成：黄芩、熊胆粉、山羊角、金银花、连翘（上海凯宝药业股份有限公司，国药准字 Z20030054，批号 100908，注射液，10 毫升/支）。用法用量：经纤支镜肺泡灌洗液冲洗后经纤支镜灌注 10 毫升痰热清注射液对病灶进行冲洗，每次冲洗 2 次，每周 2 次。临床应用：祁岳等将 106 例接受支气管肺泡灌洗的急性肺脓肿患者随机分为观察组与对照组各 53 例。观察组患者接受支气管肺泡灌洗联合痰热清注射液治疗，对照组患者接受常规支气管肺泡灌洗治疗。治疗 2 周后，观察两组患者血气分析指标变化情况及临

① 杨守仁.中药治疗肺痈的初步小结和体会[J].江苏中医,1964(2)：4 - 6.
②～④ 董自强.实用单方验方大全[M].北京：北京科学技术出版社,1994.
⑤ 朱学.金荞麦Ⅱ号片治疗肺脓肿临床观察[J].江苏中医,1991(12)：34 - 36.
⑥ 朱良春.肺脓疡证治[J].中医杂志,1987(7)：11 - 15.
⑦ 南通市中医院.金荞麦治疗肺脓肿 539 例临床报告[J].中草药,1982,13(10)：35 - 37.
⑧ 李健颐.用肺形草治疗肺痈[J].上海中医药杂志,1957(1)：27.
⑨ 王焕庭.桔梗白散治愈肺痈的经验[J].中医杂志,1955(4)：25.

床疗效、药物不良反应的差异,随访对比两组患者住院时间、体温恢复时间、脓腔消失时间的差异。

结果:治疗后,观察组氧合指数(PO_2/FiO_2)、动脉血氧分压(PO_2)、血氧饱和度(SaO_2)提高幅度明显高于对照组,住院时间、咳嗽消失时间、脓腔消失时间明显短于对照组,观察组总有效率(94.34%)明显高于对照组(83.02%),差异有统计学意义($P<0.05$)。[1]

---

① 祁岳,等.肺泡灌洗术联合痰热清注射液治疗急性肺脓肿临床疗效观察[J].河北北方学院学报(自然科学版),2018,34(10):17-19,22.

泌尿系统疾病

急性肾功能衰竭

概　　述

急性肾功能衰竭（即急性肾损伤，acute kidney injury，AKI）是由各种病因引起短时间内肾功能快速减退而导致的临床综合征，表现为肾小球滤过率下降，同时伴有血清尿素氮、肌酐和其他由肾脏分泌的代谢产物潴留，水、电解质和酸碱紊乱，严重者可导致多脏器受累。急性肾损伤涉及临床各科的常见危重症，预后不佳，死亡率高。

急性肾损伤是一种临床综合征。据报道，本病发病率为 20～200/百万，住院率为 7%～18%，可增加患者死亡率。全球每年因 AKI 死亡的患者约为 200 万，而 AKI 幸存者，其慢性肾脏病（CKD）和终末期肾病（ESRD）风险也大幅增加。已成为全世界卫生组织日益关注的问题。年龄是 AKI 发生的独立危险因素，中国住院 AKI 患者中年龄大于 60 岁的超过一半（57.7%）。

KDIGO 指南定义的急性肾损伤标准是：48 小时内血肌酐（Scr）增高≥26.5 微摩尔/升；或 Scr 增高至≥基础值的 1.5 倍，且明确或经推断其发生在之前 7 天之内；或持续 6 小时尿量＜0.5 毫升/（千克·小时），是临床上常见的急危重症。CKD 定义为：肾结构或功能异常持续 90 天以上。但是，AKI 和 CKD 并非完全独立的两种疾病，持续性 AKI 可增加新发 CKD 或基础 CKD 恶化风险；且 AKI 和 CKD 具有相同危险因素，如高龄、糖尿病和高血压。两者可能是同一疾病的持续病程。

急性肾损伤的病因多样，一般可分为肾前性、肾性和肾后性。肾前性急性肾损伤是指各种病因引起的肾脏血流灌注降低所致的肾损伤，常见的病因包括有效血容量不足、心搏出量下降、周围血管扩张、肾脏血管收缩等。肾性急性肾损伤是指各种原因导致肾单位、间质和血管损伤所致，包括肾缺血和肾毒性物质导致的急性肾小管坏死、急性间质性肾炎、急进性肾小球肾炎、急性肾小球肾炎、肾血管疾病等。肾后性急性肾损伤由尿路机械性或功能性梗阻引起。

本病属中医"癃闭""水肿""关格"等范畴。急性肾损伤的病因大多为外感六淫邪毒、饮食不当、情志内伤、瘀浊内停、体虚久病、中毒虫咬、药毒伤肾等有关。《证治汇补》云："既关且格，必小便不通，旦夕之间，陡增呕恶，此因浊邪壅塞三焦，正气不得升降，所以关应下而小便闭，格应上而呕吐，阴阳闭绝，一日即死，最为危候。"中医学认为，急性肾功能衰竭的主要病机为湿、瘀、毒互结，气血逆乱，脏腑功能失调，三焦气化失司，病势凶险，病情危重。

辨　证　施　治

邢于君分 2 期

1. 急性肾功能衰竭少尿期

（1）邪热炽盛型　症见尿量急骤减少，甚至闭塞不通，发热不退，口干欲饮，大便失调，烦躁不安，舌红绛，苔干黄，脉数。治宜泻火解毒。方用大承气汤加减：生大黄（后下）15 克、厚朴 10 克、枳实 10 克、芒硝（分次冲服）10 克、蒲公英 30 克、连翘 15 克、益母草 15 克、生甘草 3 克。随症加减：寒热往来者，加柴胡、黄芩；高热不退者，加生石膏、知母；皮肤紫斑者，加水牛角、生地黄、赤芍。

（2）热盛动血型　症见小便点滴难出，或尿血、尿闭，高热谵语，吐血，衄血，斑疹紫黑或鲜红，舌质绛紫暗，苔黄焦或芒刺遍起，脉细数。治宜清热解毒、凉血止血。方用犀角地黄汤加减：水牛角（先煎）30 克、生地黄 15 克、赤芍 12 克、紫草 12 克、玄参 12 克、金银花 12 克、连翘 12 克、丹参 10 克、郁金 10 克、知母 10 克、生甘草 6 克。随症加减：大便秘结者，加生大黄；神疲欲绝者，加西洋参、麦冬。

（3）湿热蕴肾型　症见尿少尿闭，脘闷腹胀，恶心呕吐，口中尿臭，发热口干而不欲饮，头痛烦躁，严重者可神昏抽搐，舌苔黄腻，脉滑数。治宜清热利湿。方用除湿清肾汤或黄连温胆汤加减：黄芩 10 克、蒲公英 15 克、栀子 10 克、车前草 15 克、白花蛇舌草 15 克、滑石（包煎）15 克、茯苓 10 克、猪苓 10 克、半夏 10 克、陈皮 10 克、泽泻 10 克、生甘草 5 克。随症加减：脘闷腹胀者，加厚朴、枳实；恶心呕吐不止者，加旋覆花、代赭石；大便秘结者，加生大黄；神志昏迷者，加石菖蒲、郁金；抽搐者，加钩藤、全蝎。

（4）气脱津伤型　症见尿少或无尿，汗出黏冷，气微欲绝，或喘渴息促，唇黑甲青，脉细数或沉伏。治宜敛阴固脱。方用生脉散加减：西洋参 10 克、麦冬 15 克、五味子 10 克、生地黄 15 克、玄参 12 克、生龙骨（先煎）15 克、生牡蛎（先煎）15 克、丹参 10 克、炙甘草 5 克。随症加减：四肢厥冷者，加附子；气微欲绝者，加人参、黄芪。

（5）脾肾阳虚型　症见全身浮肿，神疲乏力，四肢不温，腰酸腰痛，纳差腹胀，泛恶呕吐，少尿或无尿。治宜温补脾肾、利水消肿。方用真武汤合温脾汤加减：附子（先煎）10 克、干姜 10 克、白芍 12 克、厚朴 10 克、白术 10 克、茯苓 15 克、大腹皮 10 克、车前子（包煎）15 克、泽泻 10 克、陈皮 10 克。随症加减：神疲乏力，加黄芪、党参；腰膝酸痛，加桑寄生、怀牛膝；恶心呕吐，加半夏、伏龙肝。

（6）血瘀水停型　症见有出血证候或尿呈酱褐色，肢体麻木，浮肿，尿少尿闭，舌质紫暗或有瘀点，脉沉涩。治宜行瘀利水。方用桃红四物汤加减：桃仁 10 克、红花 10 克、生地黄 12 克、当归 12 克、赤芍 10 克、益母草 15 克、琥珀（研末分次冲服）6 克、川牛膝 12 克、王不留行 12 克。随症加

减：浮肿明显者，加茯苓皮、车前子、冬瓜皮；腰部胀痛者，加乌药、香附；大便秘结不畅者，加大黄。

2. 急性肾功能衰竭多尿期及恢复期

（1）脾肾阳虚型　症见腰酸腰痛，全身乏力，畏寒肢冷，小便量多而清长，纳差，舌淡，苔白，脉沉弱。治宜温补脾肾。方用济生肾气丸加减：熟地黄 10 克、山药 15 克、山茱萸 10 克、泽泻 12 克、茯苓 15 克、牡丹皮 10 克、附子 10 克、肉桂（后下）4 克、薏苡仁 15 克、牛膝 10 克。随症加减：神疲气短者，加黄芪、党参；潮热、盗汗者，加银柴胡、白薇、糯稻根、煅牡蛎。

（2）气阴两虚型　症见动则乏力短气，腰膝酸软，手足心热，口干喜饮，或口干不欲多饮。治宜益气滋阴。方用五阴煎加减：熟地黄 10 克、白芍 10 克、山药 12 克、扁豆 10 克、莲肉 10 克、白术 12 克、茯苓 15 克、人参 10 克、五味子 5 克、甘草 4 克。随症加减：肾精亏虚者，加龟甲、鳖甲、冬虫夏草。[①]

经 验 方

1. 活血健脾解毒方　红花 10 克、桃仁 10 克、山茱萸 15 克、制何首乌 15 克、女贞子 15 克、楮实子 15 克、怀牛膝 15 克、川牛膝 15 克、鹿衔草 10 克、枳壳 10 克、白术 10 克、土茯苓 30 克、泽泻 20 克、金银花 18 克。每日 1 剂，上药加水煎至 300 毫升，每日早晚分 2 次服用。活血健脾，解毒化瘀；适用于倦怠乏力、腰膝酸软、畏寒肢冷、心悸、恶心呕吐等症。王正椋等将 120 例冠心病并发急性肾衰竭患者随机分为对照组和治疗组各 60 例。对照组采用西医常规治疗，包括口服地高辛 0.125 毫克/（次·日），螺内酯片 20 毫克/（次·日），阿司匹林肠溶片 100 毫克/（次·日），酒石酸美托洛尔片 12.5 毫克/（次·日）、硝酸异山梨酯片 5 毫克/（次·日）、福辛普利钠片 10 毫克/（次·日），根据患者病情加减用药，达到最佳效果。治疗组在对照组的基础上采用活血健脾解毒方治疗。两组均治疗 1 个月。结果：治疗组总有效率 95.00%，

① 邢子君.浅谈急性肾衰患者的中医诊疗［J］.世界最新医学信息文摘,2016,16(73)：169－170.

优于对照组的 83.33％。①

2. 自拟方 1　煅龙骨 30 克、煅牡蛎 30 克、六月雪 30 克、生大黄 20 克、丹参 20 克、蒲公英 20 克、当归 15 克、枳实 15 克。上药煎汁 150 毫升，放置 32℃～35℃时，作高位保留灌肠，每日 1 次，14 天为 1 个疗程。郦江涛将 140 例急性肾功能衰竭患者随机分为对照组和治疗组各 70 例。对照组患者入院后均积极治疗原发病，严重者给予血液透析治疗。对照组采用常规西药进行治疗，治疗组在对照组基础上联合中药灌肠进行治疗。结果：治疗组总有效率 94.29％显著高于对照组总有效率 75.71％。②

3. 自拟方 2　大黄 30 克、蒲公英 30 克、牡蛎 30 克、丹参 30 克、黄芪 30 克。用冷水浸泡 30 分钟，加水 1 000 毫升，煎熬至 200 毫升备用，体质较好者每次 100 毫升保留灌肠，年老体弱者每次 80 毫升保留灌肠，每日 1 次，以 7 天为 1 个疗程。王建杰等将 100 例早期急性肾损伤患者按照随机数字表法分为观察组和对照组各 50 例。对照组给予连续血液净化治疗，观察组在对照组的基础上加用中药灌肠治疗。结果：观察组总有效率 96.00％，高于对照组的 72.00％。③

4. 小柴胡汤合藿朴夏苓汤　柴胡、黄芩、党参、法半夏、藿香梗、厚朴、茯苓、大黄、车前草、泽泻。随症加减：倦怠乏力、气短懒言、气微欲绝、脉细微等气阴两虚症状，加太子参、麦冬、黄精等；畏寒肢冷等阳虚症状，加桂枝、淫羊藿等；见面色晦暗、发斑、胸痛心悸等瘀血症状，加丹参、郁金、檀香等；见咳嗽痰多、胸闷喘憋等痰饮症状，加葶苈子、大枣、陈皮、法半夏等。和解少阳，通利三焦；适用于尿少尿闭、胸闷心悸、恶心呕吐、周身水肿等症状。游梦祺等以上方治疗 2 例慢性肾脏病并发急性肾损伤，疗效满意。④

5. 川黄方　制大黄、川芎、党参、黄连、土茯苓、半夏、陈皮、虫草菌丝等。每日 1 剂，早晚各 1 次。适用于倦怠乏力或气短懒言，恶心呕吐，面色晦暗，腰膝酸软，可伴脘腹胀满，食少纳呆，肌肤甲错，舌苔厚腻，舌质紫暗或有瘀点瘀斑等。龚学忠等将 60 例慢性肾脏病合并急性肾损伤患者随机分为治疗组 29 例与对照组 31 例。两组均予一般治疗，对照组采用 PGE1 注射液（凯时，北京泰德制药有限公司，10 微克/支）20 微克加入 0.9％生理盐水 20 毫升（静脉注射）或者 100 毫升（静脉滴注），每日 1 次。治疗组在此基础上服用川黄方中药汤剂。结果：两组均能有效降低 Scr、BUN、UA（$P<0.05$ 或 $P<0.01$），提高 eGFR（$P<0.05$）；治疗组总有效率 75.86％，显著优于对照组 35.48％；中医证候积分改善治疗组优于对照组。⑤

6. 肾衰灌肠方　六月雪 30 克、黄芪 15 克、生大黄 30 克、川芎 15 克、煅牡蛎 30 克。上药加水煎熬，取 300 毫升左右，在温度达到 37℃时进行灌肠，灌肠时患者需抬高臀部，每次灌肠时间宜在 40 分钟左右，每日 1 次。钟唯章将 50 例急性肾损伤患者随机分为观察组和对照组各 25 例。对照组给予控制血压、使用抗生素抗感染、补充血容量、抗休克等常规治疗。观察组在常规治疗基础上，加以肾衰灌肠方联合治疗。结果：观察组总有效率 88％，对照组总有效率 76％，观察组治愈效果明显优于对照组。⑥

7. 清肾汤　制大黄 30 克、积雪草 30 克、煅牡蛎 30 克、丹参 30 克、天冬 15 克、麦冬 15 克。上述药物加水 500 毫升，煎取药汁 300 毫升，分成 2 份，待药液温度降至 37.0℃时灌肠，保留 0.5 小时，每日 2 次。姜颢等将 82 例急性肾损伤患者随机分为治疗组 42 例与对照组 40 例。在内科基础治疗基础上，对照组给予生理盐水灌肠，保留 0.5

① 王正椋，等.自拟活血健脾解毒方治疗冠心病并发急性肾衰竭的临床观察[J].中国中医急症,2016,25(4)：712-714.
② 郦江涛.中西医结合治疗急性肾功能衰竭临床观察[J].中国中医急症,2015,24(1)：156-157.
③ 王建杰，郝淑荣，等.中药灌肠联合血液净化对早期急性肾损伤炎性因子水平的影响[J].中国中医急症,2015,24(12)：2255-2257.
④ 游梦祺，饶向荣，等.饶向荣辨治慢性肾脏病并发急性肾损伤经验总结[J].中国中医药信息杂志,2014,21(9)：106-108.
⑤ 龚学忠，等.川黄方联合前列腺素 E1 对 60 例 2～4 期 CKD 合并 AKI 患者的疗效观察[J].中国中西医结合肾病杂志,2014,15(9)：784-787.
⑥ 钟唯章.肾衰灌肠方治疗急性肾损伤 50 例疗效评价[J].青岛医药卫生,2014,46(6)：442-443.

小时,每日 2 次。治疗组予清肾汤灌肠。两组均以 10 天为 1 个疗程,治疗 1 个疗程。结果:两组患者治疗后肌酐、尿素氮均有下降,与治疗前比较,差异均有非常显著性意义。与对照组治疗后比较,治疗组 SCr、BUN 下降显著。①

8. 健脾益肾理气方　黄芪 30 克、枳实 15 克、枸杞子 15 克、当归 20 克、丹参 20 克、生大黄(后下)12 克、槟榔 15 克、白术 15 克、川芎 15 克、茯苓 15 克、白花蛇舌草 15 克。每日 1 剂,水煎分 2～3 次鼻饲。周玲霞等将 50 例脓毒症致急性肾损伤患者随机分为治疗组和对照组各 25 例。对照组采用西医常规治疗;治疗组在此基础上采用健脾益肾理气中药鼻饲及蒙托石散保留灌肠,每日 1 次,30 天为 1 个疗程。结果:治疗组总有效率明显高于对照组、肾功能开始恢复时间早于对照组,治疗组肌酐、尿素氮明显下降,血红蛋白升高,与本组治疗前和对照组相比,差异有统计学意义。②

9. 灌肠方 1　生大黄 30 克、黄芪 15 克、六月雪 30 克、煅牡蛎 30 克、川芎 15 克。上述药物加水 500 毫升,煎取药汁 300 毫升,温度保持在37℃,高位保留灌肠 40 分钟以上,每日 1 次。透析当日暂停灌肠。华琼将 38 例急性肾损伤患者采用随机数字表法分为治疗组 20 例和对照组 18 例。对照组给予血液透析治疗,每次 4 小时,每周透析 2～3 次。治疗组在对照组治疗基础上加用中药灌肠,30 天为 1 个疗程。结果:1 个疗程后治疗组总有效率 90%。对照组总有效率 55.56%。③

10. 参苓白术散　党参 30 克、白术 10 克、白茯苓 20 克、山药 15 克、白扁豆 10 克、莲子肉 10 克、薏苡仁 30 克、缩砂仁 6 克、桔梗 6 克、甘草 6 克。随症加减:如水肿重,加泽泻 15 克、玉米须 30 克;如恶心呕吐,加法半夏 10 克、生姜 6 片;如血尿明显,加白茅根 30 克;湿热内蕴,则去党参、淮山药、附片,加滑石 18 克、车前子 15 克;如高凝状态明显或有瘀血证,则加水蛭 10 克、益母草 15 克;低蛋白血症明显,则加黄芪 30 克、当归 10 克;高脂血症明显,加山楂;如肾阳虚衰,加干姜 6 克、仙茅 10 克、淫羊藿 10 克;如肾功能恢复正常,去大黄、附片,加金樱子 10 克、芡实 10 克,每日 1 剂,水煎,分 2 次服,8 周为 1 个疗程。适用于恶心呕吐、腹泻及纳差、尿少等症状。黄仁发等将 50 例肾病综合征并发急性肾衰竭患者随机分为治疗组 28 例与对照组 22 例。对照组采用低盐优质蛋白饮食、抗血小板聚集、护肾、降脂等治疗,所有的患者均静脉滴注甲泼尼龙(40～60 毫克/天),待水肿减轻后改用等剂量的醋酸泼尼松,如经标量激素治疗后无缓解的患者,可加用环磷酰胺 200 毫克静脉注射,隔日 1 次,总量为 150 毫克/千克。如水肿明显,予以呋塞米、低分子右旋糖酐、血浆、人血清白蛋白等治疗,如按上述方法利尿效果差的患者,可应用血液透析治疗;当血清白蛋白＜20 克/升时提示有明显高凝状态,应给予低分子肝素或普通肝素(5 000～12 500 单位/天)皮下注射抗凝;高血压病用氨氯地平、非洛地平、美托洛尔、哌唑嗪降压,在肾功能恢复之前应避免使用 ACEI 或 ARB 制剂,治疗过程中密切监测血电解质,避免出现高钾血症。治疗组在西医综合治疗的基础上加参苓白术汤加减治疗,治疗过程中密切监测血电解质,如出现高钾血症,则停服中药按常规处理正常后再继续服用。结果:对照组肾功能恢复正常 12 例(54.5%),恢复正常时间(26±18)天;治疗组肾功能恢复正常 20 例(71.4%),恢复正常时间(20±14)天。④

11. 桃仁承气汤　大黄、芒硝、川芎、当归、虎杖、益母草、桃仁、牛膝、泽兰、牡丹皮、赤芍药等。重用破瘀活血、凉解血热之品,兼以泄热软坚,攻逐瘀结,则热、瘀、结三者可消;适用于下焦为病机的肾衰竭。⑤

① 姜颢,等.清肾汤灌肠治疗危重病患者急性肾损伤临床观察[J].新中医,2013,45(11):38 - 39.
② 周玲霞,等.健脾益肾理气方内服加蒙托石散保留灌肠延缓脓毒症致急性肾损伤患者慢性肾衰竭的疗效观察[J].中华中医药学刊,2012,30(9):2140 - 2142.
③ 华琼.血液透析配合中药灌肠治疗急性肾损伤 20 例[J].中医研究,2011,24(3):38 - 39.
④ 黄仁发,等.参苓白术散加减治疗肾病综合征并发急性肾衰竭的临床观察[J].时珍国医国药,2010,21(8):2089 - 2090.
⑤ 朱虹,等.论通导瘀热是治疗急性肾衰的重要治法[J].中华中医药杂志,2007,22(9):618 - 621.

12. 金锁固精丸、桑螵蛸散合缩泉丸加减 沙苑蒺藜 15 克、芡实 15 克、莲米 15 克、煅龙骨 30 克、煅牡蛎 30 克、桑螵蛸 15 克、台乌 15 克、益智仁 15 克、怀山药 15 克。随症加减：如心神失养、恍惚健忘者，加茯神 15 克、远志 10 克、石菖蒲 15 克；气血不足者，加人参 30 克、当归 15 克；气阴不足者，加人参 30 克、龟甲 30 克等。适用于面色㿠白、形寒肢冷、神疲乏力、全身浮肿、不思饮食、小便清长或夜尿频多、大便稀溏、舌淡苔白、脉沉虚无力等肾阳不足的症状。①

13. 半夏泻心汤合温胆汤 半夏、黄芩、黄连、枳实、竹茹、厚朴、干姜、茯苓、砂仁等。随症加减：若肿者，酌加泽泻、白术、猪苓、大腹皮、木瓜；若便秘、呕不止，酌加桃仁、赤芍、丹参、葛根、大黄、草果仁、连翘、紫苏等；完谷不化者，加神曲、山楂、麦芽；若伴有外感发热者，可用小柴胡汤加石膏加减治疗。清热和胃，降逆化痰，降浊。适用于症见尿少、尿闭、恶心呕吐、胃脘痞满、大便不通、嘈杂喜冷、口中秽臭、发热口干、虚烦不眠、惊悸不安、舌质红、苔黄腻、脉滑数等胃气不和，痰热内扰，浊毒内蕴。张琪以上方治疗 2 例急性肾功能衰竭，疗效满意。②

14. 灌肠方 2 金银花 30 克、槐花 30 克、蒲公英 30 克、煅牡蛎（先煎）30～50 克、生大黄（后下）30～60 克。按常规煎煮 2 次，将 2 次药液混合后过滤约 400 毫升备用。透析前先作 1 次清洁灌肠，随后将肛管插入肛门 20 厘米左右，取药液 200 毫升冷却至 38℃左右灌入结肠，使药液在肠内停留，30～60 分钟后让其自然排出，每日灌肠 2～4 次，疗程 5～10 天，以肾功能正常为止。陈彩焕等将 62 例肾病综合征出血热合并急性肾功能衰竭患者分为治疗组 32 例与对照组 30 例，对照组予常规综合疗法，治疗组在对照组的基础上以上方结肠透析治疗，结果：治疗组治愈 28 例，好转 4

例，总有效率 100%。对照组治愈 24 例，好转 2 例，死亡 4 例，总有效率 86.7%。两组总有效率比较有显著性差异。③

15. 复方大黄灌肠液 大黄 15 克、生牡蛎 20 克、赤芍 15 克、白花蛇舌草 20 克、丹参 25 克、败酱草 15 克、薏苡仁 20 克。上方加水 500 毫升，浓煎至 150 毫升。药液温度约 37℃～38℃，睡前保留灌肠，每日 1 次，每次 30～60 分钟。张丽华等以上方治疗 30 例急性肾功能衰竭患者，于睡前保留灌肠。口服中药煎剂，并予低蛋白饮食及对症治疗。结果：治愈 18 例，好转 10 例，未愈 2 例。总有效率 93.3%。④

16. 通腑泻下汤 大黄、芒硝、车前子、泽泻、白茅根。保留灌肠，每日 2 次。杨巧凤等将 50 例流行性出血热急性肾功能衰竭患者分为对照组 20 例和治疗组 30 例。对照组单用速尿静推，甘露醇口服，治疗组应用速尿静推，多巴胺、酚妥拉明静滴，并加用通腑泻下汤灌肠治疗。结果：治疗组总有效率 93%，显著高于对照组 35%，且治疗组见效时间小于对照组。⑤

17. 肾衰Ⅳ号 生大黄（后下）30 克、蒲公英 30 克、牡蛎 30 克、丹参 30 克。浓煎 250 毫升，保留灌肠，每日 2 次，10 天为 1 个疗程，间歇 1 周开始第 2 个疗程。汪青等观察 12 例中西医结合治疗药物引起的急性肾衰，予以对症治疗，早期使用扩血管药物和大剂量利尿剂，同时予肾衰Ⅳ号灌肠，冬虫夏草胶囊，多尿期加服中药汤剂。结果：显效（尿量恢复正常，尿毒症症状消失，尿常规、血生化检验正常，肾功能检查正常）10 例；有效（尿量恢复正常，尿毒症症状消失，血生化检验明显改善）2 例。总有效率 100%。⑥

18. 大黄合剂 生大黄 15～30 克、牡蛎 30 克、黄柏 10 克、细辛 3 克、枳实 15～30 克。每日 1 剂，每日煎 2 次，每次加水 300～500 毫升，煎至 150～

① 张静.陈绍宏教授谈急性肾衰中西医结合非透析疗法应注意的几个问题[J].成都中医药大学学报,2007,30(1)：11-12.
② 于梅,等.张琪治疗急性肾功能衰竭经验[J].中医杂志,2004,45(10)：741-742.
③ 陈彩焕,等.中西医结合治疗肾综合征出血热合并急性肾功能衰竭 32 例[J].实用中医杂志,2003,19(3)：134.
④ 张丽华,等.复方大黄灌肠液治疗急性肾功能衰竭 30 例[J].中国药业,2002,11(11)：60.
⑤ 杨巧凤,等.中西医结合治疗流行性出血热急性肾功能衰竭 30 例[J].实用中医药杂志,2002,18(1)：27.
⑥ 汪青,等.中西医结合治疗药物致急性肾功能衰竭的体会[J].辽宁中医药大学学报,1999,1(2)：116.

250 毫升。保留灌肠 30～60 分钟排出,每日 2～3 次,疗程 7～14 天。刘连华等将 99 例急性肾功能衰竭患儿分为中西医结合治疗组 56 例与非透析西医治疗组 43 例。西医组给予限水、限钠、限蛋白饮食,对症处理。中西医结合治疗组在西医方法外,加用大黄合剂高位保留灌肠,疗程 7～14 天。结果:中西医结合组总有效率 84%,其疗效均优于单纯西医(总有效率 70%)治疗。①

19. **复方黄丹液** 生大黄 30 克、丹参 15 克、黄芪 20 克、川芎 15 克。加水 400～600 毫升,常规煎煮 20 分钟。每次取煎液 100 毫升,加温 38.0℃,行结肠常规灌注保留 30 分钟之后,可以让其自行排出,并计算排出量,每日 2 次,每 3 日为 1 个疗程。崔淑珍等以上方治疗 50 例肾实质性急性肾患者,并设西医常规治疗 30 例为对照组。结果:黄丹液灌肠组均获痊愈,而对照组总有效率仅 56.67%。②

20. **清热凉血方** 鲜生地黄 60～100 克、广角粉(冲服)1.5 克、赤芍 12 克、竹叶 12 克、猪苓 12 克、泽泻 12 克、丹参 15 克、紫草 15 克、枳实 15 克、大黄(后下)15 克、牡丹皮 10 克、玄参 10 克、川朴 10 克、芒硝(冲服)10 克、甘草 6 克。随症加减:若伴有高血容量综合征者,严格限制进水量,加十枣散(冲服)3～6 克;出血倾向明显者,加三七参 10 克、仙鹤草 30 克;阴液耗竭者,改生地黄为鲜生地黄汁(冲服)50 克,加麦冬 20 克。每日 1 剂,水煎服。韩志忠以上方治疗 150 例出血热急性肾衰患者,结果:显效 92 例(61.3%);有效 49 例(32.7%);无效 9 例(6%),其中死亡 4 例,死亡率 2.66%。总有效率 94%,疗效满意。③

21. **血府逐瘀汤加减** 当归 20 克、白茅根 25 克、桃仁 25 克、川芎 8 克、赤芍 10 克、桔梗 10 克、红花 10 克、枳实 10 克、柴胡 10 克、大黄 10 克、甘草 5 克、丹参 30 克、瞿麦 15 克、大腹皮 50 克。随症加减:若眩晕,加天麻、钩藤、石决明;气虚乏力,加黄芪、白参;恶心呕吐,加半夏、陈皮、竹茹;口渴乏津,加玉竹、麦冬;肾阴虚,加龟甲、熟地黄;肾阳虚,加制附子、肉桂、吴茱萸。刘明武以上方治疗 36 例创伤后急性肾衰,均治愈。随访 3 年,无 1 例复发,均无后遗症,疗效满意。④

22. **通腑一号灌肠导泻方** 大黄 30 克、芒硝(冲)20 克、桂枝 15 克、牡丹皮 15 克、茯苓 15 克、泽泻 15 克、丹参 15 克、白茅根 100 克。随症加减:有出血,加大、小蓟;腹胀,加大腹皮、枳实;神昏谵语,加水牛角、鲜生地黄、钩藤。每剂煎 150 毫升,降温至 37℃ 左右,由肛门灌入结肠,保留 40～60 分钟,自行排出灌注液及大便。每日 1～2 次,尿量接近正常时停用。颜钟等以上方治疗 26 例急性肾衰患者。结果:痊愈 19 例,好转 5 例,死亡 2 例,有效率 92.3%,病死率 7.7%。⑤

23. **结肠灌注Ⅰ号** 大黄、红花等。成人每次 100 毫升,加 4% 碳酸氢钠 20 毫升,加温至 38℃,由肛管灌入结肠,保留 45～60 分钟,放出灌注液。每日 6 次。病情好转时酌情减量,血生化指标正常时停用。叶传蕙将临床 173 例实质性急性肾衰竭患者随机分为中药观察组 97 例与西医对照组 76 例。西医对照组采用常规西医治疗,中医观察组采用中药灌肠。结果:观察组和西医对照组治愈率分别为 89.7%、69.7%,中医观察组疗效优于西医对照组。⑥

单　方

1. **黄芪** 组成。黄芪。适用于慢性肾脏病基础上急性肾损伤。用法用量:生理盐水加黄芪注射液(20 毫升)静脉滴注。临床应用:王琴等将 96 例慢性肾脏病基础上急性肾损伤患者随机分为对照组和治疗组各 48 例。患者均给予低盐优质低

① 刘连华,等.中西医结合治疗小儿急性肾功能衰竭 56 例[J].浙江中西医结合杂志,1997,7(4):206-207.
② 崔淑珍,等.复方黄丹液灌肠治疗急性肾功能衰竭的临床观察[J].吉林中医药,1997,(2):22-23.
③ 韩志忠,等.中医治疗出血热急性肾功能衰竭 150 例[J].江苏中医药,1991(5):5-6.
④ 刘明武.血府逐瘀汤加减治愈创伤后急性肾衰 36 例[J].新中医,1991(11):27-28.
⑤ 颜钟,等.中药灌肠治疗急性肾功能衰竭 26 例[J].陕西中医,1989,10(1):11-12.
⑥ 叶传蕙.中药结肠灌注液Ⅰ号治疗急性肾功能衰竭的临床研究[J].中医杂志,1986(11):26-27.

蛋白饮食,常规口服包醛氧淀粉、碳酸氢钠等治疗。黄芪治疗组患者在此治疗基础上,每日给予生理盐水加黄芪注射液静脉滴注;对照组每日给予同等剂量生理盐水静脉滴注,总疗程为 28 天。结果:疗程结束后,黄芪治疗组治疗后血清肌酐、血胱抑素 C、C 反应蛋白、尿白蛋白和尿 IgG 较对照组显著降低。[①]

2. 大黄　组成:大黄。用法用量:大黄煎剂,每次煎 20～40 克或精黄片,每次 6 片(精黄片由单味大黄精制而成,产地为甘肃礼县,每片 0.25 克含生药 1 克),每 6 小时 1 次,每日 4 次。临床应用:朱晓琳等将 42 例急性肾功能不全患者随机分为治疗组(大黄＋常规治疗)和对照组(常规治疗)各 21 例。常规治疗包括:纠正水、电解质紊乱,恢复血容量,抗休克,吸氧等支持治疗。结果:大黄＋常规治疗组多器官功能衰竭(MODS)率 20%,病死率 14.3%;常规治疗组 MODS 率 33%,病死率 23.9%,表明大黄对排尿、血尿肌酐、尿素氮、白蛋白的控制具有明显作用,对 AKI 有一定的治疗作用。[②]

3. 复方大黄液　组成:生大黄 30 克、槐花 30 克、桂枝 30 克。用法用量:加水 400～600 毫升,煎煮 20 分钟左右,使之浓缩至 200 毫升。每次以 100 毫升保留灌肠(药温为 37℃～38℃),每日 2 次,3 天为 1 个疗程。临床应用:崔淑珍等以上方治疗 14 例急性肾功能衰竭,结果:痊愈(临床症状完全消失,每日尿量大于 800 毫升,饮食情况好转,尿素氮小于每升 7.5 毫摩尔,肌酐小于每升 176.8 微摩尔)14 例,治愈率 100%。[③]

中 成 药

1. 金水宝胶囊　组成:发酵冬虫夏草菌粉(江西济民可信金水宝制药有限公司生产,生产批号 090823)。用法用量:每次 4 粒,每日 3 次。临床应用:苏立军等将 160 例休克后合并肾损伤患者随机分为观察组和对照组各 80 例,在常规抗休克治疗的基础上分别加用金水宝和安慰剂治疗。对照组给予同量淀粉作为安慰剂,每日 3 次。两组的治疗时间均为 14 天。结果:观察治疗前后两组患者肾功能相关指标的变化发现,治疗后 3 天,观察组患者的血清胱抑素 C 明显低于对照组,治疗后 14 天,观察组患者的血肌酐浓度、血尿素氮、血清胱抑素 C 相比于对照组明显改善,差异均有统计学意义。[④]

2. 百令胶囊　组成:发酵冬虫夏草菌粉(杭州中美华东制药厂生产)。用法用量:每次 1.2 克,鼻饲或口服,每日 3 次,7 日为 1 个疗程。临床应用:方凯观察 42 例慢性阻塞性肺疾病急性加重期合并急性肾损伤患者,将其随机分为治疗组 22 例和对照组 20 例。对照组给予常规治疗;治疗组在常规治疗基础上加用百令胶囊,疗程 14 天。结果:两组的血肌酐、尿素氮、肾小球滤过率、24 小时尿量变化经治疗后均有好转,治疗组治疗后又优于对照组;同时治疗组治疗后在少尿总时间、少尿持续时间及尿蛋白恢复正常时间方面均较对照组明显缩短,有显著差异。[⑤]

3. 芪参活血颗粒　组成:黄芪、丹参、赤芍、川芎、红花、当归等(长城制药厂生产,批号 060901)。用法用量:每袋 10 克,每次 1 袋,胃管注入,每日 3 次,疗程共 14 天。临床应用:虞燕波等将急性肾损伤患者 52 例,随机分为 A 组 25 例给予芪参活血颗粒加血液滤过;B 组 27 例除不用芪参活血颗粒治疗外,其他治疗同 A 组。结果:芪参活血颗粒组患者肾功能恢复时间早,血清 CysC 水平由第 10 天开始降低,使用呼吸机时间以及血管活性药物时间明显缩短。[⑥]

① 王琴,等.黄芪注射液治疗慢性肾脏病基础上急性肾损伤的临床研究[J].中国中西医结合肾病杂志,2012,13(10):865-868.
② 朱晓琳,等.大黄对危重患者急性肾功能不全的临床探讨[J].现代医院,2011,11(10):29-30.
③ 崔淑珍,等.复方大黄液灌肠治疗急性肾功能衰竭的近期效果观察[J].中医杂志,1988(6):32-33.
④ 苏立军,等.金水宝胶囊对休克患者急性肾损伤保护作用的临床观察[J].中国中西医结合肾病杂志,2015,16(9):812-813.
⑤ 方凯.百令胶囊在慢性阻塞性肺疾病急性加重期合并急性肾损伤患者中运用观察[J].中国中西医结合肾病杂志,2012,13(3):254-255.
⑥ 虞燕波,李昂,等.芪参活血颗粒辅助治疗危重症患者急性肾损伤的疗效观察[J].中国中西医结合杂志,2010,30(8):819-822.

4. 肾复康胶囊 组成：生大黄、冬虫夏草、水蛭、败酱草、三七。上药按3∶1∶2∶3∶1比例组方(深圳市三九医药股份有限公司生产)。用法用量：单味中药配方颗粒混匀装胶囊，3～5粒，每日3次。临床应用：蒋茂剑等将38例老年急性肾小管坏死患者随机分为治疗组20例及对照组18例。两组患者入院后均积极治疗原发病，及时补充血容量，纠正水电解质及酸碱平衡紊乱，预防心力衰竭、呼吸衰竭、消化道出血及各种感染等并发症，注重热卡的供给。全部患者均早期给予透析治疗，治疗组加用肾复康胶囊。结果：治疗组痊愈9例，显效8例，有效2例，无效1例，总有效率95%；对照组痊愈4例，显效4例，有效5例，无效5例，总有效率72.2%。①

5. 红花注射液 组成：红花提取物(深圳南方制药厂生产，批号000311)。临床应用：樊雨良等用红花注射液与低分子右旋糖酐合用治疗60例慢性肾衰，并与单用低分子右旋糖酐组30例相比。结果：合用组总有效率83%，而低右组总有效率59%。②

6. 虫草肾康胶囊 组成：冬虫夏草、丹参、黄芪等(中美合资济南利蒙制药有限公司生产，批号960105、970314)。用法用量：每次6粒(2.7克)，每日3次。临床应用：傅存玉等将150例肾病综合征出血热急性肾功能衰竭(肾衰)患者随机分为治疗组76例和对照组74例。两组均按不同病期给予利巴韦林(病毒唑)抗病毒及以平衡盐液为主的综合治疗，治疗组加用虫草肾康胶囊，用至多尿期结束。结果：治疗组少尿发生率13.0%，少尿持续2.7±1.6天，多尿持续6.8±2.9天，尿蛋白平均5.1±2.3天消失，血清肌酐平均10.9±6.2天恢复正常；在治疗5天、10天时，治疗组血与尿β_2微球蛋白水平均显著低于对照组；治疗组严重并发症发生率18.4%，治愈率94.7%，对照组分别为

33.8%、87.8%。两组以上各项除治愈率外，余差异均有显著意义。③

7. 蛭黄虫草颗粒 组成：大黄30克、生水蛭5克、冬虫夏草6克(江苏省江阴天江制药有限公司生产)。用法用量：每日1袋，温开水冲至100毫升，分上、下午2次口服。临床应用：董庆童将79例流行性出血热急性肾衰患者随机分为治疗组58例和对照组21例。治疗组口服蛭黄虫草颗粒配合血液透析，对照组单纯血液透析，其他治疗两组基本相同，均5日为1个疗程。结果：治疗组显效45例，有效10例，无效3例，总有效率94.8%；对照组显效9例，有效7例，无效5例，总有效率76.2%，两组总有效率比较有显著性差异。治疗组患者肾功能恢复正常时间均明显短于对照组。④

8. 肾福宝 组成：益母草、桃仁、大腹皮、大黄等。用法用量：每剂100克，轻者日2剂，重者日3剂，尿量增至正常时日1剂，冲服治疗4周～3月。临床应用：管鹏声等以上方治疗61例慢性肾衰，结果：痊愈35例，显效21例，有效0例，无效5例。总有效率91.8%。⑤

预防用药

1. 中药大黄制剂 组成：大黄15克、黄芪20克、甘草15克、茯苓15克、川芎10克、菊花15克、丹参10克。功效：健脾，补气，益肾，通腑降浊，活血化瘀，清热解毒，攻补兼施，标本兼治，扶正泻浊，活血化瘀。用法用量：水煎300毫升，每次150毫升保留灌肠，早晚各1次，保留时间30分钟左右。临床应用：何聪等将45例重症肺炎患者随机分为三组，每组15例。观察组A(Ⅰ组)给予抗感染、各脏器支持治疗的同时给予参麦注射液，同时给予中药大黄制剂保留灌肠。观察组B(Ⅱ组)给予抗感染、各脏器支持治疗的同时给予

① 蒋茂剑，等.从消瘀散毒论治老年急性肾小管坏死[J].中国中医药信息杂志，2005,12(2)：66-67.
② 樊雨良，等.红花注射液与低分子右旋糖酐合用治疗慢性肾衰竭及对肾动脉血流参数范围的影响[J].中国中西医结合肾病杂志，2001,2(5)：280-282.
③ 傅存玉，等.虫草肾康胶囊防治肾综合征出血热急性肾功能衰竭的临床观察[J].中华实验和临床病毒学杂志，1999,13(2)：188-190.
④ 董庆童.蛭黄虫草颗粒在治疗流行性出血热急性肾功能衰竭中的临床观察[J].中国中西医结合急救杂志，1998,5(4)：155-157.
⑤ 管鹏声，等.肾福宝治疗急性肾功能衰竭的临床研究[J].云南中医学院学报，1992,15(4)：30-33.

中药大黄制剂保留灌肠。对照组（Ⅲ组）给予常规抗感染、脏器功能支持等治疗，不给予参麦及大黄制剂。观察三组入科时、24小时、72小时、5～7天血肌酐、尿素氮、胱抑素-C情况及发生MODS、急性肾损伤及病死率情况，并进行比较。结论：参麦注射液联合中药大黄制剂组及单纯大黄制剂组肌酐、尿素氮及胱抑素-C与对照组比较均有不同程度的下降，AKI发生率有所下降，应用参麦注射液组下降更显著，提示参麦注射液联合中药大黄制剂对预防急性肾损伤能起一定的作用。[1]

2. 灌肠Ⅰ号、灌肠Ⅱ号　灌肠Ⅰ号组成：生大黄30克、芒硝30克、蒲公英30克、煅牡蛎30克。功效主治：清热解毒，通腑泻浊；适用于尿少或无尿、恶心呕吐、神昏、躁动不安、呼吸急促、大便不通，或见发热、出血、四肢抽搐、舌苔黄厚腻、脉滑实或滑数等邪热壅盛，浊阴弥漫证者。用法用量：加水煎至150～200毫升，冷却至37℃左右，快速灌肠，保留30～45分钟。灌肠Ⅱ号组成：生黄芪30克、淫羊藿30克、生大黄30克、煅牡蛎30克。功效主治：健脾补肾，通腑泻浊；适用于尿少或无尿、神疲乏力、短气、恶心呕吐、大便排泄不畅、倦卧嗜睡，或见面色苍白，或四肢不温，或肌肉瞤动，舌质淡或淡暗，舌体胖，苔白腻或边有齿印，脉细滑等脾肾衰败，湿浊弥漫证者。用法用量：水煎至150～200毫升，冷却后，用输液管缓慢滴入肠内，尽量保留1小时左右。临床应用：饶向荣以上方治疗两型急性肾功能衰竭患者各6例。结果：上方可通利大便，畅通腑气，调畅三焦气机，达到"大便通则小便自通"的目的；有利于和顺胃气，逆转气机，使浊阴下行，从而减轻恶心呕吐、神昏抽搐等症状；有利于氮质、钾、钠、水的清除，从而缓解"高容量"和"高毒"，减少或避免急性心衰和高血钾的发生，使患者平安度过少尿期。[2]

① 何聪，等.参麦注射液联合中药大黄制剂预防老年急性肾损伤的作用[J].中国煤炭工业医学杂志，2015,18(8):1385-1387.
② 饶向荣，等.辨证灌肠治疗急性肾功能衰竭12例临床报道[J].中国中医药信息杂志，2000,7(5):62.

慢性肾功能衰竭

概　　述

慢性肾功能衰竭是各种肾脏病或损害持续存在,如原发于肾脏的慢性肾小球肾炎、肾病综合征、间质性肾炎等;或累及肾脏的全身性疾病,如糖尿病、痛风、系统性红斑狼疮等,导致肾脏功能进行性、不可逆的严重衰退,出现毒素、代谢产物蓄积和内分泌失调,引起全身多系统的临床表现。结合近年提出的慢性肾脏病(CKD)分期的概念,慢性肾衰竭主要指肾小球滤过率低于每分钟30毫升的CKD4~5期患者。氮质血症是各种肾脏疾病及其他疾病导致肾功能受损,致使尿素氮等代谢物质在体内潴留的一组症候群。肾脏是氨基酸代谢的重要器官,肾功能不全时,体内的蛋白质、氨基酸的代谢产物不能排出体外,变成毒物滞留体内,血中非蛋白氮、尿素氮含量增高而成氮质血症,它以一定的速度逐渐发展为尿毒症,严重危害患者的生命和健康。

慢性肾脏疾病(CKD)定义:肾损害≥3月,肾损害指肾脏结构或功能异常,伴/不伴肾小球滤过率(GFR)降低。表现为下列之一:病理异常,或有肾损害指标,包括血或尿成分异常,或影像学检查异常,或有肾移植病史。肾小球滤过率(GFR)<60毫升/(分钟·1.73平方米)达到或超过3个月,有或无肾损害。慢性肾脏疾病的分期:

分期	GFR[毫升/ (分钟·1.73 平方米)]	描　　述
1	90+	肾小球滤过率正常,但已经有肾脏疾病
2	60~89	肾小球滤过率轻度减低,表现同1级

(续表)

分期	GFR[毫升/ (分钟·1.73 平方米)]	描　　述
3	30~59	肾小球滤过率中度减低
4	15~29	肾小球滤过率重度减低
5	<15	肾小球滤过率极度减低,肾脏病终末期(ESRD肾衰竭)

慢性肾功能衰竭的首要病因是原发性肾小球肾炎,糖尿病肾病、高血压性肾小动脉硬化都是慢性肾衰竭的主要病因。慢性肾衰竭影响多个系统,其临床症状广泛且不特异,常累及的系统包括消化系统、心血管系统、血液系统、呼吸系统、神经精神系统、肌肉骨骼、内分泌、免疫系统、水电解质和酸碱失衡以及皮肤等。

本病属中医"癃闭""关格""虚损""水肿""溺毒""肾厥""呕吐"等范畴。本病为本虚标实,正虚为本,邪实为标;以正虚为纲,邪实为目。临床辨证分类以正虚为主,治疗多采用扶正与祛邪兼顾,标本同治。但应分清标本主次,轻重缓急。治本是根本措施,应贯穿在全过程中,治标可在某一阶段突出,时间宜短。慢性肾功能衰竭是各种慢性肾病日久发展而来,在慢性肾病阶段,虽然临床表现特点不尽相同,但就其疾病演变过程分析,与肺、脾、肾功能失调,三焦气化失司密切相关,尤其脾肾虚损是慢性肾病的病机关键。因肾为藏精泄浊之总汇,脾为运化水谷之总司。慢性肾功能衰竭的形成,往往是因水肿、淋证、腰痛、癃闭、消渴、眩晕等病证,或因失治误治;或因反复感邪,迁延缠绵,久治未愈,导致脾肾严重受损。因此,从慢性肾病发展至慢性肾功能衰竭,脾肾两虚贯穿其始终。诸如慢性肾功能衰竭患者临床上所出现的腰痛膝软，乏力贫血等均由脾虚肾虚日久所致，此为慢性肾功能衰竭之本虚。脾肾虚损致使肾失气化开合之职，浊不得泄，脾失通调水道之能，水湿内停，升清降浊之功能紊乱，以致当升不升，当降不降，当泄不泄，当藏不藏，水湿内蕴体内，日久化浊，浊腐成毒，湿浊毒邪阻滞，气机不畅，血运受阻，终致血络瘀阻为患，出现脘闷纳呆、食少呕恶、少寐烦热、舌苔垢腻或舌紫有瘀斑等症。此为本病之邪实。

从慢性肾病发展至慢性肾功能衰竭阶段，大多已有湿浊郁久化毒，湿毒阻滞，气机不畅，血运受阻的病理改变。这些病理改变虽然源于正虚，但湿、浊、毒、瘀相互交结，壅结于内，留滞停蓄，又会进一步加重正气的耗损，使病情恶化。因此，慢性肾功能衰竭的病理基础是肾元虚损，脾气衰败，而水湿、湿浊、湿热、浊毒、血瘀等既是因虚致实的病理产物，同时又是加重肾功能衰竭发展的病理因素，正因为慢性肾功能衰竭病变脏腑重点在脾肾二脏，而脾肾二脏在人体水液代谢和气化过程中又发挥重要的作用，所以慢性肾功能衰竭临床上诸多症状的出现，皆源于脾肾二脏功能之衰败，进而损及肺、肝、心诸脏，致使水湿、浊毒、瘀滞鸱张，出现三焦壅塞、阴阳乖乱、气血耗伤等诸多病理变化。

正如《内经》所言："出入废则神机化灭，升降息则气立孤危。"可见，脾肾两虚，湿毒内蕴，血络瘀阻，正虚邪实，虚实夹杂为慢性肾功能衰竭病机演变的基本特征。这种特征决定了慢性肾功能衰竭病势缠绵，证候多变，难以速愈。因此，保护肾气和其他内脏功能，调节阴阳平衡，始终是治疗慢性肾衰竭的基本原则。目前，现代医学对本病治疗多采取控制血压，调节血脂，纠正水电解质紊乱，纠正贫血，降尿酸等方法，但仍不能有效控制CRF的发生发展，而中医药在改善临床症状、防治并发症、提高生活质量、降低死亡率等方面取得了一定成效。

现代医学治疗慢性肾功能衰竭时，根据肾功能损害程度不同，治疗措施也不完全相同。早中期CRF的主要治疗方法包括病因和加重因素的治疗、营养治疗、并发症的治疗和胃肠道透析等。终末期肾衰竭的治疗除上述治疗外，其主要有效治疗方法为透析和肾移植。

辨 证 施 治

中华中医药学会分5证

（1）脾肾气虚证　症见倦怠乏力，气短懒言，食少纳呆，腰酸膝软，脘腹胀满，大便不实，口淡不渴，舌淡有齿痕，脉沉细。治宜益气健脾强肾。方用六君子汤加减：党参15克、白术15克、黄芪10克、茯苓15克、陈皮6克、法半夏9克、薏苡仁15克、续断15克、巴戟天10克、菟丝子15克、六月雪15克。随症加减：气虚较甚，加人参（单煎）9克；纳呆食少，加焦山楂15克、炒谷麦芽15克；伴肾阳虚，加肉桂3克、附子（先煎）6克；易感冒，合用玉屏风散加减以益气固表。

（2）脾肾阳虚证　症见畏寒肢冷，倦怠乏力，气短懒言，食少纳呆，腰酸膝软，腰部冷痛，脘腹胀满，大便不实，夜尿清长，舌淡有齿痕，脉沉弱。治宜温补脾肾、振奋阳气。方用济生肾气丸加减：附子（先煎）6克、肉桂6克、生地黄12克、山茱萸6克、山药15克、泽泻15克、牡丹皮15克、茯苓15克、车前子30克、牛膝15克。随症加减：脾阳虚弱，脾胃虚寒甚，可选用理中汤；痰湿阻滞而伴见泛恶，可选用理中化痰丸；脾胃阳虚，胃脘冷痛，可选用小建中汤；脾阳虚弱，脾虚生湿，水湿溢于肌肤而见水肿，可选用黄芪建中汤和五苓散加减；以肾阳虚为主，可选用右归饮加减。

（3）脾肾气阴两虚证　症见倦怠乏力，腰酸膝软，口干咽燥，五心烦热，夜尿清长，舌淡有齿痕，脉沉细。治宜益气养阴。方用参芪地黄汤加减：人参（单煎）10克、黄芪15克、熟地黄12克、茯苓15克、山药15克、牡丹皮15克、山茱萸6克、泽泻15克、枸杞子15克、当归12克、陈皮6克、紫河车粉（冲服）3克。随症加减：脾气虚为主，见面色少华、纳呆腹满、大便溏薄，可用健脾丸或香砂六君子丸；偏于肾气虚，见腰膝酸软、小便清长甚,可配服金匮肾气丸;脾阴不足明显,口干唇燥,消谷善饥,可玉女煎加减;肾阴不足为主,表现为五心烦热、盗汗或小便黄赤,可服知柏地黄丸;气阴不足明显,心慌气短,可加生脉散。

(4)肝肾阴虚证 症见头晕,头痛腰酸膝软,口干咽燥,五心烦热,大便干结,尿少色黄,舌淡红少苔,脉沉细或弦细。治宜滋补肝肾。方用六味地黄丸加减:熟地黄 12 克、山茱萸 6 克、山药 15 克、泽泻 15 克、茯苓 15 克、牡丹皮 15 克。随症加减:遗精、盗汗,加煅牡蛎(先煎)15 克、煅龙骨(先煎)15 克;头晕头痛、心烦易怒为主,可改用杞菊地黄汤合天麻钩藤饮。

(5)阴阳两虚证 症见畏寒肢冷,五心烦热,口干咽燥,腰酸膝软,夜尿清长,大便干结,舌淡有齿痕,脉沉细。治宜阴阳双补。方用金匮肾气丸加减:生地黄 12 克、山药 15 克、山茱萸 6 克、泽泻 15 克、茯苓 15 克、牡丹皮 15 克、肉桂 6 克、附子(先煎)10 克、淫羊藿 15 克、菟丝子 15 克。随症加减:阴阳两虚,伴浊闭清窍,心神不明,或中风失语,可用地黄饮子加减;脾气虚弱,可用防己黄芪汤;肾阳偏虚,可用济生肾气汤;兼湿热,合八正散加减;兼湿浊者,合藿香正气丸加减;兼血瘀者,合桃红四物汤加减;兼水气者,合实脾饮加减;兼风动者,合天麻钩藤饮加减。[1]

经 验 方

1. 尿毒清汤 黄芪 30 克、当归 10 克、白术 10 克、土茯苓 30 克、粉葛根 20 克、赤芍 10 克、山药 15 克、莪术 10 克、鸡血藤 20 克、酒大黄 10 克、茯苓 10 克、丹参 20 克、狗脊 10 克、黄精 10 克、川芎 10 克。随症加减:血虚,加菟丝子;水肿,加车前子;糖尿病,加鬼箭羽、生地黄;高血压,加怀牛膝;尿酸高,加萆薢、泽兰。每日 1 剂。喻永锋将 76 例早期氮质血症患者随机分成治疗组和对照组各

38 例。对照组采用在西医常规治疗基础上加服百令胶囊,每次 5 粒,每日 3 次。治疗组在基础治疗上煎服尿毒清汤。结果:治疗组和对照组总有效率分别为 84.2%(32/38)、52.6%(20/38),两组比较差异有统计学意义($P<0.05$)。[2]

2. 益肾汤 黄芪 720 克、泽泻 240 克、五味子 360 克、当归 240 克、芡实 480 克、红景天 90 克。常沁涛等将 83 例慢性肾脏病 4 期患者分为对照组 40 例和益肾汤保留灌肠组 43 例,在对照组西医一体化治疗基础上,益肾汤保留灌肠组经结肠透析机灌入患者高位结肠,根据患者耐受程度保留,最长 24 小时,隔日进行 1 次,每周进行 3 次,疗程 16 周。结果:16 周后和对照组相比,益肾汤保留灌肠组的 hs-CRP、IL-6 及 IL-8 水平下降,临床检验指标改善优于对照组。[3]

3. 稳肾汤 鹿衔草 15 克、淮牛膝 15 克、蓖麻 15 克、藿香 10 克、石菖蒲 5 克、接骨木 15 克、积雪草 30 克、老鹳草 15 克、荆芥炭 30 克、茜草 10 克、地榆 10 克、水红花子 30 克、绿萝花 10 克、三七粉(分 2 次冲服)5 克、红景天 30 克、金蝉花 15 克、黄蜀葵花 30 克、六月雪 50～80 克、金钱草 25 克、石韦 20 克、砂仁(后下)10 克、艾叶 3 克。随症加减:恶心呕吐纳少者,加紫苏叶 10～30 克、川黄连 3 克;胃寒者,加干姜 10 克;偏重瘀血,加丹参 30 克、川芎 30 克、莪术 10 克;皮肤瘙痒,加防风 10 克、草果 30 克、地肤子 30 克、七叶一枝花 10 克;乏力明显,加生黄芪 30 克、仙鹤草 60 克;水肿者,加茯苓皮 50 克、桂枝 20 克、防风 10 克、大腹皮 20 克、木贼草 10 克;腰痛明显,加白芷 12 克、独活 10 克、忍冬藤 20 克、丝瓜络 10 克;有阴伤者,加楮实子 15 克、炙鳖甲 30 克。上述方药头煎二煎混合成药液 400 毫升左右,每日分 2 次口服。邓宝华等采用稳肾汤加中药灌肠治疗 50 例慢性肾衰竭(CRF),并与药用炭片治疗的 50 例 CRF 作对照。两组均予基础治疗。结果:两组治疗后 Ccr、

① 中华中医药学会.慢性肾衰竭诊疗指南[J].中国中医药现代远程教育,2011,9(9):132-133.
② 喻永锋.尿毒清汤治疗早期氮质血症的临床研究[J].中国中医药现代远程教育,2018,16(19):94-96.
③ 常沁涛,张晓东,等.益肾汤保留灌肠对慢性肾脏病 4 期患者 hs-CRP、IL-6 及 IL-8 的研究[J].中国中西医结合肾病杂志,2017,18(12):1068-1070.

Scr、BUN 均有改善,治疗组治疗后明显改善。与对照组治疗后组间比较,治疗组 Scr、BUN 低于对照组。①

4. 益肾止衰颗粒　党参、丹参、制附子、淫羊藿、黄连、制大黄、虫草菌丝。每日 3 次,每次 1 包。吴锋等将 69 例 CKD3～5 期患者随机分为试验组 35 例与对照组 34 例。所有入选的患者均予西医基础治疗,对照组在基础治疗上采用尿毒清颗粒每日 3 次,每次 1 包。尿毒清颗粒由党参、黄芪、何首乌、车前草、大黄、茯苓、白术、姜半夏等组成。试验组在基础治疗上采用益肾止衰颗粒。疗程均为 24 周。结果:两组的总体疗效相当,但益肾止衰颗粒组在治疗期间 eGFR 相对保持稳定,而尿毒清颗粒组 eGFR 呈现下降的趋势,但差异无统计学意义($P>0.05$)。Scr 试验组及对照组均逐步上升,前后比较差异均有统计学意义(均$P<0.05$);BUN 试验组及对照组均有上升,试验组差异有统计学意义($P<0.05$),对照组差异无统计学意义($P>0.05$);UA 试验组及对照组均有上升,试验组差异有统计学意义($P<0.05$),对照组差异无统计学意义($P>0.05$);Alb 试验组有逐步升高趋势,前后比较差异有统计学意义($P<0.05$),对照组无明显变化($P>0.05$)。②

5. 大黄附子汤　大黄 15 克、制附子 15 克、蒲公英 15 克、牡蛎 15 克、丹参 15 克。浓煎 200 毫升,加热至 38℃保留灌肠,每日 1 次,保留时间 1 小时。赵平以上法治疗 70 例慢性肾衰竭患者,7 天为 1 个疗程,间隔 2 天后再进行下 1 个疗程,以减轻对肛门刺激,共治疗 2 个疗程,疗效满意。③

6. 肾衰方　大黄 15 克、黄芪 30 克、党参 10 克、白术 10 克、麦冬 10 克、丹参 10 克、当归 10 克、赤芍 5 克、淫羊藿 5 克。随症加减:阴虚明显,加黄精、熟地黄、墨旱莲、山茱萸;血瘀,加红花、丹参、牡丹皮、益母草、泽兰、川芎等;湿浊,加半夏、

生姜、枳实、砂仁、薏苡仁、藿香、佩兰、黄芩等。每日 1 剂,水煎服,排软便每日 2 次为度。周静仪将 60 例慢性肾功能衰竭患者按就诊顺序编号法随机分为治疗组和对照组各 30 例。对照组采用西医常规治疗。治疗组在对照组基础上采用肾衰方。连续治疗 30 天为 1 个疗程。结果:治疗组总有效率 90.13%,对照组总有效率 66.70%,治疗组疗效优于对照组;Scr、BUN、尿酸差值改善治疗组优于对照组。④

7. 桂蓉汤　桂枝 15 克、肉苁蓉 20 克、党参 12 克、黄芪 15 克、茯苓 12 克、泽泻 12 克、金樱子 12 克、丹参 12 克。随症加减:脾气亏虚者,合用四君子汤、参苓白术散加减;肾失固涩者,合用金锁固精丸、桑螵蛸散加减;偏肾阴虚者,加六味地黄丸或知柏地黄丸;偏肾阳虚者,加附子、肉桂、淫羊藿;水肿较重者,加车前子、冬瓜皮、茯苓;肾精不足、肝阴失养导致眩晕头痛者,加天麻、钩藤、石决明;感受外邪,偏风寒者,合用荆防败毒散加减;偏风热者,合用银翘散加减,风寒入里化热、痰热壅盛者,合用清气化痰汤加减;病程绵长、肺气虚弱者,合用玉屏风散加减;湿热壅盛者,合用三仁汤合四妙丸加减;血瘀阻络者,合用血府逐瘀汤加减。每日 1 剂,水煎 2 次取汁 300 毫升,分早、晚 2 次温服。李珣等将 64 例慢性肾衰竭氮质血症患者随机分为治疗组 36 例与对照组 28 例。对照组采用常规治疗。治疗组在常规治疗基础上加桂蓉汤。结果:治疗组显效 24 例,有效 4 例,稳定 2 例,无效 6 例,总有效率 83.33%;对照组显效 3 例,有效 9 例,稳定 3 例,无效 13 例,总有效率 53.57%。两组总有效率比较差异有统计学意义($P<0.05$),治疗组疗效优于对照组。⑤

8. 通络降浊汤　生黄芪 30 克、炒大黄 15 克、煅牡蛎 15 克、制附子 10 克、巴戟天 20 克、泽泻 10 克、六月雪 20 克、石斛 30 克。上药煎成 150 毫升 1 袋装,药物温度高于直肠温度 2℃左右,中药灌

① 邓宝华,等.稳肾汤合中药灌肠、足浴治疗慢性肾衰竭 50 例临床观察[J].中国中西医结合肾病杂志,2016,17(1):61-63.
② 吴锋,何立群,等.益肾止衰颗粒治疗慢性肾脏病 3～5 期的随机对照研究[J].中国中西医结合肾病杂志,2015,16(4):311-313.
③ 赵平.大黄附子汤保留灌肠对慢性肾衰竭患者生存质量影响的研究[J].中国中西医结合肾病杂志,2013,14(6):535-536.
④ 周静仪.叶景华肾衰方联合西药治疗慢性肾功能衰竭随机平行对照研究[J].实用中医内科杂志,2013,27(2s):2-4.
⑤ 李珣,等.桂蓉汤治疗慢性肾衰竭氮质血症期 36 例临床观察[J].河北中医,2012,34(1):35-36.

肠。灌肠前患者宜排尽大便,轻轻插入肛门20厘米左右距离,使药液以每分钟100滴滴入,嘱患者1小时后排出。宋纲等将60例慢性肾功能衰竭患者根据入院顺序随机平均分为治疗组和对照组各30例。两组均给予一般治疗,避免应用影响肾功能的药物。对照组在一般治疗的基础上,服用包醛氧淀粉治疗,每次5.0克,每日3次,饭后服用。治疗组在一般治疗的基础上,采用通络降浊汤灌肠治疗。两组患者均以30天为1个疗程,观察1个疗程的疗效。结果:治疗组总有效率90.0%,对照组总有效率66.7%。治疗组优于对照组。两组治疗后Scr、BUN、血胱抑素C均有一定程度下降,Ccr有一定程度上升。①

9. **益肾泄浊方** 川续断15克、桑寄生15克、制首乌20克、菟丝子10克、生黄芪30克、太子参30克、生薏苡仁20克、茯苓30克、丹参20克、赤芍20克、川芎10克、泽兰15克、车前子(包)30克、泽泻15克、积雪草30克、土茯苓30克、生牡蛎40克、制大黄8克。益肾健脾,活血和络,泄浊解毒;适用于慢性肾功能不全,中医辨证属脾肾气虚、浊瘀内蕴者(此证临床最为多见)。症见腰酸乏力,胃纳不香,浮肿,尿少,血肌酐、尿素氮升高,舌质淡红,苔薄白腻,脉沉细。每日1剂,水煎,头煎及二煎药液混合为400毫升,分2～3次于餐后服用。周恩超等以上方治疗2例慢性肾衰,疗效满意。②

10. **肾衰Ⅱ号方** 党参、淫羊藿、丹参、制大黄、紫苏、黄连、虫草菌丝、桃仁、川芎。每日1剂,水煎分2次温服,每次200毫升。适用于脾肾两虚、湿浊瘀阻型患者。周圆等将67例CKD3～4期患者随机分为治疗组33例与对照组34例。两组患者均采用西医一体化治疗方案,治疗组在上述治疗基础上采用肾衰Ⅱ号方治疗,疗程均为4个月。结果:治疗组加用肾衰Ⅱ号可提高临床疗效,降低尿酸水平,改善肾小球滤过率,延缓肾

功能恶化。③

11. **足浴、药浴法** 麻黄20克、桂枝20克、川芎20克、大黄20克、生黄芪20克、丹参20克、枸杞子20克、山药20克、连翘20克、白花蛇舌草20克、苦参20克。开泄腠理,通调血脉。将上方装入纱布袋封好,用热水浸泡,待水温至40℃,让患者将双足至膝浸入水中,适应后不断加入热水,以使患者出汗。全过程30分钟,汗后静卧。每日1次,4周为1个疗程。于敏等将100例慢性肾衰竭患者随机分为两组。治疗组50例予爱西特配合中药足浴法治疗,对照组50例口服爱西特。结果:治疗组疗效优于对照组。④

12. **保肾方** 生黄芪、党参、生地黄、淮山药、丹参、牛膝、土茯苓、薏苡仁、晚蚕砂、制大黄、六月雪等。顾健民等将48例2～3期CKD患者随机分为治疗组和对照组各24例。两组均给予西医治疗,措施包括优质低蛋白低磷饮食,纠正水、电解质及酸碱平衡失调,合并高血压者给予降压药物,合并感染者使用抗生素治疗等。治疗组加服自拟保肾方,服药后大便干结不解者加大制大黄用量,以大便呈糊状为宜。两组疗程均为2个月。结果:治疗组治疗总疗效69%,对照组48%。治疗后根据b值(1/Scr随时间下降的速率)估算3年内进入ESRD的例数,治疗组6例,对照组13例,具有统计学意义($P<0.01$)。⑤

13. **益肾蠲湿浓缩剂** 黄芪40克、芡实20克、土茯苓40克、白花蛇舌草20克、猪苓40克、泽泻20克、枸杞子20克、山茱萸15克、白术20克、白芍20克、金银花30克、枳壳15克、川朴10克、当归20克、益母草20克、葛根15克、牛膝15克。随症加减:偏阳虚(症见面色苍白,畏寒肢冷,舌淡,苔白腻,舌体胖大有齿痕,脉沉细弱)者,加制附子6～10克、菟丝子10克;偏阴虚(症见口干咽燥,手足心热,舌暗红,苔薄黄,脉沉弦或细或数)者,加生地黄10克、知母10克、女贞子10克、

① 宋纲,等.通络降浊汤灌肠治疗慢性肾功能衰竭的临床观察[J].时珍国医国药,2012,23(11):2914－2915.
② 周恩超,等.邹燕勤益肾泄浊方治验慢性肾衰[J].中国社区医师(医学专业),2011,13(35):200－201.
③ 周圆,王琛,等.肾衰Ⅱ号方治疗CKD3－4期患者的临床疗效观察[J].上海中医药大学学报,2011(4):37－40.
④ 于敏,等.中药足浴法治疗慢性肾衰竭50例临床疗效观察[J].临床合理用药杂志,2011,4(40):73－74.
⑤ 顾健民,等.自拟保肾方延缓氮质血症期患者肾功能进展的临床疗效观察[J].海峡药学,2010,22(6):199－200.

墨旱莲 10 克；湿浊（症见胃脘胀满，口气秽浊，口干恶心，大便不畅，舌淡胖、苔垢腻，脉弦滑或沉滑）者，加半夏 10 克、陈皮 20 克、黄连 15 克；血瘀（症见头痛少寐，五心烦热，舌质紫而无苔或舌有瘀点瘀斑，舌下静脉紫暗，脉弦数有力）者，加丹参 15 克、赤芍 15 克、白芷 10 克、川芎 6 克。每日 1 剂，水煎 2 次。合并 2 次水煎液，再加热浓缩至 180 毫升，按 60 毫升 1 袋，装袋塑封，每次 60 毫升，每日 3 次。艾瑞东等将 60 例慢性肾衰竭氮质血症期随机分为治疗组和对照组各 30 例，两组均予常规治疗。对照组采用口服药用活性炭片，每次 4 片，每日 3 次。治疗组采用口服益肾蠲湿浓缩剂。两组均以 1 个月为 1 个疗程，3 个疗程后评定疗效。结果：治疗组临床症状于治疗后 2 个月出现有效变化，随着治疗时间延长，显效病例逐渐增多，治疗结束时，无效病例 6 例；治疗后 1、2 个月对照组未见显效病例，无效病例逐渐增多。与治疗前比较，治疗后 3 个月对照组 Hb 明显下降而 BUN 和 Scr 明显升高，治疗组的 BUN 和 Scr 明显下降而 Hb 明显升高；治疗后 2、3 个月，治疗组的实验室指标明显优于对照组。[1]

14. 补肾化瘀降浊汤　黄芪 40 克、生地黄 24 克、山茱萸 15 克、淫羊藿 20 克、丹参 25 克、泽兰 20 克、川芎 12 克、莪术 15 克、牛膝 15 克、当归 20 克、菟丝子 15 克、肉苁蓉 20 克、酒大黄 6 克。随症加减：糖尿病肾脏病，去川芎，加鬼箭羽 15 克；恶心呕吐明显者，加旋覆花理气降逆止呕；腑气不通，腹胀便结者，加枳实或枳壳；喘憋、心悸，加葶苈子 30 克、黄连 5～10 克、北五加皮 2～3 克；水肿明显，加猪苓 30 克；皮肤瘙痒，加生地黄、防风养血祛风止痒。每日 1 剂，水煎服，分 2 次口服。樊平等将 98 例慢性肾衰竭氮质血症期患者随机分为治疗组 58 例与对照组 40 例。对照组采用积极治疗原发病，积极防治感染；注意休息，避免劳累；慎用肾毒性药物；低盐（每日 3 克）优质低蛋白

低磷饮食[0.5～0.6 克/(千克·天)]；控制血压（控制在 130～90/60～90 毫米汞柱之内）、利尿、抗感染、纠正贫血、纠正酸中毒、纠正电解质紊乱。治疗组在对照组基础上采用补肾化瘀降浊汤治疗，疗程均为 3 个月。结果：治疗组总有效率 93.10%，对照组总有效率 72.50%，两组间疗效有显著性差异（P<0.05）。[2]

15. 降氮露　大黄 20 克、萆薢 20 克、白花蛇舌草 20 克、土茯苓 20 克、山药 20 克、黄芪 20 克等。灌肠治疗。上药 1 剂，水煎至 200 毫升，待药温到 37℃～40℃时，嘱患者排空二便，取俯卧或侧卧位，将导尿管插入肛门 20～25 厘米，缓慢注入液体（每分钟 4～5 毫升），保留 30～60 分钟后拔出导尿管，每日 1 次。陈波华等将 106 例慢性肾衰患者随机分为两组。治疗组 66 例采用西医常规治疗联合中药降氮露灌肠治疗；对照组 40 例采用西医常规治疗，口服尿毒清，2 周为 1 个疗程。结果：2 个疗程后，治疗组总有效率 83.3%，对照组 50%。[3]

16. 金匮肾气丸加减　制附子 10 克、肉桂 6 克、人工冬虫草 5 克、熟地黄 20 克、山茱萸 15 克、山药 15 克、牡丹皮 12 克、茯苓 15 克、泽泻 15 克、水蛭 10 克、生大黄 12 克、蜈蚣 2 条。每日 1 剂。单昌涛等将 78 例慢性肾功能不全氮质血症期患者随机分为治疗组 40 例与对照组 38 例。对照组在综合治疗的基础上采用加服尿毒清颗粒（广州康臣制药有限公司生产，每包 5 克），于每日 6 点、12 点、18 点时各服 1 包，22 点时服用 2 包。治疗组在综合治疗的基础上采用口服加味金匮肾气丸，治疗 2 个月。结果：治疗组和对照组总有效率分别为 80.00%（32/40）及 65.79%（25/38），两组比较差异有显著性（P<0.05）。[4]

17. 复方排毒煎　大黄 30 克、丹参 20 克、蒲公英 30 克、败酱草 30 克、牡蛎 30 克、益母草 30 克。随症加减：阳虚者，加制附子 15 克；气虚者，

① 艾瑞东,等.益肾蠲湿合剂加减治疗慢性肾衰竭氮质血症期 30 例疗效观察[J].临床荟萃,2010,25(7)：616-617.
② 樊平,等.补肾化瘀降浊汤化裁治疗慢性肾衰竭氮质血症期 58 例[J].陕西中医学院学报,2009,32(5)：36-37.
③ 陈波华,等.中药降氮露灌肠治疗慢性肾衰 106 例临床观察[J].中医药信息,2008,25(6)：57-58.
④ 单昌涛,等.加味金匮肾气颗粒治疗慢性肾衰氮质血症期的临床观察[J].按摩与导引,2008,24(3)：45-46.

加党参 30 克、黄芪 30 克。加水浓煎至 150～250 毫升,密封在 250 毫升瓶内备用。采用高位肠道滴入法,臀部垫高约 10 厘米。每日 1～2 次,10～15 天为 1 个疗程,一般治疗 2～3 个疗程。曾庆祥以上方治疗 30 列慢性肾衰患者。结果:2 期 21 例显效 15 例,有效 6 例;4 期 9 例显效 3 例,有效 5 例,无效 1 例。①

18. 肾衰Ⅱ号　蒲公英、大黄、牡蛎、青皮、丹参、川芎。煎熬后保留灌肠,每日 1 次,4 周为 1 个疗程。岳玉桃等将 90 例慢性肾衰竭患者分为两组。治疗组 40 例在一体化治疗基础上加用海昆肾喜胶囊,每次 2 粒,每日 3 次,另予肾衰Ⅱ号保留灌肠。对照组 50 例在一般西医治疗基础上,给予爱西特每次 4～6 粒,每日 3 次,观察 4 周。结果:在降低血肌酐(Scr)、尿素氮(BUN)及改善患者整体情况,延缓 CRF 患者进入透析的时间或对已透析患者减少透析次数,治疗组取得了较好的疗效。②

19. 健脾清化方　党参 15 克、生黄芪 15 克、苍术 10 克、制大黄 9 克、黄连 6 克。每日 1 剂,分 2 次煎服。健脾益气,清化湿热。适用于面色无华、少气乏力、恶心口苦、纳差腹胀、小便灼热黄赤及苔腻或黄腻者。何立群等将 106 例脾虚湿热型慢性肾功能衰竭患者随机分为治疗组和对照组各 53 例。对照组采用纠正水电解质紊乱,现代营养及血管紧张素转换酶或受体抑制剂等治疗。治疗组在对照组治疗的基础上采用全国名老中医蔡淦教授依据脾胃湿热理论所研制的健脾清化方。两组均以 30 天为 1 个疗程,共治疗 2 个疗程。结果:治疗后两组患者 Scr、BUN、TG 都有所下降,且治疗组下降更为明显。治疗组治疗后红细胞总花环,与治疗前及对照组治疗后比较均有显著增加($P<0.05$)。③

20. 陈以平经验方　尿 A 方:党参 30 克、丹参 30 克、枸杞子 20 克、黄精 20 克、巴戟天 15 克、鸡血藤 30 克、黄芪 30～45 克、当归 15 克、首乌 20 克、肉苁蓉 15 克、制大黄 12 克。健脾补肾,益气养血,通腑泄浊。适用于脾肾不足、气血两虚为主的患者。尿 B 方:柴胡 9 克、黄芩 12 克、白术 12 克、白芍 20 克、枸杞子 15 克、菊花 12 克、紫苏 20 克、川黄连 6 克、半夏 10 克、砂仁 6 克、六月雪 30 克、制大黄 12 克。扶正祛邪,化湿清热。适用于恶心呕吐、纳呆腹胀、口干口苦、苔薄腻或黄腻,脉细或细数等湿浊内停,郁而化热者。尿 C 方:黄芪 30 克、川芎 15 克、葛根 15 克、杜仲 20 克、桑寄生 20 克、枸杞子 20 克、益母草 30 克、党参 30 克、丹参 30 克、制大黄 12 克、地骨皮 30 克、条黄芩 12 克、莲子肉 30 克、白术 15 克。适用于气虚血瘀者。尿 D 方:白花蛇舌草 30 克、忍冬藤 30 克、紫花地丁 30 克、白茅根 30 克、丹参 30 克、生地黄 30 克、赤芍 12 克、槟榔 30 克、莪术 12 克、制大黄 15 克。清热解毒,活血通腑。适用于里热内盛,夹毒夹瘀,见口干口苦,咽痛,脘痞纳呆,腹胀,苔黄腻者。④

21. 荆防肾炎方　荆芥、防风、羌活、独活、柴胡、前胡、枳壳、桔梗、川芎、茯苓、炙甘草、半枝莲、七叶一枝花、生地榆、槐花、大黄。调理气机升降出入,疏郁解毒,开上治下,风能胜湿,轻以去实。适用于肾炎、慢性肾功能衰竭,尿素氮和血肌酐居高不下者。⑤

22. 抗纤灵冲剂　丹参 30 克、桃仁 15 克、全当归 15 克、牛膝 15 克、制大黄 15 克。制成冲剂,每包 10 克,每克含生药 9 克。每日 1 包,每日 3 次。王怡等将 90 例慢性肾衰竭患者随机分为治疗组 60 例与对照组 30 例。对照组采用包醛氧淀粉口服(每次 5 克,每日 3 次),疗程为 2 个月。治疗组采用抗纤灵冲剂口服,疗程为 2 个月。结果:与服用包醛氧淀粉的对照组患者比较,抗纤灵冲剂有明显的降低慢性肾衰竭患者的血清 Scr、

① 曾庆祥.复方排毒煎保留灌肠治疗慢性肾衰 30 例[J].实用中医药杂志,2007,23(10):634-634.
② 岳玉桃,等.海昆肾喜胶囊肾衰Ⅱ号保留灌肠并用治疗慢性肾功能衰竭临床观察[J].实用中医内科杂志,2005,19(5):446-447.
③ 何立群,等.健脾清化方治疗脾虚湿热型慢性肾衰的临床观察[J].中西结合学报,2005,3(4):270-273.
④ 朱戎.陈以平治疗慢性肾功能衰竭经验撷菁[J].辽宁中医杂志,2005,32(7):648-650.
⑤ 张保伟.刘渡舟教授治疗慢性肾衰经验撷拾[J].中华中医药学刊,2004,22(4):584-584.

BUN、LN、PC-Ⅲ、C-Ⅳ和升高 FN 的作用。[1]

23. 参芪地黄汤加减 太子参 20 克、生黄芪 20 克、生地黄 12 克、山茱萸 12 克、山药 15 克、茯苓 12 克、泽泻 12 克、川牛膝 12 克、怀牛膝 12 克、车前子(包)30 克、制大黄 10～20 克、丹参 20 克。随症加减：偏阴虚者,加知母 12 克、墨旱莲 15 克、女贞子 12 克;偏阳虚者,加制附子 9 克、巴戟天 12 克、杜仲 12 克;血虚血瘀者,加当归 12 克、赤芍 12 克、川芎 12 克;湿浊甚者,去生地黄,加黄连 6 克、竹茹 9 克、佩兰叶 9 克;脾虚气滞者,加砂仁 9 克、木香 9 克、炒白术 12 克。每日 1 剂,水煎服,分 2 次口服。毕志军等以上方治疗 40 例慢性肾功能衰竭氮质血症患者,治疗时间为 3 个月。结果：显效 13 例,占 32.5%;有效 21 例,占 52.5%;无效 6 例,占 15%。总有效率 85%。[2]

24. 隔药灸 附子、肉桂、黄芪、当归、补骨脂、仙茅、生大黄、地龙等。加工成粉,每只药饼含药粉 2.5 克,加黄酒 3 克调拌成厚糊状,用药饼模具按压成直径 2.3 厘米、厚度 0.5 厘米大小。用自制中药饼在大椎、命门、肾俞、脾俞和中脘、中极、足三里、三阴交等穴位上做隔药灸。两组穴位交替使用,每日 1 次,每次每穴灸 2 壮,12 次为 1 个疗程,疗程间休息 3 天,共灸 6 个疗程。治疗期间不使用西药。王志萍等以上法治疗 28 例疗慢性肾衰竭血透者,并与西医对症治疗的对照组 40 例比较。结果：治疗组总有效率 96.4%,对照组 62.5%。两组比较差异有显著意义($P < 0.05$)。[3]

25. 尿毒宁(加味温脾汤) 生晒参 5 克、制附片 10 克、生大黄 5 克、半夏 10 克、桃仁 10 克、甘草 5 克。每日 1 剂,水煎浓缩提炼为 70 毫升,分 2 次口服。益气温阳,解毒泄浊。何立群等以上方治疗 60 例慢性肾功能衰竭患者,在西医治疗基础上,用尿毒宁治疗,1 个月为 1 个疗程,每月测定 1 次肾功能,连续观察 3 个疗程以上。结果：治疗后

总有效率 83.3%。[4]

26. 军坤汤 大黄 40 克、益母草 30 克、煅牡蛎 30 克、制附子 15 克。随症加减：阳虚,加肉桂;阴虚,去附子;血压高,加槐米、赤芍;便血,加地榆炭;尿中有脓细胞,加蒲公英、黄柏。用法用量：每日 1 剂,水煎取 100 毫升,保留灌肠,保留 1 小时。10 日为 1 个疗程,疗程间隔 5 日。治疗 2 个疗程。武文斌等以上法治疗 26 例慢性肾衰竭患者。结果：BUN 明显下降,与治疗前比较有显著性差异;Ccr 有所下降,但与治疗前比较无显著性差异。BUN 下降值与治疗前 BUN、尿 β_2-M、Ccr 呈正相关,与血 β_2-M 呈负相关。[5]

27. 中药灌肠方 大黄、肉桂、牡蛎、槐米等。浓煎取 150 毫升,每日保留灌肠 1 次,保留 1～2 小时,2 周为 1 个疗程,疗程间隔 1 周。张景湖等将 58 例慢性肾功能衰竭患者随机分为治疗组 33 例和对照组 25 例。对照组采用西药对症处理,高血压用甲基多巴 0.5 克,双氢克尿噻 25 毫克,均每日 3 次口服;尿少用呋塞米(速尿)40 毫克,加 25% 葡萄糖液 40 毫升静滴,每日 2 次;二氧化碳结合力 < 13.47 毫摩尔/升用 5% NaHCO3 静滴。治疗组采用中药灌肠治疗。结果：治疗组和对照组显效分别为 18 例、10 例,有效分别为 9 例、7 例,无效分别为 6 例、8 例,总有效率分别为 81.81%、68%($P < 0.05$)。[6]

28. 自拟方 1 大黄 30 克、益母草 30 克、黄芪 30 克、党参 30 克、蒲公英 30 克、芒硝(冲)20 克、牵牛子 10 克、红花 15 克、制附子 12 克。水煎取汁 200 毫升,37℃ 左右高位保留灌肠,每日 1 次,日腹泻超过 4 次暂停 1 日。20 次为 1 个疗程。张国铨等以上法配合中药方治疗 50 例慢性肾功能衰竭患者,中药方组成：党参 30 克、黄芪 30 克、丹参 30 克、车前草 30 克、茯苓 15 克、红花 15 克、赤芍 15 克、白术 10 克、附子 10 克、肉桂 6 克、炙甘草 6 克、白茅根 60 克、大黄 12 克。随症加减：外

① 王怡,等.抗纤灵冲剂对慢性肾衰竭肾功能及纤维化指标影响的临床研究[J].中国中西医结合肾病杂志,2002,3(7)：396-398.
② 毕志军,等.参芪地黄汤加减治疗氮质血症 40 例观察[J].中医药研究,2001,17(4)：21-22.
③ 王志萍,等.隔药灸结合血透治疗慢性肾功能衰竭疗效观察[J].中国针灸,2000(3)：8-10.
④ 何立群,等.尿毒宁治疗慢性功能衰竭 60 例临床研究[J].中国医药学报,1997,12(2)：31-33.
⑤ 武文斌,等.军坤汤保留灌肠治疗慢性肾功能不全 26 例临床研究[J].山东中医杂志,1995,14(3)：105-106.
⑥ 张景湖,等.中药灌肠方治疗慢性肾功能衰竭的临床与实验研究[J].中国中医药科技,1995,2(2)：7-9,18,2.

感风热,加连翘、鱼腥草;外感风寒,加荆芥、防风;肾阳虚,加巴戟天、淫羊藿;肾阴虚,去附子、肉桂,加女贞子、墨旱莲、生地黄;水肿重,加玉米须、陈葫芦。每日1剂,水煎于灌肠后服,2周为1个疗程。结果:显效32例,有效7例,无效11例。总有效率78%。①

29. 自拟方2 大黄35克、黄芪25克、牡蛎25克、桃仁25克、丹参20克。随症加减:血尿,加白茅根30克;高血压,加仙鹤草30克。每日1剂浓煎至250毫升,药液温度37℃保留灌肠15~30分钟,时间越长越好,每日2~6次结肠透析,并用抗炎、止血、纠酸治疗。张军以上法治疗8例慢性肾衰竭患者。结果:痊愈2例,显效5例,好转1例。②

30. 降氮汤 降氮汤Ⅰ号方:党参30克、白芍30克、制首乌15克、全当归15克、姜半夏9克、左金丸12克、制大黄12克、淫羊藿15克、肉苁蓉15克、鹿角片15克。降氮汤Ⅱ号方:党参30克、白芍30克、制首乌15克、全当归15克、姜半夏9克、左金丸12克、制大黄12克、山茱萸12克、炙鳖甲30克、黄精30克。脾肾阳虚用Ⅰ号方,气阴两虚用Ⅱ号方。每日1剂,水煎,早晚分服,1个月为1个疗程,平均治疗2~3个疗程。何立群等以上方治疗50例慢性肾功能衰竭患者。结果:治疗前后比较,总有效率80%,治疗后较治疗前Scr、BUN有显著下降。③

31. 补肾化瘀降浊汤 生地黄10~20克、当归15~30克、制首乌15~30克、黄芪15~30克、益母草15~30克、枸杞子10~15克、防己10~15克、怀牛膝10~15克、淫羊藿10~15克、大黄6~10克。每日1~2剂,水煎服。庞春景等以上方治疗26例肾小球肾炎氮质血症。结果:显效8例,好转11例,无效7例。总有效率73%。④

32. 降氮汤灌注方 大黄20克、黄芩50克、生牡蛎50克、炙附子15克。水煎,每日睡前滴肛150毫升,14~28天为1个疗程。方淑媛以上治疗19例氮质血症尿毒症患者。结果:治疗后,显效(症状消失,血肌酐、尿素氮下降至接近正常,肾功能明显改善)6例,好转(一般情况好转,血尿素氮、肌酐下降,肾功能有轻度改善)7例,无效3例,死亡3例,疗效满意。⑤

33. 灌肠方 生大黄15~30克、煅龙骨15~30克、煅牡蛎15~30克、槐米30克、肉桂10克。浓煎成150~200毫升,加锡类散1~2支。每日保留灌肠1次。时间不少于1~2小时。陈奕庆等以上方治疗25例慢性肾功能衰竭患者,并设西药对照治疗25例。结果:治疗组显效15例,有效5例,无效5例,总有效率优于对照组。⑥

34. 大黄莱菔煎剂 大黄(后下)30克、莱菔子30克、草果仁30克、桑白皮30克。水煎取汁200毫升,行保留灌肠,保留时间为20~25分钟,每日1次,重者2次,以每天腹泻4~5次为宜。张颖娟等以上方治疗20例慢性肾功衰竭患者,症状得到缓解16例。⑦

35. 附子大黄汤灌肠方 制附子15~30克、生大黄15~30克、益母草15~30克、黄芪30~60克、芒硝(冲)10~20克。随症加减:湿浊内阻型,用甘露丹加减;脾肾阳虚型,用济生肾气汤或防己黄芪汤加减;脾胃湿热型,用三仁汤加减;气阴两方型,用麦味地黄汤合生脉散加减;肝风内动型,用羚角钩藤汤或大、小定风珠加减。必要时亦可加用紫雪丹、至宝丹、安宫牛黄丸等;如兼见瘀血证者,无论何种类型,均可加用活血化瘀的药物。两煎混合,浓缩至150毫升,保留灌肠,每日1次。刘锐等将46例尿毒症患者随机分为治疗组32例与对照组14例。对照组采用单纯内服附子大黄汤。治疗组采用辨证分型加附子大黄汤灌肠。结

① 张国铨,等.中药灌肠为主治疗慢性肾功能衰竭50例[J].陕西中医,1994,15(10):435-436.
② 张军.中药结肠透析治疗急性肾功能衰竭[J].贵阳中医学院学报,1994,16(4):26-27.
③ 何立群,等.降氮汤治疗慢性肾功能衰竭的临床与实验研究[J].中国中西医结合杂志,1994(S):43-45.
④ 庞春景,等.补肾化瘀降浊汤治疗肾小球肾炎氮质血症26例报告[J].河北中医,1989,11(2):15-16.
⑤ 方淑媛.降氮汤灌注治疗19例氮质血症尿毒症[J].上海中医药杂志,1987(3):19.
⑥ 陈奕庆,等.中药灌肠治疗慢性肾功能衰竭25例——附25例西药对照组[J].江苏中医杂志,1986(9):11.
⑦ 张颖娟,等.大黄莱菔煎剂治疗慢性肾功能衰竭20例疗效观察[J].中医药学报,1986(1):26.

果：对照组显效 5 例，好转 7 例，无效 2 例，有效率 85.7%。治疗组显效 13 例，好转 15 例，无效 4 例，有效率 87.5%。[1]

单　方

1. 黄芪　组成：黄芪 40 克。功效：生肌，敛疮，排脓，利尿，固表补气。用法用量：黄芪 40 克煎汤，早晚各 20 克。临床应用：王秀刚对 61 例肾衰患者进行随机分组。治疗组 31 例应用黄芪，并给予卡托普利降压及利尿治疗；对照组 30 例单用卡托普利降压及利尿治疗。另选择 20 例健康查体者作健康对照。结果：治疗组治疗后 OKT_8、OKT_4/OKT_8 明显上升（$P<0.01$）。证明黄芪有调节 CRF 对 T 淋巴细胞亚群比例有调节作用。治疗组 Scr 平均为（478.50±196.43）微摩尔/升，治后为（351.74±137.33）微摩尔/升，治疗前后比较，差异有统计学意义（$P<0.01$），其中有 3 例 Scr 降为正常。对照组治疗前后 Scr 分别为（456.70±201.37）微摩尔/升和（376.91±159.42）微摩尔/升（$P<0.05$），两组对照治疗组下降较明显，说明黄芪有改善肾功能的作用。[2]

2. 大黄　组成：大黄。适用于延缓肾功能减退。用法用量：口服大黄胶囊（含生大黄粉 6 克/天）。临床应用：刘继红等将 42 例慢性肾功能衰竭患者随机分为两组，大黄治疗组 22 例口服大黄胶囊；对照组 20 例不用大黄，但饮食及其他治疗相同。结果：持续随访 28 个月后，全部病例治疗后 Scr 水平较治疗前均明显升高，大黄治疗组有 22.7% 患者进入终末期肾衰，而对照组 55%。[3]

3. 肾衰胶囊　组成：生大黄、冬虫夏草、生水蛭。制备方法：生大黄、冬虫夏草、生水蛭按 4：4：2 比例，共研极细末，过 200 目筛，装"0"号胶囊。用法用量：每次 6 粒（含生药 3 克），每日 3

次，口服。临床应用：董庆童等以上方辅以高热量、低蛋白低磷饮食、降压、利尿、维持水电解质平衡、抗感染等对症治疗治疗 21 例慢性肾衰患者，疗程 3 个月。结果：显效（症状明显改善，BUN 下降＞10 毫克/分升，Scr 下降＞1 毫克/分升）7 例，有效 10 例，无效 4 例。总有效率 80.9%。[4]

4. 大黄粉　组成：大黄粉。用法用量：大黄粉，每日 1～2 克，口服。临床应用：彭家清将 100 例 CRF 患者随机分为治疗组与对照组各 50 例，对照组用苄胺唑啉 10 毫克、多巴胺 20 毫克、呋塞米 60 毫克，加入 10% 葡萄糖液 250 毫升（据血压及尿量调整 3 药之比），每分钟 1 毫升，每日静滴 1 次，用 3 周。治疗组采用利尿合剂的同时服用大黄粉治疗。结果：治疗组对照组氮质血症期分别为 33 例、30 例，显效分别为 25 例、4 例，有效分别为 8 例、7 例，无效分别为 0 例、19 例；尿毒症期分别为 17 例、20 例，显效分别为 2 例、0 例，有效分别为 4 例、1 例，死亡分别为 11 例、17 例，转血透治疗分别为 0 例、2 例，总有效率分别为 78%、24%（$P<0.01$），总病死率分别为 22%、34%（$P>0.05$）。[5]

5. 香草煎剂（化毒饮）　组成：香草全草 100 克。用法用量：每日 1 剂，水煎服，4 周为 1 个疗程。临床应用：刘恒志等以上方治疗慢性肾衰竭患者 100 例，结果显示显效 25 例，好转 65 例，无效 10 例。其中肝肾阴虚型 31 例，显效 6 例（19.3%），好转 20 例（64.5%），无效 5 例（16.1%）；脾肾阳虚型 55 例，显效 14 例（25.4%），好转 38 例（69%），无效 3 例（5.5%）；气血两虚型 6 例，显效 3 例，好转 2 例，无效 1 例；湿热互结型 2 例，好转 2 例；寒湿内蕴型 4 例，好转 3 例，无效 1 例；血瘀型 2 例，显效 2 例。[6]

6. 大黄牡公汤　组成：大黄（后下）30 克、牡蛎 30 克、蒲公英 30 克。用法用量：共煎水 200～

① 刘锐，等.附子大黄汤治疗尿毒症 46 例临床观察[J].陕西中医，1983，4(1)：11，10.
② 王秀刚.黄芪对慢性肾衰竭患者免疫功能的影响[J].中外医学研究，2011，9(27)：20-21.
③ 刘继红，等.大黄延缓慢性肾衰进展临床观察[J].新中医，2001，33(5)：51-52.
④ 董庆童，等.肾衰胶囊治疗慢性肾功能衰竭临床观察[J].四川中医，1994(5)：20-21.
⑤ 彭家清.大黄粉治疗慢性肾功能衰竭疗效观察[J].中原医刊，1994，21(3)：17-18.
⑥ 刘恒志，等.香草煎剂（化毒饮）治疗慢性肾功能衰竭 100 例临床研究[J].中医药信息，1990(10)：20-22.

400毫升,保留灌肠,每日1次,灌肠时间平均为(12.8±4.2)天。临床应用:李荣亨等以上法治疗20例慢性肾功能不全尿毒症期患者,并采用纠正酸中毒、补液、降压、抗感染、控制蛋白质摄入量等方法。灌肠期间不使用排钾利尿西药。蛋白摄入量控制在每千克体重0.5克左右,并以进食富含必需氨基酸之蛋白为主。结果:改善6例,稳定8例,加重6例。①

7. 灌肠方 组成:蒲公英30克、牡蛎(以煅为佳)20克、生大黄粉(后入煎3分钟)10克。用法用量:加水煎汁为300毫升,保留灌肠,每日1次,7~14天为1个疗程。每次灌肠以能达到排便2~3次为佳。病情改善后可改为每周灌肠2次或1次,亦可用生大黄粉0.2克装入胶囊内或大米纸内或龙眼肉内口服,每日3次。临床应用:范立以上法共治疗20例尿毒症患者,结果显示好转18例,死亡2例,疗效满意。②

8. 生大黄煎剂 组成:生大黄30克。用法用量:加水200毫升,煎沸待凉后,上午、下午各保留灌肠1次,疗程5~7天。临床应用:钱广平等以上方共治疗5例肾衰竭患者。结果:治疗后患者临床症状逐步改善,5例患者血非蛋白氮由治前的106.3毫克%降至54.6毫克%,血肌酐由治前2.9毫克%降至2.6毫克%,血尿素氮由治前43.5毫克%降至29.3毫克%,疗效满意。③

中 成 药

1. 疏血通注射液 组成:地龙、水蛭(牡丹江友博药业股份有限公司,国药准字Z20010100)。用法用量:疏血通注射液6毫升加入0.9%氯化钠注射液50毫升静脉滴注,每分钟30~40滴,每日1次。临床应用:黄威等将90例慢性肾脏病(CKD)患者分为治疗组48例和对照组42例。两组均予以常规西药治疗,在此基础上,治疗组静脉滴注疏血通注射液联合前列地尔注射液治疗,对照组仅给予前列地尔注射液静脉滴注。3周为1个疗程,观察对比两组治疗前后总体疗效。结果:治疗组总有效率93.8%,对照组有效率83.3%,治疗组与对照组比较有显著性差异($P<0.05$)。④

2. 大黄䗪虫丸 组成:蜂蜜、杏仁、土鳖虫、甘草、芍药、黄芩、干地黄、桃仁、干漆、蛴螬、水蛭、虻虫、大黄等(国药准字Z20054915)。功效:补虚活血,破瘀消癥。用法用量:3克,口服,每日2次。临床应用:边志斌将160例慢性肾功能衰竭患者随机分为两组,对照组78例给予常规西药治疗,观察组82例在对照组基础上加大黄䗪虫丸治疗。结果:对照组、观察组治疗总有效率分别为85.90%、95.12%。⑤

3. 黄芪丹参颗粒 组成:黄芪、丹参(南京同仁堂药业有限责任公司)。功效:益气利尿,活血化瘀。用法用量:每次15克,每日2次。临床应用:李玉平等将160例慢性肾衰患者,根据其治疗方式分为两组。对照组80例给予常规药物治疗。治疗组80例在常规药物治疗的基础上给予黄芪丹参颗粒。连续治疗8周。结果:治疗后,治疗组血尿素氮(BUN)、血肌酐(Scr)、尿蛋白和尿微量蛋白水平、APACHE Ⅱ和SAPS Ⅱ评分均显著低于对照组,肾小球滤过率(GFR)和生活质量评分均明显高于对照组($P<0.05$)。⑥

4. 百令胶囊 组成:发酵虫草菌粉(杭州中美华东制药有限公司生产)。功效主治:补肺肾,益精气;适用于中医辨证为肺肾两虚的患者。临床应用:刘泽辉等检索的中文数据库包括中国知网、中国期刊全文数据库、中国学位论文全文数据库和万方数据库、维普数据库;检索的外文数据库为Cochrane Library、Medline(EBSCO)和PubMeD。按Cochrane系统评价的方法评价纳入研究质量,

① 李荣亨,等.大黄牡公汤灌肠治疗慢性肾功能不全尿毒症期20例疗效观察[J].中医杂志,1988(3):39-40.
② 范立.中药灌肠治疗尿毒症20例[J].山东中医杂志,1985(5):19.
③ 钱广平,等.大黄煎剂保留灌肠治疗肾功能衰竭[J].中医杂志,1980(11):18.
④ 黄威,等.疏血通联合前列地尔治疗慢性肾功能衰竭临床观察[J].湖北中医药大学学报,2018,20(5):61-64.
⑤ 边志斌.大黄䗪虫丸配合西药治疗慢性肾功能衰竭的临床探讨[J].中外医疗,2018,37(13):101-103.
⑥ 李玉平,王术凤,等.黄芪丹参颗粒治疗慢性肾功能衰竭患者的临床疗效分析[J].现代生物医学进展,2018,18(20):3925-3928.

对同质研究采用 RevMan 5.2 进行 Meta 分析。结果：检索到符合要求的文献共 78 篇，纳入系统评价文献 17 篇，患者 1 570 名。利用 JADAD 评分量表和 Cochrane 偏倚风险评估量表对纳入的研究进行质量评分。根据纳入 RCT 百令胶囊及其联合用药情况，进行亚组分析，Meta 分析结果显示使用百令胶囊治疗慢性肾衰确有疗效。[①]

5. 肾康栓　组成：大黄、黄芪、丹参、红花。功效：益气补中，活血通络，攻积导滞。用法用量：通过食指将肾康栓塞入患者肛门内 2 厘米进行直肠给药，每日 5 粒，早、中、晚各 1 粒，剩余 2 粒于患者入睡前使用。临床应用：何劲松将 188 例慢性肾脏疾病（CKD3～5 期）患者随机分为治疗 I 组 94 例和治疗 II 组 54 例。两组在西医一体化治疗基础上，治疗 I 组给予肾康栓，连续治疗 14 天；治疗 II 组，每日 5 粒，早、中、晚各 1 粒，剩余 2 粒于患者入睡前使用，连续 28 天。结果：通过治疗后，治疗 I 组总有效率 66.7%，治疗 II 组总有效率 72.2%。治疗 I 组和 II 组 CKD3～4 期疗效均明显优于 CKD5 期。两组患者 BUN、Scr 均较治疗前显著降低，eGFR 显著升高。[②]

6. 肾衰宁胶囊　组成：太子参、红花、丹参、甘草、大黄、牛膝等。临床应用：计算机检索了 11 个英文和中文数据库（均至 2015 年 10 月），收集关于肾衰宁胶囊对 CRF 的随机对照试验。两名研究人员独立提取数据，并根据 Cochrane Handbook 5.1 评价纳入文献质量，采用 RevMan 5.3 软件进行 Meta 分析。不适合 Meta 分析，仅进行描述性分析。共检索到 429 篇文献，最终纳入 25 个研究，总样本数为 1937 例，试验组 1 059 例和对照组 878 例。结果：在临床有效率、血尿素氮（BUN）、血肌酐（Scr）和肌酐清除率（Ccr）方面，治疗组肾衰宁胶囊均优于各对照组。肾衰宁胶囊辅助治疗慢性肾功能不全在一定程度上改善了患者的病情。[③]

7. 康肾颗粒　组成：连钱草、石韦、白茅根、茜草、葛根、石菖蒲、陈皮、水蛭蚧、艾叶、生姜（广州一品红制药公司生产，批号 Z20025358）。功效：调节阴阳，滤血毒，通肾瘀，降浊升清。用法用量：每次 1 袋，每日 3 次。临床应用：高丹将 90 例肾功能不全患者根据随机数字表法分为实验组和对照组各 45 例。全部患者均进行抗感染纠正贫血、利尿降压、纠正电解质、水代谢紊乱、调节饮食等基本治疗，实验组在此基础上服用康肾颗粒，对照组仅进行基本治疗。每组治疗 3 个月。结果：实验组的临床有效率 95.6% 显著高于对照组的 71.1%。[④]

8. 尿毒清颗粒　组成：生大黄、黄芪、党参、制何首乌、白术、茯苓、车前草、川芎、丹参、姜半夏、甘草等。功效主治：滋肾填精，健脾利湿，通腑降浊，活血化瘀；适用于中医辨证属脾肾亏虚、湿浊血瘀证者。临床应用：应用尿毒清颗粒的临床研究报道比较多，通过计算机检索中国生物医学文献数据库（CBM）、中国期刊全文数据库（CNKI）、维普期刊数据库、万方资源数据库、Embase、Medline、PubMed、Cochrane Library 中关于尿毒清颗粒治疗 CRF 的随机和半随机对照试验，并手工检索相关杂志，由两位研究者独立进行筛选和资料提取后，并按照改良 JADAD 评分量表对纳入文献质量进行评价，应用 RevMan 5.2 软件进行 Meta 分析。结果：纳入 21 篇文献，共 1 738 例患者，其中试验组 930 例，对照组 808 例。Meta 分析结果显示与对照组相比，尿毒清颗粒联合用药能明显降低 CRF 患者 Scr、BUN，升高 Ccr 以及改善患者症状和体征的总有效率。[⑤]

9. 海昆肾喜胶囊　组成：海藻中提取的纯天然物质（吉林省辉南长龙生化药业股份有限公司，生产批号 20120306）。功效主治：清利湿浊，调理脾胃；适用于慢性肾功能衰竭湿浊证，症见恶心呕

①　刘泽辉，等.百令胶囊治疗慢性肾衰有效性系统评价[J].临床药物治疗杂志，2017,15(2)：37 - 42.
②　何劲松.肾康栓治疗慢性肾脏疾病（CKD3～5 期）的疗效观察[J].中国中西医结合肾病杂志，2017,18(9)：812 - 813.
③　崔瑞昭，廖星，等.肾衰宁胶囊辅助治疗慢性肾衰竭随机对照试验的系统评价和 Meta 分析[J].中国中药杂志，2016,41(11)：2149 - 2161.
④　高丹.康肾颗粒治疗慢性肾功能不全的临床观察[J].中国医药指南，2016,14(17)：200.
⑤　刘红，孙伟，等.尿毒清颗粒治疗慢性肾衰竭的 Meta 分析[J].中国中西医结合肾病杂志，2015,16(4)：303 - 310.

吐,肢体困重,食少纳呆等。用法用量:2粒,每日3次口服。临床应用:李艳锋等将74例慢性肾功能衰竭湿浊证患者随机分为对照组和观察组各37例。对照组给予西医常规治疗,观察组在西医常规治疗的基础上,给予海昆肾喜胶囊治疗,治疗6周。结果:观察组患者的平均住院时间显著低于对照组;观察组的总有效率显著高于对照组;观察组患者血肌酐(Scr)、尿素氮(BUN)水平显著低于治疗前。观察组患者 Scr、BUN、CCr、CO_2CP、TP、Alb、RBC、HB 水平显著改善于对照组。[①]

10. 元强肾胶囊 组成:红参600克、大黄600克、当归1 500克、丹参1 500克、赤芍1 000克、莪术1 000克、黄芪1 500克。制备方法:上药煎煮浓缩,烘干后研末,分装1 000粒胶囊,每粒胶囊含生药7.7克。用法用量:5粒,每日2次。临床应用:邱建军等将140例慢性肾衰竭氮质血症期患者随机分为对照组和治疗组各70例。两组均给予低盐、低磷、低蛋白饮食。治疗组服保元强肾胶囊,对照组服α-酮酸。结果:治疗组尿素氮(BUN)、肌酐(Scr)及尿蛋白均比治疗前显著降低,总有效率84.28%,对照组总有效率48.57%。[②]

11. 金水宝胶囊 组成:发酵虫草菌粉。功效:补益肺肾,填精补虚。临床应用:按 Cochrane 标准,运用系统评价方法,全面检索图书馆 PubMed(1966—2011年)、中国生物医学文献数据库(1977—2011年11月)和中国期刊全文数据库(1994—2011年11月)等数据库,收集以金水宝胶囊为干预措施治疗慢性肾功能衰竭的随机对照试验(RCT)。按 Cochrane 系统评价方法,由两位研究者独立地对符合纳入标准的试验进行资料提取,并进行研究方法的质量评估和对提取的有效数据进行 Meta 分析。结果:有8个试验,共710例 CRF 患者符合纳入标准,Meta 分析结果显示在常规治疗的基础上加用金水宝胶囊治疗 CRF

能更好改善肾功能,提高患者的生存质量。[③]

12. 肾衰康胶囊 组成:红参、大黄、当归、丹参、桃仁、莪术、黄芪。制备方法:红参、大黄、当归、丹参、桃仁、莪术、黄芪按6∶6∶15∶15∶10∶10∶15比例制成胶囊,每粒含生药6克。用法用量:每次3~5粒,每日2次。临床应用:朱辟疆等以上方治疗80例慢性肾衰竭氮质血症期患者。结果:显效43例,有效12例,稳定20例,无效5例。显效率53.75%,总有效率68.75%。[④]

13. 通补颗粒 组成:党参、黄芪、白术、茯苓、熟地黄、菟丝子、炒杜仲、牡蛎、大黄、黄连、砂仁、法半夏、土茯苓、丹参、益母草、炙甘草(哈尔滨市中医医院制剂室提供)。用法用量:每次2袋(5克/袋),早晚各1次,饭后服用,开水冲化服或吞服。临床应用:金昌凤等以上方治疗30例慢性肾功能衰竭氮质血症期患者。结果:显效15例,有效11例,稳定3例,无效1例。总有效率96.67%。[⑤]

14. 灯盏细辛注射液 组成:灯盏花提取有效成分(云南生物谷灯盏花药业有限公司生产)。用法用量:灯盏细辛注射液40毫升稀释后静脉滴注,每日1次,共2周。临床应用:郑华等将46例糖尿病肾病氮质血症期患者随机分为观察组26例和对照组20例。所有患者均接受低盐、低蛋白糖尿病饮食。对照组给予常规降糖、降压(除外ACEI)及降脂治疗。观察组在对照组常规治疗基础上给予灯盏细辛注射液,共2周。结果:两组治疗后血压均低于治疗前,而观察组治疗后血压与相应对照组比较差异有显著性($P<0.05$);治疗后观察组血脂明显下降($P<0.05$),而对照组下降不明显($P>0.05$);治疗后两组的尿蛋白、BUN、Scr均有所下降,尤以观察组下降明显,与对照组比较差异有显著性($P<0.05$)。[⑥]

15. 肾康注射液 组成:大黄、黄芪等。用法用量:肾康注射液100毫升溶于10%葡萄糖溶液

① 李艳锋,等.海昆肾喜胶囊对慢性肾功能衰竭湿浊证的临床研究[J].中药药理与临床,2015,31(4):273-274.
② 邱建军,等.中西医结合治疗慢性肾衰竭氮质血症期70例[J].山东中医杂志,2013,32(2):105-106.
③ 聂玲辉,等.金水宝胶囊治疗慢性肾功能衰竭的系统评价[J].中国实验方剂学杂志,2012,18(11):5-9.
④ 朱辟疆,等."肾衰康"治疗慢性肾衰竭氮质血症期80例临床观察[J].江苏中医药,2008,40(1):42-43.
⑤ 金昌凤,等.通补颗粒治疗慢性肾功能衰竭氮质血症期临床研究[J].吉林中医药,2008(2):107-108.
⑥ 郑华,等.灯盏细辛注射液治疗糖尿病肾病氮质血症期的临床观察[J].广东医学,2006,27(10):1563-1564.

300 毫升中静脉滴注,每日 1 次。临床应用:黄明等将 200 例慢性肾功能衰竭患者随机分为治疗组和对照组各 100 例。治疗组采用肾康注射液,治疗 4 周。对照组口服尿毒清颗粒,每日 4 次,早、中、晚每次各 5 克,睡前 10 克,连续用药 4 周。平行治疗 28 天后总结观察疗效。结果:治疗组与对照组在中医临床症状、体征改善程度及证候积分,以及临床生化指标(CCr、Scr、BUN)改善方面均存在着显著性差异,前者优于后者。结论:肾康注射液治疗慢性肾功能衰竭疗效确切,生物利用度高,起效快,不良反应少,患者依从性好,提示其可能有效改善肾小管间质损害。[①]

16. 肾衰宁片 组成:太子参、大黄、红花、丹参、冬虫夏草、牛膝、甘草等(批准文号 zz - 4521 - 滇卫药准字 1996 第 002875 号)。适用于症见畏寒怕冷,肢体浮肿,胃纳减少,皮肤瘙痒,面色少华等脾肾两虚证者。用法用量:每次 5 片,每日 3 次。临床应用:牛惠志等将 40 例慢性肾功能不全患者采用随机对照方法分组。治疗组 30 例给予口服肾衰宁片,对照组 10 例给予口服包醛氧淀粉 1 包(5 克),每日 2 次。两组均以 1 个月为 1 个疗程。结果:治疗组与对照组比较,血尿素氮(BUN)下降明显,血肌酐(Cr)亦下降,中医临床症状改善显著。治疗组有效率 83.33%,明显高于对照组 60%。[②]

17. 清开灵注射液 组成:栀子、珍珠母(粉)、水牛角(粉)、板蓝根、金银花等。功效:清热泻浊,解毒。用法用量:清开灵注射液 10 毫升静滴配合肾药Ⅲ号(院内制剂)灌肠。清开灵用量视患者而异,一般为 30～40 毫升加入 5% 葡萄糖盐水静滴,浮肿明显用 20 毫升即可,葡萄糖盐水常用量 250 毫升。肾药Ⅲ号 250 毫升,每晚保留灌肠 1 次,时间 1～2 小时,酸中毒明显者,可将

5% 碳酸氢钠 250 毫升(分 3～4 次)加入肾药Ⅲ号中灌肠。10 天为 1 个疗程,停药 3～5 天再行下 1 个疗程。临床应用:皮持衡等以上法治疗 84 例慢性肾衰氮质血症患者。结果:显效 18 例,有效 64 例,无效 2 例,总有效率 97%。治疗前后血肌酐分别为(343±89)微摩尔/升、(188±43)微摩尔/升,血尿素氮分别为(16±4)毫摩尔/升、(8±6)毫摩尔/升,肾小球滤过率分别为(35±5)毫升/分钟、(45±10)毫升/分钟。采用自身前后对比,经统计学处理,差异显著($P<0.05$),表明治疗后各检测指标明显好于治疗前。[③]

18. 尿毒净胶囊 组成:药用活性炭、大黄等。用法用量:每粒含生药 0.55 克,每日 3 次,每次 6～8 粒,餐后 1 小时服。临床应用:王永钧等将 105 例慢性肾功能衰竭患者分为两组。治疗组 75 例口服尿毒净胶囊;对照组 30 例口服包醛氧化淀粉,每次 5～10 克,每日 3 次,疗程均为 3 个月。结果:治疗组显效 33 例(44.0%),有效 23 例(30.7%),无效 19 例(25.3%);对照组显效 7 例(23.3%),有效 10 例(33.3%),无效 13 例(43.3%)。两组比较,治疗组的显效率及总有效率均优于对照组。[④]

19. 益肾降浊冲剂 组成:白豆蔻仁、石菖蒲、草果仁等 6 味中药。用法用量:每袋 10 克,每次 1 袋,每日 3 次口服。临床应用:苏云明等选取 100 例慢性肾功能衰竭患者,中药组 70 例以益肾降浊冲剂治疗;西药组 30 例用氧化淀粉酶胶囊,每日 10 克,每日 2 次,饭后服。两组均 21 日为 1 个疗程。结果:两组显效分别为 51 例、9 例,有效分别为 15 例、11 例,无效分别为 4 例、10 例,总有效率分别为 94.3%、66.67%。半年后随访,中药组 24 例复发率 16.67%,西药组 18 例复发率 50%。[⑤]

① 黄明,等.肾康注射液治疗慢性肾功能衰竭 100 例[J].中国中医药信息杂志,2005,12(1):15 - 16.
② 牛惠志,等.肾衰宁片治疗慢性肾功能不全临床观察[J].中成药,2002,24(5):359 - 361.
③ 皮持衡,等.清开灵配合结肠透析治疗慢性肾衰氮质血症 84 例[J].山东中医杂志,1997,16(8):19 - 20.
④ 王永钧,等.尿毒净治疗慢性肾功能衰竭的临床研究[J].中国中西医结合杂志,1996,16(11):649 - 651.
⑤ 苏云明,等.益肾降浊冲剂治疗慢性肾功能衰竭的临床药效学研究[J].中成药,1993,15(2):20 - 21.

急性肾小球肾炎

概　述

急性肾小球肾炎（以下简称急性肾炎）是以急性肾炎综合征为主要临床表现的一组原发性肾小球肾炎。其特点为急性起病,临床表现有血尿、蛋白尿、水肿和高血压,可伴一过性氮质血症、暂时性肾小球滤过率降低,具有自愈倾向。常见于链球菌感染后,而其他细菌、病毒及寄生虫感染亦可引起。任何年龄均可发病,男多于女,学龄儿童多见,青年次之,中老年少见。病前1～3周可有咽部肿痛、皮肤脓疮等疾病史。病情轻重不一,起病急,病程短,一般不超过一年。以突发的浮肿、少尿为主要证候,每日尿量可少于400毫升,血压高或有血尿。浮肿以颜面、眼睑及下肢为主,重者波及全身。部分患者有微恶风寒、头痛、恶心、疲乏等症状。尿检查发现血尿、蛋白尿、管型尿。血清补体下降。

本病常因β-溶血性链球菌"致肾炎菌株"（常见为A组12型等）感染所致,常见于上呼吸道感染、猩红热、皮肤感染等链球菌感染后。感染的严重程度与急性肾炎的发生和病变轻重并不完全一致。本病主要是由感染所诱发的免疫反应引起。急性肾炎潜伏期相当于致病抗原初次免疫后诱导机体产生免疫复合物所需的时间,呼吸道感染者的潜伏期较皮肤感染者短。本病起病较急,病情轻重不一,轻者呈亚临床型（仅有尿常规异常）;典型者呈急性肾炎综合征表现,重症者可发生急性肾衰竭。本病大多预后良好,常可在数月内临床自愈。

临床诊断依据:（1）病史:既往无肾炎病史,发病前7～20天有咽喉炎,或皮肤感染史,也有感染

几天即发病者。（2）临床症状突然出现水肿、少尿、高血压、蛋白尿、肉眼或镜下血尿。（3）链球菌培养阳性,血清补体CH50、C3降低,ASO上升。

临床要点:（1）浮肿——70％～90％的患者有轻重不等的浮肿,轻者常在清晨起床时眼睑浮肿,下肢和阴囊部（组织松弛部）水肿也较显著,重者可有浆膜腔渗液,以胸膜腔较多。部分病例的浮肿与心力衰竭有关。（2）高血压——70％～90％的急性肾炎患者有程度不一的高血压症状,一般为轻、中度。成人常在150～180/90～100毫米汞柱上下波动,少数较为严重。有时高血压可持续很久,是转变为慢性肾炎的先兆。（3）尿异常改变——为急性肾炎的必有临床表现,尿量在浮肿时减少（400～700毫升/天）,少尿时尿比重稍增高,少数病情严重病例尿量明显减少（<300毫升/天）,甚至无尿。血尿几乎每例均有,轻重不等,病初多为肉眼血尿,约半月后转为镜下血尿。尿蛋白阳性率达95％以上,常为轻、中度蛋白尿。尿沉渣中多有红细胞和红细胞管型。（4）其他症状——儿童常有发热,有时高达39℃,伴有恶寒。成人常感腰酸、腰痛,少数有尿频、尿急,并可有恶心、呕吐、厌食、鼻衄、头痛及疲乏等症状。（5）并发症——主要是心力衰竭、高血压脑病、急性肾功能衰竭。

根据主要临床表现,本病属中医"水肿"范畴,水肿的"风水""阳水"。部分以蛋白尿、血尿为主者则属"尿浊""尿血"范畴。风水、阳水的病因,由于感受外邪和疮毒所致。《素问·水热穴论篇》"勇而劳甚,则肾汗出,肾汗出逢于风,内不得入于脏腑,外不得越于皮肤,客于玄府行于皮里,传为胕肿,本之于肾,名曰风水",指出风邪侵袭而引起水肿。《金匮要略》谓"阴水外因,涉水

冒雨或兼风寒暑气而见阳证"，又云"阳水多兼食积或饮毒水或疮痍所致也"。由上可见，"风水""阳水"是由感受六淫之邪或疮痍之后引起的，这与急性肾小球肾炎因感染细菌病毒后发病是相似的。"风水""阳水"的病机，水肿是由于体内水液代谢障碍过多的水液潴留肌肤所致，历代医家认为，水肿与肺脾肾功能失常有关，《景岳全书》云："凡水肿等证乃肺脾肾三脏相干之病，水为至阴故其本在肾，水化于气故其标在肺，水唯畏土，故其制在脾。今肺虚则气不化精而化水，脾虚则土不制水而反克，肾虚则水无所主而妄行，水不归经则逆而上泛，故传入于脾而肌肉浮肿。"喻嘉言谓："然其权尤重于肾，肾者胃之关也，肾司开阖，肾气从阳则开……肾气从阴则阖，阴太盛则关门常阖，水不通而为肿。""风水""阳水"的病是先由外邪侵入肺脾肾，进而影响及肾而发病。《诸病源候论》言"风邪入于少阴，则尿血"，足少阴是肾，急性肾小球肾炎的血尿是由于感受外邪，邪热入里，热蕴下焦、迫血妄行所致，感受外邪而引起水肿、尿血等肾的病症，主要与肾气不足有关，《诸病源候论》曰："风水者，由于脾肾气虚弱所为也。"《素问·风论》曰："肾风之状，多汗恶风，面胕然浮肿，脊痛不能正立，其色炲，隐曲不利，诊在肌上，其色黑。"《素问·评热病论》曰："有病肾风者，面胕痝然壅，害于言……不当刺而刺，后五日其气必至。……至必少气时热，时热从胸背上至头，汗出手热，口干苦渴，小便黄，目下肿，腹中鸣，身重难以行，月事不来，烦而不能食，不能正偃，正偃则咳，病名曰风水。"急性肾小球肾炎多由肾虚汗出逢风，或外感风邪，肺失治节所致。少阴属肾，肾上连肺，劳伤肾气，汗出腠理疏松。风邪乘袭，内合太阴，以及客风犯肺，治节不行，均能影响水道通调。水湿潴留与外风相搏，鼓荡上逆，泛溢肌肤，故临床表现为浮肿起自目睑头面，继而肿势漫延全身，《金匮要略·水气病脉证并治》言"风水其脉自浮，外证骨节疼痛，恶风。"又曰："视人之目窠上微肿，如蚕新卧起状，其颈脉动，时时咳，按其手足上，陷而不起者，风水。"

辨 证 施 治

王小琴等分6证

（1）风水泛滥证　症见起病急，颜面及四肢或全身浮肿，尿少，恶风寒，脉浮紧或浮数；或发热，咳嗽，舌苔薄白或薄黄，脉浮数。治宜疏风清热、宣肺利水。偏于风寒者，方用越婢加术汤加减；偏于风热者，方用麻黄连翘赤小豆汤加减。风寒，药用麻黄9克、石膏（先煎）3～30克、白术9克、甘草4.5克、生姜5克、大枣10克。随症加减：风寒偏盛，石膏可减量，加紫苏叶10克、桂枝6克、防风6克；尿血，加血余炭12克、蒲黄（包煎）9克；纳呆，舌苔白腻，加厚朴10克、法半夏10克、陈皮9克。风热，药用麻黄9克、杏仁9克、桑白皮15克、连翘15克、赤小豆30克。随症加减：风热偏盛，加金银花15克、板蓝根15克、鲜白茅根30克；咳嗽甚，加前胡9克、桔梗9克；咽痛甚，加山豆根9克、射干9克。

（2）湿毒浸淫证　症见身发疮痍，皮肤溃烂，面浮肢肿，尿少色赤，舌红苔黄，脉数或滑数。治宜宣肺解毒、利湿消肿。方用麻黄连翘赤小豆汤合五味消毒饮加减：麻黄9克、杏仁9克、桑白皮15克、连翘15克、赤小豆30克、金银花15克、野菊花30克、蒲公英30克、紫花地丁15克、紫背天葵15克。随症加减：湿盛皮肤糜烂，加苦参9克、土茯苓15克；风盛皮肤瘙痒，加白鲜皮9克、地肤子9克；血热肌肤红肿，加牡丹皮9克、赤芍9克；大便不通，加大黄6克、芒硝（冲服）9克；尿血甚，加血余炭12克、侧柏叶9克、牡丹皮9克、赤芍9克或琥珀粉（冲服）2克。

（3）水湿浸渍证　症见遍体浮肿，身重困倦，胸闷纳呆，泛恶，舌质淡，舌体胖大，舌苔白腻，脉沉缓。治宜健脾化湿、通阳利水。方用五皮饮合胃苓汤加减：桑白皮15克、陈皮9克、大腹皮15克、茯苓皮30克、生姜皮9克、白术15克、苍术15克、厚朴9克、猪苓15克、泽泻9克、肉桂3克。随症加减：肿盛而喘，加麻黄9克、杏仁9克、葶苈子（包煎）9克。

（4）湿热内壅证 症见遍体浮肿，尿黄赤，口苦、口黏，腹胀，便秘，舌红苔黄腻，脉滑数。治宜分利湿热、导水下行。方用疏凿饮子加减：泽泻12克、赤小豆15克、商陆6克、羌活9克、大腹皮12克、椒目3克、秦艽9克、槟榔9克、茯苓皮15克。随症加减：尿血，小便灼热，加大小蓟各15克、白茅根15克；发热咽痛，加牛蒡子15克、蝉蜕9克、山豆根9克；见大便秘结，加己椒苈黄丸。

（5）下焦湿热证 症见尿呈洗肉水样，小便频数，心烦，口干，舌红少苔，脉细数。治宜清热利湿、凉血止血。方用小蓟饮子加减：地黄15克、小蓟30克、滑石（包煎）30克、通草9克、炒蒲黄（包煎）15克、淡竹叶9克、藕节15克、当归12克、炒栀子9克、甘草9克。随症加减：尿血甚，可吞服三七粉3克、琥珀粉2克。

（6）阴虚湿热证 症见腰酸乏力，面热颧红，口干咽燥，舌红，舌苔薄黄或少苔，脉细数。治宜滋阴益肾、清热利湿。方用知柏地黄丸或大补阴丸加减：生地黄15克、山药18克、茯苓15克、牡丹皮9克、泽泻9克、山茱萸9克、黄柏9克、知母9克。随症加减：低热，加银柴胡9克、青蒿（后下）9克、地骨皮15克；咽干而痛，加玄参9～15克、藏青果9克。[1]

经　验　方

1. 疏凿饮子加减 秦艽、羌活、大腹皮、茯苓皮、商陆、槟榔、大黄、椒目、赤小豆、泽泻等。任永昊将46例急性肾小球肾炎且辨证为湿热壅盛证患者，随机分为治疗组和对照组各23例。对照组采用青霉素抗感染治疗（对青霉素过敏者改用红霉素）。治疗组服用疏凿饮子加减汤剂，疗程为4周。结果：疏凿饮子加减汤剂能显著降低急性肾小球肾炎湿热壅盛证患者的24小时尿蛋白定量、尿红细胞计数及血压，并且具有尿少、水肿症状改

善迅速的优势，是治疗急性肾小球肾炎湿热壅盛证患者的有效方剂。[2]

2. 麻黄连翘赤小豆汤 麻黄4～10克、连翘10～15克、赤小豆10～25克、苦杏仁6～10克、桑白皮9～12克、生姜3～6克、益母草9～15克、大枣6枚。随症加减：严重感染，加蒲公英10克、金银花10克；高血压，加杜仲10克、天麻10克；明显蛋白尿，加萆薢10克；明显浮肿，加车前子10克、茯苓10克；明显血尿，加白茅根10克、大蓟10克、小蓟10克。每日1剂，水煎2次，早晚分服，14天为1个疗程，共治疗2～3个疗程。何俊明等将82例急性肾小球肾炎患者随机分为治疗组与对照组各41例。对照组采用常规卧床休息，应用青霉素抗感染治疗（青霉素过敏者改用红霉素），同时予控制血压、利尿消肿等对症处理。治疗组在此基础上加服麻黄连翘赤小豆汤加减。结果：治疗组痊愈33例，显效4例，有效2例，无效2例，痊愈率80.49%，总有效率97.56%。对照组痊愈24例，显效7例，有效4例，无效6例，痊愈率58.54%，总有效率85.37%。[3]

3. 解毒利湿益肾汤 茯苓皮6～10克、黄芩6～10克、白术6～10克、石韦6～12克、大腹皮6～10克、木通6～10克、车前子6～10克、赤小豆9～12克、金银花10～12克、白茅根12～15克、益母草6～10克、连翘9～12克、桑皮6～10克、甘草3克。随症加减：血尿明显者，加大小蓟各6～9克、仙鹤草9～12克；血压高者，加天麻10～12克、杜仲6～9克；尿蛋白严重，加萆薢6～9克、蝉蜕3～6克；咳喘甚者，加葶苈子3～6克、杏仁3～6克、麻黄2～4克。每日1剂，水煎服。刘学义等以上方治疗87例急性肾炎患儿，结果：痊愈48例，有效29例，无效10例。总有效率88.51%。[4]

4. 升降散加味 蝉蜕10克、僵蚕10克、姜黄10克、大黄10克、荆芥炭10克、防风6克、牡丹皮12克、茜草12克、连翘12克。每日1剂，水煎分

① 王小琴，等.急性肾小球肾炎诊疗指南[J].中国中医药现代远程教育，2011,9(9)：128-129.
② 任永昊.疏凿饮子加减治疗急性肾小球肾炎湿热壅盛证的研究[A].中国中西医结合学会肾脏疾病专业委员会.2016年中国中西医结合学会肾脏疾病专业委员会学术年会论文摘要汇编[C].中国中西医结合学会肾脏疾病专业委员会，2016：141.
③ 何俊明，等.麻黄连翘赤小豆汤加减治疗急性肾小球肾炎临床观察[J].浙江中西医结合杂志，2013,23(11)：890-892.
④ 刘学义，等."解毒利湿益肾汤"治疗小儿急性肾炎87例临床观察[J].江苏中医药，2011,43(5)：52.

2 次服。戴娟将 66 例急性肾小球肾炎患者随机分为治疗组和对照组各 33 例，对照组采用常规护理（如卧床休息、限制钠水摄入等）及必要的西医对症处理：水肿严重者予以利尿剂；血压明显增高者予降压药；同时服用芦丁片、维生素 C 片。治疗组采用升降散治疗。结果：治疗组痊愈 7 例，显效 14 例，有效 10 例，无效 2 例；对照组痊愈 5 例，显效 9 例，有效 9 例，无效 10 例。①

5. 五草汤加味　鱼腥草 15 克、倒扣草 15 克、半枝莲 15 克、益母草 15 克、车前草 15 克、白茅根 15 克、灯心草 1 克。随症加减：发热恶风，加麻黄 3 克、生石膏 20 克；小便不利，加猪苓 10 克；浮肿甚者，加防己 10 克；血尿明显者，加小蓟 10 克、墨旱莲 10 克；血压高者，加夏枯草 6 克、决明子 6 克。每日 1 剂，水煎取汁 100～200 毫升，分 2 次服口服。张君将 86 例小儿急性肾小球肾炎患者随机分为治疗组 46 例和对照组 40 例。对照组采用青霉素抗感染及利尿、降压等对症处理。治疗组采用五草汤加减治疗。两组均以 1 周为 1 个疗程，根据病情变化酌情进入第 2 个、3 个疗程。结果：治疗组治愈 36 例（78.26%），好转 10 例（21.74%），无效 0 例（0%）；对照组治愈 26 例（65.00%），好转 14 例（35.00%），无效 0 例（0%）。②

6. 健脾利水汤　泽泻 9 克、猪苓 9 克、桑白皮 15 克、大腹皮 15 克、木香 6 克、党参 15 克、白术 15 克、淫羊藿 9 克、制附子 6 克、益母草 30 克、白茅根 30 克。随症加减：若伴明显咳嗽气喘，脉浮者，加麻黄、桂枝、杏仁、桔梗；咽痛、口干、舌红、脉数者，加金银花、连翘、板蓝根、牛蒡子；皮肤感染者，加紫花地丁、蒲公英；尿有红细胞者，加大小蓟、蒲黄；腰痛者，加桑寄生、杜仲；尿蛋白者，加土茯苓、萆薢；恢复期蛋白仍不退者，加黄精、黄芪、当归；红细胞仍不退者，加墨旱莲、女贞子。1 个月为 1 个疗程。每日 1 剂，水煎早晚 2 次分服。李军以上方治疗 43 例急性肾小球肾炎患者。结果：治愈 29 例，显效 7

例，有效 4 例，无效 3 例。有效率 93%。③

7. 猪苓汤加减　茯苓 10 克、泽泻 10 克、猪苓 10 克、滑石 15 克、阿胶 15 克。随症加减：初期兼有表邪者，加麻黄 10 克、白术 10 克、生姜 6 克；肉眼血尿或尿如浓茶，尿检红细胞（＋＋）以上者，加小蓟 10 克、侧柏炭 10 克、茜草 10 克；咽喉溃烂者，加紫草 10 克、赤芍 10 克、大青叶 10 克；头晕目眩，血压升高者，加女贞子 15 克、黄柏 10 克、牛膝 10 克、菊花 10 克、石决明 15 克；兼有疮疡者，加蒲公英 15 克、金银花 15 克；便秘者，加大黄 10 克。后期兼滋肾养肝，加山茱萸 10 克、山药 10 克、牡丹皮 10 克。每日 1 剂，加水 350 毫升煎至 150 毫升，早晚各煎服 1 次，10 日为 1 个疗程，5 个疗程统计疗效。方松青等以上方治疗 30 例急性肾小球肾炎患者，全部治愈，疗效满意。④

8. 肾康饮　茅根 50 克、蝼蛄 40 克、田螺 10 克、肾炎草 30 克、熟地黄 30 克、山药 10 克、茯苓 60 克、泽泻 30 克、赤芍 20 克、当归 50 克、生大黄 30 克、蛇床子 20 克、鳖甲 60 克、甘草 20 克等。每日 1 剂，水煎 2 次后混匀分次口服，连用 2 周为 1 个疗程。张焯文将 112 例急性肾小球肾炎患儿随机分为治疗组和对照组各 56 例。对照组采用西医常规治疗，如使用抗生素（青霉素或红霉素）、利尿剂（双氢克尿噻）及降血压药等对症治疗，并注意卧床休息及低钠盐饮食等。治疗组在西医常规治疗的基础上加服自拟肾康饮。结果：治疗组治愈率 67.8%，对照组治愈率 32.1%。治疗组总有效率 96.4%，对照组总有效率 80.4%。肾康饮方能显著减轻急性肾小球肾炎患者 24 小时尿蛋白定量及 1 小时尿红细胞排泄率，阻止急性肾小球肾炎小儿患者蛋白尿及血尿的迁延，显著改善临床症状。⑤

9. 五苓散加味　白术 20 克、茯苓 20 克、猪苓 10 克、桂枝 20 克、泽泻 15 克、苍术 30 克、大腹皮 20 克、白茅根 20 克。随症加减：浮肿较重者，酌

① 戴娟.升降散加味治疗急性肾小球肾炎临床观察[J].中国中医药信息杂志,2011,18(4)：71－72.
② 张君.五草汤加味治疗小儿急性肾小球肾炎 46 例疗效观察[J].中国中医急症,2009,18(7)：1062－1069.
③ 李军.健脾利水汤治疗急性肾小球肾炎 43 例[J].河南中医,2009,29(2)：165－166.
④ 方松青,等.猪苓汤加减治疗急性肾小球肾炎 30 例[J].实用中医药杂志,2009,25(9)：608－609.
⑤ 张焯文.肾康饮对小儿急性肾小球肾炎的治疗作用[J].实用中西医结合临床,2007,7(2)：38－39.

加薏苡仁、土茯苓；伴气促、咳嗽者，加麻黄5～10克；病程稍长及蛋白尿不消者，加丹参、蝉蜕、泽兰等。每日1剂，水煎服。7天为1个疗程。清热凉血，健脾燥湿利水。刘中伟以上方治疗50例急性肾小球肾炎患者。结果：治疗1个疗程，治愈35例，2疗程治愈10例，5疗程治愈5例。①

10. 野菊花复方　野菊花、鱼腥草、蒲公英、车前子草、白茅根、土茯苓、赤芍等。随症加减：蛋白尿严重者，加荠菜花等；血尿严重者，加汉三七（冲服）；热毒重者，加败酱草等；浮肿严重者，加茯苓皮、大腹皮等。每煎250～300毫升。饭后1小时服用。每日1剂，分2次服，早晚各1煎。清热解毒，活血利湿。张勉之等将640例急性肾小球肾炎随机分为治疗组330例与对照组310例。对照组采用低盐饮食加西药治疗。治疗组在对照组基础上采用野菊花复方治疗。结果：治疗组与对照组临床恢复情况有统计学差异。②

11. 枇杷叶煎　叶天士枇杷叶煎为基础方：枇杷叶15～30克、北杏仁12～15克、焦栀子皮12～15克、淡豆豉12～15克、通草12～15克、茯苓皮20～30克、滑石25～30克、薏苡仁18～30克。随症加减：面目暴肿，腹满，皮色光亮，加麻黄、石膏；水邪射肺，喘咳不得息，加葶苈子、桑白皮；小便浑浊，加草薢、石菖蒲；头痛脉弦者（高血压），加夏枯草、黄芩；发热咽痛，咳嗽，上焦有风热者，加连翘、白花蛇舌草、蝉蜕；湿热浸淫，皮肤疮疖，加金银花、蒲公英、土茯苓；热伤血络，血尿甚者，加白茅根、墨旱莲；湿困中焦，腹满便溏纳呆，加川厚朴、苍术、陈皮；下焦湿热，尿涩茎痛者，加车前草、石韦、黄柏。每日1剂，煎2次分服，连用4～6周。王柏康将130例急性肾小球肾炎患者随机分为治疗组80例与对照组50例。对照组采用常规青霉素为主等抗生素治疗2～4周。治疗组

采用枇杷叶煎治疗，适当配以西药。结果：治疗组痊愈率67.5％，总有效率92.5％。对照组痊愈率14％，总有效率46％。③

12. 浮萍三草汤　浮萍6～12克、地胆草10克、马鞭草6～10克、益母草15克。随症加减：咽喉肿痛，加一枝黄花、酢浆草；风热盛者，加白茅根、蝉蜕、木贼草；疮毒疖肿，加地肤子、七叶一枝花；血尿明显者，加茜草、紫珠草；高血压者，加决明子、黄芩、车前子。水煎分4～5次服，以上为5岁用量，不同年龄可随之增减。清热利水，祛瘀消肿；适用于肾炎。赵伟强以上方治疗260肾炎患儿，总有效率98.1％。④

13. 茅根术防汤方　白茅根50～100克、白术15克、防风15克、牛膝10克、桂枝10克。每日1剂，水煎2次分服。尹平生以上方治疗24例急性肾小球肾炎患者，疗效满意。⑤

单　方

1. 单味荔枝草　组成：荔枝草60克。用法用量：煎药取汁300毫升，每服1剂，分2次口服。临床应用：杨光成以上方治疗19例急性肾炎血尿患儿，结果显示显效11例，有效5例，无效3例。总有效率84.3％。⑥

2. 二草汤　组成：茅根草30～60克、勒草30～60克。用法用量：每日1剂，煎药取汁300毫升，30天为1个疗程。临床应用：黄珍红等以上方治疗19例急性肾炎后顽固性单纯性血尿患儿，疗效满意。⑦

3. 半边莲　组成：鲜半边莲全草。用法用量：水煎服，3～12岁每日量50～100克，12岁以上每日量100～250克，水煎加白糖适量，不拘时服。临床应用：江怀筹运用单味半边莲水煎液治

① 刘中伟.五苓散加味治疗急性肾小球肾炎50例[J].长春中医药大学学报,2007,23(6):52.
② 张勉之,等.野菊花复方治疗急性肾小球肾炎临床研究[J].中国中西医结合肾病杂志,2004,5(5):288-289.
③ 王柏康.枇杷叶煎治疗小儿急性肾小球肾炎80例[J].河北中医,1998,20(6):325-326.
④ 赵伟强.浮萍三草汤治疗小儿急性肾炎260例[J].陕西中医,1993(9):12.
⑤ 尹平生.茅根术防汤治疗急性肾小球肾炎24例[J].吉林中医药,1988(4):15.
⑥ 杨光成.单味荔枝草治疗小儿急性肾炎血尿疗效观察[J].湖北中医学院学报,2007,9(2):65.
⑦ 黄珍红,等.二草汤治疗儿童急性肾炎后顽固性血尿19例[J].中国中医药信息杂志,2003,10(S1):47.

疗 150 例急性肾小球肾炎患者，全部患者均不使用其他药物。结果：治愈 97 例，好转 27 例，无效 26 例。总有效率 83%。①

4. 蝉蜕　组成：蝉蜕 15～20 克。临床应用：张祥福以上方辨证加减治疗 35 例急性肾炎，疗效满意，且无不良反应。②

5. 复方车前草汤　组成：鲜车前草 30 克、冬瓜皮 15 克、玉米须 15 克。随症加减：血尿明显者，加鲜茅根 30 克。用法用量：每日 1 剂，水煎分 2 次服。临床应用：彭云香以上方治疗 30 例急性肾小球肾炎，结果：痊愈 26 例，好转 4 例。③

6. 活血化瘀方　组成：益母草 60 克、大蓟 30 克、小蓟 30 克。随症加减：有感染症状者，加金银花 9～12 克、板蓝根 9～12 克；蛋白尿严重者，加桑螵蛸 30 克。用法用量：每日 1 剂，水煎分 2 次服。一般在蛋白尿消失后继服 2～3 周停药。临床应用：高召以上方治疗 32 例急性肾炎患者。结果：完全缓解 29 例，不完全缓解 2 例，无效 1 例。有效率 96.9%。④

7. 益母草　组成：干益母草 90～120 克（鲜全草 180～240 克），小儿酌减。用法用量：用 700 毫升水（以浸没益母草为度），文火煎至 300 毫升，去渣。每日分 2～3 次温服。临床应用：姚轶尘等以上方治疗 80 例急性肾小球肾炎患者，病期最短者 4 天，最长者半年。结果：除 4 例并发肺炎，5 例猩红热，百日咳肺炎并存者兼用抗生素治疗外，其他皆以单纯益母草治疗，全部治愈。治愈时间最短 5 天，最长 36 天。⑤

中 成 药

1. 六味地黄丸　组成：熟地黄、山茱萸、山药、泽泻、茯苓、牡丹皮。功效主治：补泻结合，开合相济，以补为主，以泄为辅，共奏滋补肾阴；适用于补肾。用法用量：每次 60 毫克，每日 2 次，口服。临床应用：李涛等以上方配合常规疗法治疗 35 例急性肾小球肾炎患者，结果：治愈率 45.71%，有效率 91.42%。⑥

2. 复方丹参注射液　组成：丹参等。用法用量：每次 0.2 毫升/千克加入 5% 葡萄糖 50～100 毫升静滴，每日 1 次。临床应用：袁民骐将 82 例急性肾小球肾炎患儿随机分为治疗组和对照组各 41 例。对照组给予抗感染、利尿、降血压及卧床休息、低盐饮食、限水等治疗，治疗组在对照组常规治疗的基础上，加用阿托品口服，复方丹参注射液静脉点滴。治疗后观察两组病例的治疗效果。结果：治疗组总有效率 95.1%，对照组 70.7%。⑦

3. 肾炎康复片　组成：西洋参、人参、生地黄、杜仲、山药、白花蛇舌草、土茯苓、黑豆、丹参、益母草、白茅根、泽泻、桔梗。用法用量：每次 2 片，每日 3 次。临床应用：王波等将 120 例住院及门诊急性肾小球肾炎患儿随机分为两组。对照组 60 例给予西医常规治疗，观察组 60 例在西医常规治疗的基础上加服中成药肾炎康复片，连用 2 周。结果：观察组总有效率 96.7%，对照组总有效率 81.7%。⑧

4. 肾舒冲剂　组成：大青叶、白花蛇舌草、海金沙藤、淡竹叶、黄柏、生地黄、茯苓等。功效：清热凉血，利水消肿，减轻血尿。用法用量：每次 10 克，每日 3 次。临床应用：黄殷等将 60 例急性肾炎患者随机分为对照组和治疗组各 30 例。两组均予对症处理，治疗组加服肾舒冲剂。结果显示治疗组可使患者尿量增多、浮肿消退、血压稳定，在恢复时间上明显缩短。⑨

① 江怀筹.半边莲治疗急性肾小球肾炎[J].中国民族民间医药杂志,1999(4)：211-212.
② 张祥福.蝉蜕治疗急性肾炎、过敏性紫癜[J].中医杂志,1994,35(7)：389-390.
③ 彭云香.复方车前草汤治疗急性肾小球肾炎 30 例[J].湖南中医杂志,1990(4)：47-48.
④ 高召.活血化瘀法治疗急性肾炎 32 例临床观察[J].中西医结合杂志,1983(6)：338-339,323.
⑤ 姚轶尘,等.益母草治疗急性肾小球性肾炎 80 例临床观察[J].中医杂志,1966(4)：26.
⑥ 李涛,等.六味地黄丸治疗急性肾小球肾炎 35 例[J].河南中医,2015,35(4)：912-914.
⑦ 袁民骐.阿托品联合复方丹参治疗小儿急性肾小球肾炎临床观察[J].中国实用医药,2011,6(14)：167-168.
⑧ 王波,等.肾炎康复片佐治儿童急性肾小球肾炎的疗效评价[J].广东医学,2008,29(6)：1048-1049.
⑨ 黄殷,等.肾舒冲剂在小儿急性肾炎中的应用价值[J].中国中西医结合肾病杂志,2003,4(9)：534-535.

5. 肾复康胶囊　组成：土茯苓、槐花、白茅根、藿香、益母草等（通化紫金药业有限责任公司生产）。功效：清热利尿，益肾化浊。用法用量：每次4～6粒，每日3次，连续服药2～4周后停药观察。临床应用：李海云以上方治疗28例急性肾炎患者。结果：多数患者服用肾复康胶囊2周后产生效果，服用3～4周疗效显著，服药后显效18例，有效7例，无效3例。总有效率89.29%。①

6. 肾康丸　组成：石韦15克、益母草10克、六月雪15克、白茅根20克、赤小豆30克、马鞭草20克、地龙10克、土茯苓20克。用法用量：每次1袋（9克），每日3次，温水送服。15天为1个疗程，连续服用2个疗程。临床应用：陈宇春等以上方治疗100例急性肾小球肾炎患者，总有效率93%。②

预 防 用 药

1. 拔罐疗法　组成：关元、三阴交、曲池。用法用量：选口径2厘米的罐子，取穴。先针灸得气后再拔罐，泻法重拔，留罐15分钟，每日1次，15次为1个疗程。③

2. 刮痧疗法　组成：背部，肺俞、三焦俞、肾俞；腹部，水分；上肢部，尺泽、列缺、合谷；下肢部，阴陵泉、委中。用法用量：每日1次，每次20～30分钟，10次为1个疗程。④

3. 足疗法　组成：赤小豆。适用于肾炎初起，下肢水肿明显者。用法用量：将赤小豆750克煮烂取汁，趁温浸双足至膝，每日1次，每次30～60分钟。⑤

4. 食疗方　组成：大鲤鱼一尾、食醋200毫升。适用于急性肾小球肾炎之水肿。用法用量：取大鲤鱼一尾，食醋200毫升，煮干即可食用，每日1次。⑥

5. 体针　组成：主穴为水穴、水道、三焦俞、委中、阴陵泉。随症加减：风水泛滥者，加肺俞、列缺、合谷；水湿浸渍者，加脾俞、足三里、三阴交；肾虚为主者，加灸肾俞、关元、足三里。⑦

① 李海云.肾复康胶囊治疗急性肾炎临床观察[J].临床医药实践,2003,12(1)：46-47.
② 陈宇春,等.肾康丸治疗急性肾小球肾炎100例临床观察[J].光明中医,2001,16(6)：47-48.
③～⑥ 萧红.急性肾小球肾炎中医诊疗技术[N].中国中医药报,2010(005).
⑦ 中华中医药学会.急性肾小球肾炎诊疗指南[J].中国中医药现代远程教育,2011,9(9)：128-129.

慢性肾小球肾炎

概　述

慢性肾小球肾炎简称为慢性肾炎，是一组多病因的慢性肾小球病变为主的肾小球疾病，以蛋白尿、血尿、高血压、水肿为基本临床表现，起病方式各有不同，病情迁延，病变缓慢进展，可导致不同程度肾功能减退，最终将发展为慢性肾衰竭的一组肾小球病。由于本组疾病的病理类型及病期不同，临床表现各不相同，疾病表现呈多样化。该病的临床特点为病程长，呈缓慢进展。

多数慢性肾炎患者病因不明，与链球菌感染并无明确关系，据统计仅 15％～20％从急性肾小球肾炎转变而至。此外，大部分慢性肾炎患者无急性肾炎病史，故目前较多学者认为慢性肾小球肾炎与急性肾炎之间无肯定的关联，它可能是由于各种细菌、病毒或原虫等感染通过免疫机制、炎症介质因子及非免疫机制等引起的。

慢性肾炎临床表现：（1）水肿——患者有不同程度的水肿，轻者仅面部、眼睑和组织松弛部（如阴部）水肿，重者可见全身水肿，并可伴见腹水、胸水，但也有少数患者无水肿。（2）高血压——慢性肾炎患者有高血压症状，血压升高为持续性，也可呈间隙性，以舒张压较高为特点，可出现眼底出血、渗出，甚至视乳头水肿。（3）中枢神经症状——可有头痛、头晕、疲乏、失眠、记忆力减退、食欲减低。（4）尿异常改变——为慢性肾炎的必有临床表现，水肿患者尿比重偏低，多在1.020以下，尿蛋白可从微量-（＋＋＋＋）。镜下血尿甚至肉眼血尿，尿沉渣中可有颗粒和透明管型。（5）贫血——早期贫血不明显，后期则见不同程度的贫血，与肾功能减退有关呈正比。（6）肾功能损害——慢性肾炎的肾功能损害主要见于肾小球滤过率（GRF）、内生肌酐清除率（Scr）下降。（7）并发症——感染和心功能不全。

根据临床表现不同，将其分为以下五个亚型：（1）普通型，较为常见。病程迁延，病情相对稳定，多表现为轻度至中度的水肿、高血压和肾功能损害。尿蛋白（＋）～（＋＋＋），镜下血尿和管型尿等。病理改变以 IgA 肾病，非 IgA 系膜增生性肾炎，局灶系膜增生性较常见，也可见于局灶节段性肾小球硬化和（早期）膜增生性肾炎等。（2）肾病性大量蛋白尿，除具有普通型的表现外，部分患者可表现肾病性大量蛋白尿，病理分型以微小病变型肾病、膜性肾病、膜增生性肾炎、局灶性肾小球硬化等为多见。（3）高血压型，除上述普通型表现外，以持续性中等度血压增高为主要表现，特别是舒张压持续增高，常伴有眼底视网膜动脉细窄、迂曲和动、静脉交叉压迫现象，少数可有絮状渗出物和（或）出血。病理以局灶节段肾小球硬化和弥漫性增生为多见，或晚期不能定型，或多有肾小球硬化表现。（4）混合型，临床上既有肾病型表现又有高血压型表现，同时多伴有不同程度肾功能减退征象。病理改变可为局灶节段肾小球硬化和晚期弥漫性增生性肾小球肾炎等。（5）急性发作型，在病情相对稳定或持续进展过程中，由于细菌或病毒等感染或过劳等因素，经较短的潜伏期（1～5 天），而出现类似急性肾炎的临床表现，经治疗和休息后可恢复至原先稳定水平或病情恶化，逐渐发生尿毒症；或是反复发作多次后，肾功能急剧减退出现尿毒症一系列临床表现。病理改变为弥漫性增生，以及在肾小球硬化基础上出现新月体和（或）明显间质性肾炎。

慢性肾小球肾炎西医治疗早期主要针对其病

理类型给予相应的治疗,抑制免疫介导炎症、抑制细胞增生、减轻肾脏硬化。并防止或延缓肾功能进行性恶化、改善或缓解临床症状以及防治合并症为主要目的。

中医本无慢性肾小球肾炎这一病名,但据其临床表现、理化检查特点及发展规律,属中医"水肿""尿血""风水""石水""涌水""肾水""虚劳"等范畴。《金匮要略·水气病脉证并治》中提到"面目肿大有热,名曰风水""风水,恶风,一身悉肿"。《景岳全书·肿胀》指出"凡水肿等证,乃肺脾肾三脏相干之病,盖水为至阴,故其本在肾;水化于气,故其标在肺;水唯畏土,故其制在脾。今肺虚则气不化精而化水,脾虚则土不制水而反克,肾虚则水无所主而妄行"。《丹溪心法》中提到"夫人之所以得其命者,水与谷而已。水则肾主之,谷则脾主之,惟肾虚不能行水,惟脾虚不能制水。肾与脾合气,胃为水谷之海,又因虚不能传化焉,故肾水泛滥反得以浸渍脾土,于是三焦停滞,经络壅塞,水渗于皮肤,注于肌肉而发水肿矣"。

总之,慢性肾炎病本属虚,病标属实,是一种虚中夹实之证。本虚主要是肺、脾、肝、肾四脏的不同程度虚损,其中以脾、肾虚损尤为重要。现代医学亦确认慢性肾炎的发生与免疫介导炎症有关,而免疫介导反应又和中医脏腑功能虚损有关,因此,肺、脾、肝、肾四脏虚损是构成慢性肾炎发生的内在因素。标实是指邪气盛,如风邪、湿邪、热邪、瘀血和湿热之邪,其中以瘀血和湿热影响最大。虚导致病变的发生,实则为病变持续发展和肾功能进行性减退的重要原因。临证务必辨明标本虚实的轻重,采取标本结合,以本为主,急则治标,缓则治本的治法。

辨 证 施 治

张琪分13证

水肿

(1)肺气不宣,肾阳虚衰证 症见水肿通常从头面部开始,直至周身浮肿,伴有面色苍白、小便不利等肾阳虚、开阖失司、水气内停之症,以及咳嗽、喘息、畏寒、周身肢节酸痛等肺卫之症。治宜宣肺清热、温肾利水。方用麻辛附子桂甘姜枣汤方加味:麻黄15克、附子15克、生石膏50克、苍术20克、细辛7克、桂枝15克、鲜姜15克、红枣5枚。随症加减:如果高度水肿不能平卧时,加葶苈子、冬瓜皮。

(2)脾肾阳虚夹有瘀血证 症见周身水肿,腰以下肿甚,按之凹陷,或水肿时轻时重,反复不愈,尿少腰痛,畏寒肢冷,纳少便溏,脘腹胀满,舌体淡胖,舌质淡,舌苔白滑,脉沉细,或同时伴有面色晦暗,舌质紫有瘀斑,脉沉涩等。治宜以温肾健脾、活血利水。方用真武汤合生脉饮加味:附子(先煎)25克、茯苓30克、白芍25克、生晒参15克、麦冬15克、五味子15克、益母草30克、红花15克、桃仁15克、生姜15克、甘草15克。

(3)气滞水蓄证 症见大腹膨胀,四肢肿胀,面目虚浮,两胁作痛,小便不利,大便闭结,呕吐少食,口苦咽干,舌苔白厚腻或稍黄,脉滑而有力。治宜疏肝理气、泻热利湿。方用木香流气饮衍化:生晒参15克、白术20克、茯苓20克、甘草10克、陈皮15克、半夏15克、公丁香10克、广木香7克、枳实15克、厚朴15克、槟榔15克、香附15克、草果仁10克、青皮15克、大黄10克、肉桂7克。

(4)水热壅结证 症见周身浮肿,头面肿甚,喘息口渴,口干咽干,小便不利,大便闭结,脘腹胀满,舌质红,舌苔白厚,脉沉数或沉滑而有力。治宜发表、泻下、利尿。方用疏凿饮子加减:羌活10克、秦艽15克、槟榔20克、商陆15克、椒目15克、大腹皮15克、海藻30克、茯苓皮15克、泽泻10克、赤小豆30克、生姜皮15克、二丑(砸碎)各30克。

(5)虚中夹瘀、湿热中阻证 症见周身水肿,症见腹部膨满,腹水明显,小便不利,大便闭结,五心烦热,恶心呕吐,胃脘胀满,口干纳少,舌质红,苔白黄厚腻,脉弦滑或弦数。方用满分消丸衍化:黄芩15克、黄连15克、草果仁15克、槟榔15克、半夏15克、干姜10克、陈皮15克、姜黄15克、茯苓15克、生晒参15克、白术10克、猪苓15克、泽泻 15 克、知母 15 克。

蛋白尿

（6）气阴两虚兼夹湿热证　症见周身乏力，腰酸腰痛，头晕心悸，无水肿或轻度水肿，手足心热，口干咽干，舌质红或舌尖红，苔白，脉滑或兼有数象。方用清心莲子饮加减：黄芪 50 克、党参 30 克、地骨皮 20 克、麦冬 20 克、柴胡 15 克、黄芩 15 克、车前子 20 克、石莲子 15 克、甘草 15 克、白花蛇舌草 50 克、益母草 30 克。

（7）清阳不升，湿邪留恋证　症见见体重倦怠，面色萎黄，饮食无味，口苦而干，肠鸣便溏，尿少，大量蛋白尿，血浆蛋白低，舌质淡，苔薄黄。方用升阳益胃汤加减：黄芪 30 克、党参 20 克、白术 15 克、黄连 10 克、半夏 15 克、陈皮 15 克、茯苓 15 克、泽泻 15 克、防风 15 克、羌活 10 克、独活 10 克、白芍 15 克、生姜 15 克、红枣 3 枚、甘草 10 克。

（8）肾气不足证　症见腰痛腰酸，倦怠乏力，头晕耳鸣，夜尿频多，小便清长，或遗精滑泄，舌质淡红，舌体胖，脉沉或无力。治宜益气养阴、活血利水。方用参芪地黄汤加味：熟地黄 20 克、山茱萸 20 克、山药 20 克、茯苓 20 克、泽泻 15 克、牡丹皮 15 克、肉桂 7 克、附子 7 克、黄芪 30 克、党参 20 克、菟丝子 20 克、金樱子 20 克。

（9）湿热毒邪蕴结证　症见水肿消退或轻度浮肿，尿蛋白持续不消失，腰酸腰痛，周身困重，尿浑浊或黄赤，咽痛口苦，舌质红，苔白腻，脉滑数。治宜清热利湿解毒。方用自拟之利湿解毒饮：土茯苓 50 克、萆薢 20 克、白花蛇舌草 30 克、萹蓄 20 克、竹叶 15 克、山药 20 克、薏苡仁 20 克、滑石 20 克、通草 10 克、白茅根 25 克、益母草 30 克、金樱子 15 克。适用于湿热毒邪蕴结于下焦，精微外泄所致的蛋白尿。

血尿

（10）顽固型血尿　症见如感染引起急性发作，出现镜下或肉眼血尿，伴有咽痛口苦，甚则口舌生疮，五心烦热，颜面或肢体浮肿，脉滑数，舌质红，苔白黄而干。治宜加味八正散：白花蛇舌草 50 克、蒲公英 30～50 克、金银花 30～50 克、大黄 7.5 克、生地黄 20 克、萹蓄 15 克、瞿麦 15 克、车前子 15 克、滑石 20 克、小蓟 50 克、白茅根 30 克、甘草 15 克。

（11）热壅下焦，瘀热结滞，血不归经证　症见患者尿血色紫，或尿如酱油色，或镜下血尿，排尿涩痛不畅，小腹胀，便秘，手足心热，或兼咽痛，扁桃体红肿，舌质暗红或舌尖红而少津，苔白燥，脉滑数有力。方用自拟桃黄止血汤：大黄 7.5 克、桃仁 20 克、小蓟 30 克、白茅根 30 克、生地黄 20 克、侧柏叶 20 克、栀子 10 克、蒲黄 15 克、桂枝 10 克。

（12）气阴两虚证　症见以血尿反复不愈为主要症状，伴有周身乏力、气短心悸、腰膝酸软、咽干口燥、手足心热、舌淡、脉沉数或细数无力。治宜补气滋阴。方用自拟益气养阴摄血合剂：侧柏炭 20 克、大黄炭 10 克、阿胶 10 克、蒲黄炭 15 克、生地黄 25 克、熟地黄 25 克、黄芪 30 克、党参 20 克、血余炭 15 克、地榆炭 20 克、小蓟 30 克。

（13）阴虚内热证　症见蛋白尿、血尿日久不愈，伴有腰酸膝软、手足心热、心悸气短、头晕耳鸣、尿色黄赤、舌红少苔、脉细数或沉数。方用知柏地黄汤加参芪：熟地黄 20 克、山茱萸 15 克、山药 15 克、茯苓 15 克、牡丹皮 15 克、泽泻 15 克、知母 10 克、黄柏 10 克、龟甲 20 克、地骨皮 15 克、女贞子 20 克、墨旱莲 15 克、黄芪 20 克、党参 30 克、甘草 15 克。①

经 验 方

1. 真武汤加味　白芍 10 克、益母草 15 克、制附子（先煎）5 克、黄芪 15 克、茯苓 10 克、丹参 10 克、炙甘草 5 克、白术 10 克。每日 1 剂，水煎服，每日 3 次，3 个月为 1 个疗程。陈熙军将 60 例脾肾阳虚型慢性肾炎患者随机分为治疗组与对照组各 30 例。对照组采用常规西医治疗方式，每 8 小时服用卡托普利 12.5～50 毫克，每日 1 次氯沙坦

① 孙元莹，等.张琪教授治疗慢性肾小球肾炎经验［J］.四川中医，2006，24（2）：1-4.

50～100 毫克。治疗组在对照组的治疗方式上加用真武汤加味。结果：治疗组试验后 24 小时 upq、BUN、Scr、尿红细胞个数等指标均明显优于对照组；治疗组试验后患者的主要临床症状的改良情况明显比对照组好；治疗组有效率 86.7% 高于对照组有效率 56.7%。①

2. 益肾化瘀汤　桃仁 15 克、牡丹皮 15 克、赤芍 15 克、地龙 15 克、女贞子 15 克、枸杞子 15 克、山药 20 克、熟地黄 20 克、益母草 20 克、丹参 20 克、淫羊藿 20 克、黄芪 35 克。随症加减：针对偏阳虚者，加仙茅；血尿者，加小蓟、大蓟、茅根；合并高血压的患者，加川牛膝、葛根；严重水肿的患者，加猪苓、车前子。每日 1 剂，水煎服。何燕等将 66 例慢性肾炎蛋白尿患者随机分为治疗组和对照组各 33 例。对照组采用常规西医治疗。治疗组采用益肾化瘀汤治疗。两组患者均持续治疗 3 个月，且对其治疗效果加以观察与比较。结果：治疗组患者的总有效率（90.9%）显著高于对照组（72.7%）。②

3. 复方猪苓汤　猪苓 25 克、葛根 12 克、滑石 12 克、泽泻 12 克、茯苓 12 克、阿胶 12 克、地骨皮 10 克。随症加减：皮肤瘙痒时，加地肤子 10 克、白鲜皮 10 克；尿浊，加白茅根 30 克、小蓟 10 克；血尿，加茜草 15 克、仙鹤草 10 克；瘀血，加红花 5 克、川芎 10 克；脾虚，加薏苡仁 15 克、白术 10 克；偏阳虚，加淫羊藿 10 克、鹿角霜 20 克；阴虚，加生地黄 10 克、知母 10 克；血虚，加当归 10 克、芍药 10 克；气虚，加黄芪 30 克、党参 10 克。将药物加水煎煮后取汁 300 毫升，分早晚 2 次服用，每次各 150 毫升，按照每日 1 剂的标准连续治疗 2 周为 1 个疗程，连续治疗 8 周时间。杨薪博将 80 例慢性肾炎患者随机分为治疗组和对照组各 40 例。对照组采用常规西医治疗。治疗组在对照组的基础上采用复方猪苓汤治疗。结果：治疗组痊愈 13 例，显效 21 例，有效 5 例，无效 1 例，总有

效率 97.5%。对照组痊愈 5 例，显效 19 例，有效 8 例，无效 8 例，总有效率 80.0%。③

4. 参芪地黄汤联合四蚕加味方　参芪地黄汤组成：党参 15 克、黄芪 30 克、地黄 15 克、山药 15 克、山茱萸 15 克、茯苓 12 克、牡丹皮 15 克。四蚕加味方组成：白僵蚕 12 克、蝉蜕 6 克、蚕沙 15 克、蚕茧壳 12 克、川芎 15 克。随症加减：兼湿热者，加蒲公英 15 克、黄柏 12 克、厚朴 6 克；兼血瘀者，加桃仁 12 克、当归 15 克、丹参 30 克。每日 1 剂，水煎分 2 次温服。梁婷玉等将 80 例慢性肾炎患者随机分为治疗组和对照组各 40 例。两组均予西医基础治疗，对照组采用参芪地黄汤。治疗组采用参芪地黄汤联合四蚕加味方为基本方，结合辨证加减治疗。结果：治疗组临床总有效率 90.0%，对照组临床总有效率 57.5%。④

5. 肾炎益气汤　黄芪 30 克、土茯苓 30 克、杜仲 20 克、山茱萸 20 克、牛膝 20 克、熟地黄 15 克、知母 15 克、泽泻 15 克、芡实 15 克、白术 10 克。随症加减：气虚乏力，可加太子参；血瘀甚者，可加益母草、丹参；血尿者，可加三七、墨旱莲、藕节炭；反复出现尿蛋白者，可加金樱子；湿浊甚者，可加败酱草、青蒿。每日 1 剂，以水煎之，分 2～3 次温服。郑晓明将 88 例慢性肾小球肾炎患者随机分为治疗组和对照组各 44 例。对照组采用常规西医疗法，治疗组采用在对照组基础上加用肾炎益气汤治疗。结果：治疗组的治疗总有效率 90.91%，显著高于对照组的 63.64%。⑤

6. 肾络通汤　黄芪 30 克、丹参 20 克、地龙 10 克、僵蚕 10 克、乌梢蛇 10 克、茯苓 20 克、大黄 6 克。随症加减：脾虚纳差者，加党参 20 克、山药 20 克、谷芽 15 克、麦芽 15 克；气虚日久损阳者，加杜仲 15 克、淫羊藿 15 克、肉桂 6 克；蛋白尿者，加芡实 15 克、金樱子 15 克、山药 15 克；水肿者，加泽泻 15 克、白术 15 克、猪苓 15 克；湿热者，加薏苡仁 30 克、通草 15 克、金钱草 20 克。每日 1 剂，

① 陈熙军.真武汤加味治疗脾肾阳虚型慢性肾小球肾炎疗效观察［J］.四川中医,2017,35(6)：144－146.
② 何燕,等.益肾化瘀汤治疗慢性肾炎蛋白尿的疗效观察［J］.中医临床研究,2017,9(29)：114－115.
③ 杨薪博.复方猪苓汤应用于慢性肾小球肾炎治疗的效果研究［J］.中国医疗设备,2017,32(S2)：75－76.
④ 梁婷玉,等.四蚕加味方辨证治疗慢性肾小球肾炎的临床研究［J］.上海中医药杂志,2017,51(S1)：98－101.
⑤ 郑晓明.肾炎益气汤治疗慢性肾小球肾炎临床观察［J］.中西医结合心血管病电子杂志,2017,5(20)：134－135.

每剂药物煎煮 2 次,合并药液 400 毫升,分早晚 2 次内服。黄东华等将 140 例慢性肾小球肾炎患者随机分为治疗组和对照组各 70 例,对照组予双嘧达莫片每次 50 毫克,每日 3 次,口服;盐酸贝那普利片每次 10 毫克,每日 1 次,口服。治疗组西医处理措施同对照组,并加用肾络通汤。两组均连续服用 16 周。结果:治疗组临床疗效有效率 87.69%,高于对照组的 73.02%。[1]

7. 六味地黄汤加减　牡丹皮 10 克、茯苓 10 克、泽泻 10 克、山茱萸 15 克、山药 15 克、熟地黄 30 克。随症加减:气阴两虚患者,加黄芪、太子参;脾肾阴虚患者,加菊花、枸杞子;脾肾气虚患者,加甘草、人参;肺肾气虚患者,加附子、桂枝;脾肾阳虚患者,加川牛膝、桂枝、附子。水煎服,用餐半小时后服用,早晚各 1 次,每次 100 毫升,连续服用 3 个月。张家丽等将 110 例慢性肾炎患者随机分为治疗组与对照组各 55 例。对照组采用抗血小板聚集药,对感染进行控制,并对贫血进行纠正。治疗组在对照组的基础上采用六味地黄汤加减方治疗。结果:治疗组无效 2 例(3.6%),有效 10 例(18.2%),显效 20 例(36.4%),临床控制 23 例(41.8%),治疗总有效率 96.4%;对照组无效 13 例(23.6%),有效 8 例(14.5%),显效 14 例(25.5%),临床控制 20 例(36.4%),治疗总有效率 76.4%。[2]

8. 补肾活血方　淫羊藿 12 克、肉苁蓉 20 克、桃仁 15 克、红花 15 克、牡丹皮 15 克等。每次 100 毫升,每日 2 次。段晓虹等将 45 例慢性肾炎肾虚血瘀证患者随机分为治疗组 30 例与对照组 15 例。对照组采用福辛普利钠片(蒙诺,10 毫克/片),每日 1 片。治疗组在对照组的基础上采用补肾活血方治疗。两组疗程均为 8 周。结果:治疗组和对照组均有降蛋白尿作用,且治疗组优于对照组。[3]

9. 针灸疗法　主穴为气海、关元;配穴为阴陵泉、三阴交、足三里、太溪、肾俞、脾俞。胡健针灸治疗 22 例慢性肾炎,其中普通型 8 例,肾病型 6 例,高血压型 2 例,混合型 3 例,急性发作型 3 例。结果:3 个疗程后,显效 15 例,有效 6 例,无效 1 例。总有效率 95.5%。[4]

10. 复方鬼箭羽合剂　鬼箭羽、车前草、益母草、黄芪、山茱萸等。每日上午空腹各服 1 次。每次 150 毫升。齐志兰等以上方治疗 36 例慢性肾炎患者,2 周为 1 个疗程。结果:痊愈 17 例,好转 16 例,无效 3 例。总有效率 91.7%。[5]

11. 雷公参芪汤　雷公藤 20 克、金樱子 20 克、党参 30 克、益母草 30 克、薏苡仁 30 克、丹参 30 克、墨旱莲 30 克、黄芪 60 克、白术 10 克、大黄 10 克。随症加减:肾阳虚,加附子 10 克、肉桂 5 克;肾阴虚,加生地黄 10 克、山茱萸 10 克;血尿甚,加大蓟 10 克、茜草 10 克;水肿重,加泽泻 12 克、猪苓 12 克、车前子 12 克。每日 1 剂,水煎服,低盐饮食。李桎以上方治疗 50 例慢性肾炎患者,治疗 3 个月。结果:完全缓解 28 例,基本缓解 13 例,好转 5 例,无效 4 例。总有效率 92%。[6]

12. 石韦地黄汤　石韦 30 克、薏苡仁 30 克、扁豆 30 克、鸡血藤 30 克、升麻 9 克、山茱萸 9 克、党参 15 克、山药 15 克、枸杞子 15 克、车前子 15 克、益母草 15 克、生地黄 15 克、知母 12 克、甘草 3 克。随症加减:脾肾阳虚者,加黄芪、附子;气阴两虚者,加二至丸;气虚风热者,加金银花、连翘、山豆根;瘀水交阻者,加丹参、泽兰。每日 1 剂,水煎分 2 次服。儿童剂量酌减。牛继江等将 60 例肾小球肾病患者随机分为治疗组 40 例与对照组 20 例。对照组采用实脾饮。治疗组予石韦地黄汤。两组均服 6 天停 1 天,加减法相同。均予西药对症治疗。结果:治疗组完全缓解 37 例(92.5%),基本缓解 1 例,好转 2

① 黄东华,等.肾络通汤对慢性肾小球肾炎患者 TGF-β₁,MMP-9 和 TMP-1 因子的影响[J].中国实验方剂学杂志,2017,23(15):196-201.
② 张家丽,等.六味地黄汤加减治疗慢性肾炎 110 例临床疗效分析[J].中国医药指南,2016,14(35):195-196.
③ 段晓虹,等.补肾活血方对慢性肾炎肾虚血瘀证患者蛋白尿、尿 IL-6、TGF-β₁ 及 MCP-1 的影响[J].中国中西医结合杂志,2011,31(6):765-768.
④ 胡健.针灸治疗慢性肾炎 22 例[J].中国针灸,2006,26(S1):43.
⑤ 齐志兰,等.复方鬼箭羽合剂治疗慢性肾炎的临床观察[J].河南预防医学杂志,2000,11(1):64.
⑥ 李桎.自拟雷公参芪汤治疗慢性肾炎 50 例[J].广西中医药,1995,18(1):34.

例,无效 0 例。对照组完全缓解例 15 例(75%),基本缓解 2 例,好转 1 例,无效 2 例。治疗组 24 小时尿蛋白、血浆总蛋白、白蛋白、尿素氮、肌酐的改善及蛋白尿转阴时间均优于对照组,治疗组血液流变学指标有所改善。①

13. 消炎六味煎 川芎、赤芍、黄芪、当归、枸杞子、茯苓等。每日 1 剂,水煎分 2 次服。常桂荣以上方治疗 30 例慢性肾小球肾炎患者,结果:完全缓解 5 例,占 17%;基本缓解 10 例,占 33%;部分缓解 12 例,占 40%;无效 3 例,占 10%。总有效率 90%。②

14. 肾炎四味片 细梗胡枝子 50 克、黄芪 12 克、黄芩 9 克、石韦 12 克。1 剂量制成 24 片。成人每日 3 次,每次 8 片,3 个月为 1 个疗程。曲昭华以上方治疗 15 例慢性肾炎患者。结果:症状与体征均有不同程度好转。原有浮肿 85 例,治疗后浮肿消失 63 例。原有高血压 34 例,用药后 15 例降至正常。原有不同程度的蛋白尿 15 例,治疗后 27 例转为阴性。原有肾功能接近正常者 39 例,占 34%;治疗后正常者升至 78 例,占 67%。总有效率 86%,其中普通型有效率 97%,肾病型 80%,高血压型 60%,隐匿型 92%。③

单　方

1. 玉米须煎 组成:玉米须。用法用量:去除杂质洗净并晒干,晒干后取 60 克加入 2 升水中,以文火煎至为药液 300 毫升,每日服用 3 次,每次服用 100 毫升。临床应用:陈琼以上方治疗 10 例慢性肾炎患者,以随机双盲分组法将患者随机分成两组,参考组共 5 例,确诊后行常规西医治疗;研究组共 5 例,确诊后接受与参考组相同的用药治疗,同时加用玉米须煎剂联合治疗。治疗完毕后评估及比较两组的治疗效果。结果:研究组治疗后完全缓解率 60%、总有效率 100%,与参考组完全缓解率 20%、总有效率 60% 相比显著更高。④

2. 肾茶煎 组成:肾茶 30 克。用法用量:水煎 30 分钟,取汁 100 毫升,分 2 次温服早晚各 1 次。疗程 12 周。临床应用:谢丽萍等将 130 例慢性肾炎患者随机分为两组:治疗组和对照组各 65 例。对照组予盐酸贝那普利 10～40 毫克,口服,每日 1 次;治疗组予肾茶煎,疗程为 12 周。结果:治疗组总有效率 84.1%,对照组 82.3%。⑤

3. 猫须草 组成:猫须草。用法用量:煎水内服,干品 20 克煎水 100 毫升,每日分 2 次服。临床应用:谢丽萍等将 90 例慢性肾炎患者按随机的方法分为治疗组与对照组,两组最终纳入统计的患者对照组 43 例、治疗组 42 例。两组均采用一般治疗,如休息、优质蛋白饮食、控制高血压(治疗组降压药不能选用 ACEI/ARB 类药)及抗凝治疗等;对照组在一般治疗的基础上予贝那普利口服治疗;治疗组在一般治疗的基础上加用猫须草煎水内服,疗程为 12 周。观察两组治疗前后 24 小时尿蛋白定量、血浆白蛋白的变化。结果:两组临床疗效比较无显著性差异($P>0.05$),两组组内治疗前后 24 小时尿蛋白定量、血浆白蛋白相比具有显著性差异($P<0.05$),两组间治疗后 24 小时尿蛋白定量、血浆白蛋白无显著性差异($P>0.05$)。⑥

中　成　药

1. 黄葵胶囊 组成:黄蜀葵花提取而成,含有五种黄酮类化合物(江苏苏中药业集团股份有限公司,国药准字 Z19990040)。适用于小便淋,

① 牛继江,刘毅.石韦地黄汤为主治疗肾小球肾病 40 例[J].山东中医学院学报,1994,18(3):159 - 160.
② 常桂荣."肾炎六味煎"治疗慢性肾小球肾炎临床观察[J].吉林医学,1986,7(2):37 - 38.
③ 曲昭华."肾炎四味片"治疗慢性肾炎 115 例临床观察[J].湖北中医杂志,1981(5):27 - 29.
④ 陈琼.玉米须煎剂对慢性肾小球肾炎(以下简称慢性肾炎)的临床疗效[J].世界最新医学信息文摘,2017,17(64):132.
⑤ 谢丽萍,等.肾茶治疗慢性肾小球肾炎 63 例临床观察[J].广西中医药,2013,36(5):29 - 31.
⑥ 谢丽萍,等.猫须草治疗慢性肾炎蛋白尿的临床研究[A].中国中西医结合学会肾脏疾病专业委员会.中国中西医结合学会肾脏疾病专业委员会 2011 年学术年会暨 2011 年国际中西医结合肾脏病学术会议论文汇编[C].中国中西医结合学会肾脏疾病专业委员会:中国中西医结合学会,2011:123.

水肿。用法用量：每粒 0.5 克,口服,每日 3 次,每次 5 粒。临床应用：张君将 260 例慢性肾炎患者分为观察组和对照组各 130 例。对照组患者给予常规西医治疗,观察组患者在常规西医治疗的基础上给予黄葵胶囊治疗,4 周为 1 个疗程,连续使用 2 个疗程。结果：观察组患者完全缓解 51 例,基本缓解 34 例,好转 31 例,无效 14 例,总有效率 89.23%。对照组患者治疗完全缓解 35 例,基本缓解 21 例,好转 28 例,无效 46 例,总有效率 64.62%。观察组高于对照组,两组之间的差异有统计学意义($P<0.05$)。[①]

2. **蛭龙通络胶囊** 组成：水蛭、地龙等(甘肃中医药大学附属医院制剂室生产,甘药制字 Z12002221)。用法用量：口服,每次 6 粒,每日 3 次。两组均以 4 周为 1 个疗程,治疗 3 个疗程。临床应用：张琬婷等将 40 例血瘀型慢性肾小球肾炎患者随机分为治疗组和对照组各 20 例。对照组给予西医常规治疗,治疗组在对照组治疗方法的基础上联合蛭龙通络胶囊治疗。结果：治疗组临床疗效总有效率及中医证候疗效总有效率分别为 90%、85%,对照组分别为 65%、75%。蛭龙通络胶囊可提高血瘀型慢性肾小球肾炎患者的临床疗效,并可减轻患者临床症状,改善各项实验室指标。[②]

3. **肾复康胶囊** 组成：土茯苓、槐花、藿香、益母草、白茅根等。功效：清热利湿,活血化瘀,补肾益气。用法用量：每次 1.5 克,每日 3 次。临床应用：杨薪博等将 78 例慢性肾小球肾炎患者,根据随机数字法分为观察组和对照组各 39 例。对照组使用阿魏酸钠进行治疗,观察组采取肾复康胶囊联合阿魏酸钠进行治疗。结果：治疗后,观察组总的临床疗效率显著高于对照组。治疗后,两组患者血清 IL-6、TNF-α、hs-CRP、CD8+ 水平较治疗前显著降低,CD3+、CD4+、CD4+/

CD8+ 较治疗前显著升高,观察组的 IL-6、TNF-α、hs-CRP、CD8 炎症因子水平显著低于对照组,CD3+、CD4+、CD4+/CD8+ 显著高于对照组。肾复康胶囊联合阿魏酸钠治疗慢性肾小球肾炎患者能有效减轻患者炎症反应并改善其免疫功能,且临床疗效良好。[③]

4. **肾炎舒片** 组成：人参、苍术、茯苓、白茅根、黄精、菟丝子、金银花、枸杞子等(吉林市鹿王制药股份有限公司生产)。功效：利水消肿,益肾养阴。用法用量：每日 3 次,每次 6 片,口服治疗。临床应用：谭菲等将 136 例肾小球肾炎患者随机分为治疗组和对照组各 68 例。对照组给予氯沙坦治疗,观察组在对照组基础上加用肾炎舒片治疗。结果：观察组治疗后的总有效率 97.06%,高于对照组 86.76%。[④]

5. **康肾口服液** 组成：人参、生黄芪、白术、茯苓、淫羊藿、怀山药、地龙、红花、金樱子、芡实、甘草。功效：益气温阳,固本涩精,活血通络。临床应用：王灵等将 300 例慢性肾炎患者随机分为对照组 1、对照组 2 和治疗组各 100 例。对照组 1口服贝那普利治疗,每次 10 毫克,每日 1 次。对照组 2 口服尿毒清颗粒治疗,每次 5 克,每日 3次。治疗组采用康肾口服液治疗。结果：治疗组有效率 97.0%,对照组 1 有效率 71.0%,对照组 2有效率 70.0%。[⑤]

6. **健肾丸** 组成：巴戟天、仙草、淫羊藿、山药、白术、莲须、沙苑子、续断、狗脊。功效：温肾健脾,化气行水。临床应用：刘中华等将 88 例慢性肾炎患者,按照随机数字表法分为健肾丸组与常规组各 44 例。常规组给予常规治疗,健肾丸组给予常规治疗联合健肾丸治疗。结果：健肾丸组总有效率(90.91%)高于常规组(75.00%)。[⑥]

7. **三芪口服液** 组成：黄芪、三七等。适用

① 张君.黄葵胶囊治疗慢性肾炎的临床疗效观察[J].临床医药文献电子杂志,2018,5(8)：127.
② 张琬婷,等.蛭龙通络胶囊联合西医常规治疗血瘀型慢性肾小球肾炎 20 例临床观察[J].甘肃中医药大学学报,2018,35(1)：55-59.
③ 杨薪博,等.肾复康胶囊联合阿魏酸钠对慢性肾小球肾炎患者血清炎症因子及免疫功能的影响[J].现代生物医学进展,2017,17(24)：4735-4738.
④ 谭菲,等.肾炎舒片与氯沙坦钾联用对慢性肾小球肾炎患者的疗效及其对血清 LKN-1 和 TNF-α 及 IL-33 的影响[J].抗感染药学,2017,14(3)：661-663.
⑤ 王灵,等.康肾口服液治疗慢性肾炎临床研究[J].河南中医,2017,37(5)：836-838.
⑥ 刘中华,等.健肾丸治疗慢性肾小球肾炎的临床研究[J].内蒙古中医药,2017,36(8)：15-16.

于慢性肾炎气虚血瘀证的患者。临床应用：王丽娟等使用三芪口服液治疗慢性肾炎气虚血瘀证患者，与金水宝干预作对比，表明三芪口服液不仅可以改善患者的体征和症状，而且可以明显减少24小时尿蛋白，改善血液流变学，降低 Col‑Ⅳ、Ⅲ型前胶原、LN，提高体液免疫 IgG、补体的含量，提高 T 淋巴细胞亚群 CD3＋、CD4＋、CH50 的水平等，总有效率 88.9％。①

8. 肾炎四味片　组成：细梗胡枝子、黄芩、石韦、黄芪（湖北亿雄祥瑞药业有限公司，国药准字 Z42021945）。用法用量：8 片，每日 3 次，口服。临床应用：陈建祥等将 58 例慢性肾小球肾炎患者随机分为对照组和实验组各 29 例，在常规治疗基础上，对照组给予盐酸贝那普利治疗，实验组在对照组基础上给予肾炎四味片治疗。两组均治疗 3 个月。结果：肾炎四味片能够显著提高慢性肾小球肾炎患者血清 IL‑2 水平，降低血清 IL‑6 水平，与对照组比较疗效更好，可改善患者的免疫功能。②

9. 百令胶囊　组成：发酵虫草菌粉（杭州中美华东制药有限公司）。用法用量：每次 5 粒，每日 3 次。临床应用：余淑媛将 32 例慢性肾炎患者随机分为对照组与观察组各 16 例。对照组采用低盐及优质蛋白饮食（0.8 毫克/千克），积极治疗原发病及其他基础疾病，并给予对症支持治疗。观察组在对照组的基础上加服百令胶囊。结果：对慢性肾炎患者在采用常规对症支持治疗的同时，加用百令胶囊治疗，可明显减轻蛋白尿及改善脂质代谢，对于改善患者病情及延缓疾病发展均具有重要意义。观察组总有效率 87.50％，对照组总有效率 56.25％。③

10. 肾炎康复片　组成：西洋参、人参、生地黄、杜仲、山药、土茯苓、白花蛇舌草、丹参、泽泻等（天津同仁堂产）。功效：活血化瘀，益气养阴，清

热解毒。用法用量：每次 2.4 克，每日 3 次。疗程 2 个月。临床应用：陈伟栋将 50 例慢性肾炎患者随机分为治疗组和对照组各 25 例。对照组给予低盐、优质低蛋白饮食等西医常规治疗，治疗组加用肾炎康复片，两组患者均治疗 2 个月。结果：治疗组总有效率 84.0％，对照组 56.0％。④

11. 乌鸡白凤丸　组成：乌鸡、鹿茸、桑寄生、青蒿、鳖甲、知母、麦冬、牡丹皮、益母草、香砂。用法用量：每日 1 丸分 3 次口服，30 日为 1 个疗程。临床应用：有慢性感染者用青霉素肌注，张家驹以上方治疗 50 例隐匿性肾炎患者，平均治疗 63 日。结果：痊愈 32 例，有效 10 例，无效 8 例。总有效率 84％。⑤

12. 健肾片　组成：党参、生黄芪、白术、山药、生薏苡仁、桑寄生、菟丝子等。用法用量：每日 8 片，分 3 次口服，30 天为 1 个疗程。临床应用：曾安平等以上方治疗 45 例脾肾气虚证肾炎患者。结果：治疗 30～198 天后，完全缓解 4 例，基本缓解 11 例，好转 18 例，无效 12 例。总有效率 73.33％。本品对隐匿型肾炎、慢性肾炎普通型疗效较高。本组治疗后 24 小时尿蛋白定量、血红细胞、血色素、白蛋白、IgG、细胞免疫 Ea 和 Es 花环、血 SOD 活性、LPO 含量与治疗前比较均有显著性差异或非常显著性差异（$P < 0.001$、0.01 或 0.05）。⑥

13. 昆明山海棠　组成：昆明山海棠（上海第二制药厂生产）。用法用量：每日 9 片，分 3 次服，1 个月为 1 个疗程，服用 2 个疗程后统计疗效。临床应用：陈梅芳等以上方治疗 50 例慢性患者，其中 43 例在用药期间均未用激素、免疫抑制剂、消炎痛等药物；7 例是在激素治疗无效而撤减激素的情况下加用昆明山海棠片。结果：显效（尿蛋白完全消退，定性检查持续阴性至痕迹）9 例，好转（尿蛋白定性检查较原来水平持续

① 王丽娟，等.杨霓芝教授用益气活血法治疗慢性肾炎蛋白尿的经验[J].中国中西医结合肾病杂志,2017,18(8)：665－667.
② 陈建祥，等.肾炎四味片对慢性肾小球肾炎血清 IL‑2、IL‑6 和 T 淋巴细胞亚群水平的影响[J].中国生化药物杂志,2016,36(1)：129－131.
③ 余淑媛.百令胶囊治疗慢性肾炎的临床对照研究[J].实用药物与临床,2013,16(8)：754－755.
④ 陈伟栋.肾炎康复片治疗慢性肾炎的疗效观察[J].湖北中医杂志,2012,34(2)：16.
⑤ 张家驹.乌鸡白凤丸治疗隐匿性肾炎 50 例[J].中成药,1994(9)：56.
⑥ 曾安平，等.健肾片治疗慢性肾炎脾肾气虚证 45 例[J].辽宁中医杂志,1993(9)：26－28.

减少,至少减少1个"+"以上或24小时尿蛋白定量较原来减少一半以上)14例,无效27例。总有效率46%。[1]

预防用药

1. 穴位贴敷　组成:石韦、白术、丹参、黄芪等。制备方法:将石韦、白术、丹参、黄芪等中药药材按1∶1∶1∶3的比例,研磨成粉末加适量蜂蜜、姜汁,搅拌成糊状,剂量为60克。用法用量:取两组穴位,(1)脾俞穴、阴陵泉均取单侧,关元(双侧);(2)足三里、肾俞穴均取单侧,关元(双侧)。该两组穴位在治疗过程中需交替使用。每次选一组穴位进行敷贴,敷贴前应清洁患者皮肤,每48小时更换1次穴位,共治疗3个月。临床应用:金海林以上法治疗15例慢性肾炎患者。结果:总有效率93.33%。[2]

2. 穴位注射　(1)组成:选穴,一组,肾俞(双侧)、足三里(双侧);二组,脾俞(双侧)、阴陵泉(双侧)。穴注药物:黄芪注射液、丹参注射液。临床应用:薛红良等将辨证为脾肾气虚型慢性肾炎蛋白尿患者进行随机分组,治疗组在常规治疗前提下对证取穴和选药进行穴位注射治疗,对照组只进行常规中药治疗。在穴位注射时,两组穴位及两种药物均交替使用。结果:治疗组在降低尿蛋白、提高临床疗效、降低NOS、CIV方面明显效果优于对照组。(2)组成:肾俞(双侧)、三阴交(双侧)、中脘穴。用法用量:复方丹参注射液1毫升,醋酸强的松龙1毫升。临床应用:程世平等行穴位注射治疗40例普通型慢性肾炎患者,疗效明显优于常规药物治疗。(3)组成:肾俞(双侧)、足三里(双侧)。临床应用:邵勇给予35例慢性肾炎蛋白尿患者低盐、低脂、优质低蛋白饮食、抗凝、保护肾功能等基础治疗,加用黄芪注射液10毫升穴位注射(2.5毫升/穴),治疗手法采用补法。结果:治疗有效率80.00%。(4)组成:双侧足三里穴或双侧肾俞穴。用法用量:隔日交替给予黄芪注射液注射。临床应用:曾嵘对30例慢性肾炎脾肾气虚型蛋白尿患者给予低盐、低脂、优质低蛋白饮食、丹参酮注射液、金水宝胶囊等治疗,在此基础上予穴位注射。结果:临床控制3例,显效13例,有效9例,无效5例。(5)组成:足三里、曲池、肾俞。临床应用:王樟连等用当归注射液进行穴注,并根据不同的症状进行辨证治疗。结果:2个疗程后肾性高血压有效率93%,下肢水肿有效率93%,尿蛋白的有效率93%,尿红细胞有效率100%,尿白细胞有效率100%。[3]

3. 离子导入　组成:当归20克、川芎30克、红花20克、丹参30克、黄芪30克、党参20克、山药20克、女贞子20克、山茱萸30克、大黄15克、没药30克、白芷15克、冰片10克。用法用量:水煎两次取汁300毫升,备用。在面积为12厘米×6厘米、厚1厘米的纯棉布衬垫上放置浸透陈醋+中药的滤布,置于患者双肾区,持续30分钟,每日1次,14天为1个疗程。临床应用:高风等将60例慢性肾炎患者随机分为对照组和治疗组各30例。对照组给予常规康复疗养治疗,治疗组在常规康复疗养的基础上采用中药热透治疗仪对患者的双侧肾区部位进行中药离子导入。结果:治疗组治疗后24小时尿蛋白定量、血β_2-MG水平、尿β_2-MG均有显著下降,与对照组相比差异有统计学意义($P<0.05$)。[4]

[1] 陈梅芳,等.昆明山海棠治疗慢性肾炎的临床及实验研究[J].中医杂志,1982(10):35-38.
[2] 金海林.穴位敷贴用于慢性肾小球肾炎患者治疗中的效果[J].双足与保健,2017,26(2):9-11.
[3] 张城浩,王香婷,等.中医外治法治疗慢性肾炎的研究进展[J].现代中西医结合杂志,2016,25(19):2161-2163.
[4] 高风,等.中药离子导入结合康复疗养治疗慢性肾炎30例临床观察[J].中国疗养医学,2015,24(1):60-61.

蛋 白 尿

概　述

蛋白尿的生成与肾组织有关。蛋白尿有生理性蛋白尿、病理性蛋白尿之分。生理性蛋白尿包括：发热性蛋白尿，寒热性、高温性蛋白尿，运动性蛋白尿，瘀血性蛋白尿，直立性、体位性蛋白尿等。生理性蛋白尿是良性的、暂时性的蛋白尿，肾实质无器质性损害，预后良好；病理性蛋白尿包括选择性蛋白尿和非选择性蛋白尿，其中肾小球性蛋白尿由各种原发性或继发性肾小球疾病所致，是每个患者必有的临床表现。由于肾小球滤过膜的滤过作用和肾小管的重吸收作用，健康人尿中蛋白质（多指分子量较小的蛋白质）的含量很少（每日排出量小于 150 毫克），蛋白质定性检查时，呈阴性反应。当尿中蛋白质含量增加，普通尿常规检查即可测出，称蛋白尿。如果尿蛋白含量≥3.5 克/24 小时，则称为大量蛋白尿。

蛋白尿是急慢性肾炎的一个常见症状，蛋白尿的产生系因肾小球毛细血管基底膜增厚，通透性增加致使血浆中小分子白蛋白漏入肾小管，但不能被肾小管全部再回收，表现为临床上的蛋白尿。蛋白尿的持续存在，会进一步损伤肾小球，在基底膜增厚的同时，肾小球的内皮细胞、上皮细胞也有不同程度的增生和炎症细胞侵润，使毛细血管腔变狭而缺血，造成肾小球单位病理性改变，功能丧失，使病情加重。

常见五种分型

1. 肾小球性蛋白尿

最常见的一种蛋白尿。由于肾小球滤过膜因炎症、免疫、代谢等因素损伤后滤过膜孔径增大、断裂和（或）静电屏障作用减弱，血浆蛋白质特别是清蛋白滤出，超出近端肾小管重吸收能力而形成的蛋白尿。若肾小球损害较重，球蛋白及其他相对分子质量大的蛋白滤出也可增加。根据滤过膜损伤程度及尿蛋白的组分，尿蛋白分为2 类。

（1）选择性蛋白尿：以 4 万～9 万相对分子质量中等的清蛋白为主，可伴相对分子质量近似的蛋白如抗凝血酶、转铁蛋白、糖蛋白等和少量小相对分子质量 $\beta_2 - M$、Fc 片段等。无相对分子质量大的蛋白（IgG、IgA、IgM、C3 等）。免疫球蛋白/清蛋白清除率小于 0.1，尿蛋白定性 3＋～4＋，定量超过 3.5 克/24 小时，常见于肾病综合征。

（2）非选择性蛋白尿：反映肾小球毛细管壁有严重断裂和损伤。尿蛋白以相对分子质量较大和中等的蛋白质同时存在为主，如 IgM、IgG 和补体 C3、清蛋白、糖蛋白（T－h 糖蛋白）、分泌型 IgA（SIgA）和下尿路分泌的少量黏液蛋白等。免疫球蛋白/清蛋白清除率大于 0.5，尿蛋白定性 1＋～4＋，定量 0.5～3.0 克/24 小时。非选择性蛋白尿是一种持续性蛋白尿，有发展为肾衰的危险，常提示预后较差。常见于原发或继发肾小球疾病。

2. 肾小管性蛋白尿

指肾小管在受到感染、中毒损伤或继发于肾小球疾病时，因重吸收能力降低或抑制，而出现的以相对分子质量较小的蛋白为主的蛋白尿。尿 $\beta_2 - M$、溶菌酶增高，尿液清蛋白正常或轻度增多；尿蛋白定性 1＋～2＋，定量 1～2 克/24 小时。常见于肾小管损害疾病。

3. 混合性蛋白尿

指肾脏病变同时或相继累及肾小球和肾小管时而产生的蛋白尿。兼具两种蛋白尿特点，但各组分所占比例因病变损害部位不同而不一致,也可因肾小球或肾小管受损害程度的不同而有所差异。

4. 溢出性蛋白尿

指肾小球滤过、肾小管重吸收均正常,因血浆中相对分子质量较小或阳性电荷蛋白异常增多,经肾小球滤过,超过肾小管重吸收能力所形成的蛋白尿。异常增多的蛋白有游离血红蛋白、肌红蛋白、溶菌酶、本周蛋白等,尿蛋白定性多为 1＋～2＋。常见于多发性骨髓瘤等。

5. 组织性蛋白尿

指来源于肾小管代谢产生的、组织破坏分解的、炎症或药物刺激泌尿系统分泌的蛋白质,进入尿液而形成的蛋白尿。以 T－h 糖蛋白为主,生理性约为 20 毫克/天,尿蛋白定性±～1＋,定量 0.5～1.0 克/24 小时。

蛋白尿是慢性肾炎主要临床表现之一。在中医古籍中未有蛋白尿这个词,本病属中医"尿浊""虚劳""精气下泄"等范畴。蛋白质是人体三大营养物质之一,类似于中医之"精气""清气"等。《素问·金匮真言论》云:"夫精者身之本也。"精者,宜藏而不宜泄。《素问·通评虚实论》云:"精气夺则虚"。精微不固,随溲而下,即为蛋白尿。因此,同时根据慢性肾炎的其他临床表现,可属"腰痛""尿浊""虚劳""眩晕""肾风""肾水""风水"范畴。而蛋白尿的主要成分来源于血浆,血浆是人体的精微物质,精微物质的来源系由肺脾肾相互转化而成。张景岳云:"血者水谷之精也,源源而来。而实生化于脾,总统于心,藏受于肝,宣布于肺,施泄于肾。"《灵素·营卫生会》篇云:"此(指中焦)所受气者。泌糟粕,蒸津液,化其精微,上注于肺脉,乃化而为血。"以上论述,说明精血来源于脾胃运化的水谷之精气,但其形成,还需肺之清气所化,命门之元气所发。所以张景岳强调指出:"命门为精血之海,脾胃为水谷之海。脾胃为灌注之本,得后天之气也;命门为生化之源,得先天之气也。"由此可见,肺脾肾三脏相系密不可分。肺脾肾三脏的虚弱,在蛋白尿形成演变中起到重要的作用。如肺气不足,失于宣发肃降之功能,使上焦功能无以开发,三焦通调水道失司,无力布散气血津液于周身,导致水谷精微不得归其正道,精微下注,膀胱失约故而导致蛋白尿。又肺居上焦,上连喉系,由于肺位至高,又为娇脏,与外界接触至密,不耐外邪侵,故易病也。脾居中焦,喜燥恶湿,主升清降浊,转输精微,灌注一身。其致病因素系饥饱劳倦所伤,因感外邪,湿地坐卧,涉水淋雨,或内湿素盛,中阳被困,脾失健运,故脾病多与虚实寒热有关。如脾气虚弱,气血津液化源不足而亏损,脾气虚弱失摄,气血津液不能行于正道经脉之中,故致精血津液失于统摄而流失,导致蛋白尿。肾居下焦,为先天之本,封藏之本、精之所处,藏真阴而寓元阳,是水火之脏,只宜固藏,不宜泄露。一般而论,肾无表证实证。肾之热,属于阴虚之变;肾之寒,属于阳虚之变。如肾气亏损,精微不摄,肾气不能气化,蒸发无力,开阖失司,致精气下泄膀胱,导致蛋白尿。

辨 证 施 治

鲁礼科分 7 型

(1) 脾肾亏虚型　治宜健脾益肾。药用黄芪 20 克、菟丝子 20 克、金樱子 20 克、丹参 20 克、党参 15 克、当归 15 克、白术 15 克、益母草 15 克、芡实 15 克、茯苓 15 克、杜仲 10 克、蝉蜕 10 克。

(2) 肝肾阴虚型　治宜滋补肝肾。药用知母 10 克、黄柏 10 克、牡丹皮 10 克、泽泻 10 克、茯苓 10 克、山茱萸 10 克、蝉蜕 10 克、黄芪 10 克、熟地黄 15 克、淮山药 15 克、益母草 15 克、枸杞子 15 克、女贞子 15 克、金樱子 20 克、黄芪 20 克。

(3) 湿热内聚型　治宜芳香化浊利湿。药用砂仁 10 克、车前子 10 克、蝉蜕 10 克、泽泻 10 克、薏苡仁 20 克、茵陈 20 克、丹参 20 克、黄芪 20 克、黄柏 15 克、益母草 15 克、大腹皮 15 克、茯苓 15 克。

(4) 风邪内犯型　治宜清热祛风解表。药用金银花 15 克、益母草 15 克、连翘 10 克、荆芥 10 克、牛蒡子 10 克、黄芩 10 克、蝉蜕 10 克、甘草 10 克、僵蚕 10 克、车前子 10 克、赤小豆 10 克、黄芪 20 克。

（5）气滞血瘀型　治宜活血祛瘀。药用当归15克、延胡索15克、益母草15克、桃仁10克、红花10克、枳壳10克、三七10克、蝉蜕10克、大黄（后下）10克、三棱10克、威灵仙10克、丹参20克、黄芪20克。

（6）湿热下注型　治宜清热利湿。药用萹蓄15克、瞿麦15克、六一散15克、益母草15克、土茯苓15克、木通10克、前仁10克、栀子10克、蝉蜕10克、黄柏10克、龙胆草10克、黄芪20克、鱼腥草20克。

（7）肾阳虚型　治宜温补肾阳。药用肉桂10克、附片10克、熟地黄10克、山茱萸10克、蝉蜕10克、韭子10克、肉苁蓉10克、淮山药15克、茯苓15克、益母草15克、芡实15克、黄芪20克、金樱子20克。

以上均每日1剂，水煎分2次服，10天为1个疗程。临床观察：鲁礼科以上方治疗98例蛋白尿病，其中脾肾亏虚型10例、肝肾阴虚型17例、湿热内聚型22例、风邪内犯型18例、气滞血瘀型10例、湿热下注型16例、肾阳虚型5例。结果：脾肾亏虚证总有效率70.0%，肝肾阴虚证总有效率70.6%，湿热内聚证总有效率90.9%，风邪内犯证总有效率88.9%，气滞血瘀证总有效率90.0%，湿热下注证总有效率87.3%，肾阳虚证总有效率80.0%。[1]

经 验 方

1. 黄芪赤风汤　生黄芪30克、赤芍20克、防风10克、金樱子10克、芡实10克、穿山龙20克、白花蛇舌草10克。每日1剂，分早晚2次冲服。适用于IgA肾病蛋白尿。焦志娜等治疗5例轻到中度蛋白尿、肾功能正常且属中医气虚血瘀证型的IgA肾病患者，采用单病例随机对照设计，对照期采用替米沙坦治疗，每日1片，早餐前服用。治疗期采用加味黄芪赤风汤联合替米沙坦。试验共分3轮，每轮分为治疗期与对照期，每期4周，各期之间设1周为洗脱期，总计进行30周。疗效满意。[2]

2. 血府逐瘀汤加减　牛膝10克、当归10克、川芎5克、桃仁6克、红花4克、柴胡8克、桔梗5克、枳壳6克、生地黄10克、赤芍6克、甘草6克。适用于慢性肾炎。杨兆方等将200例慢性肾炎患者按照随机方法分为治疗组和对照组各100例。两组均按慢性肾炎常规治疗，治疗组患者在此基础上采用血府逐瘀汤加减治疗，疗程均为8周，治疗期间，不得服用ACEI及ARB类降压药。结果：治疗组总有效率67%，对照组总有效率48%。血府逐瘀汤可显著改善患者症状和尿蛋白水平。[3]

3. 肾炎消白颗粒　黄芪、党参、山药、熟地黄、枸杞子、菟丝子、女贞子、薏苡仁、土茯苓、白茅根、益母草、芡实。每日2次，口服。适用于肾小球肾炎蛋白尿。王冬玲等在常规治疗基础上加用肾炎消白颗粒治疗30例肾小球肾炎蛋白尿患者。结果：随着疗程的增加有效率从76.7%上升到96.7%，治疗后的24小时尿蛋白定量、尿微量白蛋白/尿肌酐、中医证候积分均有明显改善（$P<0.05$），有统计学意义。肾炎消白颗粒可降低蛋白尿，缓解症状。[4]

4. 二半汤　黄芪30克、党参30克、半边莲15克、半枝莲15克、金银花10克、连翘10克、玄参10克、麦冬10克、地肤子10克、益母草15克、蝉蜕6克、桔梗6克、甘草6克。每日1剂，400毫升开水冲调，分2次服用。适用于慢性肾炎蛋白尿。潘静等将116例符合慢性肾炎蛋白尿诊断标准患者随机分成治疗组60例与对照组56例。对照组采用肾炎康复片治疗，每次5片，每日3次，口服。治疗组采用二半汤颗粒剂治疗。治疗12周。结果：治疗组总有效率86.67%，对照组总有效率83.93%。二半汤在治疗口干咽燥、咽喉肿痛、小便赤涩、降低尿蛋白、增加血浆白蛋白等方面作用

① 鲁礼科.辨证分型治疗蛋白尿98例[J].湖北中医杂志,2005,27(1)：38.
② 焦志娜,等.加味黄芪赤风汤治疗IgA肾病蛋白尿的单病例随机对照研究[J].中国医药导报,2018,15(1)：95-98.
③ 杨兆方,等.血府逐瘀汤加减治疗慢性肾炎临床研究总结资料[J].世界最新医学信息文摘,2017,17(84)：103,136.
④ 王冬玲,等.肾炎消白颗粒对肾小球肾炎尿蛋白排泄量的临床观察[J].黑龙江中医药,2016(1)：13-14.

明显。①

5. 补中益气汤　黄芪20克、党参15克、当归9克、白术9克、炙甘草15克、柴胡12克、陈皮6克、升麻6克、生姜9片、大枣6枚。随症加减：高血压并浮肿明显者，加地龙15克；血尿者，加白茅根20克；气短者，重用党参20克、黄芪30克；尿少者，加桂枝12克、泽泻15克；尿蛋白者，可加金樱子15克、芡实15克；阳虚腰酸者，可加肉桂15克、仙茅6克、巴戟天6克；阴虚者，去升麻、炙甘草，加麦冬12克、玄参12克。每日1剂，分2次煎服。适用于慢性肾炎蛋白尿。王晓凤将40例确诊为慢性肾炎蛋白尿患者随机分为治疗组和对照组各20例。对照组采用口服盐酸贝那普利片（洛丁新），每次10毫克，每日1次和对症处理，治疗组采用拟补中益气汤加减。半个月为1个疗程，服用2个疗程。结果：治疗组总有效率90.0%，对照组总有效率75.0%。补中益气汤可改善患者的临床症状，减少蛋白尿。②

6. 温肾消翳汤　桂枝10克、黄芪30克、淫羊藿15克、菟丝子15克、金樱子12克、当归12克、茯苓20克、黄精12克、紫苏10克、丹参10克、泽泻10克、白僵蚕12克、地龙10克。每日1剂，水煎至500毫升，分2次温服。适用于慢性肾炎蛋白尿。王晓红等将68例慢性肾炎蛋白尿患者随机分为治疗组和对照组各34例，对照组服用肾炎舒片，每次6粒，每日3次。治疗组服用温肾消翳汤。两组均以3个月为1个疗程。结果：治疗组总有效率94.1%，对照组82.4%。③

7. 芡实合剂　芡实30克、山药30克、黄芪15克、金樱子15克、百合15克、黄精15克、白术12克、茯苓12克、山楂肉10克、枇杷肉10克、水蛭粉（冲）3克、菟丝子20克。随症加减：脾气虚，重用黄芪30～60克；肾阳虚，加肉桂5～10克；脾肾阳虚，加生地黄15克、熟地黄15克、山茱萸10

克；镜检白细胞多者，加蒲公英30克、薏苡仁30克；红细胞多者，加小蓟30克、仙鹤草15克；血压高头痛者，加地龙15克、钩藤15克；水肿较明显，加泽泻10克、猪苓10克。每日1剂，水煎服。适用于慢性肾炎蛋白尿。郭如爱以上方治疗37例慢性肾炎蛋白尿患者，疗效满意。④

8. 化瘀方　当归、赤芍、生地黄、川芎、益母草、鱼腥草、全蝎、蜈蚣、丹参、土鳖虫、槐花、甘草。随症加减：瘀血内阻，重用蜈蚣、全蝎、益母草剂量；脾肾气阴两虚，加黄芪、党参、肉苁蓉、白芍、山茱萸；脾肾阳虚，加黑杜仲、淫羊藿、桂枝；肝肾阴虚，加牡丹皮、生熟地黄、山茱萸；湿热内蕴，加苍术、草薢、白花蛇舌草；水湿泛滥，加泽泻、木通、猪苓等品。每日1剂，水煎分2次温服，10岁以下分4次温服。适用于慢性肾炎蛋白尿。朱素以上方治疗108例慢性肾炎蛋白尿患者，疗效满意。⑤

9. 芪戟地黄汤　黄芪、巴戟天、党参、淮山药、山茱萸、茯苓、泽泻、牡丹皮、熟地黄。随症加减：浮肿，加白术、茯苓、车前草；血压高，加夏枯草；热毒盛，加金银花、蒲公英；伴血尿，加白茅根、仙鹤草、藕节；伴瘀血，加益母草、丹参。2个月为1个疗程。适用于蛋白尿。杨景柱以上方治疗78例蛋白尿患者，疗效满意。⑥

10. 金匮肾气丸　大熟地黄15克、山茱萸15克、淮山药15克、泽泻10克、茯苓10克、牡丹皮10克、附子10克、肉桂10克。随症加减：脾肾两虚，湿热蕴结，加炒白术10克、牛膝10克、黄柏10克、白花蛇舌草10克、蒲公英10克、半枝莲10克；肺脾气虚，风寒外袭，去牡丹皮、泽泻，加西党参15克、黄芪15克、金银花15克、防风10克、白术10克、连翘10克、山豆根10克；肝肾阴虚，瘀血阻滞，去附子、肉桂，加黄精10克、白芍10克、肉苁蓉10克、益母草10克、地龙10克、丹参10

① 潘静，马威，等.二半汤治疗慢性肾炎蛋白尿[J].中华中医药杂志，2016，31(8)：3351-3354.
② 王晓凤.补中益气汤加减治疗慢性肾炎蛋白尿的临床疗效[J].当代医学，2013，19(8)：150-151.
③ 王晓红，等."温肾消翳汤"治疗慢性肾炎蛋白尿34例临床研究[J].江苏中医药，2011，43(4)：22-23.
④ 郭如爱，等.芡实合剂治疗慢性肾炎蛋白尿37例[J].山东中医学院学报，1993，17(1)：32-33.
⑤ 朱素.化瘀方治疗慢性肾炎蛋白尿108例[J].陕西中医，1991，12(7)：306,319.
⑥ 杨景柱.芪戟地黄汤治疗蛋白尿78例[J].河南中医，1991，11(4)：32-33.

克;气阴两虚,湿浊停积,去熟地黄、牡丹皮,加黄芪15克、党参15克、炒白术10克、猪苓10克、大黄10克、大腹皮10克、车前子20克。适用于慢性肾炎蛋白尿。刘志平以上方治疗35例慢性肾炎蛋白尿患者,疗效满意。①

11. 参芪地黄汤 党参15克、生地黄15克、茯苓15克、淮山药15克、墨旱莲15克、益母草15克、黄芪30克、丹参30克、山茱萸12克、牡丹皮10克、泽泻10克、泽兰10克。随症加减:血尿,加鲜茅根30克;血压高,加钩藤15克、决明子30克;挟湿热,加六一散1包;水肿明显,先予利尿,本方加车前子18克、怀牛膝10克、川牛膝10克。小儿剂量酌减,总疗程30~60天。适用于蛋白尿。谢森以上方治疗58例蛋白尿患者,疗效满意。②

12. 加味八正散 车前15克、木通15克、瞿麦15克、滑石15克、栀子15克、萹蓄20克、茯苓20克、黄柏20克、大黄3克、甘草梢7.5克、灯心草10克、金银花50克、连翘30克、白花蛇舌草30克。随症加减:浮肿明显,可重用茯苓至40克,加泽泻15克、白术10克;血尿,可加茅根20克、大小蓟各15克;小便涩痛,加七叶一枝花50克。每日1剂,水煎取汁300毫升,分早晚2次温服。清热利湿解毒。适用于湿热蕴蓄型蛋白尿。孙满娟等以上方治疗36例湿热蕴蓄型蛋白尿患者,疗效满意。③

13. 蛋白宁冲剂 黄芪、山药、石韦、大蓟根、薏苡仁根等。每包20克±5%的干燥颗粒。每日1包,分2次温开水冲服。3个月为1个疗程。适用于慢性肾小球肾炎尿蛋白。宋安尼等以上方治疗30例慢性肾小球肾炎尿蛋白患者,疗效满意。④

14. 降白灵丸 黄芪、党参、山药、白术、芡实、生薏苡仁。上药制成10克蜜丸,每日2丸,分2次温水送服。吴云霞等以上方治疗19例慢性肾炎蛋白尿。结果:完全缓解3例,显效9例,进步

3例,无效4例。有效率63.6%。⑤

单　方

1. 黄芪 组成:黄芪。用法用量:注射液每日30毫升,2周为1个疗程。临床应用:毛辉辉等将53例蛋白尿患者随机分为治疗组27例和对照组26例。两组患者均予低盐低脂优质低蛋白饮食,控制基础疾病,抗凝、改善微循环等基础治疗,治疗组予以注射用红花黄色素每日100毫克静脉滴注,加用黄芪注射液静脉滴注,每次贝前列素钠20毫克,每日3次口服,2周为1个疗程;对照组予以注射用红花黄色素每日100毫克静脉滴注,2周为1个疗程。结果:治疗组24小时尿蛋白及尿 β_2-微球蛋白(β_2-MG)明显降低,总有效率88.8%,对照组总有效率61.5%,两组比较差异具有显著性;治疗后3个月随访尿蛋白仍维持于较低水平。⑥

2. 中药注射液穴位注射 组成:肾俞、脾俞。适用于肾性蛋白尿。用法用量:用黄芪注射液及丹参注射液穴位注射双侧肾俞、脾俞穴,每日1次,两组穴位及两种药物均作交替使用。注射穴位局部用碘伏消毒,左手按压穴位,右手持注射器推进或上下提插,待探得酸、麻、沉、胀等得气感后,回抽如无回血,即可将药液推入,每穴每次注射药物2毫升。临床应用:吴付弦将符合诊断标准的50例慢性肾小球肾炎的门诊及住院患者随机分为对照组25例予常规治疗,治疗组25例在常规治疗的基础上用黄芪及丹参注射液注射双侧肾俞、脾俞穴,治疗2个疗程后观察疗效。结果:治疗组有效率(80%)明显优于对照组(60%),差别有显著性差异($P<0.05$)。黄芪及丹参注射液穴位注射双侧肾俞、脾俞穴治疗肾性蛋白尿有明显的临床疗效。⑦

3. 金荠汤 组成:金钱草30克、荠菜花30

① 刘志平.慢性肾炎蛋白尿35例证治体会[J].湖南中医杂志,1991(1):19-20.
② 谢森.加味参芪地黄汤治疗蛋白尿58例临床观察[J].北京中医杂志,1990(2):32-33.
③ 孙满娟,等.加味八正散治疗湿热蕴蓄型蛋白尿36例临床观察[J].黑龙江中医药,1990(3):22-23.
④ 宋安尼,张镜人,等.蛋白宁冲剂治疗慢性肾小球肾炎尿蛋白30例临床报告[J].北京中医,1990(2):19-20.
⑤ 吴云霞,等.降白灵丸治疗慢性肾炎蛋白尿的临床观察——附30例疗效分析[J].黑龙江中医药,1987(2):37.
⑥ 毛辉辉,等.黄芪联合贝前列素钠治疗中等量蛋白尿的疗效观察[J].时珍国医国药,2016,27(5):1153-1154.
⑦ 吴付弦.中药注射液穴位注射治疗肾性蛋白尿25例[J].黑龙江中医药,2016,27(5):30-31.

克、白茅根 15 克。适用于慢性肾炎。用法用量：每日 1 剂，分 2 次服用。临床应用：蔡中文以上方治疗 31 例慢性肾炎患者。结果：经治疗 1～3 个月，显效 17 例，好转 10 例，无效 4 例。总有效率 87.1％。其中病程短者，治疗时间相应较短，疗效高。4 例无效病例中，病程 1 年以上者 3 例。[①]

4. **柿树叶** 组成：柿树叶。适用于慢性肾炎蛋白尿。制备方法：柿树科植物柿树的干燥叶，用水煎浓缩，乙醇沉淀后制成口服片剂，每 10 片相当于原生药 30 克。用法用量：每日 3 次，每次 4 片。临床应用：丁建弥等以上方治疗 18 例慢性肾炎蛋白尿。结果：转阴 7 例，微量 8 例，（＋）3 例。[②]

中 成 药

1. **参地颗粒** 组成：红参、茯苓、鸡内金、川芎、熟地黄、五味子、桑螵蛸。适用于慢性肾小球肾炎脾肾亏虚证。用法用量：每袋 10 克，每日 3 次，每次 1 袋。临床应用：王亿平等将 60 例慢性肾炎脾肾亏虚证患者采用随机数字表法分为对照组和治疗组各 30 例。结果：治疗组临床疗效总有效率和中医证候疗效均优于对照组。治疗后，两组 24 小时尿蛋白定量水平均降低，治疗组优于对照组。参地颗粒可明显改善慢性肾炎脾肾亏虚证患者临床症状，减少 24 小时尿蛋白定量，其机制可能与纠正 T 细胞亚群失衡状态，调节血清 IL-2、IL-4、IL-17 及尿 PCX、B7-1 水平有关。[③]

2. **黄葵胶囊** 组成：黄蜀葵花（江苏苏中药业集团股份有限公司生产）。功效主治：益气健脾补肾，清利湿，活血；适用于慢性肾小球肾炎蛋白尿。用法用量：每次 2.5 克，每日 3 次，口服。临床应用：陈剑钢等将 60 例慢性肾小球肾炎患者随机分为对照组和治疗组各 30 例。两组患者尿蛋白定量（24 小时）在 0.5～2.0 克。两组患者均给予西医常规对症治疗，对照组给予氯沙坦钾片，每次 100 毫克，每日 1 次口服；治疗组在对照组的治疗基础上再给予黄葵胶囊。两组患者均治疗 8 周。结果：经治疗后，治疗组尿蛋白定量（24 小时）、IL-6、TNF-α 均显著低于对照组，差异有统计学意义（$P<0.05$）；两组患者尿蛋白定量（24 小时）、IL-6、TNF-α 较治疗前明显降低，差异有统计学意义（$P<0.05$）。[④]

3. **黄芪消白颗粒** 组成：黄芪 30 克、石韦 30 克、白茅根 30 克、益母草 30 克、鬼箭羽 30 克等（上海中医药大学附属曙光医院制剂室制备，批号沪药制字 Z05100667）。功效主治：益气活血，渗湿利水；适用于气虚湿瘀型慢性肾小球肾炎蛋白尿。用法用量：每次 1 包，每日 3 次口服。临床应用：张昕贤等将 52 例慢性肾小球肾炎患者按就诊顺序编号随机分为两组。对照组 25 例予常规治疗，肾病饮食，控制血压 130～90/80～60 毫米汞柱之间，给予苯那普利每次 10 毫克，每日 1 次口服；治疗组给予黄芪消白颗粒，连续治疗随访 24 周。结果：治疗组临床缓解 2 例，显效 12 例，有效 5 例，无效 8 例，总有效率 70.37％；对照组临床缓解 1 例，显效 3 例，有效 6 例，无效 15 例，总有效率 40.00％。治疗组疗效优于对照组。[⑤]

4. **至灵胶囊** 组成：冬虫夏草（长兴制药有限公司，国药准字 Z33020212）。适用于慢性肾病。用法用量：每日 3 次，每次 2 粒，口服。盛晓茜将 82 例慢性肾病蛋白尿患者按照随机的原则将其分为观察组和对照组，观察组 41 例给予该组患者至灵胶囊联合玉屏风散进行治疗；对照组 41 例给予该组患者单纯应用玉屏风散进行治疗。结果：观察组治疗有效率 95.12％，优于对照组的 85.37％，两组之间相比具有显著性差异。[⑥]

① 蔡中文.金茅汤治疗慢性肾炎 31 例[J].中国中医药现代远程教育,2010,8(12)：32.
② 丁建弥,等.柿树叶治疗慢性肾炎蛋白尿[J].中医杂志,1981(6)：62.
③ 王亿平,等.参地颗粒对慢性肾小球肾炎脾肾亏虚证患者 T 细胞亚群及足细胞标志蛋白的影响[J].中国中西医结合杂志,2017,37(12)：1447-1450.
④ 陈剑钢,等.黄葵胶囊治疗慢性肾小球肾炎蛋白尿的疗效观察[J].山西医药杂志,2016,45(23)：2785-2787.
⑤ 张昕贤,等.黄芪消白颗粒治疗气虚湿瘀型慢性肾小球肾炎蛋白尿随机对照研究[J].临床肾脏病杂志,2016,16(6)：327-330.
⑥ 盛晓茜.至灵胶囊联合玉屏风散治疗蛋白尿 41 例[J].中国中医药现代远程教育,2016,14(2)：82-84.

5. 肾炎消白颗粒　组成：黄芪、土茯苓、党参、山药、女贞子、薏苡仁、菟丝子、熟地黄、枸杞子、白茅根、益母草、芡实（黑龙江省中医医院生产，黑药制药 Z20090011）。功效主治：益气养阴，清热解毒利湿；适用于肾小球肾炎。用法用量：10 克，每日 2 次口服。临床应用：王冬玲等将 30 例肾小球肾炎患者在给予低盐低优质蛋白饮食、控制血压、血脂，控制感染等常规治疗基础上加用肾炎消白颗粒，分别常规查心电图、彩超、血常规等，测量 24 小时尿蛋白定量、尿微量白蛋白/尿肌酐、谷丙转氨酶、白蛋白，肌酐等。结果：治疗 4 周时 24 小时尿蛋白定量显效者 2 例，有效者 21 例，无效者 7 例。治疗后的 24 小时尿蛋白定量、尿微量白蛋白/尿肌酐、中医证候积分均有明显改善。①

6. 肾炎康复片　组成：西洋参、人参、地黄、杜仲（炒）、山药、白花蛇舌草、黑豆、土茯苓、益母草、丹参、泽泻、白茅根、桔梗（天津同仁堂股份有限公司，批号国药准字 Z10940034）。适用于慢性肾脏病蛋白尿。用法用量：每次 6 片，每日 3 次。临床应用：张敏等将 140 例慢性肾脏病患者随机分为治疗组和对照组各 70 例，治疗组患者给予肾炎康复片配合西药（厄贝沙坦）治疗，对照组给予单纯厄贝沙坦进行治疗。结果：治疗后治疗组尿蛋白的含量为（0.88±0.45）克/24 小时，显著性低于对照组的（1.31±0.58）克/24 小时（$P<0.05$）。②

7. 枸芪复肾丸　组成：枸杞子、黄芪、墨旱莲、女贞子、生地黄、白茅根、大蓟、小蓟、槐花、赤芍、当归、红花、益母草、牡丹皮、栀子、大黄、茯苓等〔长春中医药大学附属医院制剂室提供，长卫药制字（96）1413 号〕。功效主治：补肾健脾，利湿化瘀；适用于慢性肾炎。用法用量：1 丸，每日 3 次，口服，疗程 3 个月。临床应用：崔成姬等将 230 例慢性肾小球肾炎患者随机分为治疗组和对照组各 115 例。两组均给予盐酸贝那普利，10 毫克，每日

1 次，口服；治疗组在此基础上加用枸芪复肾丸。结果：治疗后两组患者 24 小时尿蛋白定量及尿红细胞计数均能明显降低，但治疗组改善程度更为明显。③

8. 黄芪注射液　组成：黄芪（正大青春宝药业有限公司，国药准字 Z33020179）。功效主治：补气固表，利水消肿，升阳止汗；适用于慢性肾炎蛋白尿。用法用量：运用黄芪注射液在足三里注射 2 毫升，每日 1 次，左右交替。临床应用：王利纯将 60 例慢性肾炎患者随机分为穴位注射组、肾炎康复片组和空白对照组各 20 例。在常规治疗基础上，穴位注射组运用黄芪注射液在足三里注射。肾炎康复片组口服肾炎康复片治疗 5 粒，每日 3 次。空白对照组运用生理盐水在足三里注射 2 毫升，每日 1 次，操作方法同穴位组，左右交替。三组均以 2 周为 1 个疗程。结果：穴位注射组总有效率 85%，肾炎康复片组总有效率 70%，空白对照组总有效率 50%。④

9. 全蝎颗粒　组成：全蝎（四川新绿色药业科技发展股份有限公司生产，产品批号 1112010）。功效：熄风止痉，通络止痛，解毒散结；适用于慢性肾小球肾炎蛋白尿。用法用量：每袋 0.6 克，相当于饮片 3 克，6 克分 2 次冲服。临床应用：王勃将 63 例慢性肾炎患者随机分为治疗组与对照组，对照组 31 例给予常规中医辨证分型基础方治疗，治疗组 32 例在中医辨证分型基础方上加用全蝎颗粒。结果：治疗后 24 小时尿蛋白定量治疗组有效率 90.63%，对照组有效率 67.74%，治疗组优于对照组（$P<0.05$）。⑤

10. 苁蓉益肾颗粒　组成：肉苁蓉、巴戟天、菟丝子、茯苓、车前子、五味子。功效主治：补益肾气，滋肾填精，利水消肿；适用于肾虚型慢性肾小球肾炎蛋白尿。用法用量：每次 1 袋，每日 3 次，冲服。临床应用：张军等以此方治疗 34 例肾虚型慢性肾小球肾炎蛋白尿患者 12 周。结果：

① 王冬玲，等.肾炎消白颗粒对肾小球肾炎尿蛋白排泄量的临床观察[J].黑龙江中医药,2016,45(1)：13-14.
② 张敏，等.肾炎康复片配合西药治疗慢性肾脏病蛋白尿疗效观察[J].陕西中医,2015,36(4)：387-390.
③ 崔成姬，张守琳，等.枸芪复肾丸治疗慢性肾炎的临床研究[J].中国中西医结合肾病杂志,2015,16(12)：1082-1083.
④ 王利纯，刘新.黄芪注射液双足三里注射治疗慢性肾炎蛋白尿的疗效观察[D].广州：广州中医药大学,2014：14-17.
⑤ 王勃，詹华奎.全蝎颗粒治疗慢性肾小球肾炎蛋白尿临床疗效观察[D].成都：成都中医药大学,2012.

完全缓解 12 例(35.29%)，显效 9 例(26.47%)，有效 6 例(17.65%)，无效 7 例(20.59%)。总有效率 79.41%。①

11. 青风藤制剂　组成：青风藤(正清风痛宁/喜络明片，湖南正清制药集团股份有限公司提供)。功效主治：祛风胜湿，舒经活络；适用于肾小球疾病。用法用量：每片 20 毫克，每次 3 片，每日 3 次。临床应用：周静等将 60 例肾小球疾病患者随机分成治疗组与对照组各为 30 例。治疗组用青风藤制剂。对照组服用雷公藤多甙片，每次 2 片，每日 3 次，疗程为 12 个月。结果：治疗后，治疗组 24 小时尿蛋白定量较对照组下降。②

预 防 用 药

1. 食疗粥　组成：黄芪 30 克、党参 30 克、山

药 30 克、薏苡仁 30 克、黑豆 30 克、红小豆 30 克、芡实 10 克、大枣 10 克、炒鸡内金(研细)6 克、糯米 60 克。适用于慢性肾炎蛋白不消。制备方法：用水 1 500 毫升，先煮黄芪、党参、芡实、山药 35 分钟后去渣，再加入余品煮成稀粥。用法用量：稀粥分早、晚 2 次服下。另用茅根、竹叶适量煎汤代茶饮。③

2. 中药配合饮食　组成：黄芪 20 克、白茅根 20 克、白术 10 克、陈皮 10 克、茯苓 15 克。适用于慢性肾炎蛋白尿。用法用量：每日 1 剂。临床应用：杨香锦将 36 例慢性肾炎蛋白尿患者分为三组，三组每天服用中药 1 剂。蛋组每日服 1 个鸡蛋(并少量肉食)，豆组每天服豆类或加工品 60 克，混合组按豆、蛋组量交替饮服。三组均以 30 天为 1 个疗程。结果：蛋组无蛋白尿 10 例，占 67%；豆组无蛋白尿 0 例；混合组无蛋白尿 2 例，占 22%。④

① 张军,等.苁蓉益肾颗粒治疗肾虚型慢性肾小球肾炎蛋白尿[J].中国实验方剂学杂志,2010,16(14):199-200.
② 周静,等.青风藤制剂治疗肾小球疾病的临床观察[J].中国中西医结合肾病杂志,2003,4(3):160-161.
③ 李长远.食疗粥治疗慢性肾炎蛋白不消[J].四川中医,1991(12):33.
④ 杨香锦.中药配合饮食治疗慢性肾炎蛋白尿 36 例[J].湖南中医杂志,1987(5):55.

血　尿

概　述

　　血尿是指血从小便排出，或血与尿相混，或尿中挟有血块的一种病证。血尿是现代医学的一个症状，包括肉眼血尿和显微镜下血尿。血尿是指离心沉淀尿中每高倍镜视野≥3个红细胞，或非离心尿液超过1个或1小时尿红细胞计数超过10万，或12小时尿沉渣计数超过50万，均示尿液中红细胞异常增多，是常见的泌尿系统症状。原因有泌尿系炎症、结核、结石或肿瘤、外伤、药物等，对机体影响甚为悬殊。轻者仅镜下发现红细胞增多，称为镜下血尿；重者外观呈洗肉水样或含有血凝块，称为肉眼血尿。通常每升尿液中有1毫升血液时即肉眼可见，尿呈红色或呈洗肉水样。

　　血尿是肾脏系统疾病的常见症状，提示有泌尿系统的病变，有时是严重的疾病，如恶性肿瘤等。无论血尿轻重，间歇出现或全无症状，都应该进行全面系统的检查，以免延误诊断和治疗。尤其是老年患者，更应追踪观察血尿的变化，进行全面仔细的体检，有数据报告在无症状血尿患者中，有相当一部分患者是较为严重的肾脏疾病，还有部分患者是恶性肿瘤。

　　血尿可分为镜下血尿和肉眼血尿。正常人尿中可有少量红细胞，取清洁新鲜中段尿（以清晨为好），离心，取沉渣镜检，红细胞≤0～2个/高倍视野为正常。≥3个/高倍视野则称血尿，小量出血为显微镜下血尿。出血量超过1毫升/升尿液，则可见肉眼血尿。

　　尿潜血有助于血尿的诊断，当尿中红细胞在高倍镜视野下少于3个时，尿潜血一般呈阴性反应。但有时会出现假阳性，这是由于尿中有些不

耐热的酶所具有的表现，若将标本加热煮沸再检测，可排除其干扰。国内有人把25例潜血阳性的标本煮沸后再次进行检验，仅有14例阳性，故与临床不符的潜血阳性结果宜做加热后实验。大量维生素C对实验亦有干扰。潜血结果与显微镜检查法检出的尿红细胞虽无绝对的对应关系，但两者仍具相关性。

　　肾小球性血尿指血尿来源于肾小球，可见于以下疾病：原发性肾小球疾病，如急慢性肾小球肾炎、急进性肾炎、薄基底膜性肾病、IgA肾病、肾病综合征、遗传性肾炎等。继发性肾小球疾病，如系统性红斑狼疮肾炎、乙肝相关性肾炎、紫癜肾炎、肺出血肾综合征等。

　　非肾小球性血尿可见于以下疾病：下泌尿道急、慢性感染；肾盂、膀胱、输尿管结石；先天性肾及血管畸形如多囊肾、血管瘤、动静脉瘘；药物如环磷酰胺、磺胺类、氨基糖甙类抗生素如庆大霉素等导致肾与膀胱损伤；肿瘤、结核、异物外伤等；全身性疾病引起的出血如血小板减少性紫癜、血友病等。

　　临床上血尿主要见于上述疾病，肾小球疾病要分清是原发性还是继发性，如通过检查血清抗体等以排除狼疮性肾炎。采用肾活检可提供组织学的诊断，表现为持续性血尿的患者，肾活检最常发现的是系膜增生性肾炎、膜增生性肾炎、薄基底膜肾病等所致血尿。肾结石、肾囊肿、肾肿瘤等可采用腹部平片、肾盂静脉造影、肾脏超声检查、CT扫描、膀胱镜检查、逆行肾盂造影、肾动脉造影等，尿细胞学检查对肾脏肿瘤的诊断有意义，老年人血尿患者进行3次全程尿的细胞学检查，有70%患者的尿道肿瘤可获得诊断。

　　关于血尿，早在《内经》中就有"溲血""溺血"的记载，最早见于《素问》的"热移膀胱"和《金匮要

略》的"热在下焦"。《诸病源候论》提出"心主于血，与小肠合，若心家有热，结于小肠，故小便血也"。明代王肯堂《证治准绳》中提出五脏病变均可出现尿血，并非拘于心肾两脏。(1)心与小肠合，若心家有热，结于小肠，故小便血也。(2)肺主气，通调水道，下输膀胱，若肺有郁热，妄行之血从水道而入尿中，而出现尿血。(3)脾受贼邪，水精不布，则壅成湿热，陷下伤于水道，肾与膀胱俱受其害，害则阴络伤，伤则血散入尿中而溲血。(4)肝主疏泄，主藏血，肝大盛，也令尿血。(5)肾主阴，血闭藏而不固，必渗入尿路中而溲血。清代唐容川的《血证论》表示膀胱与血室并居，热入血室则蓄血，热结膀胱则尿血。近代张锡纯在《医学衷中参西录》中言："中气虚弱，不能摄血，又兼命门相火衰弱，乏吸摄之力，以致肾脏不能封固，血随小便而脱出也。"《先醒斋医学广笔记》中有关于血尿的治疗原则为"易行血不易止血"。导致血尿的主要原因是热邪，热入膀胱是血尿的病机关键，血尿的病位在肾与膀胱，但与其他脏腑、经络的病变亦有密切关切。

辨证要点：(1)辨病位，尿血的病位在肾与膀胱。如小便一开始见血以后逐渐变清——尿道出血；终末见尿血者——膀胱出血；自始至终混有血液者——肾脏出血。(2)辨外感与内伤，有外感表证，病急以邪热为主者多实证；内伤所致起病缓慢；先有脾肾气血亏虚等全身症状，其后见尿血者多虚证。(3)辨虚实，实证皆由"火"所致；虚证则有阴虚、气虚、脾虚、肾虚之分。(4)辨阴阳，尿血以肾阴不足、阴虚火旺症为多见；若病程日久不愈，阴损及阳，转为阳虚，或阴阳两虚。(5)辨血色，出血量少者尿色淡红；出血量多者尿色深红。火盛迫血者尿色鲜红，气血亏虚，气不摄血者尿色淡红，尿中夹血丝、血块者属瘀血内阻之症。

辨 证 施 治

李映国分5证
(1)湿热壅结证 治宜利湿清热、凉血止血。

方用小蓟饮子加减：小蓟 15 克、炒蒲黄 8 克、栀子 8 克、生地黄 10 克、滑石 10 克、鲜竹叶 10 克、萆薢 10 克、土茯苓 10 克、甘草 6 克。

(2)心火亢盛证 治宜清心泻火、凉血止血。方用导赤散加减：川黄连 8 克、木通 8 克、鲜竹叶 10 克、小蓟 10 克、瞿麦 10 克、生地黄 20 克、白茅根 20 克、甘草梢 6 克、莲心 5 克、琥珀(研末)8 克、灯芯 2 只作引。

(3)阴虚火旺证 治宜滋阴降火、填精止血。方用大补阴丸合大补元煎：山茱萸 10 克、牡丹皮 10 克、沙苑子 10 克、知母 10 克、生地黄 12 克、龟甲 12 克、墨旱莲 12 克、盐炒黄柏 8 克、猪髓 30 克。

(4)脾肾气虚证 治宜健脾补气、补肾摄血。方用参苓白术散合无比山药丸加减：党参 12 克、扁豆 12 克、杜仲 12 克、白术 10 克、山茱萸 10 克、菟丝子 10 克、巴戟天 10 克、黄芪 20 克、熟地黄 20 克、茯苓 8 克、山药 15 克、莲肉 15 克、鹿胶(烊化)15 克。

(5)气血亏虚证 治宜补养气血、健脾摄血。方用十全大补丸加减：红参 5 克、肉桂(后下)5 克、白术 10 克、白芍 10 克、熟地黄 10 克、柏子仁 10 克、五味子 10 克、山茱萸 12 克、当归 12 克、墨旱莲 12 克、鹿角胶 12 克、黄芪 20 克。[①]

经 验 方

1. 上巳菜合剂 上巳菜 30 克、太子参 15 克、黄芪 15 克、女贞子 15 克、墨旱莲 15 克、地骨皮 10 克、枸杞子 10 克、茯苓 15 克、芡实 15 克、益母草 10 克、丹参 10 克、泽泻 10 克、车前子 10 克、白茅根 15 克、藕节 10 克、小蓟 15 克。每日 2 次，每次 1 包，水煎 150 毫升，早晚饭后温服。许正锦等将 160 例肾性血尿患者随机分成观察组与对照组各 80 例。对照组使用肾炎康复片，观察组使用上巳菜合剂。结果：观察组治疗后能显著改善患者中医证候，明显减少尿沉渣红细胞定量，与对照组比

---

① 李映国.辨证分型治疗慢性肾小球肾炎血尿 110 例[J].湖北中医杂志,2007,29(9)：34.

较有统计学意义（$P<0.01$），观察组的总有效率亦明显优于对照组（$P<0.01$），两组均未见明显不良反应。[1]

2. **参麦知地汤** 玄参 30 克、麦冬 20 克、生地黄 20 克、小蓟 15 克、车前草 15 克、知柏各 10 克、栀子 10 克、石韦 10 克、萹蓄 10 克、蒲黄 6 克。加水 1 000 毫升，水煎至 400 毫升，分早晚餐后服下。薛薇等将 160 例以血尿为主要临床表现的慢性肾小球肾炎患者随机分为观察组和对照组各 80 例。对照组给予西医常规治疗，观察组给予参麦知地汤加减治疗。结果：对照组患者治疗总有效率 62.5%，观察组患者治疗总有效率 85.0%，观察组治疗总有效率明显高于对照组，差异具有统计学意义（$P<0.05$）。两组患者治疗后尿沉渣红细胞计数、免疫球蛋白 A(IgA)明显下降，且观察组下降程度优于对照组，差异有统计学意义（$P<0.05$）。[2]

3. **三仁汤合小蓟饮子** 薏苡仁 30 克、杏仁 10 克、白豆蔻 6 克、小蓟 20 克、生地黄 20 克、滑石 10 克、蒲黄 6 克、当归 6 克、栀子 10 克、厚朴 6 克、姜半夏 6 克、淡竹叶 10 克。每日 1 剂，每次 100 毫升，分 3 次饭后温服，4 周为 1 个疗程。王琼瑞等将 60 例慢性肾炎血尿患者随机分为治疗组和对照组各 30 例。所有受试者在试验期间，其慢性肾炎基础治疗不变。对照组采用慢性肾炎基础治疗，治疗组采用三仁汤合小蓟饮子治疗。结果：治疗组总有效率 86.7%，对照组总有效率 20%，两组疗效比较差异有统计学意义（$P<0.01$）；两组治疗后尿红细胞计数比较有统计学意义，两组血肌酐无统计学差异，治疗组疗效优于对照组。[3]

4. **保肾宁血汤** 女贞子 25 克、墨旱莲 25 克、三七粉(冲服)3 克、当归 15 克、生地黄 20 克、牡丹皮 15 克、小蓟 20 克、阿胶(烊化)5 克、地榆 20 克、白茅根 30 克、黄芪 10 克、大黄 5 克。每日 1 剂，水煎早晚分服。姚春雷将 80 例肾性血尿患者随机分治疗组和对照组各 40 例。对照组口服肾炎灵胶囊，每日 3 次，每次 6 粒；治疗组服用保肾宁血汤。两组均以 1 个月为 1 个疗程，均接受 3 个疗程的治疗。结果：治疗组总有效率 90%，对照组总有效率 72.5%，两组比较差异有统计学意义（$P<0.05$）。[4]

5. **健脾益肾止血汤** 党参 15 克、黄芪 20 克、茯苓 15 克、白茅根 30 克、仙鹤草 10 克、熟地黄 15 克、山茱萸 15 克、山药 15 克、莲子 15 克、川续断 10 克、杜仲 10 克、桑寄生 12 克、地榆炭 10 克、茜草炭 10 克、海螵蛸 15 克、甘草 6 克。每日 1 剂，水煎分 2 次服。1 个月为 1 个疗程，连续治疗 3 个疗程。倪向荣等将 74 例慢性肾炎血尿患者随机分为治疗组和对照组各 37 例。对照组予控制感染、控制血压、抗血小板聚集药物等西医常规治疗，治疗组在对照组基础上予自拟健脾益肾止血汤治疗。两组均以 1 个月为 1 个疗程。结果：两组临床疗效比较，经秩和检验，差异有统计学意义（$P<0.05$），治疗组临床疗效优于对照组；总有效率治疗组 86.5%，对照组 81.1%，两组总有效率比较，差异无统计学意义（$P>0.05$）。[5]

6. **保生固血汤** 黄芪、桂枝、白芍、甘草、生地黄、牡丹皮、侧柏叶、茜草、海螵蛸、丹参、黄芩、藕节。每日 2 次，每次 1 剂，水煎 150 毫升，早饭前、晚饭后服。谭明钧将 60 例慢性肾小球肾炎血尿气阴两虚证患者随机分为治疗组和对照组各 30 例。对照组采用肾康宁片治疗，治疗组采用保生固血汤治疗。8 周为 1 个疗程。结果：治疗组总有效率 70.00%，对照组总有效率 73.33%，经统计学分析（$P>0.05$），在改善血尿及气阴两虚症状等方面治疗组疗效优于对照组。[6]

7. **利咽止血汤** 黄芩 15～30 克、焦白术 10～15 克、茯苓 15～30 克、墨旱莲 10～20 克、女贞子 10～20 克、生地黄炭 10～20 克、仙鹤草 10～20

① 许正锦,等.上巳菜合剂治疗肾性血尿的临床观察[J].光明中医,2018,33(14):1983-1985.
② 薛薇,等.参麦知地汤对慢性肾小球肾炎血尿的治疗效果评价[J].中国实用医药,2017,12(20):121-122.
③ 王琼瑞,等.三仁汤合小蓟饮子治疗慢性肾炎血尿 30 例[J].云南中医中药杂志,2015,36(11):37-38.
④ 姚春雷.保肾宁血汤治疗肾性血尿 40 例[J].中医临床研究,2015,7(10):84-85,87.
⑤ 倪向荣,等.自拟健脾益肾止血汤治疗慢性肾炎血尿 37 例临床观察[J].中医药导报,2014,20(4):115-116.
⑥ 谭明钧,刘平夫.保生固血汤治疗慢性肾小球肾炎(气阴两虚证)血尿的临床观察[D].长春:长春中医药大学,2012:1.

克、侧柏炭 10～20 克、地榆炭 10～20 克、三七面 3～5 克、牛蒡子 10～15 克、金荞麦 10～20 克、桔梗 10～15 克、甘草 10～15 克。每日 2 次,水煎服,每次 100～150 毫升,治疗 3 个月。隋方宇将 40 例气阴两虚型肾性血尿患者随机分为治疗组和对照组各 20 例。对照组采用血尿胶囊治疗,治疗组采用利咽止血汤治疗。结果:治疗组临床总有效率 86.7%,优于对照组 66.7%(P<0.05)。治疗组的中医症候有明显改善,少气乏力、腰痛和浮肿与对照组比较有统计学意义(P<0.01)。治疗组尿潜血、尿蛋白及沉渣红细胞计数治疗前后比较有统计学意义(P<0.01),治疗组与对照组治疗后比较有统计学意义(P<0.05)。①

8. 血尿宁汤 生薏苡仁 30 克、生侧柏叶 30 克、白茅根 30 克、水牛角(先煎)15 克、土茯苓 15 克、女贞子 15 克、太子参 15 克、墨旱莲 15 克、生地黄 10 克、侧柏炭 10 克、川牛膝 10 克、三七粉(冲服)3 克。每日 1 剂,水煎服,分早晚 2 次服。邵燕燕等将 76 例肾性血尿患者随机分为治疗组 46 例和对照组 30 例。对照组口服肾复康胶囊,治疗组采用血尿宁汤。结果:治疗组总有效率 86.9%,明显高于对照组总有效率 63.3%。②

9. 二至丸加味 女贞子 15 克、墨旱莲 15 克、车前子 15 克、茜草 15 克、仙鹤草 15 克、生甘草 10 克、黄芩 10 克、覆盆子 10 克。随症加减:如湿热下注,症见小便黄赤、尿频不爽、舌红、苔黄腻、脉滑数,加小蓟饮子;如阴虚火旺,症见小便短赤带血、头晕耳鸣、腰膝酸软、舌质红、脉细数,加知柏地黄丸;如脾不统血,症见久病尿血、面色不华、体倦乏力、气短、舌质淡、脉细数,加归脾汤;如肾气不固,症见久病尿血、色淡红、头晕耳鸣、精神困惫、腰背酸痛、舌质淡、脉沉弱,加西洋参 6 克、生黄芪 30 克;如咽干、咽痛,加金银花 10 克、麦冬 10 克。每日 1 剂,水煎 400 毫升,早晚分服。孙亚南

将 140 例肾性血尿患者随机分为治疗组 90 例和对照组 50 例。对照组给予肾炎康复片,治疗组治以二至丸加味方。6 周为 1 个疗程,治疗 2 个疗程。结果:治疗组痊愈 22 例,显效 34 例,有效 22 例,无效 12 例,总有效率 86.7%;对照组痊愈 0 例,显效 2 例,有效 12 例,无效 36 例,总有效率 28.0%;两组综合疗效比较,有显著性差异(u=7.227 3,P=0.000 0)。治疗后,治疗组尿沉渣 RBC/HP、24 小时尿蛋白等主要尿检参数较对照组明显下降(P<0.01 或 P<0.001)。③

10. 理血汤加味 生地黄 12 克、熟地黄 12 克、山茱萸 10 克、山药 15 克、白芍 12 克、阿胶 25 克、白头翁 15 克、茜草 39 克、海螵蛸 15 克、墨旱莲 30 克、益母草 30 克、丹参 30 克。随症加减:血尿甚者,加大蓟、小蓟、仙鹤草、参三七;兼外感者,加金银花、连翘、紫花地丁、蒲公英、藿香、白芷;气虚乏力者,加黄芪、太子参、茯苓、炒白术。每日 1 剂,水煎,分 2 次服。1 个月为 1 个疗程,连服 3 个疗程。沈新民以上方治疗 50 例肾性血尿患者。结果:痊愈 13 例,占 26%;好转 30 例,占 60%;无效 7 例,占 14%。总有效率 86%。④

11. 补中益气汤加减 生黄芪 30 克、生白术 15 克、党参 20 克、升麻 6 克、柴胡 6 克、当归 10 克、仙鹤草 30 克、车前草 30 克、凤尾草 30 克、白茅根 30 克。随症加减:阳虚者,去白茅根,加鹿角霜 30 克、淫羊藿 15 克;阴虚者,加生地黄 30 克、山茱萸 10 克;腰酸者,加桑寄生 15 克。每日 1 剂,水煎 2 次混合,分 2 次饭前半小时温服。沙建飞以上方治疗 32 例无痛性血尿患者。结果:痊愈 25 例,好转 5 例,无效 2 例。总有效率 94%。⑤

12. 勃芦汤 马勃 10 克、白术 10 克、丹参 10 克、赤芍 10 克、红花 10 克、茯苓 10 克、漏芦 15 克、大蓟 15 克、金银花 15 克。每日 1 剂,水煎服。适用于肾炎血尿。梁跃山以上方治疗 50 例肾炎

① 隋方宇,宋立群.利咽止血汤治疗气阴两虚型肾性血尿的临床观察[D].哈尔滨:黑龙江中医药大学,2009.
② 邵燕燕,等.血尿宁汤治疗肾性血尿 46 例[J].陕西中医,2008,29(3):312-313.
③ 孙亚南.二至丸加味方治疗肾性血尿的临床观察[J].山西中医,2005,21(2):18-19.
④ 沈新民.理血汤加味治疗肾性血尿 50 例[J].吉林中医药,2001(2):19.
⑤ 沙建飞.补中益气汤加减治疗无痛性血尿 32 例[J].云南中医杂志,1993,14(4):13.

血尿患者,疗效满意。①

13. 丹栀逍遥散合二至丸 牡丹皮 10 克、栀子 10 克、当归 10 克、白芍 15 克、柴胡 6 克、茯苓 10 克、甘草 6 克、薄荷 6 克、白术 10 克、女贞子 15 克、墨旱莲 30 克、生姜 3 克。每日 1 剂,水煎,连服 3 剂。程绍武以上方治疗 1 例遗血患者,6 剂血止。②

14. 知柏地黄汤加减 知母 10 克、黄柏 10 克、牡丹皮 10 克、山茱萸 10 克、茯苓 10 克、车前仁 10 克、生地黄 15 克、墨旱莲 15 克、怀山药 12 克、泽泻 9 克、生地榆 15 克(小儿酌减)。随症加减:缺山茱萸者,改枸杞子;脾虚,加党参、白术、茯苓;阳虚,加巴戟天、淫羊藿;气虚,加生黄芪、党参;血虚,加当归身、阿胶;瘀血,加鸡血藤、琥珀;湿热偏甚,加金银花、苦参、萹蓄。每日 1 剂,水煎服。适用于肾炎血尿。张家振以上方治疗 100 例肾炎血尿患者,疗效满意。③

单 方

1. 马鞭草茅根合剂 组成:马鞭草 60 克、白茅根 60 克(两药以鲜品为佳,如为干燥根茎,用量减半)。制备方法:加水 800~1 000 毫升,煎汁 250~300 毫升,每剂煎 2 遍,将 2 次药液混匀。用法用量:分早晚 2 次服用,5 天为 1 个疗程。临床应用:吴志华以上方治疗 34 例血尿患者。结果:显效 16 例,有效 11 例,无效 7 例。总有效率 79.41%。服药见效时间 1~4 个疗程,病程愈短,见效愈快,有 2 例肉眼血尿患者,服药后第 2 天尿色转清。④

2. 荔枝草 组成:荔枝草 60 克。用法用量:煎药取汁 300 毫升。每服 1 剂,分 2 次口服。临床应用:杨光成将 39 例小儿急性肾炎血尿患者随机分为治疗组 19 例和对照组 20 例。对照组口服血尿安胶囊,每日 3 次,每次 4 片;治疗组采用荔枝草治疗。结果:治疗组总有效率 84.3%,对照组总有效率 70.0%。⑤

3. 马鞭草 组成:马鞭草。马鞭草加导赤散,或加知柏地黄丸,或加五味消毒饮治疗。疗程 3~14 天,平均 7 天左右。临床应用:刘百祥等以上方治疗 36 例急性肾小球肾炎患者全部有效,追踪复查 2~6 个月未见复发。⑥

4. 车前子加红糖 组成:车前子、红糖。制备方法:车前子(包)15 克左右,加清水,煮沸后,微火煎熬 15~20 分钟,倒出药液后,加入红糖,红糖加至有甜味即可(15 克车前子可反复煎 2~3 次)。用法用量:当茶饮服,每日饮 3 杯以上。临床应用:浦钧宗以上方治疗 1 例运动员特发性血尿患者,连续饮服 40 天后停服。追踪观察 2 年,患者已恢复剧烈运动和日常工作,多次查尿未见异常。⑦

中 成 药

1. 血尿灵颗粒 组成:太子参、墨旱莲、马鞭草、白茅根、生地黄榆、土大黄(沪药制字 Z05100454)。用法用量:每次 18 克,每日 3 次,冲服。临床应用:黄迪等将 220 例气阴两虚型肾性血尿患者随机分为治疗组和对照组各 110 例。对照组采用肾炎康复片治疗,疗程 8 周;治疗组采用血尿灵颗粒治疗。结果:血尿灵颗粒治疗组完成试验 101 例,失访脱落 9 例;对照组 102 例,失访脱落 8 例。治疗组中医证候 8 周较 0 周有明显改善,组内两两比较差异均有统计学意义($P < 0.01$),与对照组相比差异具有统计学意义($P < 0.05$);治疗组手足心热、午后潮热、面色少华、易感冒症状明显改善,优于对照组($P < 0.05$ 或 $P < 0.01$)。两组倦怠乏力、

① 梁跃山.自拟勃芦汤治疗肾炎血尿[J].辽宁中医杂志,1990(11):29.
② 程绍武.遗血治验[J].北京中医,1985(5):58.
③ 张家振.知柏地黄汤加减治疗肾炎血尿 100 例疗效观察[J].四川中医,1983(1):49.
④ 吴志华.马鞭草茅根合剂治疗血尿 34 例[J].陕西中医,2009,30(4):410-411.
⑤ 杨光成.单味荔枝草治疗小儿急性肾炎血尿疗效观察[J].湖北中医学院学报,2007,9(2):65.
⑥ 刘百祥,等.马鞭草治疗血尿[J].中医杂志,2001,42(7):393-394.
⑦ 浦钧宗.车前子加红糖治愈运动员特发性血尿 1 例报告[J].中医杂志,1980(7):7.

腰膝酸软、浮肿症状均有明显改善,但治疗组与对照组相比差异无统计学意义($P>0.05$)。8周结束时,两组尿沉渣红细胞定量均有明显下降,组内两两比较差异均有统计学意义($P<0.01$),与对照组比差异有统计学意义($P<0.05$)。治疗组24小时尿蛋白定量、GFR保持稳定,与对照组相比差异无统计学意义($P>0.05$)。①

2. 血尿安胶囊　组成:肾茶、小蓟、白茅根、黄柏等(云南理想药业生产,国药准字Z20026104)。用法用量:每次4粒,每日3次,口服。临床应用:张春艳等将72例湿热下注型原发性肾小球性血尿患者随机分为治疗组和对照组各36例。对照组在常规治疗基础上服用雷公藤多甙片、三金片;治疗组在常规治疗基础上服用血尿安胶囊。结果:血尿安胶囊有减轻原发性肾小球性血尿作用,控制血尿疗效优于对照组($P<0.05$);改善中医临床证候积分方面优于对照组($P<0.05$);治疗组、对照组均能稳定BUN、Scr、Ccr水平,两组差异无统计学意义($P>0.05$);治疗组有效率86.11%,明显高于对照组69.45%,两组比较,差异有显著性意义($P<0.05$)。②

3. 血尿冲剂　组成:甲片粉20克、琥珀粉20克、花蕊石粉20克、水蛭粉10克、土鳖虫粉10克、大黄粉10克。用法用量:混匀。每日2次,每次3.5克,早晚饭后冲服。8周为1个疗程。临床应用:崔久红等以上方治疗40例肾性血尿患者。结果:临床控制27例(67.5%),显效6例(15%),有效5例(12.5%),无效2例(5%)。总有效率95%,对蛋白尿有一定的改善。③

4. 贞莲止血胶囊　组成:女贞子、墨旱莲、三七、琥珀、大蓟、小蓟、马鞭草、茜草等(河南鹤壁朝歌肾病专科医院制剂室制备)。用法用量:每次4粒(根据年龄用量酌情增减),每日3次,口服。4周为1个疗程。临床应用:董安民等将96例肾性血尿患者随机分为治疗组及对照组各48例。两组患者均注意休息,预防感染,反复上呼吸道感染者配合抗生素,高血压者加用降压药物,酌情应用肾上腺皮质激素。对照组常规应用抗凝剂、维生素等,治疗组在上述基础上加用贞莲止血胶囊。结果:治疗组显效32例(66.7%),有效12例(25%),无效4例(8.3%),总有效率91.7%;对照组显效6例(12.5%),有效17例(35.4%),无效25例(52.1%),总有效率47.9%,治疗组明显优于对照组($P<0.01$)。④

5. 芪蓟补肾止血颗粒　组成:黄芪10克、山药10克、枸杞子10克、大蓟15克、小蓟15克、白茅根15克、侧柏叶10克、栀子10克、龙骨30克、牡蛎30克、海螵蛸10克、茜草10克、蒲黄10克、赤芍10克、茯苓10克、白术10克。用法用量:每次1袋,每日2次,饭后半小时冲服;由于患儿年龄、体重等原因,可适当调整剂量。临床应用:胡保华等将60例小儿无症状性血尿患者随机分为治疗组及对照组各30例。两组均给予基础治疗。对照组给予血尿胶囊每次3粒,每日3次口服;治疗组予芪蓟补肾止血颗粒。结果:治疗组总有效率87%,对照组总有效率70%,治疗组与对照组比较有显著差异($P<0.05$)。芪蓟补肾止血颗粒对肝肾功能无影响,无不良反应。⑤

6. 槐杞黄颗粒　组成:槐耳菌丝体发酵的提取物、枸杞子、黄精。功效:补益精气,滋补肝肾,润养心肺,强壮筋骨。临床应用:潘鹏将20例原发性肾小球疾病患者为治疗组,另设15例为对照组。治疗组口服槐杞黄颗粒治疗。结论:槐杞黄颗粒对延缓临床表现为轻度蛋白尿和血尿的原发性肾小球疾病患者进展具有一定的作用,为临床防治原发性肾小球疾病进展可能提供了新的治疗方法。槐杞黄颗粒能有效减轻血尿,减少尿红细胞计数,但其机制尚未明确。⑥

① 黄迪,高建东,等.血尿灵治疗气阴两虚型肾性血尿临床研究[J].中国中西医结合肾病杂志,2016,17(1):47-50.
② 张春艳,等.血尿安胶囊治疗湿热下注型原发性肾小球性血尿36例[J].云南中医中药杂志,2015,36(10):22-24.
③ 崔久红,等.血尿冲剂治疗慢性肾小球源性血尿[J].长春中医药大学学报,2015,31(5):996-997.
④ 董安民,等.贞莲止血胶囊治疗肾性血尿48例[J].光明中医,2014,29(9):1891-1892.
⑤ 胡保华,等.芪蓟补肾止血颗粒治疗小儿无症状性血尿60例[J].黑龙江中医药,2014,43(4):8-9.
⑥ 潘鹏,段绍斌.槐杞黄颗粒延缓原发性肾小球疾病进展的临床研究[D].长沙:中南大学,2013.

7. 益肾溺血消颗粒　组成：生黄芪 20 克、党参 15 克、肉苁蓉 15 克、生地黄 15 克、鸡血藤 15 克、赤芍 10 克、当归 15 克、牡丹皮 15 克、仙鹤草 15 克、蒲黄 10 克等（广东一方制药有限公司生产，批号 20060825039）。用法用量：每日 1 剂，温水冲，分 2 次服。临床应用：周嘉洲等将 120 例慢性肾小球性血尿患者随机分为治疗组与对照组各 60 例。对照组采用止血宝颗粒，每次 1 包，每日 3 次，温水冲服；治疗组服用益肾溺血消颗粒。结果：治疗组总有效率 86.67%，对照组 66.67%，两组比较有非常显著性差异（$P < 0.01$）。两组治疗后尿沉渣红细胞比较有非常显著性差异（$P < 0.01$）；两组治疗后尿蛋白比较有显著性差异（$P < 0.05$）；两组治疗后尿微量白蛋白比较有非常显著性差异（$P < 0.05$）。两组在其他指标方面临床疗效比较治疗组均优于对照组。[1]

8. 尿血康胶囊　组成：三七、淮牛膝、仙鹤草、黄芪、苦参、法半夏、车前子、广木香、墨旱莲、黄柏等。功效：补气养阴，调理脾肾，清利湿热，祛除瘀血，扶正祛邪，标本兼顾。用法用量：每日 3 次，每次口服 6 粒。临床应用：龙利等将 70 例隐匿性肾炎单纯性血尿患者随机分为治疗组 36 例与对照组 34 例。对照组给予潘生丁每日 75～150 毫克，治疗组在对照组治疗基础上加服尿血康胶囊。结果：治疗组总有效率 88.9%，对照组总有效率 41.2%。[2]

9. 黄芪注射液合脉络宁注射液　黄芪注射液组成：黄芪。脉络宁注射液组成：牛膝、玄参、石斛、金银花。用法用量：黄芪注射液 30 毫升加入 5% 葡萄糖液 250 毫升，脉络宁注射液 20 毫升加入 5% 葡萄糖液 250 毫升，静脉滴注。糖尿病患者予加入等量葡萄糖液或生理盐水补液，每日 1 次。15 天为 1 个疗程。临床应用：唐英等将 60 例慢性肾炎血尿患者随机分为治疗组与对照组各 30 例。对照组予以西医常规治疗，治疗组予配合静脉滴注黄芪合脉络宁注射液。结果：治疗组总有效率 86.67%，对照组总有效率 30%，治疗组临床症状的改善明显优于对照组，对慢性肾炎血尿的控制优于对照组，差异具有统计学意义（$P < 0.01$）。[3]

10. 肾炎康复片　组成：西洋参、山药、丹参、白花蛇舌草、生地黄、土茯苓、杜仲、益母草、白茅根、泽泻等（天津同仁堂制药厂生产）。用法用量：每次 5 片（0.48 克），每日 3 次，小儿酌减。临床应用：张光明等将 58 例隐匿性肾炎患者随机分为治疗组 30 例与对照组 28 例。对照组采用常规治疗；治疗组采用常规治疗加肾炎康复片。结果：治疗组显效率 43.33%，总有效率 80.00%；对照组显效率 17.86%，总有效率 42.86%。[4]

11. 止血滋肾丸　组成：女贞子 15 克、墨旱莲 15 克、石韦 15 克、丹参 30 克、益母草 30 克、马鞭草 30 克、全蝎 10 克、白茅根 30 克、茜草 15 克、生蒲黄 10 克。制备方法：诸药水煎浓缩成绿豆大水丸。用法用量：成人服 15 克，每日 3 次，儿童酌减。1 个月为 1 个疗程。临床应用：郭敏等将 120 例慢性肾炎患者随机分为治疗组 80 例与对照组 40 例。对照组采用止血敏片，每次 0.75 克，每日 3 次，口服；治疗组采用止血滋肾丸。结果：治疗组痊愈 11 例，显效 53 例，好转 9 例，无效 7 例；对照组痊愈 2 例，显效 13 例，好转 14 例，无效 11 例。[5]

12. 仙芪地紫合剂　组成：淫羊藿、黄芪、生地黄、紫珠草、鹿衔草、生蒲黄、车前草、参三七、生甘草。用法用量：每日 1 剂，水煎服。一般半个月为 1 个疗程。临床应用：林斌等以上方治疗 110 例血尿患者。结果：显效 52 例，有效 48 例，无效 10 例。信访 62 例，2 年以上未发 42 例，有效 14 例，无效 6 例，远期疗效在 90.3% 以上。[6]

① 周嘉洲,等.益肾溺血消颗粒治疗慢性肾小球性血尿临床研究[J].云南中医中药杂志,2012,33(5)：18－19.
② 龙利,等.尿血康胶囊治疗隐匿性肾炎单纯性血尿疗效观察[J].湖北中医杂志,2011,33(2)：45－46.
③ 唐英,等.黄芪注射液合脉络宁注射液治疗慢性肾炎血尿临床观察[J].中国中西医结合肾病杂志,2010,11(6)：524－525.
④ 张光明,等.肾炎康复片治疗隐匿性肾炎单纯血尿疗效观察[J].现代医药卫生,2009,25(15)：2250－2251.
⑤ 郭敏,等.止血滋肾丸治疗慢性肾病血尿 80 例[J].中医研究,1999,12(5)：33－34.
⑥ 林斌,等.仙芪地紫合剂治疗血尿 110 例疗效分析和体会[J].浙江中医杂志,1981,16(4)：235.

水　肿

概　述

水肿是指因感受外邪,饮食失调,或劳倦过度等,使肺失宣降通调,脾失健运,肾失开合,膀胱气化失常,导致体内水液潴留,泛滥肌肤,以头面、眼睑、四肢、腹背,甚至全身浮肿为临床特征的一类病证。产生水肿的原因,主要由于肾小球滤过膜损害,尿蛋白丢失,引起低蛋白血症,胶体渗透压降低,致全身毛细血管通透性改变,液体进入组织间隙。

本病在《内经》中称为"水",并根据不同症状分为风水、石水、涌水。《灵枢·水胀》篇对其症状作了详细的描述,如"水始起也,目窠上微肿,如新卧起之状,其颈脉动,时咳,阴股间寒,足胫肿,腹乃大,其水已成矣。以手按其腹,随手而起,如裹水之状,此其候也"。其发病原因,《素问·水热穴论》篇指出:"故其本在肾,其末在肺。"《素问·至真要大论》篇又指出:"诸湿肿满,皆属于脾。"可见在《内经》时代,对水肿病已有了较明确的认识。《金匮要略》称本病为"水气",按病因、病证分为风水、皮水、正水、石水、黄汗五类。水肿是指症状而言,水气是指病机。风水、皮水病皆在表,以身肿为主证,两者区别在于风水由风邪侵袭肌表,故有恶风表证。皮水为里水外溢所致,故无恶风表证。正水、石水由脾肾阳虚气化不及所致,病皆在里,以腹满为主证。正水身肿,上逆而喘;石水则不喘,延久则四肢肿。又根据五脏证候分为心水、肺水、肝水、脾水、肾水。至元代朱丹溪《丹溪心法·水肿》才将水肿分为阴水和阳水两大类,指出"若遍身肿,烦渴,小便赤涩,大便闭,此属阳水""若遍身肿,不烦渴,大便溏,小便少,不涩赤,此属阴水"。这一分类方法至今对指导临床辨证仍有重要意义。明代《医学入门·杂病分类·水肿》提出疮痍可以引起水肿,并记载了"脓疮搽药,愈后发肿"的现象,清代《证治汇补·水肿》归纳总结了前贤关于水肿的治法,认为治水肿之大法,"宜调中健脾,脾气实,自能升降运行,则水湿自除,此治其本也"。同时又列举了水肿的分治六法:治分阴阳、治分汗渗、湿热宜清、寒湿宜温、阴虚宜补、邪实当攻。分别为完善水肿的病因学说和辨证论治作出了各自的贡献。

临床诊断水肿,应根据病史、体征及实验室检查,分清是肾性水肿、肝性水肿、心源性水肿、内分泌失调致水肿、营养不良性水肿、静脉栓塞或淋巴管阻塞而致的水肿,或药物引起的过敏性水肿、妊娠性水肿,本篇主要叙述肾性水肿。

治疗水肿当辨阴阳、虚实,定其治标治本之缓急,不可见水即利。《黄帝内经》治疗水肿提出"开鬼门、洁净腑""去宛陈莝"。开鬼门,即开腠理以发汗,洁净腑,即通泻清利以通膀胱,去宛陈莝,即排除陈腐瘀积以疏通水道。《金匮要略》认为"腰以上肿,当发汗乃愈"。因为水气在上,常于表相联,故用发汗的方法,宣通水液,亦即开鬼门的方法。"腰以下肿,当利小便",因为水气在下与里气相通,膀胱气化不及,小便不利,故当利小便,亦即洁净腑的方法。《黄帝内经》治疗水肿有法无方;仲景治用越婢汤、五苓散以发汗为主;丹溪以健脾、滋肾、清肺为治;景岳主张治肿先治水,治水先治气,重在下焦之气化宣行,并指出"温化即所以气化,气化而愈者,愈出自然;消伐即所以逐邪,逐邪而暂愈者,愈出勉强",推崇用金匮肾气丸加减。张景岳说:"水气本为同类,故治水者当兼理气,盖气化水自化也;治气者亦当兼水,以水行气也行。"

辨 证 施 治

张俊先分 2 型

（1）湿热蕴结（水湿困脾）型　治宜健脾利水、解毒消肿。方用胃苓汤加减：半边莲 15 克、马鞭草 15 克、炒苍术 15 克、厚朴 6 克、陈皮 6 克、茯苓 9 克、泽泻 9 克、炒白术 9 克、猪苓 9 克、炒桂枝 3 克、生甘草 3 克。随症加减：湿热蕴结，腹胀便结，小便短赤，苔黄腻，脉沉数，加黄柏、大腹皮，去桂枝；水湿困脾，脘腹作胀，下肢肿甚，舌苔白腻，脉象沉缓者，加生姜皮 3 克、川椒目 3 克，去半边莲；气虚，加党参 9 克、黄芪 9 克；虚寒，加制附子（先煎）6 克、干姜 3 克；消化不良，加神曲 12 克、焦山楂 12 克。适用于肾炎水肿初起或中期，出现湿热蕴结或水湿困脾等证者。

（2）脾肾两虚型　治宜温阳健脾益肾、化气利水。方用济生肾气丸加减：熟地黄 120 克、山药 100 克、山茱萸 100 克、茯苓 100 克、泽泻 90 克、丹参 200 克、桂枝 60 克、制附子 60 克、牛膝 60 克、车前草 60 克。制成丸药，每服 9 克，每日服 2 次。为作汤剂，可按一般常用量，每日 1 剂，症状重者，每日 2 剂，水煎服。随症加减：偏于脾虚，加干姜 3 克、党参 9 克、炒白术 9 克；偏于肾阳虚，加鹿角胶 9 克、淫羊藿 9 克，去白茅根；偏肾阴虚，去附子、桂枝，熟地黄改生地黄，酌加桑寄生 12 克、石决明 18 克、杜仲 9 克、菊花 9 克、枸杞子 9 克。临床观察：张俊先以上方治疗 24 例肾炎水肿患者，其中急性肾炎 4 例，慢性肾炎 20 例。结果：慢性肾炎痊愈 2 例，显效 12 例，有效 4 例，无效 2 例。急性肾炎全部治愈。[①]

经 验 方

1. 真武汤加减　茯苓 15 克、芍药 15 克、泽泻

10 克、生姜 10 克、炒白术 20 克、炙附子（先煎）15 克。随症加减：水肿情况较为严重者，加冬瓜皮、车前子；元气不足导致气虚者，加党参、黄芪；血液运行不畅者，加益母草、红花。每日 1 剂，方剂加 400 毫升水煎至 150 毫升，早晚分服。赵东茹将 62 例肾阳亏虚型肾性水肿患者随机分为观察组与对照组各 31 例。对照组患者采用常规治疗方法，观察组患者在常规治疗基础上给予真武汤加减治疗。结果：观察组患者治疗后 24 小时尿微量白蛋白水平明显下降，改善程度显著优于对照组患者（$P<0.05$）。[②]

2. 化瘀蠲饮散穴位贴敷　大黄、牵牛子、槟榔、党参、朱砂、冰片、木香。中药粉碎打粉，置于密闭容器中，用蜂蜜调和。穴位贴敷于神阙穴、双侧水道穴、双侧涌泉穴，每日 1 次，每次 4 小时。王亚新等将 72 例肾性水肿患者随机分为治疗组和对照组各 36 例。对照组给予呋塞米片 20 毫克，加螺内酯 20 毫克，每日 2 次，口服。疗程为 10 天；治疗组选用化瘀蠲饮散穴位贴敷。结果：治疗组治愈 11 例，显效 9 例，有效 14 例，无效 2 例；对照组治愈 2 例，显效 7 例，有效 11 例，无效 16 例。两组治愈率及有效率经 Ridit 分析，治疗组疗效显著优于对照组（$P<0.05$）。[③]

3. 加味五苓散　猪苓 9 克、泽泻 15 克、白术 9 克、茯苓 9 克、桂枝 6 克、党参 12 克、黄芪 12 克、益母草 9 克、附子（黑顺片）3 克。全成分颗粒，每日 1 剂，每剂与 50 毫升开水冲服，每日 2 次，疗程为 2 周。周梦怡将 70 例肾病综合征水肿患者随机分为试验组和对照组各 35 例。对照组以常规西药治疗，试验组在对照组治疗基础上加加味五苓散。结果：经统计学分析，治疗后两组组间中医证候积分比较具有显著性差异（$P<0.01$），两组组内比较也有显著差异性（$P<0.01$），比较差值，提示试验组疗效优于对照组。[④]

4. 玉肾露合五皮饮加减　黄芪 20 克、白术 15

---

① 张俊先.中草药治疗肾炎水肿 24 例［J］.四川中医,1987(2)：38.
② 赵东茹.真武汤加减治疗肾阳亏虚型肾性水肿的临床疗效探究［J］.中国医药指南,2018,16(8)：173.
③ 王亚新,等.化瘀蠲饮散穴位贴敷治疗肾性水肿的临床疗效观察［J］.临床医药文献杂志,2018,5(53)：130-131.
④ 周梦怡,丘余良.加味五苓散对肾病综合征水肿患者肾小管功能影响的临床研究［D］.福州：福建中医药大学,2017：2-10.

克、太子参 15 克、枸杞子 10 克、金樱子 10 克、菟丝子 10 克、山茱萸 10 克、丹参 10 克、泽兰 10 克、茯苓皮 10 克、大腹皮 10 克、陈皮 10 克、桑白皮 10 克、生姜皮 10 克。随症加减：风热犯肺者，加金银花 15 克、连翘 15 克、牛蒡子 15 克；肺失宣肃者，加紫苏子 10 克、杏仁 6 克、桔梗 10 克；湿热内蕴者，加土茯苓 15 克、白花蛇舌草 15 克、老头草 15 克；寒湿阻滞者，加桂枝 15 克、甘草 10 克。每剂煎药汁 300 毫升，分 3 装，每次 1 袋，分早中晚饭后温服。谭金峰将 60 例脾肾两虚型肾性水肿患者随机分为治疗组和对照组各 30 例。两组均予一般治疗。对照组予肾炎消肿片，每次 5 片，每日 3 次，餐后口服；治疗组予玉肾露合五皮饮。结果：(1) 在体重、尿量方面，两组治疗前后组内比较，均具有差异性($P<0.05$)；两组治疗前后组间比较，均不具有统计学意义($P>0.05$)。(2) 在减少尿蛋白方面，尿蛋白定性统计结果显示，两组治疗后组间比较，具有差异性($P<0.05$)；24 小时尿蛋白定量统计结果显示，两组治疗前后组内比较，均具有差异性($P<0.05$)；两组治疗后组间比较，具有差异性($P<0.05$)。尿蛋白疗效分析，治疗组临床控制 5 例，显效 9 例，有效 11 例，无效 5 例，总有效率 83.33%；对照组临床控制 3 例，显效 2 例，有效 12 例，无效 13 例，总有效率 56.67%，两组疗效比较，具有差异性($P<0.05$)。(3) 水肿疗效分析，治疗组临床控制 5 例，显效 10 例，有效 10 例，无效 5 例，总有效率 83.33%；对照组临床控制 3 例，显效 5 例，有效 13 例，无效 9 例，总有效率 70%，两组疗效比较，不具有差异性($P>0.05$)。(4) 中医证候疗效分析，治疗组临床控制 6 例，显效 11 例，有效 9 例，无效 4 例，总有效率 86.67%；对照组临床控制 2 例，显效 3 例，有效 11 例，无效 14 例，总有效率 53.33%。两组疗效比较，具有差异性($P<0.05$)。[1]

5. 芒硝外敷　芒硝。芒硝压碎后装入密封布袋。操作步骤，(1) 评估患者水肿的性质、程度及相关临床表现、既往史等；患者体质及外敷部位的皮肤情况；患者生活自理能力；患者心理状况；(2) 协助患者取合适体位，暴露敷药部位，标记下肢小腿最粗处，测量小腿最粗处的周径，做好记录，注意保暖，必要时屏风遮蔽；(3) 根据下肢肢体肿胀部位和肢体周径选择不同型号的布袋，把芒硝压碎后装入密封布袋里，避免外漏。芒硝药物的厚度以 3 厘米为宜；(4) 将装好芒硝的布袋中央置于下肢水肿部位正下方，利用布袋上的系绳固定芒硝袋，系绳不可绑得太紧，以可放入一小指且患者不感觉皮肤紧绷不适为宜；(5) 操作完毕，做好记录并签字。芒硝外敷 3 天为 1 个疗程，整个研究共干预 1 个疗程，干预时间为每天 10～12 小时，于每晚的 21:00～次日 08:00 进行外敷操作，以免影响患者日常活动。利尿消肿，调整脏腑整体功能。适用于肾性水肿。彭鹿等将 51 例肾性水肿患者随机分为试验组 25 例与对照组 26 例。对照组采用常规治疗护理的基础上按医嘱给予利尿剂治疗，试验组在对照组的基础上使用芒硝外敷双下肢。结果：试验组和对照组的体重变化和腿围变化差异有统计学意义，尿量变化无统计学意义。试验组 2 例发生下肢瘙痒的不良反应，可能与外包芒硝的布袋材质过敏有关。[2]

6. 甘遂末敷脐　生甘遂。将生甘遂研末，采用酒调成糊，待用。采用温开水将脐部清洗干净，并采用清洁纱布擦干净脐部，将甘遂糊添平脐部，覆塑料薄纸，纱布、胶布固定。适用于重度肾性水肿。黄璟等将 60 例重度肾性水肿患者随机分为治疗组和对照组各 30 例。对照组采用西药治疗，治疗组在对照组患者的基础治疗上联合应用甘遂末敷脐。结果：治疗组患者治疗总有效率明显高于对照组($P<0.05$)。治疗后，全部患者尿量均较治疗前明显增加($P<0.05$)，治疗组体质量、小腿围、腹围均较治疗前明显降低($P<0.05$)。与对照组治疗后比较，治疗组尿量增加幅度，体质

① 谭金峰，马进.玉肾露合五皮饮加减治疗脾肾两虚型肾性水肿临床观察[D].沈阳：辽宁中医药大学，2017：1-16.
② 彭鹿，林静霞.芒硝外敷下肢治疗肾性水肿的疗效观察[J].世界科学技术-中医药现代化，2017，19(7)：1204-1208.

量、小腿围与腹围降低幅度更为明显（$P<0.05$），且呋塞米剂量明显低于对照组（$P<0.05$）。治疗组 BUN、Scr 水平较治疗前与对照组明显下降（$P<0.05$）。[1]

7. 足药浴 红花 15 克、赤芍 15 克、桃仁 15 克、桂枝 15 克、五加皮 20 克、木瓜 20 克、透骨草 15 克。每日 1 次腿足药浴熏洗辅助治疗，1 个月为 1 个疗程。黄永辉将 80 例肾病综合征患者随机分为实验组与对照组各 40 例。对照组予一般内科治疗（舒血宁注射液 15～20 毫升，每日 1 次静点以改善肾脏微循环，ARB 类控制血压及降低蛋白尿，双嘧达莫片抗血小板聚集，他汀类调节血脂，PPI 口服保护胃黏膜等），1 个月为 1 个疗程；实验组在常规内科治疗的基础上，予水肿方。结果：（1）与治疗前相比，治疗后两组患者踝上 15 厘米小腿周径和指压痕减小，且实验组优于对照组，差异有统计学意义（$P<0.05$）；（2）两组患者治疗前后尿常规情况比较，治疗后，两组患者尿常规中的蛋白尿、隐血以及比重均有所改善，治疗后尿中蛋白含量实验组显著小于对照组，差异有统计学意义（$P<0.05$），治疗后尿比重实验组（1.021）显著优于对照组（1.012），差异有统计学意义（$P<0.05$）；（3）两组患者治疗前后总疗效比较，治疗后实验组（92.5%）总有效率显著高于对照组（77.5%），差异有统计学意义（$P<0.05$）。[2]

8. 通阳利水饮 制附子 10～15 克、桂枝 10～15 克、赤芍 15 克、茯苓 15～25 克、猪苓 15～20 克、泽泻 20 克、党参 25 克、黄芪 20～30 克、生姜 15 克、大枣 10～15 克、炙甘草 5～10 克。随症加减：腹水，加大腹皮 15 克。中药加水 500 毫升，文火煎取汁 200 毫升，共煎 2 次混合药液，再平均分开 2 份，早晚空腹各服用 1 次。赵明波将 60 例肾病综合征患者随机分为治疗组和对照组各 30 例。对照组使用呋塞米，每次 20 毫升，每日 2 次，口服；治疗组使用通阳利水饮。两组患者均常规给

予醋酸泼尼松每日每千克 1 毫克口服。结果：两组患者治疗后水肿消退情况治疗组优于对照组，有明显差异（$P<0.05$）；而且治疗组患者的 24 小时尿蛋白定量、血清白蛋白、凝血机制、血压较对照组也明显改善（$P<0.05$）。[3]

9. 十枣胶囊 大戟、甘遂、芫花。等分研细末，过 200 目筛，装胶囊，每胶囊含生药 0.5 克。每次服十枣胶囊 2 克，晨起顿服，枣汤送下，达到每日腹泻 4～6 次为度，随着水肿消退服药量可酌情减少至每日 1.5～1 克。对一些敏感患者，达到泻下就应即时停药。周小琳将 206 例重度肾性水肿患者随机分为治疗组 126 例与对照组 80 例。对照组用速尿针 40～120 毫克加入液体静脉点滴，每日 1～2 次；治疗组用十枣胶囊。结果：治疗组临床治愈 42 例，占 33.33%；好转 69 例，占 54.76%；无效 15 例，占 11.91%；总有效率 88.09%。对照组临床治愈 18 例，占 22.50%；好转 25 例，占 31.25%；无效 37 例，占 46.25%。总有效率 53.75%。[4]

10. 药浴法 生麻黄 30～60 克、桂枝 30～60 克、细辛 30～60 克、红花 30～60 克、羌活 30～60 克、独活 30 克、荆芥 30～50 克、防风 30～50 克、苍术 15～30 克、白术 15～30 克。随症加减：热象显著，加薄荷 30 克、柴胡 30～60 克、柳枝 100 克；血压高，加葛根 30～60 克、菊花 30～60 克。适用于肾源性水肿。用大锅水煎沸 20 分钟后，令患者洗浴，保持水温，以周身出汗为宜。每次 15～30 分钟。重度水肿，每日 1 剂，每日 2 次；轻、中度水肿，每 2 日 1 剂，每日 1 次。疗程以水肿消退为准。傅文录等以上法治疗 26 例肾源性水肿患者，经 2～10 次治疗，症状及病情明显减轻，全身水肿迅速消减，并发症减轻。[5]

11. 小柴胡汤加减 柴胡 10 克、黄芩 10 克、半夏 10 克、水蛭 10 克、白茅根 20 克、金银花 30 克、连翘 30 克、大枣 5 枚、生姜 10 克、甘草 6 克。随症加减：浮肿，加益母草 20 克；血尿，加小蓟 20

① 黄璟，王立新.甘遂末敷脐治疗重度肾性水肿的临床疗效观察[J].陕西中医，2016,37(5)：574－575.
② 黄永辉.水肿方足药浴辅助治疗肾病综合征临床疗效观察[J].辽宁中医药大学学报，2015,17(3)：162－164.
③ 赵明波.通阳利水饮治疗肾病综合征水肿的临床疗效观察[J].中国医药指南，2015,13(15)：208－209.
④ 周小琳，等.十枣胶囊治疗重度肾性水肿 126 例临床观察[J].国医论坛，2002,17(6)：6.
⑤ 傅文录，等.药浴法治疗肾源性水肿 26 例[J].辽宁中医杂志，1993,(12)：26.

克;头晕目眩,加菊花 10 克。每日 1 剂,水煎服。适用于水肿。张振东以上方治疗 27 例具有少阳证的风水病患者,疗效满意。①

12. 益脾消肿饮 黄芪 24 克、桂枝 10 克、猪苓 10 克、泽泻 10 克、大腹皮 10 克、当归 10 克、连皮茯苓 15 克、白术 15 克、汉防己 15 克、陈皮 12 克、桑白皮 12 克、车前子 12 克。每日 1 剂,水煎服。适用于肾性水肿。石书才以上方治疗 7 例肾炎肾病型水肿患者,疗效满意。②

13. 枇杷叶煎方 枇杷叶 15～30 克、杏仁 12～15 克、焦栀子皮 12～15 克、淡豆豉 12～15 克、通草 12～15 克、茯苓皮 20～30 克、滑石 24～30 克、薏苡仁 18～30 克。随症加减:阳水暴肿,皮色光亮者,加麻黄 9～15 克、石膏 30～60 克;水邪射肺,喘咳不得息者,加葶苈子 15 克、桑白皮 20 克;小溲浑浊者,加川萆薢 30 克、菖蒲 9 克;头痛,血压偏高者,加夏枯草 15～30 克、黄芩 9～15 克;发热咽痛,咳嗽,上焦有风热者,加连翘 15 克、蝉蜕 9 克、射干 12 克;皮肤疮疖者,加金银花 15～30 克、蒲公英 15～30 克、土茯苓 30 克;腹满便溏纳呆,加苍术 9 克、厚朴 6 克、陈皮 6 克;溺涩茎痛,加车前草 30 克、石韦 30 克;尿血,加白茅根 30～60 克、墨旱莲 15～30 克。适用于急性肾炎水肿、慢性肾炎、肾病综合征及慢性肾衰,或有肺气不降,三焦决渎失司见症者。③

14. 消水圣愈汤 天雄 3 克、肉桂 3 克、细辛 3 克、麻黄 4.5 克、炙甘草 3 克、生姜 6 克、大枣 2 枚。每日 1 剂,水煎服。林国恩等以上方治疗 10 例虚肿患者,结果显示痊愈 6 例,进步 2 例。有效率 80%。④

15. 消水丹 黑牵牛子 250 克、伽南沉香 60 克、琥珀 30 克、甘遂 250 克。以上 4 味共为细末,水丸绿豆大,弱者每次服 10 丸或 20 丸,壮者每次服 30～40 丸或 50～60 丸,白水送下。隔日服 1 次

或隔 2～3 日服 1 次。若身体健壮气实之能攻者,即以此方服,水由大小便排泻而出。若气弱不能胜其攻下,即先以野台参、生山药、云茯苓、薏苡仁、枳实、生白术,暂补其脾胃,使其饮食增进,身体稍健,在可能攻下之时再以此服。但初起亦须少少与之,不胜病,渐加之,以适宜为度。郭可明以上方治疗 6 例水肿病患者,疗效满意。⑤

单　方

1. 香薷久煎液 组成:香薷。功效:发汗解表,化湿和中,利水消肿。制备方法:取 120 克香薷饮片,提前浸泡 20～30 分钟为宜,用水量以液面淹没过饮片约 4～6 厘米为宜。首煎,煮沸后文火煎煮 45～60 分钟至液面刚好没过饮片,过滤,取煎液;次煎,加水至液面刚好没过饮片,武火煮沸后文火煎煮至剩余 1/3 药液,过滤,取出与首煎液混匀。煎煮器具以陶瓷器皿中的砂锅为宜,忌用铜、铁等制成的器具。用法用量:每日 1 剂,早晚各服 1 次。临床应用:纪安意等将 72 例肾源性水肿患者随机分为观察组 42 例与对照组 30 例。对照组采用单纯西医治疗,给予富有维生素的食物,优质蛋白<0.59(千克·天),限制水、钠摄入;给予利尿药物,呋塞米,口服,每次 20～200 毫克,每日 1～2 次;降压药,氨氯地平,口服,每次 5 毫克,每日 1 次。观察组在对照组基础上予香薷久煎液。两组均以 1 周为 1 个疗程。结果:观察组痊愈 26 例,显效 10 例,有效 5 例,无效 1 例,显愈率 58.7%,总有效率 97.6%;对照组痊愈 13 例,显效 6 例,有效 8 例,无效 3 例,显愈率 63.3%,总有效率 90%。观察组显愈率及总有效率均优于对照组($P<0.05$),表明观察组疗效更佳。⑥

2. 荞麦壳药包 组成:荞麦壳、坎离砂。用

① 张振东,等.小柴胡汤加减治疗风水病 27 例[J].辽宁中医杂志,1990(8):36.
② 石书才.益脾消肿饮治疗肾性水肿[J].四川中医,1989(12):24.
③ 何炎燊.运用叶天士枇杷叶煎治肾炎水肿[J].新中医.1988(8):5.
④ 林国恩,等.消水圣愈汤加减治疗虚肿的经验报道[J].福建中医药,1958,(5):27.
⑤ 郭可明.治疗水肿病的经验介绍[J].中医杂志,1955(5):24.
⑥ 纪安意,等.香薷久煎液为主治疗肾源性水肿 42 例观察[J].浙江中医杂志,2016,51(1):75.

法用量：荞麦壳药包与坎离砂加压包裹于下肢，时间为每日6小时。14天为1个疗程。临床应用：梁晖在中西医结合治疗基础上以上方治疗31例肾性水肿患者。结果：治愈10例，好转14例，未愈7例。总有效率80％。①

3. 商陆饮　组成：商陆25克、生杜仲50克、泽泻25克。随症加减：血压高，加怀牛膝25～50克；浮肿重，加黑牵牛子20克、白牵牛子20克；尿蛋白明显，加黄芪50～100克；贫血严重者，加当归50克、黄芪50克。用法用量：每剂水煎至300毫升，每次100毫升，每日3次。30天为1个疗程。临床应用：王德润等以上方治疗210例肾性水肿患者。结果：治愈176例，占83.3％；好转20例，占9.5％；无效14例，占6.7％。总有效率93.3％。②

4. 白茅根汤　组成：白茅根30～60克、薏苡仁15～30克、赤小豆15～30克。适用于肾炎水肿。制备方法：上药浸泡30分钟，再煎煮30分钟，每剂煎2次，将煎出的药液混合。用法用量：每日1剂，每日2次。临床应用：万友生以上方治疗1例慢性肾炎患者，服药55剂，患者临床症状消失，尿检正常，随访多年未见复发。③

中　成　药

1. 黄芪注射液　组成：黄芪提取物（国药准字Z33020179）。用法用量：5％葡萄糖250毫升加入黄芪注射液60毫升静脉点滴，每日1次，2周为1个疗程。临床应用：张璇等将66例肾性水肿患者随机分为治疗组36例（脱落2例）与对照组30例。对照组在基础治疗上服用呋塞米，治疗组在对照组基础上加用黄芪注射液60毫升合当归芍药散。结果：治疗组治疗后24小时尿蛋白定量、血肌酐、尿素氮、血钠离子、血尿均较前下降，

治疗前后比较均具有统计学意义（$P<0.05$）；24小时尿量、血浆白蛋白均较前增加，具有统计学意义（$P<0.05$），治疗组治疗后血钾无统计学意义（$P>0.05$），治疗后治疗组与对照组比较差异具有统计学意义（$P<0.05$）。④

2. 金水宝胶囊　组成：发酵虫草菌粉（江西济民可信金水宝制药有限公司，国药准字Z10890003）。功效：补肾阳，滋养肺阴。用法用量：每日3次，每次6粒，饭后30分钟服用。临床应用：李银辉等将100例慢性肾脏病患者随机分成治疗组与对照组各50例。对照组提供常规治疗，治疗组在对照组的基础上加入金水宝胶囊。结果：治疗组患者治疗总有效率94％，高于对照组的80％，差异具有统计学意义（$P<0.05$）；相较于治疗前，治疗后两组患者的各项指标均有所下降，但治疗组的下降幅度高于对照组，差异具有统计学意义（$P<0.05$）。⑤

3. 济生肾气丸　组成：炮附子（先煎30分钟）20克、肉桂（后下）10克、山茱萸30克、山药30克、牡丹皮30克、牛膝30克、车前子30克、熟地黄30克、泽泻60克、茯苓60克。功效主治：温补肾阳，利水消肿；适用于肾阳不足、腰重脚肿、小便不利。临床应用：庹小刚以上方治疗1例老年性不明原因下肢水肿患者，服7剂，肿消。半年后复发，效不更方，再服3剂。注意事项：清淡饮食，调摄心情，适当运动。⑥

4. 肾炎康复片　组成：西洋参、人参、生地黄、杜仲、土茯苓、白花蛇舌草、丹参、泽泻等（天津同仁堂集团股份有限公司生产，生产批号C86127）。用法用量：每日3次，每次5片，温开水送服；如患者重度水肿，每日3次，每次7片；中度水肿，每日3次，每次6片；轻度水肿，每日3次，每次5片。4周为1个疗程。临床应用：刘君以上方治疗30例肾性水肿患者。结果：显效12例，占

---

① 梁晖，刘旭生，等.荞麦壳药包加压包裹治疗肾性水肿31例[J].河南中医，2012,32(8)：1048.
② 王德润，等.自拟商陆饮治疗肾性水肿210例临床观察[J].吉林中医药，1990(5)：8.
③ 万友生.白茅根汤[J].中医杂志，1989(12)：22.
④ 张璇，王清俊.大剂量黄芪注射液合当归芍药散治疗肾性水肿34例[J].陕西中医，2017,38(7)：920-921.
⑤ 李银辉，等.临床观察金水宝胶囊对慢性肾脏病的治疗效果[J].中国实用医药，2015,10(25)：193-194.
⑥ 庹小刚.济生肾气丸治疗老年下肢水肿体会[J].实用中医药杂志，2014,7(30)：661.

40%；有效 14 例，占 47%；无效 4 例，占 13%。总有效率 87%。[1]

5.尿毒清颗粒 组成：大黄、黄芪、桑白皮、苦参、白术、茯苓、白芍、制何首乌、丹参、车前草等（康臣药业）。功效主治：通腑降浊，健脾利湿，活血化瘀；适用于慢性肾衰竭。用法用量：口服，每次 1 袋，6 小时 1 次。临床应用：吕金秀将 52 例慢性肾功能衰竭伴有水肿的患者随机分为观察组 27 例与对照组 25 例。两组在前期 1 周左右均给予呋塞米口服以消退水肿，此后均停用任何利尿剂。对照组给予降压、纠正贫血等基础治疗，观察组在上述治疗基础上加用尿毒清颗粒。结果：观察组患者水肿再次出现明显减少，下降率 62.96%；对照组患者水肿再次出现相对较多，下降率 28%。[2]

6.归脾丸合六味地黄丸 用法用量：归脾丸、六味地黄丸各 1 丸内服，每日 2 次。30 天为 1 个疗程，每个疗程间隔 5 天。临床应用：王淑波以上方治疗 31 例特发性水肿患者。结果：浮肿消退者 28 例，好转 3 例。注意事项：服药期间给予低盐饮食。[3]

预 防 用 药

鲤鱼赤小豆汤 组成：红鲤鱼（去肠杂）250 克、赤小豆 200 克、花生米 150 克、蒜头 100 克、辣椒 50 克。制备方法：同煲至极烂。用法用量：空腹温服（吃鱼喝汤）。[4]

① 刘君.肾炎康复片治疗肾性水肿的疗效观察[J].中国医药导刊,2013,15(1)：88－89.
② 吕金秀.尿毒清颗粒预防慢性肾功能衰竭病人钠水潴留临床观察[J].现代中医药,2009,29(4)：15－16.
③ 王淑波.归脾丸合六味地黄丸治疗特发性水肿 31 例[J].广西中医药,1990,13(5)：14.
④ 郑志汉.鲤鱼赤小豆汤治水肿[J].陕西中医函授,1985(5)：47.

肾病综合征

概　　述

肾病综合征(NS)可由多种病因引起,以肾小球基膜通透性增加,表现为大量蛋白尿、低蛋白血症、高度水肿、高脂血症的一组临床症候群。此外,NS常伴有低蛋白血症(血浆蛋白≤30克/升),不同程度水肿及高脂血症。上述四项中前两项为必要条件。肾病综合征根据病因分为原发性和继发性两大类。原发性肾病综合征是原发性肾小球病引起者,继发性肾病综合征是指继发于其他疾病或由特定性病因引起者,常见为糖尿病肾病、系统性红斑狼疮性肾炎、感染、药物及新生物引起的综合征。

NS最基本的特征是大量蛋白尿、低蛋白血症、(高度)水肿和高脂血症,即所谓的"三高一低",及其他代谢紊乱为特征的一组临床症候群。临床上难治性肾病综合征是指肾上腺皮质激素依赖、抵抗或经常复发的肾病综合征。肾上腺皮质激素抵抗定义为使用泼尼松每天每千克1毫克,8周后无缓解。肾上腺皮质激素依赖定义为,在最初缓解后于糖皮质激素减量过程中复发或停药2周内复发。经常复发定义为:最初缓解后6个月内复发2次,或1年内复发3次。肾病综合征肾脏病理类型:原发疾病难以治疗,如糖尿病肾病、脂蛋白肾病、乙肝病毒相关性肾炎、艾滋病毒相关性肾炎、肿瘤合并的肾病综合征。NS存在各种并发症:感染、深静脉血栓形成、AKI、高脂血症、急性心衰、继发性甲减等。

1. 大量蛋白尿

大量蛋白尿是NS患者最主要的临床表现,也是肾病综合征的最基本的病理生理机制。大量蛋白尿是指成人尿蛋白排出量>3.5克/天。在正常生理情况下,肾小球滤过膜具有分子屏障及电荷屏障,致使原尿中蛋白含量增多,当远超过近曲小管回吸收量时,形成大量蛋白尿。在此基础上,凡增加肾小球内压力及导致高灌注、高滤过的因素(如高血压、高蛋白饮食或大量输注血浆蛋白)均可加重尿蛋白的排出。

2. 低蛋白血症

血浆白蛋白降至<30克/升。NS时大量白蛋白从尿中丢失,促进白蛋白肝脏代偿性合成和肾小管分解的增加。当肝脏白蛋白合成增加不足以克服丢失和分解时,则出现低白蛋白血症。此外,NS患者因胃肠道黏膜水肿导致饮食减退、蛋白质摄入不足、吸收不良或丢失,也是加重低白蛋白血症的原因。除血浆白蛋白减少外,血浆的某些免疫球蛋白(如IgG)和补体成分、抗凝及纤溶因子、金属结合蛋白及内分泌素结合蛋白也可减少,尤其是大量蛋白尿,肾小球病理损伤严重和非选择性蛋白尿时更为显著。患者易产生感染、高凝、微量元素缺乏、内分泌紊乱和免疫功能低下等并发症。

3. 水肿

NS时低白蛋白血症、血浆胶体渗透压下降,使水分从血管腔内进入组织间隙,是造成NS水肿的基本原因。近年来的研究表明,约50%患者血容量正常或增加,血浆肾素水平正常或下降,提示某些原发于肾内钠、水潴留因素在NS水肿发生机制中起一定作用。

4. 高脂血症

NS合并高脂血症的原因目前尚未完全阐明。高胆固醇和(或)高三酰甘油血症,血清中LDL、VLDL和脂蛋白(α)浓度增加,常与低蛋白血症并存。高胆固醇血症主要是由于肝脏合成脂蛋白增加,但是在周围循环中分解减少也起部分作用。高三酰甘油血症则主要是由于分解代谢障碍所致,肝脏合成增加为次要因素。

肾病综合征依据病因分为原发性和继发性,原发性肾病综合征西医临床常用激素、细胞毒药物及抗凝等联合治疗,尽管取得一定疗效,但存在着易复发、易产生激素依赖和不良反应等问题。

依据其症状及体征,本病属中医"水肿""虚劳""尿浊""精微下泄"等范畴,是指因感受外邪,饮食失调,或劳倦过度等,使肺、脾、肾三脏功能失调,肺失宣降,通调水道失常,脾失健运,升降失司,肾失封藏,开阖不利,膀胱气化失常,导致体内水液潴留,泛滥肌肤,以头面、眼睑、四肢、腹背,甚至全身浮肿为临床特征的一类病证。伴有泡沫尿,尿少,逐渐发展,风、湿、水、瘀,交互为病,湿热浊毒内生,肾络瘀阻,发为关格。《景岳全书·肿胀》中指出"凡水肿等症,乃肺脾肾三脏相干之病"。《诸病源候论》言:"水病者,由肾脾俱虚也,肾虚不能宣通水气,脾虚又不能制水……所以通身肿也。"总之,析其病因,多因素禀薄弱,烦劳过度,或久病失治误治,或体虚感邪,或情志劳欲等诱因所致,其病机为肺脾肾三脏功能失调,脾肾两虚,气血阴阳不足,水液代谢紊乱,湿浊潴留,精微外泄所致。盖脾主运化,作用于精微的摄取与水液的输布;肾司开阖,作用于精气的藏蓄与湿浊的排泄。太阴虚则运化无权,难以摄取精微,又难以输布水液,少阴虚则开阖失常,未能固摄精气,又未能排泄湿浊。清不升而浊不降,渐致血清蛋白偏低,胆固醇反高,蛋白从尿中大量丢失。

肾病综合征虽病情复杂,但病机可概括为本虚标实,以阳气不足为本,水湿、瘀血阻滞、湿热为标。病程中易感外邪,因感受外邪而使病情加重。风寒或热毒外袭,肺气失宣,脾气郁遏,治节失司,水道不通,以致风遏水阻,风水相搏,外溢肌肤,发为水肿。一般认为,水肿形成与肺、脾、肾三脏有关,其本在肾,其标在肺,其制在脾。而肾病综合征正是由于肺脾肾三脏功能失调所致一系列临床表现。水肿病证,皆为全身水气运化、气化失调的

结果。肺为"水之上源",肾气不足,肾之蒸腾气化功能失司,肺之宣发肃降、通调水道功能失职,脾虚水湿失运,土不制水,则见尿少,水肿等。治疗当病症结合,重在治本。

现代医学对肾病综合征治疗措施如下。(1)寻找病因:感染、加重病情的相关因素,血糖、血脂、血压控制的情况,调整肾上腺皮质激素的使用剂量和方法。(2)免疫抑制剂治疗:根据细胞生长周期选择细胞毒药物、CsA 和 MMF,抗凝、抗血小板和纤溶药物。(3)对症处理:调脂药、降压药、新型免疫抑制剂。

肾病综合征是常见的临床病症,顽固性蛋白尿可导致病情进展。临床治疗时,需根据具体病因进行分析,给予相应治疗。免疫抑制剂临床常用,但欠规范,由于不同的免疫抑制剂均具有其毒副作用,故需要根据患者的实际病情选择个体化治疗方案。新型免疫抑制剂为临床提供了新的治疗方法,但价格与国情需要慎重选择。

难治性肾病综合征的主要病理类型为局灶性节段性肾小球硬化、膜增殖性肾炎、膜性肾病、系膜增生性肾炎、微小病变等。难治性肾病综合征的发病率在原发性肾病综合征中占 50%～60%,皮质激素对其中少数类型的完全缓解率也只有 50%左右。

辨 证 施 治

1. 张保荣分 6 证

(1)风热犯肺证　症见全身水肿,面部尤甚,或伴恶寒发热,头痛身痛,咽喉肿痛,小便不利,大量尿蛋白、血尿,或见反复感染的病灶,脉浮数,舌质红,苔薄黄。治宜宣肺利水、散风清热。方用麻黄连翘赤小豆汤(《伤寒论》)加减:麻黄 10 克、杏仁 10 克、连翘 12 克、赤小豆 30 克、桑皮 20 克、蒲公英 15 克、白茅根 20 克、薏苡仁 20 克、鲜芦根 20 克、地龙 15 克、鱼腥草 15 克、益母草 20 克、生姜 6 克、大枣 3 枚。

(2)气滞水停证　症见全身水肿较重,反复发作,腹胀明显,厌食,胸闷气短,经常感冒,尿蛋白持续不降,脉弦滑,舌质红,苔黄腻。治宜宣气

利水、消胀除湿。方用大桔皮汤（《奇效良方》）加减：陈皮 12 克、滑石 15 克、赤茯苓 15 克、猪苓 15 克、制王不留行 12 克、大腹皮 15 克、泽泻 12 克、白术 15 克、厚朴 15 克、薏苡仁 20 克、益母草 15 克、泽兰 15 克、生姜 10 克。

（3）湿热壅滞证　症见全身水肿，面红气促，口黏口苦，口干不欲饮，小便短涩，大便不畅，尿检中可出现蛋白、红细胞、白细胞、管型，脉滑数或弦数，舌质红，苔薄黄或黄腻。治宜清热解毒、宽中利水。方用苏黄六一茅根汤（经验方）加减：紫苏叶 10 克、大黄 10 克、黄芩 12 克、黄连 12 克、滑石 30 克、甘草 5 克、白茅根 60 克、连翘 15 克、郁金 12 克、佩兰 12 克、蒲公英 30 克、白蔻 12 克、通草 6 克、杏仁 10 克、益母草 20 克、泽兰 15 克。

（4）脾肾阳虚证　症见全身水肿，小便不利，背恶寒无汗，四肢清冷，腰腹酸软，甚则疼痛沉重，可有腹腔积水，大量尿蛋白，血清总蛋白降低。脉沉细，舌体胖大，苔薄白。治宜温补脾肾、化气利水。方用真武汤（《伤寒论》）合五皮饮（《中藏经》）加减：制附片 10 克、白术 15 克、茯苓 15 克、太子参 15 克、黄芪 20 克、淫羊藿 15 克、巴戟 15 克、山药 15 克、益母草 15 克、泽兰 15 克、桑皮 15 克、陈皮 12 克、大腹皮 15 克。

（5）肝肾阴虚证　症见面部及下肢稍肿，口渴欲饮，口苦纳呆，大便干结，腰膝酸软，咽干失眠，五心烦热，血压升高，尿蛋白一般为（＋＋）以上，多见于肾病综合征恢复期。脉细数，舌质红，苔薄黄。治宜滋补肝肾、清热利水潜阳。方用知柏地黄丸（《医宗金鉴》）合二至丸（《医方集解》）加减：生地黄 15 克、熟地黄 15 克、生山药 20 克、山茱萸 20 克、茯苓 12 克、泽泻 12 克、牡丹皮 12 克、墨旱莲 15 克、女贞子 15 克、肉苁蓉 15 克、龟甲 15 克、鳖甲 15 克、益母草 20 克、泽兰 15 克、当归 5 克、砂仁 10 克。

（6）气阴两虚证　症见全身水肿，下肢尤甚，伴神疲气短，腹胀纳差，手足心热，口眼干燥，腰酸腿软，头晕头痛，可见贫血、代谢性酸中毒，口渴喜饮。脉沉细或弦细，舌质淡红有齿痕，苔薄。治宜益气养阴、健脾利湿。方用四君子汤（《太平惠民和剂局方》）合增液汤（《温病条辨》）加减：太子参 15 克、白术 15 克、薏苡仁 20 克、山药 20 克、生黄芪 20 克、石韦 15 克、赤小豆 15 克、益母草 20 克、麦芽 15 克、玄参 12 克、麦冬 12 克、生地黄 12 克、茯苓 15 克。[1]

2. 叶任高分 3 阶段

（1）激素首始治疗阶段　激素为阳刚之品，服用剂量大、时间长，势必导致阳亢，阳亢则耗阴，故临床常出现阴虚火旺之证。症见五心烦热，口干咽燥，激动失眠，盗汗，两颧潮红，痤疮，舌红少津，脉弦细。治宜滋阴降火。方用自拟滋阴降火汤加减：女贞子 10 克、墨旱莲 12 克、知母 12 克、黄柏 9 克、生地黄 25 克、牡丹皮 9 克、甘草 6 克。

（2）激素减量治疗阶段　在激素撤减至一定量时，可出现不同程度的皮质激素撤减综合征，这时患者常由阴虚向气虚转化，而呈气阴两虚之证。症见腰酸腿软，神疲体倦，食欲不振，少气懒言，口干咽燥，舌淡苔白，脉沉弱。治宜滋阴补肾、补气温肾。方用自拟方加减：生地黄 15 克、山茱萸 6 克、牡丹皮 9 克、茯苓 9 克、党参 15 克、黄芪 15 克、补骨脂 10 克。

（3）激素维持量治疗阶段　由于激素已减至维持量，此阶段由激素所致阴虚火旺之证已大为减轻。因此时大多属肾病综合征缓解期，为防止复发，宜加强补肾健脾治疗。成人着重补肾，方用六味地黄丸加减；小儿着重补脾，方用四君子汤加减，自拟肾特康胶囊（主要药物为党参、黄芪、白术、补骨脂、枸杞子等）。[2]

经　验　方

1. 消白方　黄芪 30 克、石韦 30 克、薏苡仁根 30 克、泽兰 15 克、鬼箭羽 30 克、青风藤 9 克。随

① 张保荣,等.辨证论治治疗肾病综合征水肿 62 例〔J〕.中国中西医结合急救杂志,2002,9(3)：150－152.
② 叶任高.肾病综合征的中西医结合治疗〔J〕.江苏中医药,1999,20(11)：3－4.

症加减：水肿者，加玉米须 15 克、车前子 15 克；血尿者，加生蒲黄 15 克、茜草根 15 克；外感者，加金银花 15 克、连翘 15 克；阳虚者，加制附片 9 克、淫羊藿 15 克；腰酸者，加杜仲 15 克、怀牛膝 15 克。每日 1 剂，水煎分 2 次温服，每次 200 毫升。詹恬恬等将 60 例原发性肾病综合征患者随机分为治疗组和对照组各 30 例。对照组采用西医一体化治疗方案治疗，治疗组加用消白方汤剂口服。结果：治疗后治疗组临床总有效率和中医证候总有效率均明显高于对照组（P<0.05）；治疗后 24 小时尿蛋白定量、肌酐、尿素氮、血浆白蛋白、胆固醇较治疗前显著改善（P<0.05），并且治疗组对上述指标的改善明显优于对照组（P<0.05）。①

2. 猪苓汤联合知柏地黄丸　猪苓汤组成：猪苓（去皮）30 克、阿胶（烊化）25 克、茯苓 20 克、泽泻 20 克、滑石（碎）15 克。每日 1 剂，水煎分早晚饭后 2 次温服，3 个月后改为隔日 1 剂。知柏地黄丸，每日 3 次，每次 8 粒，餐后即刻服用。付明洁将 150 例原发性肾病综合征患者随机分为观察组和对照组各 75 例。对照组予以泼尼松片治疗，观察组在此基础上予以知柏地黄丸联合猪苓汤治疗。结果：治疗 6 个月后，治疗组总有效率显著高于对照组（P<0.05）；观察组治疗后的 24 小时尿蛋白、血清白蛋白改善情况明显优于对照组（P<0.05）；观察组治疗后 hs-CRP、IL-8、IL-6 的水平较对照组降低更为明显（均 P<0.05），观察组药物不良反应发生率明显低于对照组（P<0.05）。②

3. 小柴胡汤　党参 15 克、黄芩 10 克、柴胡 10 克、白术 10 克、制半夏 10 克、泽泻 10 克、桂枝 5 克、茯苓 20 克、猪苓 20 克、生姜 3 片、大枣 5 枚。每日 1 剂，分早晚 2 次服。3 个月为 1 个疗程，共治疗 4 个疗程。陈湖海等将 140 例难治性肾病综合征患者随机分为观察组与对照组各 70 例。对

照组选择多靶点治疗，即尿激酶每日 10 万国际单位静脉滴注，2 周后每 7 日 2 次；缬沙坦每日 80 毫克、盐酸贝那普利每日 10 毫克口服，如果血压不能控制，缬沙坦增加至每日 160 毫克或者盐酸贝那普利增加至每日 20 毫克；霉酚酸酯体质量>50 千克每日 1.5 克，体质量≤50 千克每日 1.0 克，持续 6 个月减少为每日 0.5～1.0 g；泼尼松 1 毫克/（千克·天），持续 2 个月后减少至每日 10～20 毫克，4 个月后减为每日 5～10 毫克维持治疗 6 个月。观察组在对照组治疗基础上加用中药小柴胡汤加减治疗。结果：治疗后观察组总有效率明显高于对照组（P<0.05）；治疗后两组血清胆固醇、24 小时尿蛋白均相比治疗前明显降低（均 P<0.05），血清白蛋白明显升高（均 P<0.05），且观察组改善情况明显优于对照组（P<0.05）；两组治疗后内生肌酐清除率比较差异无统计学意义（P>0.05）；两组均无严重不良反应，不良反应发生率比较差异无统计学意义（P>0.05）。③

4. 升阳益胃汤加减　黄芪 30 克、党参 20 克、白术 15 克、黄连 10 克、半夏 15 克、陈皮 15 克、茯苓 15 克、泽泻 15 克、防风 10 克、羌活 10 克、独活 10 克、白芍 15 克、生姜 15 克、红枣 3 枚、甘草 10 克。李淑菊等以上方治疗 1 例难治性肾病综合征患者，服用 21 天后，尿蛋白转阴，血浆白蛋白恢复正常。④

5. 清益化瘀方　黄芪 30 克、当归 12 克、淫羊藿 15 克、丹参 20 克、泽兰 12 克等。周冬枝等将 89 例难治性肾病综合征患者随机分为治疗组 46 例与对照组 43 例。对照组给予常规及激素或激素联合免疫抑制剂治疗，治疗组在对照组基础上加用清益化瘀方。结果：治疗组完全缓解 11 例（23.9%），显著缓解 18 例（39.1%），部分缓解 13 例（28.2%），无效 4 例（8.6%），总有效率 91.3%，明显优于对照组 76.7%。⑤

① 詹恬恬,王琛.中西医结合治疗原发性肾病综合征 30 例临床研究[J].江苏中医药,2017,49(10)：32-34.
② 付明洁.知柏地黄丸联合猪苓汤治疗原发性肾病综合征疗效及对炎症因子的影响[J].现代中西医结合杂志,2017,26(22)：2453-2455.
③ 陈湖海,等.小柴胡汤加减联合多靶点疗法治疗难治性肾病综合征的临床疗效及安全性评估[J].现代中西医结合杂志,2016,25(28)：3130-3132.
④ 李淑菊,张琪,等.国医大师张琪教授治疗肾病注重调脾胃的学术思想[J].中国中西医结合肾病杂志,2015,16(9)：756-757.
⑤ 周冬枝,等.清益化瘀方治疗难治性肾病综合征临床观察[J].中国中西医结合肾病杂志,2014,15(12)：1095-1097.

6. 黄芪三七合剂　黄芪、三七、牛膝、昆布。水浓煎为 300 毫升，分早晚各 1 次口服。4 周为 1 个疗程。谢席胜等将 60 例原发性肾病综合征患者随机分为治疗组和对照组各 30 例。对照组只给予一般治疗、对症治疗、免疫抑制剂等治疗，治疗组对照组的基础上同时给予黄芪三七合剂治疗。结果：治疗 3 个月后，治疗组的尿蛋白及血脂水平显著下降，血清白蛋白水平和免疫球蛋白 IgG 显著升高，凝血指标明显好转，与对照组相比有统计学意义（$P < 0.05$）；治疗组感染次数明显少于对照组，差异有统计学意义（$P < 0.05$）。[1]

7. 陈氏健脾利水方　黄芪 30 克、苍白术各 15 克、山药 20 克、猪苓 12 克、茯苓 12 克、当归 15 克、半枝莲 15 克、僵蚕 15 克、白花蛇舌草 30 克、芙蓉叶 30 克、薏苡仁 30 克、党参 30 克、丹参 30 克、前胡 12 克、紫菀 12 克、鱼腥草 30 克、象贝母 12 克、桑白皮 30 克、条芩 15 克。陈以平以上方治疗 1 例老年肾病综合征患者，随访 1 年患者 24 小时尿蛋白明显改善。[2]

8. 补阳还五汤　黄芪 30 克、赤芍 15 克、桃仁 15 克、地龙 10 克、红花 10 克、川芎 10 克、当归 10 克、蝉蜕 10 克。每日 1 剂，水煎 2 次，分服。8 周为 1 个疗程。李小球等将 66 例肾病综合征患者随机分为治疗组 46 例和对照组 20 例。对照组单纯用醋酸泼尼松治疗，治疗组用补阳还五汤加醋酸泼尼松治疗。结果：治疗后，治疗组 24 小时尿微量白蛋白及排泄率下降，血脂及血黏度下降，两组比较差异有显著性意义（$P < 0.05$ 或 $P < 0.01$）。补阳还五汤能调节血脂，改善血黏度及降低尿白蛋白。[3]

9. 复方蛇芪煎剂　白花蛇舌草 60 克、黄芪 60 克、丹参 20 克、枸杞子 20 克。每日 1 剂，水煎服。王群元等将 137 例原发性肾病综合征患者随机分为治疗组 72 例与对照组 65 例。对照组单纯西医治疗，治疗组复方蛇芪煎剂加西医治疗。结果：

治疗组完全缓解率和总有效率分别为 57.6% 和 88.1%，显著高于对照组 23.8% 和 59.8%（$P < 0.05$）；而治疗组复发率 6.7%，明显低于对照组 19.8%（$P < 0.05$）；在肾小管功能恢复方面，治疗 3 个月后，同组治疗前后对比，治疗组与对照组治疗后对比无显著性差异（$P > 0.05$），但延长治疗组治疗时间 6 个月，与治疗前比，有显著性差异（$P < 0.05$）。[4]

10. 复方参芪片　黄芪 30 克、太子参 30 克、生地黄 30 克、蒲公英 30 克、知母 15 克、黄柏 15 克、丹参 15 克、当归 15 克、防风 10 克、红花 10 克、甘草 10 克。每次 20 片，每日 3 次口服。适用于难治性肾病综合征。奚华明等将 74 例肾病综合征患者随机分为治疗组与对照组各 37 例。对照组采用醋酸泼尼松每日 45 毫克，4～6 周后渐减；环磷酰胺 0.2 克/间日静脉滴注，总量 8～12 克；肝素 50 毫克加 10% 葡萄糖液 250 毫升静脉滴注，每次静滴时间≥3 小时，每日 2 次，间隔≥4 小时，40 日为 1 个疗程；并用降压、利尿等，疗程约 3 个月。治疗组在对照组的基础上采用复方参芪片治疗。结果：治疗组总有效率 86.5%，对照组总有效率 72.9%（$P < 0.05$）。治疗后治疗组 T 淋巴细胞亚群单克降抗体 OKT4、OKT4/OKT8 比值及 IL-2 均显著增加（均 $P < 0.05$），对照组则比治疗前低。[5]

11. 自拟中药方　丹参 30 克、石韦 15 克、益母草 15 克、黄芪 15 克。随症适当加减。适用于难治性肾病综合征。樊友焜等以上方配合西药治疗 49 例难治性肾病综合征，西药予醋酸泼尼松每日 1～1.5 毫克/千克，分 3～4 次口服，共 4～6 周；再以醋酸泼尼松 2～3 毫克/千克隔日晨顿服，继服 4 周；以后每周减量 5～10 毫升/日。总疗程 4 个月左右。每日环磷酰胺 2.5～3 毫克/千克加生理盐水 10 毫升静脉注射，每日晨 1 次。疗程 4 个月左右。浮肿明显者每日给双氢克尿噻 1～2 毫

① 谢席胜，等.黄芪三七合剂对原发性肾病综合征临床疗效观察[J].中国中西医结合肾病杂志，2012，13(5)：417－419.
② 高红勤.陈以平教授治疗老年肾病综合征的经验[J].中国中西医结合肾病杂志，2011，12(11)：951－953.
③ 李小球，等.补阳还五汤对肾病综合征病患者尿微量白蛋白的临床研究[J].中华中医药学刊，2008，26(3)：647－648.
④ 王群元，等.复方蛇芪煎剂治疗原发性肾病综合征的临床研究[J].中国中西医结合肾病杂志，2001，2(6)：337－338.
⑤ 奚华明，朱辟疆.复方参芪片对难治性肾病综合征 T 淋巴细胞亚群、白介素 2 的影响及疗效观察[J].新中医，1995(3)：18－20.

克/千克,分2~3次口服。疗效满意。[1]

单　方

1. 肾康注射液　组成:大黄、黄芪、丹参、红花(西安世纪盛康药业有限公司)。适用于肾病综合征蛋白尿。用法用量:静脉滴注,每次100毫升,每日1次,将注射液溶于300毫升10%葡萄糖溶液。临床应用:龙世松将30例肾病综合征患者随机分为观察组16例与对照组14例。对照组采用西药治疗,观察组在对照组的基础上加用中药肾康注射液。结果:治疗后相关生化指标水平明显改善,尿蛋白定量低,差异有统计学意义($P<0.05$)。临床对肾病综合征患者治疗时使用肾康注射液,患者蛋白尿症状改善理想,肾功能恢复好。[2]

2. 黄芪　组成:黄芪。临床应用:樊均明等采用电子和手工检索Medline、Embase、中国生物医学文献数据库、中国循证医学等数据库和中医期刊、中西医结合杂志和国内肾脏疾病相关的杂志,搜集和比较黄芪为主的中药与安慰剂、非特异性治疗或糖皮质激素及免疫抑制剂治疗成人原发性肾病综合征随机对照试验(RCTs)。采用Cochrane协作网专用软件RevMan 4.1进行统计分析。结果:检索符合RCTs纳入标准的随机试验14篇,共524例患者,Meta分析显示黄芪对照组治疗肾病综合征结果表明,该中药对临床总有效率、24小时蛋白尿定量、血浆白蛋白水平、总胆固醇水平具有治疗作用,黄芪有助于提高糖皮质激素和免疫抑制剂治疗成人原发性肾病综合征的疗效,复方黄芪水煎剂和单剂黄芪注射液均具有治疗作用,黄芪可以减少糖皮质激素和免疫抑制剂治疗成人肾病综合征的复发。[3]

3. 灯盏花素注射液　组成:灯盏花(云南生物谷灯盏花药业有限公司)。适用于原发性肾病综合征。用法用量:每日40毫升静脉滴注。临床应用:付平等以上方治疗30例原发性肾病综合征患者,疗效满意。[4]

4. 水蛭　组成:水蛭。适用于肾病综合征。用法用量:1~6个月3克,每日3次;第7~12个月3克,每日2次;第13个月~治疗结束为3克,每日1次。临床应用:王丽彦将44例肾病综合征患者随机分为治疗组24例与对照组20例。两组均予西药治疗,治疗组加用水蛭粉。服药期间每2周查出凝血时1次。结果:两组差异显著,水蛭可以改变肾的血流动力学,降低血脂和血黏度,增加肾血流而起到治疗作用。[5]

5. 肾炎合剂Ⅱ号　组成:雷公藤、生黄芪、生甘草等。适用于原发性肾病综合征。制备方法:将雷公藤去皮切片打粉,以95%酒精浸泡提取后加入生黄芪、生甘草及清热解毒利湿药制成合剂。用法用量:每次15毫升,每日3次,口服。2~3个月为1个疗程。临床应用:王钢等以上方治疗77例原性肾病综合征患者。结果:完全缓解14例,基本缓解25例,好转27例,无效11例。总有效率85.71%。尿蛋白定量、血尿素氮、肌酐、胆固醇、三酰甘油均显著下降,血浆白蛋白、高密度脂蛋白、亚组分HDL2-C均明显提高,均有非常显著性差异($P<0.001$)。[6]

中　成　药

1. 肾炎康复片　组成:地黄、杜仲、淮山药、人参、土茯苓、益母草、丹参、白花蛇舌草、白茅根、泽泻、桔梗等。临床应用:曾宪涛等系统检索PubMed、The Cochrane Library(2015年第12期)、Embase、CNKI、CBM、VIP、Wan-Fang数据库中相关临床随机对照试验(RCT),检索时限为各数据库建库至

① 樊友焜,叶尚文.难治性肾病综合征49例疗效分析[J].中医杂志,1982(2):27-30.
② 龙世松.肾康注射液治疗肾病综合征蛋白尿疗效观察[J].现代医学与健康研究,2018,2(8):34-36.
③ 樊均明,等.黄芪治疗成人原发性肾病综合征Meta-分析[J].中药新药与临床药理,2003,14(1):62-66.
④ 付平,等.灯盏细辛对原发性肾病综合征高凝状态和尿蛋白的影响[J].广东医学,2003,24(10):1127.
⑤ 王丽彦.水蛭为主治疗肾病综合征24例[J].中医药学报,2002,30(2):18.
⑥ 王钢,等.肾炎合剂Ⅱ号治疗原发性肾病综合征77例临床疗效总结[J].江苏中医,1993(4):10-12.

2015年12月23日。两名研究者独立地进行文献筛选、数据提取及文献质量评价。运用 RevMan 5.3 软件进行统计分析。结果：共纳入 10 个 RCT，合计 NS 患者 755 例。Meta 分析结果显示，肾炎康复片联合激素等西医常规疗法与单一西医疗法在治疗有效率、减少 24 小时尿蛋白、增加血浆白蛋白、降低胆固醇和三酰甘油等方面疗效差异有统计学意义，在降低血肌酐、尿素氮方面疗效差异无统计学意义。敏感性分析结果未发生明变化，漏斗图显示本研究无明显发表偏倚。①

2. 黄蛭益肾胶囊 组成：黄芪、山药、枸杞子、紫河车、生薏苡仁、车前子、水蛭。用法用量：每日 3 次，每次 5 粒，口服。临床应用：王科等将 64 例以肾病综合征为主要表现的肾小球疾病患者随机分为治疗组和对照组各 32 例。对照组采用激素，治疗组采用黄蛭益肾胶囊加激素。结果：两组治疗后尿总蛋白/尿肌酐、血胆固醇、三酰甘油均明显降低，血清白蛋白及 eGFR 均升高，两组间治疗后比较，血清白蛋白差异具有统计学意义。②

3. 百令胶囊 组成：采用生物工程方法分离的冬虫夏草菌种经低温发酵精制而成，D-甘露醇、虫草酸、载体生物碱、19 种氨基酸、多种维生素及微量元素。临床应用：章建军等通过 PubMed、中国生物医学文献数据库、中国期刊全文数据库等数据库检索，选取相关文献。提取效应尺度指标相关数据进行定量 Meta 分析或定性描述。结果：共纳入 5 篇文献。Meta 分析结果显示百令胶囊能够降低肾病综合征患者的 24 小时尿蛋白，提高血清白蛋白水平，但对于血肌酐及血尿素氮的水平没有明显的改善作用。此外，其中有 2 个研究报道了百令胶囊能够降低血总胆固醇、三酰甘油及低密度脂蛋白。③

4. 黄葵胶囊 组成：黄葵花中提取的总黄酮、杨梅酮、槲皮黄铜、金丝桃苷等活性成分。临床应

用：张程珑等通过计算机检索 Cochrane Library 临床对照试验数据库（2011 年 12 月）、Medline（1996 年～2011 年 12 月）、PubMed、万方数据库、中国期刊全文数据库 CNKI 和中国生物医学文献数据库 CBM 中黄葵胶囊治疗成人原发性肾病综合征的随机和半随机对照试验，全面收集有关黄葵胶囊治疗肾病综合征的随机和半随机对照试验，由两位研究者独立进行资料提取和质量评价后，采用 RevMan 5.1 软件进行 Meta 分析。结果：共纳入 9 个随机对照试验，共 558 名患者。Meta 分析结果显示，与对照组相比黄葵胶囊能够显著降低成人原发性肾病综合征 24 小时尿蛋白、胆固醇、三酰甘油，升高血清白蛋白。④

5. 昆仙胶囊 组成：昆明山海棠、淫羊藿、枸杞子、菟丝子（广州陈李济药厂生产，批号 Z20060267）。用法用量：每日 3 次，每次 2 粒，饭后服用，显效后 2 周减为每日 2 次，每次 2 粒，维持 3～6 个月，应用 3 个月无效者停用。临床应用：陈婷等将 46 例难治性肾病综合征患者随机分为治疗组 26 例与对照组 20 例。对照组采用大剂量醋酸泼尼松治疗，治疗组采用昆仙胶囊联合醋酸泼尼松治疗。结果：治疗 6 个月时，治疗组完全缓解 8 例，部分缓解 9 例，无效 9 例；对照组完全缓解 3 例，部分缓解 4 例，无效 13 例。治疗组总缓解率 65.40%，明显高于对照组的 35%。不良反应轻微，所有患者耐受性良好。⑤

6. 金水宝胶囊 组成：发酵虫草菌粉（江西济民可信金水宝制药有限公司生产）。功效：益肾补肺，益精化痰，调节免疫功能等。用法用量：每日 3 次，每次 3 粒，口服。临床应用：闵睿等将 60 例原发性肾病综合征患者随机分为实验组与对照组各 30 例。对照组仅给予常规四联疗法，实验组在对照组基础上加用金水宝口服。结果：实验组 24 小时尿蛋白定量下降显著低于对照组，血

① 曾宪涛，等.肾炎康复片联合激素治疗肾病综合征有效性 Meta 分析[J].中国实用内科杂志,2016,36(10)：891-897.
② 王科，等.黄蛭益肾胶囊联合泼尼松治疗以肾病综合征为主要表现的 IgA 肾病的临床研究[J].中国中西医结合肾病杂志,2016,17(10)：906-907.
③ 章建军，等.百令胶囊治疗肾病综合征的 Meta 分析[J].中国现代应用药学,2013,30(8)：907-910.
④ 张程珑，等.黄葵胶囊治疗成人原发肾病综合征的系统评价[J].中国中西医结合肾病杂志,2012,13(10)：891-894.
⑤ 陈婷，等.昆仙胶囊联合强的松治疗难治性肾病综合征的临床观察[J].中药药理与临床,2011,27(6)：97-99.

浆白蛋白及 CD4/CD8 水平显著高于对照组。[①]

7. 五子固肾胶囊 组成：金樱子、覆盆子、菟丝子、五味子、龙骨、石韦、车前子、雷公藤（豫药制字 Z06060021）。功效主治：补肾固精，利湿活血；适用于难治性肾病综合征。用法用量：每日 3 次，每次 3～5 例，口服。临床应用：金玉龙将 116 例难治性肾病综合征患者随机分为治疗组 59 例和对照组 57 例。对照组采用单纯西医治疗，治疗组采用五子固肾胶囊加西医治疗。结果：治疗组完全缓解 18 例，显著缓解 29 例，部分缓解 10 例，无效 2 例，总有效率 96.6%，显著高于对照组的 80.7%。[②]

8. 六味地黄丸 组成：熟地黄、山茱萸、山药、泽泻、牡丹皮、茯苓（浓缩丸，每 8 粒含生药 3 克，河南宛西制药厂生产）。用法用量：每次 8 粒，每日 3 次，口服。临床应用：胡顺金等将 96 例肾病综合征患者随机分为治疗组 52 例与对照组 44 例。对照组给予泼尼松首始剂量 1 毫克/（千克·天），晨 8:00 顿服，持续 8～12 周后，每 2 周减 5.0 毫克至 0.5 毫克/（千克·天）时，改为 2 天剂量合并隔日顿服，再以每 2～3 周减 5.0 毫克，至 0.4 毫克/（千克·2 天）时维持 6～12 个月，并给予必要的对症处理。治疗组在对照组基础上加服六味地黄丸。结果：治疗组疗效显著优于对照组（$P<0.05$）；24 小时尿蛋白定量、血浆白蛋白、三酰甘油、总胆固醇等指标两组均改善显著（$P<0.05$ 或 $P<0.01$），但均以治疗组为优（$P<0.05$）；其复发率亦以治疗组为低（$P<0.05$）；治疗组出现的阴虚火旺证候积分值及不良反应的发生率均较对照组为低（$P<0.05$ 或 $P<0.01$）。[③]

9. 火把花根片联合中药 火把花根片组成：火把花根。用法用量：成人每次 3～5 片，12 岁以下每次 1～2 片，每日 2～3 次。中药方组成：炙黄芪 30 克、白茅根 30 克、川芎 15 克、半枝莲 15 克、当归 12 克、赤芍 12 克、蝉蜕 12 克、地肤子 12 克、地龙 10 克、桃仁 10 克、红花 10 克。随症加减：气阴不足，加太子参、山药；结石，加石韦、金钱草、威灵仙；腰酸乏力，加杜仲、桑寄生、菟丝子；阴虚血热，加二至丸；夜尿多，加芡实、莲须、桑螵蛸；兼湿热，加半枝莲、黄柏、连翘；易外感，加玉屏风散、金银花；兼瘀，加三七粉、蒲黄等。用法用量：每日 1 剂，水煎共取汁 400 毫升，分 2 次温服。临床应用：刘毅等以上方治疗 46 例治性肾病综合征患者。结果：完全缓解 10 例（21.74%），部分缓解 18 例（39.13%），有效 10 例（21.74%），无效 8 例（17.39%）。总有效率 38 例（82.16%）。[④]

10. 黄芪注射液 组成：黄芪提取物的灭菌水溶液，微量元素、黄酮、黄芪皂甙、多糖等。用法用量：黄芪注射液 40 毫升加入 10% 葡萄糖注射液 250 毫升静脉滴注，每日 1 次。2 周为 1 个疗程。临床应用：陈锦海等将 68 例原发性肾病综合征患者随机分为治疗组 36 例与对照组 32 例。对照组采用常规治疗，治疗组在常规治疗基础上加用黄芪注射液及低分子肝素。低分子肝素 0.4 毫升，皮下注射，每日 1 次。结果：治疗组完全缓解 19 例（52.8%），显著缓解 7 例（19.4%），部分缓解 4 例（11.1%），无效 6 例（16.7%），总有效率 83.3% 显著高于对照组的 62.5%。[⑤]

11. 肾元胶囊 组成：瓜子金、益母草、水蛭等［贵州朝歌建鸿制药厂生产，批号黔卫药准字（1986）第 100070 号］。用法用量：每日 3 次，每次 1.2 克，口服。临床应用：秦启云将 132 例肾病综合征患者随机分为治疗组 67 例与对照组 65 例。对照组采用西医治疗，治疗组采用肾元胶囊加西医治疗。结果：疗程结束后，治疗组中临床症状及体征消失，总有效率 95.5%（64/67），住院日数 18～54 天，平均 28 天；对照组总有效率 69.2%（45/65），住院日数 21～57 天，平均 33 天。[⑥]

12. 肾炎灵颗粒剂 组成：雷公藤、生黄芪、

① 闵睿，等.金水宝胶囊治疗原发性肾病综合征的临床观察[J].首都食品与医药,2009,16(10)：51-52.
② 金玉龙.五子固肾胶囊辨证治疗难治性肾病综合征的临床研究[J].中国中西医结合肾病杂志,2008,9(5)：429-430.
③ 胡顺金,等.六味地黄丸对激素治疗肾病综合征干预作用的临床研究[J].中国中西医结合杂志,2005,25(2)：107-110.
④ 刘毅,等.火把花根片为主治疗难治性肾病综合征 46 例临床观察[J].中国中西医结合肾病杂志,2003,4(1)：47-48.
⑤ 陈锦海,等.黄芪注射液联合低分子量肝素治疗原发性肾病综合征临床观察[J].中国中西医结合肾病杂志,2003,4(8)：484-485.
⑥ 秦启云.肾元胶囊治疗肾病综合征 67 例疗效观察[J].中国中西医结合肾病杂志,2002,3(7)：410-411.

山茱萸(批号 960008)。用法用量:每次 20 克,每日 3 次,冲服。每 2 个月为 1 个疗程,服用至尿蛋白降到 0.5 克/24 小时以下 1 月,改为每次 10 克。临床应用:王钢等以上方治疗 65 例难治性肾病综合征患者。结果:总有效率 78.46%,对肾功能有保护作用,随访复发率仅 15.4%,其常见不良反应明显减少。[1]

13. 龟龄集 组成:人参、鹿茸、锁阳、菟丝子、肉苁蓉、补骨脂、淫羊藿、海马、枸杞子等。适用于肾病综合征。用法用量:每次 0.6 克,每日 1 次口服。临床应用:于庆平以上方治疗肾病综合征,疗效迅速,效果满意。举验案 2 例。[2]

预 防 用 药

1. 补肾健骨中药胶囊 组成:淫羊藿、续断、补骨脂、熟地黄、丹参、知母等。适用于预防肾病综合征患者激素性骨质疏松症。临床应用:鲁欢等将 37 例肾病综合征患者随机分为治疗组 19 例与对照组 18 例。对照组给予常规西药加安慰剂治疗,治疗组在常规治疗基础上给予口服补肾健骨中药胶囊治疗。结果:用药 6 个月后,治疗后治疗组的骨痛积分水平显著高于对照组($P<0.05$),

治疗后两组的血清钙水平均显著提高($P<0.05$);但治疗组的血清钙水平低于对照组,两组比较差异有统计学意义($P<0.05$)。补肾健骨法可显著改善肾病综合征患者使用糖皮质激素所导致的骨质疏松症。[3]

2. 黄芪鲤鱼汤 组成:鲤鱼、生姜、生黄芪、赤小豆、砂仁。适用于肾病综合征水肿证属脾肾气阴两虚(以气虚为主)、水湿内停者。制备方法:以鲤鱼 250 克(一尾,去内脏洗净)、生黄芪 30 克、赤小豆 30 克、砂仁 10 克、生姜 10 克。鱼药同煎,不入盐,煎沸后文火炖之,以 30 分钟为宜。用法用量:每周可食用 1~2 次。[4]

3. 通心络胶囊 组成:人参、水蛭、全蝎、赤芍、蝉蜕、土鳖虫、蜈蚣、檀香、降香、乳香、酸枣仁、冰片。适用于肾病综合征预防血栓栓塞。用法用量:4 粒,每日 3 次。临床应用:刘圣君等将 60 例肾病综合征患者随机分为观察组 38 例与对照组 22 例。两组均予常规激素治疗,对照组加肝素,观察组加通心络胶囊。结果:口服通心络胶囊可改善高凝状态,抑制凝血酶活性,降低纤维蛋白原浓度,肾病综合征患者在有效控制蛋白尿的同时,加服通心络胶囊可有效抗凝,预防血栓、栓塞并发症出现。[5]

① 王钢,等.肾炎灵颗粒剂治疗难治性肾病综合征的临床研究[J].中国中西医结合肾病杂志,2002,3(5):266-270.
② 于庆平.应用"龟龄集"治疗肾病综合征[J].湖北中医杂志,1982(4):33-34.
③ 鲁欢,罗月中.补肾健骨法预防肾病综合征患者激素性骨质疏松症的作用研究[J].广州中医药大学学报,2013,30(1):5-8.
④ 陈荣源,等.聂莉芳运用调理脾胃法治疗难治性肾病综合征水肿的经验[J].上海中医药杂志,2007,41(5):48-49.
⑤ 刘圣君,等.通心络胶囊治疗肾病综合征预防血栓栓塞的临床研究[J].河北北方学院学报,2005(4):48.

泌尿系感染

概　述

泌尿系感染,简称尿感,是细菌直接侵入尿路而引起的炎症,引起泌尿系炎症的致病菌80%是肠道的大肠杆菌、变形杆菌。尿路感染根据感染部位不同,可分为肾盂肾炎、膀胱炎、尿道炎;根据炎症的性质不同,可分为急性和慢性尿路感染;根据有无尿路功能或器质上的异常,又有复杂性和非复杂性尿路感染之别。尿感的临床表现为尿频尿急尿痛,膀胱或会阴部不适及尿道烧灼感,甚者血尿、乳糜尿。患侧或双侧腰痛,患侧脊肋角有明显的压痛或叩击痛等。急性期炎症患者往往有明显的尿路刺激症状;但在老年人、小儿及慢性尿路感染患者中通常尿路刺激症状较轻,如轻度的尿频,或尿急,或排尿不适等。病情反复出现,应认真查找原因,反复感染者,多伴有泌尿系结构异常或有结石。慢性及反复感染者可导致肾损害,反复感染可导致肾间质病变,最终会发展为肾衰病。

绝大多数尿路感染是由上行感染引起的,细菌经尿道口上行至膀胱甚至肾盂引起感染,少数为血行感染和淋巴道感染。膀胱炎和尿道炎,即指下尿路感染,占尿路感染总数的50%～70%,临床表现:尿频、尿急、尿痛、排尿不适,下腹部坠胀感或不适等,可有尿液混浊或血尿,一般无明显全身感染症状。少数患者可有腰痛、低热(不超过38℃)。小儿尿路感染的临床表现无特征性,主要有发热、食欲不佳,呕吐和腹部不适。肾盂肾炎多见于育龄妇女,临床表现除上述下尿路症状外,并有腰部或肋脊角痛和叩击痛,肾区疼痛可放射至腹部,全身感染症状:寒颤、高热、头痛、肌痛,或有恶心呕吐腹泻等胃肠道症状。尿常规有大量脓细胞或者有白细胞管型则可作为区别肾盂肾炎及下尿路感染的根据,尿路感染的诊断关键在于发现真性细菌尿,清洁中段尿培养菌落计数≥105/毫升,连续2次培养均≥105/毫升为同一种细菌。

泌尿系感染诊断依据:(1)膀胱刺激症状(尿频尿急尿痛),全身感染症状(寒颤发热头痛等),尿常规白细胞>5个/HP,清洁中段尿培养细菌>105/毫升。(2)具有上述两项而发热>38℃。腰痛、肾区叩击痛,尿中有白细胞管型者,多为肾盂肾炎。(3)尿感病史至一年以上,抗菌素治疗效果不好,反复发作,多次尿细菌培养阳性者,为慢性肾盂肾炎,肾盂造影显示肾盂肾盏变形。

本病属中医"淋证""癃闭"范畴。一般以腰痛、尿频、尿急、尿痛为主要临床特点。《金匮要略》中称"淋秘",描述其病为热胀,小便黄赤,甚则淋,将淋证的病机归结为"热在下焦"。《诸病源候论》描述其病机为"诸淋者,由肾虚膀胱热故也",膀胱与肾为表里,俱主水,水入小肠与胞,行于阴为溲便也,若饮食不节,喜怒不时,虚实不调,脏腑不和,致肾虚而膀胱热,肾虚则小便数,膀胱热则水下涩,数而且涩,则淋沥不宣。故谓之淋。又谓"淋病必由热甚生湿,湿生则水液浑,凝结而为淋"。指出病因是湿热。由于湿热邪毒侵入膀胱和肾而发病,肾与膀胱表里相连,病邪可由表及里,由膀胱入侵至肾,另一种情况病邪可由肾下传至膀胱。膀胱为湿热之邪蕴阻,致气化失常,水道不利而出现小便频数,淋沥涩痛,腰为肾之府,湿热之邪阻滞经络,气血运行不畅,不通则痛,而腰痛或不适,是足厥阴肝经脉循少腹,络阴器,湿热蕴阻,肝经气滞而小腹胀痛或不适,小便淋沥不爽,邪毒盛正邪相搏而寒热作。或兼外感风邪而出现表里同病,或由于邪热蕴积肺胃,以温热病表现为主,尿路症状不明显。本病易感染,特别女性,若不注意阴部卫生,易于感染而反复发作,或由于治疗不及时,不彻底,病邪羁留不除而病情迁延不愈,致正气亏虚,出现虚实夹杂病症,由于正气亏虚或劳累过度,湿热之邪更易侵入,或新感风邪再引发宿疾,由于邪热灼伤血脉或病久入络而出现尿血,舌紫点或舌暗红等瘀血证。而《中藏经》认为淋证是一种"五脏不通,六腑不和,三焦痞涩,营卫耗失"的复杂的病机。此病多系由于湿热下注,侵犯肾与膀胱,下焦气化不利所致。

辨 证 施 治

王文华等分5证

(1)膀胱湿热证 症见尿频、尿急、尿痛,少腹拘急,腰酸,口渴,大便秘结,舌苔黄腻,脉滑数。治宜清热泻火、利湿通淋。方用八正散加减。

(2)肝胆郁热证 症见寒热往来,小便短涩不畅或浑浊,少腹拘急、疼痛,烦躁不安,胸胁胀痛,口苦,恶心呕吐,大便干结,舌苔黄白相兼,脉弦滑。治宜清利肝胆、和解少阳。方用龙胆泻肝汤加减。

(3)气滞血瘀证 症见排尿不畅,少腹拘急、疼痛,尿热、尿痛,时有尿血,口苦,舌暗红有瘀斑,脉弦细。治宜理气化瘀。方药桂枝茯苓丸加减。

(4)脾肾阳虚证 症见神疲乏力,面浮肢肿,腰痛肢冷,尿频、尿急、尿痛,余沥不尽,少腹坠胀,遇劳则发,食欲不振,舌淡,苔薄白,脉沉细无力。治宜健脾益肾,佐以化湿泄浊。方用无比山药丸加减。

(5)肾阴不足证 症见湿热留恋,低热盗汗,头晕耳鸣,腰膝酸软,咽干唇燥,排尿不畅,尿少色黄或尿频尿急尿痛,舌红,无苔或少苔,脉弦细而数。治宜补益肾阴、渗湿利水。方用知柏地黄汤加减。

上方均每日1剂,分2次口服,2周为1个疗程。[1]

经 验 方

1. 暖肝煎中药汤剂 当归15克、枸杞子15克、乌药10克、沉香5克、茯苓10克、小茴香10克、肉桂10克。随症加减:气淋症状明显者,加青皮、香附、佛手、石韦、滑石、车前子以理气利水通淋;劳淋症状明显者,加党参、薏苡仁、泽泻、龙骨、牡蛎以利水补气固摄。每日1剂,水煎300毫升,分早、中、晚3次口服。罗守文将42例下尿路感染患者随机分为对照组20例与治疗组22例。两组均予基础治疗,对照组采用硝呋太尔片,每次200毫克,每日2次,口服;治疗组在对照组基础上加用暖肝煎。结果:治疗组临床痊愈13例,显效3例,有效4例,无效2例,总有效率90.9%;对照组临床痊愈10例,显效2例,有效3例,无效5例,总有效率75%。[2]

2. 和法通淋汤 黄芩15克、金银花12克、紫花地丁12克、瞿麦12克、萹蓄12克、白花蛇舌草30克、白茅根30克、淡竹叶12克、野菊花12克、半枝莲12克、炒车前子30克、连翘12克、泽泻12克、牛膝12克、金钱草15克、益母草12克、甘草12克。随症加减:气虚者,加黄芪15克、党参12克;肾阴不足者,加枸杞子12克、女贞子12克;肾阳亏虚者,加淫羊藿15克、巴戟天15克。每日1剂,水煎服,早晚分服。2周为1个疗程,治疗6~8个疗程。董园莉等将120例绝经期女性寒热错杂型复发性泌尿系感染患者随机分为治疗组和对照组各60例。对照组采用西医常规治疗,治疗组采用和法通淋汤治疗。结果:治疗组患者的治疗总有效率、临床痊愈率均高于对照组,差异有统计学意义($P < 0.01$);且随访复发率低于对照组,差异亦有统计学意义($P < 0.05$)。[3]

① 王文华,等.辨证治疗泌尿系感染68例[J].陕西中医,2014,35(8):1025-1085.
② 罗守文,马进.加减暖肝煎联合硝呋太尔片治疗下尿路感染的临床观察[D].沈阳:辽宁中医药大学,2015:5-10.
③ 董园莉,王少杰.和法通淋汤治疗绝经期女性寒热错杂型复发性泌尿系感染中医证候疗效观察[J].北京中医药,2014,33(9):680-682.

3. 柏凤汤 黄柏、凤尾草、滑石、车前子、白茅根、生地黄、黄芩、甘草等。随症加减：尿浑浊，加萆薢；下焦热盛，加蒲公英、紫花地丁；肉眼血尿，加小蓟炭、紫花地丁；排尿不畅，加炒王不留行、炮甲片；少腹连胁满痛，加川楝子散行气止痛；小便涩滞不畅，加乌药或沉香行气通淋；病久夹血瘀，加丹参、川牛膝、炮甲片；腰膝酸软甚者，加续断、鸡血藤、桑寄生。每日 1 剂，分 2 次口服。杨栋等将 79 例泌尿系感染患者随机分为观察组 47 例与对照组 32 例。对照组采用左氧氟沙星，每次 0.2 克口服，每日 2 次；观察者采用柏凤汤。结果：观察组痊愈 37 例，显效 6 例，有效 2 例，无效 2 例，总有效率 95.7%；对照组痊愈 18 例，显效 5 例，有效 5 例，无效 4 例，总有效率 87.5%。①

4. 加味寒淋汤 生山药 30 克、小茴香 10 克、当归 15 克、生白芍 10 克、椒目 10 克、桂枝 5 克、生甘草梢 5 克。每日 1 剂，水煎服，14 天为 1 个疗程。孙利丽将 73 例慢性泌尿系感染患者随机分为治疗组 36 例与对照组 37 例。对照组采用盐酸左氧氟沙星片，口服，每日 2 次，每次 0.2 克，14 天为 1 个疗程；治疗组采用加味寒淋汤治疗。结果：治疗组总有效率 94.44%，对照组总有效率 75.67%，两组间疗效存在显著性差异（P＜0.05）；1 个疗程后，治疗组镜下平均细菌数（7.50±5.14）个/HP，对照组镜下平均细菌数（12.08±6.36）个/HP，两组间存在显著性差异（P＜0.05）。②

5. 加味猪苓汤 猪苓 12 克、茯苓 12 克、泽泻 12 克、滑石 30 克、生黄芪 30 克、阿胶 15 克、牛膝 15 克、麦冬 15 克、甘草 6 克。随症加减：伴尿血者，加白茅根、小蓟、墨旱莲；尿中夹有沙石者，加金钱草、海金沙、鸡内金；伴腰膝酸软、五心烦热者，加黄柏、知母、熟地黄、山茱萸、女贞子；伴气短乏力，少腹坠胀者，加升麻、乌药。1 周为 1 个疗程。赵波将 114 例反复发作性泌尿系感染患者随机分为治疗组 64 例与对照组 50 例。对照组服用

氟哌酸，每次 0.2 克，每日 3 次，口服；治疗组采用加味猪苓汤治疗。结果：治疗组总有效率 92.2%，对照组总有效率 70%，两组对比总有效率存在显著差异（P＜0.01）。③

6. 八正散 蒲公英 20 克、连翘 20 克、车前子（另包）20 克、滑石 20 克、木通 15 克、萹蓄 15 克、瞿麦 15 克、栀子 15 克、竹叶 15 克、黄柏 15 克。每日 1 剂，分早晚 2 次温服。14 天为 1 个疗程。李剑锋将 80 例急性尿路感染患者随机分为治疗组和对照组各 40 例。对照组口服氧氟沙星片，每次 0.2 克，每日 2 次，14 天为 1 个疗程；治疗组采用八正散治疗。结果：治疗组痊愈 25 例，有效 14 例，无效 1 例，总有效率 97.5%；对照组痊愈 10 例，有效 19 例，无效 11 例，总有效率 72.5%。两组患者治愈率及总有效率比较，有显著性差异（P＜0.05），治疗组疗效优于对照组。④

7. 小柴胡汤合六味地黄汤化裁 柴胡 20 克、熟地黄 20 克、山茱萸 20 克、山药 20 克、泽泻 15 克、茯苓 15 克、牡丹皮 15 克、党参 15 克、黄芩 10 克、半夏 5 克。随症加减：湿热重，加板蓝根、栀子；肾虚甚，加杜仲、桑寄生；呕恶，加佩兰；血尿，加小蓟、白茅根、茜草、仙鹤草；脾气虚者，加太子参、白术等。每日 1 剂，水煎服，每日 2 次，早晚温服。周欣等以上方加减治疗 40 例尿路感染反复发作患者。结果：治愈 23 例，好转 15 例，未愈 2 例。总有效率 95%。⑤

8. 三苓解毒汤 猪苓 30 克、茯苓 30 克、泽泻 30 克、滑石 30 克、金钱草 30 克、甲片 10 克、地龙 10 克、甘草 10 克、金银花 15 克、牡丹皮 15 克、青天葵 12 克。随症加减：小便色红赤者，加琥珀粉（冲服）10 克；大便秘结者，加虎杖 30 克。每日 1 剂，水煎 2 次，取液 600 毫升，分 3 次服。黄慕姬将 300 例女性复发性下尿路感染患者随机分为治疗组 200 例与对照组 100 例。对照组口服羟氨苄青霉素，每次 0.5 克，每日 4 次，如有过敏者改用诺

① 杨栋，等.柏凤汤治疗泌尿系感染 47 例[J].中国中医药现代远程教育,2014,12(11)：36-37.
② 孙利丽.加味寒淋汤辨证治疗慢性泌尿系感染临床疗效观察[J].中华中医药学刊,2012,30(5)：1178-1179.
③ 赵波.加味猪苓汤治疗反复发作性泌尿系感染 64 例[J].陕西中医,2007,28(5)：529-530.
④ 李剑锋.八正散化裁方治疗急性尿路感染[J].世界中西医结合杂志,2007,2(10)：593.
⑤ 周欣，等.小柴胡汤六味地黄汤并用治疗尿路感染反复发作 40 例[J].实用中医内科杂志,2007,21(7)：66.

氟沙星(氟哌酸)每次 0.2 克,每日 4 次。治疗组予自拟三苓解毒汤。结果:治疗组治愈 159 例,好转 36 例,总有效率 97.5%,半年后复发 32 例,复发率 20.1%;对照组治愈 49 例,好转 30 例,总有效率 79.0%,半年后复发 19 例,复发率 38.8%。[①]

9. 三花汤 白菊花 12 克、白花蛇舌草 30 克、金银花 30 克、蒲公英 30 克、炒黄柏 9 克、炒知母 9 克、车前子 12 克、肉桂 5 克、甘草 5 克。袁良章以上方加减治疗 52 例急慢性泌尿道感染患者。急性者一般不超过 5 剂即愈,慢性者 15～20 剂可痊愈。袁良章用三花汤加制大黄、苦参、土茯苓治疗淋球菌感染,也取得满意疗效。[②]

10. 清热利湿兼以温阳八正散加减药物 车前子 25 克、瞿麦 20 克、萹蓄 20 克、滑石 15 克、巴戟天 15 克、小茴香 15 克、栀子 10 克、甘草 10 克、制附子 10 克、大黄 5 克。每日 1 剂,水煎服,分早、晚 2 次服用。2 周～1 个月为 1 个疗程。龚其森等以上方治疗 101 例复发性尿路感染患者。结果:治愈 28 例(27.72%),完全治愈 25 例(24.75%),显效 32 例(29.7%),有效 12 例(11.89%),无效 4 例(3.96%)。总有效率 96.04%。[③]

11. 参苓白术散加味 党参 10 克、茯苓 10 克、白术 10 克、扁豆 10 克、莲子 10 克、石菖蒲 10 克、川草薢 10 克、怀牛膝 10 克、泽泻 10 克、薏苡仁 12 克、山药 12 克、益母草 15 克、车前草 15 克、七叶一枝花 15 克。随症加减:腰酸痛明显,加桑寄生 15 克、续断 12 克;热甚,加白花蛇舌草 15 克、黄柏 10 克、蒲公英 12 克;湿重,加苍术 10 克、猪苓 10 克;血瘀明显,加丹参 15 克、赤芍 15 克。每日 1 剂,水煎,分 2 次服,6 周为 1 个疗程,用药 1～2 疗程。陈小丹等以上方加减治疗 40 例慢性尿路感染患者。结果:其中慢性肾盂肾炎治愈 6 例,有效 5 例,无效 1 例;慢性膀胱炎治愈 23 例,有效 4 例,无效 1 例。总有效率 95%。[④]

12. 健脾利水通淋方 黄芪(或太子参或党参)30 克、白术 10 克、茯苓 15 克、川黄柏 10 克、淡竹叶 10 克、白木通 10 克、六一散 12 克、紫花地丁 30 克、黄花地丁 30 克、车前子 15 克、瞿麦穗 15 克、鸭跖草 30 克、白花蛇舌草 15 克、白石英 30 克。随症加减:腹痛,加炒延胡索 15 克、炒枳壳 10 克;阴痒,加野菊花 15 克、七叶一枝花 15 克。每日 2 次,每次 75～100 毫升。把第 3 次药渣加入 1 000 毫升的水煮沸 30 分钟后,去渣倒入盆中(蹲下,不能坐于盆中以免交叉感染),清洗外阴及尿道,自上而下不断地用洁布按掩外阴及尿道至水微冷后用布擦干即可(无须用清水漂洗)。卢巧珍将 160 例慢性尿路感染患者随机分为治疗组与对照组各 80 例。对照组采用诺氟沙星胶囊治疗,治疗组采用健脾利水通淋方治疗。结果:治疗组前后比较,有显著差异(P<0.01),对照组前后比较,无显著差异(P>0.05);治疗组菌落数转阴率 62.5%,对照组 35%。[⑤]

13. 健脾益肾通淋汤 黄芪 20 克、桔梗 10 克、腊瓜 15 克、白术 15 克、土茯苓 15 克、桑寄生 20 克、菟丝子 15 克、瞿麦 10 克、石韦 15 克、爵床 15 克、广皮 5 克、法夏 5 克、甘草 5 克。随症加减:腹痛,加延胡索 12 克;急性发作,加木通 10 克、滑石 30 克、萹蓄 10 克;大便溏薄者,加苍术 10 克、芡实 20 克。每日 1 剂,水煎,分 3 次服。文先惠将 198 例慢性尿路感染患者随机分为治疗组 115 例与对照组 83 例。对照组采用诺氟沙星胶囊治疗,治疗组采用健脾益肾通淋汤治疗。结果:近期治愈率治疗组 73.9%,对照组 31.3%,组间比较,治疗组近期治愈率明显优于对照组(P<0.01);完全治愈率治疗组 38.7%,对照组 13.0%,组间比较,治疗组完全治愈率较对照组明显增高(P<0.05);治疗前后主症积分值、尿路刺激征消失时间组间比较,治疗组明显优于对照组(P<0.01);尿细菌培养转阴时间组间比较有非常显著意义(P<0.01);复发率及再感染率组间比较,治

① 黄慕姬.三苓解毒汤治疗女性复发性下尿路感染的临床观察[J].湖北中医杂志,2007,29(6):38.
② 袁良章.三花汤治疗泌尿道感染有奇效[J].四川中医,2004,22(3):35.
③ 龚其森,等.寒热并用治疗复发性尿路感染[J].中医药学报,2004,32(5):44.
④ 陈小丹,等.加味参苓白术散治疗慢性尿路感染 40 例[J].实用中医药杂志,2004,20(8):432.
⑤ 卢巧珍.健脾利水通淋方治疗慢性尿路感染疗效观察[J].辽宁中医杂志,2004,31(6):493－494.

疗组明显低于对照组（$P<0.05$）。[1]

14. **陈鼎祺经验方** 土茯苓 30 克、黄柏 10 克、石韦 10 克、败酱草 1 把、车前草 1 把。同煎。陈鼎祺以上方治疗 1 例反复 4 年泌尿系感染患者，服 7 剂后诸症减，复查尿常规（一）。再服 10 剂症状全部消失，查尿检正常。[2]

15. **白头翁汤** 白头翁、黄连、黄柏、秦皮。随症加减：湿热甚者，加栀子、滑石、车前子（布包）；肝郁气滞，加乌药、白芍；脾肾阳虚，加白术、山茱萸；阴虚火旺，加知母、地黄；血尿，加小蓟、血余炭；蛋白尿，加白茅根、凤尾草；结石，加鸡内金、海金沙、金钱草；下肢浮肿，加茯苓、大腹皮、黄芪。每日 1 剂，煎服 2 次。5 剂为 1 个疗程。钟敬芳等以上方治疗 122 例下泌尿道感患者。结果：治愈 112 例，好转 10 例。[3]

16. **玉米须加味** 玉米须 40 克、石韦 30 克、蒲公英 30 克、马齿苋 30 克、柴胡 10 克、黄柏 10 克、苦参 6 克。随症加减：发热者，重用柴胡 15～24 克，加黄芩 15 克、葛根 15 克；尿血者，加白茅根 30 克、小蓟 30 克；腰痛者，加杜仲 10 克、川续断 10 克；大便干结者，加生大黄（后下）6 克。每日 1 剂，煎成 300 毫升，分 2 次温服，6 天为 1 个疗程。杨仁信将 239 例泌尿系感染患者随机分为治疗组 210 例与对照组 119 例。对照组采用西药治疗，治疗组采用玉米须合剂治疗。结果：中药治愈率和显效率明显高于西药组（$P<0.001$；$P<0.001$），有效率亦高于西药组（$P<0.01$）。[4]

单 方

1. **槐米、干姜** 组成：槐米、干姜。用法用量：使用阿莫西林克拉维酸钾片温水送服粉碎后的槐米 10～20 克和干姜 3 克，每日 2 次。共计 1 周。临床应用：庄雨龙将 72 例单纯性下尿路感染患者随机分为试验组和对照组各 36 例。对照组使用阿莫西林克拉维酸钾片（每片含阿莫西林 0.2 克和克拉维酸 28.5 毫克）3 片，每日 2 次，口服；试验组在对照组基础上温水送服粉碎后的槐米和干姜。结果：试验组总显效率 97.2%（35 例），无效率 2.8%（1 例）；对照组总显效率 77.8%（28 例），无效率 22.2%（8 例）。[5]

2. **单味鲜小蓟** 组成：鲜小蓟。功效：凉血止血，清热解毒，祛湿利尿。制备方法：取鲜小蓟 80 克，加水 250 毫升，煎沸 3 分钟，取汁温服。用法用量：每日 3 次。临床应用：孙家元将 72 例热淋患者随机分为治疗组与对照组各 36 例。对照组予八正散加减，若伴有寒热、口苦、呕恶者，合小柴胡汤；腹胀便秘甚者，加用枳实，并加重大黄用量；热毒明显者，合五味消毒饮。治疗组采用单味鲜小蓟治疗。结果：治疗组痊愈 28 例，有效 6 例，无效 2 例，总有效率 77.8%；对照组痊愈 31 例，有效 4 例，无效 1 例，总有效率 86.1%。差异无统计学意义。[6]

3. **双黄连注射液** 组成：金银花、黄芩、连翘（哈尔滨中药二厂生产）。用法用量：双黄连注射液 3.6～4.2 克兑入 5% 葡萄糖液 500 毫升中静脉点滴，每日 1 次，个别病情严重者可加大双黄连注射液剂量，最大用至每月 6 克，分 2 次静脉点滴。临床应用：严凤山等以上方治疗 42 例泌尿系感染患者。结果：治愈 31 例，好转 6 例，无效 5 例。总有效率 88.1%。治疗时间最短 4 天，最长 15 天，平均 8.4 天。[7]

4. **臭牡丹根** 组成：臭牡丹根。适用于妇女劳累或性生活过频发病。制备方法：临用挖取臭牡丹根，去中心木质，取根皮 6～10 克，洗净，剁成细末，调入鸡蛋 1 个，按常规煎炒法（荤素油均可，

① 文先惠.健脾益肾通淋汤治疗慢性尿路感染 115 例总结[J].湖南中医杂志,2002,18(1)：22-23.
② 陈鼎祺.土茯苓善治淋病和泌尿系感染[J].中医杂志,2002,43(10)：733.
③ 钟敬芳,等.白头翁汤治疗下泌尿道感染 122 例[J].安徽中医临床杂志,1997,9(1)：44.
④ 杨仁信.玉米须合剂治泌尿系感染 120 例疗效观察[J].新中医,1990(2)：25-26.
⑤ 庄雨龙,贾玉森.槐米对单纯性下尿路感染相关症状缓解的研究[D].北京：北京中医药大学,2015：28-34.
⑥ 孙家元.单味鲜小蓟治疗热淋 36 例疗效观察[J].中国中医药信息杂志,2010,17(8)：65.
⑦ 严凤山,等.双黄连注射液治疗泌尿系感染 42 例[J].四川中医,1995(8)：32.

根据口味放盐）。用法用量：每日服1次，连服3～5次获效。临床应用：吉国志以上方治疗8例泌尿道感染患者，治愈8例。注意事项：服食期间忌食豆类，忌服用发汗药。①

5. 薯草总酸胶丸　组成：每粒含薯草总酸0.33克。用法用量：每日6～8粒，分3～4次，口服。临床应用：彭悦等以上方治疗65例尿路感染患者。结果：急性尿路感染显效13例（52.0%），进步10例（40.0%），无效2例（8.0%）；慢性尿路感染显效20例（50.0%），进步16例（40.0%），无效4例（10.0%）。急性和慢性尿路感染的疗效基本一致，两者总有效率均在90%以上。②

中 成 药

1. 宁泌泰胶囊　组成：四季红、芙蓉叶、仙鹤草、大风藤、三颗针、连翘、白茅根等（贵阳新天药业股份有限公司，国药准字Z20025442）。用法用量：每次4粒，每日3次。2周为1个疗程。临床应用：窦圣姗等将36例泌尿系感染患者随机分为治疗组26例与对照组10例。对照组给予口服三金片，每次4片，每日3次，2周为1个疗程；治疗组采用宁泌泰胶囊治疗。结果：治疗组痊愈16例，显效8例，有效2例，有效率100%；对照组痊愈2例，显效6例，有效2例，有效率80%。③

2. 肾安胶囊　组成：肾茶、石椒草、黄柏、白茅根、茯苓、白术、金银花等（云南保元堂出厂）。用法用量：每次2粒，每日3次。临床应用：黄杰将100老年女性下尿路感染患者随机分为治疗组55与对照组45例。对照组根据药敏试验用药，治疗组在对照组治疗基础上加用肾安胶囊。结果：治疗前两组之间的尿培养加药敏试验，尿常规及血常规等差异无统计学意义。两组之间疗效比

较，治疗组总有效率96.36%，对照组痊愈率80%，差异有统计学意义（$P<0.05$）。治疗组在治疗过程中5例患者出现胃肠反应，如食欲下降、恶心等现象，无其他明显不良反应。④

3. 热淋清颗粒　组成：蓼科植物头花蓼等（贵州威门药业股份有限公司，国药准字Z52020383）。功效：利尿通淋，清热解毒。用法用量：每日3次。临床应用：沈银奎将112例泌尿系感染患者随机分为观察组和对照组各56例。对照组给予左氧氟沙星治疗，观察组给予热淋清颗粒加左氧氟沙星治疗。结果：观察组和对照组总有效率分别为94.64%和82.14%；观察组患者的症状（尿急、尿频、尿痛）和发热消失时间明显少于对照组；两组患者治疗后尿白细胞镜检结果较治疗前显著性减少。⑤

4. 清尿颗粒剂　组成：黄柏3克、焦栀子3克、薏苡仁6克、苍术6克（天江药业有限公司生产）。用法用量：每日1剂，用水冲调分次口服。1周为1个疗程，共2个疗程。临床应用：李妮将66例小儿泌尿系感染患者随机分为治疗组36例与对照组30例。对照组采用呋喃坦啶8～10毫克/（千克·天），分3次饭后口服。1周为1个疗程，共2个疗程；治疗组采用清尿颗粒剂治疗。结果：治疗组痊愈12例，好转21例，无效3例，总有效率91.7%；对照组痊愈6例，好转17例，无效7例，总有效率76.7%。⑥

5. 黄藤素片　组成：防己科天仙藤属植物黄藤中提取的生物碱精制而成（云南省玉溪市维和制药有限公司，批号20061005）。用法用量：每次0.3克，每日3次，口服，连用3天。临床应用：吴春艳等将90例急性膀胱炎患者随机分为治疗组与对照组各45例。对照组用呋喃妥因，每次50毫克，每日3次，口服，连用3天；治疗组采用黄藤素片治疗。结果：治疗组治愈率88.89%，对照组66.67%。⑦

① 吉国志.臭牡丹根皮治泌尿道感染[J].中医杂志，1983(4)：65.
② 彭悦，等.薯草总酸胶丸治疗65例尿路感染的探讨[J].中医杂志，1982(8)：36-37.
③ 窦圣姗，张杰，等.宁泌泰胶囊治疗泌尿系感染的临床研究[J].中国中医药现代远程教育，2017,15(1)：98-99.
④ 黄杰，等.肾安胶囊治疗老年女性下尿路感染100例的临床疗效分析[J].中国中西医结合肾病杂志，2015,16(8)：730-731.
⑤ 沈银奎.热淋清颗粒联合左氧氟沙星治疗泌尿系感染56例[J].中国药业，2014,23(8)：66-67.
⑥ 李妮.清尿颗粒剂治疗小儿泌尿系感染36例观察[J].实用中医药杂志，2011,27(8)：544-545.
⑦ 吴春艳，等.黄藤素片治疗急性膀胱炎的临床观察[J].中国医药导报，2009,6(4)：37.

6. 复方石韦片　组成：石韦、黄芪、苦参、萹蓄（承德颈复康药业集团有限公司生产，批号031015）。用法用量：每次5片，每日3次，口服。临床应用：占永立等将147例上尿路感染患者随机分为治疗组110例与对照组37例；312例下尿路感染患者随机分为治疗组206例与对照组106例。对照组予三金片（金樱根、菝葜、金沙藤、积雪草、羊开口组成，每片含生药量为2.1克，桂林三金药业有限责任公司生产）每次5片，每日3次口服。治疗组采用复方石韦片。结果：上尿路感染患者治疗组、下尿路感染患者治疗组的总有效率均优于对照组（P＜0.05或P＜0.01）。治疗后两组中医证候积分和尿白细胞均较治疗前显著减少（P＜0.01）；临床观察过程中未见明显不良反应发生。①

7. 银花泌炎灵片　组成：半枝莲、金银花、车前子等。用法用量：每日3次，每次8片，2周为1个疗程。临床应用：王冬梅等将60例急性尿路感染患者随机分为治疗组与对照组各30例。对照组服用三金片，每日3次，每次5片，2周为1个疗程；治疗组服用银花泌炎灵片。结果：治疗组治愈20例，好转8例，无效2例，总有效率93.3%；对照组治愈14例，好转11例，无效5例，总有效率83.3%。②

8. 清淋颗粒　组成：瞿麦、萹蓄、关木通、车前子、滑石、栀子、大黄、炙甘草（江西山香药业有限公司生产）。用法用量：开水冲服，每次10克，每日3次。1个半月为1个疗程。临床应用：左铮云等将150例泌尿系感染下焦湿热证患者随机分为治疗组110例与对照组40例。对照组用热淋清颗粒，开水冲服，每次16克，每日3次。1个半月为1个疗程；治疗组采用清淋颗粒。结果：治疗组痊愈43例，显效38例，有效16例，无效13例，总效率88.18%；对照组痊愈11例，显效14例，有效5例，无效10例，总效率75%。③

9. 三金片　组成：金樱根、金刚刺、金沙藤等［桂林三金药业集团公司生产，桂卫药准字（1982）第014036号］。用法用量：每日3～4次，每次5片。临床应用：邱红将78例急性泌尿系感染患者随机分为治疗组42例与对照组36例。对照组单纯诺氟沙星（氟哌酸）胶囊每次0.2克，每日3～4次，治疗时间5～15天；治疗组诺氟沙星胶囊加服三金片。结果：治疗组总有效例40例，有效率95%；对照组总有效例28例，有效率78%。两组有显著性差异（P＜0.05）。④

10. 金钱通淋口服液Ⅰ号　组成：金钱草、石韦、海金沙、忍冬藤、白茅根（江西省药物研究所研制）。功效：清热祛湿，利水通淋。用法用量：20毫升，口服。临床应用：金亚明等将80例泌尿系感染患者随机分为治疗组与对照组各40例。对照组用金钱通淋口服液Ⅱ号（空白对照药），20毫升，口服，及尿感宁冲剂Ⅱ号（治疗药），每次1包，冲服，每日3次；治疗组用金钱通淋口服液Ⅰ号（治疗药）及尿感宁冲剂Ⅰ号（空白对照药），每次1包，冲服，每日3次。结果：治疗组总有效率87.5%，无明显不良反应；对照组总有效率65%。⑤

11. 消淋丸　组成：白花蛇舌草、土茯苓、白茅根、瞿麦、滑石、木通。用法用量：每日3次，每次10克，开水吞服。2周为1个疗程。临床应用：白善信等以上方治疗600例泌尿系感染患者。结果：其中急性肾盂肾炎230例中，治愈214例，显效14例，无效2例；慢性肾盂肾炎62例中，治愈42例，显效12例，无效8例；急性膀胱炎166例中，治愈164例，显效2例；慢性膀胱炎34例中，治愈30例，显效2例，无效2例；尿道炎108例中，治愈98例，显效10例。总有效率98%。注意事项：服药期间忌茶及辛辣食物。⑥

12. 金莲花冲剂　组成：金莲花。用法用量：每日3次，每次1袋，服用5～7天。临床应用：王

① 占永立，等.复方石韦片治疗尿路感染的临床观察[J].中国中西医结合杂志，2007,27(3)：249-251.
② 王冬梅，等.银花泌炎灵片治疗急性尿路感染30例临床观察[J].中医药信息，2006,23(3)：28.
③ 左铮云，等.清淋颗粒治疗泌尿系感染下焦湿热证110例的临床疗效观察[J].江西中医药，2005,36(10)：17-18.
④ 邱红.氟哌酸加三金片治疗急性泌尿系感染42例疗效观察[J].海南医学，2002,13(10)：75.
⑤ 金亚明，陈以平，等.金钱通淋口服液治疗泌尿系感染[J].上海中医药杂志，2000(2)：28-29.
⑥ 白善信，等.消淋丸治疗泌尿系感染600例[J].中国民间疗法，2000,8(7)：32.

平以上方治疗30例泌尿系感染患者。结果：治愈26例，无效4例，有效率86.6％。[1]

13. 肾舒冲剂 组成：白花蛇舌草、大青叶、海金沙、瞿麦、萹蓄（厦门市中药厂生产）。用法用量：成人每次1包，小儿酌减，每日服2～3次，开水冲服。临床应用：柯联才等将309例泌尿系感染患者随机分为治疗组275例与对照组34例。对照组服用三金片，治疗组服用肾舒冲剂。结果：治疗组有效率85.29％，高于对照组（66.67％）；治疗组的显效率79.41％，明显优于对照组（37.50％）。[2]

14. 肾疾宁 组成：党参、茯苓、黄柏、萹蓄、瞿麦、冬瓜皮、白花蛇舌草、柴胡、车前子、蒲公英、生地黄、老节。用法用量：每次1袋，开水冲服，每日2～3袋。临床应用：彭悦等以上方治疗70例尿路感染患者。结果：急性尿路感染22例，显效10例（45.5％），有效9例（40.9％），无效3例（13.6％），总有效率86.4％；慢性尿路感染急性发作者48例，显效20例（41.7％），有效18例（37.5％），无效

10例（20.8％），总有效率79.2％。70例中于治疗前有26例尿细菌培养阳性，治疗后20例转阴，尿菌转阴率76.9％。[3]

预 防 用 药

滋肾通关胶囊 组成：知母、黄柏、肉桂［江苏省中医院制剂部提供，宁卫制（1999）第683号］。功效：清下焦湿热，助膀胱气化。用法用量：每次4粒，每日3次。临床应用：李华伟将60例尿路感染患者随机分为治疗组和对照组各30例。对照组服用呋喃妥因50毫克，每晚1次。如发生尿路感染症状行中段尿培养，根据药敏试验选用抗生素治疗3天，停用试验药物，疗程结束后重新开始服用试验药物；治疗组服用滋肾通关胶囊。结果：经过12个月的随访，尿路感染发作的平均次数在治疗组与对照组中无显著差别（$P > 0.05$）。尿培养大肠埃希氏菌在治疗组产生的耐药性要显著低于对照组（$P < 0.05$）。[4]

[1] 王平.金莲花冲剂治疗泌尿系感染疗效观察[J].中成药,1995,17(8)：51.
[2] 柯联才,等.肾舒冲剂治疗泌尿系感染275例临床总结[J].福建中医药,1987(1)：7-8,6.
[3] 王铁良,等.“肾疾宁”治疗70例泌尿系感染的临床观察[J].黑龙江中医药,1985(3)：38,60.
[4] 李华伟.滋肾通关胶囊对尿路感染的预防作用[J].河南中医,2014,34(5)：971-972.

肾盂肾炎

概　述

　　肾盂肾炎是由细菌感染引起的发生在肾间质和肾盂的炎症,可分为急性肾盂肾炎和慢性肾盂肾炎两种。

　　急性肾盂肾炎临床表现为发作性的寒颤、发热、腰背痛(肋脊角处有明显的叩击痛),通常还伴有腹部绞痛、恶心、呕吐、尿痛、尿频和夜尿增多,实验室检验可见非肾性血尿、蛋白尿,育龄妇女最多见。可由上行性感染或血行性感染而来,尿路梗阻和尿流停滞是常见的原因。若病情不能控制,后期可发展为菌血症,严重者为中毒性休克。

　　慢性肾盂肾炎大多是由急性肾盂肾炎转化而来,容易由劳累或感冒诱发,表现为尿频尿急尿痛,反复发作半年或以上,尿菌培养阳性,影像学检查发现局灶粗糙的肾皮质瘢痕和肾盏变形。其病变复杂多样,病情轻重不一,临床症状多端,本病长期反复发作可导致肾小管功能减退、肾小管性酸中毒,后期可发展至肾小球肾炎或慢性肾功能不全,乃至尿毒症。

　　本病属中医"劳淋""淋证""腰痛""尿血"等范畴。《诸病源候论·诸淋病候》曰:"若饮食不节,喜怒不时,虚实不调,脏腑不和,致肾虚膀胱热,肾虚则小便数,膀胱热则水下涩……故谓之为淋。"强调本病为肾虚标实。《素问·玄机原病式》篇曾记载:"热甚客于肾部,干于足厥阴之经庭孔,郁结极甚而气血不能宣通。"指出本病主要致病因素为热甚至气血不通,强调瘀热。慢性肾盂肾炎的主要症状为腰部酸痛,尿频等,反复发作,缠绵不已,其病变主要在肾与膀胱,并可影响到脾肺。《诸病源候论》指出"诸淋者,肾虚而膀胱热也",能导致肾虚而膀胱结热,气化不得宣行之因是很多的。临床所及,有因肺经蕴热,高源化绝,而致金不生水者;有因房事或产褥过多,用力过度,或汗后入水,而耗散真元之气,乃致肾水内亏者;有因先天禀赋不足者。其急性发作期,湿热下注标象明显,缓解期则主要以肾虚为主,并以气阴两虚多见。病情反复发作,久则肺脾肾三脏俱损,气血不足,而成虚劳之证。

　　现代中医认为,本病多因素体肾气不足,或房劳过度损伤肾阴,或思虑过度,或嗜食厚味与辛辣,损伤脾胃,生湿生热,亦或外阴不洁,浊邪内淫,湿热下注膀胱所致,日久不愈,久而化瘀,阴阳俱损,引发劳淋。治疗原则多是健脾、益肾、清热、祛湿、化瘀,部分佐以补脾阳,温肾阳。急性期为下焦湿热蕴毒,伤及肾与膀胱,以邪实居多,治宜清利湿热,解毒消炎为主;慢性期为湿热邪伤及正气,以虚实夹杂为主,治宜清补。

辨　证　施　治

徐小周分5型

　　(1)下焦湿热型　症见尿频尿急、尿黄、尿道灼热而痛,小腹胀痛,腰痛,口干或渴,或发热,或身热不扬,或尿血,大便秘结或泄泻,舌质红苔黄腻,脉滑数或濡数。本证多见于急性发作期。治宜清热解毒、利湿通淋。方用八正散合石韦散加减:石韦、冬葵子、大黄、滑石、生地黄、茅根、益母草、金银花、连翘、土茯苓、甘草梢等。

　　(2)肝胆郁热型　症见腰痛,小腹胀痛,尿频而热,尿短色黄,心烦喜呕,不思饮食,口干口苦,舌质红苔黄或微腻,脉弦数。本证多见于急性发作期。治宜疏肝泄热、利湿通淋。方用龙胆泻肝汤合柴苓汤加减：龙胆草、柴胡、黄芩、法半夏、车前子、茯苓、泽泻、生地黄、滑石、益母草、白花蛇舌草、虎杖、甘草等。

（3）肾阴亏虚，湿热未清型　症见尿频而短少，小便涩痛，尿意不尽，手足心热，或低热缠绵，腰膝酸软，头晕耳鸣，夜寐不宁，心烦口干，舌质红苔薄黄，脉细数。本证多见于急性发作期缓解后余邪未尽，出现不典型反复发作，或慢性持续阶段。治宜滋阴补肾、清热利湿。方用知柏地黄汤合猪苓汤加减：知母、黄柏、生地黄、山茱萸、淮山药、牡丹皮、茯苓、泽泻、猪苓、滑石、阿胶、益母草等。

（4）脾肾两虚、湿邪留恋型　症见久淋不愈，尿频，淋漓不尽，遇劳则甚，时作时止，面浮足肿，神疲乏力，腰膝酸痛，头晕耳鸣，纳呆腹胀，大便溏薄，舌质淡，苔白腻微黄，脉沉细无力。本证多见于慢性期病程较长或年纪较大，阳气不足或素体阳虚者。治宜补肾健脾、利湿解毒。方用补中益气汤合无比山药丸加减：熟地黄、淮山药、山茱萸、茯苓、菟丝子、杜仲、淫羊藿、黄芪、白术、益母草、丹参、车前子等。

（5）气阴两虚、湿热未尽型　症见小便涩痛，尿少，余沥不尽，小腹微胀，腰膝酸软，头晕耳鸣，倦怠乏力，短气懒言，舌红少苔脉细弱。本证多见于病情缓解后，余毒未清。治宜滋阴益气、清热利湿。方用参芪麦味地黄汤加减：黄芪、党参、麦冬、五味子、熟地黄、淮山、山茱萸、茯苓、泽泻、牡丹皮、益母草、白茅根等。[1]

经 验 方

1. 二丁二仙汤　淫羊藿15克、仙茅15克、知母15克、黄柏15克、紫花地丁15克、蒲公英15克、当归9克、巴戟天9克。每日1剂，水煎过滤，早晚2次饭后温服。张洪利将82例脾肾两虚型慢性肾盂肾炎患者随机分为治疗组和对照组各41例。对照组给予常规治疗，治疗组在对照组的基础上加用二丁二仙汤。结果：治疗组临床痊愈12例，显效17例，有效9例。总有效率92.68%；对照组临床痊愈6例，显效16例，有效8例，总有效率73.17%。[2]

2. 知柏地黄汤合八正散　熟地黄25克、山茱萸20克、淮山药20克、茯苓15克、牡丹皮15克、泽泻15克、黄柏15克、知母15克、萹蓄20克、瞿麦20克、车前子10克、滑石20克、生甘草10克。随症加减：血尿，加小蓟、白茅根；湿热明显，加蒲公英、白花蛇舌草；阴虚明显，加墨旱莲、女贞子；气虚明显，加党参、黄芪；水肿，加冬瓜皮；尿频、夜尿，加芡实、金樱子。每日1剂，水煎分2次服。2～4周为1个疗程。邓茜等将60例慢性肾盂肾炎患者随机分为治疗组和对照组各30例。对照组给予西药抗生素治疗，治疗组给予知柏地黄汤合八正散治疗。结果：治疗组、对照组总有效率分别为86.6%、66.7%，治疗组优于对照组（$P<0.05$）。治疗组停药3个月及6个月重新感染例数分别为11%、23%，对照组分别为40%、60%，治疗组明显低于对照组（$P<0.05$）。[3]

3. 培元补中通淋　黄芪30克、太子参15克、云苓20克、山茱萸10克、山药20克、牡丹皮15克、车前子（包煎）15克、土茯苓30克、薏苡仁30克、川草薢10克、白茅根30克、萹蓄10克、生甘草6克。随症加减：腰酸痛，加杜仲10克、桑寄生10克、怀牛膝10克；尿检有红细胞，加三七粉4克、石韦20克。每日1剂，水煎2次，早晚分服。6周为1个疗程。张继芝将110例绝经期女性慢性肾盂肾炎患者随机分为治疗组和对照组各55例。对照组用尿感宁，每次1袋，每日3次；治疗组用培元补中通淋中药汤药治疗。结果：治疗组治疗总有效率91.0%，对照组总有效率69.0%。[4]

4. 补肾健脾清淋汤　生地黄20克、女贞子20

① 徐小周.辨证治疗慢性肾盂肾炎102例[J].四川中医,1996,14(8):30-31.
② 张洪利.二丁二仙汤对脾肾两虚型慢性肾盂肾炎患者尿NAG、β_2-MG及免疫功能的影响[J].现代中西医结合杂志,2018,27(8):856-859.
③ 邓茜,等.知柏地黄汤合八正散治疗慢性肾盂肾炎疗效观察[J].广州中医药大学学报,2013,30(3):309-311.
④ 张继芝.培元补中通淋法治疗绝经期女性慢性肾盂肾炎55例临床观察[J].世界中西医结合杂志,2011,6(7):584-586.

克、杜仲 12 克、云茯苓 12 克、白术 10 克、太子参 20 克、土茯苓 10 克、益母草 15 克、白花蛇舌草 20 克、白茅根 20 克、车前草 20 克、甘草 6 克。每日 1 剂,水煎服,早晚饭后分服。黄建平等将 200 例慢性肾盂肾炎患者随机分为治疗组与对照组各 100 例。对照组口服复方磺胺甲噁唑,每次 2 片,每日 2 次;治疗组采用补肾健脾清淋汤治疗。结果:治疗组显效率 85%,总有效率 95%;对照组显效率 40%,总有效率 80%。两组疗效有显著性差异(P<0.05)。①

5. 补肾泄浊化瘀汤 补骨脂 20 克、女贞子 20 克、薏苡仁 15 克、红花 15 克、川芎 15 克、赤芍 15 克、茜草 15 克、小蓟 15 克、泽泻 15 克、金银花 15 克、连翘 15 克、黄柏 15 克、车前草 30 克、金钱草 30 克、白术 30 克、萆薢 30 克、黄芪 30 克。每日 1 剂,上药用自来水泡药 30 分钟后水煎 2 次,2 煎混合分 3 次口服。1 个月为 1 个疗程,连服 2 个疗程观察疗效。王子平以上方治疗慢性肾盂肾炎患者 100 例。结果:治愈 45 例,显效 30 例,有效 20 例,无效 5 例。总有效率 95%。②

6. 清心莲子饮 黄芪 50 克、党参 20 克、石莲子 15 克、茯苓 15 克、麦冬 15 克、车前子 20 克、地骨皮 15 克、瞿麦 20 克、萹蓄 20 克、败酱草 20 克、白花蛇舌草 50 克、土茯苓 50 克、生山药 20 克、柴胡 15 克、甘草 15 克。随症加减:血尿明显,加白茅根 30 克、大蓟 10～15 克、小蓟 10～15 克、藕节 10～15 克、蒲黄 10～15 克;尿频、尿急明显,加益智仁 20 克、桑螵蛸 15 克、补骨脂 15 克、小茴香 5 克;畏寒明显,加鹿角霜 20 克、熟地黄 20 克、肉桂 10 克、附子 10 克;腰痛明显,加狗脊 20 克、桑寄生 15 克、杜仲 15 克、续断 15 克;尿道疼痛明显,加生大黄 5～7.5 克、桃仁 15～20 克。每日 1 剂,水煎,每日 2 次,口服。2 周为 1 个疗程,连用 8～10 个疗程后停用中药。孙元莹等将 110 例难治性慢性肾盂肾炎患者随机分为治疗组 60 例与对照组 50

例。对照组采用西药常规治疗,治疗组在对照组用药基础上口服清心莲子饮。结果:治疗组治愈率显著优于对照组,复发率显著低于对照组,两组比较,有显著差异(P<0.01);降低 BUN、Scr、尿 β_2-MG、血 β_2-MG,提高 Ccr 以及 C3、IgA、IgG、IgM 水平。两组比较,有显著性差异(P<0.05 或 P<0.01)。③

7. 通淋消毒饮 黄芪 50 克、党参 20 克、石莲子 15 克、茯苓 15 克、麦冬 15 克、车前子 20 克、地骨皮 15 克、瞿麦 20 克、萹蓄 20 克、败酱草 20 克、白花蛇舌草 50 克、土茯苓 50 克、生山药 20 克、柴胡 15 克、甘草 15 克。随症加减:血尿明显,加白茅根 30 克、大蓟 15～25 克、小蓟 15～25 克、藕节 15～25 克、蒲黄 10～15 克;尿频、尿急明显,加益智仁 20 克、桑螵蛸 15 克、补骨脂 15 克、茴香 5 克;畏寒明显,加鹿角霜 20 克、熟地黄 20 克、肉桂 10 克、附子 10 克;腰痛明显,加狗脊 20 克、桑寄生 15 克、杜仲 15 克、续断 15 克;尿道疼痛明显,加生大黄 5～7.5 克、桃仁 15～20 克。每日 1 剂,水煎,分 2 次,口服。2 周为 1 个疗程,连用 8～10 个疗程后停用中药。张万祥等将 110 例难治性慢性肾盂肾炎患者随机分为治疗组 60 例与对照组 50 例。对照组给予抗生素治疗,治疗组给予通淋消毒饮治疗。结果:治疗组治愈 44 例,近期痊愈 56 例,无效 4 例,1 年复发 13 例,2 年复发 20 例;对照组治愈 17 例,近期痊愈 29 例,无效 21 例,1 年复发 28 例,2 年复发 37 例。④

8. 补中益气汤合四妙勇安汤 生黄芪 30 克、党参 15 克、生白术 10 克、生甘草 6 克、当归 10 克、陈皮 10 克、升麻 10 克、柴胡 10 克、玄参 10 克、金银花 10 克。曾荣香等以上方治疗 1 例慢性肾盂肾炎患者 1 周,服药后自觉症状明显好转。原方加续断 15 克,菟丝子 15 克再进半月,尿常规阴性。此后服补中益气丸及六味地黄丸半年余。随访 2 年未复发。⑤

① 黄建平,等.补肾健脾清淋汤治疗慢性肾盂肾炎 100 例临床观察[J].甘肃中医,2009,22(3):29-31.
② 王子平.补肾泄浊化瘀汤治疗慢性肾盂肾炎 100 例疗效观察[J].河北中医,2009,31(7):987-988.
③ 孙元莹,等.清心莲子饮治疗难治性慢性肾盂肾炎疗效观察[J].辽宁中医杂志,2006,33(12):1603-1604.
④ 张万祥,等.通淋消毒饮治疗难治性慢性肾盂肾炎 60 例[J].实用中医内科杂志,2006,20(6):647-648.
⑤ 曾荣香,等.补中益气汤在肾脏疾病中的运用举隅[J].时珍国医国药,2004,15(9):643.

9. 清肾解毒汤　一组：金银花 30 克、半枝莲 30 克、白花蛇舌草 30 克、连翘 12 克、生地黄 12 克、射干 12 克、小蓟 12 克、仙鹤草 12 克、白茅根 18 克、萹蓄 9 克。二组：花生米 30 克、赤小豆 30 克、大枣 6 个、红糖 15 克。每日 1 剂，将一二组药物分煎合服。对慢性肾盂肾炎气血亏耗，肾阴虚见证较多。方中多去半枝莲，其他药物减量并酌选黄柏、黑杜仲、枸杞子、山茱萸、女贞子、黄芪、当归、潞党参等滋补肾阴及补气补血类药物。杨乐文以上方治疗 78 例慢性肾盂肾炎患者。结果：痊愈 66 例，好转 10 例，无效 2 例。①

10. 加味猪苓汤基本方　阿胶（烊化）10 克、滑石 30 克、猪苓 15 克、茯苓 15 克、泽泻 15 克、柴胡 15 克、益母草 30 克、白茅根 30 克、金银花 30 克、蒲公英 30 克。随症加减：兼神疲乏方者，加党参 15 克、黄芪 15 克；兼腰膝酸软者，加桑寄生 30 克、杜仲 30 克。每日 1 剂，水煎 700 毫升分 2 次服用，1 个月为 1 个疗程，一般服药 1～3 个疗程。金杰等以上方治疗 46 例慢性肾盂肾炎患者，近期治愈（疗程完毕后第 2～6 周复查尿菌均为阴性者）44 例，痊愈（追踪 6 个月无再复发者）42 例。②

11. 乌蕨合剂　乌蕨、白花蛇舌草、茅根、车前草。以上 4 味各用干品 30 克，加水适量煎煮 2 次，去渣浓缩为 40 毫升，为 1 剂 1 日量，分 2 次服完。急性发作者 1 日服 3 剂，1 日夜服完。此方可连续服用，如服后觉头晕较甚，可酌情减半量予之。随症加减：下焦湿热壅盛，腰痛尿急尿频尿痛，溲黄热或黄浊，伴见恶寒发热，脉浮数，舌苔薄白黄，脉弦数者，加柴胡 18～30 克、蒲公英 30 克、紫花地丁 30 克；腰痛尿急尿频尿痛不甚显著，且无恶寒发热，若兼见少气困倦，头晕乏力，脉细软，舌质淡或正常，加黄芪、党参；腰痛尿急尿频尿痛，伴见手足心热，口干不渴，心烦少寐，脉细数，舌质正常或嫩红或浅绛，苔薄白或薄黄，加生地黄、女贞、龟甲、牡丹皮、泽泻；慢性肾盂肾炎见腰痛绵绵，尿急，尿须不甚，溲淡黄或清，面浮白，或见下肢肿，按之有指痕，精神困倦，食欲不振，舌淡，脉沉细，乌蕨合剂可减为 1/3 量，或半量予之，另加菟丝子、黄精、枸杞子、白术、云苓、淮山药、桑寄生。钟新渊以上方治疗 73 例急慢性肾盂肾炎患者。结果：治疗 30 例慢性肾盂肾炎患者，疗程 3～6 个月，痊愈 20 例，好转 8 例，无效 2 例；43 例急性肾盂肾炎患者，痊愈 39 例，好转 2 例，无效 2 例。③

单　方

1. 苦参胶囊丸　组成：苦参。用法用量：每次 4 丸，每日服 3 次，连服 15 天。临床应用：高文武将 174 例肾盂肾炎患者随机分为治疗组 91 例与对照组 83 例。对照组采灭滴灵，治疗组采用苦参胶囊丸。结果：治疗组总有效率 97.8%，对照组 95.2%，两组疗效相近似。两组复发病例用苦参治疗仍然有效。④

2. 珍珠草　组成：珍珠草 30 克、大枣 6 个。适用于肾炎水肿、尿路感染与结石、肠炎、黄疸型肝炎、小儿疳积等。用法用量：每日 1 剂，初煎液 1 次空腹服，复煎液作茶饮。临床应用：胡文锦以上方治疗慢性肾盂肾炎患者 16 例，全部治愈，远期随访 2～10 年均未复发。⑤

中 成 药

1. 宁泌泰胶囊　组成：四季红、芙蓉叶、仙鹤草、大风藤、白茅根、连翘、三棵针（贵阳新天药业股份有限公司）。用法用量：每次 4 粒，每日 3 次。临床应用：陈代平等将 90 例湿热下注型急性肾盂肾炎患者随机分为治疗组 60 例和对照组 30 例。对照组给予抗生素治疗，治疗组给予宁泌泰胶囊联合抗生素治疗。结果：治疗组愈显率 83.05%，对照组 66.67%，两组临床疗效比较有显著性差异

① 杨乐文.清肾解毒汤治疗慢性肾盂肾炎 78 例[J].实用中医内科杂志,2004,18(3)：238－239.
② 金杰,张发荣,廖方正,等.加味猪苓汤治疗慢性肾盂肾炎 46 例[J].中医函授通讯,2000,19(4)：9－10.
③ 钟新渊.乌蕨合剂为主治疗急慢性肾盂肾炎 73 例观察报告[J].江西中医药,1986(1)：29.
④ 高文武.苦参治疗滴虫性肾盂肾炎 91 例的疗效观察[J].四川中医杂志,1988(3)：28.
⑤ 胡文锦.珍珠草治疗慢性肾盂肾炎 16 例疗效观察[J].广东医学,1984,5(4)：27.

（P＜0.05）；治疗后，两组临床症状积分均显著降低（P＜0.001），但组间差异无统计学意义（P＞0.05）；治疗组中段尿培养细菌转阴率高于对照组（94.28％ vs 80.00％，P＜0.05）；两组治疗后及随访2周时尿红细胞和白细胞均较治疗前减少（P＜0.001）。①

2. 杞菊地黄丸　组成：熟地黄、泽泻、牡丹皮、山茱萸、茯苓、山药、菊花、枸杞子（北京同仁堂科技发展股份有限公司制药厂，国药准字Z20044277）。功效：明目，补肝肾，利湿浊。用法用量：每次8粒，每日3次。临床应用：刘婷将128例慢性肾盂肾炎患者随机分为实验组与对照组各64例。对照组应用抗生素进行抗感染治疗，实验组在对照组患者治疗方法的基础上给予杞菊地黄丸。结果：经过治疗后，对照组患者总有效率93.8％（60/64），实验组患者总有效率95.3％（61/64），差异不具有统计学意义；随访6个月后对照组患者复发率18.8％（12/64），实验组患者复发率3.1％（2/64），差异具有统计学意义（P＜0.05）；实验组患者的血清免疫球蛋白、尿液中ALB、β_2-MG及NAG水平及肝肾功能等指标均优于对照组患者，差异具有统计学意义（P＜0.05）。②

3. 肾舒颗粒　组成：白花蛇舌草、萹蓄、大青叶、淡竹叶、地黄、茯苓、甘草、海金沙藤、黄柏、瞿麦等（四川迪康科技药业股份有限公司，国药准字Z51021688）。功效：清热解毒，利水通淋。用法用量：每次1.2～1.4克，每日3次。4周为1个疗程。临床应用：陶晓芬等将93例湿热蕴结型慢性肾盂肾炎患者随机分为治疗组48例与对照组45例。对照组采用常规治疗，药敏试验结果结合临床疗效来选用敏感的抗菌药物。治疗组在对照组的基础上给予肾舒颗粒。结果：治疗组痊愈率、6个月内的复发率分别是56.25％、22.92％，对照组分别是46.67％、44.44％，治疗组明显低于对照组，差异有统计学意义（P＜0.05）。③

4. 鹿茸补涩丸　组成：附子5克、鹿茸（研末冲服）1.5克、肉桂3克、人参10克、黄芪10克、菟丝子10克、补骨脂10克、山药30克、桑螵蛸15克、茯苓9克。随症加减：兼有下焦湿热者，加珍珠草、小叶凤尾草、忍冬藤、车前子、半枝莲等；若小便红白相兼，加三七粉、仙鹤草、丹参、赤芍；腰酸痛明显者，加杜仲、桑寄生；尿蛋白阳性者，酌加龟甲、薏苡仁、玉米须。用法用量：每日1剂，水煎2次早晚分服。临床应用：曾露慧等将63例肾阳虚型慢性肾盂肾炎患者随机分为治疗组33例与对照组30例。对照组予抗生素治疗，治疗组用鹿茸补涩丸。结果：治疗组治愈18例，显效7例，有效7例，无效1例，总有效率97％；对照组痊愈7例，显效10例，有效6例，无效7例，总有效率76.7％。两组比较，差异有显著性意义（P＜0.05），治疗组优于对照组。④

5. 清化益肾颗粒　组成：生地黄、杜仲、巴戟天、茯苓、白术、太子参、土茯苓、败酱草、益母草、牡丹皮、车前草、甘草。用法用量：每次10克，每日2次。临床应用：王冬燕等将40例慢性肾盂肾炎患者随机分为治疗组和对照组各20例。两组患者均予2周足量抗生素治疗。对照组予左旋氧氟沙星治疗，治疗组予清化益肾颗粒治疗。结果：治疗组痊愈12例，基本痊愈5例，有效2例，无效1例；对照组痊愈5例，基本痊愈3例，有效8例，无效4例。⑤

6. 妇科千金片　组成：千斤拔、金樱根、穿心莲、功劳木、单面针、当归、鸡血藤、党参。用法用量：每日3次，每次6片。30天为1个疗程。临床应用：周珊将169例慢性肾盂肾炎患者随机分为治疗组115例与对照组54例。对照组服呋喃旦啶片每日3次，每次0.1克；安必仙胶丸每日3次，每次0.5克。30天为1个疗程。治疗组服妇科千金片。结果：治疗组临床控制15例，显效38例，有效51例，无效11例，总有效率90.43％；对

① 陈代平,等.宁泌泰胶囊联合抗生素治疗湿热下注型急性肾盂肾炎60例[J].上海中医药杂志,2015,49(5):52-54.
② 刘婷.杞菊地黄丸治疗慢性肾盂肾炎的临床研究[J].时珍国医国药,2013,24(9):2199-2200.
③ 陶晓芬,等.肾舒颗粒治疗湿热蕴结型慢性肾盂肾炎48例[J].陕西中医,2013,34(10):1344-1345.
④ 曾露慧,等.鹿茸补涩丸加减治疗肾阳虚型慢性肾盂肾炎33例[J].新中医,2009,41(5):72-73.
⑤ 王冬燕,等.清化益肾颗粒治疗慢性肾盂肾炎临床研究[J].山东中医杂志,2009,28(6):381-382.

照组临床控制 4 例,显效 8 例,有效 23 例,无效 19 例,总有效率 64.81%。[1]

7. 益肾康冲剂 组成:黄芪、人参、生地黄、杜仲、山茱萸、何首乌、枸杞子、女贞子、肉桂、土茯苓(黑龙江中医学院附属药厂加工成冲剂)。用法用量:每日 3 次,每次 10 克,温开水冲服。1 个月为 1 个疗程。临床应用:孙建实等以上方治疗 35 例反复发作性尿路感染患者,无 1 例复发尿路感染,尿菌阴性,其中 28 例全身症状消失,有效率 80%。[2]

8. 三金汤(片) 组成:金樱根 30 克、海金沙 9 克、金刚刺 15 克、羊开口 15 克、雷公根 9 克。用法用量:每日 1 剂,水煎,分 2 次服;片剂,每片 0.5 克,每次 4 片,每日 3 次内服。临床应用:中国人民解放军空军桂林医院一内科以上方治疗 150 例肾盂肾炎和尿路感染患者。结果:治愈 145 例,好转 5 例,无效 0 例,治愈率 96.6%。[3]

① 周珊.妇科千金片治疗慢性肾盂肾炎 115 例临床观察[J].湖南中医杂志,1999(3):66.
② 孙建实,等.益肾康冲剂防治反复发作性尿路感染[J].中西医结合杂志,1989,22(8):469.
③ 中国人民解放军空军桂林医院一内科.三金汤(片)治疗肾盂肾炎和尿路感染 150 例分析[J].中草药通讯,1976(5):29.

多　囊　肾

概　　述

多囊肾又名 Potter（Ⅰ）综合征、Perlmann 综合征、先天性肾囊肿瘤病、囊胞肾、双侧肾发育不全综合征、肾脏良性多房性囊瘤、多囊病。多囊肾是指以双侧肾脏多发性进行性囊肿为主要特征的一种单基因遗传性疾病。初始并无症状，随着囊肿的增大及增多，压迫周围肾组织，致使肾小管、肾小球萎缩硬化，肾功能受损，同时由于压迫肾内血管或囊肿过大或囊肿破裂，出现腰痛、腹胀、高血压、血尿等症状，后期出现肾衰竭。多囊肾有两种类型，常染色体隐性遗传型（婴儿型）多囊肾，发病于婴儿期，临床较罕见；常染色体显性遗传型（成年型）多囊肾，常于青中年时期被发现，也可在任何年龄发病。其病理变化主要表现在肾实组织中发生多个或无数个大小不等的液性囊肿，而使肾本体全面扩大，形态失常，晚期可因正常肾组织遭到严重破坏而导致肾功能衰竭。多囊肾可出现多种并发症，常见的有高血压、贫血、尿路感染及囊肿破裂等，约 30% 以上的患者可同时合并有肝囊肿或其他脏器的囊肿。多囊肾的发病率占人口的 3‰～4‰，有 60%～70% 的遗传倾向，且男女患病的机会大致相等。根据家族遗传病史及临床表现，结合 B 超、CT、MRI（核磁共振）等检查，即可作出对多囊肾的诊断。

本病患者幼时肾大小形态正常或略大，随年龄增长囊肿数目及大小逐渐增多和增大，多数病例到 40～50 岁时肾体积增长到相当程度才出现症状。主要表现为两侧肾肿大、肾区疼痛、血尿及高血压等。肾肿大：两侧肾病变进展不对称，大小有差异，至晚期两肾可占满整个腹腔，肾表面布有很多囊肿，使肾形不规则，凹凸不平，质地较硬。肾区疼痛：常为腰背部压迫感或钝痛，也有剧痛，有时为腹痛。疼痛可因体力活动、行走时间过长、久坐等而加剧，卧床后可减轻。肾内出血、结石移动或感染也是突发剧痛的原因。血尿：约半数患者呈镜下血尿，可有发作性肉眼血尿，此系囊肿壁血管破裂所致。出血多时，血凝块通过输尿管可引起绞痛。血尿常伴有白细胞尿及蛋白尿，尿蛋白量少，一般不超过 1.0 克/天。肾内感染时脓尿明显，血尿加重，腰痛伴发热。高血压：为多囊肾的常见表现，在血清肌酐未增高之前，约半数出现高血压，这与囊肿压迫周围组织，激活肾素-血管紧张素-醛固酮系统有关。近 10 年来，grahamPC、TorreV 和 CHAPmanAB 等都证实本病肾内正常组织、囊肿邻近间质及囊肿上皮细胞肾素颗粒增多，并有肾素分泌增加。这些对囊肿增长和高血压的发生密切相关。换言之，出现高血压者囊肿增长较快，可直接影响预后。肾功能不全：个别病例在青少年期即出现肾衰竭，一般 40 岁之前很少有肾功能减退，70 岁时约半数仍保持肾功能，但高血压者发展到肾衰竭的过程将大为缩短，也有个别患者 80 岁仍能保持肾脏功能。多囊肝：中年发现的多囊肾病人，约半数有多囊肝，60 岁以后约 70%。一般认为其发展较慢，且较多囊肾晚 10 年左右。其囊肿是由迷路胆管扩张而成。此外，胰腺及卵巢也可发生囊肿，结肠憩室并发率较高。

多囊肾在中医学典籍中无相应记载，亦无对应治法。然根据其临床症候特点，本病属中医"腰痛""尿血""肾胀""积聚""癥积""痞块""关格""虚劳"等范畴。本病属本虚标实，虚实错杂之证，早期多以邪实为主，病久则常虚实夹杂，晚期则以正衰邪实为主。《医宗必读·积聚》指出："初者,病邪初起,正气尚强,邪气尚浅,则任受攻;中者,受病渐久,邪气较深,正气较弱,任受且攻且补;末者,病魔经久,邪气侵凌,正气消残,则任受补。"因此在治疗上始终要注意顾护正气,攻伐药物不可过用。在临床辨证时应掌握以下要点:辨脏腑虚损和辨标本缓急。在治疗时应当早期以健脾利水渗湿,活血化瘀软坚为主,晚期则益气补肾,固护肾元,保肾泄浊为主,争取早期发现和治疗,防止或延缓关格重症。各医家选用的方药各异,但在早期大都遵循活血化瘀,健脾利湿之法,此为治标之法,治本则从正气入手,补益脾肾,并顾护肾元。

辨 证 施 治

吴朝晖分 3 证

(1)气血阴虚证 症见腰酸腰痛,神倦乏力,面色苍黄,头晕怕热,大便干结,舌淡苔黄,脉细或弦细。治宜益气养血、滋阴降浊。药用黄芪、生地黄、白芍、丹参、地龙、生大黄等。

(2)气血阳虚证 症见腰酸腰痛,倦怠乏力,面色㿠白,面足浮肿,畏寒肢冷,腹胀便溏,舌淡胖边有齿痕,苔白,脉沉迟或迟缓。治宜补益气血、助阳降浊。药用黄芪、当归、附子、生姜、猪苓、茯苓、陈皮、半夏、山药、熟大黄等。

(3)阴阳俱虚证 上述 2 型的症状相兼出现。治宜补益气血、调补阴阳、保肾泄浊。药用黄芪、太子参、当归、丹参、陈皮、半夏、猪苓、生大黄等。随症加减:夹气滞血瘀,加柴胡、枳壳、赤芍、红花、莪术等;夹膀胱湿热,加车前子、白茅根、瞿麦、土茯苓、石韦、小蓟等。

以上均每日 1 剂,水煎服。①

经 验 方

1. 抑囊方加减 党参、黄芪、当归、赤芍、白芍、三棱、车前子、白芥子、留行子、骨碎补、猫爪草、甲片粉、白花蛇舌草等。随症加减:CKD3 - 4期患者出现湿浊内蕴兼证,加虎杖 10 克、积雪草 30 克、制大黄 10 克;血尿,加墨旱莲 30 克、藕节炭 30 克。李瑞林等以上方治疗 35 例脾肾亏虚兼血瘀型多囊肾患者,均予一般处理,患者中医证候改善率 97.1％。②

2. 自拟方 1 生黄芪 60 克、大黄 8 克、大黄炭 15 克、炒白术 15 克、枳壳 15 克、金钱草 15 克、海藻炭 15 克、三棱 15 克、当归 15 克、大腹皮 15 克。水煎服,早晚分服。李跃彤等以上方治疗 1 例多囊肾患者,治疗 3 个月症状缓解,随访半年患者病情及各项指标稳定。③

3. 自拟方 2 生黄芪 30 克、太子参 15 克、生地黄 25 克、山茱萸 15 克、淮山药 15 克、牡丹皮 10 克、茯苓 10 克、泽泻 10 克、丹参 30 克、益母草 15 克、乌药 10 克、益智仁 10 克、土鳖虫 10 克、鬼箭羽 15 克。每日 1 剂,早晚 2 次水煎服。适用于多囊肾。丁建伟等以上方治疗 1 例慢性肾功能不全、多囊肾患者,疗效满意。④

4. 逐瘀化痰汤 川芎 12 克、赤芍 12 克、当归 15 克、枳壳 10 克、苍术 12 克、泽泻 12 克、车前子 12 克、半夏 12 克、延胡索 10 克、五灵脂 12 克、三棱 12 克、莪术 12 克、鸡内金 6 克、甘草 5 克。随症加减:血尿较重者,加服三七粉 6 克;伴结石者,加金钱草 20 克、石韦 20 克;伴肝囊肿者,加柴胡 10 克、香附 12 克。每日 1 剂,水煎服。牛成林等以上方治疗 60 例痰瘀互结型多囊肾患者。结果:良效 46.7％,有效 41.6％,无效 11.7％。总有效率 88.3％。⑤

5. 桂枝茯苓丸合济生肾气丸加减 桂枝 15

① 吴朝晖,等.中医药治疗 20 例晚期成人型多囊肾的回顾总结[J].中国医药学报,1991,6(3):44.
② 李瑞林,高建东.抑囊方治疗脾肾亏虚兼血瘀型多囊肾临床观察[J].中国中西医结合肾病杂志,2016,17(8):682 - 685.
③ 李跃彤,张宗礼.张宗礼治疗成人多囊肾的经验[J].江苏中医药,2015,47(5):34 - 35.
④ 丁建伟,等.杨洪涛治疗多囊肾的经验[J].中国民族民间医药,2012(8):145.
⑤ 牛成林,等.自拟逐瘀化痰汤治疗痰瘀互结型多囊肾的临床疗效观察[J].求医问药,2012,10(2):616 - 617.

克、茯苓 12 克、牡丹皮 15 克、赤芍 12 克、桃仁 12 克、熟地黄 12 克、山药 15 克、山茱萸 10 克、泽泻 20 克、王不留行 12 克、益母草 10 克、茜草 15 克、三七(冲服)3 克、地龙 12 克、肉桂 6 克、甘草 6 克。于光华等以上方治疗 1 例多囊肾患者,水肿消退,囊肿明显减少。[1]

6. 大黄棱莪汤加减 大黄 15 克、丹参 25 克、三棱 15 克、莪术 15 克、全蝎 3 克、甲片 15 克、党参 15 克。随症加减:伴有结石者,加用金钱草 25 克、海金沙 25 克、车前草 30 克;伴有出血、血尿者,加用小蓟 15 克、白茅根 15 克、田三七 15 克;伴有水、电解质失衡者,加用生牡蛎 15 克、龙骨 15 克。王锋以上方治疗 29 例成人型多囊肾患者。结果:基本痊愈 51.7%,显效 17.2%,好转 24.1%,无效 3.4%。[2]

7. 自拟化痰利湿汤 丹参 30 克、当归 10 克、桃仁 10 克、红花 10 克、焦山楂 30 克、益母草 60 克、茯苓 30 克、薏苡仁 30 克、黄柏 10 克、金银花 30 克、海金沙 30 克、大腹皮 10 克、黄芪 30 克。张涛以上方加减治疗 1 例多囊肾患者,肾功能改善,腰部不适好转。[3]

8. 院内自制中成药 (1)党参棱莪冲剂:潞党参、蓬莪术、荆三棱、炒露蜂房、桃仁泥、土鳖虫、制大黄、金钱草、海金砂、车前子、熟地黄、川桂枝、粉牡丹皮、云茯苓、怀山药、小蓟草、干藕节、生蒲黄、软柴胡等。扶正活血,消积导石。适用于形体消瘦,面色萎黄,腰膝酸楚,腹胀积块,或伴有尿路砂石等。每次 1 包,每日 2 次,开水冲服。(2)大黄棱莪冲剂:制大黄、蓬莪术、荆三棱、车前子、杭白芍、炒赤芍、细生地黄、川桂枝、炒黄芩、土鳖虫、川石斛、桃仁泥、紫丹参、炙甘草、光杏仁等。祛瘀降浊,消癥散积。适用于面色黧黑,头晕耳鸣,腰酸腹胀,积块增大,大便干结,或肾功能轻度损伤者。在接上二方治疗的过程中,如出现兼证,可酌情加服汤药。①下焦湿热偏盛或继发尿路感染,方用二丁汤加减:太子参、炒白术、云茯苓、川黄柏、肥知母、淡竹叶、生甘草、通天草、瞿麦穗、萹蓄草、紫花地丁、黄花地丁、甘露消毒丹(包)等。随症加减:畏寒发热,加炒栀子、淡豆豉、鸭跖草;腹胀疼痛,加延胡索、川楝子等。②尿血不止或反复发作者,方用小蓟饮子加减,或另吞十灰散、琥珀末、三七粉等。气血亏虚者以归脾汤加减。③头晕头痛,心烦失眠,或血压偏高者,则在杞菊地黄汤的基础上加嫩钩藤、石决明、珍珠母、明天麻、炒枣仁、生龙骨、生牡蛎。也可另吞羚羊角粉。④腹痛腹胀者,加服四磨饮子。药用延胡索、台乌药、炒枳壳、花槟榔、大腹皮、广木香、青陈皮、沉香曲等。随症加减:大便干结,加制大黄或生大黄。陶明龙等以上方治疗 186 例多囊肾患者。结果:显效 41 例,有效 113 例,无效 32 例。(3)大黄灵脾汤:制大黄、太子参、淫羊藿、仙茅、川黄柏、肥知母、生龙骨、生牡蛎、紫丹参、六月雪。随症加减:兼下焦湿热,其加减同前;尿少浮肿,加生黄芪、汉防己、炒白术、云茯苓、姜、枣;阳气衰微,加巴戟天、淡附子、川桂枝,或金匮肾气丸;湿热内蕴,胃失和降,加姜半夏、炒竹茹、广陈皮、旋覆花、代赭石;口苦苔黄腻,可用黄连温胆汤化裁;大便干结或数日不解者,宜加重大黄剂量或改用生大黄,也可用蜂蜜 30~60 克冲服。陶明龙等以上方治疗 34 例多囊肾患者,大部分患者的临床症状有所改善,血清肌酐、尿素氮有不同程度的降低,总有效率 80.5%。[4]

9. 杨世兴经验方 (1)灌肠方:制附子 15 克、生大黄 15 克、益母草 15 克、黄芪 30 克、芒硝(温化)10 克、益母草 15 克。每日 1 剂,水煎,每剂浓缩至 200 毫升,保留灌肠。(2)内服方:熟地黄 24 克、山茱萸 15 克、山药 15 克、茯苓 12 克、泽泻 12 克、牡丹皮 12 克、牛膝 12 克、钩藤 10 克、车前子 15 克、益母草 30 克、丹参 24 克、甘草 6 克。每日 1 剂,水煎服。杨世兴以上方治疗 1 例多囊肾合并尿毒症患者,效果满意。[5]

[1] 于光华,杨洪涛.桂枝茯苓丸治疗多囊肾 1 例[J].吉林中医药,2009,29(8):706.
[2] 王锋.中西医结合治疗成人型多囊肾[J].中原医刊,2003,30(21):35.
[3] 张涛.化痰利湿汤治疗多囊肾 1 例[J].陕西中医,1999,20(10):465.
[4] 陶明龙,等.多囊肾辨证论治及肾囊肿穿刺的研究[J].北京中医杂志,1990(4):21-23.
[5] 杨世兴.多囊肾合并尿毒症治验[J].湖北中医杂志,1984(3):19.

单　方

三棱　组成：三棱 50 克。随症加减：伴有结石者，加金钱草 20 克、海金沙 20 克、车前草 25 克；伴有出血、血尿者，加小蓟 15 克、白茅根 15 克、田三七 10 克。用法用量：水煎服，每日 1 次。临床应用：李芳等以上方治疗 20 例肾功能正常的多囊肾患者，显效，尿蛋白明显减少者，从（＋＋＋）变成（＋＋）3 例，从（＋＋）变成（＋）8 例，从（＋）变成阴性 1 例，共占 60％；镜下血尿从（＋＋＋）变成（＋＋）2 例，从（＋＋）变成（＋）8 例，从（＋）变成阴性 3 例，共占 65％。无效，尿蛋白无减少者 2 例，占 10％；血尿无减少者 3 例，占 15％。[①]

中　成　药

1. 独一味胶囊　组成：独一味。功效主治：镇痛，活血化瘀，止血消肿；适用于成人多囊肾并发症。用法用量：每次 3 粒，每日 3 次，口服。临床应用：李亚妹对 67 例多发性肾囊肿并发血尿及肾区疼痛患者进行回顾性分析，将其分为观察组 35 例与对照组 32 例。对照组采用常规治疗护理，观察组在对照组基础上给予独一味胶囊镇痛止血。结果：观察组镇痛有效率 60.0％，止血有效率 71.4％；对照组镇痛有效率 34.4％，止血有效率 56％。观察组镇痛效果优于对照组，差异有统计学意义（$P < 0.05$）。两组止血效果无明显差异（$P > 0.1$）。[②]

2. 愈囊消胶囊　组成：鬼箭羽、炮甲片、大皂荚、夏枯草、猫爪草等。制备方法：先将鬼箭羽、夏枯草、猫爪草等药洗净。水煎，浓缩。再将炮甲片、大皂荚研为细末，与上药搅拌均匀，装 0.3 克，空心胶囊。用法用量：每服 4～6 粒，每日 3 次。6 个月为 1 个疗程。临床应用：吴洪龄等以上方治疗 31 例多囊肾患者。结果：治愈（临床症状及体征消失，B 超提示未见囊性暗区者）15 例，显效（临床症状及体征消失，B 超提示囊性暗区明显缩小者）13 例，无效（临床症状体征略有改善，B 超提示囊性暗区未见缩小者）3 例。总有效率 90.3％。疗程最短 6 个月，最长的 33 个月，平均治疗 9 个半月。治愈 15 例，1～2 年后随访，情况均良好，未见复发。[③]

3. 肾茶口服液　组成：肾茶。用法用量：每日 2 次，常服。临床应用：黄昆明将 20 例多囊肾慢性肾功能不全患者随机分为治疗组和对照组各 10 例。对照组不服用肾茶，治疗组采用相当于原生药 40 克（20 毫升）常服。结果：治疗组 10 例全部存活，仍继续非透析治疗；2 例间断透析治疗，其中 1 例血 Cr 800 微摩尔/升，治疗后血 Cr 保持在 600～700 微摩尔/升，至今 6 年仍未进行透析治疗。对照组 4 例因血 Cr＞1 000 微摩尔/升需透析治疗，6 年后只 1 例继续非透析治疗，5 例患者不能存活自行终止观察。口服肾茶后偶有口干，胃部轻微不适，腹胀，继续服用仍可自行缓解，无需特殊处理。[④]

① 李芳，等.中药三棱为主治疗常染色体显性遗传性多囊性肾病[J].中医药信息，2006，23（5）：10.
② 李亚妹，许硕葵，等.独一味胶囊治疗成人多囊肾并发症的临床应用及疗效观察[J].甘肃医药，2014，33（11）：849－851.
③ 吴洪龄，等.愈囊消胶囊治疗多囊肾 31 例[J].中医杂志，2002，43（1）：47－48.
④ 黄昆明.肾茶治疗多囊肾慢性肾功能不全的临床应用[J].疾病控制杂志，2000，4（1）：19.

泌 尿 系 结 石

概　　述

泌尿系结石包括肾结石、输尿管结石、膀胱结石和尿道结石，是泌尿系常见疾病，多发于21～50岁青壮年，男性多于女性，近年来临床发病率约7%。其中男性且大于35岁、高蛋白、高嘌呤、低钙膳食、饮水少、饮井水及浓茶等均为肾结石发生的高危因素。

泌尿系结石，是指一些晶体物质（如钙、草酸、尿酸、胱氨酸等）和有基质（如基质A、酸性粘多糖等）在泌尿系统中（包括肾盂肾盏、输尿管、膀胱、尿道等处）的异常积聚，是一种人体病理矿化性疾病。大多数结石的主要成分是晶体，多数为草酸钙（X线显影佳），其次为磷酸盐（显影尚佳），少数为尿酸及尿酸盐（显影不佳），其他如胱氨酸结石（不显影）、黄嘌呤结石等则少见。一般认为结石形成的基本过程是某些生理异常因素造成晶体物质在尿中浓度升高或溶解度降低，呈过饱和状态，析出结晶并与有机物组成核，然后结晶体在局部增长聚集最终形成结石。在这一过程中，有如下4个因素被认为是至关重要的：（1）过饱和状态的形成；（2）尿中结石形成抑制物减少；（3）基质核心和基质成核作用；（4）晶体物质在局部停留。

泌尿系统结石临床主要表现为腰腹部剧烈疼痛或绞痛，尿频、尿急、排尿困难或尿流中断，有些患者有血尿、脓尿，甚至对肾功能产生影响。肾、输尿管结石主要表现腰部胀痛、绞痛、血尿伴恶心、呕吐等。膀胱、尿道结石表现排尿受阻、排尿中断，尿频、尿急、尿痛等。泌尿系结石常合并泌尿系感染，出现感染则会有畏寒、发热

等症状。亦有部分患者无明显症状。泌尿系结石本身对人体危害不大，其危害主要来自结石引起的尿路梗阻，使尿液在局部集聚，出现肾积水、输尿管扩张、膀胱尿潴留。积水的肾脏多有一过性或永久功能损伤，如梗阻长期存在，积水会不断增多，最终积水肾严重受损，丧失泌尿功能，亦有部分患者梗阻不完全，伴发感染，出现慢性肾盂肾炎，最终肾萎缩，丧失功能。肾结石复发率为50%～80%，给患者带来痛苦。西医治疗方法包括排石总攻疗法、体外超声碎石、传统开放取石、输尿管软镜技术、经皮肾技术、腹腔镜下切开取石等。

泌尿系统结石的症状主要取决于结石的大小、形状、所在部位和结石对尿路的刺激损伤、梗阻及继发感染等。大多数患者可有不同临床症状：（1）疼痛，肾和输尿管结石的疼痛部位位于腰腹部，呈钝痛或隐痛，严重者可出现"肾绞痛"。典型的肾绞痛，常在夜间或清晨突然发作。常伴有恶心，呕吐。（2）血尿，血尿常伴随疼痛后出现，多为镜下血尿，也可为肉眼血尿，偶有无痛性血尿，活动后血尿加重。肾绞痛时，常伴有肉眼血尿或镜下血尿。在无症状的肾结石，如有血尿，则多为轻度镜下血尿。如结石有移动，则每有显著的血尿。（3）尿路梗阻和尿路感染，结石在泌尿管腔内堵塞都可造成梗阻以上的部位积水。一般来说结石的梗阻常常是不完全梗阻，长期的梗阻可发生梗阻性肾病。若双侧输尿管或尿道梗阻则可出现尿闭。结石合并感染时，可加速结石的增长和肾实质损害，在结石排出或取出前，这种感染是很难治愈的。肾结石合并感染时，可发生肾盂肾炎、肾积脓、肾周围炎及肾周围脓肿和膀胱炎等。（4）慢性肾功能衰竭和急性肾衰，由于长期

的尿路梗阻或继发感染,部分患者可出现严重的肾积水,会较快地导致肾实质损伤,造成慢性肾功能衰竭。结石堵塞独肾患者的健侧输尿管,造成尿道急性梗阻,偶亦可堵塞双侧输尿管造成急性肾衰。

此外,如结石处于"静止"状态,又无梗阻或继发感染,可长期无症状。肾结石可以完全无症状,甚至在造成梗阻时亦可以无症状,而因其他原因做X线腹部照片时偶然发现。一些患者肾区疼痛不明显,甚至无自觉症状,主要表现为泌尿系感染、胃肠道症状、贫血、多尿或少尿、体重减轻、心力衰竭、腹泻、腹部包块或不明原因发热,容易造成误诊,临床上应作对症治疗。

本病属中医"石淋""砂淋""血淋""腰痛"等范畴。其病因病机一般认为是下焦湿热蕴结而成。《诸病源候论》云:"诸淋者,由肾虚膀胱热故也。"指出淋证的内在因素是肾虚、膀胱有热。《医宗金鉴》言:"石淋犹如碱结裆,是因湿热炼膀胱。"故临床多以清湿热、利小便治疗为主,兼以辨证施用活血化瘀,行气止痛,滋补肾阴阳药物。另外,也有学者从肾结石发生发展的不同临床特征和阶段立论,将排石过程分为3个阶段,即活血促动石、利尿促排石、活血补肾促愈。总的来看,中药治疗肾结石疗效确切,痛苦少,复发率较低。目前,泌尿系结石的微创治疗方法包括体外冲击波碎石、经尿道输尿管镜输尿管碎石、碎石取石或碎石清石术、经皮肾造瘘肾结石碎石取石或碎石清石术、尿道碎石取石术、经尿道膀胱结石碎石取石术等,可针对不同部位、不同大小的结石采用不同的治疗方法,使95%以上需外科治疗的泌尿系结石患者可采用微创治疗。

辨 证 施 治

朱忠汉等分3型

(1)湿热下注型　主要表现为腰痛频发,有时表现为持续性疼痛,尿频、尿急、尿痛等尿路刺激症状明显,或排尿艰涩,或淋漓不畅,或有血尿、脓尿,常伴有畏寒发热、恶心呕吐等全身症状,苔黄腻,舌质红,脉滑数。治宜清热利湿、通淋排石。药用薏苡仁30克、金钱草30克、车前草30克、块滑石15克、石韦12克、苍术9克、大黄9克、甲片9克、皂角刺9克、制乳香9克、制没药9克、川牛膝9克、生甘草3克。随症加减:疼痛甚者,加延胡索12克、杭白芍30克;血尿者,加白茅根30克、小蓟9克;脓血者,加金银花12克、蒲公英30克;肾积水者,加茯苓12克、猪苓15克。

(2)肝郁气滞型　主要表现为腰部隐痛或钝痛,往往痛引少腹放射至会阴,常伴胸闷嗳气,每遇情绪不畅易复发或加重,有时小便出血,苔薄腻,舌质红或有瘀点,脉弦。证属情志怫郁,恼怒伤肝,肝郁气滞,气滞不宣,郁而化火,移热下焦,煎熬尿液,日久尿中杂质结而为石。治宜疏肝理气、清热排石。药用石韦12克、杭白芍12克、金钱草30克、车前草30克、块滑石15克、甲片6克、柴胡9克、皂角刺9克、枳壳9克、川芎9克、制乳香9克、制没药9克、川牛膝9克、生甘草3克。随症加减:疼痛甚者,加延胡索12克、五灵脂9克;血尿者,加白茅根30克、仙鹤草30克;大便干燥者,加生大黄(后入)9克。

(3)肾阴不足型　主要表现为腰痛绵绵不休,腰膝酸软无力,头晕耳鸣,失眠多梦,潮热盗汗,五心烦热,舌苔少或花剥,质红,脉弦细数。证属年老体弱,肾气不足,肾阴亏虚,膀胱气化不能,复加湿热内蕴,煎熬阴液,肾液亏涸,无力推动而致砂石积聚。治宜滋补肾阴、利尿排石。药用生地黄30克、车前草30克、块滑石15克、熟地黄15克、川牛膝9克、玄参9克、麦冬9克、肥知母9克、枸杞子12克、石韦12克、生甘草3克。随症加减:气虚者,加生黄芪30克、潞党参15克。

以上均每日1剂,水煎2 000毫升,分上午9时、下午3时服用,服后10分钟作上下跳跃10～20分钟。①

---

① 朱忠汉,等.肾结石100例辨证施治[J].新疆中医药,2006,24(2):12-13.

经 验 方

1. 金马排石汤　金钱草 35 克、马鞭草 30 克、牛膝 18 克、鸡内金 15 克、醋鳖甲 15 克、王不留行 15 克、石韦 15 克、滑石 12 克、威灵仙 12 克、桃仁 9 克、柴胡 9 克、郁金 9 克。水煎至 450 毫升，分 3 次饭后服用。刘江将 84 例上尿路结石患者随机分为试验组和对照组各 42 例。试验组予金马排石汤；对照组予排石颗粒每次 20 克，每日 3 次。两组用药 8 周后进行评价。结果：两种药物均无明显不良反应，试验组总有效率 85.7%，对照组总有效率 61.9%。[①]

2. 琥珀消石颗粒　鸡内金、海金沙、当归、琥珀、金钱草、蒲黄、牛膝（南京同仁堂药业有限责任公司提供）。随症加减：如热重，加黄柏、半边莲；湿重，加茯苓、薏苡仁；下焦瘀滞者，可加土鳖虫、三棱、延胡索、蒲黄等；肾阴不足，可加鳖甲、墨旱莲；疼痛剧烈，可加延胡索、乌药；肾气亏虚、阳气亏虚者，可加黄芪、桂枝；有血尿症状，可加小蓟、白茅根；长期无移动的结石，可加桃仁、木香；结石较大、病程较长且体质好的患者，可加莪术、甲片；肾实质结石，可加威灵仙、三棱；肾下级结石者，可加升麻、枳壳。每日 1 剂，开水冲服，分 3 次服用，配合大量饮水，保持 24 小时尿量 2~3 升，及适当跑步、跳跃运动，轻轻按摩肾区。曹军等以上方配合常规疗法治疗 50 例上路结石患者（观察组），连续治疗 2 个月后，与常规治疗模式的对照组 50 例比较。结果：观察组有效率显著高于对照组（90% vs 70%）；两组中医症状积分均下降，观察组下降幅度显著优于对照组（8.635 vs 5.362）；观察组 30 例结石排出，排石率 50%，观察组结石排出率显著高于对照组；观察组 15 例（30%）结石下移，对照组 10 例（20%），观察组下移率更高；两组治疗前后尿红细胞无明显统计学意义，白细胞变化观察组则显著优于对照组。两组治疗中均无明显不良反应。表明琥珀消石颗粒在直径较大的上尿路结石中有较好的疗效，能够有效促使结石自主排出。[②]

3. 三金苇蔚汤　海金沙 30 克、金钱草 30 克、炒鸡内金 30 克、益母草 30 克、石韦 30 克、川牛膝 10 克、茯苓 15 克、瞿麦 15 克、滑石 10 克、车前子 15 克、三七粉（冲服）3 克。随症加减：腰腹绞痛者，加芍药 30 克、甘草 6 克；血尿者，加小蓟 30 克、牡丹皮 15 克；发热者，加黄柏 10 克、黄芩 10 克、生栀子 15 克。每日 1 剂，分早晚 2 次空腹温服。服药期间饮水量 2 000 毫升以上。王福宽将 83 例尿路结石患者随机分为对照组 40 例与治疗组 43 例，两组患者在性别、年龄及病程方面比较差异无统计学意义（$P > 0.05$）。对照组静脉使用抗生素，补液量 2 000 毫升配合对症治疗；治疗组口服三金苇蔚汤。15 天为 1 个疗程，2 个疗程治疗后评定疗效。结果：治疗组痊愈 21 例，有效 16 例，无效 6 例，总有效率 86.05%；对照组痊愈 12 例，有效 13 例，无效 15 例，总有效率 62.50%。两组比较差异有统计学意义。观察组服药期间，出现头晕、恶心 3 例，出现血尿素氮轻度升高和血白细胞轻度降低 1 例。肝功能谷草转氨酶轻度升高 2 例，总不良反应发生率 13.95%，一般程度较轻，均能耐受，疗程结束后症状迅速消失。[③]

4. 三金石汤　金钱草 30 克、海金沙 30 克、鸡内金 30 克、石韦 15 克、滑石 15 克、牛膝 18 克、王不留行 20 克。水煎，每剂煎 2 次，取汁 400 毫升，早晚分服，每疗程 10 天，共治疗 2 疗程。吕春波将 578 例肾结石随机分为治疗组 309 例和对照组 269 例。治疗组予自拟三金石汤，对照组予尿石通。结果：治疗组治愈 265 例（85.76%），有效 37 例（11.97%），无效 7 例（2.27%），总有效率 97.73%；对照组治愈 204 例（75.84%），有效 43 例（15.98%），无效 22 例（8.18%），总有效率 91.82%。[④]

①　刘江.金马排石汤治疗上尿路结石临床疗效观察[J].临床合理用药,2017,10(2A)：32-33.
②　曹军,等.琥珀消石颗粒在 10 mm 上尿路结石患者中的疗效观察[J].临床医药文献杂志,2016,3(46)：9218-9219.
③　王福宽.三金苇蔚汤治疗尿路结石 43 例疗效观察[J].中国中医药科技,2016,23(1)：118-119.
④　吕春波,杨赶梅,等.自拟"三金石"汤治疗肾结石 309 例[J].中国中西医结合肾病杂志,2013,13(7)：633.

5. 叶氏排石系列方　排石汤Ⅰ号：金钱草、鸡内金、桃仁、红花、莪术、山棱、丹参、赤芍、瞿麦、滑石、延胡索、车前子、甘草、海金沙等。每日1剂，水煎服，14日为1个疗程。除孕产妇外，适用于男女老幼各种中医辨证证型的泌尿系统各种类型结石。排石汤Ⅱ号：金钱草、鸡内金、桃仁、红花、怀牛膝、杜仲、丹参、赤芍、牡丹皮、瞿麦、滑石、甘草、车前子、海金沙等。每日1剂，水煎服，14日为1个疗程。除孕产妇外，适用于体弱多病，肾虚证明显，不宜竣攻的泌尿系统各种类型结石。排石Ⅰ号方经3 000余例临床验证，疗效肯定，显效迅速。叶仲良以上方治疗5毫米以下单发或多发结石患者，90％以上1个疗程即可治愈；10毫米以下结石患者，80％以上2～3个疗程可以治愈；巨大型结石患者，采用间断、重复疗程方法服用上方疗效肯定。叶氏排石系列方显著优点是：复发率极低，具有肯定、明显的根治作用，罕见痊愈后复发病例。排石汤Ⅱ号因在排石汤Ⅰ号基础上弱化了活血化瘀、攻坚破结，作用显然不如排石汤Ⅰ号，现已少有使用。①

6. 舒筋缓急利水通淋方　宣木瓜30克、赤芍45克、白芍45克、滑石(包)10克、炙甘草10克、金钱草90克、瞿麦6克、萹蓄6克、石韦6克、当归6克、车前子(包)12克、白茅根9克。3剂。每剂中药加水2 000毫升，煮20分钟，煎成800毫升，分2次口服。每日2次，每次400毫升，早中饭后半小时服用。连续3天。用药期间嘱多饮水。丁敬远等以上方治疗31例膀胱结石患者，结果：结石10毫米以下的26例患者中，完全排出15例；B超提示结石体积变小3例；小便时有沙样粒物排出，但B超检查大小无明显变化3例；体检示大小无变化5例。结石10毫米以上的5例患者中结石体积变小1例；患者小便时有沙样粒物的排出，但B超检查示结石体积无明显变化1例；B超检查示结石体积无明显变化3例。5例中无1例结石完全排出。膀胱结石小于10毫米的26

例患者中结石完全排出率57.7％，有效6例，总有效率80.8％；膀胱结石大于10毫米的5例患者有效2例，总有效率40％。31例患者结石完全排出率48.4％，总有效率74.2％，无效率25.8％。在治疗过程中5例患者出现轻微腹泻，2例患者出现明显腹泻，但患者在腹泻过程中无明显腹痛等不适。②

7. 宣肺通利方　鸡内金30克、杏仁12克、赤小豆30克、桑白皮10克、金钱草30克、蒲公英20克、车前子(包煎)30克、石韦20克、滑石(包煎)20克、大黄10克、甘草10克。每日1剂，水煎服，15日为1个疗程，共服3个疗程。谢会全将泌尿结石患者170例随机分为治疗组和对照组各85例。对照组服用德国产消石素每次1丸口服，每日2次。治疗组用宣肺通利方。结果：治疗组总有效率97.64％，对照组总有效率71.76％。治疗组排石最快为服药后6～8天，最慢为40天；对照组排石最快为药后15天，最慢为45天。③

8. 清石合剂　金钱草500克、海金沙250克、草薢150克、鸡内金100克、石韦100克、车前子100克、王不留行100克、滑石100克、芒硝100克。除芒硝外，取处方中各药材加水煎煮2次，第1次2小时，第2次1小时，合并煎液，滤过，滤液冷藏过夜。取上清液浓缩至适量(相对密度约为1.1)，用乙醇调至含醇量为60％，密闭冷藏48小时以上。取上清液滤过，减压回收乙醇，浓缩至无醇味，加入甜蜜素、防腐剂、芒硝，煮沸搅拌使溶解，并用蒸馏水调至足量，冷藏48小时以上，取上清液用蒸馏水调至1 500毫升，搅匀，灌装，灭菌即得。每次20毫升，每日3次。余行俭等选择门诊及住院患者尿路结石患者200例(其中结石颗数1～3颗者160例，大于3颗者40例；结石直径小于1厘米者147例，大于1厘米者53例)分为两组。治疗组160例口服清石合剂，对照组40例口服排石冲剂，每次20克，每日3次。两组均以30天为1个疗程，疗程之间间隔5天。过程中如合并感染、疼痛明显等可用西医抗感染或止痛治疗。

---

① 叶仲良.中医药治疗泌尿系结石的创新辩证思维［J］.内蒙古中医药，2009，28(11)：44.
② 丁敬远，等.舒筋缓急利水通淋方治疗膀胱结石31例［J］.陕西中医，2008，29(12)：1605.
③ 谢会全.宣肺通利方治疗泌尿系结石85例观察［J］.实用中医药杂志，2007，23(11)：690－691.

4 个月后统计疗效。结果：治疗组有效率 91.2%，对照组 70%。①

9. 岳美中效方加味　金钱草 210 克、海金沙 30 克、鸡内金 12 克、滑石 12 克、车前子 12 克、泽泻 12 克、生甘草 3 克、石韦 60 克、川牛膝 10 克、茯苓 20 克、女贞子 15 克、墨旱莲 15 克。每日 1 剂，水煎至 600 毫升，早晚分 2 次温服，1 个月为 1 个疗程，连服 3 个疗程。段昭侠采用岳美中效方加味治疗 66 例泌尿系结石患者。结果：治愈 48 例，占 72.7%；好转 7 例，占 10.6%；无效 11 例，占 16.7%。总有效率 83.3%。②

10. 化瘀排石汤方　金钱草 200 克、赤芍 100 克、三棱 15 克、莪术 15 克、枳壳 15 克、王不留行 15 克、鸡内金 15 克、牛膝 15 克、桃仁 15 克、红花 15 克、急性子 15 克、槟榔（面裹煨为末冲服）10 克、茯苓 50 克。随症加减：合并尿路感染者，加鱼腥草 50 克、黄柏 15 克；疼痛剧烈者，加川楝子 30 克、醋延胡索 100 克；血尿者，加白茅根 50 克、白头翁 30 克；大便秘结者，加大黄 20 克；有肾积水者，加琥珀（研末冲服）10 克、路路通 15 克。每日 1 剂，水煎分 2 次服，连服 15 日为 1 个疗程。宫志华以上方治疗 53 例肾结石患者，疗效满意。③

11. 排石汤　金钱草、海金沙、石韦、滑石、三棱、莪术、桃仁、牛膝、延胡索、陈皮、白芍、甘草。每日 1 剂，水煎 2 次，分 2 次服。安立文等以上方治疗泌尿系结石患者 135 例，其中输尿管结石 119 例，肾结石 16 例。结果：排出结石者 63 例，结石移动者 38 例，无变化者 34 例。总有效率 74.8%。平均结石排出时间 21.03 天。④

单　方

1. 猫须草　组成：猫须草 150 克（疼痛剧烈

用 300 克）。随症加减：若尿血、排尿淋沥、刺痛，加仙鹤草 20 克，并吞三七粉 5 克；腰酸痛、夜睡多梦，合六味地黄汤；纳呆、神疲乏力，加白术 15 克、薏苡仁 15 克。用法用量：煎汤，分 2～3 次服。半个月为 1 个疗程。临床应用：游金星以上方治疗 38 例泌尿系结石患者。结果：症状消除 32 例，症状消失 5 例，1 例因膀胱结石要求手术治疗而中止服药。⑤

2. 苎麻二金汤　组成：苎麻根（野生品较佳）60 克、海金沙 30 克、金钱草 15 克。随症加减：大便不通者，加大黄 10 克、滑石 20 克；呕吐，加藿香 10 克、半夏 10 克；尿血者，加白茅根 20 克、鲜生地黄 20 克。用法用量：每日 1 剂，水煎，分 3 次服。临床应用：伍芬藩以上方治疗泌尿系结石 50 例（其中肾结石 19 例，输尿管结石 28 例，肾结石合并输尿管结石 1 例，膀胱结石 2 例）。结果：经 X 线照片检查证实，治愈 25 例，好转 23 例，无效 2 例。服药最少者 5 剂，最多者 30 剂。⑥

3. 通关散　组成：知母、黄柏、肉桂。制备方法：3 味药物剂量相同，烘干共研细末过筛备用。用法用量：病侧确诊后，立即服通关散 1 克，令患者待坐或卧下休息观察。待坐或卧下休息，观察其止痛效果，一般在 3～5 分钟内疼痛开始减轻，10 分钟内疼痛大减，20 分钟绞痛基本缓解。若服药数分钟内绞痛不减者继服 1 克。一般患者，首次服药后半小时再服通关散 1 克，此后可 3 小时服药 1 克，每日服 4 次。临床应用：叶盛华以上方治疗 26 例肾绞痛患者，疗效满意。⑦

4. 白果根　组成：白果根。制备方法：用白果根 120 克，等量冰糖煎服。用法用量：每周 4～5 剂。并发尿路感染者同时用八正散加白花蛇舌草，并按医嘱配合饮水和运动。临床应用：林鹤和以上方治疗 50 例尿石病患者。结果：治愈 32

① 余行俭,等.清石合剂的研制及临床应用[J].时珍国医国药.2004,15(1)：16－17.
② 段昭侠.岳美中效方加味治疗泌尿系结石 66 例[J].广西中医药,2003,26(1)：41.
③ 宫志华.化瘀排石汤治疗肾结石 53 例[J].四川中医,2001,19(6)：35.
④ 安立文,等.维生素 K 配合中药治疗肾、输尿管结石[J].中医药学报,1990(5)：35.
⑤ 游金星.猫须草治疗泌尿系结石三十八例[J].浙江中医杂志,1996(7)：310.
⑥ 伍芬藩.自拟苎麻二金汤治疗泌尿系结石 50 例[J].广西中医药,1985,8(3)：48.
⑦ 叶盛华.通关散治疗肾绞痛 26 例[J].湖北中医杂志,1983(4)：57.

例,有效 10 例,无效 8 例。平均治愈时间 133 天。结石属草酸钙者 46 例,磷酸盐者 4 例。结石小于 1.2×0.8 厘米者 48 例,有效 42 例,无效 6 例。①

5. 化石散 组成:六一散 18 克、火硝 18 克。用法用量:共研细末,混合均匀,每次服 2.1 克,每日 2 次,早晚空腹服之,用鸡内金煎水冲服药面,功效尤速。临床应用:周鸣岐以上方治疗 3 例肾结石患者,经 X 线摄片证实,全部治愈。②

中 成 药

1. 金钱草颗粒 组成:金钱草、金银花、石韦、车前草、泽泻等[重庆科瑞制药(集团)有限公司生产,产品批号 20021206]。功效主治:清热除湿,利淋排石;适用于术后肾结石。用法用量:每次 1 袋,每日 2 次。临床应用:庞松强等将经肾经输尿管镜联合三代气压弹道碎石术证实肾结石主要成分为草酸钙,中医辨证为湿热下注型的患者 86 例分为两组。对照组 43 例术后常规处理,治疗组 43 例在对照组基础上口服金钱草颗粒,两组均连续治疗 4 周。结果:观察两组总有效率,对照组 76.74%,治疗组 93.02%。中医证候总积分下降程度及随访 6、12 个月结石复发率均以治疗组为优,具有统计学差异。治疗组治疗前后 pH 值上升、24 小时尿酸与 24 小时尿钙水平下降程度明显优于对照组,且降低结石复发率。表明金钱草颗粒术后应用对草酸钙湿热下注型结石治疗效果显著且安全性高。③

2. 柳栎浸膏胶囊 组成:柳栎浸膏粉(国药控股深圳中药有限公司,国药准字 J20100032,每粒 225 毫克)。用法用量:每次 2 粒,每日 3 次。临床应用:夏建宇等将 286 例直径小于 1 厘米泌尿道结石患者分为对照组和观察组各 143 例。对照组口服排石颗粒,每次 5 克,每日 3 次;观察组口服柳栎浸膏胶囊,疗程 4 周。结果:观察组第 1、2 周排石率分别为 21.7% 和 22.3%,均显著高于对照组的 11.2% 和 8.7%,第 3、4 周两组排石率无显著性差异。治疗 4 周后,观察组累计排石率 55.2%,显著高于对照组的 38.5%。柳栎浸膏胶囊治疗直径小于 1 厘米泌尿道结石临床疗效显著,使用安全。④

3. 三金颗粒剂 组成:海金沙 20 克、鸡内金 20 克、王不留行 20 克、萹蓄 10 克、石韦 10 克、益母草 10 克、瞿麦 10 克、怀牛膝 10 克、车前子 10 克、金钱草 30 克、甘草 5 克。用法用量:每次 20 克,每日 2 次,温水冲服。临床应用:彭振秋等选取 72 例 ESWL 术后残留结石患者,按随机数字表法分为 A、B 两组各 36 例。A 组患者采用温水冲服三金颗粒剂,B 组患者采用多饮水并配合跳跃运动等常规治疗。观察两组患者 4、8 周残留结石。结果:治疗 4 周后,A 组总有效率 33.33%,B 组总有效率 13.89%,两组对比差异有统计学意义($P<0.05$);治疗 8 周后,A 组总有效率 63.89%,B 组总有效率 19.44%,两组比较差异有统计学意义。⑤

4. 复方金钱草颗粒 组成:金钱草、车前草、石韦等(广西万通制药有限公司,国药准字 Z45021680)。用法用量:每次 10 克,每日 3 次。用药期间均多饮水,每日量为 2 500 毫升以上。临床应用:甘星等将 108 例急性输尿管结石患者随机分为对照组和观察组各 54 例。对照组给予常规西医治疗,观察组在对照组的基础上加用复方金钱草颗粒治疗,观察治疗后相关指标变化情况。结果:对照组有效率 83.34%,观察组有效率 90.74%,两组有效率比较,差异具有统计学意义($P<0.05$);对照组结石完全排出率 57.41%、肾绞痛再发率 20.37%,观察组结石完全排出率 72.22%、肾绞痛再发率 9.26%。⑥

① 林鹤和.白果根治疗尿石病 50 例疗效初步观察[J].江西中医药,1982(1):15.
② 周鸣岐.中药化石散治疗肾结石(石淋)三例报告[J].上海中医药杂志,1959(9):34.
③ 庞松强,等.金钱草颗粒治疗术后肾结石的疗效观察[J].现代药物与临床,2016,31(5):687-690.
④ 夏建宇,刘佳勋,等.柳栎浸膏胶囊治疗泌尿道结石的临床疗效[J].现代泌尿外科杂志,2016,21(10):793-795.
⑤ 彭振秋,等.三金颗粒剂治疗体外冲击波碎石术后残留结石的疗效观察[J].中国药房,2015,26(20):2838-2840.
⑥ 甘星,等.复方金钱草颗粒治疗急性输尿管结石临床研究[J].河南中医,2015,35(10):2539-2541.

5.肾石通颗粒　组成：金钱草、王不留行、瞿麦、丹参、延胡索、萹蓄、海金沙、鸡内金、牛膝、木香(湖南三金集团生产,国药准字 Z51020103,每袋 15 克)。功效：利尿排石。用法用量：每次 1袋,每日 2次,1个月为 1个疗程,共治疗 3个疗程。临床应用：康永明将 100 例多发性肾结石患者随机分为观察组和对照组各 50 例。对照组采用钬激光进行治疗,观察组在对照组基础上配合使用肾石通颗粒进行治疗。结果：术后 3、6个月观察组复发率均低于对照组。①

6.三金排石茶　组成：金钱草 6 份、车前草 6份、海金沙 6 份、鸡内金 3 份、石韦 3 份、威灵仙 3份、萹蓄 3 份、瞿麦 3 份、牛膝 2 份、生大黄 2 份、泽泻 2 份、炙甘草 1 份。制备方法：上药粉碎过50 目筛,按 20 克每剂装入无纺布袋中封装。用法用量：每次 1 袋,最好用瓷质或玻璃杯冲泡,开水冲泡并密闭至少 30 分钟后饮用,每剂冲泡次数不限,每日 3 次。20 天为 1 个疗程。临床应用：王浩强将 98 例泌尿系结石患者按照治疗方法分为观察组及对照组各 49 例。对照组采用五淋化石丹治疗,观察组采用三金排石茶治疗。20 天为 1个治疗疗程。结果：治疗后观察组与对照组症候积分均明显低于治疗前,观察组治疗后症候积分明显低于对照组;观察组结石排出或消失率明显高于对照组,排出时间明显少于对照组;观察组腰腹疼痛及尿血症状改善率均明显高于对照组;观察组总有效率(87.76%)明显高于对照组(67.35%)。②

7.金沙牛化石片　用法用量：每次 10 片,每日 3 次,饭后口服。临床应用：何仰高等选取 72例尿路结石患者,均使用金沙牛化石片,收集患者每日尿液并观察结石排出情况。结果：排石时间主要集中在 1～6 周内,排石高峰在第 3 周,5 周内排出率 86.1%,7 周后亦有石排出。排石周数与患者性别、年龄、结石大小、部位无明显关联,可能

与结石形状规则、表面光滑、病情长短、患者依从性及结石成分有关。③

8.排石颗粒　组成：金钱草、车前子、木通、石韦、忍冬藤。临床应用：孙业庆等将 200 例输尿管结石患者分为实验组和对照组各 100 例。两组患者经 ESWL 后均饮水每日 2 升,常规抗感染,止血处理,实验组给予排石颗粒联用坦索罗辛治疗;对照组口服排石颗粒。每例患者治疗观察期不超过2 周,观察结石排出率、结石排出时间、典型肾绞痛再次发生率。结果：实验组总排石率(78%)、排石时间(2～8 天)、肾绞痛再发生率(5%)等均优于对照组,差异有统计学意义。④

9.尿石通丸　组成：广金钱草、海金沙、鸡内金、枳实等。功效主治：清热利湿,行气逐瘀,通淋排石;适用于尿路结石(石淋)气滞湿阻证型。用法用量：每次 5 克,每日 2 次,口服,6 周为 1个疗程,服 2 个疗程。临床应用：莫琰等将尿路结石患者 320 例分为治疗组 200 例和对照组 110 例,另设开放治疗组 120 例。治疗组予尿石通丸,对照组予石淋通片。结果：治疗组痊愈 107 例(53.5%),有效 53 例(26.5%),总有效率 80.0%;对照组痊愈 27 例(24.5%),有效 42 例(38.2%),总有效率62.7%。开放治疗组痊愈 54 例(45.0%),有效 44例(36.6%),总有效率 81.6%。结石横径 0.4 厘米组和 0.7～0.8 厘米组比较,疗效有显著性差异(P<0.05)。且治疗组输尿管中、下段和膀胱结石疗效显优于肾结石(P<0.05)。证明尿石通丸可明显改善临床症状,促进体外冲击波碎石和输尿管镜碎石术后的结石排出,预防石街形成,减少和避免输尿管损伤引起狭窄等并发症。⑤

10.结石通片　组成：广金钱草、玉米须、石韦、鸡骨草、茯苓、车前草、海金沙草、白茅根(每片含干浸膏 0.25 克,湛江向阳制药厂生产,批号19990501)。用法用量：每次 5 片,每日 3 次,口服。临床应用：周嘉洲等将 180 例泌尿系结石患

① 康永明.肾石通颗粒配合经皮肾镜钬激光治疗多发性肾结石疗效观察[J].现代中西医结合杂志,2015,24(28)：3159-3160.
② 王浩强.三金排石茶与五淋化石丹治疗泌尿系结石的临床效果[J].中国医药导报,2014,11(20)：63-65.
③ 何仰高,等.金沙牛化石片治疗尿路结石 72 例临床观察[J].实用中医内科杂志,2014,28(1)：74-75.
④ 孙业庆,等.排石颗粒合坦索罗辛治疗体外冲击波碎石后输尿管结石疗效观察[J].浙江中医药大学学报,2011,35(6)：871-873.
⑤ 莫琰,等.尿石通丸治疗尿路结石气滞湿阻证的临床研究[J].中药新药与临床药理,2005,16(2)：141-144.

者随机分为两组,治疗组 130 例口服结石通片;对照组 50 例口服石淋通片,每次 5 片,每日 3 次。两组均 20 天为 1 个疗程,连续观察 2 个疗程。结果:治疗组治愈率 62.3%,总有效率 89.2%;对照组分别为 52.0%、76.0%。[①]

预 防 用 药

1. **中药袋泡茶** 组成:金钱草 10 克、海金沙 10 克、萹蓄 10 克、薏苡仁 10 克、炒枳壳 6 克、生甘草 3 克。制备方法:以上药物,研末装袋,每剂分 8 袋装,每袋约 6 克。用法用量:每日 2 袋泡茶带水饮用,连续 1 个月。临床应用:沈洪良等将 86 例湿热蕴结型输尿管结石患者分为两组,治疗组 43 例予中药袋泡茶饮用并配合饮食饮水管理,对照组仅饮食及饮水管理。结果:观察组双 J 管壳石形成率显著低于对照组($P < 0.05$),附壁壳石重量显著低于对照组($P < 0.01$)。[②]

2. **温肾化石汤** 组成:熟地黄 24 克、泽泻 10 克、山药 12 克、茯苓 10 克、山茱萸 12 克、牡丹皮 10 克、桂枝 10 克、制附片 10 克、金钱草 30 克、茜草 15 克。用法用量:每日 1 剂,水煎服,连服 3 个月。临床应用:陈宝国将 168 例尿石病患者分为防治组 112 例和对照组 56 例。防治组在结石治愈后每日服温肾化石汤,对照组则不服药。结果:防治组第 3 年结石复发率 7 例,复发率 6.25%;第 5 年复发 12 例,复发率 10.71%。对照组第 3 年结石复发 9 例,复发率 16.07%;第 5 年复发 29 例,复发率 51.79%。两组同期相比,防治组复发率明显低于对照组,差异具有统计学意义($P < 0.01$)。说明尿石治愈后服用温肾、清利、活血之温肾化石汤具有预防尿石形成与复发的作用。[③]

① 周嘉洲,等.结石通片治疗泌尿系结石 130 例临床观察[J].河北中医,2002,24(2):146-147.
② 沈洪良,等.中药袋泡茶预防输尿管结石术后双 J 管壳石形成[J].浙江中西医结合杂志,2014,24(6):512-514.
③ 陈宝国.尿石病机新探——附 168 例临床病例分析[J].江西中医药大学学报,2006,18(2):22-23.

肾 绞 痛

概 述

肾绞痛为泌尿外科常见急性痛证之一，是肾结石或输尿管结石的并发症。由于结石在肾盂或在输尿管内下移动，引起肾盂或输尿管痉挛，造成梗阻，而发生阵发性如刀割样剧痛。发作时痛连腰腹，患者翻滚不安，恶心呕吐，甚至面色苍白、出冷汗等，剧痛往往持续几分钟到数十分钟，个别达数小时。在肾结石或输尿管结石患者中，有 $15\%\sim50\%$ 可发生肾绞痛，多见于中年患者。

肾绞痛通常指由于泌尿系结石尤其是输尿管结石导致的突然发作的肾区剧烈疼痛，急性肾绞痛大多是由于结石所致，而且大部分发生于输尿管结石，故所谓的肾绞痛其实很大一部分是输尿管绞痛。肾绞痛不是一个独立的疾病，是由于多种原因导致的肾盂或者输尿管平滑肌痉挛所致，其发病没有任何先兆，疼痛程度甚至可以超过分娩、骨折、创伤、手术等。

急性肾绞痛的典型临床表现为腰部或上腹部疼痛，剧烈难忍，阵发性发作，同时有镜下血尿、恶心、呕吐，查体时患者肋脊角压痛明显。典型的绞痛常始发于肋脊角处腰背部和上腹部，偶尔起始于肋骨下缘，并沿输尿管行径放射至同侧腹股沟、大腿内侧、男性阴囊或女性大阴唇。疼痛程度取决于患者的痛阈、感受力、梗阻近侧输尿管和肾盂压力变化的速度和程度等。输尿管蠕动、结石移动、间断性梗阻均可加重肾绞痛。疼痛最明显的地方往往是梗阻发生的部位。结石在输尿管内向下移动仅引起间歇性梗阻。

肾绞痛表现为 3 个临床阶段。

1. 急性期

典型的发作多发生于早间和晚上，能使患者从睡眠中痛醒。当发生在白天时，疼痛发作具有一定的缓慢性和隐匿性，常为持续性，平稳且逐渐加重。有些患者疼痛在发病后 30 分钟或更长时间内达到高峰。

2. 持续期

典型的病例一般在发病后 1～2 个小时达到高峰。一旦疼痛达到高峰，疼痛就趋向持续状态，直至治疗或自行缓解，最痛的这个时期称为肾绞痛的持续期，该时期持续 1～4 个小时，但也有些病例长达 12 小时。

3. 缓解期

在最终阶段，疼痛迅速减轻，患者感觉疼痛缓解。

肾绞痛现象的患者，可以选用阿片类镇痛药包括二氢吗啡酮、强痛定、曲马多等药物配合阿托品、654－2 等解痉类药物一起使用，在治泌尿系结石的时候能够较好地缓解泌尿系结石的症状。治疗泌尿系结石有效药物是非甾体类镇痛抗炎药物，包括双氯芬酸钠、消炎痛、消炎痛栓剂等，有解热、镇痛、抗炎、抗风湿等作用，也能较好的缓解该症状。

本病多属中医"腰痛""腹痛""石淋""血淋"等范畴。其病理特点是湿热久蕴或寒湿内结，气滞瘀阻等。

辨 证 施 治

周智恒分 2 型

肾绞痛是以突然发作性剧痛、翻滚辗转不安、难以忍受为主要表现。因此急诊时，突出问题是止痛。按中医学治疗的原则"急则治其标,缓其治其本"。肾绞痛为瘀阻实症,其治疗首要的是理气止痛,化瘀通淋。

(1)气滞型 症见腰痛连接小腹痛、会阴痛,呈阵发性剧痛,翻滚难忍,面色苍白,一般多有血尿(肉眼血尿或镜下血尿),舌暗红有苔,脉多弦紧而数。治宜理气止痛、温经散结。方用琥珀散合石韦散加减:吴茱萸7克、川楝子15克、青皮10克、枳壳10克、荔枝核15克、橘核15克、生山楂15克、牛膝10克、炒栀子10克、白芍10克、甘草5克、延胡索10克、桃仁10克。每日1剂,水煎服。

(2)湿热型 症见腰腹疼痛剧烈,伴有发热,尿频,尿急,尿痛等尿路刺激症状,有血尿或脓尿(尿中含有白细胞或脓细胞),为结石病合并感染所致,舌苔白腻或黄腻,脉滑数或弦数。治宜清热化湿、通利止痛。方用八正散加减:木通10克、车前子10克、萹蓄草15克、凤尾草15克、瞿麦15克、大黄10克、黄柏10克、泽泻10克、延胡索10克、大小蓟各15克、地榆10克。[1]

经 验 方

1.拔罐联合热盐包 拔罐方法:采用3号罐,选三焦俞、肾俞、膀胱俞交替闪罐,不留罐,持续5分钟,以皮肤潮红为度,避免皮肤瘀紫及烫伤。热盐包组成:白芥子36克、紫苏子36克、莱菔子36克、吴茱萸36克、粗盐300克。用棉布袋装,用时微波炉加热3～5分钟,温度在50℃～60℃。热敷患者痛区,避免皮肤烫伤,注意观察皮肤有无过敏情况。卢运田等将肾绞痛患者74例随机分为试验组38例与对照组36例。试验组用拔罐联合热盐包。对照组治疗方法为硫酸阿托品0.5克1毫升＋盐酸曲马多注射液0.1克2毫升肌内注射,每日1次,必要时可重复,每日不超过3次。结果:两组显效时间、有效时间、显效率、治

疗30分钟后出现的不良反应情况比较均有统计学意义,总有效率无统计学意义。试验组的显效及有效时间短于对照组,试验组治疗30分钟后不良反应发生率低于对照组。[2]

2.腹针 在常规药物治疗基础上进行腹针治疗。取穴采用循经取穴、定位取穴和八廓辨证取穴三种方法配合使用,据病位与患者体型选取薄氏腹针专用针,穴位选择中脘、下脘、气海、关元、滑肉门。患者取仰卧位,局部常规消毒后,直刺进针,针刺深度应在皮下浅筋膜,进针15～30毫米,采用轻捻转、慢提插的手法,使患者保持较强的针感,得气后留针15～30分钟。陈强等选取肾绞痛患者60例随机分为腹针组和药物治疗组各30例。药物治疗组遵循三级镇痛原则予以双氯芬酸钠栓、曲马多、盐酸哌替啶等镇痛药物配合氢溴酸山莨菪碱解痉治疗,腹针组在药物治疗的基础上应用腹针疗法。观察比较两组患者的治疗有效率以及治疗显效时间和疼痛缓解时间。结果:腹针组总有效率93.3%,明显高于药物治疗组的76.7%,两组差异有统计学意义($P<0.05$);治疗后两组疼痛评分均有降低,腹针组降低更明显,差异有统计学意义($P<0.05$);治疗显效时间和疼痛缓解时间腹针组均短于药物治疗组,差异均有统计学意义($P<0.05$)。结论:腹针治疗可快速而有效缓解肾绞痛,减少患者忍受痛苦的时间,值得临床推广使用。[3]

3.代温灸膏 代温灸膏双侧肾俞穴、三阴交穴、腰背部阿是穴贴敷,48小时后原位更换代温灸膏继续贴敷。赵伟将69例急诊及住院患肾绞痛患者(均确认为输尿管结石,结石大小均≥0.7厘米)按随机数字表法分为观察组36例与对照组33例。对照组给予山莨菪碱10毫克加盐酸曲马多100毫克肌注。观察组给予山莨菪碱10毫克加盐酸曲马多100毫克肌注,代温灸膏双侧贴敷。记录治疗前及治疗后1小时疼痛评分,及治疗1周内重复注射止痛剂例数。比较两组治疗前后的积分差

① 周智恒.肾绞痛的中医防治[J].上海中医药杂志,1990(8):25-26.
② 卢运田,等.拔罐联合热盐包外敷治疗肾绞痛38例[J].中医外治杂志,2018,27(4):28-29.
③ 陈强,等.腹针治疗肾绞痛临床观察[J].光明中医,2017,32(13):1924-1926.

异、两组间治疗后的积分差异及1周内重复注射止痛剂差异。结果：治疗1小时后观察组及对照组均疼痛明显缓解，观察组较对照组缓解更明显，周内观察组止痛剂注射较对照组更少（均 $P<0.05$）。结论：代温灸膏加解痉药加镇痛药的止痛方案较解痉药加镇痛药能更好地缓解肾绞痛。[1]

4. 补肾疏通排石汤　鸡矢藤30～60克、葛根20克、海金沙20克、车前子20克、胡桃仁30克、金钱草30克、淫羊藿15克、石苇15克、萹蓄15克、九香虫10克、甘草10克。随症加减：血尿者，加小蓟15克、白茅根15克凉血止血；疼痛甚者，加白芍15克、延胡索15克缓急止痛；合并肾绞痛者配合西医抗炎、对症支持治疗；恶心者，加法半夏15克、藿香10克和中止呕；腹胀者，加紫苏梗10克、枳实10克理气消胀；若合并感染下焦湿热重者，暂去胡桃肉、九香虫、淫羊藿，加蒲公英15克、野菊花15克清热解毒；纳差者，加神曲15克、砂仁5克健胃消食。林天冬以上方治疗1例输尿管结石患者，治愈。[2]

5. 桃核承气汤　桃仁（冲）15克、大黄20克、桂枝10克、炙甘草10克、芒硝（化）10克。以水1400毫升，煮前4味，取500毫升，去滓，纳芒硝，更上火微沸，下火，空腹时温服100毫升，每日1剂，分3次服。梁铨以上方治疗1例肾绞痛患者，服2剂后疼痛即止。[3]

6. 加味肾气丸汤方　生地黄、山茱萸、山药、牡丹皮、泽泻、茯苓、肉桂、附子、牛膝、车前子、白芍、甘草、沉香、乳香等。随症加减：加白茅根、三七粉、地榆、大蓟、小蓟止血；芒硝、大黄、金钱草、滑石、三棱、莪术、郁金溶石排石。文火水煎2次取汁混匀，分2次温服。傅士政等以上方治疗33例结石性肾绞痛患者，服药最长时间29天，最短2天，平均7天。结果：临床治愈19例，有效8例，

无效6例。总有效率81.81%。[4]

7. 尿石Ⅰ号方　疼痛发作期以腰腹绞痛、放射痛、呕逆、血尿、尿路刺激征为特征，用尿石Ⅰ号方：白芍30克、甘草15克、郁金15克、延胡索15克、乳香12克、没药12克、丹参20克、乌药10克、青皮10克、枳壳12克、金钱草30克、海金沙30克、车前子30克、白茅根30克。每日1剂，水煎服，痛甚者昼夜各1剂。辅助疗法：电针肾俞、涌泉、三阴交、阳陵泉。强刺激，每次20分钟，每日2～3次。针药并进，一般用此法1～2天，一俟痛止，转入静止期治疗（另有尿石Ⅱ号方）。李远良以上方治疗186例尿路结石患者，疗效满意。疼痛发作期，85%的病例施用针药1天即可完全止痛，15%病例约在2天内疼痛基本缓解。结论：对于个别顽固性肾绞痛用杜冷丁镇痛不佳而改用尿石Ⅰ号方可取得理想的止痛效果。[5]

8. 柴胡疏肝散加味　柴胡10克、枳壳10克、川芎10克、鸡内金10克、前仁10克、香附10克、甘草10克、白芍30克、海金沙30克、石韦30克。并配合局部热敷，每日1剂，水煎2次，分2次服。疏肝理气，和血止痛，通淋。适用于肾绞痛。郑爱国以上方治疗20余例肾绞痛患者，疗效满意。[6]

9. 真武汤加味　制附子、炒白术、炒白芍、茯苓、生姜、大黄、橘核、荔枝核。其中炒白芍、茯苓的用量不应少于30克，其余药物的用量应因证因人而定。每日1剂或2剂，水煎服。温阳化水，通腑行滞。高尚炯以上方治疗24例肾绞痛患者，疗效满意。[7]

10. 金龙排石汤　鸡内金10克、滑石10克、怀牛膝10克、广地龙10克、茯苓10克、泽泻10克、甘草梢10克、金钱草30克、白芍30克、火硝（冲服）4克、硼砂（冲服）4克、皮硝（冲服）4克。随症加减：痛向侧腹及腹股沟者，加川楝子10～

① 赵伟.代温灸膏辅助治疗肾绞痛临床观察[J].中国中医急症,2016,25(2):342-344.
② 王晓云,等.林天东"补肾疏通法"治疗输尿管结石经验[J].中国中医基础医学杂志,2015,21(1):99-100.
③ 梁铨.经方桃核承气汤治验3则[J].中国中医急症,2012,21(1):155-156.
④ 傅士政,等.加味肾气丸汤方治疗结石性肾绞痛33例[J].中国中医急症,1996,5(5):208.
⑤ 李远良.分期定方治疗尿路结石186例临床小结[J].江西中医药,1996,27(5):22.
⑥ 郑爱国.柴胡疏肝散治疗肾绞痛[J].四川中医,1991(8):32.
⑦ 高尚炯.真武汤加味治疗肾绞痛的经验[J].中医杂志,1989(11):27.

24克、广郁金10～18克;恶心呕吐者,加姜半夏10克、生姜10克、竹茹10克;发热或尿内有脓细胞者,加金银花30克、蒲公英30克;大便燥实者,加大黄10克、枳实10克、川厚朴10克,皮硝增加至10克;痛甚者,白芍增加至50克。肾绞痛发作时一般每日1剂,水煎2次,分2～4次服;疼痛较甚者,每日连服2剂,水煎2次,分4～8次服;呕吐较甚者,频频少量服。王承训以上方治疗200例肾绞痛患者。结果:服药1～2剂疼痛解除者78例,占38%;服药3～4剂疼痛解除者96例,占48%;服药5～6剂以上疼痛缓解者20例,占10%。因恶心呕吐较甚者6例,采用25%硫酸镁20毫升加入5%葡萄糖内静脉滴入,同时服用中药治疗,占3%。排石情况,200例肾绞痛患者经治疗疼痛缓解后仍继续服用金龙排石汤,先后排出结石者162例,结石下移者18例(X线摄片证实),未排出结石20例,但症状体征消失,经X线摄片复查2次以上,均未见结石影存在。①

11. 加味少腹逐瘀汤　川芎10克、乌药10克、延胡索10克、五灵脂10克、没药10克、当归10克、蒲黄10克、赤芍10克、小茴香5克、干姜5克、官桂5克、沉香粉(冲服)5克。每日1剂,水煎2次,分2次服;疼痛剧烈者,每日可服用2剂;有呕吐者,可采用少量频服。温经通络,活血止痛。杜梅妹以上方治疗20余例肾绞痛患者,均获得良好的止痛效果。②

12. 加味疝气方　吴茱萸、苦楝、青皮、枳壳、荔核、橘核、山楂、牛膝、炒栀子、白芍、甘草。随症加减:小便频急灼热,或小便中红、白细胞增多,及见脓细胞者加木通、泽泻、薏苡仁;血尿者,加茅根、小蓟;腹胀者,加厚朴、槟榔;呕吐者,加半夏;肾绞痛持续,且日轻夜重者,加延胡索、桃仁;发热者,加石膏、竹叶、六一散。药物剂量可根据患者年龄、性别、体质而定。每日1剂,水煎2次,得药

液200～250毫升,分早晚服。痛剧而尿沥者,日夜兼服2剂。夏昌辉等以上方治疗40例肾绞痛患者,其中30例经X线摄片检查,证实有肾及输尿管结石者23例,可疑结石阴影者7例,另10例未摄片。结果:经用本方治疗,痊愈(全部症状消失,连续10日内无复发)37例,好转(绞痛缓解,仍有隐痛不适)2例,无效1例。40例绞痛缓解时间最长者4天,最短者半天;疗程最长者12天,最短者4天。③

单　方

1. 王不留行　组成:王不留行。临床应用:任小琴等将100例肾绞痛患者随机分为两组。治疗组50例,男性42例,女性8例;年龄21～50岁;发病时间为0.5～2小时。对照组50例,男性41例,女性9例;年龄23个月～56岁;病程0.5～2小时。对照组予西药镇痛常规用盐酸哌替啶50毫克阿托品0.5毫克肌注,654-2 10毫克加入5%葡萄糖注射液500毫升中静滴,每分钟40滴。治疗组在以上治疗同时加用王不留行贴压耳穴配合治疗。取穴阿是穴和神门穴。结果:王不留行籽耳穴贴压辅助用于肾绞痛患者的早期镇痛效果明显。④

2. 通关散　组成:知母、黄柏、肉桂。制备方法:3味药物剂量相同,烘干共研细末过筛备用。用法用量:病侧确诊后,立即服通关散1克,令患者待坐或卧下休息观察。观察其止痛效果,一般在3～5分钟内疼痛开始减轻,10分钟内疼痛大减,20分钟绞痛基本缓解。若服药数分钟内绞痛不减者继服1克。一般患者,首次服药后半小时再服通关散1克,此后可3小时服药1克,每日服4次。临床应用:叶盛华以上方治疗26例肾绞痛患者,疗效满意。⑤

① 王承训.金龙排石汤治疗肾绞痛200例的疗效观察[J].新中医,1988(6):36-37.
② 杜梅妹.加味少腹逐瘀汤治疗肾绞痛[J].四川中医,1985(7):36.
③ 夏昌辉,等.加味疝气方治疗肾绞痛40例临床观察[J].江苏中医药,1984(2):22-23.
④ 任小琴,等.王不留行耳穴贴压辅助治疗肾绞痛50例疗效观察[J].浙江中医杂志,2014,49(8):581.
⑤ 叶盛华.通关散治疗肾绞痛26例[J].湖北中医杂志,1983(4):57.

中 成 药

速效救心丸　组成：川芎、冰片。用法用量：每次 10 粒，必要时重服 10 粒，两次给药间歇 10 分钟。临床应用：章正福等用舌下含服速效救心丸法治疗 86 例肾绞痛患者。治疗组 52 例，疼痛发作时，舌下含服速效救心丸，另设对照组 34 例选用传统的治疗方法，肌内注射杜冷丁 50～100 毫克、阿托品 0.5 毫克。结果：两次用药后，治疗组的缓解率 96.2％，对照组的缓解率 61.8％，两者存在显著差异（$P<0.05$）。[1]

---

① 章正福,等.速效救心丸舌下含化治疗肾绞痛 52 例[J].安徽中医临床杂志,1999,11(4)：254－255.

肾 积 水

概　述

肾积水是泌尿系统常见病之一,指由结石、肿瘤、前列腺增生或输尿管发育畸形等因素,导致肾盏和肾盂扩张,形成的尿液潴留。肾积水容易继发感染和形成结石,加重病变的复杂性和肾脏的破坏,引起肾实质萎缩,肾功能减退,甚至衰竭。

慢性肾积水发生早期可无明显临床症状,或见小便不利、腰胀痛等症,腰痛以积水侧显著,叩击时疼痛加剧。急性输尿管结石嵌顿所致肾积水者尚可见少腹急痛,脐下不适,恶心呕吐等。临床症状的严重程度与梗阻部位、程度及病之新久相关。梗阻部位若在膀胱以上,如输尿管结石或肾盂输尿管连接部狭窄,则肾积水发生较快,但仅患侧肾脏受累;若梗阻部位在膀胱以下,膀胱可作为缓冲地带,肾积水发生较晚,但两侧肾脏均受累。

根据不同临床症状,本病属中医"蓄水""肾积""肾水""肾着""淋证""癃闭""腰痛"等范畴。《素问·逆调论》言:"肾者水脏,主津液。"《素问·水热穴论篇》云:"肾者,胃之关也,关门不利,故聚水而从其类也。"《景岳全书·肿胀》云:"阳旺则气化而水即为精,阳衰则气不化而精即为水。"本病临床上多本虚标实兼夹出现,标本之间多互相转化、互相影响,呈现出虚实夹杂、寒热共存之象。需根据患者的积水量以及患者的临床表现确定中医辨证治疗。外科治疗原则是去除病因、解除梗阻。临床症状明显,梗阻病因明确,肾功能下降者多采用手术治疗。但对于某些原因不明或轻度积水者,中医药治疗肾积水有一定独到疗效。

辨 证 施 治

吕慧玲分4型

(1)湿热蕴结型　症见头汗出或全身汗出,尿热滴沥或点滴不出,色黄量少,脉细弦,舌苔薄黄。治宜清热利湿、利尿排石。方用排石逐水汤:金钱草15克、郁金10克、海金沙(包煎)15克、金铃子15克、王不留行10克、石韦10克、甲片(先煎)10克、川牛膝10克、猪苓10克、冬葵子10克、泽泻10克。随症加减:尿频急痛,加木通9克、萹蓄10克、滑石15克、延胡索15克;便秘,加生大黄(后下)10克、芒硝(烊化)4克;尿血,加茜草根15克、小蓟30克、白茅根20克、藕节20克、蒲黄(包煎)10克。

(2)气滞水停型　症见两胁或一侧胁腹满时痛,剧则肢冷汗出,按压则痛甚,脉细弦,舌质淡紫,苔薄黄或薄白。治宜理气祛湿,兼以活血祛瘀。方用猪苓汤合复元活血汤加减:醋柴胡10克、猪茯苓10克、泽泻10克、香附10克、枳壳10克、天花粉10克、当归15克、甲片(先煎)10克、乌药20克、白术15克、桂枝10克、川椒目10克。随症加减:腹痛甚,加白芍15克、五灵脂10克、没药10克;腰痛甚,加川断10克、杜仲10克、桑寄生10克;血尿甚,加萆薢12克、白茅根30克、小蓟15克、墨旱莲15克;血瘀甚,加三棱10克、三七粉(冲服)4克、莪术10克。

(3)脾虚湿阻型　症见四肢倦怠、纳少、气短、腰困冷重、如坐水盆中、时而便溏、脉细弱或细滑、舌淡红苔薄白或薄白微黄。治宜健脾燥湿、排尿逐水。方用苓桂术甘汤合四君子汤加减:茯苓15克、桂枝10克、猪苓10克、泽泻10克、白术10克、党参15克、甘草10克、泽兰10克、丹参30

克、川芎 10 克。随症加减：脾虚甚，大便溏，加山药 15 克、扁豆 15 克、黄芪 30 克、焦三仙各 30 克；血尿，加侧柏炭 10 克、白茅根 30 克、三七粉（冲服）4 克、仙鹤草 30 克；尿结石，加金钱草 15 克、郁金 10 克、海金沙（包煎）15 克、鸡内金 10 克、甲片（先煎）10 克、王不留行 10 克；兼肾阳虚，加鹿角片 10 克、淡附片 10 克、肉桂 4 克。

（4）肾虚湿停型 腰痛困重，如坐水盆中，神疲肢倦，下肢重胀，气短少尿或尿清色白量少，面色㿠白，脉虚或沉细，舌淡紫，苔薄白或薄黄，盖肾为水脏，肾虚不能制水，反受其侮，故见以上症状。治宜补肾利尿、温阳祛水。方用肾气丸加减：山茱萸 15 克、熟地黄 15 克、牡丹皮 10 克、制附子 9 克、桂枝 10 克、鹿角片 10 克、茯苓 15 克、泽泻 10 克、车前子（包煎）15 克、王不留行 10 克、路路通 10 克、甲片（先煎）10 克。随症加减：兼气虚，加党参 15 克、黄芪 30 克；兼气滞，加枳壳 10 克、乌药 10 克；兼下焦湿热，加黄柏 10 克、车前子（包煎）15 克、车前草 15 克；兼血尿，加藕节 15 克、蒲黄（包煎）10 克、仙鹤草 30 克；若肾阴虚，则去桂附，加重熟地黄至 20 克，加墨旱莲 15 克、女贞子 15 克、白芍 15 克；阴虚有热者，加知母 10 克、黄柏 10 克。[1]

经 验 方

1. 温阳利水法 制附子 6 克、补骨脂 15 克、乌药 12 克、泽泻 15 克、川牛膝 30 克、车前子 15 克、桑皮 10 克、葛根 30 克。随症加减：畏寒明显，附子 15 克；腰疼明显，加延胡索 20 克；水肿明显，加茯苓皮 30 克；排尿不畅，重用川牛膝 50 克；尿路刺激症状，加萹蓄 10 克、瞿麦 10 克。2 周为1 个疗程，酌情使用 1～3 个疗程。胡磊等将 42 例肾积水患者随机分为两组。对照组 20 例使用利尿剂及针对病因药物治疗，治疗组 22 例应用温阳利水中草药治疗。结果：治疗组治愈 10 例，好转

9 例，总有效率 86.37％，与对照组总有效率 55％比较，经统计学处理有显著性差异（$P<0.05$）；治疗组的治疗后中医证候积分较治疗前积分比较有显著性差异（$P<0.05$）。[2]

2. 祛瘀渗湿补肾汤加减 当归 12 克、蒲黄 12 克、王不留行 12 克、甲片 12 克、杜仲 12 克、川断 12 克、泽兰 20 克、益母草 20 克、车前子 20 克、白术 20 克。随症加减：伴结石者，加金钱草 30 克、海金沙 15 克、生内金 15 克；血尿者，加茅根 15 克、花蕊石 15 克；湿热重者，加滑石 15 克、萹蓄 15 克、木通 9 克、黄柏 9 克、生大黄（后下）10 克；寒湿重者，加肉桂 10 克、附子 12 克；肾虚重腰痛缠绵者，加补骨脂 15 克、肉苁蓉 15 克。每日 1 剂，水煎服。在输尿管结石引起的严重腰痛发作时，先给西药山莨菪碱针 10 毫克，盐酸布桂嗪针 0.1 克肌注以缓解痛疼。刘阳采用自拟祛瘀渗湿补肾汤治疗 48 例肾积水患者，15 天为 1 个疗程。结果：显效 17 例，有效 15 例，较差 14 例，无效 2 例。总有效率 95.8％。结论：自拟祛瘀渗湿补肾汤治疗肾积水疗效显著。[3]

3. 当归芍药散加减 白术 15 克、茯苓 15 克、白芍 15 克、泽泻 15 克、当归 10 克、川芎 9 克。随症加减：泌尿系结石导致者，加海金沙 45 克、金钱草 30 克、滑石 20 克、沉香粉 3 克、琥珀粉 3 克；腹中绞痛者，改白芍为 30 克，加生甘草 10 克；久病气虚者，加用生黄芪 30 克；疼痛固定不移，刺痛为主者，加山棱 15 克、莪术 15 克；大便不通者，加枳实 15 克、生大黄 10 克；疼痛伴血尿严重者，加三七粉 3 克；小便涩滞不爽者，加石韦 15 克、冬葵子 15 克。每日 1 剂，水煎分 2 次服，每次 150 毫升，15 天为 1 个疗程。杨晓媛等用上方治疗 66 例肾积水患者，其中包含原发泌尿系结石 40 例，体外震波碎石后排石困难 5 例，慢性肾盂肾炎 9 例，肾盂输尿管手术后 2 例，余原因不明。结果：治疗 1～2 疗程后复查，治愈 36 例，有效 24 例，未愈 6 例。总有效率 90.9％。[4]

① 吕慧玲.中医辨证分型治疗肾积水临床经验[J].山西中医学院院报.2003,4(2)：30－31.
② 胡磊,等.温阳利水法治疗老年肾积水 22 例[J].辽宁中医杂志,2013,40(8)：1593－1595.
③ 刘阳.中药治疗肾积水 48 例临床观察[J].中医临床研究,2012,4(18)：60－61.
④ 杨晓媛,等.当归芍药散加减治疗肾积水 66 例[J].陕西中医,2008,29(8)：974－975.

4. 金钱草汤 金钱草 80 克、海金沙 15 克、木通 12 克、丹参 15 克、牛膝 15 克、滑石 15 克、灯芯草 10 克、白术 15 克、甘草 5 克。随症加减：呕吐甚者，加陈皮 10 克、半夏 15 克、生姜 15 克；少腹胀痛明显，加香附 15 克、木香 10 克、延胡索 15 克；下焦湿热，加黄柏 15 克、薏苡仁 20 克、泽泻 15 克；脾胃虚弱，加茯苓 15 克、陈皮 10 克、党参 15 克；气滞血瘀，加香附 15 克、延胡索 15 克、没药 12 克、地龙 12 克；寒湿下注，加桂枝 12 克、薏苡仁 20 克、苍术 12 克。5 天为 1 个疗程。马五华等用上方治疗 30 例肾积水患者。结果：痊愈 28 例，无效 2 例。总有效率 93.3%。①

5. 肾水汤加减 川牛膝 30 克、泽兰 20 克、王不留行 15 克、生薏苡仁 30 克、土茯苓 20 克、杜仲 15 克、葶苈子 20 克、生黄芪 15 克、益母草 15 克。随症加减：伴结石者，加金钱草 30 克、海金沙 30 克、冬葵花 15 克、生鸡内金 15 克；湿热重者，加白茅根 20 克、萹蓄 15 克、黄柏 12 克、生大黄（后下）10 克；寒湿重者，加肉桂 10 克、附子 10 克；血尿者，加茅根 30 克、瞿麦 15 克；肾虚重腰痛缠绵者，加沙苑子 15 克、补骨脂 15 克、川续断 15 克。每日 1 剂，水煎 600 毫升，早晚分服。14 天为 1 个疗程，每个疗程结束后复查 1 次 B 超。魏艳玲等用自拟肾水汤治疗 110 例肾积水患者。结果：14 天以内积水消失 39 例，占 35.5%；15～28 天积水消失 37 例，占 33.6%；29 天以上积水消失 34 例，占 30.9%。其中结石先于积水 14 天以上消失者 15 例，结石先于积水 14 天以内消失者 4 例，积水先于结石消失 14 天以上者 7 例，其余 63 例结石与积水同时消失。②

6. 真武汤加味 茯苓 18 克、白芍 18 克、白术 20 克、附子 12 克、地龙 12 克、肉苁蓉 12 克、延胡索 8 克、生姜 3 片。每日 1 剂，水煎 300～400 毫升，分 2 次口服。杨启发用真武汤加味治疗 28 例肾积水患者，疗程最短 22 天，最长 13 个

月，平均 3.5 个月。结果：显效（B 超检查肾积水消失 6 个月以上无复发）23 例，有效（肾积水减少）3 例，无效（治疗 1 个月肾积水无改善）2 例。③

7. 加味白芥汤加减 白芥子 15 克、莱菔子 20 克、冬葵子 25 克、牛膝 12 克、车前子 22 克、薏苡仁 20 克、海金沙 20 克、三棱 10 克、金钱草 30 克、竹叶 20 克、甘草 6 克。随症加减：腹痛甚者，可加白芍 30 克、延胡索 15 克；小便短涩、疼痛甚者，加滑石 30 克、木通 15 克。每日 1 剂，水煎取汁分 3 次服。4 天为 1 个疗程。邓定建用上方治疗 75 例肾积水患者。结果：痊愈 70 例（93.33%），有效 3 例（4.00%），无效 2 例（2.67%）。总有效率 97.3%；其中 1 个疗程治愈 50 例，2 个疗程治愈 14 例，3 个疗程治愈 9 例。④

8. 二金泽附汤加减 金钱草 50 克、鸡内金 15 克、泽泻 15 克、制附子 12 克。随症加减：有血尿者，加白茅根、茜草根；气滞血瘀者，加王不留行；脾虚者，加党参、白术；气虚者，加黄芪；阴虚者，加墨旱莲、女贞子；绞痛甚者，加延胡索、川楝子。每日 1 剂，加清水 500 毫升浸泡 30 分钟，文火煎 2 次，每次 30 分钟，滤汁混匀，分 3 次服。连服 15 天为 1 个疗程。部分患者在绞痛较甚时适当给予西药消炎止痛等对症处理。陈炳权以自拟二金泽附汤治疗尿路结石伴肾积水患者 30 例，2～3 个疗程后统计疗效。结果：治愈（结石排出，临床症状消失，X 线或 B 超复查结石、积水消失）15 例，显效（临床症状消失，结石部分排出，X 线或 B 超复查结石部分消失，肾积水消失）7 例，有效（X 线或 B 超复查结石下移、或变小，肾积水消失）5 例，无效（经治疗后症状与体征已减轻，但 X 线或 B 超复查结石位置无改变，肾积水无改善）3 例。总有效率 90%。⑤

9. 逐瘀化石冲剂 金钱草 30 克、车前子 15 克、石韦 12 克、莪术 12 克、厚朴 12 克、王不留行

① 马五华，等.自拟金钱草汤治疗肾积水 30 例疗效观察[J].云南中医药杂志，2007，28（7）：23.
② 魏艳玲，等.肾水汤治疗肾积水 110 例[J].河南中医学院学报，2006，21（6）：51－52.
③ 杨启发.真武汤加味治疗肾积水 28 例[J].实用中医药杂志，2005，21（11）：668.
④ 邓定建.加味白芥汤治疗肾积水 75 例[J].中国中医急症，2004，13（8）：484.
⑤ 陈炳权.二金泽附汤治疗尿路结石合并肾积水 30 例[J].新中医，2004，36（7）：66－67.

12克、乌药12克、三棱9克、枳壳9克、川牛膝6克{湖北省丹江口市第一医院制剂室生产,丹江口市药检所监制,批号为[99]L-59}。上药制成袋装颗粒,每包15克。每日3次,每次1～2包。陈明等将泌尿系结石导致肾积水患者60例随机分为观察组和对照组各30例。观察组口服逐瘀化石冲剂结合ESWL治疗,对照组口服肾石通冲剂结合ESWL治疗。结果:治疗前观察组与对照组之间cAMP、cGMP含量的差异不明显($P>0.05$),但与正常组比较,有极显著性差异($P<0.01$);治疗后观察组cAMP、cGMP的含量均较治疗前有极显著性差异($P<0.01$),cAMP/cGMP比值明显改善;对照组治疗后亦向正常值方向转化,与治疗前比较,有显著意义($P<0.05$);观察组与对照组治疗后比较,有显著差异($P<0.05$)。①

10. 排石消水汤 金钱草40克、虎杖20克、海金沙20克、冬葵子15克、石韦10克、瞿麦15克、车前子(布包)30克、萹蓄15克、徐长卿10克、威灵仙15克、青木香10克、郁金10克、延胡索10克、生大黄(后下)10克、六一散(布包)10克。每日1剂,水煎服。潘嘉珑等自拟排石消水汤治疗16例肾积水患者,服药10剂后,经B超复查肾积水消失、输尿管无扩张11例(68.75％),肾积水减少、输尿管扩张程度缩小2例,治疗前后无变化3例。肾结石6例中,1例复查“双肾未见异常”,余无明显变化。4例输尿管结石复查3例结石消失。总有效率81.25％。说明排石消水汤对肾积水及输尿管结石治疗疗效较好,对肾结石疗效欠佳。②

11. 中药熨疗法 黄芪30克、党参30克、当归30克、柴胡30克、川续断30克、木通30克、白茅根30克、车前草30克、川牛膝30克、泽泻30克、牵牛子30克、杜仲45克。将药装入布袋中,放入水中稍稍浸泡,以半湿为度,取出放入锅内蒸半小时,然后放在肾区热敷。一般每次半小时左右,每日2次,15天为1个疗程,通常1～2个疗程即可治愈。袋中药物夏季5日1换,冬季7日1换。蔡钢以上法治疗1例输尿管扭曲肾盂积水患者,疗效满意。③

12. 千金苇茎汤合薏苡附子败酱散加减 桃仁6克、赤芍6克、黄柏6克、败酱草9克、冬瓜子9克、薏苡仁9克、萹蓄9克、瞿麦9克、丹参9克、阿胶珠9克。每日1剂,水煎服。楼延承以上方治疗1例肾积水术后绿脓杆菌感染患者,疗效满意。④

13. 五苓散合八正散加减 萹蓄10克、瞿麦10克、滑石10克、金钱草10克、猪苓10克、泽泻10克、车前子10克、栀子10克、阿胶10克、延胡索10克、大黄6克、桂枝6克、生甘草6克。每日1剂,水煎服。闫俊杰以上方治疗1例肾盂积水患者,疗效满意。⑤

14. 大柴胡汤加减 柴胡24克、黄芩12克、半夏10克、枳壳10克、郁金10克、延胡索10克、乌药10克、大黄(后下)6克、甘草6克、丹参30克、金钱草30克、连翘18克、白芍18克、滑石20克、琥珀(冲)3克。每日1剂,水煎服。孙自文以上方治疗1例肾盂积水患者,疗效满意。⑥

15. 升陷汤合滋肾通关丸加减 黄芪50克、太子参30克、泽泻15克、生地黄20克、升麻10克、柴胡10克、桔梗10克、知母10克、黄柏10克、肉桂2克。叶益丰以上方治疗1例肾盂积水患者,患者痊愈。⑦

16. 小柴胡汤 柴胡12克、黄芩10克、半夏10克、党参10克、生姜9克、甘草6克、大枣6克。每日1剂,水煎分2次服。蓝少敏以上方治疗1

① 陈明,等.逐瘀化石冲剂对泌尿系结石肾积水患者血浆中cAMP、cGMP含量的影响[J].湖北中医杂志,2003,25(12):14-15.
② 潘嘉珑,等.排石消水汤治疗肾积水16例[J].实用中医内科杂志,2000,14(4):26.
③ 蔡钢.中药熨疗治输尿管扭曲肾盂积水[J].四川中医,1991(11):24.
④ 楼延承.肾积水术后绿脓杆菌感染治验一例[J].北京中医杂志,1989(2):51.
⑤ 闫俊杰.肾盂积水治验[J].吉林中医药,1989(6):22.
⑥ 孙自文.大柴胡汤加减治疗肾盂积水一例[J].中医药学报,1987(2):52.
⑦ 叶益丰.肾盂积水治验[J].湖南中医杂志,1987(1):41.

例输尿管狭窄并肾盂积水患者,疗效满意。①

17.王成梁经验方 茯苓 30 克、泽泻 30 克、金钱草 30 克、海金沙 30 克、猪苓 20 克、鸡内金 20 克、白术 20 克、大黄 10 克、枳实 10 克。每日 1 剂,水煎服。王成梁以上方治疗 1 例肾积水患者,疗效满意。②

18.蒋立范经验方 金钱草 50 克、鱼腥草 50 克、瞿麦 50 克、石韦 50 克、连翘 25 克、赤芍 25 克、木通 15 克、王不留行 15 克、栀子 15 克、莪术 15 克、白芍 15 克、甘草 15 克、车前子(包) 35 克。每日 2 剂,水煎 4 次服。蒋立范以上方加减治疗 1 例急性肾盂肾炎合并肾盂积水患者,疗效满意。③

单 方

1.曹志刚单方 组成:肉桂、黄柏等。用法用量:中药肉桂、黄柏等药粉调黄酒肾区外敷。隔天换药 1 次,一般 2 次。临床应用:曹志刚以上法治疗 56 例输尿管结石、多囊肾、结核等继发的肾盂积水患者。结果:总有效率 92.8%。④

2.李延培单方 组成:乌药 20～30 克、泽泻 15～20 克。用法用量:每日 1 剂,水煎 2 次合并药液,于上午 9 时顿服,20 天为 1 个疗程。适用于肾积水非结石引起者,一般 2～3 个疗程即可痊愈。临床应用:李延培以上方治疗 1 例肾积水患者,疗效满意。⑤

① 蓝少敏.小柴胡汤治疗输尿管狭窄并肾盂积水[J].陕西中医,1986(8):358.
② 王成梁.肾积水治验[J].江西中医药,1981,22(4):27.
③ 蒋立范.急性肾盂肾炎合并肾盂积水一例治验[J].中医药学报,1981(2):34.
④ 曹志刚.中药外敷治疗肾积水 56 例报告[J].苏州医学院学报,1998(4):368.
⑤ 李延培.乌药治疗肾积水和肝硬化腹水[J].中医杂志,1997,38(3):133-134.

乳 糜 尿

概　　述

乳糜尿为班氏丝虫病常见的泌尿生殖系统并发症之一，常多次发作，大多呈间歇性，间歇时间长短不一，少数严重者的发作为持续性。乳糜尿是一种慢性顽固性病症，现代医学认为，从肠道吸收的乳糜液不能按正常的淋巴道引流至血液，而逆流至泌尿系淋巴管中，以致该淋巴管内高压、曲张、破裂。乳糜液溢入尿中，使尿液呈乳白色，故称其为乳糜尿。

根据病因，本病可分为寄生虫性与非寄生虫性，以前者多见。前者中又以丝虫引起的最为常见，其成虫寄生在腹膜后淋巴系统中，长期刺激淋巴组织、成虫死亡后阻塞淋巴管，使淋巴回流受阻，从而使肾脏淋巴系统与集合系统产生病理性交通，引发乳糜尿。常多次发作，大多呈间歇性，间歇时间长短不一，少数严重者的发作为持续性。发作时小便呈乳白色，混有血液可呈粉红色，80%伴有血尿或肉眼血尿，甚至伴有血块，也可出现血—淋巴尿而无明显的乳糜尿。乳糜尿在膀胱内长期停留后易凝成结块，阻塞尿道发生排尿困难。乳糜尿经放置后分3层，上层为白色乳糜液，中层为乳糜块，最低层为红细胞等沉淀，在约半数病例中的沉淀中可发现微丝蚴。乳糜尿为班氏丝虫病的特殊症状，罕见于其他疾病。

乳糜尿患者摄入的脂肪、蛋白质多从尿中排出，长期易引起营养不良；同时近一半的淋巴细胞从尿中排出，使淋巴系统的调节作用降低，易引起各种疾病，严重影响健康和生活质量。

治疗上，西医多主张辅助以休息、饮食疗法（限制脂肪及蛋白质摄入、用中短碳链脂肪酸代替中长碳链脂肪酸），非手术治疗以肾盂硝酸银硬化疗法，或药物如乙胺嗪、呋喃嘧酮，但前者有外渗及肾盂黏膜撕裂可能，药物则可能无法改变丝虫性乳糜尿症状。如病情较重，则必要行手术，目前治疗乳糜尿的手术方法主要有淋巴管静脉吻合术与肾蒂淋巴管结扎术。

中医中并无乳糜尿的名称，根据临床症候群可属中医"尿浊""膏淋""尿血"等范畴。《黄帝内经》云："中气不足，溲便为之变。"《诸病源候论》言："诸淋者，由肾虚而膀胱热故也。""膏淋者，淋而有肥，状似膏，故谓之膏淋，亦曰肉淋。此肾虚不能制于肥液，故与小便俱出也。"故其发生的病机归于虚实两端：实者责之于湿热下注膀胱，虚者责之于脾肾亏损，清浊泌别失常。尿浊日久，心、脾、肾亏损。临床上常用益气健脾、补肾固精的方法。此外，也有医家主张辨治乳糜尿应分期论治，早期宜清利湿热，中后期宜标本兼顾。中医治疗因无创伤、无痛苦、疗效好的优点，临床有很大的应用价值。

辨 证 施 治

殷学超等分6型

（1）湿热下注型　症见小便浑浊如米泔水样，有时黄浑，夹少许血丝样物，伴尿道灼热不适，偶有尿痛，大便干，舌红苔黄根厚腻，脉滑数。治宜清热利湿、通淋止浊。方用八正散合二妙丸加减：苍术20克、黄柏10克、滑石（布包）20克、萹蓄20克、瞿麦20克、穿心莲15克、琥珀（另冲）3克、炒椿皮10克、大蓟30克、地榆炭30克、草薢20克、车前子（布包）20克。

（2）络脉瘀阻型　症见小便浑浊如牛乳样或

如淘米水样,夹紫暗色凝块,伴小腹刺痛,痛引腰部,舌淡紫苔白,脉弦涩。治宜化瘀通络、止血化浊。方用失笑散加味:生蒲黄(布包)10克、炒五灵脂(布包)10克、益母草30克、乌药10克、漏芦10克、地龙10克、茜草15克、刺猬皮15克、芡实30克、金樱子30克、石韦20克、海金沙(布包)20克。

(3)脾虚湿盛型 症见小便浑浊如牛乳样或如淘米水样,夹有白色乳糜凝块,进食油脂后加重,伴面色少华,肢困乏力,纳呆,便溏,舌淡红,苔白厚腻,脉濡。本型在临床较多见。治宜健脾化湿、固涩止浊。方用自拟方:佩兰9克、草果仁6克、肉豆蔻6克、炒椿皮10克、苍术20克、炒白术15克、煅龙牡各40克、莲须子各30克、金樱子20克、芡实20克、草薢20克、海金沙(布包)20克。

(4)中气不足型 症见小便浑浊如牛乳样或如淘米水样,或夹有乳糜凝块,劳累后加重,伴面色少华,神疲乏力,少气懒言,舌淡边有齿痕,苔薄,脉细。治宜补中益气、固涩止浊。方用补中益气汤加减:党参20克、黄芪30克、炒白术15克、升麻10克、莲须子各30克、金樱子30克、芡实30克、煅龙牡各40克、益智仁9克、陈皮6克、茯苓皮30克、薏苡仁20克、车前子(布包)20克。

(5)阴虚火旺型 症见小便浑浊如牛乳样或如淘米水样,或夹有红、白相间乳糜凝块,伴咽干,颧红,形瘦,或虚烦不寐,或急躁易怒,便干,舌红少苔,脉细数。治宜滋阴降火、凉血止浊。方用知柏地黄丸加减:生地黄10克、牡丹皮10克、山茱萸6克、知母20克、黄柏6克、枸杞子20克、五味子10克、石韦20克、大蓟30克、阿胶(烊化)20克、煅龙牡各40克、草薢20克、泽泻10克。

(6)肾虚不固型 症见小便浑浊如牛乳样或如淘米水样,放置后凝集成块,如凉粉样、果冻状,伴腰膝酸软,小腹冷痛,畏寒怕冷,舌淡苔白,脉沉细。治宜温肾培本、固涩止浊。方用金锁固精丸合赤石脂禹余粮汤加味:鹿角胶20克、沙苑子15克、莲须子各30克、锁阳10克、巴戟天10克、金樱子30克、芡实30克、益智仁9克、煅龙牡各40克、煅赤石脂(布包)40克、煅禹余粮(布包)40克、车前子(布包)20克。[1]

经 验 方

1. 补中益气汤加减 党参30克、黄芪30克、白术20克、莲须30克、莲子30克、茯苓20克、当归15克、车前子(布包)20克、升麻10克、芡实30克、金樱子30克、益智仁10克、草薢20克、漏芦15克、飞廉30克、石韦30克。随症加减:若尿中有白色凝块,加炙刺猬皮15克、炙地龙10克;若尿中有红色凝块,加蒲黄炭(布包)15克、参三七粉(冲服)5克、小蓟30克、地榆炭30克,去漏芦、益智仁、茯苓;若便溏,加薏苡仁20克、石榴皮20克、赤石脂(布包)40克,去当归;若腰酸、腰痛,加续断30克、杜仲15克、补骨脂15克;若纳差,加陈皮10克、建曲30克、砂仁(后下)6克。每日1剂,水煎服,每日3次,每次150毫升,连服30天为1个疗程,1个疗程后观察疗效。郭佳堂门诊筛选80例乳糜尿患者随机分为治疗组和对照组各40例。治疗组用补中益气汤加减治疗;对照组口服草薢分清丸,每次6克,每日2次。连服30天为1个疗程,1个疗程后观察疗效。结果:治疗组总有效率92.5%,对照组总有效率55.0%,治疗组总有效率显著高于对照组,差异有统计学意义($P<0.05$)。[2]

2. 石莲子汤加减 石莲子30克、草薢15克、车前子15克、熟地黄炭30克、当归30克、蒲黄15克、萹蓄15克、荠菜花30克、六一散10克。每日1剂,水煎服。3～4周为1个疗效。症状消失后,继续服用3～4周巩固治疗,同时注意休息,低脂饮食。刘长万用上方治疗172例乳糜尿患者。结果:治愈108例,占62.8%;好转52例,占30.2%;无效12例,占7.0%。对172例患者随访1～10

① 殷学超,等.中医辨证治疗乳糜尿125例疗效观察[J].国医论坛,2008,23(4):28-29.
② 郭佳堂.补中益气汤加减治疗乳糜尿80例临床疗效分析[J].实用中西医结合临床,2017,17(10):127-128.

年不等,其中随访 10 年 10 例,复发率 60%;随访 5~10 年 16 例,复发率 50%;随访 3~5 年 58 例,复发率 36%;随访 1~2 年 94 例,复发率 26%。数据表明治愈率及好转率高,共占 93%,无效率仅 7%。该方治疗乳糜尿近期效果良好,远期复发率仍较高。①

3. **石莲子汤** 石莲子 50 克、萆薢 18 克、熟地黄 18 克、黄芪 18 克、党参 18 克、杜仲 18 克、菟丝子 18 克、阿胶珠 18 克、龟甲胶 12 克、甘草 6 克。随症加减:尿常规检查有红细胞,加蒲黄炭、大蓟、小蓟、白茅根、三七粉、茜草根;尿痛,加栀子、木通、海金沙;尿涩,加乌药、石韦、泽泻;病程久现气虚乏力、腰膝酸软等虚证,加山药、煅龙骨、煅牡蛎等。每日 1 剂,水煎服,早晚分服。治疗期间忌饮酒、高脂饮食,禁劳累房事。2 周为 1 个疗程。王连川等自拟石莲子汤治疗 40 例乳糜尿患者。结果:痊愈(乳糜定性阴性,尿常规未见红细胞、白细胞,自觉症状明显改善)29 例,好转(乳糜定性阴性,尿常规红细胞、白细胞有一项恢复不稳定,镜下仍可检出,自觉症状改善)9 例,无效(乳糜定性阳性,尿常规见红细胞、白细胞未见明显改善,自觉症状无改善)2 例。总有效率 95%。②

4. **土家药方** 板党 15 克、炒于术 10 克、枞茯苓 15 克、鸡头米 15 克、脚板苕 15 克、香药 10 克、糖罐子 15 克、水菖蒲 10 克、丝棉皮 15 克。随症加减:小便灼热者,加黄皮树 10 克;伴有血尿者,加丝茅根 30 克、锯子草根 15 克。田祥元用上方治疗 26 例乳糜尿患者。结果:痊愈 20 例,占 76.92%;好转 5 例,占 19.22%;无效 1 例,占 3.86%。总有效率 96.14%。③

5. **归芪汤** 归芪 1 号汤:当归 30 克、黄芪 30 克、生地黄 30 克、山药 30 克、茯苓 15 克、萆薢 12 克、桃仁 9 克、牡丹皮 9 克、枸杞子 9 克、黄柏 9 克、知母 9 克、小蓟 30 克、墨旱莲 30 克。归芪 2 号汤:归芪 1 号汤加三七 3 克、阿胶 9 克。归芪 3 号汤:当归 12 克、黄芪 30 克、川芎 9 克、桃仁 9 克、牡丹皮 9 克、熟地黄 12 克、茯苓 12 克、山茱萸 9 克、菟丝子 15 克、党参 12 克、白术 9 克、山药 30 克。归芪 1 号汤适用于单纯性乳糜尿,归芪 2 号汤适用于乳糜血尿,归芪 3 号汤适用于乳糜尿或乳糜血尿患者尿转阴后巩固疗效,增强自身免疫力。均为每日 1 剂,水煎服,30 天为 1 个疗程。吕桂月以归芪汤治疗 163 例乳糜尿患者。结果:总有效率 100%,其中乳糜尿消失率 78.53%。④

6. **贯众汤** 贯众 30 克、玉米须 30 克、白茅根 30 克、墨旱莲 15 克、莲须 15 克、槐花 15 克。随症加减:凡病程较短的多属实证,以血尿为主者,专用上方,不必加减;如以乳白尿为主者,加萆薢 30 克、芡实 15 克、郁金 10 克、石菖蒲 10 克;若病程较长,损及脾肾者,以上方加补中益气汤合六味地黄汤复合使用。每日 1 剂,水煎,口服,7 剂为 1 个疗程。谢宗昌以上方治疗 35 例乳糜尿患者。结果:显效(乳糜尿消失,乳糜定性转阴,能参加一般体力劳动,随访半年以上无复发者)17 例(48.6%),有效(乳糜尿消失,乳糜定性转阴,能参加轻体力劳动,但干重活后偶有复发)15 例(42.8%),无效(服药期间,乳糜尿消失,停药后即复发,不能参加体力劳动者)3 例(8.6%)。⑤

7. **韭子丸** 炒韭菜子 180 克、鹿茸 60 克、石斛 30 克、怀牛膝 60 克、熟地黄 60 克、当归 60 克、菟丝子 40 克、巴戟天 45 克、杜仲 30 克、山药 30 克、肉桂 30 克、干姜 30 克、肉苁蓉(酒浸)60 克。上为 1 个月量,共为细末,以酒糊丸,每次服用 10 克,口服 2 次,以食盐汤或温酒送下。1 个月为 1 个疗程。黄大文用上方治疗 38 例乳糜尿患者,临床近期治愈(临床症状消失,尿常规正常,乙醚试验较连续 3 次阴性)32 例,好转(乳糜尿基本控制,实验室检查均有好转)6 例。近期治愈率 85%。治疗 3 个月后随访其中近期治愈的 29 例,仅 2 例

① 刘长万.中药治疗乳糜尿 276 例[J].时珍国医国药,2011,22(8):2051.
② 王连川,等.石莲子汤治疗乳糜尿 40 例[J].山东中医杂志,2011,30(10):746.
③ 田祥元.土家药治疗乳糜尿 26 例临床观察[J].中国民族医药杂志,2007,2(2):14.
④ 吕桂月,等.归芪汤治疗乳糜尿 163 例临床观察[J].中国寄生虫病防治杂志,1998(1):80,84.
⑤ 谢宗昌.贯众汤治疗乳糜尿 35 例临床疗效观察[J].中医杂志,1995(5):276.

因饮食不节和过度劳累复发。①

8. 飞廉分清汤　飞廉草 50 克、萹蓄 10 克、菟丝子 10 克、石韦 10 克、茯苓 15 克。随症加减：属脾气虚弱者，加黄芪 20 克、党参 15 克、炒白术 10 克；腰酸腰痛，头昏耳鸣，舌淡红，脉细数属肾阴不足者，加杜仲 10 克、川续断 10 克、女贞子、墨旱莲各 20 克；尿中出现烂鱼肠样块状物，排尿困难，尿血量多色紫，属瘀血内阻者，加丹参 20 克、蒲黄炭 10 克、桃仁 10 克、查见微丝虫幼者，加海群生配合治疗。顾文海用上方治疗 985 例乳糜尿患者。结果：治愈 789 例，治愈率 81%；好转（自觉症状明显改善，尿检蛋白微量，红细胞少许，乳糜试验呈弱阳性或阳性）124 例，好转率 12.6%；无效 63 例，无效率 6.4%。总有效率 93.6%。②

9. 加味草薢分清饮　川草薢 30 克、丹参 30 克、车前草 30 克、益智仁 15 克、乌药 15 克、石菖蒲 10 克、砂仁 10 克、甘草梢 10 克、芹菜根 60 克。随症加减：若患者有脾虚见症者，加白术 15 克、茯苓 15 克；气虚重者，加黄芪 30 克；阳虚重者，加肉桂 6 克、阿胶 5 克；脾肾阴虚血尿重者，加干生地黄 15 克、三七参 3 克、白茅根 30 克、仙鹤草 30 克；湿热重者，加金银花 30 克、蒲公英 30 克、黄柏 10 克。每日分 2 次温服，予低脂肪、低蛋白饮食。王凤文以上方治疗 34 例乳糜尿患者。结果：治愈 30 例，显效 2 例，好转 2 例，有效率 100%。从服药开始观察乳糜消失时间 3 天 4 例，4 天 8 例，5 天 10 例，6 天 8 例，12 天 4 例，平均 6 天。③

10. 乳糜尿经验方　大青叶 18 克、板蓝根 18 克、草河车 18 克、车前草 20 克、生地黄 15 克、川黄柏 12 克、肥知母 10 克、威喜丸 6～10 克、生龟甲 10～30 克、六一散 10～30 克、苦参片 24 克。随症加减：若腰酸、腰痛、乏力等明显时，加杜仲、枸杞子；伴有遗精、带下清稀等症时，加金樱子、芡

实、覆盆子；尿检红细胞上升，加大蓟、小蓟、白茅根；尿检白细胞上升，加白花蛇舌草、半边莲、土茯苓；蛋白尿明显时，加黄芪、党参、乌梅肉。一般以 2 周为 1 个疗程，经 1 个疗程治疗症状尚未全好尿检尚未全转阴者再继续第 2 个疗程。方厚贤等用上方治疗 48 例乳糜尿患者。结果：经 1 个疗程治愈者 29 例，2 个疗程治愈者 17 例，3 个疗程治愈者 2 例。11 例经 3 年以上追访，均未见复发。仅有 1 例在一年半以后，因体力劳动过重而复发，再度服此方治疗而愈。④

11. 飞廉分清汤　飞廉草 50 克、萹蓄 30 克、凤尾草 15 克、茯苓 15 克、菟丝子 15 克、熟地黄 15 克。随症加减：形体消瘦，头昏耳鸣，腰酸遗精，舌质淡红，脉象细数，加金樱子 15 克、芡实 15 克、女贞子 15 克、墨旱莲 20 克；畏寒肢冷，神疲腰酸，舌质淡，脉细缓，加鹿角胶 10 克、杜仲 10 克；体倦乏力，纳谷减少，大便溏薄，舌质淡，苔薄腻，脉细弱，加黄芪 20 克、党参 15 克、炒白术 10 克；尿液中出现棉絮状或块状物，加六一散 15 克、石韦 15 克；肉质样块状，排尿不畅，加丹参 20 克、川牛膝 15 克；血尿色鲜红，加地锦草 30 克；血尿色紫暗，有紫血块，加红花 10 克、当归 10 克、桃仁 10 克、蒲黄炭 10 克。若查见微丝蚴者，配合海群生治疗。顾文海以上方治疗 369 例乳糜尿患者。结果：治愈 301 例，好转 47 例，无效 21 例。总有效率 94.3%。⑤

12. 通淋固正汤　知母、黄柏、草薢、白术、茯苓、山药、益智仁、覆盆子、山茱萸、丹参。随症加减：偏于脾虚气陷者，加党参、黄芪、升麻；肾阴不足者，加生地黄、枸杞子、龟甲；肾阳不足者，加鹿角片、桂枝、补骨脂；有血尿者，加小蓟、荠菜花、墨旱莲等。陈健安以上方治疗 28 例乳糜尿患者（其中 2 例血微丝蚴阳性者加海群生治疗）。结果：痊愈 20 例，好转 7 例，无效 1 例。总有效率 96.4%，

① 黄大文.韭子丸治疗乳糜尿 38 例［J］.广西中医药,1994,17(2)：9.
② 顾文海.飞廉分清汤治疗乳糜尿 985 例临床观察［J］.新中医,1991(10)：40－41.
③ 王凤文.加味草薢分清饮治疗乳糜尿 34 例［J］.河南中医,1990,10(2)：21.
④ 方厚贤,等.运用名医张羹梅经验方治乳糜尿 48 例临床小结［J］.新中医,1990(2)：23.
⑤ 顾文海.飞廉分清汤治疗乳糜尿 369 例临床观察［J］.云南中医中药杂志,1988(2)：38－39.

疗程最短 15 天,最长 120 天。①

13. 清热通淋方 石韦 30 克、萹蓄 30 克、草薢 30 克、刘寄奴 30 克、鸡血藤 30 克、茯苓 12 克、生地黄 12 克、红花 12 克。部分病例曾加用云南白药(冲服)、当归 20 克、桃仁 6 克、益母草 30 克、丹参 30 克等药物中的 1 味或数味。随症加减:对久病有脾虚见证者,酌加党参 12 克、黄芪 15 克、白术 15 克、山药 9 克、白果 9 克等;有肾虚见证者,酌加山茱萸 9 克、山药 9 克、枸杞子 9 克、莲子肉 12 克等。每日 1 剂,分 2 次温服。遇有病情较重者,亦可每日 2 剂。服药期间,患者应卧床休息,予低脂肪、低蛋白饮食。血微丝蚴检查阳性者,加用海群生治疗。陈克忠等用上方治疗 178 例乳糜尿患者。结果:痊愈 143 例,显效 24 例,好转 11 例。治愈者中乳糜尿定性检查阴转天数最短 3 天,最长 142 天,平均 29 天。②

14. 治浊固本丸 基本方为水陆二仙丹加减:金樱子、芡实、莲子须、益智仁。随症加减:湿热重,加黄柏、猪苓、黄连等;凝块阻塞尿道者,加海金沙、滑石、草薢等;伴有血尿者,加炒蒲黄、阿胶等;腰痛者,加杜仲、川续断、牛膝等;头晕耳鸣、遗精失眠者,加熟地黄、山茱萸、冬虫夏草、山药、龙骨、牡蛎等;夜尿多,加桑螵蛸;脾胃虚弱,加参、芪、术。王绍和以上方治疗 12 例乳糜尿患者。结果:经 1～3 个月治疗,全部患者小便颜色正常,化验乳糜尿试验阴性,并经 4 个月至 2 年以上的追访均未复发。③

单 方

1. 射干 组成:射干。① 制备方法:鲜者约 10 克,切细,与鸡蛋 1 个搅匀,再加糯米酒 1 小杯(约 50 毫升),久蒸。用法用量:每日服 3 次,连服 7 天。② 用法用量:射干 15 克,水煎后加适量白糖,每日分 3 次服。③ 用法用量:制成水丸,每次 4 克,每日 3 次。适用于乳糜尿。随症加减:病程长者,酌加川芎、赤芍;乳糜血尿者,酌加生地黄、仙鹤草。注意事项:脾虚便溏及孕妇禁服。④

2. 黄蜀葵花 组成:黄蜀葵花醇提物。用法用量:每日服药量相当于生药 20～30 克,分 3 次服。2 周为 1 个疗程,可连续 2～4 个疗程。临床应用:熊宁宁用单味中药黄蜀葵花治疗 26 例乳糜尿患者。结果:痊愈 18 例,好转 4 例。总有效率 84.62%。其中 1 个疗程取效 14 例,2 个疗程取效 5 例,3 个疗程取效 2 例,4 个疗程取效 1 例。⑤

3. 地锦草 组成:鲜地锦草。用法用量:鲜地锦草全草洗净,湿热重者每次 40～50 克,轻者 30 克,加红糖 15 克,水 500 毫升,煎至 200 毫升,每日 2 次。同时配合验方:党参 20 克、淮山药 20 克、黄芪 20 克、川草薢 20 克、茯苓 10 克、白术 10 克、枣肉 10 克、当归 6 克、芡实 15 克。随症加减:中气下陷者,加升麻 8 克;瘀血者,加桃仁 10 克、丹参 15 克。每日 1 剂。临床应用:陈水山观察 18 例乳糜尿患者,病程 6 个月内 5 例,6 个月～3 年 10 例,3 年以上 3 例,有血丝虫病史者 12 例,乳糜试验均呈阳性。结果:以上方治疗后,8 天内乳糜试验转阴 6 例,9～15 天转阴 12 例。有 4 例患者因初诊未服地锦草,服药后小便浑浊虽有好转,但乳糜试验仍呈阳性,后加服地锦草,乳糜试验均迅速转阴。⑥

4. 白及 组成:白及 30 克。用法用量:研末,早晚分 2 次冲服。10 日为 1 个疗程。或将白及 30 克研末,早晚分 2 次配糯米煮粥服用。10 日为 1 个疗程。临床应用:常绿用白及治疗 37 例乳糜尿患者,总有效率 89%。⑦

5. 桑叶口服液 组成:干霜桑叶。制备方

① 陈健安.杨绍伯老中医治疗乳糜尿经验[J].四川中医,1988(6):37.
② 陈克忠,等.清热通淋化瘀法治疗乳糜尿 178 例的临床观察[J].中医杂志,1983(7):42-43.
③ 王绍和.12 例乳糜尿的治验介绍[J].中医杂志,1965(1):9.
④ 孟苗苗,秦林,等.丝虫病古今中医临床研究概况[J].江西中医药,2015,46(3):77-80.
⑤ 熊宁宁,等.黄蜀葵花治疗乳糜尿 26 例及实验研究[J].辽宁中医杂志,1996,23(5):232-233.
⑥ 陈水山.地锦草治乳糜尿效佳[J].浙江中医杂志,1994(11):522.
⑦ 常绿.白及治疗乳糜尿[J].中医杂志,1992(7):58.

法：将干霜桑叶用常水洗净晾干，每1 000克加水4 000毫升，在水浴锅内煮沸30分钟，取汁用双层纱布过滤，然后向滤出液内加沸水至4 000毫升。静置4小时，将澄清液置水浴锅煮沸后加0.04％尼泊金乙酯再煮沸10分钟，静置3小时后，分装瓶内，每瓶300毫升，灭菌(8磅30分钟)检查备用。用法用量：600毫升，3次分服。临床应用：王培义等以上方治疗46例乳糜尿患者，在照常劳动的情况下，每日给予25％桑叶口服液。连续服用1个月为1个疗程，治疗期间控制油脂和高蛋白类食物，尿检蛋白、脂肪消失后，巩固治疗2个疗程。结果：治愈38例，好转5例，无效3例。总有效率93.48％。[1]

6. 芭蕉根 组成：鲜芭蕉根200克，瘦猪肉200克。用法用量：水炖，服汤。分早晚2次服，每隔3天服1剂，总疗程4～6剂。临床应用：余克涌等应用民间验方芭蕉根治疗10例乳糜尿患者。男2例，女8例，其中虚证7例，实证3例。病程最长者11年，最短者7年，服药4～6剂全部痊愈。随访最长时间6年，未见复发。[2]

7. 甲片 组成：甲片或整穿山甲去内脏。制备方法：置瓦上焙焦干，研末。用法用量：以黄酒冲服10～12克，每日3次。临床应用：杨明道以上方治疗1例15年的乳糜尿患者，服整穿山甲2个，症状消失。[3]

8. 鱼车茅根饮 组成：鱼腥草60克、车前草60克、白茅根100克。用法用量：每日1剂，3味均用鲜品，煎水1 000毫升，化茶饮。临床应用：蒋仁发以上方治疗12例乳糜尿患者。结果：痊愈8例，好转8例。有效率100％。全部病例均在服药100天后见效。[4]

9. 马鞭草 组成：马鞭草60克。用法用量：每日1剂，水煎，分2次服。临床应用：张福荣以

上方治疗1例乳糜血尿伴急性尿潴留患者。结果：服药2剂后尿液畅通，服3剂后血尿消失，服4剂后乳糜消失，尿液清长，尿检常规及乳糜试验阴性，减为半量，再服1周巩固疗效。[5]

10. 荠菜 组成：荠菜130克或250克或500克。用法用量：连根煎汤，不加盐油，每日1剂，分1次或3次服完，连服3个月、1个半月或1个月。临床应用：陆鸿镱等用上方治疗7例乳糜尿患者，均治愈。乳糜尿改变最快3～4天，最迟45天。[6]

中　成　药

桑叶浸膏胶囊 组成：桑叶浸膏干粉0.3克。用法用量：每人每日5.4克，3次分服，连服1个月为1个疗程。治疗期间控制高蛋白和高脂肪类饮食，待乳糜尿消失后，再巩固治疗3个疗程。临床应用：王培义用上方治疗53例乳糜尿患者。结果：经1～6个疗程治疗后乳糜尿消失52例(98.11％)，其中治疗1～6个疗程的病例数分别为27例、10例、5例、5例、3例、2例，好转1例(1.89％)，有效率100％。尿蛋白定量由治疗前0.17克降低至第6个疗程0.001克，治疗前尿检脂肪全部阳性，治疗后全部转阴性。且治疗结束1年后随访尿检未发现复发病例。[7]

预　防　用　药

水蜈蚣 组成：水蜈蚣。功效：疏风解表，清热利湿，止咳化痰，祛瘀消肿。用法用量：水蜈蚣30克煎水代茶喝。临床应用：杨利治疗1例乳糜尿患者，服14剂后，加水蜈蚣鲜品，续服1个月，疗效满意。[8]

① 王培义，等.桑叶口服液治疗乳糜尿疗效观察[J].山东中医杂志，1991(5)：20-21.
② 余克涌，等.芭蕉根治疗乳糜尿[J].湖北中医杂志，1989(5)：16.
③ 杨明道.穿山甲治疗乳糜尿[J].中医杂志，1987(3)：24.
④ 蒋仁发.鱼车茅根饮治疗乳糜尿12例[J].湖南中医杂志，1987(5)：55.
⑤ 张福荣.马鞭草治愈乳糜血尿伴急性尿潴留1例[J].福建医药杂志，1982(3)：48.
⑥ 陆鸿镱，等.荠菜治疗乳糜血尿一例[J].中华外科杂志，1956(12)：948.
⑦ 王培义.桑叶浸膏胶囊治疗乳糜尿的效果观察[J].中国病原生物学杂志，1995(1)：49-50.
⑧ 杨利.水蜈蚣治疗乳糜尿验案举隅[J].湖北民族学院学报(医学版)，2011，28(4)：49.

遗 尿 症

概　述

遗尿症，又称为夜间遗尿症，俗称尿床，是临床常见病。国际儿童尿控协会制定的指南将儿童遗尿症定义为：无中枢神经系统病变的 5 岁以上的儿童在睡眠中出现不自主的漏尿现象，每周≥2 次，并持续≥3 个月。国内 5～18 岁儿童或少年患遗尿症的发病率为 4％～9％，男孩较女孩多见。每年有 15％的遗尿症患者可以自然痊愈，但约 0.5％～2％的患者遗尿症状可持续至成年。

原发性遗尿的主要病因可有下列几种：(1) 大脑皮层发育延迟，不能抑制脊髓排尿中枢，在睡眠后逼尿肌出现无抑制性收缩，将尿液排出；(2) 睡眠过深，未能在入睡后膀胱膨胀时立即醒来；(3) 心理因素，如患儿心理上认为得不到父母的喜爱，失去照顾，患儿脾气常较古怪、怕羞、孤独、胆小、不合群；(4) 遗传因素，患儿的父母或兄弟姐妹中有较高的遗尿症发病率。

继发于下尿路梗阻、膀胱炎、神经源性膀胱（神经病变引起的排尿功能障碍）等疾患者称为继发性遗尿。患儿除夜间尿床外，日间常有尿频、尿急或排尿困难、尿流细等症状。

遗尿症在我国早就有记载，属中医"遗溺""尿床""夜尿"等范畴。如《甲乙经》中指出"虚则遗溺"。《诸病源候论》指出"遗尿者，此由膀胱有冷，不能约于水故也"。《幼幼集成》指出"此皆肾与膀胱虚寒也"。《金匮翼》指出"肺脾气虚，不能约束水道而病不禁者"。肾主水，为先天之本，开窍于二阴，藏真阳而寓元阳，与膀胱相表里，膀胱为津液之府，小便乃津液之余，靠肾阳温养气化。如果机体受寒造成肾阳相对不足、下元虚冷、温化闭藏

失职，水道失其制约则发生遗尿。中医认为由于肾气不足，膀胱不能制约小便所致。中医对遗尿症的治疗原则是培元补肾为主，对肾气不足、下元虚寒者用温肾固涩法，脾肺气虚用益气固涩法。肝经湿热属于实症或虚实夹杂症，在临床上少见，治则是泻肝清热法。

辨 证 施 治

王仲易等分 4 型

(1) 下元虚寒型　症以夜间遗尿为主，熟睡不易叫醒，天气寒冷时加重，小便清长，面色少华，形寒肢冷，腰膝酸软，舌质淡、苔薄白或白滑，脉沉细或沉弱。治宜温补肾阳、固摄止遗。方用桑螵蛸散合菟丝子散加减：桑螵蛸、远志、附子（先煎）、山茱萸、鹿角霜（先煎）、石菖蒲、菟丝子、煅龙骨（先煎）、煅牡蛎（先煎）、肉苁蓉、茯神、五味子。随症加减：伴有寐深不易唤醒者，加麻黄；兼有郁热者，加栀子、黄柏；兼有湿热者，加龙胆、黄芩。

(2) 肺脾气虚型　症以夜间遗尿为主，小便清长，可伴有白天尿频，感冒后遗尿加重，自汗、动则多汗，面色少华或萎黄，神疲倦怠，少气懒言，纳呆，大便溏薄，舌质淡或胖嫩、苔薄白，脉弱或细弱。治宜补肺健脾、固摄小便。方用补中益气汤加减：黄芪、柴胡、山药、白术、太子参、乌药、陈皮、炙甘草、益智仁、升麻、当归、覆盆子、菟丝子。随症加减：寐深难以唤醒者，加麻黄、石菖蒲；兼有里热者，加栀子。

(3) 脾肾两虚型　症见时有睡中遗尿，熟睡不易叫醒，尿清长，进食冷饮后遗尿加重，白天或有小便失禁，精神紧张时小便次数增多，自汗、动则多汗，面色萎黄或㿠白，神疲乏力，纳呆，大便溏

薄,舌质淡、舌苔白,脉沉迟无力。治宜健脾益肾、固摄缩尿。方用六君子汤合缩泉丸加减:太子参、茯苓、山药、白术、乌药、陈皮、砂仁(后下)、炙甘草、枸杞子、菟丝子、覆盆子、五味子。随症加减:食少不化者,加炒谷芽、焦六神曲;大便溏薄者,加薏苡仁;夜尿增多者,加桑螵蛸。

(4)心肾不交型 症以夜间遗尿为主,夜寐难醒,五心烦热,性情急躁,多动少静,注意力不集中,记忆力差,形体消瘦,夜卧不安,多梦、呓语,易哭易惊,盗汗,舌质红、舌苔少,脉细数或沉细数。治宜清心滋肾、安神固脬。方用交泰丸合导赤散加减:黄连、肉桂、党参、甘草、车前子(包煎)、生地黄、淡竹叶。随症加减:五心烦热者,加五味子、酸枣仁、牡丹皮、山茱萸;烦躁叫扰者,加龙骨(先煎)、牡蛎(先煎)、白芍、龟甲(先煎)。①

经 验 方

1. 益肾健脾汤合捏脊 黄芪 15 克、炒山药 15 克、熟地黄 15 克、山茱萸 15 克、菟丝子 15 克、乌药 6 克、益智仁 15 克、桑螵蛸 15 克、麻黄 6 克、覆盆子 15 克、金樱子 6 克。每日 1 剂,煎煮取 100 毫升,每次 50 毫升,早、晚饭后 30 分钟口服。配合捏脊治疗,每日操作 1 次,时间 30 分钟为宜。2 周后观察疗效。杨春明等将 113 例小儿遗尿症脾肾亏虚证患儿随机分为两组。对照组 56 例采用生活习惯干预、膀胱功能训练、口服醋酸去氨加压素治疗;治疗组 57 例在对照组治疗方法的基础上,采用自拟益肾健脾汤联合捏脊治疗。两组均治疗 14 天为 1 个疗程,1 个疗程后统计疗效。结果:治疗组总有效率 96.49%,显著高于对照组的 76.76%,两组比较,差异有统计学意义($P<0.05$)。与同组治疗前比较,治疗后两组各项症状积分均显著降低($P<0.05$);治疗后,治疗组各项症状积分均显著低于对照组,差异有统计学意义($P<0.05$)。对照

组不良反应总发生率 12.50%,治疗组 12.28%,两组比较差异无统计学意义($P>0.05$)。②

2. 甘草干姜汤加味 炙甘草 12 克、炮干姜 6 克。随症加减:脾肺气虚甚者,加黄芪 10 克、山药 10 克;心气未开,心气不足者,加石菖蒲 6 克、远志 6 克;下元虚寒者,加菟丝子 9 克、覆盆子 6 克。为 8 岁量,根据年龄大小加减剂量。每日 1 剂,加水适量,1 剂煎 2 次,分 2~3 次口服。2 周后观察疗效。张月顺等以上方治疗 28 例小儿遗尿症患者。结果:治愈 19 例(67.9%),好转 8 例(28.6%),无效 1 例(3.5%),总有效率 96.5%。③

3. 麻黄附子细辛汤加味 麻黄 6 克、细辛 3 克、附子 9 克、金樱子 9 克、芡实 9 克、茯苓 12 克。随症加减:脾肺气虚者,加党参 9 克、黄芪 9 克;素体肥胖、痰湿内盛者,加陈皮 6 克、半夏 6 克;下焦湿热者,加苍术 9 克、黄柏 9 克;深睡不醒者,加菖蒲 9 克、远志 9 克;尿频不禁者,加桑螵蛸 9 克、益智仁 9 克;食欲不振者,加麦芽 15 克、神曲 15 克。每日 1 剂,麻黄先煎去上沫,然后纳入诸药煎煮约 40~60 分钟,取汁约 300 毫升。分 3 次服,1 个月后观察疗效。都修波以麻黄附子细辛汤加味治疗 36 例原发性遗尿症患儿。结果:治愈 25 例,好转 6 例,无效 5 例。总有效率 86.11%。④

4. 升气壮阳汤 杜仲 10 克、升麻 5 克、补骨脂 10 克、石菖蒲 5 克、肉桂(焗服)2 克、白术 10 克、佛手 6 克、益智仁 10 克、金樱子 8 克、茯苓 10 克、柴胡 5 克、桃仁 6 克、五味子 5 克。每日 1 剂,水煎服。许楷斯等通过前后对照的试验设计,将 30 例 5~14 岁原发性小儿遗尿症患儿全部予以升气壮阳汤治疗。观察治疗前后患儿的唤醒阈、膀胱容量及中医证候表现的改善,治疗前后对患儿的下元虚寒辨证因子进行评分。结果:经治疗,治愈 6 例,好转 20 例,未愈 4 例,总有效率 86.6%;唤醒阈皆 100% 达到正常;全部患儿膀胱容量皆有不同程度的上升,有 80% 达到正常儿童水平,全部

① 王仲易,杜可,等.中医儿科临床诊疗指南·小儿遗尿症(修订)[J].中医儿科杂志,2018,14(1):4-6.
② 杨春明,等.自拟益肾健脾汤联合捏脊治疗小儿遗尿症脾肾亏虚证 57 例临床观察[J].中医儿科杂志,2017,13(4):68-69.
③ 张月顺,等.甘草干姜汤加味治疗小儿遗尿症 28 例[J].实用中医药杂志,2014,30(8):707.
④ 都修波.麻黄附子细辛汤加味治疗儿童原发性遗尿症疗效观察[J].四川中医,2009,27(2):97.

患儿治疗前后膀胱容量皆有上升,有显著性差异($P<0.05$)。根据证候积分疗效标准,好转 26 例,未愈 4 例,总有效率 86.7%。[1]

5. 仲景巩堤丸加减 熟地黄 10 克、菟丝子 10 克、五味子 10 克、益智仁 9 克、补骨脂 9 克、白术 10 克、制附片 4 克、茯苓 10 克、山药 10 克。随症加减:若困寐不醒,加菖蒲 6 克以醒神;体虚者,加黄芪 15 克、党参 9 克以益气。每日 1 剂,水煎取汁 150 毫升。早晚分 2 次温服。廉印玲应用仲景巩堤丸加减治疗 60 例遗尿症患儿。结果:痊愈 45 例,好转 10 例,无效 5 例。总有效率 91.67%。[2]

6. 夜尿警觉汤 益智仁 12 克、麻黄 9 克、石菖蒲 9 克、桑螵蛸 15 克。3～6 岁每日 1/2 剂,6～9 岁每日 1/2～2/3 剂,9～14 岁每日 2/3 剂～1 剂,水煎服,7 天为 1 个疗程。王家成等以上方治疗 9 例小儿遗尿症患者。结果:治愈 6 例(67%),有效 3 例(33%),无效 0 例。总有效率 100%。病史短者治疗效果好,复发者重复治疗仍有效。[3]

7. 加味丹栀逍遥散加减 牡丹皮 6～9 克、黑栀子 6～9 克、柴胡 6～9 克、白芍 6～9 克、当归 6～9 克、炒白术 6～9 克、茯苓 6～9 克、石菖蒲 6～9 克、桑螵蛸 6～9 克、益智仁 6～9 克、煅牡蛎(先煎)12～18 克、清甘草 3 克。随症加减:舌苔黄腻,加龙胆草 1.5～3 克、黄柏 3～6 克;胃纳不佳,加生谷芽 6～9 克、神曲 6～9 克。每日 1 剂,水煎,分 2 次服。夏明以上方治疗 50 例小儿遗尿症患者。结果:治愈 28 例,好转 16 例,未愈 6 例。总有效率 88%。[4]

8. 二至交泰汤 女贞子 15 克、墨旱莲 15 克、远志 15 克、桑螵蛸 15 克、肉桂 6 克、黄连 9 克、菖蒲 10 克。随症加减:肾虚明显,加菟丝子 15 克、益智仁 10 克;脾肺气虚,加人参 10 克、黄芪 20 克、白术 15 克;痰湿较重、困寐不醒,加胆星 10 克、半夏

10 克。每日 1 剂,水煎,早晚分服。王凤东以上方治疗 38 例遗尿症患者。结果:痊愈 20 例,显效 12 例,好转 5 例,无效 1 例。总有效率 97.37%。[5]

9. 参蛸汤 人参 10 克、莲米 10 克、桑螵蛸 30 克、覆盆子 20 克、大枣 20 克、益智仁 15 克、山茱萸 15 克、山药 15 克、杜仲 15 克。随症加减:脾肾不足、下元虚冷型,加制附片 10 克、干姜 15 克;肺脾气虚型,加茯苓 30 克、薏苡仁 15 克、白术 15 克。水煎服,每日 3 次,10 天为 1 个疗程,治疗 2～5 个疗程。伏天举以上方治疗 45 例原发性遗尿症患者。结果:痊愈 43 例(95.6%),有效 1 例(2.2%),无效 1 例(2.2%)。总有效率 97.8%。[6]

10. 葛根汤 葛根 10 克、麻黄 4 克、桂枝 6 克、炙甘草 6 克、白芍 6 克、生姜 2 克、大枣 7 枚。连服 9 剂。林家坤以上方治疗 6 例遗尿患者,均痊愈,随访至今,未再发生遗尿。[7]

单　方

1. 夜关门 组成:夜关门 50 克。用法用量:每日 1 剂,用清水 500 毫升煎至 150 毫升,分 3 次口服,15 日为 1 个疗程,共 1～2 个疗程。临床应用:曹文富等采用中草药夜关门水煎治疗 12 例遗尿患儿。结果:显效 8 例,有效 3 例,无效 1 例。总有效率 91.67%。[8]

2. 牛鞭 组成:2～3 岁未婚牛的牛鞭。用法用量:切断或整条用清水煮烂,可加少许盐,不可加佐料,一次性或多次食之,最好在 1 日内吃完,一般近日无显效,日后逐渐痊愈。最好用时加服中药(熟地黄 10 克、山茱萸 10 克、麦冬 10 克、淮山药 10 克,煎服)。临床应用:刘德龙以上方治疗 20 例遗尿症患者。疗效满意。[9]

①　许楷斯,等.升气壮阳汤治疗原发性小儿遗尿症 30 例疗效观察[J].四川中医,2009,27(7):93-94.
②　廉印玲.妙用仲景巩堤丸治疗儿童遗尿[J].四川中医,2006,24(8):100.
③　王家成,等.夜尿警觉汤治疗小儿遗尿症 9 例[J].实用中医药杂志,2005,21(1):14.
④　夏明.加味丹栀逍遥散治疗小儿遗尿症 50 例[J].江苏中医药,2004,25(2):25.
⑤　王凤东.二至交泰汤治疗遗尿症 38 例[J].实用中医杂志,2003,19(1):18-19.
⑥　伏天举.参蛸汤治疗原发性遗尿症 45 例[J].实用中医药杂志,2003,19(6):293.
⑦　林家坤.葛根汤治疗遗尿[J].四川中医,1987(5):25.
⑧　曹文富,等.夜关门单味水煎治疗儿童遗尿症 12 例[J].内蒙古中医药,2015(6):7.
⑨　刘德龙,等.牛鞭治疗遗尿症 20 例[J].中国民间疗法,2011,19(7):42.

3. 醋炒益智仁　组成：益智仁 10 克。用法用量：使用益智仁 10 克，醋炒研末，加白糖或红糖适量，开水调服，连服 10 天。①

4. 麻黄　组成：麻黄。随症加减：肾气虚、肾气不固型，加桑螵蛸散；肝经湿热、脾肺气虚，加黄芪、党参或补中益气汤；肝经郁热，加沈氏蠲泉丸。临床应用：邓润民选取 60 例小儿遗尿症患者，所有患者采用生麻黄为主药，根据具体情况在辅以其他中药，连续治疗 3 个疗程后对患者治疗情况进行统计分析。结果：本组研究患者疗效显著，经过随访所有患者均无明显不良反应，无头晕、腹痛、恶心呕吐等并发症发生。经过 3 个疗程治疗后统计，痊愈 34 例，占 56.7%；有效 25 例，占 41.7%；无效 1 例。总体有效率 98.3%。治疗后行 B 超膀胱容量测定，痊愈的 34 例（100%）全部膀胱容量大于 120 毫升，有效的 25 例中 23 例（92%）膀胱容量＞60 毫升。②

5. 桑螵蛸　组成：桑螵蛸 10 克。制备方法：去杂质，笼内加热蒸 20 分钟，干燥，文火炒至带焦斑时取出。用法用量：分 2 次直接食用，年龄在 10 岁以上者可增至 18 克。14 天为 1 个疗程，一般 2～3 个疗程可见效。③

中 成 药

1. 五子衍宗丸合龙倍散　五子衍宗丸药物组成：枸杞子、菟丝子、覆盆子、五味子、车前子。功效：温肾壮阳，添精生髓，疏利肾气。用法用量：每次服 6 克，每日服 2 次，温淡盐汤送服。不能直接服药丸的患者，将药丸用淡盐汤化成药汁服下，10 日为 1 个疗程。龙倍散药物组成：煅龙骨、五倍子各等份。用法用量：研细末，每晚睡前用清水调成糊状搓成药丸，放于神阙穴，用胶布覆盖固定 12 小时取下，次日更换新药。临床应用：刘世玲选取 60 例门诊 2014 年 10 月～2017 年 9 月就诊的患有功能性遗尿的患儿，应用龙倍散外敷神阙穴联合内服中成药五子衍宗丸进行治疗 2 个疗程，观察疗效。结果：治愈 51 例，占 85%；好转 9 例，占 15%；未愈 0 例，占 0%。④

2. 益智止遗糖浆　组成：桑螵蛸、益智仁、炙麻黄、山药、补骨脂、生麻黄、石菖蒲、远志（徐州市中医院制剂室制备，苏药制字 Z04001624）。用法用量：5～8 岁，每次 20 毫升；8⁺～12 岁，每次 30 毫升。每日 3 次，口服。临床应用：杨卉等治疗 60 例遗尿症患儿均服用益智止遗糖浆，6 周后观察临床疗效。结果：痊愈 35 例，显效 10 例，好转 10 例，无效 5 例。总有效率 90.1%；3 个月后复发 5 例，半年后复发 2 例，复发率 12.7%。治疗前平均夜尿量为（315±76）毫升，治疗后为（298±74）毫升，经统计学分析，差异有统计学意义（$P<0.01$）；5、6、7、8、10 岁治疗后夜尿量明显减少，与治疗前比较差异有统计学意义（$P<0.05$）；9、11、12 岁治疗前后夜尿量比较，差异无统计学意义（$P>0.05$）。⑤

3. 醒脾养儿颗粒　组成：一点红、毛大丁草、山栀茶、蜘蛛香。功效：温阳化气，滋补肾源，固摄缩尿。用法用量：5～6 岁 0.4 克，7～14 岁 0.6 克，每日 3 次。临床应用：余益萍等将 97 例原发性夜间遗尿症患儿随机分为对照组 46 例与观察组 51 例。对照组给予消旋山莨菪碱片 0.5 毫克/（千克・天），口服，每日 1 次；维生素 B₁ 片 10 毫克，口服，每日 3 次；谷维素片 10 毫克，口服，每日 3 次；睡前 30 分钟口服盐酸甲氯芬酯胶囊 0.1 克，口服，每日 1 次。观察组在对照组治疗的基础上加服醒脾养儿颗粒。两组均连续治疗 4 周。结果：观察组患儿总有效率（93.75%）显著高于对照组（77.27%）。⑥

4. 健脾止遗片　组成：鸡肠、鸡内金（山东中泰药业有限公司生产，0.31 克/片，批号 11030106）。

① 王庆文.中医儿科学（2 版）[M].北京：人民卫生出版社，2011：481.
② 邓润民，等.麻黄治疗小儿遗尿症临床疗效分析[J].中国实用医药，2010,5(29)：145.
③ 王昌荣，等.桑螵蛸治疗遗尿症体会[J].中国民间疗法，2007,15(11)：32.
④ 刘世玲.龙倍散联合五子衍宗丸治疗小儿功能性遗尿的临床观察[J].中国中医药现代远程教育，2018,16(6)：112.
⑤ 杨卉，等.益智止遗糖浆对遗尿症患儿夜尿量的影响[J].中医儿科杂志，2017,13(5)：40.
⑥ 余益萍，田永波，等.醒脾养儿颗粒治疗小儿原发性夜间遗尿症的临床观察[J].中国药房，2017,28(6)：738－741.

功效主治：健脾和胃，缩尿止遗；适用于儿童遗尿症。用法用量：5～9岁，每次8片，10～12岁12片，每日2次，口服。临床应用：何小波等将412例诊断为脾肺气虚型遗尿症患儿，随机分为两组。治疗组309例采用健脾止遗片治疗，对照组103例采用遗尿停胶囊治疗。2周为1个疗程。治疗4个疗程后，统计分析疗效。结果：治疗组临床痊愈率43.67%，总有效率91.33%；对照组临床痊愈率36.00%，总有效率90.00%。组间比较，治疗组疗效优于对照组（$P>0.05$）。在改善睡中遗尿、尿频量多方面，治疗组疗效优于对照组（$P>0.05$）。[1]

5. 缩泉胶囊　组成：乌药、益智仁、淮山药等（湖南汉森制药股份有限公司生产，国药准字Z19991039）。用法用量：每日3次，每次3粒。临床应用：王振荣等将96例儿童遗尿症患儿随机分为治疗组和对照组各48例。治疗组服用缩泉胶囊。对照组予去氨加压素睡前口服，每次200微克。两组均连用30天观察疗效。结果：治疗组总有效率88%，对照组67%，两组比较有显著性差异（$P<0.05$）；治疗组未发现不良反应，对照组不良反应发生率8%，表现为轻度头痛、恶心。治疗结束3个月后随访，复发率治疗组14%，对照组31%，两组比较有显著性差异（$P<0.05$）。[2]

6. 苁蓉益肾颗粒　组成：肉苁蓉、菟丝子、巴戟天、五味子、茯苓、车前子。功效主治：温阳补肾，固摄止遗；适用于一切由肾气不足、膀胱虚冷所致的遗尿病证。用法用量：5～7岁，每次2克，每日2次；8～14岁，每次2克，每日3次。连用4周。临床应用：常克等将81例小儿遗尿症肾虚型患儿按3∶1随机分为治疗组和对照组。治疗组60例予以苁蓉益肾颗粒治疗，对照组21例予以盐酸氯芬酯胶囊口服治疗。连续给药4周后，进行临床疗效及中医疗效的比较。结果：临床疗效治疗组临床痊愈21例，显效29例，有效2例，无效8例，总有效率86.67%；对照组临床痊愈4例，显效7例，有效4例，无效6例，总有效率71.43%。两组临床疗效比较，差异有显著性意义（$P<0.05$）。中医疗效治疗组痊愈22例，显效28例，有效4例，无效6例，总有效率90.00%；对照组痊愈4例，显效7例，有效4例，无效6例，总有效率71.43%。[3]

预 防 用 药

猪膀胱验方　组成：猪膀胱1只、党参9克、桑螵蛸9克、生黄芪12克、升麻3克。用法用量：先将猪膀胱洗净（漂尽尿气），再将上药装入膀胱内，放在锅中，加水250～300毫升，并加酱油适量，作为调味。待膀胱煮熟后，去药渣存汁。在午饭或晚饭时，将熟膀胱和汁水一同当作小菜1次服下，每日吃1剂。临床应用：胡朝钧以上方治愈5例肾虚、膀胱气不运化的小便失禁症患者。病轻者一般3剂可见效，病重者可多服几剂，并举验案2例。[4]

① 何小波，等.健脾止遗片对儿童遗尿症的临床疗效观察［J］.药物评价研究，2014，37（2）：166-168.
② 王振荣，等.缩泉胶囊治疗儿童遗尿症疗效观察［J］.现代中西医结合杂志，2012，21（35）：3924-3925.
③ 常克，等.苁蓉益肾颗粒治疗小儿遗尿症临床观察［J］.新中医，2012，44（1）：72-73.
④ 胡朝钧.验方治肾虚小便失禁［J］.上海中医药杂志，1963（7）：27.

IgA 肾 病

概　述

IgA 肾病是最为常见的一种原发性肾小球疾病,是指肾小球系膜区以 IgA 或 IgA 沉积为主,伴或不伴有其他免疫球蛋白在肾小球系膜区沉积的原发性肾小球病。病变类型包括局灶节段性病变、毛细血管内增生性病变、系膜增生性病变、新月体病变及硬化性病变等。其临床表现为反复发作性肉眼血尿或镜下血尿,可伴有不同程度蛋白尿,部分患者可出现严重高血压或者肾功能不全。根据目前资料,以亚洲为最高,其次为澳洲和欧洲,北美洲最低,非洲报告的例数太少,尚难估计。在亚洲,IgA 肾病多表现为镜下血尿和轻度蛋白尿,组织学病变较轻,预后也较好,而欧洲和澳洲则以肉眼血尿为多见,有较重的组织学损害及大量免疫球蛋白和补体沉积,终末期肾衰的发生率高。

目前有关本病的发病机理尚无定论,多数学者倾向于属免疫复合物性肾炎。由于免疫调节功能缺陷或免疫复合物清除障碍,IgA 免疫复合物经血流到达肾小球,激活补体,共同沉积于系膜区,ACE 基因多态性与 IgA 肾病的预后相关性研究表明,ACE 基因天天型纯合子明确地与 IgA 肾病的肾功能恶化有关。原发性 IgA 肾病,由肾脏本身疾病引起。继发性 IgA 肾病由肾脏以外的疾病引起,如紫癜性肾炎、HIV 感染、血清阴性脊柱关节炎、肿瘤、麻风病、肝脏疾病、家族性 IgA 肾病等。老年患者、起病年龄较大者、持续性镜下血尿伴有蛋白尿者、肾功能不全者,以及有高血压,特别是难于控制的严重高血压、病理类型在 Lee 分型Ⅲ级以上的 IgA 肾病患者预后较差。

IgA 肾病大部分的病例无症状,部分可表现为急性肾炎的症状,极少数为肾病综合征症状。通常临床经过缓慢,部分病例可发展为慢性肾功能不全,尿常规检查可见肾性红细胞尿和(或)蛋白尿,成人血清 IgA 值可在 350 毫克/分升以上,但明确诊断需依靠肾活检,在肾组织中见到弥漫性系膜细胞领域 IgA 为主的沉积。现 WHO 根据 IgA 肾病的组织学表现分为 5 级:轻微损害(Ⅰ);微小病变伴少量节段性区域的增殖(Ⅱ);局灶性节段性肾小球肾炎,少于 50% 的肾小球呈现显著变化(Ⅲ);弥漫性系膜损害伴有增殖和硬化(Ⅳ);弥漫性硬化性肾小球肾炎累及 80% 以上的肾小球(Ⅴ)。

典型病例常在上呼吸道感染后数小时至 2 天内出现肉眼血尿,通常持续数小时至数天,个别可达 1 周。这类患者占总数的 40%～50%,儿童中略高。个别可有严重的腰痛和腹疼,可能与肠道 IgA 血管炎有关。本病另一常见表现为无症状血尿和(或)蛋白尿,占总数的 30%～40%。其中 20%～25% 病例在病程中可发生 1 次或数次肉眼血尿。肾病综合征可见于 5%～20% 的患者中,以儿童和青年病例为多,常属弥漫性增生型伴或不伴肾小球硬化。此外,有时系膜 IgA 沉积为主的现象也可以出现在以足突融合为特征的微小病变肾病中。不到 10% 的患者可呈急性肾功能衰竭表现,通常能自行缓解。其中 20%～25% 则可能需要透析,多因患有新月体肾炎。在病程活动期有氮质潴留者并不少见,约占 25%。起病时即有高血压约占 10%,然在 30 岁以后起病者中显著增多;随病程延长,伴高血压者超过 40%。

IgA 肾病 Hass 分级系统

亚　　型	肾小球改变	肾小管和间质改变
Ⅰ 轻微病变	肾小球仅有轻度系膜增生,无节段硬化和新月体	无病变
Ⅱ FSGS样病变	肾小球表现类似特发性FSGS样改变,伴肾小球系膜细胞轻度增生,无新月体	无病变
Ⅲ 局灶增殖性肾小球肾炎	50%左右的肾小球细胞增生,可见新月体,肾小球节段细胞增生	无明显病变
Ⅳ 弥漫增殖性肾小球肾炎	超过50%的肾小球细胞增生,细胞增生可以是节段性或球形,可见新月体	大于40%的皮质小管萎缩或数量减少
Ⅴ 晚期慢性肾小球肾炎	40%以上的肾小球硬化,其余可表现为上述各种肾小球病变	大于40%的皮质小管萎缩或数量减少

IgA 肾病无特定的中医病名,多属中医"尿血""水肿""腰痛""肾风""虚劳"等范畴。《素问·气厥论》云:"胞移热于膀胱,则癃,溺血。"《诸病源候论》云:"劳损于肾,动伤经络,又为风冷所侵,血气击搏,故腰痛也。"本病易反复发作,缠绵难愈,好发于本虚之体,其主要病因为患者素体虚弱,气虚或气阴两虚,复感风热,湿热之邪,灼伤肾络,或脾肾阴虚,虚热灼络,血溢脉外;或久病阴损及阳,肾阳不足,命门火衰,精气不固;或阳虚寒凝,气虚不运,虚火炼液成瘀,出血不止。本病以脾肾虚为本,湿热为标,瘀血内结贯穿始终,为本虚标实之证。

辨 证 施 治

1. 万廷信等分 8 型

(1)风热伤络型　症见发热或咽痛,继则尿血色鲜,腰痛或腰困,舌淡红,苔薄白或微黄,脉浮数。治宜疏风清热、凉血止血。方用银翘散加味:金银花、连翘、牛蒡子、竹叶、荆芥穗、豆豉、薄荷、白茅根、大小蓟、生甘草。随症加减:咽痛者,加玄参、山豆根、射干。

(2)下焦湿热型　症见尿赤或尿黄、尿频不爽或灼热,脘闷纳呆、舌红苔黄腻,脉滑数。治宜清热利湿、泻火止血。方用小蓟饮子合八正散加减:大小蓟、生地黄、蒲黄、滑石、淡竹叶、车前子、瞿麦、萹蓄、栀子、白茅根、紫草、甘草。

(3)热瘀互结型　症见尿色或紫或酱色,排尿涩痛不畅,小腹胀痛,舌暗红或紫红,脉涩滞。治宜泄热逐瘀、凉血止血。方用桃黄止血汤加减:桃仁、大黄、赤芍、侧柏叶、桂枝、生地黄、小蓟、茜草、甘草。

(4)阴虚内热型　症见尿色淡红或镜下血尿,腰膝酸软,咽喉干燥,五心烦热,舌红少苔,脉细数。治宜滋阴清热。方用知柏地黄汤合二至丸加减:生地黄、山药、茯苓、牡丹皮、黄柏、知母、女贞子、墨旱莲、地骨皮、白茅根、玄参、麦冬。

(5)脾肾气虚型　症见血尿暗淡或镜下血尿,或伴轻中度蛋白尿,肢倦乏力,少气懒言,面色少华,口淡纳呆,舌淡胖,脉沉缓。治宜健脾补肾、益气摄血。方用补中益气汤合归脾汤加减:黄芪、山药、党参、当归、白术、苍术、菟丝子、茯苓、陈皮、柴胡、升麻、茜草、桑寄生、金樱子。

(6)气阴两虚型　症见镜下血尿时轻时重,伴或不伴蛋白尿,劳累后可见尿色淡红,气短乏力,手足心热,口干不适,食少纳差,舌质淡红,苔薄,脉沉细或细数。治宜益气养阴。方用大补元煎加减:太子参、黄芪、生地黄、当归、山药、地骨皮、牡丹皮、地榆、枸杞子、山茱萸、女贞子、墨旱莲、白茅根。

(7)脾肾阳虚型　症见持续镜下血尿,中量或大量蛋白尿,腰酸肢冷,尿少肢肿,神疲懒言,面色㿠白,食少纳呆,或恶心呕吐,舌质淡胖或有齿痕,脉沉细或沉迟无力。治宜温补脾肾。方用真武汤加减:制附子、姜皮、白芍、白术、茯苓、黄芪、当归、肉桂、大腹皮、白茅根、紫草、益智仁。

(8)阴阳两虚型　症见肢体浮肿,头晕乏力,口干舌燥,或心悸气短,或恶心呕吐,腰膝酸冷,精神萎靡,大便稀溏,舌淡胖,脉沉细或细数无力。治宜阴阳双补。方用桂附八味丸加减:生地黄、山药、山茱萸、茯苓、牡丹皮、肉桂、制附子、淫羊藿、黄芪、仙茅、菟丝子、补骨脂、肉苁蓉。随症加减:恶心呕吐者,加佩兰、砂仁、半夏;尿少浮肿者,加车前子、大腹皮、猪苓;心悸气短者,合生脉散。[1]

2. 郑平东分7型

急性发作期

(1)风热上扰型 症见发热,咳嗽,咽痛,腰酸,尿赤,舌红,苔薄微黄,脉浮数。此为风热下迫,肾络受损。治宜清热宣肺、凉血止血。方用银翘散加凉血止血药。随症加减:咳甚者,加蝉蜕、牛蒡子、象贝母等;咽痛,加射干、玄参、牡丹皮等;尿血者,加黑荆芥、白茅根、土大黄等。

(2)湿热下注型 症见胸闷,纳呆,腰酸,腹泻,尿赤,滴沥不爽,舌红,苔黄腻,脉滑数。此为湿热下注,灼伤脉络。治宜清利湿热、凉血止血。方用小蓟饮子加味。随症加减:胸闷、纳呆、腹泻者,加砂仁、薏苡仁、藿香、佩兰等;小便热涩不爽者,加冬葵子、玉米须、碧玉散等。

(3)心火亢盛型 症见口苦咽干,口舌糜烂,心烦失眠,腰酸,尿赤,舌尖红,苔薄黄,脉细数。此为心火下移,灼伤脉络所致。治宜清心泻火、凉血止血。方用导赤散加味。随症加减:口舌糜烂者,加黄连、莲子心、牡丹皮等;心烦失眠者,加琥珀末、夜交藤等;尿血者,加白茅根、墨旱莲、土大黄等。

慢性持续阶段

(4)脾肾气虚型 症见神疲乏力,少气懒言,腰酸,自汗,易感冒,镜下血尿兼少量蛋白尿,劳累后加重,舌淡红,边有齿痕,苔薄白,脉虚细。此为气虚不能固摄所致。治宜益气滋阴、摄血止血。方用参芪地黄汤加味。随症加减:腰酸乏力者,加杜仲、牛膝、巴戟肉等;血尿者,加仙鹤草、陈阿胶、炒蒲黄等。

(5)肝肾阴虚型 症见头晕目眩,腰酸乏力,口干咽燥,五心烦热,耳鸣盗汗,镜下血尿不断,舌红少苔,脉细略数。此为肾阴亏虚,相火妄动,灼伤脉络所致。治宜滋阴降火、凉血止血。方用杞菊地黄丸加味。随症加减:口干咽燥者,加玄参、

麦冬、牡丹皮等;血尿者,加女贞子、墨旱莲、白茅根、土大黄等。

(6)脾肾阳虚型 症见面浮足肿,腰酸乏力,畏寒肢冷,大便溏薄,中等量以上蛋白尿,舌淡胖,苔薄白腻,脉沉细。此为脾失统摄,肾失封藏所致。治宜健脾温肾、化湿利水。方用济生肾气丸加味。随症加减:面浮足肿者,加黄芪、防己、玉米须等;腰酸乏力者,加杜仲、牛膝、巴戟肉等;血尿者,加艾叶炭、陈阿胶等;蛋白尿者,加淫羊藿、鬼箭羽、石韦、薏苡仁根等。

(7)气滞血瘀型 症见病程日久,腰部刺痛,血尿不断,蛋白尿增多,面色晦暗,舌质暗,边有瘀斑,脉沉涩。此为久病入络,络脉受损所致。治宜活血化瘀、理气止血。方用血府逐瘀汤加减。随症加减:腰部刺痛者,加地龙、泽兰等;血尿不断者,加茜草根、炒蒲黄、参三七粉等;蛋白尿增多者,加鬼箭羽、金樱子、芡实、青风藤等。[2]

3. 聂莉芳分8型

急性发作期

(1)肺胃风热毒邪奎盛,迫血下行证 此型最常见。主症:发热微恶风寒,头痛咳嗽,咽喉肿痛,尿红赤或镜下血尿,舌边尖红,苔薄白或薄黄,脉浮数。治宜疏散风热、解毒利咽、凉血止血。方用① 银翘散加减:金银花30克、连翘10克、竹叶10克、荆芥10克、薄荷10克、牛蒡子10克、桔梗10克、淡豆豉3克、芦根15克、生甘草6克、小蓟30克、生地黄15克、白茅根20克、三七粉(冲入)2克。② 五味消毒饮加减:金银花30克、野菊花10克、蒲公英10克、紫花地丁12克、紫背天葵12克、小蓟30克、炒栀子10克、三七粉(冲入)2克。随症加减:大便干结者,加制大黄20克。适用于咽喉肿痛甚者。

(2)肠胃湿热,迫血下行证 主症:腹痛即泻,泻下秽臭,心烦口渴,或腹痛,里急后重,下痢赤白,尿红赤或镜下血尿,舌红,苔黄腻,脉滑数。

① 万廷信,等.IgA肾病辨病与辨证结合治疗探析[J].中医药学报,2007,35(2):7-8.
② 郑平东.IgA肾病辨证论治经验与体会[J].上海中医药杂志,2006,40(4):9-10.

治宜清热燥湿、凉血止血。方用①葛根芩连汤加减：葛根 20 克、黄芩 15 克、黄连 10 克、甘草 6 克、小蓟 30 克、生地黄 15 克、三七粉（冲入）2 克、砂仁 10 克。②芍药汤加减：白芍 30 克、黄芩 10 克、黄连 10 克、木香 10 克、槟榔 10 克、制大黄 20 克、当归尾 6 克、肉桂 6 克、甘草 6 克、小蓟 30 克、墨旱莲 12 克、炒栀子 10 克。

（3）膀胱湿热，迫血下行证　主症：尿频、急、热、涩、痛，腰痛，大便干结，尿红赤或镜下血尿，舌红，苔黄腻，脉滑数。治宜清利湿热、凉血止血。方用小蓟饮子加减：小蓟 30 克、滑石 30 克、生地黄 20 克、炒蒲黄 10 克、藕节炭 10 克、炒栀子 10 克、竹叶 12 克、当归 6 克、甘草 6 克、通草 3 克、车前草 15 克、制大黄 20 克。

（4）气机壅滞，水湿内停证　主症：突发水肿尿少，大量蛋白尿，脘腹胀满，甚或喘满不能平卧，饮食不下，舌淡红，苔薄白而水滑，脉濡或滑。治宜行气利水。方用导水茯苓汤：泽泻 15 克、赤茯苓 30 克、灯心草 3 克、白术 15 克、紫苏叶 10 克、麦冬 10 克、大腹皮 30 克、陈皮 10 克、槟榔 12 克、木香 10 克、木瓜 10 克、砂仁 10 克、桑白皮 15 克。随症加减：尿少喘满者，加车前子 30 克、葶苈子 10 克。

慢性迁延期

（5）气阴两虚，血不归经证　此型最常见。主症：镜下血尿或伴见蛋白尿，神疲乏力，腰膝酸痛，手足心热，自汗或盗汗，易感冒，心悸，口不渴或咽干痛，大便偏干或溏薄，舌淡红边有齿痕或舌胖大，苔薄白或薄黄而干，脉细数而无力。治宜气阴双补以止血。方用①参芪地黄汤加减：太子参 15 克、生黄芪 15 克、生地黄 15 克、山药 15 克、山茱萸 10 克、牡丹皮 10 克、茯苓 20 克、泽泻 15 克、小蓟 30 克、三七粉（冲入）1 克。随症加减：蛋白尿者，加芡实 15 克；屡发咽痛者，加金银花 15 克、麦冬 10 克；腰痛者，加杜仲 15 克、怀牛膝 15 克；若大便干结者，加制大黄 15 克；纳差便溏者，以白术 12 克易山药，加砂仁 10 克、鸡内金 10 克。②益气滋肾汤（自拟方）：生黄芪 20 克、生地黄 20 克、小蓟 30 克、金银花 30 克、墨旱莲 12 克、丹参 6

克、芡实 10 克等。

（6）肝肾阴虚，血不归经证　主症：镜下血尿或伴见蛋白尿，五心烦热，咽干而痛，头目眩晕，耳鸣腰痛，大便偏干，舌红苔干，脉细数或弦细数。治宜滋养肝肾以止血。方用①知柏地黄汤加减：知母 12 克、黄柏 12 克、生地黄 20 克、山药 20 克、山茱萸 10 克、牡丹皮 15 克、泽泻 15 克、茯苓 30 克、小蓟 30 克、金银花 20 克、白茅根 15 克、炒栀子 10 克。随症加减：若头目眩晕者，加天麻 15 克、杭菊花 15 克；伴见蛋白尿者，加芡实 15 克。②黑逍遥散加减：当归 10 克、白术 10 克、薄荷 10 克、白芍 20 克、生地黄 20 克、茯苓 20 克、柴胡 6 克、生甘草 6 克、生姜 3 克、牡丹皮 15 克、炒栀子 10 克、小蓟 30 克、金银花 20 克。随症加减：蛋白尿者，加金樱子 15 克。

（7）脾肾气虚，血不归经证　主症：镜下血尿或伴见蛋白尿，神疲乏力，腰膝酸软，夜尿偏多，大便溏薄或腹泻，口淡不渴，舌淡胖边有齿痕，苔薄白，脉沉弱。治宜益气摄血。方用①参苓白术散加减：党参 20 克、茯苓 20 克、白术 12 克、白扁豆 12 克、陈皮 10 克、莲子 10 克、砂仁 10 克、桔梗 10 克、炙甘草 10 克、山药 15 克、薏苡仁 30 克、小蓟 30 克、藕节炭 12 克、阿胶 10 克、杜仲 15 克、紫河车 6 克。随症加减：伴见蛋白尿者，加生黄芪 15 克、菟丝子 20 克。②补中益气汤加减：党参 20 克、生黄芪 20 克、柴胡 10 克、升麻 10 克、当归 10 克、陈皮 10 克、炙甘草 10 克、小蓟 30 克、阿胶（烊入）10 克、三七粉（冲入）1 克、枸杞子 12 克、山茱萸 10 克。随症加减：伴见蛋白尿者，加菟丝子 20 克；夜尿偏多者，加桑螵蛸 12 克。

（8）脾肾阳虚，水湿内停证　主症：水肿，尿少色白，大量蛋白尿，面色㿠白，畏寒或手足不温，腰膝冷痛，舌淡胖边有齿痕，苔薄白而水滑，脉沉迟或沉濡。治宜温阳利水。方用济生肾气汤：制附子 12 克、桂枝 15 克、熟地黄 15 克、山药 15 克、怀牛膝 15 克、山茱萸 10 克、牡丹皮 10 克、泽泻 20 克、茯苓 30 克、车前子 30 克。随症加减：腰膝冷痛者，加巴戟天 15 克、菟丝子 20 克；尿少肿甚者，

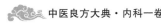

加椒目 10 克、防己 12 克。①

经 验 方

1. 益肾祛风除湿颗粒　黄芪 30 克、山药 30 克、茯苓 20 克、泽泻 20 克、青风藤 20 克、地龙 15 克、地榆 15 克、生地黄 15 克、防风 15 克。随症加减：气虚者，加党参 15 克、白术 15 克；偏于阳虚者，加肉桂 10 克、淫羊藿 10 克；偏于阴虚者，加麦冬 10 克、知母 5 克；偏于血瘀者，加甲片 15 克、丹参 15 克；偏于湿热者，加黄芩 5 克、薏苡仁 20 克等。以上组方均为颗粒剂，加水冲服，早晚各 1 剂。王延辉等将 50 例 IgA 肾病患者按随机数字表法分为对照组和观察组各 25 例。两组患者均采用常规治疗，对照组在常规治疗的基础上给予氯沙坦钾治疗，观察组在对照组治理基础上加用益肾祛风除湿颗粒治疗。结果：治疗后两组患者临床疗效均有改善作用，且观察组优于对照组。治疗后两组患者 24 小时 UTP，UA 较治疗前均有改善；治疗后两组患者 eGFR 指标较治疗前无显著改善。②

2. 尿血安合剂　女贞子 20 克、益母草 20 克、墨旱莲 20 克、青风藤 30 克、小蓟 30 克、仙鹤草 30 克、白茅根 30 克、白花蛇舌草 30 克。随症加减：膀胱湿热症见尿急、尿频、尿痛、小腹疼痛，尿血为主，加用清热利湿、凉血止血之品如连翘、萹蓄、瞿麦、车前子等；气阴两虚症见蛋白尿迁延不愈，神疲乏力，面色无华，腰膝酸软者，加用益气养阴摄血之品，如黄芪、党参、麦冬、五味子、山茱萸、山药等；阴虚火旺症见血尿反复发作、腰痛、手足心热、尿黄赤，加用滋阴补肾、降火凉血之知母、黄柏、生地黄、龟甲、茜草、白茅根等。马春成等将 90 例 IgA 肾病患者随机分为对照组 45 例予来氟米特口服，观察组 45 例予来氟米特加尿血安合剂。结果：治疗前两组患者尿蛋白及尿红细胞无统计学差异，两组患者尿蛋白及尿红细胞均有不同程度的下降，且观察组下降幅度显著优于对照组。③

3. 清心莲子丸　党参、黄芪、莲子、茯苓、地骨皮、车前子、柴胡、甘草等（黑龙江省中医药科学院制剂室提供，每丸 10 克）。每次服 10 克，每日 2 次口服。耿嘉等将 60 例 IgA 肾病患者依照随机数字法分为观察组和对照组各 30 例。对照组口服肾炎康复片治疗，观察组口服清心莲子丸。两组疗程均为 2 个月。结果：观察组临床总有效率 93.3%，显著高于对照组之 63.3%；治疗后两组患者 24 小时尿蛋白定量均较治疗前降低，且观察组明显低于对照组；治疗后观察组尿红细胞计数较治疗前降低，且明显低于对照组；治疗后观察组血清 IFN-γ 水平较治疗前明显升高，且明显高于对照组。④

4. 二至丸合四妙散加减　墨旱莲 10 克、女贞子 10 克、太子参 10 克、苍术 10 克、黄柏 6 克、牛膝 10 克、薏苡仁 10 克、黄芪 30 克、丹参 10 克、甘草 6 克。疗程 6 个月。梁立锋等将 60 例 IgA 肾病患者随机分为治疗组和对照组各 30 例。对照组口服厄贝沙坦胶囊，治疗组在对照组治疗基础上加服二至丸合四妙散加减。结果：两组治疗前后 24 小时尿蛋白定量比较，两组治疗后均比治疗前减少，差异有统计学意义（$P<0.05$）；治疗后组间比较，差异也有统计学意义（$P<0.05$）。两组治疗前后尿沉渣红细胞计数比较，对照组治疗前后比较变化不显著，治疗组治疗后比治疗前尿沉渣红细胞计数明显减少，差异有统计学意义（$P<0.05$）；治疗后组间比较差异有统计学意义（$P<0.05$）。两组治疗前后单项症状积分比较，两组治疗后腰酸背痛、少气乏力、手足心热及浮肿等症状均较治疗前有所改善，差异有统计学意义（$P<0.05$），治疗组与对照组相比，治疗组明显优于对照组，差异有统计学意义（$P<0.05$）。⑤

①　聂莉芳.IgA 肾病的中医辨证论治研究［J］.中医杂志,2003,44(8)：629－630.
②　王延辉,等.益肾祛风除湿颗粒联合氯沙坦钾治疗 IgA 肾病［J］.中医学报,2018,33(7)：1333－1336.
③　马春成,李叶枚,等.尿血安合剂联合来氟米特治疗 IgA 肾病安全性及对患者 VEGF、NF－κB 表达的影响［J］.陕西中医,2018,39(6)：739－742.
④　耿嘉,等.清心莲子丸治疗 IgA 肾病的疗效观察及其对血清 IFN－γ、IL－4 水平的影响［J］.中国中医药科技,2018,25(3)：319－321.
⑤　梁立锋,等.二至丸合四妙散加减治疗 IgA 肾病临床观察［J］.中国中西医结合肾病杂志,2018,19(2)：157－158.

5. 益肾通络汤　黄芪 20 克、小蓟 15 克、茯苓 15 克、茜草 15 克、丹参 15 克、花蕊石 15 克、白茅根 15 克、当归 10 克、乌梢蛇 10 克、僵蚕 10 克、蝉蜕 10 克。随症加减：伴瘀血者,加川芎、马鞭草、赤芍等;脾胃气虚者,加炒山药、焦白术等;出血严重者,加仙鹤草、三七粉、地榆等;热毒内扰血分者,加生地黄、牡丹皮、赤芍等。每日 1 剂,加水煎煮取汁 300 毫升,于早晚分 2 次服用。张晓艳等将 72 例肾虚血瘀型 IgA 肾病患者随机分成研究组和对照组各 36 例。对照组使用常规西药治疗,研究组给予益肾通络汤治疗。结果：研究组治疗后 RBC(16.43±2.12)个/微升、24 小时尿蛋白(0.53±0.16)克、Scr(57.24±6.62)微摩尔/升,优于对照组($P<0.05$);研究组全血高切(4.31±1.02)毫帕·秒、血浆黏度(1.52±0.13)毫帕·秒、全血低切(7.12±1.43)毫帕·秒、血小板聚集率(57.62±7.54)%,优于对照组($P<0.05$)。益肾通络汤用于肾虚血瘀型 IgA 肾病治疗疗效显著,可明显改善临床症状,降低尿蛋白,改善血液流变学指标,降低炎性反应。[1]

6. 补肾健脾方　黄芪 30 克、太子参 15 克、黄精 15 克、白术 15 克、熟地黄 20 克、山药 15 克、山茱萸 15 克、墨旱莲 10 克、地榆 15 克、青风藤 15 克、川芎 15 克等。随症加减：兼湿热者,加黄柏、薏苡仁、败酱草;阴虚者,加枸杞子、桑椹、女贞子;腰膝酸软者,加杜仲、川断。每日 1 剂,水煎服。治疗 3 个月。金美芳等将 114 例 IgA 肾病患者随机分为对照组和观察组各 57 例。对照组防治感染,控制血压、血脂,适当休息、饮食调节,给予安体舒通,每次 100 毫克,每日 1 次;替米沙坦片,每次 80 毫克,每日 1 次;潘生丁,每次 25 毫克,每日 1 次;醋酸泼尼松,每天每千克 0.6 毫克,按服用时间适当减量,治疗 3 个月。观察组以上基础治疗同对照组,另加服补肾健脾方。结果：观察组完全缓解 6 例,显效 15 例,有效 28 例,无效 8 例,总有效率 86% 优于对照组的 70.2%。[2]

7. 健脾祛湿活血方　川牛膝 15 克、当归 10 克、益母草 20 克、丹参 20 克、芡实 15 克、草薢 15 克、石韦 15 克、土茯苓 15 克、防风 10 克、炒白术 10 克、黄芪 30 克。随症加减：偏肾阴虚者,加墨旱莲、女贞子、山茱萸;偏肾阳虚者,加淫羊藿、巴戟天;咽痛者,加牛蒡子、鱼腥草;腰痛者,加桑寄生、狗脊、焦杜仲;腹痛者,加白芍、延胡索、枳实;水肿者,加白茅根、车前子。每日 1 剂,水煎 400 毫升,分早晚 2 次温服。韩宇将 118 例 IgA 肾病患者随机分为对照组 58 例和观察组 60 例。对照组予西医常规治疗,观察组加用健脾祛湿活血方。结果：对照组无效 10 例,有效 8 例,显效 38 例,临床缓解 2 例,总有效率 82.67%;观察组无效 4 例,有效 4 例,显效 46 例,临床缓解 6 例,总有效率 93.33%。经 χ^2 检验,观察组的总有效率明显优于对照组($P<0.05$)。对照组及观察组 24 小时尿蛋白定量分别为(0.96±0.13)、(0.73±0.12),经 t 检验,观察组的 24 小时尿蛋白定量明显低于对照组($P<0.05$)。[3]

8. 养阴益气汤　熟地黄 30 克、黄芪 30 克、山药 15 克、墨旱莲 15 克、金樱子 15 克、山茱萸 12 克、小蓟炭 12 克、川芎 12 克、丹参 12 克、蝉蜕 8 克、炙甘草 6 克。随证加减：湿重者,加薏苡仁 10 克、木香 10 克;血瘀重者,加三七 12 克、红花 12 克。每日 1 剂,水煎取汁 400 毫升,早晚各服 1 次,每次 200 毫升。吴昊等将 90 例 IgA 肾病患者随机分为观察组和对照组各 45 例。对照组采用吗替麦考酚酯胶囊治疗,观察组在对照组用药基础上加用养阴益气汤。结果：治疗后,两组血肌酐(Scr)、尿素氮(BUN)、24 小时尿蛋白定量(24 小时 UP)及尿红细胞均较治疗前减低,内生肌酐清除率(Ccr)均较治疗前增高,差异均有统计学意义($P<0.05$);观察组 Scr、BUN、24 小时 UP 及尿红细胞均低于对照组,Ccr 高于对照组,差异均有统计学意义($P<0.05$);治疗后,观察组全血黏度(高切、低切)、血浆黏度、红细胞聚集指数及纤维蛋

① 张晓艳,等.益肾通络汤治疗肾虚血瘀型 IgA 肾病临床研究[J].光明中医,2018,33(23)：3511 - 3513.
② 金美芳,等.补肾健脾方联合西药治疗 IgA 肾病疗效观察[J].中国中医药科技,2018,25(2)：257 - 259.
③ 韩宇.健脾祛湿活血方治疗 IgA 肾病脾虚湿阻证患者的临床疗效观察[J].中国医药指南,2018,16(6)：193.

白原均较治疗前改善（$P<0.05$），对照组上述指标均未改善，差异无统计学意义（$P>0.05$）；观察组治疗总有效率91.1％，对照组治疗总有效率75.6％，两组比较，差异有统计学意义（$P<0.05$）。[1]

9. 通络宁血汤治疗　蝉蜕10克、僵蚕10克、乌梢蛇10克、茯苓15克、小蓟15克、花蕊石15克、丹参15克、白茅根15克、茜草15克、黄芪20克。随症加减：热毒内扰血分者，加赤芍、牡丹皮、生地黄等；出血严重者，加地榆、三七粉、侧柏叶等；脾胃气虚者，加焦术、炒山药等；伴瘀血者，加当归、赤芍、马鞭草、川芎等。每日1剂，水煎取汁300毫升，分早晚2次服用。魏华娟等将60例肾虚血瘀型IgA肾病患者随机分为治疗组和对照组各30例。两组均予低钠、低脂、低盐、低蛋白饮食并控制血压，对照组给予盐酸贝那普利片和双嘧达莫治疗，治疗组予中药汤剂通络宁血汤治疗。两组均连续治疗3个月。结果：治疗后，治疗组24小时尿蛋白定量、尿红细胞计数、血清肌酐、IgA、IgG及血液流变学指标均明显低于治疗前和对照组治疗后，差异有统计学意义（$P<0.05$）。对照组尿红细胞计数、全血高切、全血低切、血浆黏度、IgA指标较治疗前明显降低（$P<0.05$），其余指标治疗前后比较差异无统计学意义（$P>0.05$）。IgA肾病患者采用通络宁血汤治疗效果显著，可明显改善患者血尿症状，减少尿蛋白，改善血液流变学、血清肌酐、免疫球蛋白水平。[2]

10. 益肾降浊方　黄芪30克、党参12克、杜仲15克、山茱萸15克、黄柏6克、茯苓15克、白茅根10克、芡实12克、金樱子15克、生龙骨30克、生牡蛎30克。每日1剂，每日早、晚2次温服。王平等将60例原发性IgA肾病气阴两虚型患者随机分为两组。对照组30例予西医常规治疗，治疗组30例在对照组治疗基础上加用益肾降浊方。两组均治疗3个月。结果：两组治疗后尿RBC、24小时尿蛋白定量、Cr、BUN均较本组治疗

前降低，且治疗组降低更明显。治疗组总有效率86.66％，对照组总有效率63.33％。[3]

11. 固本通络方　黄芪15克、丹参15克、桃仁10克、泽兰叶10克、白术15克、茯苓15克、女贞子15克、墨旱莲15克、白茅根30克、土大黄30克、鬼箭羽15克。适用于气阴两虚型IgA肾病。孙川等将105例CKD1－4期诊断为IgA肾病的患者随机分为两组。治疗组52例给予固本通络方治疗，对照组53例给予基础治疗。疗程4个月。结果：① 对照组尿红细胞数无明显降低（$P>0.05$），24小时尿蛋白定量降低（$P<0.05$）；治疗组尿红细胞数和24小时尿蛋白定量均显著降低（$P<0.01$），组间疗效比较有统计学差异（$P<0.05$）。治疗组总有效率81.8％，对照组总有效率52.8％，两组临床疗效比较有显著统计学差异（$P<0.01$）。② 治疗后，对照组主要中医证候和证候总积分较治疗前无明显降低（$P>0.05$）；治疗组神疲乏力、腰膝酸痛、尿频或夜尿多、口干咽燥积分较治疗前降低（$P<0.05$），大便偏干或溏薄等肠道症状积分和症状总积分较治疗前显著降低（$P<0.01$）。③ 各中医证候积分中，治疗组大便干结或溏薄等肠道症状积分变化与尿红细胞数（$r=0.8628$，$P<0.01$）、24小时尿蛋白定量（$r=0.5431$，$P<0.05$）呈正相关。④ 治疗组C3＋、CD4＋、CD8＋、CD4＋/CD8＋、IL－6的改善显著优于对照组（$P<0.01$），免疫球蛋白（IgG、IgA）的改善优于对照组（$P<0.05$）。[4]

12. 从咽论治法　荆芥15克、金银花10克、连翘6克、赤芍10克、玄参12克、泽泻10克、僵蚕6克、蝉蜕6克、黄芩6克、白茅根6克、白花蛇舌草30克。随症加减：水肿较甚者，酌加生薏苡仁、茯苓皮、冬瓜皮等；肉眼血尿者，酌加大蓟、小蓟、茜草等；咽喉肿痛明显者，加蒲公英、紫花地丁、射干等；热甚阴伤者，加黄柏、知母、芦根等。杜安民将88例IgA肾病患者随机分为两组。对

① 吴昊，等.养阴益气汤联合吗替麦考酚酯胶囊治疗IgA肾病临床观察[J].新中医，2018，50（5）：65－68.
② 魏华娟，等."通络宁血汤"治疗肾虚血瘀型IgA肾病30例临床研究[J].江苏中医药，2017，49（9）：28－30.
③ 王平，李松，等.益肾降浊方治疗原发性IgA肾病气阴两虚型临床观察[J].河北中医，2017，39（8）：1189－1192.
④ 孙川，沈沛成，等.固本通络方治疗IgA肾病患者的临床观察[J].上海中医药杂志，2017，51（S1）：93－97.

照组 44 例患者接受常规治疗,实验组 44 例患者在此基础上根据中医"从咽论治"理论治疗。患者初期均伴有明确的咽喉炎、扁桃体炎等上呼吸道感染症状,中医辨证为风热犯肺、肾经实热,症见口燥咽肿、腰痛浮肿、心烦喘咳、小便黄赤,舌红苔黄腻,脉滑数。连续治疗 12 周,对比两组治疗前后血肌酐、24 小时尿蛋白、尿红细胞计数等指标的变化,结果:实验组下降幅度较大,组间差异具有统计学意义。[1]

13. 参芪地黄汤 党参 15 克、黄芪 30 克、生地黄 15 克、山药 30 克、山茱萸 12 克、茯苓 15 克。随症加减:倦怠乏力明显者,重用黄芪 40～50 克、党参 20 克,加白术 20 克;腰膝酸软、血尿明显者,加墨旱莲 15 克、女贞子 15 克;蛋白尿较甚者,加芡实 12 克、金樱子 30 克;腰部刺痛,舌质暗红或有瘀斑、脉沉涩、瘀血明显者,加川芎 12 克、川牛膝 12 克、桃仁 12 克、地龙 12 克;肾功能不全者,加大黄 10 克、车前草 15 克。每个疗程 4 周,共 8 周。马红珍等将 60 例气阴两虚型 IgA 肾病患者分为治疗组和对照组各 30 例。对照组予常规西药治疗,治疗组在对照组基础上联用加减参芪地黄汤。结果:与治疗前相比,治疗后两组患者 24 小时尿蛋白定量明显下降,两组间 24 小时尿蛋白定量在 4 周时无明显差异,在 8 周、12 周时治疗组下降更显著,提示中药治疗的起效时间至少需要 4 周以上;与治疗前相比,治疗后治疗组血肌酐显著下降,而对照组下降不明显,两组间 8 周、12 周时血肌酐下降有明显差异;与治疗前相比,治疗组肾小球滤过率、中医症候积分均有明显改善,而对照组没有明显改善,两组间相比有显著性差异。[2]

14. 小蓟饮子加味 小蓟 20 克、藕节 20 克、当归 15 克、蒲黄(另包)10 克、滑石 12 克、生地黄 15 克、蝉蜕 15 克、七叶一枝花 15 克、路路通 15 克、竹叶 5 克、仙鹤草 15 克、茜草 15 克、墨旱莲 15 克、白茅根 30 克、甘草 3 克。每日 1 剂,每剂煎水

600 毫升,分 3 次服用。3 个月为 1 个疗程。谷燕等将 60 例 IgA 肾病患者随机分为两组。对照组 30 例予雷公藤多苷每次 20 毫克,每日 3 次,口服;双嘧达莫 50 毫克,每日 3 次,口服;中等剂量激素(醋酸泼尼松 30～40 毫克)口服。治疗组在对照组基础上加用小蓟饮子加味观察临床疗效。结果:治疗组总有效率 93.33%,对照组总有效率 73.33%,治疗组临床疗效明显优于对照组。[3]

15. 肾络宁 柴胡 12 克、黄芩 10 克、黄芪 15 克、女贞子 15 克、山楂 12 克、地锦草 15 克、生侧柏 15 克、白花蛇舌草 15 克、萹蓄 12 克。每日 1 剂,分 2 次口服。3 个月为 1 个疗程。适用于气阴两虚兼湿热的 IgA 肾病。该方从三焦论治,以疏利少阳为主,兼健脾补肾、清热利湿、活血化瘀的治疗原则。林燕等将 90 例 IgA 肾病气阴两虚兼有湿热证患者随机分为治疗组 60 例和对照组 30 例。治疗组在基础治疗的同时加服肾络宁,对照组在基础治疗的同时加服肾炎康复片。治疗 6 个月后,观察两组患者治疗前后中医证候积分变化,以及尿常规,24 小时尿蛋白定量,尿 NAG、GAL,肝肾功能等实验室指标的变化。结果:(1)临床疗效比较,治疗组总有效率 86.67%,对照组 80%;中医证候疗效比较,治疗组总有效率 93.33%,对照组 86.67%。(2)对尿红细胞及尿蛋白的影响,肾络宁可明显降低患者尿中红细胞数量及减少尿蛋白,且在改善血尿方面疗效优于肾炎康复片组。(3)肾功能的影响,本研究选择的 IgA 肾病患者,其肾脏病理分级多在三级以下,肾功能基本正常,故未能反映出肾络宁在此方面的疗效。(4)观察期间,两组患者均未发生不良反应。[4]

16. 肾络通 黄芪 30 克、丹参 15 克、川芎 10 克、地龙 12 克、蝉蜕 10 克、乌梢蛇 10 克、白僵蚕 10 克、茯苓 15 克等。随症加减:出现少气乏力、口干咽燥症状者,加太子参、玄参、金银花等;出现

① 杜安民.中医"从咽论治"治疗 IgA 肾病临床研究[J].亚太传统医药,2014,10(8):69-70.
② 马红珍,等.加减参芪地黄汤治疗 IgA 肾病"气阴两虚"证临床疗效观察[J].浙江中医药大学学报,2012,36(5):491-493,496.
③ 谷燕,等.小蓟饮子加味治疗 IgA 肾病血尿 30 例疗效观察[J].云南中医学院学报,2012,35(2):40-42.
④ 林燕,等.肾络宁治疗 IgA 肾病的临床疗效及安全性评价[J].中国中西医结合肾病杂志,2010,11(8):700.

目睛干涩、腰肌酸痛症状者,加菊花、枸杞子、熟地黄、山茱萸、杜仲、寄生等;水肿明显者,加浮萍、猪苓、车前子等;伴血尿者,加小蓟、白茅根、三七粉等;服激素出现潮热、盗汗、手足心热者,加地骨皮、浮小麦等;激素减至维持量时,加巴戟天、仙茅、淫羊藿等。每日1剂,水煎分早晚2次服。丁英钧等将120例以蛋白尿为主的IgA肾病患者随机分为治疗组和对照组各60例。在基础治疗基础上,治疗组予肾络通方,对照组予洛丁新,均治疗12个月,观察治疗前后两组疗效和中医症候积分、肾小球滤过率(GFR)、血肌酐(Scr)、24小时尿蛋白定量、血浆清蛋白(ALB)等指标的变化情况。结果:两组疗效比较差异有统计学意义($P<$0.01),治疗后两组中医症状积分比较差异有统计学意义($P<$0.01)。治疗组治疗后24小时尿蛋白定量降低、ALB升高,与治疗前比较差异有统计学意义($P<$0.05);与对照组比较24小时尿蛋白定量、ALB差异亦均有统计学意义($P<$0.05)。[1]

17. **粘膜方** 柴胡、黄芩、知母、连翘、玄参、佛手、白花蛇舌草、制大黄等。和解清热。适用于病邪已离太阳之表、尚未入里,而在半表半里之间的IgA肾病。提倡畅通上、中、下三焦论治。粘膜方治疗IgA肾病在降低尿蛋白方面的临床疗效和福辛普利相似。[2]

18. **黄芪桂枝五物汤** 黄芪15克、桂枝9克、白芍药9克、生姜9克、大枣9克。每日1剂,煎煮前取冷水500毫升,先浸泡30分钟,煮沸后煎25分钟,取头汁200毫升,再加水300毫升后,煮沸20分钟,取二汁200毫升,两汁混合,分2次服用。侯卫国等将60例IgA肾病属脾肾阳(气)虚证患者采用随机对照按2:1的比例分为两组,治疗组(黄芪桂枝五物汤)40例和对照组(西药潘生丁)20例,疗程均为2个月。结果:治疗组总有效率72.5%,对照组50.0%($P<$0.05),治疗组能有效缓解患者疲倦乏力,腰背酸痛,面肢浮肿,肢冷畏寒等症状,疗效明显优于对照组($P<$0.05或$P<$0.01);治疗组对降低蛋白尿具有明显疗效($P<$0.05)。组间比较在降低尿红细胞,改善BUN、Scr方面无明显差异($P>$0.05),两组用药后均未发生不良反应。[3]

19. **益气滋肾汤** 每次12克,每日3次。益气滋肾止血。聂莉芳等通过多中心、随机、平行对照的临床试验,观察益气滋肾颗粒对IgA肾病血尿、蛋白尿、肾功能、中医证候的干预效果,观察临床病例211例,分为治疗组109例和对照组102例。治疗组予以益气滋肾颗粒;对照组予以肾炎康复片口服,每次5片,每日3次。3个月为1个疗程。结果:治疗组IgA肾病患者血尿恢复正常的比率,与治疗时间呈正相关性;治疗12周后,血尿恢复正常率、改善1级以上的比率,治疗组显著优于对照组;治疗12周时,治疗组蛋白尿的完全缓解率35%,减少50%者23.33%,尿蛋白定量平均下降52.54%,明显优于对照组;治疗8周、12周时治疗组中医症状积分减少优于对照组,具有统计学差异。[4]

20. **肾炎宁** 黄芪15克、白茅根15克、白花蛇舌草12克、党参12克、仙鹤草10克、茯苓10克、白术10克、女贞子10克、墨旱莲10克、川芎10克、生地黄10克、三七粉(冲)2克[河北省中医院制剂科制成冲剂,每袋9克(含生药12.5克)]。每次1袋,每日3次,口服。郭登洲等对25例IgA肾病患儿应用自拟方肾炎宁治疗。结果:完全缓解8例,显著缓解8例,好转6例,无效3例,总有效率88%。无不良反应。治疗后尿红细胞排泄率与治疗前比较,差异有非常显著性意义($P<$0.01)。[5]

21. **滋肾解毒汤** 生地黄15克、牡丹皮10克、山茱萸10克、益母草30克、白花蛇舌草15克、小蓟15克、白茅根30克、仙鹤草15克、女贞子15克、墨旱莲15克、连翘10克、虎杖15克。

① 丁英钧,潘莉,等.中药自拟方肾络通治疗以蛋白尿为主的IgA肾病临床研究[J].中国全科医学,2010,13(7):781-783.
② 须冰,等.粘膜方治疗IgA肾病的临床研究[J].上海中医药杂志,2009(10):17-18.
③ 侯卫国,等.黄芪桂枝五物汤治疗脾肾阳虚型IgA肾病的临床研究[J].上海中医药大学学报,2008,22(3):38-41.
④ 聂莉芳,等.益气滋肾颗粒控制IgA肾病血尿的多中心临床疗效评价[J].中国中西医结合肾病杂志,2006,7(4):215-218.
⑤ 郭登洲,等.肾炎宁治疗小儿IgA肾病25例疗效观察[J].新中医,2003,35(4):16-17.

随症加减：倦怠乏力、懒言等气虚表现，加太子参15克、西洋参9克以益气养阴；小便持续血尿，呈鲜红色或暗红色，加参三七（冲服）3克、藕节30克以活血止血；小便呈豆油色，起泡沫，尿蛋白（＋～＋＋），加山药30克、黄精15克、芡实30克健脾固肾；头晕、恶心、纳呆、血尿素氮和肌酐测定均高等氮质潴留表现，加制大黄20克、土茯苓30克以解毒降浊。晁岳春等运用滋肾解毒汤治疗20例IgA肾病患者，停止一切西药治疗。结果：治愈12例，占60%；显效6例，占30%；无效2例，占10%。[1]

22. 滋肾化瘀清利汤　女贞子、墨旱莲、生侧柏、马鞭草、石韦、白花蛇舌草、益母草、白茅根等辨证加减治疗。每日1剂，水煎分2次服。刘宏伟等将49例IgA肾病患者随机分为治疗组（中药组）25例和对照组（西药组）24例。治疗组用滋肾化瘀清利汤。对照组给以潘生丁25～50毫克，每日3次，口服；复合维生素B_2片，每日2次，口服。部分患者给予对症处理。治疗均以3个月为1个疗程。两组用药时间均超过半年，最长者达3.5年。治疗期间患者每月定期门诊随访，复查尿常规、血常规、24小时尿蛋白定量。每2个月复查1次血清肌酐、尿素氮、血浆蛋白、总胆固醇、血免疫球蛋白、补体C3等。结果：治疗组治疗后完全缓解者10例（40%），其中单纯性血尿9例，伴蛋白尿者1例；显著缓解8例（32%），其中单纯性血尿6例，伴蛋白尿者2例；好转4例（16%），其中单纯性血尿2例，伴蛋白尿2例；无效3例（12%），其中单纯性血尿1例，伴蛋白尿2例。总有效率88%。对照组显著缓解1例（4.17%），好转5例（20.83%），无效18例（75%），总有效率25%。治疗组的疗效明显高于对照组，有显著性差异（$P<0.01$）。[2]

单　方

1. 水蛭　组成：水蛭。临床应用：何娅妮研

究发现水蛭中主要成分水蛭素可以明显降低IgA肾病患者的24小时尿蛋白水平，减少尿蛋白对肾小管的损害；水蛭素还可以提升内生肌酐清除率，改善IgA肾病患者血液运行障碍，保护肾功能。[3]

2. 冬虫夏草　组成：冬虫夏草3～5克。用法用量：水煎30分钟至150毫升，分2次服，最后将虫草吃掉。临床应用：崔美玉采用中药冬虫夏草治疗30例IgA肾病患者。结果：有效率86.7%。说明冬虫夏草对IgA肾病有很好疗效，特别是对单纯性血尿伴有循环免疫复合物明显增高者疗效显著。[4]

3. 雷公藤　组成：雷公藤生药20～25克。用法用量：每日1剂，水煎服。临床应用：王庆文等将91例IgA肾病患者分为雷公藤组（A组）53例、雷公藤总萜组（B组）26例与对照组（C组，潘生丁75～100毫克，每日3次）12例。此外，三组均服用益肾丸或清肾丸（院处方，不含雷公藤）40～45粒，每日2次。各组病例服药时间均超过半年，最长者达3年。结果：A组近、远期有效率（缓解＋改善）分别为50.9%、71.7%，明显高于C组的16.7%（$P<0.05$）和25.0%（$P<0.01$）。B组的远期有效率61.5%，也明显高于C组（$P<0.05$），近期疗效与C组差异不显著（$P>0.05$）。A组的近、远期有效率均高于B组，但无统计学差异。[5]

中 成 药

1. 小柴胡胶囊　组成：柴胡、黄芩、半夏（姜制）、党参、生姜、甘草、大枣（每粒0.39克）。用法用量：每次4粒，每日3次。临床应用：黎绍华将2015年12月～2016年12月佛山市南海区第四人民医院收治的60例免疫球蛋白A肾病患者以随机数字表法分为观察组和对照组各30例。对

① 晁岳春,等.滋肾解毒汤治疗系膜IgA肾病20例[J].山东中医杂志,1994,13(12)：539－540.
② 刘宏伟,时振声.滋肾化瘀清利汤治疗IgA肾病的临床研究[J].中国医药学报,1993,8(2)：60.
③ 莫超,等.中药水蛭在IgA肾病中的研究应用[J].辽宁中医杂志.2018,45(3),666－668.
④ 崔美玉.冬虫夏草治疗IgA肾病30例[J].山东中医杂志,1996,15(5)：217.
⑤ 王庆文,等.雷公藤治疗原发性IgA肾病的临床研究[J].江苏医药,1991(1)：7－9.

照组患者给予常规治疗,观察组患者在对照组的基础上加用小柴胡胶囊。对比两组患者的24小时尿蛋白定量、血压、尿红细胞计数、血清肌酐水平、临床疗效及不良反应发生情况。结果:治疗后,两组24小时尿蛋白定量、血压、尿红细胞计数及血清肌酐水平均较治疗前明显改善,且观察组明显优于对照组,差异均有统计学意义($P<$0.05);观察组总有效率93.33%(28/30),明显高于对照组的66.67%(20/30),差异有统计学意义($P<$0.05);观察组、对照组患者不良反应发生率分别为13.33%(4/30)、16.67%(5/30),差异无统计学意义($P>$0.05)。①

2. 百令胶囊 组成:发酵冬虫夏草菌粉(杭州中美华东制药有限公司,国药准字 Z10910036,每粒0.5克)。用法用量:每次1克,每日3次。临床应用:王占云采用随机平行对照法将150例 IgA 肾病患者随机分为两组。对照组75例选用免疫抑制剂(雷公藤、爱若华、骁悉、环孢素 A);治疗组75例分型辨证后采用相应协定方(合并慢性肾衰者加用百令胶囊),西药治疗同对照组。治疗3个疗程(28天1个疗程),观察临床症状、24小时尿蛋白定量、尿红细胞、尿素氮、血肌酐、GFR。结果:治疗组痊愈45例,显效18例,有效10例,无效2例,总有效率97.33%;对照组痊愈30例,显效15例,有效20例,无效10例,总有效率86.67%。治疗组疗效优于对照组($P<$0.05),两组相关指标大部分改善($P<$0.05),GFR 无显著改善($P>$0.05),治疗组改善大部分优于对照组($P<$0.05)。②

3. 黄芪双叶颗粒 组成:生黄芪30克、薏苡仁30克、紫苏叶15克、荷叶15克。用法用量:用适量热水融化服用,每日1次,每次1袋。临床应用:何岩采用随机对照试验,总研究时间为半年左右,将60例 IgA 肾病之气阴两虚证的患者随机分为两组。对照组予基础性治疗,包括低盐低脂

饮食、降压等;治疗组在基础性治疗的基础上予黄芪双叶颗粒。所有入组患者予化验血常规、尿液分析、24小时尿蛋白定量、肝肾功能、血脂,评估中医证候得分,调查黏膜相关症状,其中血常规、肝肾功能、血脂试验前后各化验1次,尿液分析、24小时尿蛋白定量每8周化验1次,中医证候得分每8周评价1次,黏膜相关症状每8周调查1次。待试验结束后对以上数据进行统计分析。研究结果:患者基线时一般资料、主要观察指标、中医证候评分及黏膜相关症状发生情况无明显统计学差异。试验结束时,治疗组24小时尿蛋白定量、尿红细胞计数、中医证候评分、黏膜相关症状的发生均呈下降趋势,与治疗前比较具有统计学差异;而对照组24小时尿蛋白定量、尿红细胞计数、中医证候评分、黏膜相关症状的发生均呈上升趋势。说明黄芪双叶颗粒对于 IgA 肾病之气阴两虚证患者有良好的疗效,而 IgA 肾病作为一种慢性进展性疾病,如果没有有效的干预措施,血尿、蛋白尿等会随着病情的发展而逐渐加重。结论:黄芪双叶颗粒治疗 IgA 肾病之气阴两虚证疗效确切,可减少24小时尿蛋白定量、尿红细胞计数、中医证候评分及黏膜相关症状的发生。③

4. 黄葵胶囊 组成:黄蜀葵花的提取物。功效:清热利湿,解毒消肿;适用于湿、热或毒邪所致病证。临床应用:蒋易容等计算机检索 CENTRAL、Medline、EMBase、PubMed、CBM、WanFang Data 和 CNKI 中关于黄葵胶囊治疗 IgA 肾病的随机和半随机对照试验。结果:共纳入5个 RCT。表明黄葵胶囊在减少 IgA 肾病患者尿蛋白、提高 IgA 肾病疗效方面优于对照组($P<$0.05),但在改善肾功能、改善血尿、降血脂等方面与对照组差异无统计学意义($P≥$0.05)。无研究报道治疗期间有不良反应发生。④

5. 血尿康胶囊 组成:生地黄、琥珀、三七、

① 黎绍华,等.小柴胡胶囊治疗免疫球蛋白 A 肾病的疗效观察[J].中国医院用药评价与分析,2018,18(4):478-480.
② 王占云.辨证分型联合西药治疗 IgA 肾病随机平行对照研究[J].实用中医内科杂志,2015,29(9):87-89.
③ 何岩,余仁欢.以黄芪双叶颗粒辅助治疗 IgA 肾病(气阴两虚证)的随机对照试验[D].北京:北京中医药大学,2013:27-41.
④ 蒋易容,樊均明,等.黄葵胶囊治疗 IgA 肾病疗效和安全性的系统评价[J].中国循证医学杂志,2012,12(9):1135-1140.

墨旱莲、白及、发酵虫草粉等(京东中美医院制剂室提供,批号 20081003)。用法用量:每次 1.35 克,每日 3 次,口服。临床应用:王少华等将 100 例 IgA 肾病患者随机分为血尿康胶囊组(治疗组)与雷公藤多苷片组(对照组)各 50 例。两组均予常规治疗,血压高者,平能 5 毫克,每日 1~2 次口服;阿魏酸钠 200 毫克加入 5% 葡萄糖注射液 200 毫升中静注,每日 1 次。对照组在常规治疗基础上,服用雷公藤多苷片,每片 10 毫克(武汉鄂中制药厂生产),每次 20 毫克,每日 3 次,口服;治疗组在常规治疗的基础上,服用血尿康胶囊。观察患者临床症状,中医证候积分,尿红细胞,24 小时尿蛋白定量,尿 ANG、尿 β_2 微球蛋白,血 TGF-β_1 改善情况及疗效,辨证分型与疗效的关系。结果:血尿康胶囊有减轻 IgA 肾病血尿、蛋白尿作用,控制血尿疗效优于雷公藤多苷($P < 0.05$);改善中医临床证候积分、改善腰膝酸软等症状方面优于雷公藤多苷($P < 0.05$);降低血 TGF-β_1、尿 NAG 方面优于雷公藤多苷($P < 0.05$)。治疗组、对照组均能稳定 BUN、Scr、Ccr 水平,两组差异无统计学意义($P > 0.05$)。治疗组中医症候、西医疗效有效率分别为 98%,88%,对照组有效率分别为 74%,70%,治疗组优于雷公藤对照组($P < 0.05$)。阴虚火旺、瘀血阻络两证型治疗组疗效亦优于对照组($P < 0.05$)。结论:血尿康胶囊可能通过多种调节机制,具有一定的减轻 IgA 肾病血尿的作用,值得进一步研究。[1]

6. 肠溶脉血康胶囊 组成:水蛭素[批准文号(97)卫药准字 Z2081]。用法用量:75 毫克,口服,每日 3 次。临床应用:李开龙等将 262 例 IgA 肾病患者随机分为水蛭素组 166 例和潘生丁组 96 例。结果:两组治疗半年后,水蛭素组患者尿红细胞畸形率和计数、24 小时尿蛋白定量较治疗前明显下降,且显著低于潘生丁组

($P < 0.05$)。[2]

7. 肾华片 组成:黄芪、女贞子、白术、金银花等。功效主治:健脾益气,滋阴补肾,化瘀解毒;适用于气阴两虚型以蛋白尿为主的 IgA 肾病。临床应用:陈香美等在 131 例 IgA 肾病的临床病例研究中发现,与阳性对照药福辛普利相比,肾华片可以降低 IgA 肾病气阴两虚证患者的尿蛋白,明显改善临床证候,作用效果与福辛普利相似。[3]

8. 肾乐胶囊 组成:水蛭、党参、茯苓、当归等(军队非标制剂,2002FP31015,由解放军总医院制剂室提供,批号 20020321)。适用于 IgA 肾病脾肺气虚证。临床应用:陈香美等将 70 例 IgA 肾病脾肺气虚证患者随机分为肾乐胶囊组 36 例和福辛普利组 34 例。两组均治疗 12 周,观察 24 小时尿蛋白定量、血肌酐、中医证候积分等疗效指标及肝功能和不良事件等安全性指标。结果:与治疗前比较,治疗 12 周后,两组患者 24 小时尿蛋白定量明显下降,白蛋白水平明显升高,中医症状显著改善($P < 0.05$ 或 $P < 0.01$),血清总胆固醇、三酰甘油、肾功能无明显变化($P > 0.05$),两组间各个指标比较差异无统计学意义。按中医疗效标准判断,福辛普利组总有效率 82.4%,肾乐胶囊组 83.3%;按西医疗效标准判断,福辛普利组总有效率 58.8%,肾乐胶囊组 66.7%。两组中医和西医总有效率比较差异无统计学意义。未发现严重不良反应。[4]

9. 滋肾止血片 组成:女贞子、墨旱莲、石韦、白茅根、益母草、白花蛇舌草等(西苑医院实验药厂提供)。用法用量:每片含生药 1.38 克,每次 10 片,每日 2 次。临床应用:胡海翔用上方治疗 55 例 IgA 肾病患者。结果:完全缓解 7 例,占 12.7%;显著缓解 12 例,占 21.8%;好转 27 例,占 40.0%;无效 14 例,占 25.4%。总有效率 74.5%。[5]

① 王少华,等.血尿康胶囊治疗 IgA 肾病血尿的临床疗效观察[J].中国中西医结合肾病杂志,2012,13(8):730-732.
② 李开龙,等.水蛭素治疗以血尿为主要表现的免疫球蛋白 A 型肾病的随机对照临床研究[J].中西医结合学报,2008(3):253-257.
③ 陈香美,等.肾华片治疗 IgA 肾病(气阴两虚证)多中心随机对照临床观察[J].中国中西医结合杂志,2007(2):101-105.
④ 陈香美,等.肾乐胶囊治疗 IgA 肾病肺脾气虚证患者的前瞻性多中心随机对照临床研究[J].中国中西医结合杂志,2006,26(12):1061-1065.
⑤ 胡海翔,时振声,等.滋肾止血片治疗 IgA 肾病的临床研究[J].中国中医基础医学杂志,1999,5(2):35-38.

预 防 用 药

艾条灸 组成：（1）肾俞、关元、足三里；（2）命门、气海、三阴交。用法用量：两组穴位交替、间歇应用，以局部湿热、泛红但不致烫伤皮肤为度，每穴位 10～15 分钟，每日 1 次，2 周为 1 个疗程。临床应用：金莉将 40 例 IgA 肾病患者随机分为对照组和治疗组各 20 例。对照组予常规疗法（常规中西药治疗、饮食疗法、休息与运动，观察尿量、尿比重、排尿次数等），治疗组在对照组基础上加用艾条温和灸。结果：治疗组总有效率 100%，对照组总有效率 70%。①

---

① 金莉.艾条灸治疗 IgA 肾病患者夜尿频多的效果观察［J］.内蒙古中医药,2014,33(30)：52.

紫癜性肾炎

概　述

紫癜性肾炎，又称过敏性紫癜性肾炎，是过敏性紫癜（henoch-schonlein purpura，HSP，以坏死性小血管炎为主要病理改变的全身性疾病，可累及全身多器官）出现肾脏损害时的表现。临床表现除有皮肤紫癜、关节肿痛、腹痛、便血外，主要为血尿和蛋白尿，多发生于皮肤紫癜后1个月内，有的同时见皮肤紫癜、腹痛，有的仅是无症状性的尿异常。近一半的患者表现为肾病综合征。病理特点为以 IgA 为主的免疫球蛋白沉积于肾脏系膜区或毛细血管襻，其临床表现与病理改变多样。紫癜性肾炎发生率为40％～50％。

其病因可为细菌、病毒及寄生虫等感染所引起的变态反应，或为某些药物、食物等过敏，或为植物花粉、虫咬、寒冷刺激等引起。常与以下因素有关：（1）感染。有1/3病例起病前1～4周有上呼吸道感染史，常见病原体有病毒、柯萨奇、EB病毒、腺病毒、水痘病毒、风疹病毒、乙肝病毒等；细菌，沙门氏菌、军团菌、溶血性链球菌等；支原体、阿米巴原虫、蛔虫。（2）药物。抗生素、磺胺、异烟肼、卡托普利等。（3）食物：鱼、虾、蟹等。（4）冷刺激，植物花粉、虫卵、蚊虫、疫苗接种，动物羽毛、油漆等。

临床分型：（1）孤立性血尿型；（2）孤立性蛋白尿型；（3）血尿和蛋白尿型；（4）急性肾炎型；（5）肾病综合征型；（6）急进性肾炎型；（7）慢性肾炎型。

病理改变以肾小球系膜增生性病变为主，常伴节段性肾小球毛细血管襻坏死、新月体形成等血管炎表现。免疫病理以 IgA 在系膜区、系膜旁区呈弥漫性或节段性分布为主，除 IgA 沉积外，多数病例可伴有其他免疫球蛋白和补体成分的沉积，IgG 和 IgM 分布与 IgA 分布相类似。部分毛细血管壁可有 IgA 沉积，经常合并 C3 沉积，而 C1q 和 C4 则较少或缺如。

肾小球病理分级。Ⅰ级：肾小球轻微异常。Ⅱ级：单纯系膜增生，分为局灶节段、弥漫性。Ⅲ级：系膜增生，伴有＜50％肾小球新月体形成/节段性病变（硬化、粘连、血栓、坏死），其系膜增生可为局灶节段、弥漫性。Ⅳ级：病变同Ⅲ级，50％～75％的肾小球伴有上述病变，分为局灶节段、弥漫性。Ⅴ级：病变同Ⅲ级，＞75％的肾小球伴有上述病变，分为局灶节段、弥漫性。Ⅵ级：膜增生性肾小球肾炎。

肾活检指征：对于无禁忌证的患儿，尤其是以蛋白尿为首发或主要表现的患儿（临床表现为肾病综合征、急性肾炎、急进性肾炎者），应尽可能早期行肾活检，根据病理分级选择治疗方案。紫癜性肾炎患儿的临床表现与肾病理损伤程度并不完全一致，后者能更准确地反映病变程度。没有条件获得病理诊断时，可根据其临床分型选择相应的治疗方案。

紫癜性肾炎临床表现。临床症状包括肾外症状和肾脏症状。肾外症状：（1）皮疹，出血性和对称性分布是本病皮疹的特征。皮疹初起时为红色斑点状，压之可消失，以后逐渐变为紫红色出血性皮疹，触摸稍隆起于皮表。皮疹常对称性分布于双下肢，以踝、膝关节周围为多见，也可见于臀部及上肢，躯干少见；皮疹消退时可转变为黄棕色。大多数病例皮疹可有1～2次及3次反复，个别病例可连续发作达数月甚至数年，后者常并发严重肾损害，预后欠佳。（2）关节症状，约半数病例有游走性多发性关节痛,多为轻度疼痛,部分病例可有关节肿胀和活动受限制。常见受累的关节为膝、踝和手。症状多于数日内消失,不遗留关节变形、功能障碍,但在活动期可复发。(3)胃肠道症状,最常见为腹痛,以脐周及下腹为主,多为阵发性绞痛;腹痛可伴恶心、呕吐及血尿,偶见吐血、便血。(4)其他症状:肝脾肿大、淋巴结肿大、偶见咯血、高血压脑病或紫癜性病变所致的抽搐、瘫痪、昏迷等。肾脏症状,主要表现为水肿、血尿、蛋白尿、肾性高血压和肾功能损害。

本病属中医"发斑""斑疹""肌衄""葡萄疫"范畴,伴有肾损害时,与中医学的"血证""水肿""尿血"等相关。紫癜性肾炎由于外邪入侵,风热相搏、热毒血瘀,迫血妄行,损伤脉络,血溢脉外而致。日久不愈可耗伤气血,损伤脾肾,脏腑功能失调,易致外感毒热入内,日久成瘀,形成热瘀互阻的证候。所以本病多虚实互见,为本虚标实之证,本虚即脏腑气血亏虚,标实主要是瘀血和热毒。古有"斑疹易消,尿血难止"之说。《灵枢·百病始生》提出"阴络伤则血内溢,血内溢则后血"之论。《伤寒论·辨少阴病脉证并治第十一》云:"少阴病,八九日,一身手足尽热者,以热在膀胱,必便血也。"

辨 证 施 治

李铁分4型

(1)毒热搏结,瘀阻于肾型 症见紫癜反复发作,或为镜下血尿,或为肉眼血尿,缠绵难愈,持续迁延发作。治宜化湿解毒、祛瘀止血。方用桃红四物汤加减:桃仁15克、红花10克、白芍15克、当归15克、熟地黄15克、川芎15克、蒲公英30克、野菊花20克、益母草20克、茜草20克、车前子15克、泽泻15克、滑石15克、土茯苓15克、白花蛇舌草25克、白茅根30克、小蓟30克、生甘草10克。

(2)毒热蕴结,迫血妄行型 症见皮肤紫癜大小不等,颜色红紫,可融合成片,眼红肿痛,口渴,溲赤便干及尿血,舌质红或红绛,多有舌尖赤,苔薄黄或黄腻,脉滑数。治宜凉血散血。方用犀角地黄汤加减:生栀子20克、水牛角20克、生地黄25克、牡丹皮15克、玄参15克、赤芍15克、黄芩15克、白茅根30克、小蓟30克、茜草20克、蝉蜕15克、生甘草10克等,酌加金银花15克、蒲公英15克、益母草20克、大黄5克。

(3)阴虚内热型 症见咽干,五心烦热,头晕耳鸣,腰膝酸软,小便短赤或血尿,皮肤紫癜,舌质红,脉细数。治宜滋阴清热、凉血止血。方用知柏地黄丸加减:生地黄20克、熟地黄25克、知母15克、黄柏10克、山茱萸15克、山药15克、茯苓15克、泽泻15克、龟甲20克、地骨皮15克、女贞子20克、墨旱莲15克、车前子15克、甘草15克。

(4)气阴两虚型 症见神疲乏力,少气懒言,腰膝酸软,舌质淡苔少,脉细弱。治宜补肾健脾、益气摄血。方用加味地黄汤加减:黄芪30克、党参20克、熟地黄20克、山茱萸15克、山药15克、茯苓15克、牡丹皮15克、泽泻15克、知母15克、黄柏10克、女贞子20克、墨旱莲15克、地骨皮15克、赤石脂20克、孩儿茶15克、龙骨20克、牡蛎20克、金樱子15克、五味子30克、乌梅炭15克、甘草15克。[1]

经 验 方

1.紫癜方 生地黄15克、小蓟15克、藕节20克、淡竹叶15克、炒栀子15克、甘草5克、白茅根20克、白芍20克、炒柴胡10克、女贞子15克、墨旱莲15克、玄参15克、地榆炭15克。上药每日1剂,水煎服,分早中晚3次口服。疗程均为4个月。骆俊文等将60例过敏性紫癜性肾炎患者随机分为两组。对照组30例予去除过敏原,根据具体情况应用醋酸泼尼松、环磷酰胺进行药量加减。治疗组30例在对照组的基础上予自拟紫癜方。

① 徐莹莹,等.李铁教授治疗紫癜性肾炎经验[J].实用中医内科杂志,2011,25(4):14-15.

结果：治疗组疗效总有效率93.33%,对照组总有效率73.33%,治疗组明显优于对照组。[①]

2. 桑菊饮合四草加味　桑叶15克、菊花15克、杏仁15克、连翘30克、薄荷5克、桔梗15克、芦根20克、墨旱莲15克、仙鹤草15克、茜草20克、白茅根30克、甘草5克。随症加减:口干咽痛者,加雪胆1袋。上药入水,泡30分钟,水煎3遍取汁600毫升,每日早中晚各1次,饭后30分钟温服,每次200毫升。骆俊文等将60例过敏性紫癜性肾炎患者随机分为治疗组和对照组各30例。对照组予常规基础治疗,治疗组则在对照组的基础上加服桑菊饮合四草加味。1个月为1个疗程,3个疗程后比较两组疗效。结果:治疗组总有效率86.67%,对照组总有效率56.67%。[②]

3. 益肾汤　黄芪10克、太子参8克、生地黄10克、金银花5克、连翘10克、赤芍10克、丹参10克、防风6克、紫草10克、墨旱莲6克、白茅根8克、甘草5克等。随症加减:如果患儿出现血尿加重的情况,加仙鹤草10克;如果患儿存在腹部疼痛,加延胡索8克;当患者存在上火气虚的情况,加知母10克。每日1剂,温水煎服,早晚服用。赵红星将120例小儿过敏性紫癜性肾炎患儿分为试验组与对照组各60例。对照组患儿给予单纯雷公藤多甙片治疗,而试验组患儿应用益肾汤联合雷公藤多甙片进行干预。结果:试验组患儿在治疗后的尿蛋白、红细胞数量等临床指标均优于对照组;试验组不良反应发生率优于对照组。[③]

4. 归脾汤加减　黄芪、当归、远志、赤芍、龙眼肉、木香、党参、白术、茯苓、甘草、生姜、大枣。随症加减:加棕榈炭、荆芥炭以收敛止血;热毒炽盛,出血广泛者,加牡丹皮、生地黄、赤芍;邪热阻滞经络,关节肿痛者,加秦艽、桑枝、牛膝;阴虚甚者,加玄参、女贞子、墨旱莲;腹痛明显,加延胡

索、白芍;便血者,加地榆、槐花、棕榈炭、紫草;血尿者,加小蓟、仙鹤草、益母草等。每日1剂,中药均给予常规剂量,冷水煎服。服药期间忌食辛辣腥发之物。刘万成等将80例成人复发性紫癜性肾炎患者随机分为治疗组和对照组各40例。对照组予西药治疗,治疗组予归脾汤加减治疗。结果:对照组总有效率60.0%,治疗组总有效率82.5%。[④]

5. 三仁汤加减　荠菜花30克、白花蛇舌草30克、茜草15克、蝉蜕10克、生侧柏叶30克、白茅根30克、半夏12克、厚朴15克、滑石15克、白蔻仁10克、杏仁10克、薏苡仁15~30克。每日1剂,加500毫升水,水煎240毫升药汁,分早晚2次服用,15天为1个疗程,持续治疗2个疗程。杨志海以上方治疗30例过敏性紫癜性肾炎患者,分析其临床疗效。结果:治愈16例,显效6例,有效4例,无效4例。总有效率86.67%。[⑤]

6. 导赤止血散　生地黄、小蓟、墨旱莲、白茅根、三七、通草、竹叶。2日1剂,水煎服。常克等将60例小儿紫癜性肾炎患者分为治疗组与对照组各30例。治疗组采用导赤止血散治疗,对照组采用西药治疗。结果:治疗组总有效率83.33%,对照组总有效率73.33%。[⑥]

7. 肾宁方　生地黄12克、白芍12克、牡丹皮10克、白茅根30克、槐米10克、山茱萸9克、茯苓15克、泽泻10克、金银花20克、连翘10克、墨旱莲15克、石韦12克、大蓟12克、小蓟12克。随症加减:血尿明显者,加仙鹤草20克、槐花15克、茜草15克;大量蛋白尿者,加芡实25克、金樱子30克,加大石韦用量;大便秘结或不畅者,加蒲公英30克、大黄9克;高度水肿者,加益母草30克、车前草20克;呕血或便血者,加地榆20克、仙鹤草20克、三七粉(冲服)5克。水煎30分钟,取汁120毫升,两煎取汁240毫升,分早晚2次服用。

① 骆俊文,张恒艳,等.自拟紫癜方治疗过敏性紫癜性肾炎60例[J].黑龙江科技信息,2017(18):10.
② 骆俊文,等.桑菊饮合四草加味治疗过敏性紫癜性肾炎风热搏结夹瘀型的临床观察[J].云南中医中药杂志,2017,38(6):33-35.
③ 赵红星.益肾汤治疗小儿过敏性紫癜性肾炎的临床疗效观察[J].中医临床研究,2017,9(20):67-68.
④ 刘万成,等.归脾汤治疗成人复发性紫癜性肾炎的临床研究[J].中医临床研究,2016,8(31):25-26.
⑤ 杨志海.三仁汤加减治疗过敏性紫癜性肾炎30例临床研究[J].中国医药指南,2016,14(32):217.
⑥ 常克,等.导赤止血散治疗紫癜性肾炎血尿临床观察[J].云南中医中药杂志,2015,36(12):36-37.

杜丽茂以上方治疗 41 例过敏性紫癜性肾炎患者。结果：痊愈 22 例，显效 16 例，有效 3 例。总有效率 100％。其中服药见效时间最短 7 天，最长 2 个月。①

8. 消癜愈肾汤　黄芪 25 克、太子参 20 克、丹参 15 克、牡丹皮 20 克、益母草 25 克、芡实 20 克、白茅根 30 克、紫草 20 克、小蓟 25 克、甘草 20 克。水煎取汁 300 毫升，每日 2 次，每次口服 150 毫升。宋妍以上方治疗 100 例紫癜性肾炎患者。结果：痊愈 98 例，无效 2 例。总有效率 98％。②

9. 荆花消紫合剂　荆芥、金银花、茜草、紫草、红土瓜、芥菜花、兰花参、甘草等。随症加减：伴腹痛者，加延胡索、白芍等；伴关节痛者，酌加伸筋草、川牛膝等；气虚者，加黄芪、太子参；阴虚者，加墨旱莲、女贞子；伴血尿者，酌加小蓟、花蕊石等；伴蛋白尿者，加黄芪、熟地黄、芡实等；伴血热者，加牡丹皮、赤芍等；伴湿热者，加苍术、薏苡仁、土牛膝等。每日 1 剂，上述诸药温水泡半小时后煎服，分 3 次服用，10 天为 1 个疗程。钟涛等以上方治疗 238 例过敏性紫癜患者。结果：有效率 97.5％，治愈率 84.9％，复发率 5％。③

10. 引血归经汤　当归 8 克、僵蚕 8 克、白芍 10 克、地榆 10 克、生地黄 6 克、熟地黄 6 克、麦冬 6 克、地龙 6 克、川芎 5 克、茜草 3 克、荆芥 3 克。随症加减：风湿搏结，加金银花、白茅根、竹叶、连翘；血热妄行，加藕节、紫草、牡丹皮；湿热内阻，加丹参、泽兰、侧柏叶；浮肿者，加车前子、猪苓、茯苓、木通。每日 1 剂，水煎服，7 天为 1 个疗程。高文等以上方加减治疗 60 例紫癜性肾炎患者。结果：治愈 57 例，显效 3 例。总治愈率 95％。疗程长者 2 个月，短者 1 个月。远期疗效治愈后 3 年未复发，远期治愈疗程平均 28 天。④

11. 紫肾方　紫肾 I 号方：蝉蜕 15 克、刺蒺藜 15 克、连翘 15 克、黄芩 15 克、生地黄 15 克、牡丹皮 10 克、赤芍 10 克、大蓟 30 克、小蓟 30 克、地肤子 30 克、甘草 8 克。随症加减：紫癜密集者，加紫草 15 克；血尿甚者，加女贞子 15 克、墨旱莲 30 克；尿蛋白多，加山茱萸 12 克、金樱子 30 克；关节肿痛者，加秦艽 15 克、威灵仙 15 克；腹痛甚者，加延胡索 12 克、白芍 15 克；呕血、便血者，加白及 15 克、大黄炭 8 克，或另服白及粉每次 3 克，每日 3～4 次，每日 1 剂，水煎服。以上为成人剂量，儿童 10 岁以上为成人的 2/3 量，10 岁以下剂量减半，5 岁以下用成人的 1/3 量。适用于肾虚风热型。紫肾 II 号方：黄芪 30 克、淫羊藿 30 克、金樱子 30 克、党参 12 克、山茱萸 12 克、当归 10 克、生地黄 15 克、桑寄生 15 克、杜仲 15 克、泽泻 15 克。随症加减：尿中红细胞多者，加大蓟 30 克、小蓟 30 克、阿胶（烊）10 克；尿少浮肿甚者，加猪苓 15 克、车前子 15 克。以上为成人剂量，儿童按年龄递减，方法同上。每日 1 剂，水煎服。适用于脾肾两虚型。孔昭遐等将 95 例过敏紫癜性肾炎患者分为两组。中药治疗组 57 例，辨证分为肾虚风热型、脾肾两虚型，分别选用紫肾 I 号、紫肾 II 号方；中药加激素组 38 例，在中药治疗基础上加用醋酸泼尼松。结果：中药治疗组痊愈 50 例，显效 3 例，好转 4 例，总有效率 100％；中药加激素组痊愈 30 例，显效 1 例，好转 6 例，未愈 1 例，总有效率 97.4％。⑤

单　方

1. 黄芪　组成：黄芪。用法用量：＜6 岁，每次 3 克；≥6 岁，每次 4 克。所有患儿均是每日 2 次。临床应用：林磊等将 112 例过敏性紫癜患儿按抽签法分为观察组和对照组各 56 例。对照组采用基础治疗，静脉滴注 1 毫升/（千克·天）10％葡萄糖酸钙；口服维生素 C 每天 2 克；皮下注射 60～80 单位/（千克·天）低分子肝素钠；口服芦丁片每天 20 毫克，分为 3 次进行。观察组患儿在对

① 吴永钧，等.杜雨茂教授自拟肾宁汤加减治疗过敏性紫癜性肾炎 41 例［J］.国医论坛，2015，30（2）：35-36.
② 宋妍.消癜愈肾汤治疗紫癜性肾炎的疗效观察［J］.中国医药指南，2013，11（13）：298.
③ 钟涛，等.荆花消紫合剂治疗过敏性紫癜 238 例［J］.陕西中医学院学报，2012，35（6）：52-53.
④ 高文，等.引血归经汤治疗紫癜性肾炎 60 例［J］.陕西中医，2002，23（4）：299.
⑤ 孔昭遐，等.自拟紫肾方治疗过敏紫癜性肾炎 95 例［J］.新中医，1998，30（1）：15-18.

照组治疗的基础上口服黄芪颗粒。所有患儿的疗程均为2个月。结果：治疗后，观察组患儿总有效率91.1％，显著高于对照组69.6％。①

2. 水蛭 组成：水蛭粉。用法用量：每日2～5克，分2～3次口服。临床应用：李楠等将98例过敏性紫癜患儿随机分为两组，对照组46例口服氯雷他定片、维生素C片、芦丁片，治疗组52例在对照组的基础上加用水蛭粉口服治疗。结果：治疗组总有效率94.2％，对照组76.1％，两组比较，差异有显著性意义（$P<0.05$）；治疗组在减轻皮肤、关节及消化道症状，缩短病程方面要优于对照组。②

中 成 药

1. 百令胶囊 组成：发酵冬虫夏草菌粉（杭州中美华东制药有限公司生产，产品批号20161230、20170627）。功效：益肾补肺，补气益精。用法用量：每次2粒，每日3次。临床应用：钱丹等将76例过敏性紫癜性肾炎患儿随机分为对照组和治疗组各38例。对照组口服吗替麦考酚酯片，每次0.5克，每日2次。治疗组在对照组治疗的基础上口服百令胶囊。两组患儿均连续治疗3个月。结果：治疗后，对照组和治疗组的总有效率分别为73.68％、92.11％。③

2. 肾炎康复片 组成：人参、山药、杜仲、西洋参、丹参、土茯苓、泽泻、白花蛇舌草（天津同仁堂集团股份有限公司）。用法用量：3岁以下，每次口服1片，3～7岁，每次口服2片，>7～12岁，每次口服3片，>12～14岁，每次口服4片，均每日3次。临床应用：丁云峰等将112例小儿紫癜性肾炎患者分为两组。对照组56例予抗过敏和对症治疗，观察组56例在对照组治疗的基础上加肾炎康复片。结果：观察组临床总有效率78.5％（44/56）

高于对照组60.7％（34/56），差异有统计学意义（$P<0.05$）；观察组不良反应发生率19.64％（11/56）显著低于对照组73.21％（41/56），差异有统计学意义（$P<0.05$）。④

3. 黄葵胶囊 组成：锦葵科黄蜀葵的花朵。功效：疏风利湿，解毒散热，活血化瘀，清炎去肿。用法用量：每日3次，每次2～5粒，疗程8周。临床应用：赵庆伟将80例紫癜性肾炎患儿随机分为对照组和治疗组各40例。对照组给予抗凝、抗过敏、保持水电解质平衡等常规治疗，有感染者予抗感染治疗，同时根据临床表现及病情分度选择糖皮质激素和免疫抑制剂。治疗组在对照组治疗的基础上加服黄葵胶囊。结果：治疗组总有效率92.50％，对照组总有效率82.50％。⑤

4. 槐杞黄颗粒 组成：槐耳菌质、枸杞子、黄精。用法用量：<5岁，5克，每日2次；>5岁，10克，每日2次。临床应用：王娜等将54例紫癜性肾炎患儿及15例健康患儿分为两组，A组即少量蛋白尿和（或）血尿组及B组即大量蛋白尿组；两组再分为治疗组和对照组。A₁治疗组16例，A₂对照组18例；B₁治疗组10例，B₂对照组10例。采用流式细胞术测定T淋巴细胞亚群，用双抗体夹心ABC－ELISA法测尿Kim-1的表达。两组均予常规治疗，治疗组加用槐杞黄颗粒。结果：治疗组在改善血清CD3＋、CD4＋方面优于对照组。治疗前后尿Kim-1测定值相比较，治疗组优于对照组（$P<0.05$）。结论：紫癜性肾炎患儿治疗前存在T细胞免疫功能降低、紊乱及肾脏损害。槐杞黄颗粒不但能明显改善T细胞免疫功能紊乱，还具有保护肾脏的作用。⑥

5. 川芎嗪注射液 组成：川芎嗪。用法用量：川芎嗪注射液80毫克加入0.9％氯化钠100毫升静滴，每日1次。小于5岁者每日20～40毫克，大于5岁者每日40～60毫克，14日为1个疗

① 林磊，等.黄芪在过敏性紫癜患儿中的应用及对肾损害的预防效果[J].医学综述,2017,23(3)：573－576.
② 李楠，等.水蛭治疗小儿过敏性紫癜性肾炎52例临床观察[J].新中医,2011,43(3)：45－46.
③ 钱丹,何茹,等.百令胶囊联合吗替麦考酚酯治疗小儿过敏性紫癜性肾炎的临床研究[J].现代药物与临床,2018,33(11)：2892－2896.
④ 丁云峰,李志辉,等.肾炎康复片治疗小儿紫癜性肾炎血尿和蛋白尿的疗效观察[J].中国中西医结合儿科学,2017(5)：39－41.
⑤ 赵庆伟.黄葵胶囊治疗小儿紫癜性肾炎的疗效观察[J].中国医药指南,2016,14(13)：185－186.
⑥ 王娜，等.槐杞黄颗粒对紫癜性肾炎T淋巴细胞亚群及尿肾损伤分子-1影响研究[J].中国实用儿科杂志,2013,28(12)：943－945.

程。临床应用：庞小燕选取 102 例紫癜性肾炎患儿随机分为实验组和对照组各 51 例。两组均以西医对症治疗,实验组同时应用川芎嗪注射液和黄芪注射液治疗 21 天,观察 4～6 周并随访。结果:川芎嗪注射液联合西医对症治疗作为实验组,实验组临床恢复时间明显快于对照组,差异有统计学意义(P＜0.05),实验组总有效率 96％高于对照组。①

6. 肾炎康颗粒　组成:紫草、牡丹皮、墨旱莲、女贞子、白茅根、小蓟、益母草、僵蚕、蝉蜕(江苏省江阴市天江药业有限公司生产的免煎颗粒)。功效:解毒化瘀,凉血止血。用法用量:每日 1 剂,每日 3 次口服。临床应用:冯晓纯等将 50 例小儿过敏性紫癜性肾炎患儿随机分为两组。治疗组 30 例予肾炎康配合西医常规治疗,对照组 20 例西药常规处理。两组疗程均为 3 个月,进行临床疗效观察。结果:治疗组愈显率 86.67％,对照组愈显率 70％,两组愈显率比较有显著性差异。②

7. 火把花根片　组成:昆明山海棠根(重庆中药研究院制药厂生产,每片含生药 3 克)。用法用量:＜6 岁,每次 2 片;6～12 岁,每次 3 片;13～18 岁,每次 4 片,均每日 3 次。临床应用:陈望善等将 62 例小儿过敏性紫癜性肾炎患者分为西药治疗组(对照组)28 例和火把花根治疗组(治疗组)34 例,其中肾炎型 38 例单独应用西药或火把花根片治疗,肾病型 24 例分别联合醋酸泼尼松口服。结果:火把花根片治疗组肾炎综合征型缓解率 100％,完全缓解率 59.1％;联合醋酸泼尼松片治疗肾病综合征缓解率 100％,完全缓解率 58.3％。③

8. 益肾止血颗粒　组成:西洋参、女贞子、墨旱莲、白茅根、蝉蜕、白花蛇舌草、仙鹤草、三七参、桃仁(豫药制字 Z05170039)。功效:益气滋阴,清热解毒,活血止血。用法用量:每袋 10 包,每包 10 克含生药 30 克。5 岁以下,每次 1/4 包,每日 2 次;5～10 岁,每次 1/2 包,每日 2 次;10 岁以上,每次 1 包,每日 2 次;成年人,每次 2 包,每日 3 次,温开水冲服。临床应用:张素梅等以上方治疗 240 例紫癜性肾炎患者。结果:治愈 160 例,好转 70 例,无效 10 例。总有效率 95.83％。④

9. 血尿停颗粒　组成:生地黄、水牛角、墨旱莲、当归、三七、虎杖、甘草(河南中医学院第一附属医院药剂科提供,批号 020415)。功效:养阴清热,化瘀止血。用法用量:每袋 10 克(相当于生药 27.7 克),2～3 岁,每日 20 克;4～9 岁,每日 30 克;10～18 岁,每日 40 克。分 2 次早晚餐前冲服。临床应用:丁樱等将 50 例紫癜性肾炎患儿随机分为治疗组 30 例和对照组 20 例。治疗组应用口服血尿停颗粒剂加雷公藤多甙片治疗,对照组单纯口服雷公藤多甙片。3 个月为 1 个疗程。结果:治疗组、对照组总有效率分别为 100％、80％,蛋白尿控制率均 100％,尿红细胞控制分别为 100％、79％。⑤

10. 丹芍颗粒　组成:水牛角、生地黄、赤芍、丹参、鸡血藤、小蓟、蝉蜕、甘草(南京中医药大学第一附属医院药厂提供,批号 991112)。功效:凉血化瘀通络。用法用量:每克浸膏粉含生药 3.445 克,每日按生药量 1 克/千克,分 3 次口服。临床应用:金钟大等将 63 例紫癜性肾炎患儿随机分为两组。观察组 32 例用丹芍颗粒治疗,对照组 31 例用雷公藤多甙片加复方丹参片治疗。疗程均为 1 个月。结果:观察组痊愈 11 例,显效 13 例,有效 5 例,无效 3 例,总有效率 93.75％;对照组痊愈 6 例,显效 9 例,有效 11 例,无效 5 例,总有效率 87.09％。⑥

① 庞小燕,等.川芎嗪、黄芪注射液辅助治疗紫癜性肾炎疗效观察[J].武汉大学学报(医学版),2010,31(1):122-124.
② 冯晓纯,等.肾炎康治疗小儿过敏性紫癜性肾炎的临床观察[J].吉林中医药,2009,29(10):845-846.
③ 陈望善,等.火把花根片治疗小儿过敏性紫癜性肾炎临床研究[J].湖北中医杂志,2006,28(6):17-18.
④ 张素梅,等.益肾止血颗粒治疗紫癜性肾炎 240 例[J].中医研究,2005,18(12):42-43.
⑤ 丁樱,等.血尿停颗粒剂联合雷公藤多甙片治疗小儿紫癜性肾炎 30 例[J].上海中医药杂志,2004,38(8):37-38.
⑥ 金钟大,等.丹芍颗粒治疗儿童紫癜性肾炎的临床观察[J].上海中医药杂志,2003,37(6):26-27.

糖　尿　病　肾　病

概　　述

糖尿病肾病(DKD)是指由糖尿病引起的慢性肾病,主要包括肾小球滤过率(GFR)低于 60 毫升/(分钟·1.73 平方米)或尿白蛋白/肌酐比值(ACR)高于 30 毫克/克持续超过 3 个月。DKD是糖尿病(DM)患者的严重微血管并发症,有广义和狭义之分。广义的糖尿病肾病是指糖尿病导致的肾脏微血管病变的出现,包括病理的异常和临床检验的异常,甚至病理形态学的异常。狭义的糖尿病肾病是指糖尿病导致肾脏临床检验的异常。无论是 1 型糖尿病还是 2 型糖尿病,30%~40%的患者会出现肾损害。而 2 型糖尿病患者有5%的患者在诊断为糖尿病的同时就已经存在肾脏损害,也是导致终末期肾病(ESRD)的首要病因。2015 年,全世界 DM 患病总人数为 4.15 亿,2017 年我国患病率高达 10.9%。随着 DM 患者数量的不断增长,DM 引起的 DKD 已成为我国主要的继发性肾脏疾病,即使严格控制饮食、血糖、血压,仍有 30%~40%的 DM 患者发展至 DKD,提示遗传背景在 DKD 发生发展中起到了十分重要的作用。

糖尿病肾病的临床分期和病理分级。Ⅰ期:在糖尿病相关表现后出现,肾脏血流量及肾小球滤过率增加50%,肾小球及肾小管肥大。偶可检测到微量的蛋白尿。肾小球基底膜和系膜正常,经适当治疗可恢复。Ⅱ期:主要特征为微量白蛋白尿。肾小球滤过率可偏高或正常。肾脏病理表现为肾小球及基底膜增厚和系膜增生。Ⅲ期:为显性肾脏病时期,可检测到大量蛋白尿,肾小球滤过率开始下降,但血肌酐水平仍可维持正常。Ⅳ期:临床糖尿病肾病晚期。大量蛋白尿,尿蛋白大于每 24 小时 3.5 克,高血压、肾功能进行性下降,进入终末期肾病。

1987 年 Mogensen 建议,根据糖尿病肾病的病理生理特点和演变过程,将糖尿病患者的糖尿病肾病分为 5 期。Ⅰ期:肾小球滤过率增高,肾小球滤过率(GFR)>150 毫升/分钟,肾体积增大,尿无白蛋白,无病理组织学损害。肾血流量、肾小球毛细血管灌注及内压均增高,其初期改变为可逆性。Ⅱ期:正常白蛋白尿期。尿白蛋白排泄率(UAE)正常。肾小球毛细血管基底膜(GBM)增厚,系膜基质增加,GFR 多高于正常。Ⅲ期:早期糖尿病肾病。尿白蛋白排泄率(UAE)持续在 20~200 微克/分钟或 30~300 毫克/24 小时。GBM增厚,系膜基质增加明显,出现肾小球结节型和弥漫型病变及小动脉玻璃样变,肾小球荒废开始出现。(1)Ⅲ1期:UAE≥20 克/分钟,而≤70 微克/分钟,或≥30 毫克/24 小时,而≤100 毫克/24 小时;(2)Ⅲ2期:UAE>70 微克/分钟,而≤200 微克/分钟,或>100 毫克/24 小时,而≤300 毫克/24 小时。Ⅳ期:临床糖尿病肾病或显性糖尿病肾病。UAE 持续>200 微克/分钟或尿蛋白>0.5 克/24 小时,血压增高,水肿出现。肾小球荒废明显,GFR 开始下降。Ⅴ期:终末期肾功能衰竭。GFR<10 毫升/分钟。肾小球广泛荒废,血肌酐、尿素氮增高,伴严重高血压、低蛋白血症和水肿等。

糖尿病肾病的诊断:(1)有确切的糖尿病史。3 个月内连续尿检查 3 次尿白蛋白排泄率(UAER)介于 20~200 微克/分钟(28.8~288 毫克/24 小时),且可排除其他引起 UAER 增加的原因者,可诊断为早期糖尿病肾病。(2)持续性蛋白尿。尿蛋白＞0.5 克/24 小时连续 2 次以上，并能排除其他引起尿蛋白增加的原因，可诊断为临床糖尿病肾病。临床上凡糖尿病患者，病程较长，尿白蛋白排泄率、尿蛋白定量异常，或出现水肿、高血压、肾功能损害，或伴有糖尿病视网膜病变，而且可排除其他引起尿微量白蛋白排泄率、尿蛋白增加因素者，都应考虑到糖尿病肾病。

本病属中医"消渴病"继发的"水肿""关格"等病证范畴。糖尿病肾病为素体肾虚，糖尿病迁延日久，耗气伤阴，五脏受损，兼夹痰、热、郁、瘀等致病。本病病位在肾，可涉及五脏六腑；病性为本虚标实，本虚为肝脾肾虚，五脏气血阴阳俱虚，标实为气滞、血瘀、痰浊、浊毒、湿热等。发病之初气阴两虚，渐至肝肾阴虚；病情迁延，阴损及阳，伤及脾肾；病变晚期，肾阳衰败，浊毒内停；或见气血亏损，五脏俱虚。当代医家对糖尿病肾病有从肾立论者，有从脾肾立论者，还提出新的病机理论，如糖尿病肾病"络脉"病变假说，糖尿病肾病"毒损肾络"病机假说，糖尿病肾病"微型癥瘕论"病机假说等。

糖尿病肾病的防治分为 3 个阶段。

第一阶段为糖尿病肾病的预防，对重点人群进行糖尿病筛查，发现糖耐量受损或空腹血糖受损的患者，采取改变生活方式、控制血糖等措施，预防糖尿病及糖尿病肾病的发生。

第二阶段为糖尿病肾病早期治疗，出现微量白蛋白尿的糖尿病患者，予以糖尿病肾病治疗，减少或延缓大量蛋白尿的发生。

第三阶段为预防或延缓肾功能不全的发生或进展，治疗并发症，出现肾功能不全者考虑肾脏替代治疗。糖尿病肾病的治疗以控制血糖、控制血压、减少尿蛋白为主，还包括生活方式干预、纠正脂质代谢紊乱、治疗肾功能不全的并发症、透析治疗等。

辨 证 施 治

中华中医药学会分 10 型

1. 主证

（1）气阴两虚型　症见尿浊，神疲乏力，气短懒言，咽干口燥，头晕多梦，或尿频尿多，手足心热，心悸不宁，舌体瘦薄，质红或淡红，苔少而干，脉沉细无力。治宜益气养阴。方用参芪地黄汤（《沈氏尊生书》）加减：党参、黄芪、茯苓、生地黄、山药、山茱萸、牡丹皮。

（2）肝肾阴虚型　症见尿浊，眩晕耳鸣，五心烦热，腰膝酸痛，两目干涩，小便短小，舌红少苔，脉细数。治宜滋补肝肾。方用杞菊地黄丸（《医级》）加减：枸杞子、菊花、熟地黄、山茱萸、山药、茯苓、泽泻、牡丹皮。

（3）气血两虚型　症见尿浊，神疲乏力，气短懒言，面色淡白或萎黄，头晕目眩，唇甲色淡，心悸失眠，腰膝酸痛，舌淡脉弱。治宜补气养血。方用当归补血汤（《兰室秘藏》）合济生肾气丸（《济生方》）加减：黄芪、当归、炮附片、肉桂、熟地黄、山药、山茱萸、茯苓、牡丹皮、泽泻。

（4）脾肾阳虚型　症见尿浊，神疲畏寒，腰膝酸冷，肢体浮肿，下肢尤甚，面色㿠白，小便清长或短少，夜尿增多，或五更泄泻，舌淡体胖有齿痕，脉沉迟无力。治宜温肾健脾。方用附子理中丸（《太平惠民和剂局方》）合真武汤（《伤寒论》）加减：附子、干姜、党参、白术、茯苓、白芍、甘草。

随症加减：在主要证型中，出现阳事不举，加巴戟天、淫羊藿；大便干结，加火麻仁、肉苁蓉；五更泻，加肉豆蔻、补骨脂。

2. 兼证

（5）水不涵木，肝阳上亢型　症见兼见头晕头痛，口苦目眩，脉弦有力。治宜镇肝熄风。方用镇肝熄风汤（《医学衷中参西录》）。

（6）血瘀型　症见舌色暗，舌下静脉迂曲，瘀点瘀斑，脉沉弦涩。治宜活血化瘀。药用除主方外，宜加桃仁、红花、当归、川芎、丹参等。

（7）膀胱湿热型　症见兼见尿频、急迫、灼热、涩痛，舌苔黄腻，脉滑数。治宜清热利湿。方用八正散（《太平惠民和剂局方》）。随症加减：反复发作，迁延难愈，方用无比山药丸（《太平惠民和剂局方》）加减；血尿，合用小蓟饮子（《济生方》）。

3. 变证

（8）浊毒犯胃型　症见恶心呕吐频发，头晕目眩,周身水肿;或小便不行,舌质淡暗,苔白腻,脉沉弦或沉滑。治宜降逆化浊。方用旋覆代赭汤(《伤寒论》)加减。随症加减:呕吐甚,加吴茱萸、黄连。

(9)溺毒入脑型　症见神志恍惚,目光呆滞,甚则昏迷,或突发抽搐,鼻衄齿衄,舌质淡紫有齿痕,苔白厚腻腐,脉沉弦滑数。治宜开窍醒神、镇惊熄风。方用菖蒲郁金汤(《温病全书》)送服安宫牛黄丸(《温病条辨》)加减:石菖蒲、郁金、炒栀子、连翘、鲜竹叶、竹沥、灯心草、菊花、牡丹皮。随症加减:四肢抽搐,加全蝎、蜈蚣;浊毒伤血致鼻衄、齿衄、肌衄等,加生地黄犀角粉(水牛角粉代)。

(10)水气凌心型　症见气喘不能平卧,畏寒肢冷,大汗淋漓,心悸怔忡,肢体浮肿,下肢尤甚,咳吐稀白痰,舌淡胖,苔白滑,脉疾数无力或细小短促无根或结代。治宜温阳利水、泻肺平喘。方用葶苈大枣泻肺汤(《金匮要略》)合苓桂术甘汤(《金匮要略》)加减。随症加减:浮肿甚者,加用五皮饮(《华氏中藏经》);四肢厥冷,大汗淋漓,重用淡附片,加人参。[1]

经　验　方

1. 糖通饮　黄芪20克、生地黄12克、山茱萸10克、茯苓15克、泽泻9克、山药15克、牡丹皮12克、决明子15克、丹参15克、地骨皮15克。每日1剂,水煎,每日2次服用,每次200毫升。潘艳伶等将60例早期糖尿病肾病患者随机分为治疗组和对照组各30例。对照组口服安博维,治疗组口服糖通饮,分别治疗12周后,治疗组治疗后24小时尿蛋白定量、尿微量白蛋白排泄率、血清转化生长因子-β_1、空腹血糖(FBG)、糖化血红蛋白(HbA1c)、三酰甘油(TG)、总胆固醇(TC)均明显下降($P<0.05$或$P<0.01$),与对照组治疗后比较差异具有显著性($P<0.05$)。[2]

2. 芪羽糖脉康　黄芪40克、鬼箭羽20克、玄参10克、麦冬10克、石斛10克、黄连3克、山楂10克、当归10克、川芎10克、鲜荷叶3张、甘草6克。刘红岩等将56例明确诊断的糖尿病肾病Ⅲ～Ⅳ期患者采用随机方法分为治疗组和对照组各28例。对照组给予单纯西药治疗,治疗组给予西药加芪羽糖脉康治疗,两组均以10天为1个疗程,共2个疗程;治疗结束后分别对比血糖及尿蛋白检测情况,总结有效率。结果:两组治疗均有效果,治疗组总有效率92.86%,对照组71.43%,治疗组明显优于对照组。[3]

3. 叶氏糖肾方　黄芪30克、当归10克、灵芝30克、葫芦巴10克、黄连5克、制大黄30克、土茯苓30克、皂角刺30克、王不留行30克、徐长卿15克。扶正祛邪,益气养血,健脾补肾,化湿泄浊解毒。叶景华提出对糖尿病肾病的治疗应重视脾与肾的关系,重视"脾气"在疾病的发生、发展及治疗中的作用。提倡从脾肾论治糖尿病肾病,益肾泄浊法治疗临床期糖尿病肾病患者。路建饶将150例临床器糖尿病肾病患者随机分为西药组、中西药组和综合组各50例。西药组予常规西医治疗,中医药组加用叶氏糖肾方,综合组加用叶氏糖肾方和脐疗。进行为期6个月的临床治疗观察。结果:中西药组和综合组临床有效率明显高于西药组(分别为84%、88%和60%)。[4]

4. 水陆二仙丹加减　金樱子、芡实、山茱萸、丹参、黄芪、生地黄、山药、制苍术、玄参、当归、甘草(汉川市人民医院中药房提供)。药物按常规煎煮去渣,汤剂200毫升,每日2次。陈龙治疗临床分期为Ⅲ期,中医辨证为脾肾气阴两虚兼血症患者62例,采用随机数字表法分为观察组和对照组各31例。对照组予以糖尿病低蛋白饮食,常规控制血糖、血脂,血压高者给予依拉普利5毫克,每日1次,必要时加用钙拮抗剂,使血压控制在140/90毫米汞柱以下;观察组在对照组的基础上加用

① 中华中医药学会.糖尿病肾病中医防治指南[J].中国中医药现代远程教育,2011,9(4):151-153.
② 潘艳伶,等.糖通饮治疗早期糖尿病肾病临床研究[J].中医药信息,2019,36(1):91-94.
③ 刘红岩,冷伟.芪羽糖脉康治疗Ⅲ～Ⅳ期糖尿病肾病临床观察[J].光明中医,2018,33(4):484-486.
④ 路建饶,等.叶氏糖肾方治疗临床期糖尿病肾病的临床研究[J].时珍国医国药,2017,28(1):138-140.

水陆二仙丹加减方,所有治疗持续12周。结果:两组治疗后的尿微量白蛋白定量分析较治疗前明显减低。观察组治疗后总有效率90.32％,对照组治疗后总有效率51.61％。①

5. 扶正祛浊方　黄芪20克、当归15克、太子参30克、麦冬12克、地骨皮12克、茯苓15克、桃仁12克、红花10克、白花蛇舌草30克、石莲子30克、制大黄10克。每日1剂,煎煮2次,共煎取汁300毫升,分早晚2次温服。方水林主任中医师对糖尿病肾病的病因病机有独到见解,认为蛋白尿的产生,是由脾肾亏虚、脉络瘀滞、精气下泄所致,治疗应当从瘀从虚入手,强调活血化瘀在早期糖尿病肾病的应用,以此为依据制定治疗糖尿病肾病基本方——扶正祛浊方。姚芳以上方加减治疗40例糖尿病肾病患者,同时配合西医基础治疗,和单纯应用西医基础治疗组40例患者对照,观察12周,并记录相关数据作对比分析。结果:治疗组较对照组能明显改善中医症状,治疗组总有效率85％明显高于对照组57.5％(P＜0.05)。②

6. 消渴肾安汤　榛花10克、大黄10克、土茯苓60克、黄芪50克、黄精50克、覆盆子10克、金荞麦10克、紫荆皮10克、木蝴蝶10克、甲片8克、血竭3克、丹参10克、槟榔10克、草果10克、厚朴10克。随症加减:气阴两虚兼瘀毒证,加人参、枸杞子、熟地黄;脾肾阳虚兼瘀毒证,加制附子、淫羊藿、紫河车、菟丝子、肉桂、小茴香;肝肾阴虚兼瘀毒证,加麦冬、五味子、墨旱莲、熟地黄、沙参、枸杞子、麦冬、当归、川楝子、生地黄;心肾阳衰证,加附子、肉桂、葶苈子;阴阳两虚兼瘀毒证,加冬虫夏草、鹿角胶、玉竹;湿浊瘀毒证,加藿香、竹茹、姜半夏、白豆蔻;痰浊兼瘀毒证,加天竺黄、黄药子、瓜蒌、胆南星;气滞血瘀兼瘀毒证,加郁金、虎杖、益母草。南征在消渴病(糖尿病)临证中突出气血津液辨证,重视经络辨证,综合辨证。提出消渴病病位散膏新说;糖尿病肾病中医"消渴肾

病"新病名;对糖尿病肾病提出了"毒损肾络、邪伏膜原"病机新理论。临证强调益气养阴、活血化瘀、固护散膏;重视解毒通络,调散膏、达膜原;擅用对药、虫类药。③

7. 降尿蛋白方　蝉蜕、太子参、黄芪、白术、茯苓、山药、砂仁、芡实、莲子、熟地黄、山茱萸、枸杞子、金樱子、三七、丹参、僵蚕、蒲公英、白花蛇舌草。夏中和指出糖尿病肾病尿蛋白症为肺失通调,脾失固摄,肾失封藏,血瘀阻络所致,指出针对以上病机,治疗以宣肺健脾,补肾固精,化瘀通络,自拟"降尿蛋白方"。④

8. 消渴安汤　生地黄15克、知母15克、黄连10克、玉竹15克、地骨皮20克、枸杞子30克、人参10克、丹参10克、黄芪50克。随症加减:阴虚热盛证,加玄参、石斛、天花粉、五味子、葛根、麦冬、石膏;阴虚燥热兼瘀证,加川芎、桃仁、红花;瘀血严重,酌加三棱、莪术、豨莶草、牛膝;气阴两虚证,加厚朴、山药、益智仁、诃子;气阴两虚兼瘀证,加土鳖虫、水蛭(年老体弱及病情复杂者少用或不用);阴阳两虚兼瘀证,加小茴香、肉桂、淫羊藿、巴戟天、桑枝、土茯苓。⑤

9. 补肾化瘀糖肾方　太子参15克、黄芪30克、山茱萸15克、盐杜仲15克、川牛膝15克、粉草薢15克、生地黄15克、金樱子15克、麸炒芡实15克、当归10克、丹参15克、地龙10克、车前子15克、肉桂3克。每日1剂,水煎400毫升,早晚饭后温服。补肾化瘀。孙光荣认为,糖尿病肾病Ⅳ期的病机特点是本虚标实,本虚为气阴两虚,标实为血瘀,气虚主要为脾肾气虚,阴虚主要为肾阴虚,脾肾气虚,肾阴不足,封藏失固,精微下注,则出现尿浊;而气虚则血瘀,血瘀证贯穿于糖尿病肾病的始终,故提出早中期糖尿病肾病治疗当补肾化瘀。曹柏龙将82例糖尿病肾病Ⅳ期气阴虚夹瘀证患者随机分为中药组和对照组各41例,两组均采用西医基础降糖、保肾治疗,中药组在此基础

① 陈龙.水陆二仙丹加减方治疗早期糖尿病肾病临床观察[J].中国医学创新,2017,14(34):111－114.
② 姚芳.方水林名老中医治疗糖尿病肾病经验总结[J].中华中医药学刊,2016,34(5):1162－1164.
③ 何泽.名老中医南征教授治疗消渴病学术思想及临证经验[J].2016,36(3):331－332.
④ 张沁舒,等.夏中和中医治疗糖尿病肾病蛋白尿经验[J].2016,31(5):636－637.
⑤ 何泽.名老中医南征教授治疗消渴病学术思想及临证经验[J].光明中医,2016,31(3):331－332.

上加服补肾化瘀法中药治疗。4 周为 1 个疗程,连续治疗 3 个疗程后统计两组患者临床疗效。结果:中药组临床疗效总有效率 78.05%,对照组 58.54%,中药组优于对照组。[1]

10. 糖肾通络方 北沙参 15 克、生地黄 12 克、山药 12 克、白术 9 克、茯苓 12 克、女贞子 15 克、墨旱莲 15 克、丹参 9 克、泽泻 9 克。金洪元认为糖尿病肾病的病机为本虚标实,本虚为气阴两虚、脾肾不足,标实为血瘀水停。以运脾滋肾、化瘀利湿通络为治法。糖肾通络方功效主要体现在以下几个方面:一曰养脾阴,太阴者三阴之长,脾阴足自能灌溉诸脏腑,药用北沙参、生地黄、山药等;二曰益脾气,脾气旺而阴自升,药用北沙参、山药、白术、茯苓等;三曰化脾湿,湿不困脾运化自健,药用茯苓、泽泻等;四曰滋肾固本,生地黄、女贞子、墨旱莲等;五曰化瘀利湿通络,丹参、泽泻等。运脾滋肾相兼,或与清胃同施,或专药独任,直培中宫,贵在使脾运得健,水谷精微的转输与利用恢复正常,肾精坚而不漏,瘀血痰湿自除为目的。[2]

11. 糖肾 1 号方和糖肾 2 号方 糖肾 1 号方治以滋养肝肾、平肝潜阳为主:天麻 15 克、杜仲 15 克、川牛膝 15 克、怀牛膝 15 克、泽泻 15 克、芡实 15 克、杭菊花 12 克、牡丹皮 12 克、制大黄 12 克、白芍 20 克、生地黄 20 克、山药 20 克、茯苓 20 克、山茱萸 10 克、黄连 6 克、丹参 30 克、生石膏 30 克。随症加减:合并视物模糊不清者,加谷精草 12 克;夜寐不安者,加炒枣仁 20 克。糖肾 2 号方治以补气养阴为主,即参芪地黄汤加味:太子参 15 克、生黄芪 15 克、生地黄 15 克、山药 15 克、泽泻 15 克、玄参 15 克、川牛膝 15 克、怀牛膝 15 克、山茱萸 10 克、牡丹皮 12 克、竹茹 12 克、苍术 12 克、丹参 30 克、冬瓜皮 30 克、芡实 20 克、茯苓 20 克、菟丝子 20 克、黄连 5 克。随症加减:便干者,加制大黄 12 克;便溏者,取炒白术易山药以达健

脾止泻之功;合并轻微恶心呕吐者,加姜半夏 10 克以和胃止呕。聂莉芳根据早期糖尿病肾病患者病机特点,将其分为肝肾阴虚型和气阴两虚型,拟定糖肾 1 号方和糖肾 2 号方分别治之。针对气阴两虚型患者采用糖肾 2 号方进行治疗时,偏于气虚者,加大太子参及生黄芪的用量,或适量加用西洋参,但生黄芪用量最多不超过 45 克;偏于阴虚者,加大生地黄及玄参的用量。两方所治虽侧重不同,但其本质都是以调理肝、脾、肾三脏为治疗核心,使其疏泄、传输、封藏功能趋于正常,同时更加入一些收涩固精之药,最终达到减少精微物质的外泄,尿中蛋白即属精微物质之一,亦会随之减少。[3]

12. 益气养阴消癥通络方 黄芪、积雪草、丹参、茯苓、生地黄、地龙、水蛭、鳖甲、大黄、砂仁。每日 1 剂,将上药煎煮浓缩药液至 400 毫升,分早、晚 2 次温服。王凤丽等将 78 例早期糖尿病肾病患者按随机数字表法分为治疗组(益气养阴消癥通络方组)和对照组(厄贝沙坦组)各 39 例,分别予相应治疗。结果:经 1 年治疗后,治疗组总有效率 83.8%(31/37),对照组 60.5%(23/38)。[4]

单　方

1. 丹参 组成:丹参。临床应用:吴芳等筛选丹参中入血的活性成分 65 个,模拟预测 103 个可能的靶点和 1 349 个相互关系。结果:"活性成分—靶点"网络分析显示,丹参酮类、丹参螺旋缩酮内酯、新隐丹参酮、丹参二醇、木犀草素、多孔甾醇、紫丹参戊素等有效成分能作用于网络中的多个靶点,而 IL-2、细胞周期蛋白依赖性激酶 2(CDK2)、雌激素受体 1(ESR1)等靶点也能与多个成分作用。基于上述结果可知,丹参的入血活性成分不仅存在协同关系,而且其调控的靶点在糖尿病肾病病理进程中起着关键作用。[5]

① 曹柏龙,岳利峰,等.补肾化瘀糖肾方联合西药治疗糖尿病肾病Ⅳ期气阴虚夹瘀证 41 例疗效观察[J].中医杂志,2015,56(12):1043-1046.
② 马丽,李凯利,等.运脾滋肾、化瘀利湿通络法辨证施治糖尿病肾病[J].2014,29(8):2517-2520.
③ 张燕,聂莉芳,等.聂莉芳教授中医辨治糖尿病肾病的经验[J].中国中西医结合肾病杂志,2014,15(9):757-758.
④ 王凤丽,等.益气养阴消癥通络方治疗早期糖尿病肾病临床观察[J].中国中西医结合杂志,2012,32(1):35-38.
⑤ 吴芳,李克明,等.丹参治疗糖尿病肾病的网络药理学研究[J].广州中医药大学学报 2019,36(3):402-409.

2. 龙须草 组成：龙须草。制备方法：龙须草药材放布袋加水适量置煎药机煎煮 1 小时得液体生药 100 克/升，分装成 200 毫升/袋，相当于生药 20 克/包。用法用量：袋煎剂，每日 2 次，每次 1 包，加热温服。临床应用：蔡鹰等将 156 例糖尿病肾病患者随机分为观察组 85 例和对照组 71 例。对照组给予控糖、控压、饮食调节等常规西医治疗，观察组在此基础上予龙须草袋煎剂口服。结果：两组患者治疗后 Scr、BUN、24 小时-UAER、FBG 等指标均较治疗前下降（$P<0.05$），且观察组下降幅度要显著大于对照组（$P<0.05$）；观察组治疗总有效率 89.4%，高于对照组的 66.2%（$P<0.05$）。①

3. 大黄 组成：大黄。用法用量：大黄 10～15 克代茶饮，每日饮 300～500 毫升。王红纲等将 47 例糖尿病肾病随机分为观察组 25 例和对照组 22 例，观察组在饮食控制、降血糖、降血压及对症治疗的基础上，给予大黄代茶饮，共治疗 4 周；对照组除不用大黄外，余同观察组。治疗期间，停用影响血脂代谢的药物。结果：治疗后观察组的尿蛋白排泄率、血肌酐、血尿素氮水平均显著降低，空腹血糖无显著变化。对照组上述指标无显著改变。②

中 成 药

1. 芪蛭降糖胶囊 组成：黄芪、地黄、黄精、水蛭（吉林一正药业集团有限公司，国药准字 Z10950116）。用法用量：口服，每日 3 次，每次 5 粒（2.0 克）。临床应用：郑晓东将早期糖尿病肾病患者 96 例分为西药对照组和芪蛭降糖胶囊药物组各 48 例。对照组给予常规降糖药和贝那普利治疗，胶囊药物组在对照组的基础上给予口服芪蛭降糖胶囊。结果：治疗后，两组患者血糖及糖化血红蛋白均较治疗前降低；治疗后两组相比，

胶囊药物组血糖控制明显优于对照组，且糖化血红蛋白明显低于对照组。两组患者 Scr、BUN、mAlb、UACR 均较治疗前明显下降，eGFR 较治疗前明显上升；治疗后，胶囊药物组 Scr、mALb、eGFR、UACR 改善优于对照组。③

2. 芪参通络颗粒 组成：黄芪、党参、茯苓、白术、黄精等（广东一方制药有限公司生产，批号 20151024，每袋 10 克）。用法用量：每次 10 克，早晚分 2 次，温水冲服。临床应用：陈迎春等将 104 例Ⅲ期糖尿病肾病患者随机分为对照组和试验组各 52 例。对照组予以氯沙坦钾片每次 100 毫克，睡前口服；试验组予以芪参通络颗粒口服。两组患者均连续治疗 12 周。比较两组患者的临床疗效、空腹血糖（FPG）、糖化血红蛋白（HbA1c）、胰岛素抵抗指数（HOMA - IR）、尿蛋白排泄率（UAER）、血清肌酐（Scr），以及药物不良反应的发生情况。结果：治疗后，试验组和对照组的总有效率分别为 86.54%（45/52）和 69.23%（36/52）。④

3. 肾康宁胶囊 组成：黄芪、黑附片、锁阳、丹参、益母草、泽泻、茯苓、山药。功效：温肾，益气，活血，渗湿。用法用量：每次 4 粒，每日 3 次。临床应用：陈司汉等将 138 例糖尿病肾病患者采用区组随机，按数字表法分为对照组和观察组各 69 例。对照组口服替米沙坦片，每日 1 片；阿托伐他汀钙片，每日 10 毫克。观察组西药使用同对照组，并服用肾康宁胶囊。结果：观察组疗效优于对照组。西医常规治疗的基础上，采用肾康宁胶囊内服治疗糖尿病肾病Ⅳ期患者，能改善脾肾气虚证症状，减轻蛋白尿，能调节糖、脂代谢，改善患者营养状况，从而降低终点事件的发生率，对糖尿病肾病病情起到延缓作用，其作用机制可能通过下调血清 TGF - β$_1$、PDGF、NF - κB 等细胞因子来实现的。⑤

4. 丹蛭降糖胶囊 组成：太子参、生地黄、菟丝子、牡丹皮、水蛭、泽泻（安徽中医药大学第一附

① 蔡鹰，王爱萍，等.龙须草袋煎剂治疗糖尿病肾病的临床观察［J］.中国中医药科技，2018，25（1）：75－76.
② 王红纲，等.大黄对糖尿病肾病治疗作用的临床研究［J］.北京中医药大学学报，1996，19（5）：36－37.
③ 郑晓东，等.芪蛭降糖胶囊对糖尿病肾病的疗效分析［J］.中华中医药学刊，2018，36（4）：994－996.
④ 陈迎春，等.芪参通络颗粒治疗Ⅲ期糖尿病肾病的临床研究［J］.中国临床药理学杂志，2018，34（7）：777－779.
⑤ 陈司汉，柳尧，等.肾康宁胶囊对显性糖尿病肾病脾肾气虚证病情进展的延缓作用［J］.中国实验方剂学杂志，2017，23（10）：183－188.

属医院提供，生产批号 20140124）。功效：益气养阴活血。用法用量：每粒 0.4 克，口服，每日 3 次，每次 5 粒。临床应用：李中南等将 62 例早期糖尿病肾病患者随机分为西药组和丹蛭降糖胶囊（简称 DJC 组）各 31 例。西药组予常规降糖药和贝那普利治疗，DJC 组加服丹蛭降糖胶囊。结果：DJC 组总有效率 90.0%，西药组 76.7%，DJC 组疗效优于西药组（$P<0.05$）。治疗后，DJC 组的中医主要证候积分较治疗前显著下降，且其改善程度优于西药组（$P<0.05$ 或 $P<0.01$）。结论：丹蛭降糖胶囊可显著降低早期糖尿病肾病患者 IL-18、CysC 的高表达，降低血糖、Scr、BUN，减少 mAlb 的漏出，降低 UACR 的水平，使 eGFR 提高，同时改善糖尿病肾病早期患者中医证候及临床症状。[1]

5. 百令胶囊　组成：发酵冬虫夏草菌粉。用法用量：每次 5 粒，每日 3 次，口服。临床应用：吴春等将 56 例早期糖尿病肾病患者根据患者服药的不同分为治疗组和对照组各 28 例。对照组给予西药治疗，治疗组在对照组西药治疗基础上给予百令胶囊治疗。治疗 16 周后评价疗效。结果：治疗组总有效率 96.42%，高于对照组的 60.71%。[2]

6. 黄葵胶囊　组成：黄蜀葵花。用法用量：2.5 克口服，每日 3 次。临床应用：金艺璇将 80 例早中期糖尿病肾病患者随机分为两组。对照组 40 例采取控血糖、控血压，低蛋白摄入的疗法；治疗组 40 例在对照组治疗的基础上给予黄葵胶囊口服，治疗 6 个月后观察两组临床疗效、尿蛋白指标和血脂指标。结果：治疗组总有效率 87.5%，显著优于对照组的 67.5%。[3]

7. 复方石韦胶囊　组成：石韦、黄芪、苦参、萹蓄（陕西东泰制药有限公司，批号 150804）。功效：清热燥湿，利尿通淋，补肾益气。用法用量：口服，每次 2 克，每日 3 次。临床应用：阎磊等选取 114 例糖尿病肾病患者为受试对象，且均为脾肾气虚型。所有患者均进行降糖、降压等常规治疗，抽取 57 例患者（观察组）另给予复方石韦胶囊口服，余 57 例为对照组。结果：治疗后，观察组肾功能指标 24 小时尿蛋白定量、血清 BUN 和 Scr 水平、炎症指标 hs-CRP、MCP-1 和 TNF-a 水平、血脂指标 TC、TG、HDL-C 和 LDL-C 水平均明显低于对照组。[4]

8. 滋水分清饮颗粒剂　组成：北黄芪 20 克、熟地黄 20 克、太子参 15 克、山茱萸 10 克、山药 20 克、茯苓 10 克、丹参 10 克、田七 4 克、牛蒡子 10 克、葛根 15 克（广东一方制药有限公司生产）。用法用量：每日 1 剂，2 周后每 2 日 1 剂，疗程为 3 个月。临床应用：周晖等将 100 例糖尿病肾病患者随机分为治疗组 66 例与对照组 34 例。对照组在控制饮食、运动治疗基础上给予常规西药降糖、降压治疗；治疗组在对照组治疗基础上，服滋水分清饮；观察周期为 3 个月。结果：治疗组总有效率 78.8%，对照组 50.0%，两组比较，差异有统计学意义（$P<0.05$）。滋水分清饮方中以北黄芪补气健脾，熟地黄滋肾养阴，共为君药，中气健而诸脏充，元阴培而诸脏养。太子参、山药益气养阴，山茱萸滋阴固涩，茯苓健脾渗湿，共为臣药。佐以牛蒡子、葛根升阳气、分清泄浊、生津止渴。丹参、田七活血通络。诸药联用，具有益气养阴、活血化瘀之功。针对早、中期糖尿病肾病气阴两虚、脾肾亏虚之病机特点而设立。研究显示其运用于糖尿病肾病各证型，治疗前后比较，均取得一定临床疗效，表明滋水分清饮能显著改善早期糖尿病肾病患者的临床症状，改善早期肾损害相关指标血清胱抑素 C，尤其对于气阴两虚、脾肾气虚患者效果比较显著，符合本方组方特点，符合方证对应的规律。[5]

9. 芪药消渴胶囊　组成：西洋参、黄芪、生地黄、山药、山茱萸、枸杞子、麦冬、知母、天花粉、葛根、五味子、五倍子（陕西康惠制药有限公司生产，批号 20081121）。用法用量：每次 6 粒，每日 3 次，连服 12 周。临床应用：倪青等采用多中心、随

① 李中南，等.丹蛭降糖胶囊对早期糖尿病肾病患者血清 IL-18，CysC 及相关指标的影响[J].2017，34(2)：153-157.
② 吴春，等.百令胶囊治疗早期糖尿病肾病的临床观察[J].世界最新医学信息文摘，2017，17(101)：15-16.
③ 金艺璇.黄葵胶囊治疗早中期糖尿病肾病的临床疗效及其对患者血脂的影响[J].湖北中医杂志，2017，39(11)：9-11.
④ 阎磊，邵凤民，等.复方石韦胶囊治疗脾肾气虚型糖尿病肾病临床研究[J].中药药理与临床，2017，33(6)：149-151.
⑤ 周晖，等.滋水分清饮对血清胱抑素 C 在糖尿病肾病中医证型中的疗效观察[J].湖南中医杂志，2013，29(5)：12-13.

机、双盲、安慰剂对照的试验设计方法,将 224 例糖尿病肾病患者分为治疗组 146 例与对照组 78 例。在两组均接受常规治疗的基础上,治疗组加用芪药消渴胶囊,对照组给予安慰剂,均每次 2.4 克,每日 3 次,共治疗 12 周。结果:中医证候疗效治疗组总有效率 85.62%,对照组 70.51%,两组比较差异有统计学意义。中医单项症状消失率比较,除主要症状中的溲赤以及血瘀症状中的胁痛、肢体疼痛、健忘外,其余症状的消失率治疗组均高于对照组,差异有统计学意义。结论:芪药消渴胶囊能调节糖脂代谢,改善糖尿病肾病患者 BUN、Scr、GFR、UAE 及 UPQ,具有一定的肾脏保护作用。[1]

10. 糖肾宁口服液 组成:生黄芪、太子参、生地黄、芡实、金樱子、山茱萸、川芎、丹参、水蛭、泽泻、大黄等。用法用量:浓缩口服液,每毫升含生药 2 克。每日 20 毫升,每日 2 次。临床应用:高彦彬等以上方配合西药常规治疗治疗 60 例糖尿病肾病,并设单用西药常规治疗 30 例为对照组。结果:治疗组显效 25 例,有效 29 例,无效 6 例,总有效率 90.0%优于对照组。[2]

① 倪青,等.芪药消渴胶囊联合西药治疗糖尿病肾病 146 例临床观察[J].中医杂志,2013,54(6):484-487.
② 高彦彬,等.糖肾宁治疗糖尿病肾病的临床研究[J].中医杂志,1997(2):96-99.

高 尿 酸 血 症

概　述

　　高尿酸血症是由于人体内嘌呤及尿酸代谢紊乱导致的血尿酸水平升高,超过自身代谢水平所导致的疾病。在正常嘌呤饮食状态下,男性非同日2次空腹血尿酸水平＞420微摩尔/升,女性＞360微摩尔/升即诊断为高尿酸血症。其临床表现可为无症状性高尿酸血症,也可因尿酸盐沉积引起相应组织的病变,如痛风性关节炎、尿酸性肾病等。

　　20世纪80年代初期,我国男性高尿酸血症的患病率为1.4％,女性为1.3％。近年来,我国男性高尿酸血症的患病率为8.2％～19.8％,女性为5.1％～7.6％。据估计,目前我国约有高尿酸血症患者1.2亿,这可能与饮食结构不合理有密切关系。

　　原发性尿酸性肾病的病理变化,主要病变为慢性肾间质-肾小管病,病变以髓质最为严重,尿酸盐结晶沉积于肾间质肾小管部位,刺激局部引起化学炎性反应,肾间质区见淋巴细胞、单核细胞和浆细胞浸润。尿酸盐结晶沉积于肾小管内可阻塞管腔,最终导致肾小管闭塞破坏及不可逆的肾小管功能障碍,尿酸盐结晶还阻塞肾以下尿路,而引起继发性肾盂肾炎的病理变化。晚期肾间质纤维化使肾脏萎缩,进一步导致肾缺血,肾小动脉硬化和肾小球纤维化,从而引起肾功能衰竭。本病肾脏损害的临床表现可见腰痛、浮肿、高血压和肾盂肾炎的症状,实验室检查可有蛋白尿、血尿、尿渗透压改变,氮质血症和尿毒症。本病的肾外病变常可见关节病变、痛风结石甚至可伴发冠心病、脑血管病和糖尿病。

　　高尿酸血症的发病与多种因素相关,一是进食肉类、海鲜、动物内脏、浓肉汤及坚果类食物,饮用啤酒、白酒,或者进行剧烈体育锻炼,均可引起高尿酸血症;二是长时间服用利尿药、小剂量阿司匹林、复方降压片等药物,可造成肾脏排泄尿酸减少,导致高尿酸血症;三是高血压、糖尿病、肥胖、高脂血症以及慢性肾脏病患者,也容易出现高尿酸血症。

　　高尿酸血症与肾脏病互为因果:一方面,肾脏排泄尿酸减少可以导致高尿酸血症,此种原因是高尿酸血症的最常见病因,约占90％;另一方面,尿酸盐结晶在肾脏沉积,可以形成肾结石和慢性肾脏病,出现腰痛、血尿、蛋白尿、高血压和肾功能异常等。有高尿酸血症的慢性肾脏病患者,肾功能恶化速度更快。研究显示,血尿酸每升高1毫克/分升,肾脏病风险增加71％,肾功能恶化风险增加14％。因此,合理治疗高尿酸血症,有利于保护肾脏。

　　高尿酸血症是现代医学概念,在中医学尚无明确认识,医家各有其见解。高尿酸血症在痛风发作前临床症状多不明显,属中医“未病”或“伏邪”范畴;当并发关节炎或肾脏损害,出现关节肿痛、变形,尿路结石或肾功能不全时,可归入“痹证”“历节”“淋证”“水肿”“历节”“关格”“溺毒”等范畴。《素问·痹论》曰:“风寒湿三气杂至,合而为痹也。”元代朱丹溪《格致余论》曰:“痛风者,大率因血受热,已自沸腾,其后或涉冷水,或立湿地,或扇风取凉,或卧地当风,寒凉外搏,热血得寒,寒浊凝涩,所以作痛,夜则痛甚,行于阴也。治法以辛热之剂。”汉代张仲景《金匮要略》言:“历节疼,不可屈伸,此皆饮酒汗出当风所致也。”

　　尿酸性肾病,中医根据其临床主症的不同,分别属中医"痹证""痛风""历节""淋证""关格""溺毒"等范畴。尿酸性肾病临床的早期病变属"痹证"，但其病因以内因为主，即禀赋薄弱、饮食劳倦内伤，而不似痹证有外感六淫所致。本病由于先天禀赋不足，后天失于调治，水湿、痰浊、瘀血内生而阻滞经脉，痹阻关节，日久内侵肾络，肾气受损，气化失司，可见淋证、水肿、蛋白尿或血尿，肾损日久，阴阳俱虚，则发为肾劳。本病病位在肾，涉及肝、脾、膀胱，病势缓慢进展，脾肾亏损是病之本，湿、痰、瘀为病之标，临床表现常本虚标实相互兼夹。在病程发展中，病理变化可相互转化，如阳虚日久可以及阴，阴伤日久可损阳；寒湿可化热而转为湿热，湿热可因阳损而成寒湿，病至后期，可见肾阴阳俱虚，寒热错杂，水湿、痰浊久蕴成毒的复杂重证。

辨 证 施 治

倪青分4型

（1）湿热蕴结型　症见下肢小关节卒然红肿疼痛，拒按，触之局部灼热，得凉则舒；伴发热口渴、心烦不安、尿溲黄。舌红，苔黄腻，脉滑数。治宜清热利湿、活血通络。方用四妙散合当归拈痛汤加减：炒苍术15克、黄柏15克、川牛膝15克、茵陈15克、羌活10克、独活10克、当归15克、川芎10克、虎杖15克、防风10克、土茯苓10克、萆薢15克、泽泻10克。

（2）瘀热阻滞型　症见关节红肿刺痛局部肿胀变形，屈伸不利，肌肤色紫暗，按之稍硬，病灶周围或有块垒硬结，肌肤干燥，皮色暗黧。舌质紫暗或有瘀斑，苔薄黄，脉细涩或沉弦。治宜散瘀清热止痛。方用桃红四物汤加减：当归10克、川芎10克、赤芍10克、桃仁10克、茵陈10克、威灵仙10克、海风藤10克、猪苓10克、茯苓10克、金钱草10克、土茯苓15克、萆薢15克。

（3）痰浊阻滞型　症见关节肿胀，甚则关节

周围水肿，局部酸麻疼痛，或见块垒硬结不红，伴有目眩，面浮足肿，胸脘痞满。舌胖质紫暗，苔白腻，脉弦或弦滑。治宜化痰祛瘀软坚通络。方用六君子汤加减：党参15克、白术15克、茯苓20克、虎杖15克、萆薢15克、车前子20克、黄柏10克、青风藤15克、老鹳草15克、鹿衔草10克、地龙10克等。

（4）肝肾阴虚型　症见病久屡发，关节痛如虎咬，局部关节变形，昼轻夜甚，肌肤麻木不仁，步履艰难，筋脉拘急，屈伸不利，头晕耳鸣，颧红口干。舌质红，少苔，脉弦细或细数。治宜补益肝肾强健筋骨。方用独活寄生汤加减：独活15克、桑寄生15克、杜仲15克、牛膝15克、细辛3克、秦艽10克、茯苓30克、肉桂心6克、防风10克、川芎10克、人参10克、甘草6克、当归15克、白芍15克、干地黄15克、泽泻15克、山药15克、山茱萸15克。[1]

经 验 方

1. 武当痛风散　淫羊藿5份、薏苡仁5份、川牛膝5份、黄精2份、苍术2份、独活2份、黄柏1份。制成干燥的每袋6克的小包装，每次6克，每日3次。李国臣将68例痛风患者随机分为观察组35例和对照组33例。对照组口服痛风定片（每次4片，每日3次），观察组口服武当痛风散，疗程均为24周。观察两组治疗前后症状变化（疼痛程度、关节红肿、生活质量、疾病进展）、发作频率、尿酸指标及不良反应等。结果：观察组总有效率82.9%，对照组总有效率69.7%，两组差异具有统计学意义（$P<0.05$）；观察组痛风复发减少明显，尿酸下降后无反弹，几乎无新发痛风石或尿酸肾病出现。[2]

2. 排浊温肾方　附子6克、菟丝子15克、桂枝9克、白术15克、山药15克、萆薢15克、泽泻15克、红花9克。每日1剂，水煎分2次服。两组均以6周为1个疗程。周冬青等将60例高尿酸血症患者随机分为治疗组和对照组各30例。对

① 倪青，孟祥.高尿酸血症和痛风中医认识与治疗[J].北京中医药，2016，36（6）：529－535.
② 李国臣.武当痛风散对预防痛风发作的干预效果观察[J].江西中医药，2018，49（4）：45－47.

照组采用二妙丸治疗,治疗组采用温肾泄浊汤治疗,疗程6周。结果:治疗组显效6例,有效15例,无效9例,总有效率70.0%;对照组显效2例,有效12例,无效9例,总有效率46.7%。两组疗效比较差异有统计学意义($P<0.05$)。[1]

3. 清血汤加减　生黄芪40克、丹参20克、五灵脂10克、蒲黄炭10克、茵陈蒿20克、大黄10克、白花蛇舌草15克、败酱草15克。每日1剂,水煎服,早晚饭后0.5小时服用。4周为1个疗程,共2个疗程。焦剑等将60例肾性高尿酸血症患者随机分两组,治疗组和对照组各30例。对照组采用常规治疗加别嘌醇,治疗组用常规治疗加清血汤,8周后统计疗效。结果:治疗组可以降低血肌酐、尿素氮、血尿酸和升高肾小球滤过率,与治疗前相比差异有统计学意义($P<0.01$);治疗组降低血肌酐、尿素氮和升高肾小球滤过率与对照组相比差异有统计学意义($P<0.01$);对照组降低血尿酸与治疗组相比差异有统计学意义($P<0.01$)。[2]

4. 加味四妙汤　苍术、牛膝、黄柏、黄芪、薏苡仁、萆薢。加入200毫升的水中浸泡30分钟左右,煎煮60分钟后过滤,取药液残渣加入800毫升水煎煮60分钟,与滤液合并后水浴浓缩至2克,患者早晚各服用1次,连续服用30天。占焕平等将100例高尿酸血症患者按照随机抽签法分为对照组与观察组各50例。对照组予西药治疗,观察组予加味四妙汤。结果:对照组显效15例,有效25例,无效10例,总有效率80.00%;观察组显效26例,有效20例,无效4例,总有效率92.00%,两组患者临床治疗效果存在显著差异性($P<0.05$)。[3]

5. 埋线　主穴中脘、天枢、气海、下脘、大横、关元、水道、外陵、滑肉门。随症加减:胃肠腑热型,加胃俞、足三里、大肠俞、上巨虚、小肠俞、下巨虚;脾虚湿阻型,加脾俞、丰隆,胃俞、梁门、心俞、三阴交;肝郁气滞型,加肝俞、曲泉、胆俞、阳陵泉、膈俞、地机;脾肾阳虚型,加脾俞、阴陵泉、肾俞、阴谷、关元俞、三阴交。随症加减:便秘,加支沟、上巨虚;便溏,加水分、阴陵泉;月经不调,加归来、血海;食欲亢进,加上脘、梁丘;腹部肥胖,加太乙、大巨;腰部肥胖,加志室、带脉;臀部肥胖,加承扶、白环俞。10～20天埋线1次,3个月为1个疗程。钟莉将210例超重合并无症状性高尿酸血症患者随机分为治疗组和对照组各105例。对照组予以口服碳酸氢钠;治疗组予以穴位埋线。结果:治疗后体质量、BMI、WC、WHR、UA均降低($P<0.05$),但HC差异无统计学意义($P>0.05$)。说明穴位埋线疗法不仅能减轻体质量而且能降低尿酸水平,尤其对无症状高尿酸血症患者。[4]

6. 针灸　脾俞、肾俞、大肠俞、足三里、上巨虚、曲泉、关元、中脘、曲池、合谷、复溜、太冲、三阴交等。交替取穴。30分钟后艾灸脾俞、肾俞和腰骶处或平卧放于小腹关元、气海处。每日1次,6次为1个疗程,休息2日进行下1个疗程。嘉士健等以上法配合口服加味四妙散20剂治疗48例高尿酸血症患者。结果:治疗总有效率93.8%。[5]

7. 中药灌肠　大黄30克、煅龙骨30克、煅牡蛎30克、炒川牛膝30克、益母草30克、蒲公英30克、牡丹皮30克、赤芍20克、丹参20克。1剂水煎3袋,每袋200毫升,200毫升1次灌完,每日1次,2剂为1个疗程。李东云等以上法治疗37例高尿酸血症患者。结果:总有效率89.2%。[6]

8. 降尿酸汤化裁　土茯苓20克、薏苡仁20克、茯苓20克、萆薢15克、车前子10克、怀牛膝15克、杜仲15克、威灵仙10克、防己10克、虎杖10克、丹参20克为主药,同时根据个体症状差异酌情加减。陈进杰等将118例高尿酸血症患者随机分为两组。对照组62例给予别嘌醇片,治疗组

① 周冬青,等.温肾泄浊汤治疗中老年男性无症状高尿酸血症临床观察[J].山东中医杂志,2015,34(9):661-663.
② 焦剑,等.清血汤治疗肾性高尿酸血症疗效观察[J].天津中医药,2015,32(5):279-281.
③ 占焕平,等.加味四妙汤在高尿酸血症治疗中的应用[J].中药药理与临床,2015,31(1):344-345.
④ 钟莉.穴位埋线治疗超重合并无症状性高尿酸血症疗效观察[J].中医临床研究,2015,7(36):116-118.
⑤ 嘉士健,等.针灸结合中药治疗高尿酸血症48例[J].实用中医药杂志,2014,30(10):935.
⑥ 李东云,等.灌肠法促进高尿酸血症血尿酸排泄37例临床观察[J].医药前沿,2014(14):229-229.

56 例给予降尿酸汤。比较两组患者的 sUA、血糖、血脂水平以及疗效是否有差异。结果：相比于治疗前，对照组和治疗组的 sUA 水平都明显降低（$P<0.05$）；对照组总有效率 79.0%，治疗组总有效率 92.9%。经卡方检验可知，相比于对照组，治疗组的疗效较好，且两组间的差异有显著性意义（$P<0.05$）。[1]

9. 萆薢泄浊除痹颗粒　萆薢 10～20 克、牛膝 10～20 克、豨莶草 15～30 克、决明子 15～30 克、忍冬藤 15～30 克、蚕砂 10 克、地肤子 10 克、泽泻 10 克、独活 6～9 克、地枫皮 6～9 克、桑寄生 15 克、络石藤 15 克。随症加减：病变关节在上肢者，加羌活 6 克；病程长且反复发作者，加全蝎、蜈蚣各 3 克；关节有变形者，加皂角刺、甲片各 10 克。每日 1 剂，以开水冲泡后分 2 次饭后服用。江松平等将 68 例痛风性关节炎急性发作患者随机分为两组。治疗组 36 例予萆薢泄浊除痹颗粒，对照组 32 例予秋水仙碱片。结果：治疗组显效 18 例，有效 16 例，无效 2 例，总有效率 94.4%，治疗期间和疗程结束后患者无明显不良反应；对照组显效 16 例，有效 11 例，无效 5 例，总有效率 84.4%，其中无效的 5 例均因不良反应剧烈（恶心、呕吐、腹痛、头晕）而停药。[2]

10. 除湿化瘀方　土茯苓 15 克、萆薢 20 克、薏苡仁 10 克、丹参 10 克、益母草 15 克、金钱草 15 克、黄芪 10 克、大黄 5 克。每日 1 剂，180～200 毫升热水冲服，分 2 次服。谭宁等选择 60 例高尿酸血症患者，采用随机对照的原则分为治疗组和对照组各 30 例。两组分别予除湿化瘀方和别嘌呤醇片，8 周为 1 个疗程。结果：治疗组总有效率 96.7%，对照组 93.3%，经秩和检验，差异无统计学意义（$P>0.05$）。在降血 UA 方面，治疗组疗效与对照组相当。[3]

11. 金钱草加味汤　金钱草 50 克、车前子 30

克、金毛狗脊 30 克、黄芪 30 克、甘草 5 克。随症加减：气虚盛者，加大北芪用量至 50 克；湿热重者，加大车前子用量至 50 克。水 3 升，煎取 1.5 升，分 3 次服用。尹德铭等以上方治疗 30 例原发性高尿酸血症患者，与口服别嘌醇 30 例相对照。结果：1 个月后治疗组总有效率 93.67%，明显优于对照组 80%（$P<0.05$）。[4]

12. 化湿活血方　生薏苡仁 30 克、土茯苓 30 克、虎杖 15 克、威灵仙 15 克、莪术 15 克、丹参 15 克、川牛膝 15 克。每日 1 剂，每次 1 袋 200 毫升，分 2 次服用。杨慰等将 68 例高尿酸血症患者随机分成化湿活血方治疗组 35 例与苯溴马隆对照组 33 例。化湿活血方组口服化湿活血方煎剂；苯溴马隆组口服苯溴马隆片（每片 50 毫克，每日 1 次）；进行临床观察，治疗 8 周。治疗前后观察患者血尿酸的变化并进行统计学分析。结果：化湿活血方组、苯溴马隆组患者治疗后血尿酸均较前有所下降（$P<0.01$），治疗总有效率分别为 85.71%、90.91%；化湿活血方组和苯溴马隆组疗效相当，差异无统计学意义（$P>0.05$）。[5]

13. 五苓散加减　猪苓、泽泻、白术、茯苓、桂枝、威灵仙、伸筋草、车前子、土茯苓、牛膝。随症加减：热盛者，加知母、黄柏；痛甚者，加羌活、独活；血瘀者，加当归。郝满霞等随机将 148 例痛风患者分为五苓散组 52 例、苯溴马隆组 49 例和空白对照组 47 例。三组均予健康教育等，五苓散组加五苓散，苯溴马隆组加苯溴马隆。治疗 20 天，观察血尿酸水平，评定疗效。结果：五苓散组总有效率 88.09%，苯溴马隆组总有效率 92.10%，空白对照组总有效率 21.27%。五苓散组、苯溴马隆组两组疗效相当。[6]

14. 浊瘀清汤　穿山龙、土茯苓、川萆薢、生薏苡仁、炒薏苡仁、泽兰、泽泻、猪苓、车前子、乳香、没药、威灵仙、木瓜、赤芍、白芍、白术、延胡索、秦

① 陈进杰，等.降尿酸汤化裁治疗高尿酸血症的临床疗效观察[J].中医临床研究,2014,6(2)：40-42.
② 江松平，等.萆薢泄浊除痹免煎颗粒治疗痛风性关节炎急性发作 36 例[J].浙江中医杂志,2013,48(10)：733.
③ 谭宁；黄胜光，等.除湿化瘀方对高尿酸血症患者血尿酸和胰岛素抵抗的影响[J].中国中医药信息杂志,2012,19(11)：5-10.
④ 尹德铭，等.金钱草加味汤治疗原发性高尿酸血症 30 例[J].江西中医药,2012,43(4)：49-50.
⑤ 杨慰，等.化湿活血方治疗高尿酸血症的疗效评价[J].黑龙江中医药,2012(2)：27-28.
⑥ 郝满霞，等.五苓散治疗痛风症的临床观察[J].中国社区医师·医学专业,2012,14(26)：199.

芄、淫羊藿、白芥子、地龙、桃仁、红花、生甘草。每日1剂。赵明成等将96例高尿酸血症患者随机分为治疗组64例和对照组32例。治疗组给予自拟浊瘀清汤口服;对照组口服别嘌呤醇,每次0.1克,每日3次。两组均观察治疗8周,追踪观察半年。结果:两组近期疗效对比,治疗组治愈51例,好转9例,无效4例,有效率93.8%;对照组治愈28例,好转3例,无效1例,有效率96.9%。两组对比,差别无统计学意义(P>0.05)。两组远期疗效对比,治疗组治愈58例,好转6例,无效0例,有效率100%;对照组治愈27例,好转4例,无效1例,有效率96.9%。两组对比,差异有统计学意义(P<0.05)。浊瘀清汤具有降低血尿酸作用,且作用持久,未发现不良反应。[①]

15. **穴位贴敷** 阴陵泉、三阴交、曲池、太溪、丰隆等。上述穴位予穴位贴敷外贴敷,每24小时更换1次,10次为1个疗程,共治疗3个疗程。周春等将80例高尿酸血症患者随机分为对照组和观察组各40例。两组均进行常规治疗。对照组予苯溴马隆片,观察组在对照组基础上予穴位敷贴。结果:穴位贴敷联合西药能使尿酸水平下降。观察组优于对照组。[②]

16. **当归拈痛汤加减** 当归15克、羌活10克、防风10克、升麻10克、知母15克、黄芩10克、苍术10克、白术15克、葛根15克、茵陈蒿30克、苦参10克、人参10克、猪苓15克、泽泻15克、甘草6克。随症加减:腰酸者,加女贞子30克、墨旱莲30克;舌苔黄腻者,加黄柏10克、薏苡仁30克;情绪不畅者,加柴胡10克、白芍15克。每日1剂,水煎2次混匀,分早晚2次服用。张黎群将80例高尿酸血症患者随机分为治疗组42例和对照组38例。治疗组给予当归拈痛汤加减服用;对照组给予口服别嘌呤醇。治疗12周,随访12周。治疗前后分别观察血尿酸水平及炎症因子表达。结果:两组治疗后及随访阶段血尿酸水

平、TNF-α、CRP等指标均有明显改善,与治疗前比较,差异有统计学意义(P<0.01);治疗后两组比较,TNF-α、CRP表达的差异有统计学意义(P<0.05),治疗后第4、8、12周,治疗组血尿酸水平与对照组相比,差异均有统计学意义(P<0.05或P<0.01),治疗组优于对照组。[③]

17. **加减四四二合方** 苍术12克、黄柏12克、薏苡仁15克、川牛膝15克、桃仁9克、红花9克、丹参30克、茯苓12克、半夏12克、萆薢12克、土茯苓12克、大黄15克、甘草6克。随症加减:湿偏盛,加木瓜12克、泽泻9克;热偏盛,加石膏15克、知母9克;痰浊偏盛,加胆南星12克、白芥子9克;瘀血偏盛,加赤芍15克、牡丹皮15克;关节痛,加秦艽15克、忍冬藤15克、威灵仙12克。上药经水煎浓缩后真空包装,每袋200毫升,每日2次,每次1袋口服。张汉新等将104例原发性痛风性肾病(湿热痰浊、瘀血内阻型)的患者随机分为治疗组58例和对照组46例。两组一般治疗相同,治疗组另外予加减四四二合方,对照组给予别嘌呤醇。结果:治疗组与对照组总有效率分别为84.5%、71.8%,两组比较有显著性差异(P<0.05)。[④]

18. **伸秦颗粒加味** 伸筋草颗粒30克、秦皮颗粒30克、车前子颗粒30克、陈皮颗粒6克、苍术颗粒10克、牛膝颗粒15克、黄柏颗粒10克、薏苡仁颗粒30克、当归颗粒10克、忍冬藤颗粒30克、甘草颗粒6克等。每日分2次,用水冲服。薛莎等将确诊为急性痛风性关节炎和高尿酸血症,血尿酸≥416微摩尔/升的60例患者,随机分为观察组和对照组各30例。疗程均为3周,治疗前后检测血尿酸(UA)、血沉(ESR)、白细胞计数(WBC)、中性粒细胞百分比(N%)等指标,并记录临床症状变化,进行分析比较。结果:两组在治疗后UA、ESR、WBC、N%均明显降低(P<0.05),两组间比较差异无统计学意义(P>0.05)。[⑤]

① 赵明成,等.浊瘀清汤治疗高尿酸血症64例[J].中医研究,2012,25(4):21-23.
② 周春,等.穴位敷贴治疗老年人高尿酸血症疗效观察[J].浙江中西医结合杂志,2011,21(7):502-504.
③ 张黎群.当归拈痛汤加减治疗高尿酸血症42例临床观察[J].中医药导报,2011,17(4):23-24.
④ 张汉新,等.加减"四四二合方"治疗原发性痛风性肾病[J].中国实验方剂学杂志,2011,17(16):248-250.
⑤ 薛莎,等.伸秦颗粒加味治疗急性痛风性关节炎和高尿酸血症的临床研究[J].中国中医骨伤科杂志,2010,18(3):11-12,24.

19. 健脾四妙方 苍术 10 克、牛膝 10 克、薏苡仁 15 克、黄芪 20 克、桂枝 10 克、水蛭 10 克、皂角刺 10 克、柴胡 9 克、大黄 6 克。每日 1 剂,煎 2 次,每次取汁 200 毫升,分 2 次温服。李俊将 192 例高尿酸血症患者随机分为治疗组 128 例和对照组 64 例。治疗组采用健脾四妙汤口服;对照组口服别嘌呤醇,每次 0.1 克,每日 3 次。两组均观察治疗 8 周,追踪观察半年。结果:近期疗效治疗组总有效率 93.8%,对照组 96.9%($P>0.05$),两组无明显差异;远期疗效治疗组总有效率 95.3%,对照组 53.1%($P<0.01$),治疗组明显优于对照组。[1]

20. 秦虎汤 秦皮 15 克、虎杖 15 克、威灵仙 20 克、土茯苓 10 克、萆薢 10 克、黄柏 10 克、泽泻 10 克、玉米须 30 克、甘草 5 克。每日 1 剂,水煎服,分 2 次服,服药 3 周后复查血尿酸。李承恩等以自拟秦虎汤治疗 48 例无症状性高尿酸血症患者。结果:显效 29 例,有效 17 例,无效 2 例。总有效率 95.83%。[2]

21. 泄浊除痹汤 土茯苓 30 克、萆薢 10 克、生薏苡仁 10 克、威灵仙 10 克、木瓜 10 克、山慈菇 10 克、泽泻 10 克、泽兰 10 克、王不留行 10 克、牛膝 10 克、生蒲黄 12 克、车前子 10 克。孙维峰等将 81 例痛风高尿酸血症患者随机分为中药组 41 例与对照组 40 例。两组分别服泄浊除痹汤颗粒剂或苯溴马隆片,疗程 20 天。结果:两组病例治疗后血尿酸均明显下降,显效率和总有效率分别为 73.17% 和 90.24%、67.5% 和 92.5%,差异无统计学意义。[3]

单 方

1. 冰黛散 组成:冰片 20 克、青黛 20 克。用法用量:研细末,用食醋调匀后外敷于红肿关节处,以外用敷料及绷带固定;每次敷 6~8 小时,每日 1 次,治疗 10 天为 1 个疗程。临床应用:杜学辉将 120 例急性痛风性关节炎患者随机分为治疗组和对照组各 60 例。对照组予别嘌醇片,治疗组在对照组别嘌醇的基础上加用冰黛散外敷。结果:治疗组临床痊愈 15 例,显效 33 例,有效 10 例,无效 2 例,总有效率 96.67%;对照组临床痊愈 2 例,显效 13 例,有效 24 例,无效 21 例,总有效率 65.00%,两组总有效率比较,差异有非常显著性意义($P<0.01$),治疗组疗效优于对照组。[4]

2. 枇杷叶酒 组成:枇杷叶。制备方法:用干净广口玻璃瓶 1 个,采集约 40 枚枇杷叶(最好是选用深绿色的枇杷叶),清酒 2 升(酒精度在 30% 左右)。把枇杷叶彻底洗净,刷掉叶子背面的细毛。把枇杷叶凉干后,剪或切成长为 1~2 厘米的长方形或正方形;将剪或切好的枇杷叶放入宽口的玻璃瓶内,灌入清酒,密封放置在阴凉处 1 个月左右,用干净的纱布过滤后,放入玻璃瓶内,放入冰箱内保存待用。用法用量:无症状的高尿酸血症期的患者,隔 1 日 2 次,早、晚餐时各喝 1 小杯(约 30 毫升)枇杷叶酒。也可用冷开水稀释 2~4 倍后服用,可加入蜂蜜。1 个月为 1 个疗程。急性关节炎期的患者,每日 2 次,早、晚餐时各喝 1 小杯(约 30 毫升)枇杷叶酒。也可用冷开水稀释 2~4 倍后服用,可加入蜂蜜;同时冷开水稀释 2~3 倍,倒在纱布上后直接涂抹于患部,每日 3~4 次;严重者用浸有稀释液的纱布敷于患部,再用薄膜将其包扎起来,然后入睡即可。1 个星期后,隔 1 日 2 次,早、晚餐时各喝 1 小杯(约 30 毫升)枇杷叶酒,1 个月为 1 个疗程。慢性痛风期的患者,每日 1 次,晚餐时喝 1 小杯(约 30 毫升)枇杷叶酒。也可用冷开水稀释 2~4 倍后服用,可加入蜂蜜;同时用冷开水稀释 2~3 倍,倒在纱布上后直接涂抹于患部,每日 2~3 次。1 个月为 1 个疗程。临床应用:邓敏以上方治疗 28 例痛风患者。结果:经过 1 个疗程治疗,基本痊愈 13 例,有效 14 例,无效 1 例。总有效率 96.43%。[5]

① 李俊.健脾四妙汤治疗高尿酸血症临床疗效分析[J].中医药导报,2010,16(5):51-53.
② 李承恩,等."秦虎汤"治疗无症状性高尿酸血症 48 例[J].江苏中医药,2004(4):22.
③ 孙维峰,等.泄浊除痹汤颗粒治疗高尿酸血症临床研究[J].中医药学刊,2003,21(4):627-636.
④ 杜学辉.冰黛散外敷治疗急性痛风性关节炎 60 例疗效观察[J].新中医,2011,43(1):70-71.
⑤ 邓敏.枇杷叶治疗痛风 28 例[J].云南中医中药杂志,2006(3):78.

3. 灯盏花注射液　组成：灯盏花。功效主治：散寒解表，活血舒筋，止痛，消积；适用于感冒、鼻塞、头痛、风湿痹痛、瘫痪、急性胃炎、小儿疳积、跌打损伤等。用法用量：云南灯盏花注射液20毫升，置于5％葡萄糖注射液250毫升静脉滴注，每日1次，观察5天。临床应用：李媛等将49例痛风急性期患者随机均分为治疗组32例和对照组17例。对照组口服布洛芬0.2克，每日3次，观察5天。治疗组予灯盏花注射液。结果：5天后血尿酸显著降低，治疗组优于对照组；治疗组临床痊愈26例，显效2例，有效3例，无效1例。[1]

中成药

1. 萆薢分清丸　组成：萆薢、石菖蒲、甘草、乌药、益智仁(上海雷允上封浜制药有限公司，国药准字Z31020122)。用法用量：9克，口服，每日2次。临床应用：朱文宏等将60例高尿酸血症患者随机分为观察组和对照组各30例。两组均予基础治疗和对症处理。观察组采用萆薢分清丸治疗，对照组采用别嘌醇治疗，疗程均为8周。结果：观察组总有效率90.00％，对照组93.33％，两组差异无统计学意义(P＞0.05)。[2]

2. 乌鸡白凤丸　组成：乌鸡(去毛爪肠)、鹿角胶、制鳖甲、煅牡蛎、桑螵蛸、人参、黄芪、当归、白芍、醋制香附、天冬、甘草、生地黄、熟地黄、川芎、银柴胡、丹参、山药、芡实、鹿角霜(河南宛西制药生产)。功效：补脾肾，排湿浊，清热活血舒肝。用法用量：每次6克，每日2次。疗程1个月。临床应用：夏懿等将67例无症状高尿酸血症患者随机分为两组。两组均在高尿酸血症生活方式指导下，治疗组34例使用乌鸡白凤丸口服；对照组33例使用苯溴马隆口服，每次50毫克，每日1次，疗程1个月。结果：两组患者治疗前血尿酸水平以及畏寒腰酸、大便黏腻、胸胁脘腹胀满、身重困倦、

口腔异味等中医症状积分差异无统计学意义(P＞0.05)。两组患者治疗后血尿酸水平均较治疗前有明显下降(P＜0.05)，两组患者治疗后血尿酸水平相互间比较差异无统计学意义(P＞0.05)。治疗组治疗后相关中医症状积分均有所降低(P＜0.05)，对照组各相关症状积分较治疗前变化不明显，且皆无统计学意义(P＞0.05)。总有效率方面，治疗组总有效率88.2％，对照组总有效率87.9％，两者比较无统计学意义(P＞0.05)。治疗前后两组安全性指标比较均无统计学意义(P＞0.05)。[3]

3. 五藤逍遥丸　组成：炒白术12克、海风藤15克、青风藤20克、忍冬藤15克、怀牛膝20克、秦艽15克、茯苓20克、木香9克、细辛3克、桑枝20克、鸡血藤30克、白花蛇舌草15克、白鲜皮15克、半枝莲12克、连翘10克、知母9克、甘草6克、络石藤15克。功效主治：健脾利湿，清热通络；适用于痛风急性期所致的肢节红肿剧痛，关节不利。用法用量：6克，每日3次口服。临床应用：王丽萍等以上方治疗26例痛风患者，1周为1个疗程，治疗2个疗程。结果：临床控制9例，占34.62％；显效15例，占57.69％；有效1例，占3.85％；无效1例，占3.85％。总有效率92.31％。[4]

4. 痛风定胶囊　组成：黄柏、川牛膝、秦艽、延胡索、赤芍等。功效：清热祛湿，活血通络。用法用量：口服，每日3粒。临床应用：陆玉鹏等将118例高尿酸血症患者随机分为对照组和观察组各59例。两组均给予常规治疗。对照组加服非布司他80毫克，口服，每日1次，连续应用4个月。观察组在对照组基础上给予痛风定胶囊联合治疗。结果：观察组治疗总有效率显著高于对照组(96.6％ vs 83.1％，P＜0.05)。[5]

5. 痛风颗粒冲剂　临床应用：肖光辉将85例痛风患者随机分为两组。治疗组43例口服痛风颗粒冲剂进行治疗，对照组42例口服苯溴马隆

① 李媛,等.灯盏花注射液治疗痛风急性期疗效观察：附49例病例报告[J].成都中医药大学学报,1998,21(3)：26-27.
② 朱文宏,等.萆薢分清丸治疗高尿酸血症30例疗效观察[J].临床合理用药杂志,2017,10(8)：45-46.
③ 夏懿,周家俊,等.乌鸡白凤丸治疗无症状高尿酸血症临床观察[J].贵阳中医学院学报,2017,39(3)：62-66.
④ 王丽萍,等.五藤逍遥丸治疗湿热蕴结型痛风的临床研究[J].中医临床研究,2017,9(10)：108-109.
⑤ 陆玉鹏,等.痛风定胶囊联合非布司他对高尿酸血症患者炎性因子的影响及其疗效[J].中国生化药物杂志,2016,36(1)：59-61.

和苏打片治疗。治疗前及治疗1个月后分别进行血尿酸、血液流变和血脂指标的检测。结果：治疗组患者治疗后血尿酸、血液流变和血脂较治疗前明显降低（$P<0.05$）；对照组血尿酸较治疗前降低（$P<0.05$）。[1]

6. 复方虎杖颗粒 组成：虎杖、丹参、赤芍、白芍。用法用量：每次5克，每日3次，口服。临床应用：韩英等将73例高尿酸血症患者随机分为两组。治疗组37例应用复方虎杖颗粒治疗，对照组36例应用别嘌醇治疗。治疗8周。结果：治疗前，两组血尿酸比较，差异无统计学意义（$P>0.05$）；治疗后，两组血尿酸均明显降低（$P<0.01$），治疗组血尿酸改善优于对照组（$P<0.01$）。[2]

7. 复方土茯苓颗粒 组成：土茯苓、萆薢、山慈菇、王不留行等（原广州军区广州总医院药剂科提供）。用法用量：每包10克，每日2次。临床应用：王天等将60例高尿酸血症患者分为复方土茯苓颗粒组与苯溴马隆组各30例。复方土茯苓颗粒组给予口服复方土茯苓颗粒；苯溴马隆组给予口服苯溴马隆，50毫克，每日1次。20天为1个疗程。结果：各组治疗前后血尿酸水平比较，复方土茯苓颗粒组与苯溴马隆组比较差异有统计学意义，说明各组患者血尿酸水平均较前有所下降。复方土茯苓颗粒、苯溴马隆组治疗前后尿酸差值比较，无统计学差异（$P>0.05$），说明复方土茯苓颗粒降低血尿酸作用与苯溴马隆相当。[3]

8. 金匮肾气丸 组成：地黄、山药、山茱萸、茯苓、牡丹皮、泽泻、桂枝、附子、牛膝、车前子。用法用量：每次1丸，每日2次。临床应用：杨崇青等将60例中老年男性原发性高尿酸血症随机分为治疗组和对照组各30例。对照组予别嘌呤醇0.1克，每日2次；治疗组加服金匮肾气丸。结果：治疗组与对照组治疗后血尿酸均下降，但下降程度有区别，有统计学差异；治疗组和对照组在治疗前表现为T值降低，E2值升高，E2/T升高；治疗组治疗后与治疗前比较T值升高、E2下降、E2/T下降，均有统计学差异；对照组治疗前后的T值、E2值、E2/T比较无统计学差异。[4]

9. 尿毒清颗粒 组成：大黄、黄芪、桑白皮、苦参、制何首乌、白芍、茯苓、白术、丹参、车前草。功效：扶正祛邪，健脾益肾，通腑降浊，活血化瘀。用法用量：5克，每日4次。临床应用：韦喆等将120例高尿酸血症患者随机分为三组。尿毒清组患者口服尿毒清颗粒；别嘌醇组患者口服别嘌醇每次0.1克，每日3次；丙磺舒组患者口服丙磺舒每次0.25克，每日3次。三组均予低嘌呤饮食。结果：尿毒清组显效率75.7%，有效率16.2%，总有效率91.9%，无效率8.1%；别嘌呤组显效率58.8%，有效率29.4%，总有效率88.2%，无效率11.8%；丙磺舒组显效率48.6%，有效率35.1%，总有效率83.8%，无效率16.2%。各组治疗效果比较总有效率差异无统计学意义。尿毒清组与别嘌呤组的显效率比较，差异无统计学意义；与丙磺舒组比较，差异有统计学意义。[5]

10. 复方豨莶草胶囊 组成：豨莶草25克、金钱草25克、秦艽15克、防己15克、猪苓5克、泽泻5克、车前草5克、牛膝5克等。用法用量：每日10粒（含生药2.0克），分2次服用，连服3周。临床应用：孙贵才等将130例急性痛风性关节炎患者随机分为两组。治疗组65例采用复方豨莶草胶囊，对照组65例采用扶他林和别嘌呤醇治疗。结果：与对照组相比，治疗组血尿酸变化无统计学差异（$P>0.05$）；临床疗效两组间无统计学差异（$P>0.05$）。治疗组患者用药期间不良反应少。[6]

11. 酸脂清胶囊 组成：大黄40%、姜黄33%、土茯苓27%。用法用量：按比例配成，每次3粒，每日3次，饭后服。临床应用：文绍敦等以

① 刘宗起.中医药治疗痛风最新进展研究[J].内蒙古中医药,2015,34(2):116-117.
② 韩英,等.复方虎杖颗粒对高尿酸血症患者血尿酸、血脂及血液流变学的影响[J].实用药物与临床,2013,16(6):478-480.
③ 王天,孙维峰.复方土茯苓颗粒治疗高尿酸血症患者疗效分析[J].华南国防医学杂志,2012,26(2):128-130,133.
④ 杨崇青,等.金匮肾气丸对中老年男性原发性高尿酸血症血尿酸及性激素的影响[J].天津中医药,2010,27(4):286-287.
⑤ 韦喆,等.尿毒清颗粒治疗高尿酸血症的临床观察[J].中国中西医结合肾病杂志,2010(8):730-731.
⑥ 孙贵才,等.复方豨莶草胶囊治疗反复性痛风性关节炎的临床疗效观察[J].中医药信息,2007,24(2):34-35,64.

上方治疗 66 例老年人痛风高尿酸血症伴高脂血症，并设对照组 65 例，对照组服用中成药痛风舒胶囊。结果：治疗组自身服药前后血尿酸值、血脂值对照，差异均有高度显著性（$P<0.01$）；两组降低血尿酸值比较，治疗组优于对照组（$P<0.01$）。[1]

12. 新癀片　组成：九节茶、三七、牛黄、珍珠层粉等。临床应用：张明等以上方治疗 210 例急性痛风患者，另设对照组 100 例口服秋水仙碱。结果：治疗组总有效率 94.3%，对照组总有效率 94.0%。治疗组 3 例出现轻度胃肠道不适，而对照组 89 例有不同程度的胃肠道反应。[2]

13. 益肾宝　组成：生地黄、薏苡仁根、枸杞根、天花粉、麦冬、山药、泽泻、甘草等。用法用量：每粒含生药 2.24 克，每次 5 粒，每日服 3 次，1 个月为 1 个疗程。临床应用：傅秀兰等以上方治疗 47 例痛风肾病患者，均服别嘌呤醇（0.3 克/天）半年以上、尿蛋白＞（＋）、24 小时尿蛋白定量＞1.0 克的痛风肾病患者，加用益肾宝，观察 3 个疗程。结果：按疗效判定标准显效 16 例（34%），有效 26 例

（55.3%），无效 5 例（10.7%）。总有效率 89.3%。门诊随访的 29 例患者服药已超过 1 年，3 例超过 2 年以上，肾功能相对稳定，尿检基本正常，服药过程无明显不良反应。[3]

预防用药

百合米仁粥　组成：薏苡仁 30 克、百合 10 克。用法用量：百合、薏苡仁淘洗后温水浸泡 1～3 小时，再加足量水煮至薏苡仁开花，每周 2 次。临床应用：于晓等将无症状性高尿酸血症患者分为两组，对照组 50 例接受常规宣教、饮食、生活方式干预，观察组 50 例在此基础上给予 3 个月的百合米仁粥食疗。结果：干预后观察组与对照组相比，血尿酸降低（$P<0.01$），低密度脂蛋白胆固醇升高（$P<0.05$），身高、体重、体质量指数差异无统计学意义（$P>0.05$）；观察组自身干预前后对比，血尿酸降低（$P<0.01$）；对照组自身干预前后对比，总胆固醇降低（$P<0.05$）。[4]

① 文绍敦，等.酸脂清胶囊治疗老年人痛风高尿酸伴高脂血症疗效观察[J].辽宁中医杂志，2007(12)：1759.
② 张明，等.新癀片治疗急性痛风性关节炎 210 例临床观察[J].中国中西医结合杂志，2000，20(3)：232.
③ 傅秀兰，等.益肾宝治疗原发性痛风性肾病 47 例临床观察[J].中华肾脏病杂志，1995，11(5)：295－296,320.
④ 于晓，等.百合米仁粥干预无症状性高尿酸血症 50 例疗效观察[J].浙江中医杂志，2018,53(4)：244－245.

乙肝病毒相关性肾病

概　述

乙肝病毒相关性肾病即乙肝病毒相关性肾炎,是由乙型肝炎病毒导致肾小球肾炎,简称为乙肝病毒相关性肾炎,是感染后一种主要的肝外脏器病变。乙肝病毒相关性肾炎临床表现多样化,如单纯性蛋白尿、血尿等,严重时还可出现急性肾炎综合征或肾功能衰竭。我国乙肝发病率较高,且乙肝病毒相关性肾炎发病率逐年上升,由于乙肝病毒相关性肾病发病机制尚未完全清楚,也无统一有效的治疗方法,给患者身心健康造成了严重的影响,大大降低了患者的生活质量。

中医学无乙肝病毒相关性肾病之名,临床表现多种多样,多以水肿、蛋白尿为主要临床表现,其呈肾病综合征表现时,肤体高度浮肿,属中医"水肿"范畴。《黄帝内经》对水肿病已有明确的认识。《金匮要略》将其分为风水、皮水、正水、石水等,《诸病源候论·水肿候》最早将"水肿"作为各种水病的总称。《丹溪心法·水肿》将水肿分为阴水、阳水,"若遍身肿,烦渴,小便赤涩,大便闭,此属阳水若遍身肿,不烦渴,大便溏,小便少,不赤涩,此属阴水"。

辨　证　施　治

邵朝弟分8型

(1) 湿热蕴结型　症见口干口苦、恶心厌油、不思饮食,目黄、身黄、腹胀肢肿,大便黏滞不爽或干燥,尿黄,舌红,苔黄腻,脉弦数。治宜清热利湿、利水消肿。方用茵陈五苓散加减:茵陈、栀子、连翘、云苓、猪苓、泽泻、桑白皮、大腹皮子、砂仁、紫苏叶、大黄、车前子等。

(2) 热毒炽盛型　症见高热烦渴,黄疸骤起,迅即加深,呕吐频作,胁痛腹满,疼痛拒按,大便秘结,小便短少甚则尿闭。舌尖红,苔黄糙而干,脉弦散。治宜清热解毒、通腑泄浊。方用犀角地黄汤加减:水牛角、金银花、连翘、玄参、生地黄、赤芍、丹参、大黄、枳实、芒硝、车前子、灯芯草。

(3) 肝郁脾虚型　症见两胁胀满,腹胀午后为甚,腹胀纳呆,肢困乏力,大便稀溏,时太息,咽部如物梗,全身或下肢浮肿,舌质淡苔黄白或黄,脉沉弦。治宜疏肝理气健脾。方用逍遥散加减:枳壳、柴胡、川芎、白芍、甘草、白术、云苓、当归、木香、干葛、紫苏梗。

(4) 气滞湿阻型　症见胸胁胀痛,脘腹痞满,纳少,小便短少,大便不爽,甚则肢肿,身重困倦,苔白腻,脉弦滑。治宜疏肝解郁,健脾祛湿。方用柴胡疏肝散合五苓散加减:柴胡、木香、香附、云苓、泽泻、陈皮、法半夏、藿香、佩兰、白术、苍术、黄芪。

(5) 气虚血瘀型　症见面色暗晦,腹大肢肿,神疲乏力,两胁隐痛,纳差便溏,舌质暗或舌边有瘀点、瘀斑。舌苔白,脉沉涩。治宜益气疏肝、健脾活血。方用补中益气汤加减:黄芪、党参、当归、川芎、赤芍、全蝎、桃仁、红花、云茯苓、桂枝、木香、香附、猪苓等。

(6) 肝肾两虚型　症见头晕耳鸣、目睛干涩、五心烦热、咽干口燥,腰酸痛或下肢浮肿,舌红少津,苔少或无苔,脉弦细或细数。治宜滋肝补肾、养阴利水。方用杞菊地黄丸合麦味地黄丸合二至丸加减:生熟地黄、山茱萸、山药、女贞子、墨旱莲、麦冬、杭菊花、牡丹皮、云茯苓、泽泻、桑寄生、杜仲等。

（7）脾肾阳虚型　症见面白浮肿、按之如泥，脘腹胀闷，纳少便溏，尿少，浮肿明显。舌质淡嫩，有齿痕，脉沉细或沉迟无力。治宜温肾健脾、化气利水。方用真武汤或实脾饮加减：制附片、干姜、黄芪、白术、云茯苓、泽泻、桂枝、猪苓、桃仁、红花、大腹皮子、桑白皮、木香等。

（8）气阴两虚型　症见身倦乏力，易感冒，午后低热甚或手足心热，口干咽燥或长期咽痛，腹胀纳差，全身浮肿或双下肢浮肿，小便黄赤，舌质淡红，苔薄，脉沉细或弦细。治宜补气养阴、清热利水。方用六味地黄丸合生脉散，或参芪地黄汤加减：黄芪、太子参、麦冬、五味子、白术、防风、牡丹皮、地骨皮、生地黄、白薇、山药、玄参、百合等。[1]

经 验 方

1. 当归黄芪汤　当归 30 克、苦参 30 克、白术 30 克、苍术 30 克、牛膝 30 克、茯苓 30 克、泽泻 30 克、当归 30 克、黄芪 30 克、猪苓 30 克、桑寄生 15 克、炒杜仲 15 克、苦味叶下珠 45 克、益母草 20 克。中药制剂的制备方法为去渣后采用汤药煮备方法进行熬制。每日服用 1 剂，温水口服，疗程同样为 3 个月。王继华等将 64 名乙肝相关性肾病患者随机分为对观察组和对照组各 32 例，对照组患者给予单纯的替诺福韦药物治疗，观察组的治疗方式为在对照组的治疗基础上服用当归黄芪汤。结果：观察组治疗总有效率 90.6%，对照组治疗总有效率 71.9%。[2]

2. 化瘀解毒方　黄芪 30 克、益母草 30 克、仙鹤草 30 克、泽兰 30 克、赤芍 30 克、白芍 30 克、薏苡仁 30 克、半枝莲 30 克、半边莲 30 克、白花蛇舌草 30 克、茵陈 30 克、白术 15 克、山药 15 克、白茅根 15 克、泽泻 15 克、牡丹皮 15 克、苦参 15 克、黄芩 15 克、北豆根 15 克。每日 1 剂，水煎服，早晚 2 次空腹温服，每次 250 毫升。菅云峰选取 11 例乙肝病毒相关性肾炎患者均给予恩替卡韦 0.5 毫克口服，每日 1 次，连续服用 2 个月，记录治疗效果。在此基础上加服化瘀解毒、益气扶正的中药方剂。结果：在本组研究中，中西医联合治疗有效率 90.91%，优于单纯西药治疗。[3]

3. 益肾固精方　熟地黄 20 克、山药 20 克、芡实 20 克、金樱子 20 克、菟丝子 20 克、女贞子 20 克、白术 20 克、赤芍 20 克、牛膝 20 克、黄芪 30 克、白花蛇舌草 30 克、柴胡 15 克、蝉蜕 10 克。随症加减：有血尿者，加白茅根、茜草；腰膝酸软重者，加桑寄生、杜仲；浮肿重者，加益母草、茯苓、猪苓；血压高者，加夏枯草、石决明。每日 1 剂，水煎 3 次温服。疗程为 3~6 个月。江杰等以上方联合阿德福韦酯治疗 32 例乙肝病毒相关性肾炎患者，结果：治愈 6 例，显效 16 例，有效 8 例，无效 2 例，总有效率 93.75%。[4]

4. 乙肝肾炎煎剂　黄芪 30 克、淫羊藿 15 克、仙茅 15 克、紫草 10 克、白花蛇舌草 30 克、连翘 15 克、甘草 10 克。随症加减：肝区胀闷不适，加佛手 6 克、香橼 10 克、延胡索 10 克；黄疸明显，加茵陈 15 克，紫草加至 20 克；肝肾阴虚，加枸杞子 15 克、生地黄 15 克、女贞子 12 克。水煎取汁 100 毫升，分早晚 2 次餐后 1 小时温服。赵建群等以自拟乙肝肾炎煎剂治疗 52 例乙肝病毒相关性肾炎。结果：治疗前后肾功能指标比较差异均有统计学意义（$P<0.05$），24 小时尿蛋白定量、Cr 及 BUN 明显下降，Ccr 恢复。[5]

5. 肾复康汤　黄芪 30 克、党参 30 克、山药 30 克、白术 15 克、薏苡仁 15 克、女贞子 15 克、黄精 15 克、丹参 15 克、牡丹皮 15 克、虎杖 15 克、叶下珠 15 克、山楂 15 克、鸡内金 15 克、茯苓 20 克、当归 10 克、陈皮 10 克、甘草 10 克。随症加减：肝区疼痛甚者，加柴胡、郁金、延胡索；湿盛，加猪苓、石菖蒲；黄疸，加茵陈、栀子、金钱草；便秘，加大黄、肉苁蓉；阴虚明显，加土鳖虫、龟甲；阳虚明显，

① 高鸣，等.邵朝弟教授治疗乙型肝炎相关性肾炎的经验[J].中西医结合肝病杂志,2006,16(1)：44-45.
② 王继华，等.当归黄芪汤联合替诺福韦对乙肝相关性肾病的临床观察[J].系统医学,2016,1(1)：32-34,58.
③ 菅云峰.中西医结合治疗乙肝病毒相关性肾病[J].世界最新医学信息文摘,2015,15(5)：154,156.
④ 江杰，李丽.益肾固精方联合阿德福韦酯治疗乙肝相关性肾炎 32 例[J].湖北中医杂志,2014,36(3)：34-35.
⑤ 赵建群，等.乙肝肾炎煎剂对乙型肝炎病毒相关性肾炎肾功能的影响[J].河北中医,2009,31(1)：31-32.

加仙茅、淫羊藿；瘀血明显，加甲片、赤芍；伴腹水，加泽泻、猪苓；有出血倾向，加白及、茜草、三七粉、仙鹤草；血尿重者，加白茅根、蒲黄炭；尿蛋白多，加芡实、金樱子等。每日1剂，水煎服，分早晚2次空腹温服，每次250毫升。孟胜喜将73例乙肝病毒相关性肾炎患者随机分为两组。对照组36例予拉米夫定、甘草酸二铵胶囊，治疗组37例加服自拟方肾复康汤。结果：治疗组显效26例（70.3％），有效7例（18.9％），无效4例（10.8％），总有效率89.2％；对照组显效20例（55.6％），有效4例（11.1％），无效12例（33.3％），总有效率66.7％。①

6. 乙肝肾宝　生黄芪30克、菟丝子12克、柴胡12克、茵陈12克、虎杖12克、凌霄花12克、益母草12克、甘草10克。每日1剂，水煎取汁300～400毫升，分2次早晚餐前服用。郭庆寅选取16例乙肝病毒相关肾炎患儿，应用中药乙肝肾宝联合雷公藤多甙治疗。雷公藤多甙片1毫克/（千克・天），分3次口服；中药乙肝肾宝，早晚各1次，疗程3～6个月。结果：临床控制4例，显效6例，有效6例，无效0例。有效率100％。②

7. 疏利清解毒方　柴胡、黄芩、金银花、连翘、茅根、萹蓄、瞿麦、赤芍、泽泻、白花蛇舌草、重楼、萆薢、茵陈、郁金、鸡骨草、甘草。每日1剂，每剂250毫升分2次口服。1个月为1个疗程。施丽婕等以上方配以西药治疗20例乙肝相关性肾病患者。结果：完全缓解3例，基本缓解2例，好转9例，无效6例。总有效率70％。③

8. 健脾益肾汤　黄芪20克、枸杞子20克、党参20克、丹参20克、白术15克、仙茅15克、菟丝子15克、淫羊藿15克、女贞子15克、当归15克、红枣30克、虎杖30克、薏苡仁30克。随症加减：兼有湿热，加白葱10克、茵陈15克、防己15克；兼肾阳虚，加附子6克、汉防己15克；兼肝肾阴虚，加山茱萸15克、鳖甲15克、熟地黄15克；兼

气滞血瘀，加郁金15克、生地黄15克、益母草15克。每日1剂，水煎2次分服，每12～16周为1个疗程。黄钦等将54例乙肝肾病患者随机分为两组。中药组33例予健脾益肾汤，西药组21例予常规对症治疗。结果：中药组在服药12周内显效2例，有效20例，12～16周内有效9例，超过1个疗程无效2例。两组有效率无显著差异。④

单　方

雷公藤制剂　组成：雷公藤。用法用量：1毫克/（千克・天），适用3个月，缓慢减量，疗程1年。临床应用：余毅等选取20例符合HBV-MN诊断标准患者，予雷公藤制剂口服；治疗肾病综合者14例，加用醋酸泼尼松[0.5～0.8毫克/（千克・天）]，8周后缓慢减量。两组均为疗程1年。5例有HBV复制指标者，加用α-干扰素治疗。结果：大部分患者浮肿消失，蛋白尿、血尿明显减少，其中尿蛋白转阴10例，平均治愈时间29天。6例随访1～3年，除1例外，5例无复发。⑤

中成药

麒麟丸　组成：枸杞子、何首乌、菟丝子、覆盆子、墨旱莲、桑椹、锁阳、淫羊藿、党参、黄芪、山药、青皮、白芍、郁金、丹参（太安堂集团生产）。功效：补益脾肾，疏肝化瘀。用法用量：口服，每次6克，每日3次。临床应用：薛丕良等将60例乙肝病毒相关性膜性肾病患者随机分为两组。对照组30例给予西药治疗，观察组30例在西药治疗基础上加用中药麒麟丸治疗。治疗1个疗程后对比两组治疗效果。结果：试验组总有效率93.33％，明显优于对照组的83.33％，差异有统计学意义（P＜0.05）。⑥

①　孟胜喜.拉米夫定联合肾复康汤治疗乙肝病毒相关性肾炎37例临床观察[J].中国中医药信息杂志,2009,16(1)：77－78.
②　郭庆寅,等.乙肝肾宝联合雷公藤多甙治疗小儿乙型肝炎病毒相关肾炎16例临床观察[J].四川中医,2003(6)：63－65.
③　施丽婕,曹式丽.疏利清解法治疗乙肝相关性肾病临床观察[J].天津中医学院学报,2000(1)：22－23.
④　黄钦,等.健脾益肾汤治疗乙肝肾33例临床观察[J].海峡医学,1995(4)：44－45.
⑤　余毅,等.以雷公藤多甙为主治疗乙型肝炎病毒相关膜性肾炎20例临床观察[J].中华肾脏病杂志,1997(3)：8.
⑥　薛丕良,等.麒麟丸配合西医治疗乙型肝炎病毒相关性膜性肾病的临床疗效观察[J].黑龙江中医药,2016,45(5)：29－30.

肾性高血压

概　　述

肾性高血压包括肾实质性高血压和肾血管性高血压。肾实质性高血压是指肾实质性疾病通过各种机制（容积、阻力）导致的高血压。高血压患者中由肾实质疾病引起者约占10％，继发性高血压患者中因肾脏疾病引起的占第一位，肾小球肾炎患者高血压的发生率在23％～61％。50％～60％的增生性肾小球肾炎、多囊肾、梗阻性肾病、糖尿病肾病患者及80％～90％的慢性肾衰竭患者有不同程度的高血压。肾血管性高血压（Renovascular Hypertension）是指单侧或双侧肾动脉的主干或其分支狭窄性病变，使受累肾脏缺血引起的高血压。国外报道肾血管性高血压约占全部高血压患者的3％～6％，国内报道约占10％。肾性高血压易导致心脑血管损伤等并发症，病情多复杂漫长，预后多不良。该病通常表现为不同程度的血压升高并伴有水肿、头痛、眩晕、排尿异常等症状。

肾性高血压发病机理与病理特点：一是肾实质病的病理特点表现为肾小球玻璃样变性、间质组织和结缔组织增生、肾小管萎缩、肾细小动脉狭窄，造成了肾脏既有实质性损害，也有血液供应不足；二是肾动脉壁的中层黏液性肌纤维增生，形成多数小动脉瘤，使肾小动脉内壁呈串珠样突出，造成肾动脉呈节段性狭窄；三是非特异性大动脉炎，引起肾脏血流灌注不足。

肾性高血压的发生主要是由于肾小球玻璃样变性、间质组织和结缔组织增生、肾小管萎缩、肾细小动脉狭窄，造成了肾脏既有实质性损害，也有血液供应不足；肾动脉壁的中层黏液性肌纤维增生，形成多数小动脉瘤，使肾小动脉内壁呈串珠样

突出，造成肾动脉呈节段性狭窄；非特异性大动脉炎，引起肾脏血流灌注不足；在上述因素的综合作用下，导致高血压的发生。而高血压又会造成肾脏损害，主要通过下列机制进一步损伤肾脏，形成恶性循环。（1）导致肾小球前小动脉硬化，肾小球缺血。（2）导致肾小球内高压、高灌注、高滤过。两者最终都造成肾小球硬化、肾小管萎缩及肾间质纤维化。肾性高血压和高血压肾损害两者相互促进，会使疾病进一步发展，因此，对于肾性高血压要积极治疗。

血压水平的定义和分类

类　　别	收缩压 （毫米汞柱）	舒张压 （毫米汞柱）
理想血压	＜120	＜80
正常血压	＜130	＜85
正常高值	130～139	85～89
1级高血压（轻度）	140～159	90～99
亚组（临界高血压）	140～149	90～94
2级高血压（中度）	160～179	100～109
3级高血压（重度）	≥180	≥110
单纯收缩期高血压	≥140	＜90
亚组（临界收缩期高血压）	140～149	＜90

中医并无肾性高血压之病名，但由于头晕、头痛、目眩常是患者的主要症状，根据其临床表现将其归于中医"头痛""眩晕""水肿""关格""尿浊"等范畴。《黄帝内经·素问》曰："诸风掉眩，皆属于肝。"《黄帝内经·素问》曰："厥阴之胜，耳鸣，头眩。"《类证治裁》曰："由肝胆乃风木之脏……震眩不定。"指出眩晕与肝脏关系密切。《金匮要略》曰："心下有支饮，其人苦冒眩，泽泻汤主之。""假令瘦人脐下有悸，吐涎沫而癫眩，此水也，五苓散

主之。"张仲景认为痰饮也是引起眩晕的一大病因。孙思邈在《备急千金要方》首次提出"风眩"的病名及定义："夫风眩之病,起于心气不定,胸上蓄实,鼓有高风面热之所为也。痰热相感而动风,风心相乱则闷瞀,故谓之风眩。"并提出风、热、痰致眩的观点。《丹溪心法·头眩》指出"无痰则不作眩,痰因火动",认为头痛多因痰与火。

本病常与情志失调、饮食不节、内伤虚损等因素有关,使人体肝肾阴阳失调,形成了下虚上实的病理改变。多系本虚标实,实指风、火、痰、瘀之邪,虚乃气血阴阳的亏虚,肝肾阴阳失调是其基本病理改变。病变部位重在肝脾肾。其发展演变规律,早期因阴液不足,精血亏耗,水不涵木,木少滋荣,故肝阳偏亢,内风旋动,气升血涌;后期由于阴损及阳,常表现阴阳两虚,气血失调,并伴有不同程度的夹痰、夹瘀,形成虚实夹杂证。

在肾病中常可见到肝阳化风、阴虚风动、热极生风、血虚生风等症状。肾病患者肾之阴阳失调,肾阴不足,肝失所养,肝阳上亢,上扰清空,发为眩晕;当风湿之邪侵入人体后,湿从热化,湿热蕴蒸致使肝肾阴虚,而出现头目眩晕,失眠口干,面色潮红等阴虚阳亢之象;水湿内停而致肝失疏泄,气血上逆,风痰上扰,其实质为容量负荷型高血压;肾病患者,久病失养,耗伤气血,或脾胃虚弱,不能健运水谷以生气血,致脑失所养而发眩晕,此在肾性贫血患者尤为多见。肾为先天之本,藏精生髓,肾中精气亏耗,不能生髓,而脑为髓之海,髓海不足,上下俱虚,发生眩晕;肾阳不足,不能温煦脾阳,脾阳亦虚,健运失司,聚湿生痰,痰湿中阻,则清阳不升,浊阴不降,引起眩晕。慢性肾炎,尤其慢性肾衰的患者,三焦壅滞,易致肾络痹阻,瘀血内生,加之水湿浊毒内停,更使气血难以通行,一旦情志等因素影响则致气血逆乱而发病,出现肢麻,头晕,头痛,心胸闷痛等症状,即血瘀化风。

总之,本证之眩晕、头痛,主要是由于肾、肝、脾的阴阳、气血正常的生理功能被破坏,而代之以气、火、风、痰、瘀,阴虚阳衰的病理状态。引起肝、肾、脾阴阳失调的主要原因是情志、虚衰、饮食等内外伤感的长期刺激。在发病过程中,往往由实

而虚,从阴损阳,最后成为阴阳两虚。

辨 证 施 治

张小强分5型

(1)痰浊上蒙型 症见肢体浮肿,头重如蒙,视物旋转,胸闷作恶,呕吐痰涎,苔白腻,脉弦滑。治宜燥湿祛痰、健脾和胃。方用半夏白术天麻汤加减:半夏9克、天麻9克、白术9克、茯苓9克、橘红6克、甘草6克、生姜6克、大枣3枚。随症加减:脘闷腹胀纳呆者,可加白蔻仁、砂仁理气健脾化湿;呕吐频繁者,可加代赭石、竹茹等和胃降逆止呕;苔腻者,可加藿香、佩兰化湿;浮肿明显者,可合用泽泻汤或苓桂术甘汤。

(2)肝肾阴虚型 症见肢体浮肿,眩晕久发不已,两目干涩,心烦口干耳鸣,神疲乏力,腰膝酸软,舌红苔薄脉弦细。治宜滋养肝肾、养阴填髓。方用左归丸加减:熟地黄、山茱萸、山药、枸杞子、菟丝子、鹿角霜、牛膝、龟甲。随症加减:阴虚甚者,可选用知柏地黄丸;两目干涩者,可选杞菊地黄丸;若有肝阳上亢者,可加用平肝潜阳之品。

(3)瘀血阻窍型 症见肢体浮肿,皮色晦暗,面色黧黑,眩晕头痛,健忘失眠,心悸,耳聋耳鸣,唇色紫暗,舌有瘀点或瘀斑,脉细涩或弦涩。治宜去瘀生新、通窍活血。方用通窍活血汤加减:赤芍3克、川芎3克、桃仁9克、红花9克、鲜姜9克、红枣(去核)7个、老葱(切碎)3根、麝香(布包)0.15克。黄酒煎服。随症加减:若患者虚弱,神疲乏力,可加黄芪以补气生新祛瘀;若腰膝酸冷,可加桂枝等温经活血。

(4)风阳上扰型 症见肢体浮肿,呕恶纳差,眩晕耳鸣,头痛且胀,遇情绪波动加重,肢麻震颤,腰膝酸软,舌红苔黄,脉弦细数。治宜平肝潜阳、滋养肝肾。方用天麻钩藤饮加减:天麻9克、栀子9克、黄芩9克、杜仲9克、益母草9克、桑寄生9克、夜交藤9克、朱茯神9克、川牛膝12克、钩藤(后下)12克、石决明(先煎)18克。随症加减:阴虚较甚,可加生地黄、麦冬、玄参、何首乌;肝火旺盛,可加牡丹皮、菊花、夏枯草等;眩晕强烈,手足

震颤麻木有化风之势,可加珍珠母、生龙骨、生牡蛎平肝潜阳熄风。

(5)肝火上炎型 症见肢体浮肿,头痛且晕,胸闷胁胀,烦躁易怒,少寐多梦,舌红苔黄腻,脉弦数。治宜清肝泻火、清利湿热。方用龙胆泻肝汤加减:龙胆草9克、黄芩9克、泽泻9克、车前子9克、当归9克、生地黄9克、栀子6克、木通6克、柴胡6克、甘草6克。随症加减:烦躁较甚,可加磁石、龙骨、珍珠母、琥珀清心安神;肢体麻木抽搐,可加僵蚕、地龙等清热止痉。①

经 验 方

1. 杞菊地黄汤加减 熟地黄15克、山药12克、山茱萸12克、茯苓10克、牡丹皮10克、枸杞子12克、菊花15克、石决明15克、钩藤(后下)15克、桑寄生10克。随症加减:尿中带血,加白茅根、小蓟;有尿蛋白,加金樱子、芡实;腰痛,加续断、延胡索;畏寒肢冷,加菟丝子、淫羊藿;失眠,加夜交藤、合欢皮;便秘,加酒大黄(后下)10克。每日1剂,水煎分3次服。1个月为1个疗程,2个疗程后观察疗效。吴立鹏等用上方加减治疗45例肾性高血压患者。结果:显效28例,有效13例,无效4例。总有效率91.11%。②

2. 滋阴平肝化瘀汤 菊花20克、地龙20克、当归15克、川芎12克、钩藤12克、夏枯草15克、酸枣仁15克、吴茱萸15克、生地黄12克、怀牛膝12克、石韦20克、车前草30克。随症加减:肝肾阴虚者,加熟地黄;气阴两虚者,加黄芪、麦冬;阴阳两虚者,加淫羊藿、桑寄生;脾肾阳虚者,加肉桂、附子。唐桂军等采用随机数字表法将129例肾性高血压患者分为对照组43例和治疗组68例。对照组采用单纯西药疗法治疗。治疗组在对照组的基础上加用滋阴平肝化瘀汤治疗。结果:治疗组在改善临床症状、血压及实验室指标等方面,均优于对照组(P<0.05或0.01)。③

3. 龙牡汤 生龙骨(先煎)30克、生牡蛎(先煎)30克、丹参30克、生地黄20克、山茱萸15克、益母草15克、猪苓15克、钩藤(后下)15克、夏枯草15克、酸枣仁15克、冬虫夏草(另炖)3克、天麻(另炖)8克、地龙8克、川牛膝9克。每日1剂,水煎,分2次口服。祁爱蓉等将58例阴虚阳亢型肾性高血压患者随机分为中西医结合治疗组(治疗组)36例与对照组22例。治疗组以龙牡汤和卡托普利治疗。对照组单用卡托普利治疗。观察两组临床症状、动态血压、24小时尿蛋白定量、血尿素氮、肌酐和临床疗效。结果:治疗组临床症状有明显改善,与对照组比较,差异有显著性或非常显著性意义(P<0.05或0.01);治疗组动态血压的均值变化、血尿素氮、肌酐下降水平与对照组比较,差异有显著性或非常显著性意义(P<0.05或0.01);治疗组降压疗效总有效率明显优于对照组(P<0.01)。④

4. 肾高方 生杜仲15克、龟甲15克、当归15克、夏枯草15克、制首乌15克、光慈菇15克、桑寄生24克、丹参20克、益母草30克。随症加减:水肿者,加车前子(包煎)15克、茯苓15克、猪苓15克、椒目10克。每日1剂,水煎400毫升分2次服。2周为1个疗程。段慧杰将60例肾实质性高血压患者随机分为治疗组与对照组各30例。对照组口服洛汀新或硝苯地平等常规西药治疗。治疗组在常规西药基础上加用赵玉庸自拟"肾高方"滋补肝肾、活血利水治疗。结果:用药2周后,降压总有效率93%,较单纯西药对照组为优,差异有统计学意义。⑤

5. 防芪地黄汤 汉防己25克、生黄芪25克、淮山药12克、山茱萸10克、泽泻12克、白茯苓15克、牡丹皮12克、丹参15克、地黄15克。每日1剂,水煎分2次服。4周为1个疗程。随症加减:肾气不足,下焦阳虚,形寒肢冷者,加制附子(先

① 张小强.中医分型论治肾性高血压[J].实用中医内科杂志,2012,26(12):48-49.
② 吴立鹏,等.杞菊地黄汤加减方治疗肾性高血压45例[J].实用中医药杂志,2012,28(12):1009.
③ 唐桂军,等.滋阴平肝化瘀汤治疗肾性高血压临床研究[J].中医学报,2011,26(11):1347-1349.
④ 祁爱蓉,等.中西医结合治疗阴虚阳亢型肾性高血压36例疗效观察[J].新中医,2004,36(3):50-52.
⑤ 段慧杰.中西医结合治疗肾实质性高血压30例[J].四川中医,2004,22(7):46-47.

煎)12 克、肉桂(后下)5 克;脾肾阳虚,水肿甚者,加炒白术 126 克、川牛膝 15 克、车前子(包煎)25 克、天仙藤 15 克;阴虚火旺、小溲涩痛者,加知母 12 克、黄柏 12 克;肝阳偏亢、头晕痛剧者,加生石决明(先煎)30 克、珍珠母(先煎)30 克。张鸿雁等将 105 例肾性高血压患者随机分为治疗组 52 例与对照组 53 例。两组均给予依那普利、双氢克尿塞和硝苯地平,治疗组加服防芪地黄汤。结果:治疗组显效 32 例,有效 17 例,无效 3 例,总有效率 94.2%;对照组显效 17 例,有效 15 例,无效 21 例,总有效率 60.4%。两组显效率及总有效率比较,均有统计学意义(均 $P<0.05$)。[1]

6. 防己黄芪汤合当归芍药散加减　生黄芪 15～30 克、汉防己 15 克、当归 15 克、赤芍 15 克、茯苓 15 克、白术 15 克、泽泻 15 克、黄芩 15 克、川芎 10 克、车前草 30 克、益母草 15～30 克。随症加减:面上升火,阴虚火旺者,加黄柏 12 克、知母 12 克;下焦湿热,尿频急涩痛者,加萹蓄、瞿麦、蒲公英、败酱草;咽喉肿痛,加金银花、连翘、蒲公英、射干、玄参;下焦阳虚、形寒肢冷者,加桂枝、淫羊藿;肾功能不全失代偿者,加代赭石、鸡血藤、焦大黄、生地榆;呕吐重者,加旋覆花、紫苏梗、陈皮、竹茹、代赭石;水肿严重者,加制商陆 6～10 克;手足抽搐,虚风内动者,加杭白芍、煅龙牡。每日 1 剂,水煎服。服药 4 周为 1 个疗程,一般连服 2 个疗程。刘文军等以上方加减治疗 22 例慢性肾炎高血压患者。结果:显效 14 例,占 63.60%;有效 5 例,占 26.03%;无效 3 例,占 13.64%。总有效率 86.36%。[2]

7. 平肝降压Ⅰ号方　天麻 12 克、钩藤 12 克、蔓荆子 12 克、当归 12 克、半夏 12 克、白术 12 克、夏枯草 12 克、川芎 12 克、怀牛膝 12 克、车前子 12 克等。随症加减:肝阳上亢者,加生牡蛎、杭菊花、决明子;气血亏虚者,加太子参、炙黄芪、生地黄、熟地黄、赤白芍;痰湿郁阻者,加茯苓、薏苡仁、

泽泻;气滞血瘀者,加丹参、桃仁、红花;肝肾阴虚者,加枸杞子、女贞子、墨旱莲。每日 1 剂,水煎 500 毫升,分早、晚 2 次服。顾左宁以上方加减治疗 78 例肾性高血压患者。以往未用西药降压药者,仅用平肝降压Ⅰ号方治疗;已服用降压药者逐步减量,以至停用。结果:显效 54 例,占 69.23%;有效 18 例,占 23.07%;无效 6 例,占 7.69%。总有效率 92.30%。[3]

中 成 药

1. 全杜仲胶囊　组成:杜仲(江西普正制药有限公司,国药准字 Z20055116)。用法用量:5 粒,每日 2 次。临床应用:张振千等将 174 例肾性高血压患者按随机数字表法分为对照组和观察组各 87 例。对照组在常规治疗的基础上给予杜仲降压片治疗,5 片,每日 3 次;观察组在常规治疗的基础上给予全杜仲胶囊治疗。6 个月为 1 个疗程。治疗 1 个疗程后,比较两组临床疗效,治疗前后 24 小时血压水平、血压昼夜节律及临床症状的改变情况;观察两组肝肾功能指标以评估用药安全性。结果:观察组治疗总有效率 97.70%,高于对照组的 89.66%,差异有统计学意义($P<0.05$);治疗后两组 24 小时血压水平、收缩压变异指数(SBPCV)、舒张压变异指数(DBPCV)、血压昼夜节律、临床症状积分及肾功能指标:血肌酐(Scr)、血尿酸(UA)、尿素氮(UN)、24 小时尿蛋白定量(24 小时 UPR)均较治疗前改善,且观察组优于对照组,差异有统计学意义($P<0.05$)。[4]

2. 羊藿三七胶囊　组成:淫羊藿、三七(每粒 0.3 克,重庆三峡云海药业股份有限公司生产,国药准字 Z20090102)。用法用量:1.2 克,每日 2 次口服。临床应用:史耀勋将 140 例阳虚血瘀型肾性高血压患者随机分为治疗组和对照组各 70 例。对照组给予西医常规对症治疗,治疗组在对照组基

① 张鸿雁,等.防芪地黄汤配合西药治疗肾性高血压病[J].中西医结合心脑血管病杂志,2003,1(5):306－307.
② 刘文军,等.防己黄芪汤合当归芍药散治疗慢性肾炎高血压的临床报道[J].中医药信息,1997(5):28.
③ 顾左宁,等.平肝降压Ⅰ号方为主辨治肾性高血压 78 例[J].南京中医药大学学报,1997,13(4):241.
④ 张振千,等.全杜仲胶囊治疗肾性高血压临床疗效观察与安全性评价[J].中国合理用药探索,2018,15(12):73－77.

础上予羊藿三七胶囊口服治疗。两组均连续治疗8周为1个疗程,共治疗1个疗程。结果:治疗组中医证候疗效总有效率91.43%,对照组71.43%;治疗组血压疗效总有效率92.86%,对照组81.43%。[①]

3. 舒血宁注射液 组成:银杏叶总黄苷、银杏苦内酯(万荣三九药业有限公司生产,国药准字Z14021871)。用法用量:舒血宁注射液20毫升加入5%葡萄糖注射液或0.9%氯化钠注射液100毫升,每日1次静脉滴注。4周为1个疗程。临床应用:易无庸等将84例肾性高血压患者随机分为治疗组和对照组各42例。对照组予缬沙坦胶囊,治疗组在对照组基础上加用舒血宁注射液。结果:治疗组显效26例,有效11例,无效5例,总有效率88.10%;对照组显效11例,有效16例,无效15例,总有效率64.29%。治疗组疗效优于对照组。两组治疗后血压变化比较,治疗血压均显著降低,治疗组较对照组下降更为显著($P<0.01$)。[②]

预防用药

1. 芹菜粥 组成:芹菜连根120克、粳米250克。制备方法:将芹菜洗净,切成6分长的段,粳米淘净。芹菜、粳米放入锅内,加清水适量,用武火烧沸后转用文火炖至米烂成粥,调味搅匀即成。[③]

2. 菊花粥 组成:菊花末15克、粳米100克。制备方法:菊花摘去蒂,上笼蒸后,取出晒干或阴干,然后磨成细末,备用。粳米淘净放入锅内,加清水适量,用武火烧沸后,转用文火煮至半成熟,再加菊花细末,继续用文火煮至米烂成粥。用法用量:每日2次,晚餐食用。[④]

3. 绿豆海带粥 组成:绿豆100克、海带100克、大米适量。制备方法:将海带切碎与其他2味

同煮成粥。用法用量:可长期当晚餐食用。[⑤]

4. 荷叶粥 组成:新鲜荷叶1张、粳米100克、冰糖少许。制备方法:将鲜荷叶洗净煎汤,再用荷叶汤同粳米、冰糖煮粥。用法用量:早晚餐温热食。[⑥]

5. 醋泡花生米 组成:生花生米。制备方法:浸泡醋中5日。功效:降压,止血,降低胆固醇。用法用量:每日早上吃10~15粒。[⑦]

6. 决明粥 组成:石决明粉30克、决明子10克、白菊花10克、粳米100克、冰糖6克。制备方法:将决明子放在锅中炒至有香味即起锅,然后将白菊花、决明子、石决明放在砂锅中煎汁,取汁去渣。粳米洗净之后与药汁一起煮成稀饭加冰糖即可食用。用法用量:每日1次。[⑧]

7. 夏枯草粥 组成:夏枯草10克、粳米50克、冰糖少许。制备方法:将夏枯草洗净放入砂锅内煎煮,过滤后去渣留汁,再把粳米洗净放进药汁里,用小火继续煎煮至粥熟,放进冰糖调味后即可食用。用法用量:每日2次,温热服用。此外,荷叶茶、槐花茶、山楂茶、莲子心茶、葛根茶等也是肾性高血压患者日常可以选用的保健茶饮。[⑨]

8. 音乐疗法 组成:中医入选曲目以舒缓、轻柔、优雅、和谐、歌唱大自然的乐曲为主旋律。临床应用:邓丽丽等选取符合标准的60例肾性高血压患者随机分为两组。对照组30例仅给予常规西药治疗,治疗组30例在对照组的基础上配合音乐疗法治疗,疗程为1周,对两组降压疗效及生化水平进行分析评价。结果:治疗组治疗后的收缩压为(128.34±9.88)毫米汞柱,较对照组的(132.24±7.26)毫米汞柱有显著性下降($P<0.05$);相关生化指标的改善情况,治疗组亦比对照组要好(但$P>0.05$)。[⑩]

① 史耀勋.羊藿三七胶囊治疗阳虚血瘀型肾性高血压的临床研究[J].中西医结合心脑血管病杂志,2016,14(15):1790-1792.
② 易无庸,等.舒血宁治疗肾性高血压42例临床观察[J].中国中医急症,2010,19(3):396-437.
③~⑨ 张小强.中医分型论治肾性高血压[J].实用中医内科杂志,2012,26(9):48-49.
⑩ 邓丽丽,等.音乐疗法配合药物治疗肾性高血压的临床研究[J].山西中医,2011,27(2):47-49.

膜 性 肾 病

概　述

膜性肾病(MN)作为一个病理学诊断名词,其病理特征为弥漫性肾小球基底膜增厚伴上皮细胞下免疫复合物沉积。膜性肾病是肾脏的滤过膜受到自身免疫损伤后而发生的肾病。原发性膜性肾病(PMN)约占 80%,继发性膜性肾病(SMN)占 20%。在美国,MN 的发生率约为每年 12/百万,好发年龄 50～60 岁,男女比例约为 2:1。由 MN 导致的终末期肾病(ESRD)发病率约为每年 1.9/百万。亚洲人、黑人和西班牙裔人中 PMN 最为常见。过去认为膜性肾病多见于中老年人,现在发现年轻人也多见。据统计,在原发性肾脏病中,膜性肾病排第 2 位,仅次于我国常见的 IgA 肾病。不过,随着环境污染的加重,膜性肾病大有赶超 IgA 肾病之势。

膜性肾病特征性的病理学改变是肾小球毛细血管袢上皮侧可见多数规则的免疫复合物沉积致基底膜的弥漫性增厚,可形成"钉突",临床主要表现为肾病综合征:大量蛋白尿,低蛋白血症,高脂血症和水肿。因为低蛋白和血液高凝,严重的感染和血栓、栓塞性疾病(比如肺栓塞)是膜性肾病的两大并发症,甚至是致死的原因。

膜性肾病按发病原因可分为特发性膜性肾病和继发性膜性肾病,特发性膜性肾病是指无明显诱因,约占膜性肾病的 2/3。继发性膜性肾病由继发性多种因素(包括病毒感染、自身免疫性疾病、恶性肿瘤、非类固醇类抗炎等药物、家族性及代谢性因素)引起,较少见。

由于古代并无肾穿刺活检技术,因此历代中医论著中从未有肾脏病理诊断病名的记载。膜性肾病因其临床常以高度水肿和大量蛋白尿为特征,可归属中医"水肿""尿浊""癃闭""关格""虚劳"等范畴。

膜性肾病是自身免疫损伤,所以抑制自身免疫就是主要治疗,同时辅以降压降脂、利尿消肿、抗凝等治疗,其中,激素联合免疫抑制剂是主要的治疗药物。

辨 证 施 治

陈以平分 3 型

(1) 气虚瘀水交阻型　症见全身浮肿,面色黧黑萎黄,腰痛固定,口中黏腻,腰酸乏力,小便短少,大便不畅,舌质暗紫或有瘀点瘀斑,苔白腻,脉沉滑或弦滑。治宜益气化瘀利水。方用桂枝茯苓丸加减:党参、桂枝、茯苓、桃仁、牡丹皮、赤芍、益母草、炙甘草。

(2) 气虚湿热互结型　症见下肢浮肿,口干咽燥,纳差,口苦乏力,小便短赤,大便干结,或见面部痤疮,或见皮肤湿疹,舌质红,苔薄黄,脉濡或濡数。治宜清利湿热、益气活血。方用陈氏清热膜肾方加减:党参 15 克、白术 12 克、丹参 30 克、白花蛇舌草 30 克、黄芩 12 克、石韦 15 克、车前草 30 克、猪苓 15 克、当归 12 克、益母草 15 克等。

(3) 阳虚湿浊内聚型　症见下肢浮肿,腰酸乏力,畏寒怕冷,面色晦暗,易感外邪,小便清长或短少,恶心呕吐,纳差腹胀,大便溏薄,舌淡,苔白腻或秽浊,或边有齿痕,脉沉细无力。治宜温阳活血、化湿降浊。方用陈氏补肾膜肾方加减:党参 30 克、黄芪 30 克、白术 12 克、肉苁蓉 12 克、淫羊藿 15 克、丹参 30 克、益母草 15 克、山药 30 克、红枣 12 克、薏苡仁 30 克、苍术 12

克、制大黄等。[①]

经 验 方

1. **自拟肾病汤** 黄芪 30 克、丹参 30 克、水蛭 10 克、醋莪术 15 克、当归 20 克、川芎 15 克、赤芍 30 克、党参 20 克、牡丹皮 20 克、地龙 20 克、徐长卿 15 克、黄芩 20 克、白芍 30 克、甲片 20 克。每日 1 剂，水煎服。刘艳芳等将 62 例特发性膜性肾病患者按随机数字表法分为对照组和观察组各 31 例。所有患者均给予优质低蛋白饮食，并给予降血压、降血脂、抗血凝等对症治疗。对照组采用常规西药治疗，观察组在对照组治疗基础上加用自拟肾病汤。观察两组患者的临床疗效、不良反应率和生化指标变化情况。结果：观察组有效率 83.87%，对照组有效率 61.29%。两组比较，差异有统计学意义（$P<0.05$）。[②]

2. **参芪地黄汤** 黄芪 30 克、党参 20 克、熟地黄 20 克、山药 30 克、茯苓 30 克、白术 15 克、泽泻 20 克、牡丹皮 6 克、菟丝子 30 克、车前子 30 克、猪苓 30 克、芡实 30 克、金樱子 30 克、三七参 15 克。4 周为 1 个疗程。李俊将 100 例气阴两虚型膜性肾病患者随机分为观察组和对照组各 50 例。观察组治疗方案为环磷酰胺、泼尼松联合参芪地黄汤，对照组治疗方案为环磷酰胺联合泼尼松。结果：观察组总有效率 94.0%，对照组总有效率 86.0%。[③]

3. **陈氏肾 9 方加减** 黄芪、党参、丹参、当归、怀山药、炒白术、制苍术、猪苓、茯苓、薏苡仁、水蛭、白花蛇舌草、半枝莲、芙蓉叶。随症加减：如出现脾肾阳虚表现，加淫羊藿、巴戟天等；如出现热毒炽盛，加七叶一枝花、紫花地丁等；如出现肾功能不全，加川芎、葛根、大黄等。每日 1 剂，水煎分早晚口服。张春崧等将 60 例特发性膜性肾病患者随机分为治疗组和对照组各 30 例。对照组予糖皮质激素＋环磷酰胺治疗，治疗组予陈氏肾 9 方治疗。结果：治疗组、对照组总缓解率分别为 76.7%、59.3%，组间临床疗效比较，治疗组明显优于对照组（$P<0.05$）。[④]

4. **加减补阳还五汤** 生黄芪 30 克、桃仁 10 克、红花 6 克、川牛膝 15 克、地龙 15 克、当归 9 克、川芎 9 克、生地黄 15 克、淮山药 15 克、山茱萸 10 克、制大黄 6 克、赤芍 15 克、土茯苓 20 克、陈皮 6 克、猫人参 30 克。每日 2 剂，煎制浓缩成 100 毫升的真空包装水煎剂。连续治疗 12 周。林崇泽等以上方加减治疗 33 例特发性膜性肾病患者 12 周，观察治疗前后中医证候积分、24 小时蛋白尿定量及血浆白蛋白等变化。与治疗前比较，治疗后的中医证候积分及 24 小时蛋白尿定量明显下降（$P<0.05$），血浆白蛋白明显升高（$P<0.05$）。[⑤]

5. **补气活血颗粒** 黄芪、党参、山药、枸杞子、鬼箭羽、金樱子、半枝莲、丹参、泽泻、陈皮等。张小敏将 61 例膜性肾病患者随机分为两组。治疗组失访 3 例，对照组失访 2 例，实际纳入 56 例，治疗组 27 例，对照组 29 例。对照组给予降压等对症治疗，治疗组在对照组基础上加用补气活血颗粒。12 周为 1 个疗程。结果：治疗组临床疗效总有效率及证候积分下降幅度均优于对照组（$P<0.05$ 或 $P<0.01$）；治疗后，两组 24 小时尿蛋白定量均较治疗前下降（$P<0.01$），但治疗组优于对照组（$P<0.01$）。治疗后，两组全血 CD4＋T 细胞、CD4＋/CD8＋T 细胞比值均较治疗前升高（$P<0.01$），而全血 CD8＋T 细胞水平较治疗前下降（$P<0.01$），且治疗组变化均较治疗前更显著（$P<0.01$）。结论：补气活血颗粒可明显改善膜性肾病患者临床疗效，减少 24 小时尿蛋白定量，其机制可能与改变 T 细胞亚群失衡状态有关。[⑥]

① 刘玉宁，等.陈以平教授治疗膜性肾病的经验[J].中国中西医结合肾病杂志，2004，5(3)：131-132.
② 刘艳芳，等.自拟肾病汤治疗特发性膜性肾病临床观察[J].中医学报，2018，33(6)：1091-1094.
③ 李俊.参芪地黄汤治疗气阴两虚型膜性肾病 50 例疗效观察[J].云南中医中药杂志，2018，39(5)：48-49.
④ 张春崧，陈以平，等.陈氏肾 9 方治疗特发性膜性肾病的临床观察[J].上海中医药杂志，2018，52(6)：37-39，43.
⑤ 林崇泽，黄蔚霞，等.加减补阳还五汤治疗特发性膜性肾病的疗效观察[J].中国中西医结合肾病杂志，2018，19(7)：621-622.
⑥ 张小敏.补气活血颗粒对特发性膜性肾病患者的治疗作用及其外周血 T 细胞亚群的影响[J].中医药临床杂志，2018，30(8)：1505-1507.

6. **柿芪膏合四虫泌浊散** 四虫泌浊散：水蛭9克、地龙15克、全蝎5克、土鳖虫10克。每日1剂。柿芪膏：鲜柿叶3 000克、黄芪1 000克、白糖适量。将鲜柿叶洗净切碎，加黄芪，加水浓煎，去渣取汁1 000克，慢火浓缩至稠黏，加白糖收汁，装瓶。每次10毫升，每日2次。吴俊荣将30例原发性膜性肾病患者随机分为观察组与对照组各15例。对照组予常规治疗，观察组在常规治疗基础上予柿芪膏联合四虫泌浊散用药方案。结果：观察组总有效率93.3%，明显优于对照组。①

7. **肾复康** 山茱萸10克、茯苓12克、太子参15克、生地黄15克、忍冬藤15克、丹参15克、猫须草15克、蝉花15克、积雪草15克、生黄芪30克、白花蛇舌草30克、鸡血藤30克等。随症加减：血尿者，加仙鹤草15克、小蓟15克、白茅根30克；D-二聚体升高，加楤木10克、水蛭10克、灯盏花15克；蛋白尿＞6克/天，加三虫散3克、追风藤15克、青风藤15克；血浆白蛋白不足15克/升，黄芪加至60克，加紫河车10克、当归15克；浮肿明显者，加车前草30克、薏苡仁30克、赤小豆30克；血脂高者，加山楂15克、决明子15克、制首乌15克。每日1剂，水煎分早晚2次服用。刘劲松等将82例膜性肾病患者按随机数字表法分为治疗组和对照组各41例。对照组予雷公藤多苷片，治疗组予肾复康。结果：治疗组总有效率85.37%，对照组总有效率82.93%，两组比较，差异无统计学意义（P＞0.05）。对照组不良反应发生率58.54%，明显高于治疗组4.88%（P＜0.01）。②

8. **叶氏益肾消白方** 生黄芪45克、生地黄24克、炒白术9克、全蝎（另包，研末冲服）9克、丹参30克、茯苓20克、蝉蜕20克、僵蚕20克、地龙20克、水蛭5克、当归15克、红花15克、桃仁15克、川芎15克。杨永超等将66例特发性膜性肾病患者按随机数字表分为对照组与治疗组各33例。对照组予强的松片、环磷酰胺、ACEI或ARB、低

分子肝素等西医常规治疗。治疗组在对照组的基础上加用叶氏益肾消白方治疗。随访12个月后评价临床疗效。结果：治疗组完全缓解患14例，显著缓解10例，部分缓解7例，无效3例，总有效率90%；对照组完全缓解10例，显著缓解10例，部分缓解6例，无效7例，总有效率78.7%。治疗组总体疗效明显优于对照组，有统计学差异（P＜0.05）。③

9. **芪地固肾方** 黄芪30～90克、生地黄15～30克、芡实30～45克、白花蛇舌草30～60克、丹参15～20克、荆芥10克。随症加减：脾虚甚，加白术、党参；瘀血明显，加当归、益母草；阴虚、大量蛋白尿，加山茱萸。每日1剂，水煎早晚温服。雷根平等将95例膜性肾病患者随机分为治疗组65例与对照组30例。两组均予基础治疗及对症治疗，治疗组在此基础上予芪地固肾方。结果：治疗组总缓解率81.54%，对照组总缓解率73.33%，两组总缓解率比较差异有统计学意义（P＜0.05），芪地固肾方治疗组优于对照组。④

10. **黄芪猪苓汤** 黄芪30克、党参30克、怀山药30克、薏苡仁30克、猪苓20克、川芎20克、白术20克、茯苓20克、当归10克、生姜皮30克、益母草30克、白花蛇舌草30克、淫羊藿30克，丹参30克。随症加减：热象明显者，加生地黄、白茅根、牡丹皮；水肿明显者，加大腹皮、冬瓜皮、石韦；血瘀明显，或合并肾静脉栓塞者，加水蛭、红花、土鳖虫；肾虚明显者，加巴戟天、芡实、桑螵蛸、肉桂。每日1剂，水煎分2次温服。马传武等将42例难治性膜性肾病患者采用随机数字表法分为治疗组和对照组各21例。对照组给予泼尼松1毫克/（千克·天），凌晨顿服，连用8周后，每2～3周减原用药量的10%，最后以最小剂量5～10毫克/（千克·天）维持，每日2次，口服；霉酚酸酯20～25毫克/（千克·天），每日最大剂量为2.5毫克，每日2次，口服。治疗组予黄芪猪苓汤治疗。结果：治疗组完全缓解12例，显著缓解6例，部分缓

① 吴俊荣.柿芪膏联合四虫泌浊散治疗膜性肾病［J］.内蒙古中医药,2017,36(Z2)：23－24.
② 刘劲松,等.肾复康治疗原发性膜性肾病的临床研究［J］.中国医药指南,2016,14(4)：187－188.
③ 杨永超,等.益肾消白方治疗特发性膜性肾病疗效观察［J］.陕西中医,2016,37(9)：1140－1141.
④ 雷根平,等.芪地固肾方治疗特发性膜性肾病65例临床观察［J］.中国中西医结合肾病杂志,2016,17(10)：913－914.

解 2 例, 无效 1 例, 有效率 95.2%; 对照组完全缓解 8 例, 显著缓解 2 例, 部分缓解 5 例, 无效 6 例, 有效率 71.43%。①

11. 益肾通胶囊　黄芪 60 克、当归 20 克、白花蛇舌草 30 克、淫羊藿 15 克、党参 30 克、薏苡仁 30 克、柴胡 12 克、黄芩 9 克、茯苓 15 克、炒白术 15 克、川芎 15 克、地龙 12 克、乌梢蛇 12 克、龟甲 15 克、僵蚕 10 克、蝉蜕 10 克、甘草 5 克。制成浓缩丸剂, 9 克折生药 30 克。早晚各服 1 次, 口服。贺玉莲等将 72 例原发性膜性肾病患者随机分为治疗组和对照组各 36 例。对照组予常规治疗, 治疗组予益肾通胶囊。结果: 对照组总有效率 61.1%, 治疗组总有效率 83.3%。②

单　方

当归黄芪汤　组成: 当归 12 克、黄芪 60 克。用法用量: 每日 1 剂, 以 1 000 毫升水煎熬 30 分钟, 取汤汁 300 毫升, 于早晚分 2 次口服。临床应用: 郭术莲等将 72 例特发性膜性肾病低危患者随机分为观察组与对照组各 36 例。对照组予奥美沙坦酯治疗, 观察组予当归黄芪汤联合奥美沙坦酯治疗, 比较两组治疗效果。结果: 观察组治疗总有效率 94.4%, 显著高于对照组的 77.8% ($P<0.05$)。③

中　成　药

1. 地黄叶总苷　用法用量: 每次 2 粒, 每日 2 次, 口服。临床应用: 程可佳等将特发性膜性肾病 2～3 期符合 24 小时尿蛋白<3.5 克、血肌酐<104 微摩尔/升的患者随机分为两组。对照组予坎地沙坦酯片, 治疗组在对照组基础上加用地黄叶总苷, 治疗 8 周后评价其疗效。如患者血压仍大于 140/90 毫米汞柱, 则在治疗基础上加用苯磺酸氨氯地平等其他药物控制血压, 待血压稳定 1 周后测定指标。结果: 治疗 8 周后, 治疗组与对照组 24 小时尿蛋白定量均减少, 且治疗组较对照组减少更显著($P<0.05$); 治疗 8 周后, 治疗组与对照组 Alb 均上升。④

2. 黄葵胶囊　组成: 黄蜀葵花(江苏苏中药业, 国药准字 Z19990040)。用法用量: 5 粒, 每粒 0.5 毫克, 每日 3 次。临床应用: 吕春婷等将 24 小时蛋白尿<3.5 克的 67 例膜性肾病患者随机分为研究组 35 例与对照组 32 例。对照组予单纯血管紧张素转化酶抑制剂(ACEI)类药物治疗, 研究组采用黄葵胶囊联合 ACEI 治疗。疗程 8 周, 比较两组患者蛋白尿的变化情况。结果: 研究组总有效率 88.57%, 明显高于对照组 65.63%; 两组患者服药后, 均未出现明显的不良反应, 研究组的治疗获得了更满意的临床效果。⑤

3. 槐杞黄联合参芎葡萄糖　组成: 槐耳菌丝体发酵物、枸杞子、黄精(江苏启东盖天力药业, 生产批号 20120512, 20130823)。用法用量: 槐杞黄颗粒 10 克, 每日 2 次。临床应用: 商华等将 70 例特发性膜性肾病患者随机分为对照组与治疗组各 35 例。对照组予甲泼尼龙、醋酸泼尼松、环磷酰胺, 治疗组在对照组治疗方案的基础上加用槐杞黄颗粒口服联合参芎葡萄糖注射液静脉滴注, 参芎葡萄糖注射液(规格为 100 毫升, 盐酸川芎嗪 100 毫克、丹参素 20 毫克、葡萄糖 5 克)200 毫升, 每月静脉滴注 14 天。分别于治疗 3 个月末、治疗 6 个月末比较两组患者的治疗效果、不良反应及并发症的发生率。结果: 治疗 3 个月末两组临床疗效差异无统计学意义($P>0.05$); 治疗 6 个月末治疗组疗效明显优于对照组($P<0.05$); 6 个月末治疗组不良反应及并发症发生率明显低于对照组($P<0.05$)。⑥

①　马传武, 等.黄芪猪苓汤治疗难治性膜性肾病 21 例[J].中医研究, 2012, 25(11): 38-40.
②　贺玉莲, 等.益肾通胶囊治疗原发性膜性肾病 36 例[J].中西医结合研究, 2010, 2(6): 303-304.
③　郭术莲, 等.当归黄芪汤联合奥美沙坦酯对特发性膜性肾病低危患者的应用价值分析[J].中医临床研究, 2018, 10(8): 125-126.
④　程可佳, 等.地黄叶总苷联合坎地沙坦酯片治疗特发性膜性肾病 2-3 期的临床观察[J].中国继续医学教育, 2017, 9(5): 188-190.
⑤　吕春婷, 等.黄葵胶囊联合 ACEI 类药物在特发性膜性肾病患者中的应用[J].临床医学, 2017, 37(6): 115-116.
⑥　商华, 等.槐杞黄联合参芎葡萄糖治疗特发性膜性肾病的疗效观察[J].广西医学, 2014, 36(5): 631-633.

4. 百令胶囊 组成：人工虫草制剂（杭州中美华东制药有限公司，国药准字 Z10910036）。用法用量：2.0 克，每日 3 次口服。临床应用：崔岭等将 76 例膜性肾病患者随机分为治疗组和对照组各 38 例。治疗组予百令胶囊联合厄贝沙坦片治疗，对照组 38 例予厄贝沙坦片治疗。两组均治疗 3 个月后观察治疗前后 24 小时尿蛋白定量、血清白蛋白（ALB）及血肌酐（Cr）水平变化，并进行 T 淋巴细胞亚群分析。结果：两组治疗后 24 小时尿蛋白定量、Cr 均较本组治疗前降低（$P < 0.05$），ALB 升高（$P < 0.05$），且治疗组较对照组改善更明显（$P < 0.05$）；两组治疗后 T 淋巴细胞亚群比较差异有统计学意义（$P < 0.05$），治疗组较对照组 CD3＋、CD4＋上升，CD8＋下降，CD4＋/CD8＋上升。[1]

5. 脉血康胶囊 组成：水蛭素［多为重庆多泰制药有限公司生产，批准文号（97）卫药准字 Z208 号］。用法用量：750 毫升，口服，每日 3 次。临床应用：李开龙等将 139 例肾病综合征型（肾功能正常）特发性膜性肾病患者分成两组。脉血康胶囊组 87 例口服脉血康胶囊、潘生丁；潘生丁组 52 例服潘生丁。从 24 小时尿蛋白定量、血浆白蛋白、血肌酐、内生肌酐清除率（Ccr）、血液流变学、血脂和不良反应几个方面对两组病例进行比较分析。结果：脉血康胶囊组 24 小时尿蛋白定量下降的速度比潘生丁组快，治疗 2 个月后出现显著性差异（$P < 0.01$）；两组在治疗后 Ccr 也呈现上升趋势，脉血康胶囊组上升的速度更快一些，且在 4 个月以后的各时间点脉血康胶囊组与潘生丁组比较有统计学差异（$P < 0.05$）。[2]

预防用药

鲫鱼冬瓜汤 组成：鲫鱼 250 克、带皮冬瓜 500 克、葱白 3 段、生姜 5 片。制备方法：鲫鱼洗净，去肠杂及腮，与葱白、生姜、带皮冬瓜，加少许调料同煎汤。用法用量：100 毫升，每日 2 次，饭后饮用。临床应用：王云汉等将 79 例膜性肾病患者随机分为治疗组 40 例和对照组 39 例。对照组采用常规治疗，治疗组除常规治疗外，加服鲫鱼冬瓜汤 100 毫升。观察 24 小时尿蛋白定量、血清蛋白（ALB）、胆固醇（TC）、三酰甘油（TG）等指标在治疗前后的变化，并比较统计差异性。结果：治疗后治疗组有效率 82.5％，对照组 56.4％。[3]

① 崔岭，等.百令胶囊联合厄贝沙坦片治疗膜性肾病 38 例临床观察及对免疫功能的影响[J].河北中医，2013，35(10)：1543－1544，1559.
② 李开龙，等.水蛭素治疗特发性膜性肾病的回顾性分析[J].中国中西医结合肾病杂志，2007，8(7)：417－418.
③ 王云汉，等.鲫鱼冬瓜汤辅助治疗膜性肾病 40 例[J].山东中医杂志，2012，31(11)：792－793.

药物性肾损伤

概　述

药物性肾损害：一次或连续使用某种药物数日后出现相应的肾脏受损表现，包括尿检异常、肾功能减退、肾脏影像学异常、肾脏病理学异常。目前临床上使用的药物中有很大一部分具有肾毒性，从引起肾损伤的药物的种类来看，可引起药物性肾损害的药物包括抗菌类药物如氨基糖苷类、青霉素类、头孢菌素类、多肽类、磺胺类等，抗结核药如利福平，抗病毒药，抗真菌药，非甾体类抗炎镇痛药，血管紧张素转换酶抑制剂，造影剂，抗癌药物如顺铂和卡铂，以及含马兜铃酸类中草药如雷公藤、青木香、益母草等。

药物性肾损害，中医学认为其病因为药毒侵袭脏腑，耗伤气血，或药毒伤及脏腑后失治、误治，导致病久脏腑亏损，气血阴阳虚衰，可归于中医"虚劳"范畴。《医宗金鉴·虚劳总括》详细论述了虚劳的成因及其疾病的本质。所谓"虚者，阴阳、气血、荣卫、精神、骨髓、津液不足是也。损者，外而皮、脉、肉、筋、骨，内而肺、心、脾、肝、肾消损是也。成劳者，为虚损日久，留连不愈，而成五劳、七伤、六极也"。可见药物性肾损害药毒侵袭脏腑，主要责之气、血、阴、阳，主要涉及肾、肝、脾三脏。

辨　证　施　治

赵德柱等分2型

（1）气阴两虚、浊阴上逆型　症见面色㿠白，气短神疲，心悸口干，耳鸣腰酸，恶心呕吐，小便短少，便溏舌红少苔，脉细数或沉涩。治宜益气养阴、补气活血。方用六味地黄汤加减：党参、白术、茯苓、黄芪、牡丹皮、熟地黄、女贞子、车前子、丹参。

（2）湿热互结型　症见面色晦暗，四肢欠温，腰酸倦怠，胸闷呕恶，便秘溲赤，舌淡红苔黄厚，脉弦数或弦涩。治宜温阳泄浊、运中降逆。方用温胆汤加减：半夏、枳实、紫苏、茯苓、陈皮、黄连、丹参、黄芪、车前子。[1]

经　验　方

1. 自拟方　黄芪30克、党参15克、茯苓15克、白术10克、淫羊藿15克、巴戟天15克、紫苏叶10克、大黄10克、黄连6克、当归15克、陈皮10克、泽泻10克、水蛭6克、泽兰25克、鸡血藤25克、炙甘草10克。每日1剂，用500毫升水煎，分早晚2次服。张叶飞将急性药物性肾损害患者67例，按入院先后顺序分为观察组39例与对照组28例。两组均停用肾损害药物，对照组采用还原型谷胱甘肽注射治疗，观察组在对照组基础上联合中药方剂治疗，同时临床药师实施干预意见。比较两组治疗前后血清肌酐水平变化及疗效等。结果：治疗后观察组血清肌酐水平明显低于对照组，总有效率（87.2%）明显高于对照组（60.7%），差异有统计学意义（$P < 0.05$）。用药过程中医师共采纳临床药师干预意见19次（82.6%），患者对临床药师工作总满意率91.0%。对照组药物不良反应发生率略低于观察组，但差异无统计学意义（$P > 0.05$）。[2]

---

① 赵德柱，等.中药治疗药物性肾损害的体会——附11例临床观察[J].黑龙江中医药，1996(6)：26-27.
② 张叶飞.中药联合还原型谷胱甘肽治疗急性药物性肾损害效果观察[J].中国乡村医药，2018，25(22)：43-44.

2. 加味附子理中汤　制附子(先煎)9克、干姜6克、红参15克、白术15克、茯苓12克、制大黄6克、制半夏8克、炙甘草6克。每日1剂,水煎300毫升,分早晚2次温服,疗程4周。蓝芳等将78例急性肾损伤患者随机分为研究组44例与对照组34例。对照组予基础治疗(立即停用肾损害的药物,卧床休息,给予低盐、低脂及优质蛋白质饮食,预防感染,控制血压及对症治疗)的同时加用醋酸泼尼松片,研究组在对照组治疗基础上加用加味附子理中汤。两组疗程均为4周。结果:研究组与对照组经治疗后肾功能均改善,血尿素氮、血肌酐、血清胱抑素(CysC)水平较治疗前下降,差异均有统计学意义($P < 0.01$或$P < 0.05$),研究组治疗后肾功能改善较对照组明显($P < 0.01$);药物性急性肾损伤患者免疫功能较健康人群明显下降,而vWF水平较健康人群明显上升,差异有统计学意义($P < 0.01$);研究组患者治疗后CD3＋、CD4＋、CD8＋、CD4＋/CD8＋水平均上升,vWF水平明显下降,与治疗前比较,差异均有统计学意义(均$P < 0.01$);对照组治疗前后免疫功能、vWF无明显变化,差异无统计学意义($P > 0.05$)。[1]

3. 补肾活血汤　杜仲15克、黄芪15克、大黄6～15克,熟地黄10克、山药10克、泽泻19克、党参10克、茯苓10克、巴戟天10克、肉苁蓉10克、紫苏叶10克、泽兰10克、桃仁10克、红花10克、炙甘草10克、黄连6克、水蛭5克。随症加减:便秘者,配合中药灌肠,药用大黄10克、枳实10克、厚朴10克等水煎200毫升,每日1次;恶心呕吐明显者,先于藿香正气散加减煎汤治疗。每日1剂,水煎服,疗程8～10周。宋素艳等以上方加减治疗30例药物性肾损害患者。所有患者均立即停用致病药物,在对症支持治疗基础上应用补肾活血汤,结果:显效15例,有效8例,稳定3例,无效4例,其中2例1年后转入透析治疗。总有效率87%。[2]

单　　方

冬虫夏草　组成:冬虫夏草。用法用量:每日3克,研细末,装胶囊,分早晚2次口服。临床应用:陈妍等对21例采用顺铂化疗方案的肿瘤患者予以冬虫夏草口服,并与常规化疗的21例作临床观察对照,结果显示冬虫夏草治疗组的总有效率95.24%,对顺铂引起的肾损害有明显的改善作用。[3]

① 蓝芳,史伟,等.加味附子理中汤对药物性急性肾损伤患者T淋巴细胞亚群及血管性假血友病因子的影响[J].临床肾脏病杂志,2017,17(6):336-339.
② 宋素艳,等.补肾活血汤治疗药物性肾损害30例[J].陕西中医,2012,33(4):410-411.
③ 陈妍,等.冬虫夏草对顺铂所致肾损害保护的临床观察——附42例临床资料[J].江苏中医药,2003(12):13-14.

肾病应用激素后不良反应

概　述

类肾上腺皮质激素（以下简称激素）在临床上应用已40多年，由于此类药物在超生理剂量使用时具有抗炎、抗过敏、抗毒素、抑制免疫等多种作用，临床应用十分广泛。由于激素被广泛、长期、超生理剂量的应用，极易产生不良反应及药源性疾病等。针对激素的不良反应，西医多以免疫抑制剂为主的非激素类药物进行替代或部分替代激素治疗，但此类药物疗效并不尽人意，不良反应亦较大，临床上患者难以接受。而中医药重视整体调节，辨证论治，在此方面具有潜在优势。

激素治疗肾病可并发或加重感染多见于病情较重、体质较弱者。由于患者原来抵抗力差，而激素又抑制了机体防御功能，故有利于细菌如结核杆菌、真菌和病毒感染的发生和播散。因而，在长期使用激素时，要警惕并发感染。激素能部分地掩盖感染症状，故易延误诊断。引起水电解质失调激素可引起利尿，但在初始治疗阶段的早期，激素尚未发挥利尿作用时，反而会发生水、钠潴留，加重水肿。

中医认为，肾为水火之脏，五脏阴阳之根，"阴平阳秘"是维持正常生理活动的基础。大多学者认为，激素为阳刚之品，具"纯阳"之性，类似于中药学中的温阳药，虽能改善某些临床症状，但有生热耗津之弊。激素的早期使用，到大剂量、长期应用，再到逐步撤减，直至停药，从中医证候学角度来讲，大致遵循"阴虚火旺→气阴两虚→阳虚→阴阳两虚"的规律。

辨证施治

1. 丁秀等分3型

激素使用阶段

（1）阴虚火旺型　症见精神兴奋、两目有神、满月面容，肢体丰满，怕热，口干，消谷善饥，舌质绛，脉滑数。方用知柏地黄丸合二至丸加减：知母12克、黄柏6克、生地黄15克、牡丹皮15克、泽泻15克、茯苓15克、山药20克、女贞子15克、墨旱莲15克、七叶一枝花9克、蒲公英20克、益母草30克。每日1剂，水煎服。

（2）热毒壅盛型　激素会降低机体抵抗力，使机体易继发感染或致体内潜伏的感染灶扩大播散，症见疮疡，憎寒发热，小便黄，大便秘结，舌质红苔腻，脉滑数。方用五味消毒饮合犀角地黄汤加减：金银花20克、蒲公英20克、紫花地丁12克、野菊花15克、连翘15克、生地黄15克、赤芍12克、牡丹皮10克、甘草6克。随症加减：兼见反酸、呕恶者，加吴茱萸1克、黄连6克；蛋白尿者，加金樱子15克、芡实30克；血尿者，加白茅根30克、茜草15克。每日1剂，水煎服。

激素减量阶段

（3）脾肾阳虚型　症见面色㿠白，倦怠少神，畏寒怕冷，浮肿，舌质淡嫩，苔白滑，脉沉细无力。方用济生肾气丸加减：太子参30克、黄芪30克、熟地黄15克、制附片6克、淫羊藿15克、肉桂3克、白术15克、防风10克、金樱子15克、芡实30克、怀牛膝15克、茯苓10克、山药20克。每日1剂，水煎服。[1]

---

[1]　丁秀，等.狼疮性肾炎激素不良反应的中医辨治[J].湖南中医杂志，2013，29（4）：54-56.

2. 刘蠹等分 4 型

(1) 气阴两伤, 血脉瘀滞型 症见低热缠绵, 心烦乏力, 手足心热, 自汗盗汗, 面红, 腰腿足跟痛, 舌红少苔或镜面舌, 脉细数。治宜养阴益气、活血通络。药用南沙参、石斛、党参、黄芪、黄精、玉竹、丹参、鸡血藤、秦艽、七叶一枝花、白花蛇舌草等。

(2) 脾肾不足, 气血瘀滞型 症见乏力纳差, 浮肿, 尿少, 腰膝酸软, 面热肢冷, 足跟痛, 舌淡舌体胖嫩, 苔白, 脉沉细。治宜健脾益肾、活血通络。药用黄芪、太子参、白术、茯苓、山药、女贞子、菟丝子、枸杞子、车前子、丹参、鸡血藤、秦艽、七叶一枝花、白花蛇舌草。

(3) 脾虚肝郁, 经络阻隔型 症见乏力纳差、胸胁胀痛、头昏头痛、月经不调或闭经、皮肤红斑或瘀斑, 舌紫暗中有瘀斑, 脉弦缓。治宜健脾疏肝、活血通络。药用黄芪、党参、白术、茯苓、柴胡、厚朴、丹参、鸡血藤、夜交藤、益母草、钩藤、七叶一枝花、白花蛇舌草。

(4) 毒热炽盛, 气血两燔型 症见高热, 烦躁, 面赤, 全身关节肌肉疼痛, 重者神昏谵语或有出血倾向, 口渴思冷饮, 舌红苔黄, 脉细数。治宜清热解毒、凉血护阴。药用羚羊角粉、生地黄、金银花、板蓝根、白茅根、天花粉、牡丹皮、赤芍、玄参、石斛、七叶一枝花、白花蛇舌草等。[1]

3. 李雷分 4 型

激素治疗期

(1) 热毒壅盛型 症见胸背部或颜面部生痤疮或小疖肿, 消谷善饥, 面赤烦躁, 舌红苔黄。脉弦数。治宜清热解毒。方用五味消毒饮加减：金银花 25 克、蒲公英 15 克、紫花地丁 12 克、野菊花 15 克、知母 12 克、玄参 15 克、连翘 20 克、黄连 9 克、生地黄 12 克、牡丹皮 10 克、赤芍 12 克、甘草 6 克。

(2) 阴虚火旺型 症见口干舌燥, 五心烦热, 或潮热盗汗, 颧红, 精神亢奋, 舌红少津, 脉细数。治宜滋阴降火。方用知柏地黄丸加减：熟地黄 25

克、山药 15 克、山茱萸 12 克、泽泻 10 克、牡丹皮 9 克、知母 10 克、黄柏 10 克、连翘 20 克、野菊花 18 克、胡黄连 12 克、甘草 6 克。随症加减：大便干结, 加大黄；烦躁口渴, 加麦冬、天花粉；头晕目眩, 加枸杞子、菊花。

激素撤减期

(3) 脾肾阳虚型 症见面色㿠白, 形寒肢冷, 向心性浮肿呈满月脸, 水牛背, 小便不利, 腰膝冷痛或五更泻, 舌质淡嫩, 苔白滑, 脉沉迟无力。治宜温肾补脾。方用自拟撤减激素方：生黄芪 30 克、白术 15 克、防风 10 克、芡实 25 克、金樱子 15 克、山茱萸 12 克、莲子 15 克、桑螵蛸 15 克、山药 30 克、大腹皮 20 克、仙茅 10 克、淫羊藿 15 克、杜仲 12 克。

激素撤减后

(4) 症见反复感冒, 神疲, 倦怠乏力, 腰膝酸软, 舌淡苔薄白, 脉细弱。治宜益气固表、健脾补肾。方用玉屏风散合参苓白术散加减：黄芪 30 克、白术 15 克、防风 10 克、党参 15 克、云苓 25 克、山药 15 克、薏苡仁 30 克、砂仁 10 克、莲子 10 克、枳壳 12 克、芡实 15 克、大腹皮 20 克。[2]

4. 陈立平分 4 型

激素治疗期

(1) 阴虚火旺型 药用知母、黄柏、生地黄、玄参、龟甲等。

激素撤减期

(2) 阴阳两虚型 药用黄芪、党参、熟地黄、菟丝子、淫羊藿、巴戟天、枸杞子、茯苓、山茱萸、炙甘草等。

激素减量至维持量治疗期

(3) 纯阳虚型 患者临床表现由阴阳俱虚变为纯阳虚, 此时治疗应在上方基础上加用肉桂、附子等辛热之品以助阳。

停用激素后

(4) 阴阳平衡失调, 正气不足型 药用黄芪、白术、防风、太子参、茯苓、丹参等。随症加减：兼

① 刘蠹, 等.中医辨证论治在系统性红斑狼疮治疗中撤减和缓解皮质类固醇激素不良反应的研究[J].中医药学刊,2005,23(8)：1448 - 1450.
② 李雷.肾病综合征激素副作用的中医辨治[J].河南中医,2005,25(10)：36 - 37.

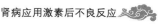

有外感,选用金银花、连翘、紫花地丁、黄芩等清热解毒之品。①

5. 庚乃弟分3型

激素治疗期

(1)阴虚火旺型　症见患者兴奋易激动,失眠,多汗,颧红,多毛,痤疮,五心烦热,口干咽燥,舌红少津,脉细而数。治宜滋阴清热利湿。药用生地黄15克、玄参20克、女贞子15克、墨旱莲15克、枸杞子15克、太子参30克、牡丹皮12克、龟甲30克、鳖甲30克。随症加减:湿热盛者,选加黄芩15克、黄柏15克、栀子15克、石韦30克、白花蛇舌草30克;兼夹瘀者,选加桃仁10克、红花10克、赤芍12克、丹参30克、川芎10克、当归15克、益母草15克;热毒盛者,选加金银花30克、连翘20克、紫花地丁15克、板蓝根30克、半枝莲15克。

激素撤减期

(2)阴阳两虚型　多见腰膝酸软,头晕耳鸣,肢体疲倦,少气懒言,面色苍白,口干咽燥,舌由红转淡,脉多细弱。治宜调补阴阳。药用党参15克、黄芪15克、枸杞子15克、山茱萸15克、女贞子15克、鹿角胶15克、菟丝子15克、淫羊藿15克、龟甲30克。

激素维持量治疗期

(3)治疗应配合用填精补肾药以巩固疗效。

常用填精补肾药:黄精30克、当归15克、党参15克、熟地黄15克、枸杞子15克、山茱萸15克、龟甲30克、鹿角胶30克。常用清热解毒药:金银花30克、连翘20克、蒲公英15克、紫花地丁15克、半枝莲15克、萹蓄15克、黄柏15克、石韦30克。②

经 验 方

甘草人参煎　生甘草9~15克、人参6~9克、巴戟天6~9克、锁阳6~9克、黄芪12~15克、淫羊藿9~12克、菟丝子9~12克、炙附子6~12克。重叠期:1~15天,激素不减量,加用煎剂,每日1剂,观察是否能适应用药;半量期:16~28天激素减为半量,每日煎剂1剂;少量期:29~35天,激素减为1/3量,煎剂每日1剂;煎剂期:只以煎剂治疗。随症加减:神经兴奋、失眠、晕倒等症状者,加山茱萸、熟地黄、石斛;激素所致高血压、痤疮、便秘症状者等,加用二仙汤(仙茅、淫羊藿、天冬、麦冬)及利血平、双氢克尿塞;衰竭及发生危象者间断给能量合剂及维生素E。雷震甲以上方加减治疗15例长期应用激素补偿治疗的产生垂体前叶机能减退症患者。结果:完全撤除激素12例,成功率80%。③

---

① 陈立平,等.中医辨证施治激素副作用[J].军医进修学院学报,1997,18(1):54-55.
② 庚乃弟.中医分期辨治免疫性肾病激素治疗中的副反应[J].北京中医药大学学报,1995,18(6):37-38.
③ 雷震甲,等.甘草人参煎剂对长期服用激素患者的撤退观察[J].陕西中医,1982,3(1):3-6.

神经系统疾病

老 年 性 痴 呆

概　述

老年性痴呆,亦称阿尔茨海默病(alzheimer's disease,AD),是中枢神经系统一种常见的进行性神经退行性疾病,也是导致老年前期和老年期痴呆的主要原因,临床主要表现为进行性记忆力减退、认知功能下降、语言功能缺失、视空间功能减退、社会及个人生活能力下降和情感人格改变等。

早在《左传》中就有对痴呆症状的记载:"不慧,盖世所谓白痴。"皇甫谧在《针灸甲乙经》中以"呆痴"命名。虞抟《医学正传》谓之"愚痴"。《资生经》名曰"痴证"。痴呆病名首见于汉代《华佗神医外传》。杨继洲的《针灸大成》则分别以"呆痴"和"痴呆"命名。明代《景岳全书》第一次提出痴呆是独立性疾病:"凡平素无痰而成以郁结,或以不遂,或以思虑……其证则千奇万怪,无所不至。"清代陈士铎《辨证录》首立呆病门,指出:"人有年老而健忘者,近事多不记忆,虽人述其前事,犹若茫然,此真健忘之极也。"

老年性痴呆是脏腑功能衰退而导致的疾病,是因老而衰,人体衰老的过程无不与肾气的盛衰有关。本病多因肾脏亏损而致,但亦有痰湿内阻、气虚血瘀、虚实相兼之证。以肾精虚损为本,痰瘀闭窍是其发病关键。目前较为一致认为其病位在脑,病性属本虚标实。发病特点多为肾虚为本,涉及心、肝、脾、肺四脏,是以痰瘀为标,虚实夹杂的一类病证。

辨 证 施 治

王永炎分5型

(1)髓海不足型　症见智能减退,记忆力和计算能力明显减退,头晕耳鸣,懒情思卧,齿枯发焦,腰酸骨软,步行艰难,舌瘦色淡,苔薄白,脉沉细弱。治宜补肾益髓、填精养神。方用七福饮加减:熟地黄、当归、人参、白术、炙甘草、远志、杏仁、鹿角胶、龟甲胶、阿胶。制蜜丸或膏滋以图缓治。

(2)脾肾两虚型　症见表情呆滞,沉默寡言,记忆减退,失认失算,口齿含糊,词不达意,伴气短懒言,肌肉萎缩,食少纳呆,口涎外溢,腰膝酸软,或四肢不温,腹痛喜按,泄泻,舌质淡白,舌体胖大,苔白或舌红,苔少或无苔,脉沉细弱。治宜补肾健脾、益气生精。方用还少丹加减:熟地黄、枸杞子、山茱萸、肉苁蓉、巴戟天、小茴香、杜仲、怀牛膝、茯苓、山药、大枣、人参、石菖蒲、远志、五味子。

(3)痰浊蒙窍证型　症见表情呆钝,智力衰退,或哭笑无常,喃喃自语,或终日无语,伴不思饮食,脘腹胀痛,痞满不适,口多涎沫,头重如裹,舌质淡苔白腻,脉滑。治宜健脾化浊、豁痰开窍。方用洗心汤加减:半夏、陈皮、石菖蒲、人参、甘草、附子、茯神、酸枣仁、神曲。

(4)血瘀气滞证型　症见表情迟钝,言语不利,善忘,易惊恐,或思维异常,行为古怪,伴肌肤甲错,口干不欲饮,双目暗晦,舌质暗或有瘀点瘀斑,脉细涩。治宜活血化瘀、开窍醒脑。方用通窍活血方加减:桃仁、红花、赤芍、川芎、葱白、生姜、石菖蒲、郁金。随症加减:若病久气血不足,加当归、生地黄、党参、黄芪补血益气;如久病血瘀化热,常致肝胃火逆,症见头痛、呕恶等,应加钩藤、菊花、夏枯草、竹茹一类清肝和胃之品。

(5)心肝火旺型　症见神志呆滞,焦虑不安,心烦,记忆力减退,口苦,急躁易怒,少寐,两目昏花,耳鸣耳聋,四肢拘急,舌红苔黄,脉弦数。治宜清肝泻火、清心宁神。方用天麻钩藤饮加减：天麻、钩藤、石决明、龟甲、夜交藤、珍珠粉、川牛膝、黄芩、黄连、栀子、茯神、芦荟、玄参。随症加减：口齿不清者，去玄参，加石菖蒲、郁金；便秘者，酌加生大黄或加用玄参、生何首乌、芒硝；急躁易怒，眠差多梦者，去黄芩、栀子，加龙胆草、莲子心、丹参、酸枣仁、合欢皮；伴口眼歪斜者，可合用牵正散；肢体麻木或半身不遂者，去龟甲、夜交藤，加地龙、羌活、独活、桑枝等。①

经 验 方

1. 生慧益智汤　熟地黄 10 克、山茱萸 15 克、党参 15 克、茯神 30 克、石菖蒲 10 克、远志 10 克、柏子仁 15 克、酸枣仁 30 克、白芥子 10 克。随症加减：头晕、耳鸣、尺脉弱者，加菟丝子 30 克、益智仁 30 克；烦躁、苔黄者，加黄连 10 克、竹茹 10 克；苔少或无苔者，加麦冬 15 克、黄精 15 克；躁狂不宁者，加生龙骨 30 克、煅磁石 20 克。每日 1 剂，每剂煎药 200 毫升，分早、晚各 1 次口服。李求兵等将 60 例轻、中度老年性痴呆患者，随机分为对照组和治疗组各 30 例。对照组给予盐酸多奈哌齐，每日 5 毫克，睡前口服。治疗组在对照组的基础上联合中药生慧益智汤。结果：治疗组轻、中度老年性痴呆患者简易智能精神状态量表（MMSE）评分有明显提高（$P<0.01$）；且优于对照组（$P<0.05$）。②

2. 补肾益脑方　生黄芪 30 克、生牡蛎 30 克、生龙骨 30 克、熟地黄 20 克、黄精 20 克、丹参 20 克、菟丝子 20 克、川芎 15 克、石菖蒲 15 克、远志 15 克、怀牛膝 15 克、制胆南星 7.5 克。每日 1 剂，水煎，早晚各 1 次，口服。朱俊新等将 70 例老年性痴呆患者，按患者的入院顺序分为对照组和治疗组各 35 例。对照组患者采用脑复康治疗治疗。治疗组患者采用补肾益脑方治疗。两组患者均 1

个月为 1 个疗程。结果：治疗组治疗后显效 17 例（48.6％），有效 14 例（40％），无效 4 例（11.4％），总有效率为 88.6％（31/36）；明显高于对照组的 65.8％（23/35）。③

3. 补肾中药复方　淫羊藿 10 克、补骨脂 10 克、制首乌 10 克、炙黄芪 10 克、川芎 6 克、女贞子 10 克、石菖蒲 6 克（免煎颗粒剂，深圳市三九现代中药有限公司提供）。每日 2 次，每次半袋，饭后 30 分钟温开水冲服。李强采用随机对照、双盲双模拟、多中心临床试验设计方法，将 144 例老年性痴呆患者随机分为试验组和对照组每组 72 例。试验组给予补肾中药复方免煎颗粒剂，对照组给予盐酸多奈哌齐（安理申），每日 1 次，每次 5 毫克，睡前服。结果：补肾中药复方与安理申均能改善患者 MMSE、ADAS－cog、ADL 量表评分，中药改善 ADAS－cog 评分优于安理申。④

4. 益智治呆方　熟地黄 13 克、山茱萸 13 克、黄芪 13 克、石菖蒲 10 克、远志 10 克、郁金 10 克、当归 10 克、川芎 10 克、益智仁 15 克、鹿角胶（烊化）15 克、酒大黄 6 克。上述药物进行煎剂，每日 2 次，饭后服用。省格丽纳入 66 例脾肾两虚型老年性痴呆患者，随机分为治疗组和对照组各 33 例。两组患者分别采用益智治呆方加减以及安理申进行治疗。结果：两组患者经过相关治疗后，治疗组患者的 MMSE 评分、ADAS－cog 评分、ADL 评分明显少于对照组，同时治疗组患者经过 CIBIC－plus 评分，两组用药经检查后无不良反应发生，组间经比对计算，差异显著加大，有统计学意义（$P<0.05$）。⑤

5. 大定心汤　人参、茯苓、远志、龙骨、干姜、当归、炙甘草、白术、白芍、桂枝、紫菀、防风、赤石脂。每日 2 次，煎液，每次 100 毫升，口服。15 日为 1 个疗程，共 3 个疗程。蒋丽君等将 60 例阿尔茨海默病患者随机分成对照组和治疗组各 30 例。对照组采用盐酸多奈嘛齐作为对照药物，治疗组

① 王永炎.实用中医内科学[M].上海：上海科学技术出版社,2009：455－460.
② 李求兵,等.生慧益智汤对轻、中度老年性痴呆患者认知功能和生活能力的影响[J].中华中医药杂志,2017,32(7)：2980－2982.
③ 朱俊新,等.补肾益脑方治疗老年性痴呆 35 例疗效观察[J].海南医学,2016,27(6)：1007－1009.
④ 李强,张玉莲,等.补肾中药复方治疗肾虚证老年性痴呆的临床优势[J].中国中医基础医学杂志,2016,22(8)：1065－1067,1097.
⑤ 省格丽.益智治呆方加减治疗脾肾两虚型老年性痴呆的临床疗效研究[J].陕西中医,2016,37(8)：966－967.

采用大定心汤治疗。结果:治疗组治疗后,痊愈 3 例,显效 7 例,好转 13 例,无效 7 例,治疗总有效率 76.7%;对照组治疗后,痊愈 0 例,显例 9 例,好转 4 例,无效 17 例,治疗总有效率 43.3%。[1]

6. 开心散 人参、茯苓、远志、石菖蒲。人参中的皂苷类成分、远志中的皂苷和寡糖酯是开心散中主要的血中移行成分,已被证实在防治老年痴呆症的机制方面具有明显的生物活性。[2]

7. 温脾通络开窍汤 黄芪 30 克、益智仁 15 克、石菖蒲 15 克、绞股蓝 15 克、三七 15 克、何首乌 15 克。随症加减:脾虚证,加泽泻 15 克、茯苓 15 克;气虚证,加党参 15 克、白术 15 克、炙甘草 15 克;肾阳虚证,加肉桂 15 克、附子 15 克、肉苁蓉 15 克。每日 1 剂,加清水 300 毫升文火煎煮至 200 毫升,早晚 2 次,口服。郎俊将 133 例老年性痴呆痰浊阻窍证患者,根据其入院顺序分成西药组(A 组)63 例和中西医结合组(B 组)70 例。A 组予以吡拉西坦片口服方案,B 组则在此基础上联合温脾通络开窍汤。结果:B 组显效 40 例(57.2%),有效 22 例(31.4%),无效 8 例(11.4%),总有效率 88.6%;A 组显效 21 例(33.3%),有效 23 例(36.5%),无效 19 例(30.2%),总有效率 69.8%。[3]

8. 补元化浊健脑方 黄芪 20 克、水蛭 3 克、熟地黄 15 克、枸杞子 12 克、丹参 15 克、菟丝子 15 克、川芎 6 克、石菖蒲 10 克、砂仁 10 克、黄精 10 克、桑寄生 10 克、益智仁 10 克、续断 10 克。每日 1 剂,水煎分早、中、晚 3 次服。4 周为 1 个疗程,共 6 个疗程。张兴博等将 94 例老年性痴呆肾虚血瘀型患者随机分为治疗组和对照组各 47 例,对照组单用盐酸多奈哌齐,治疗组用盐酸多奈哌齐片加补元化浊健脑方。结果:治疗组基本痊愈 1 例(2.1%),显效 21 例(44.7%),有效 10 例(21.3%),无退步 11 例(23.4%),无效 4 例(8.5%),总有效率 91.4%;对照组基本痊愈 0 例,显效 17 例(36.2%),

有效 7 例(14.9%),无退步 8 例(17.0%),总有效率 68.1%。[4]

9. 补肾健脑汤 熟地黄 15 克、山茱萸 15 克、首乌 15 克、枸杞子 15 克、巴戟肉 10 克、肉苁蓉 15 克、天麻 10 克、生龙牡 30 克、钩藤 15 克、白芍 15 克、龟甲 15 克、酸枣仁 30 克、远志 12 克、百合 15 克、石菖蒲 15 克、郁金 12 克。随症加减:气血瘀滞,加桃仁、红花;心烦急躁、容易冲动,加炒栀子、夏枯草;痰湿明显,加二陈汤;情志抑郁、闷闷不乐,加柴胡,重用郁金。吕少起将 120 例老年性痴呆患者随机分为治疗组和对照组各 60 例。治疗组服用补肾健脑汤加减方,对照组口服喜得镇。结果:治疗组有效率 88.67%,对照组 77.33%,两组比较,无显著差异(P > 0.05)。治疗组 HDS、MMSE、ADL 积分与治疗前比较有统计学意义(P < 0.05);与对照组比较有统计学意义(P < 0.01)。[5]

10. 益气聪明汤 红参 15 克、北芪 20 克、熟地黄 12 克、鹿茸 3 克、三七 15 克、陈皮 12 克、葛根 12 克、黄柏 15 克、白芍 12 克、升麻 9 克、炙甘草 6 克。庞声航将 60 例老年性痴呆患者随机分为治疗组与对照组。对照组 30 例予盐酸多奈哌齐片治疗,治疗组 30 例予益气聪明汤加减治疗。结果:治疗组总有效率 86.67%,高于对照组的 73.34%(P < 0.05)。治疗前后两组评分比较,治疗组各量表评分均优于对照组(P < 0.05)。[6]

11. 抵当汤 桃仁 12 克、水蛭 6 克、大黄 9 克、虻虫 6 克、黄芪 24 克、党参 12 克、当归 12 克、茯苓 18 克、炙甘草 6 克。每日 1 剂,水煎服,早晚分服。刘江将 60 例老年性痴呆患者随机分为治疗组和对照组各 30 例。治疗组采用抵当汤加减,对照组服用多奈哌齐。疗程均为 8 周。结果:治疗后两组 MBI 评分均较治疗前显著提高(P < 0.01,P < 0.05),治疗组治疗后 MBI 评分与对照组比较有显著性差异(P < 0.01);语言功能方面治

① 薛丽君,等.大定心汤治疗阿尔茨海默病临床观察[J].辽宁中医药大学学报,2016,18(4):209-211.
② 刘学伟,黄树明,等.开心散血中移行成分的抗痴呆作用研究概况[J].中医药学报,2016,44(2):101-104.
③ 郎俊.温脾通络开窍汤辨证加减治疗老年性痴呆痰浊阻窍证临床研究[J].四川中医,2015,33(7):83-85.
④ 张兴博,梁健芬,等.补元化浊健脑方治疗老年性痴呆肾虚血瘀型临床研究[J].实用中医药杂志,2015,31(3):175-176.
⑤ 吕少起,等.补肾健脑汤治疗老年性痴呆 60 例[J].山东中医杂志,2014,33(1):30-31.
⑥ 庞声航,康宝仁.益气聪明汤加减治疗老年性痴呆(脾肾两虚型)临床研究[J].辽宁中医杂志,2014,41(5):967-969.

疗组治疗后物体和手指命名、自发言语过程中找词困难、理解能力等评分与对照组比较均有显著性差异（$P<0.01，P<0.05$）。①

12.温脾通络开窍汤　黄芪30克、益智仁10克、三七10克、石菖蒲10克、何首乌10克、绞股蓝10克。随症加减：脾虚，加茯苓、泽泻；肾阳虚，加肉桂、附子、肉苁蓉；气虚，加党参等。每日1剂，温开水冲服，分2次服用。陈炜将80例老年性痴呆患者随机分为观察组和对照组各40例。观察组予温脾通络开窍汤治疗，共8周；对照组予口服盐酸多奈哌齐片，每日睡前口服5毫克，连服4周后改为10毫克，再连服4周。结果：观察组治疗后显效5例（12.5％），好转30例（75％），无效5例（12.5％）。观察组优于对照组。②

13.补肾化痰通络方　熟地黄30克、玄参20克、山茱萸10克、瓜蒌20克、法半夏10克、丹参20克、川芎15克、地龙10克。每日1剂，分2次温服，30天为1个疗程。寇胜玲采用补肾化痰通络方治疗48例轻、中度老年性痴呆患者。结果：服药2个疗程后，显效25例，占52.1％；有效18例，占37.5％；无效5例，占10.4％。总有效率89.6％。③

14.清心开窍法　黄连5克、栀子10克、石菖蒲10克、郁金10克、半夏10克、茯苓15克、苍术10克、川芎10克、礞石15克、苏合香（装胶囊）0.5克。随症加减：兼髓海不足，头晕耳鸣，视物昏花者，加山茱萸10克、鹿角胶10克、枸杞子10克；兼瘀血内阻，肌肤甲错，面色晦暗，舌暗有瘀点者，加红花10克、川芎10克、丹参15克；兼脾肾亏虚，气短乏力，腰膝酸软者，加黄芪15克、人参10克、杜仲10克。每日1剂，水煎服，2周为1个疗程，疗程间停药5天，连续治疗4个疗程。张秀云采用清心开窍法治疗30例痰浊蒙窍型老年性痴呆患者。结果：显效20例，占66.7％；有效6例，占20％；无

效4例，占13.3％。总有效率86.7％。④

15.地黄饮子加减　熟地黄20克、山茱萸12克、巴戟天12克、肉苁蓉12克、石斛10克、麦冬10克、茯苓10克、远志10克、当归10克、附子10克、石菖蒲10克、党参15克、丹参15克、五味子6克。随症加减：若心神不宁、失眠易惊者，加酸枣仁、柏子仁、龙齿以安神定惊；阴虚有热者去附子，加黄柏、黄连、知母；痰湿症状明显者，加半夏、陈皮；血瘀症状明显者，加桃仁、红花。每日1剂，水煎温服，每日分2服。华刚以上方加减治疗26例老年痴呆症。结果：显效（智力、记忆力明显恢复，回答问题准确，活动较灵活，生活自理）12例，有效（智力、记忆力较前恢复，反应较前灵敏，呆滞症状减轻）13例，无效（主要症状无变化，或呈进行性加重）1例。总有效率96.15％。⑤

16.自拟方　熟地黄20克、山药20克、枸杞子20克、炒枣仁20克、怀牛膝20克、川牛膝20克、山茱萸15克、龟甲胶（烊）15克、制首乌15克、茯神15克、紫河车粉（胶囊套吞）6克、五味子6克、炙远志6克、红花6克、枳壳6克、陈皮6克、猪蹄筋30克、丹参30克、麦冬10克、桃仁10克、当归10克、法半夏10克、胆南星10克、竹茹10克、石菖蒲10克、益智仁10克。随症加减：偏阴虚，加知母10克、黄柏3克、墨旱莲20克、女贞子30克；偏阳虚，加鹿角10克、肉苁蓉10克、淫羊藿10克、补骨脂10克。每日1剂，文火煎3次，3汁相混，分4次口服。1个月为1个疗程。黄冬度采用自拟方治疗49例老年性痴呆患者。结果：痊愈19例，有效23例，无效7例，总有效率85.7％。最短1个疗程，最长8个疗程。⑥

单　方

银杏叶片　组成：银杏叶。临床应用：王静

①　刘江.抵当汤加减治疗老年性痴呆30例临床研究[J].山东中医杂志,2014,33(10)：816-817.
②　陈炜.温脾通络开窍汤治疗老年性痴呆痰浊阻窍证患者40例临床观察[J].中医杂志,2013,54(20)：1759-1761.
③　寇胜玲.补肾化痰通络治疗老年性痴呆48例[J].河北中医药学报,2008,23(4)：11.
④　张秀云.清心开窍法治疗阿尔茨海默病30例[J].四川中医,2007(11)：54-55.
⑤　华刚.地黄饮子加减治疗老年痴呆症26例[J].四川中医,2004,22(12)：36.
⑥　黄冬度.中药治疗老年痴呆49例[J].实用中医药杂志,2003,19(9)：465.

波选取黑河市孙吴县人民医院将脑梗塞老年性痴呆患者110例按照患者的病床号的单双号分为治疗组和普通组各55例。普通组患者入院后采用西药治疗,治疗组患者加用银杏叶片治疗。观察两组患者的疗效。结果:普通组患者治疗总有效率76.36%,显著低于治疗组的96.36%,差异有统计学意义($P<0.05$)。[①]

中 成 药

1. **补肾益髓方颗粒** 组成:淫羊藿、补骨脂、制首乌、女贞子、黄芪、川芎、石菖蒲。用法用量:温开水冲服,每日1次。临床应用:韩素静将68例老年性痴呆患者随机分为补肾益髓方组34例和多奈哌齐组34例。补肾益髓方组予口服补肾益髓方免煎颗粒剂及盐酸多奈哌齐模拟剂。多奈哌齐组予口服盐酸多奈哌齐与补肾益髓方免煎颗粒剂模拟剂。补肾益髓方免煎颗粒剂及其模拟剂,温开水冲服,每日1次。盐酸多奈哌齐及其模拟剂每次5毫克,每日1次,睡前服。结果:治疗后补肾益髓方组老年性痴呆显效6例,有效6例,无效22例,总有效率35.29%;多奈哌齐组老年痴呆显效3例,有效4例,无效27例,总有效率20.59%。两组治疗前后总有效率比较无统计学意义($P>0.05$)。[②]

2. **复方丹参片** 组成:丹参、三七、冰片等中药成分(国药准字Z33020150,杭州胡庆余堂药业有限公司1瓶60片)。用法用量:每日3次,每次2片。临床应用:毛晔旦将60例老年性痴呆患者随机分为两组,对照组30例给予常规治疗措施,研究组30例给予合用复方丹参片治疗。比较两组患者的临床疗效。结果:研究组治疗总有效率83.33%,高于对照组70.0%,差异有统计学意义($P<0.05$)。[③]

3. **六味地黄丸** 组成:熟地黄、泽泻、牡丹皮、山茱萸、山药、茯苓(北京同仁堂科技发展股份有限公司制药厂,批准文号Z11021171,每粒0.38克)。用法用量:温开水服送,每日2次,每次3粒,早晚空腹服药。临床应用:杜国亮将105例老年痴呆症患者按随机和自愿原则分为治疗组51例和对照组54例,治疗组患者给予六味地黄丸联合盐酸美金刚片(Rottendlorf Pharma Gmbh德国,批准文号H20120268,每片10毫克)进行治疗,对照组患者给予盐酸美金刚片进行治疗。盐酸美金刚片在治疗前3周应按每周递增5毫克剂量方法逐渐达到维持剂量。结果:治疗组总有效率90.2%,对照组85.2%,治疗组总有效率优于对照组,差异有统计学意义($P<0.05$)。六味地黄丸联合盐酸美金刚治疗老年痴呆精神行为症状具有较好的临床疗效。[④]

4. **桑葚首乌补脑颗粒** 组成:桑椹、赤首乌、白首乌、红景天、银杏叶、虫草粉、黄精、天麻、九节菖蒲、枸杞子、炙龟甲、淫羊藿、当归、生酸枣仁、熟酸枣仁、熟地黄、柏子仁、五味子、丹参。用法用量:每次3克,每日3次。临床应用:张会平将120例老年痴呆患者随机分为两组,治疗组60例口服桑葚首乌补脑颗粒,对照组60例口服抗脑衰胶囊。结果:中医证候疗效总有效率治疗组91.7%,对照组78.3%,治疗组疗效优于对照组($P<0.05$);两组治疗后MMSE积分较治疗前均明显提高($P<0.01$);ADL积分较治疗前均明显下降($P<0.01$),治疗组ADL积分下降程度明显大于对照组($P<0.05$)。[⑤]

5. **精制醒脑散** 组成:淫羊藿、何首乌、黄芪、川芎、桂枝等。用法用量:每日1剂,水煎200毫升,早晚各服1次。临床应用:常富业等选择老年性痴呆患者73例随机分成两组,治疗组41例予精制醒脑散治疗,对照组32例用盐酸多奈哌齐片(安理申)治疗。结果:MMSE的评分示治疗组总有效率80.48%,对照组总有效率87.5%,两组

① 王静波.探讨银杏叶片治疗脑梗塞老年性痴呆的疗效[J].中西医结合心血管病杂志,2016,4(10):127-128.
② 韩素静,顾耘,等.补肾益髓法治疗肾虚髓亏型老年性痴呆的临床研究[J].中西医结合心脑血管病杂志,2016,14(5):547-548.
③ 毛晔旦.复方丹参片治疗老年性痴呆的临床疗效观察[J].海峡药学,2015,27(2):136-137.
④ 杜国亮,等.六味地黄丸在老年痴呆症辅佐治疗中的应用及效果[J].河北医药,2015,37(11):1661-1663.
⑤ 张会平,等.桑葚首乌补脑颗粒防治老年性痴呆60例[J].山东中医杂志,2013,32(7):463-464.

间无显著性差异($P > 0.05$),两组治疗前后MMSE积分均显著增加($P < 0.01$),CDR、ADL积分显著降低($P < 0.05$ 或 $P < 0.01$)。[1]

6.益智灵 组成:太子参30克、天冬10克、熟地黄20克、川芎6克、炙远志6克、制胆南星10克等补虚、化痰、涤痰药制成口服液,含生药2克/毫升。随症加减:兼痰火扰心者,加用礞石滚痰丸;肝肾阴虚甚者,加服杞菊地黄丸;兼气郁不舒者,加四制香附丸;血瘀阻络明显者,加用丹参注射液静脉滴注;兼心肾不交者,加服磁朱丸。用法用量:早晚各1次空腹服,每次30毫升,治疗前原服用复方降压片和心痛定以降血压和治疗心脏疾患者,逐渐减量,1个月内完全停用。王昌俊等以上方配合脑力锻炼和功能锻炼治疗51例老年痴呆患者(其中血管性痴呆31例)。结果:基本恢复18例(35.3%),显效13例(25.5%),有效16例(31.4%),无效4例(7.8%)。总有效率92.2%。[2]

① 常富业,等.精制醒脑散治疗老年性痴呆的临床研究[J].中华中医药学刊,2013,31(6):1253-1255.
② 王昌俊,吕继端,刘庆芳.益智灵为主治疗老年痴呆51例[J].中国医药学报,1993(1):33-34.

血管性痴呆

概　述

血管性痴呆（vascular dementia，VD）是由于一系列脑血管其他因素引起脑组织受损、脑血流循环障碍而引起的痴呆综合征总称，包括缺血性痴呆、出血性痴呆及其他痴呆等，为引起老年期痴呆的第二病因。

VD 是一种慢性疾病，其临床的表现多为持续性和获得性的高级认知功能受到严重损伤。一般在 50～60 岁发病，近年来发病年龄趋于中年化，男性多于女性。病程短则 2 个月长达 20 余年，平均 5.2 年。其早期表现主要是头痛眩晕、肢体麻木、睡眠障碍、耳鸣等，可有近期记忆力轻度受损、注意力不集中和一些情绪变化，无明显的痴呆，所以常将此表现称为"脑衰弱综合征"。但随着病情的发展，就会出现神经精神症状，如发音不清、吞咽困难、面肌麻痹、失认、尿失禁、凭空听见声音（幻听）、看见实际不存在的东西（幻视），或情感脆弱易激惹、哭笑无常等。在我国，VD 的患病率为 1.1%～3.0%，年发病率在 5～9/1 000 人。

本病属中医"呆病""文痴""健忘""癫证""郁证"等范畴。古代文献中有关呆病的记载最早见于先秦时期，汉代《华佗神医外传》首次提出痴呆病名。《类证治裁》中说道："脑为元神之府，精髓之海，实记性之所凭也，老人健忘者，脑髓渐空也。"《素问·调经论》篇言："血并于下，气并于上，乱而喜忘。"汉代张仲景在《伤寒论》中指出："阳明证，其人善忘者，必有蓄血。所以然者，本有久瘀血，故令喜忘。"唐代孙思邈曰："下焦虚寒损，腹中瘀血，令人善忘。"唐容川在《血证论》云："凡心有瘀血，亦令健忘。"清代王清任在《医林改错》中言："凡有瘀血也，令人善忘。"

辨证施治

1. 肾虚血瘀证　症见痴呆健忘，腰膝酸软，头晕耳鸣，步履艰难，肢体麻木或疼痛，口唇紫绀，舌质暗，有瘀斑，脉细涩。治宜补肾化瘀。方用补肾化瘀方加减：黄芪 30 克、山茱萸 18 克、山药 15 克、杜仲 20 克、桑寄生 30 克、何首乌 20 克、丹参 20 克、桃仁 15 克、红花 12 克、当归 20 克、益智仁 20 克、菖蒲 15 克、远志 12 克、甘草 6 克。每日 1 剂，急火煎开，文火煎药 30 分钟，水煎 400 毫升，分早、晚 2 次口服。[①]

2. 气虚血瘀痰阻证　症见智能减退，神疲乏力，痛如针刺，头重如裹，痰多吐涎，神情呆板，形体肥胖，面色晦暗，肌肤干燥，舌暗红，苔白腻，脉滑细。治宜补气活血、化痰开窍。方用补阳还五汤加减：桃仁 12 克、红花 10 克、赤芍 15 克、柴胡 12 克、川芎 15 克、黄芪 30 克、石菖蒲 12 克、远志 12 克、茯神 15 克、当归 12 克。[②]

经　验　方

1. 活血健脑方　黄芪 30 克、葛根 15 克、牛膝 15 克、地龙 12 克、丹参 12 克、人参 12 克、生地黄 10 克、红花 10 克、川芎 10 克。随症加减：头痛甚

① 李治萌.补肾化瘀法治疗血管性痴呆临床观察［J］.中医临床研究，2017，9（4）：109－110.
② 朱红霞.补阳还五汤加味治疗轻中度血管性痴呆 32 例临床观察［J］.湖南中医杂志，2017，33（2）：12－15.

者,加白芷 10 克;头晕甚者,加钩藤 10 克;失眠多梦者,加合欢皮 6 克、夜交藤 6 克。钟原将 60 例气虚痰瘀证 VD 患者随机分为观察组(活血健脑方+丁苯酞)和对照组(丁苯酞)各 30 例。结果:治疗后,两组中医症候积分均较治疗前显著降低(P<0.05),且观察组各指标下降幅度显著大于对照组(P<0.05);两组精神状态量表 MMSE 得分均显著上升(P<0.05),行为能力量表 BBS 得分均显著降低(P<0.05),且观察组各项目得分上升/下降幅度均显著大于对照组(P<0.05);观察组、对照组治疗有效率分别为 93.33% 和 73.33%(P<0.05);治疗后,两组 Ach、SOD 水平均较显著上升,ET 与 MDA 水平均显著降低(P<0.05),且观察组各物质水平上升或下降幅度均显著大于对照组(P<0.05);两组不良反应率无显著性差异(P>0.05)。①

2. **血管软化方** 熟地黄 12 克、山茱萸 12 克、山楂 30 克、建曲 30 克、莱菔子 15 克、陈皮 12 克、清半夏 9 克、茯苓 15 克、连翘 12 克、郁金 12 克、枸杞子 15 克、三七 12 克、珍珠 30 克、代赭石 30 克。徐晔将 80 例血管性痴呆患者随机分为对照组和观察组各 40 例。所有患者根据其基础疾病给予相应的药物治疗,但不予 B 族维生素、叶酸、甲钴胺及抗痴呆药物。对照组采用尼莫地平片口服。观察组采用血管软化方干预。结果:干预后,观察组患者血液流变学各项指标水平均明显降低(P<0.05),且改善程度明显优于对照组(P<0.05);干预后,观察组内皮细胞微粒水平明显降低(P<0.05),血流介导的血管扩张功能明显升高(P<0.05),观察组改善程度明显优于对照组(P<0.05);观察组患者双侧大脑中动脉、前动脉、后动脉、椎动脉及基底动脉血流速度明显改善(P<0.05),且观察组改善程度优于对照组(P<0.05);观察组患者简易智力状态检查量表(MMSE)和临床痴呆评定量表(CDR)评分显著改善(P<0.05),

且观察组改善程度优于对照组(P<0.05)。②

3. **脑髓康加减** 黄芪 30 克、葛根 20 克、女贞子 15 克、天麻 10 克、川芎 10 克、丹参 20 克、墨旱莲 15 克、全蝎 10 克、山茱萸 10 克、桑寄生 15 克、远志 15 克。随症加减:肾精不足,心火妄亢者,加熟地黄、枸杞子、牛膝、山药、莲子、石菖蒲等;伴情绪不宁,易忧善愁者,加郁金、合欢花、柴胡、半夏等;瘀血阻络明显者,加桃仁、红花、鸡血藤、水蛭等;痰浊阻滞表现突出者,可酌加石菖蒲、浙贝母、半夏、胆南星、天竺黄、竹茹;病久气血不足者,加熟地黄、当归、党参等。魏周科以上方治疗 1 例血管性痴呆患者,结果显示在临床实践中取得了显著的效果,提高了血管性痴呆患者的生存质量以及预后。③

4. **养生益智汤** 黄芪 20 克、益智仁 15 克、丹参 15 克、茯苓 15 克、川芎 15 克、制何首乌 10 克、肉苁蓉 10 克、陈皮 10 克、桃仁 10 克、石菖蒲 10 克、天麻 10 克、黄精 10 克、水蛭 5 克。赵燕民等将 112 例血管性痴呆患者随机分为实验组和对照组各 56 例。对照组给予盐酸多奈哌齐片治疗,实验组给予养生益智汤治疗。4 周为 1 个疗程,两组均治疗 3 疗程。结果:实验组总有效率 83.93%,对照组 66.07%,两组比较,差异有统计学意义(P<0.05)。治疗后,两组 ADL、MMSE、HDS-R 评分均较治疗前明显提高(P<0.05),实验组 ADL、MMSE、HDS-R 评分明显高于对照组(P<0.05);两组中医证候积分均较治疗前有明显降低(P<0.05),实验组中医证候积分明显低于对照组(P<0.05);两组血清 Tau 蛋白、Caspase-3 蛋白表达水平较治疗前均有明显降低(P<0.05),实验组血清 Tau 蛋白、Caspase-3 蛋白明显低于对照组(P<0.05)。④

5. **通络益智方** 黄芪 30 克、人参 30 克、全蝎 20 克、水蛭 15 克、蜈蚣 2 条、地龙 20 克、川芎 30 克、丹参 30 克、紫河车 15 克、吴茱萸 20 克、石菖

① 钟原,等.活血健脑方治疗血管性痴呆临床观察[J].四川中医,2019(1):138-140.
② 徐晔,秦合伟,等.血管软化方治疗血管性痴呆临床疗效与作用机制[J].河南中医,2018,38(12):1845-1848.
③ 陆清红,魏周科,等.魏周科教授应用脑髓康防治血管性痴呆[J].中医药导报,2018,24(7):121-122.
④ 赵燕民,赵莘瑜,等.养生益智汤治疗血管性痴呆临床观察[J].新中医,2018,50(6):76-79.

蒲 20 克、益智仁 25 克。薛大力将 120 例 VD 患者随机分为两组，研究组 60 例给予自拟通络益智方治疗；对照组 60 例给予口服吡拉西坦片治疗。两组均 4 周为 1 个疗程，治疗 3 个疗程。结果：治疗组总有效率 72.8%，明显高于对照组 51.7%（$P<0.05$）。[1]

6. 朝医清心莲子汤　莲子肉 10 克、山药 10 克、天冬 5 克、麦冬 5 克、远志 5 克、石菖蒲 5 克、酸枣仁 5 克、龙眼肉 5 克、柏子仁 5 克、黄芩 5 克、莱菔子 5 克、菊花 1.5 克。崔荷英将 86 例血管性痴呆患者随机分为对照组和治疗组各 43 例。对照组用盐酸多奈哌齐改善痴呆症状，治疗组在盐酸多奈哌齐治疗的基础上加用朝医清心莲子汤治疗，两组均治疗 20 周。结果：治疗后两组患者 MMSE、ADL、DSVD 评分均较治疗前明显提高（$P<0.05$），ACA、MCA 平均血流速度和搏动指数治疗组较对照组提高更明显（$P<0.05$），服药 20 周后，治疗组有效率 88.4%，对照组有效率 74.4%。[2]

7. 涤痰化瘀填精益髓方　山茱萸 10 克、黄精 10 克、石菖蒲 8 克、胆南星 8 克、丹参 15 克、郁金 10 克、赤芍 10 克、僵蚕 8 克、远志 8 克、何首乌 10 克。随症加减：肝肾亏虚，加白芍 15 克、麦冬 12 克、龟甲 10 克；痰浊重，加半夏 12 克、竹茹 10 克，去黄精、山茱萸；脾虚，加党参 15 克，去丹参；血瘀重者，加红花 8 克、桃仁 12 克。每日 1 剂，水煎服。刘彦廷将 160 例血管性痴呆患者随机分为治疗组和对照组各 80 例。治疗组予以涤痰化瘀填精益髓法治疗，对照组予西医治疗。结果：治疗组治疗后平均 HDS 评分均优于治疗前、对照组治疗后（$P<0.05$）；治疗组治疗后平均全血黏度优于治疗前及对照组同期（$P<0.05$）；治疗组总有效率 95%，显著高于对照组（$P<0.05$）。[3]

8. 温阳化痰汤　干姜 15 克、巴戟天 15 克、桂枝 15 克、制半夏 15 克、石菖蒲 15 克、茯苓 15 克、炮附子（先煎）12 克、陈皮 10 克、制胆南星 10 克、人参 10 克、炙甘草 6 克。张瑞杰将 60 例血管性痴呆患者随机分为观察组与对照组各 30 例。两组患者均进行常规药物治疗，观察组服用温阳化痰汤，对照组服用尼莫地平片。2 个月为 1 个疗程，连用 3 个疗程。结果：观察组 ADL 积分、日常生活能力有效率 80.0%，认知功能总有效率 76.7%；对照组分别为 56.7%、43.3%；两组比较有显著差异（$P<0.05$）。[4]

9. 天麻钩藤饮合桃红四物汤加减　天麻、钩藤（后下）、生石决明（先煎）、栀子、黄芩、川牛膝、杜仲、益母草、桑寄生、夜交藤、朱茯神、当归、熟地黄、川芎、白芍、桃仁、红花。随症加减：若肝火偏旺，加龙胆草、夏枯草、牡丹皮；伴神志不安者，加生龙骨、生牡蛎；痰多，加陈皮、半夏、胆南星；久病入络，可酌加化痰通络制品，如僵蚕、全蝎等。赵凰宏等将 60 例肝阳上亢兼瘀血阻络型血管性痴呆患者分为服用天麻钩藤饮合桃红四物汤加减的治疗组和服用喜得镇的对照组各 30 例，两组基础治疗均参照《中国痴呆诊疗指南》。结果：治疗组 MMSE、ADL 评分提高较治疗前和对照组比较差异有显著性（$P<0.05$），且治疗组 MMSE 及 ADL 量表疗效评分优于对照组（$P<0.05$）。[5]

10. 四君子汤合温胆汤加减　党参、白术、甘草、五指毛桃（南芪）、泽泻、厚朴、丹参、半夏、橘红、竹茹、枳壳、茯苓。随症加减：若患者血瘀明显，痹阻脑络，加莪术、三棱。[6]

11. 洗心汤　人参 15 克、茯神 15 克、石菖蒲 15 克、神曲 15 克、生枣仁 30 克、姜半夏 10 克、陈皮 10 克、附子 3 克、甘草 3 克。每日 2 次，每次 100 毫升。刘华将 68 例老年 VD 患者随机分为实验组 35 例和对照组 33 例。对照组给予依达拉奉

① 薛大力,张晓哲.自拟通络益智方治疗血管性痴呆的效果[J].中国老年学杂志,2017,37(18):4622-4624.
② 崔荷英,金明玉,等.朝医清心莲子汤治疗血管性痴呆患者 86 例的临床观察[J].时珍国医国药,2017,28(6):1383-1384.
③ 刘彦廷.涤痰化瘀填精益髓法治疗血管性痴呆疗效观察[J].四川中医,2017,35(1):113-115.
④ 张瑞杰.温阳化痰汤治疗血管性痴呆疗效观察[J].山西中医,2017,33(5):20-21.
⑤ 赵凰宏,韩冠先,关东升.天麻钩藤饮联合桃红四物汤加减治疗肝阳上亢兼瘀血阻络型血管性痴呆 60 例临床观察[J].时珍国医国药. 2017,28(4):906-908.
⑥ 陈婷,吴伟,等.国医大师邓铁涛教授益气除痰活血法治疗血管性痴呆经验[J].中华中医药杂志,2016,31(7):2598-2600.

注射液治疗,实验组给予洗心汤和依达拉奉注射液治疗。结果:实验组总有效率88.57%,显著高于对照组66.67%($P<0.05$);治疗前两组MMSE、中医智能综合评分比较均无明显差异($P>0.05$)。治疗后实验组MMSE评分(18.21 ± 3.03)分,显著高于对照组,中医智能综合评分(9.51 ± 1.69)分,显著低于对照组($P<0.05$)。[1]

12. 地黄饮子加减 熟地黄30克、石菖蒲15克、黄精15克、淫羊藿15克、川芎15克、茯苓15克、浙贝母15克、制首乌20克、麦冬20克、郁金20克、远志10克、肉桂10克、石斛25克、附子6克、冰片0.3克。每日1剂,水煎分2次口服。季晓东将78例肾虚痰阻血瘀型血管性痴呆患者随机分成研究组40例和对照组38例。所有患者都按西医常规方法进行治疗,研究组患者同时给予地黄饮子方加减进行治疗。疗程为3个月。结果:研究组临床治愈8例,显效12例,有效10例,无效10例,总有效率75%;对照组临床治愈5例,显效8例,有效7例,无效18例,总有效率52.6%。研究组与对照组比较,有统计学意义($P<0.05$)。[2]

13. 四物二陈汤 熟地黄30克、当归10克、白芍20克、川芎10克、制半夏12克、橘红12克、白茯苓10克、甘草6克、生姜7片、乌梅5克。吕小亮等将120例痰瘀阻络型血管性痴呆患者随机分为四物二陈汤组、二陈汤组、四物汤组与茴拉西坦组,每组各30例,分别予以四物二陈汤、二陈汤、四物汤和茴拉西坦胶囊口服治疗。结果:四物二陈汤组治疗后的HDS评分、BI显著高于本组治疗前及其他各组治疗后,差异有统计学意义($P<0.01$);四物二陈汤组治疗后的血清TCH、TG、LPO值明显降低,HDL、SOD值明显升高,与本组治疗前及其他各组治疗后比较,差异均有统计学意义($P<0.05$)。[3]

14. 祛痰瘀清热方 石菖蒲15克、法半夏12克、竹茹15克、全瓜蒌15克、三七9克、牡丹皮12

克、丹参15克、川芎12克、栀子12克、黄芩12克、生地黄12克、枳壳12克、大黄粉(冲服)6克、厚朴12克。每日1剂,水煎,早晚分服。李志君将52例脑血管性痴呆痰热瘀滞证患者随机分为对照组与治疗组各26例。对照组给予原发性脑血管疾病危险因素的控制与治疗、认知症状的治疗、对症和康复治疗等措施,治疗组在对照组的基础上加用祛痰瘀清热方治疗。观察周期28天。结果:治疗组疗效优于对照组($P<0.05$);两组治疗后血管性痴呆简明精神状态检查表(MMSE)、日常生活活动能力(ADL)、长谷川痴呆量表(HDS)积分及血浆黏度均有改善($P<0.05$),治疗组改善程度优于对照组($P<0.05$)。[4]

中 成 药

1. 五脏温阳化瘀胶囊 组成:制附子、干姜、巴戟天、桂枝、法半夏、石菖蒲、三七、淫羊藿、生晒参、大黄等(广西中医药大学制药厂提供制作胶囊,每粒胶囊0.35克,相当于生药3克)。用法用量:每日3次,每次3粒。临床应用:翟阳等对72例血管性痴呆患者采用随机对照试验的设计方法分为中药治疗组(五脏温阳化瘀胶囊)37例和西药对照组(尼莫地平胶囊)35例。结果:通过分析两组治疗前后MMSE积分及ADL积分和脑神经递质的研究,说明五脏温阳化瘀胶囊对VD患者的治疗与尼莫地平胶囊疗效相近,五脏温阳化瘀胶囊在患者的日常生活能力恢复及脑神经介质去甲肾上腺素、多巴胺、乙酰胆碱治疗组优于尼莫地平片组。[5]

2. 薯蓣健脾益智合剂 组成:山药30克、熟地黄24克、制何首乌24克、西党参20克、白芍20克、全当归20克、炙远志12克、杜仲12克、石菖蒲14克、川芎10克、五味子10克、炒白术18克、茯苓18克、枸杞子18克(湖北省中医院药材制剂

① 刘华.洗心汤对老年血管性痴呆中医智能综合评价及生活质量的影响[J].四川中医,2016,34(11):101-103.
② 季晓东.地黄饮子方治疗血管性痴呆40例临床观察[J].浙江中医杂志,2016,51(3):186.
③ 吕小亮,等.四物二陈汤及其拆方治疗痰瘀阻络型血管性痴呆临床研究[J].山东中医杂志,2016,35(6):509-512.
④ 李志君,等.祛痰瘀清热方治疗血管性痴呆的临床疗效观察[J].山东中医杂志,2015,34(7):504-505.
⑤ 翟阳,唐农,等.五脏温阳化瘀胶囊治疗血管性痴呆的随机对照临床研究[J].辽宁中医杂志,2017,44(6):1212-1214.

科制备）。制备方法：经物理方法浓缩提纯为口服液，每毫升含原药材 1 克，真空包装。用法用量：每日 30 毫升，每日 1 次，晚餐后服用。临床应用：柳弘汉等以上方治疗 47 例血管性痴呆患者分为三组，肾精亏虚证组 16 例、痰浊阻窍证组 19 例和瘀血阻络证组 12 例，所有患者均给予内科常规治疗，在控制基础疾病的基础上予以薯蓣健脾益智合剂治疗。结果：薯蓣健脾益智合剂对血管性痴呆有较好的临床效果，尤其对于肾精亏虚证患者的伴随症状治疗有良好的效果。[①]

3. 抗瘫健脑胶囊　组成：全蝎、丹参酚酸、人参皂苷、天然牛黄。制备方法：上药为原料提取精制成粉状，装入胶囊。临床应用：易幼儒采用中药抗瘫健脑胶囊治疗 70 例血管性痴呆患者，结果：中药抗瘫健脑胶囊治疗 VD 有确切疗效。发病早期激活大脑的修复功能，治愈快而完全；病程长者激活大脑的休眠脑细胞来代替坏死脑细胞的功能，治疗时间较长，逐渐恢复患者智力。[②]

4. 步长脑心通胶囊　组成：黄芪、丹参、当归、红花、乳香、桂枝、全蝎、地龙、水蛭等。临床应用：黄瑛选取 72 例 VD 患者随机分为实验组和对照组各 36 例。两组均给予患者所需的降糖、降压、降血脂等综合治疗，尽量使其各项指标均在正常范围内。实验组予患者步长脑心通胶囊。对照组予患者盐酸氟桂利嗪胶囊。结果：实验组的显效率明显高于对照组，且具有统计学意义（$P<0.05$）；实验组有效率 91.67％，对照组 66.67％，实验组的有效率高于对照组，且具有统计学意义（$P<0.05$）；MMSE、ADL 评分两组与治疗前相比较均有明显改善，但是实验组的改善更加明显（$P<0.05$）。[③]

5. 升降散胶囊　组成：白僵蚕、全蝉蜕、姜黄、川大黄。用法用量：每次 1.6 克，每日 3 次，4 周为 1 个疗程，连续 3 个疗程。临床应用：史江峰

等将 64 例 VD 患者分为两组各 32 例，A 组口服升降散胶囊，B 组口服吡拉西坦，每次 6.4 克，每日 3 次，疗程同 A 组。结果：与治疗前比较，两组治疗后神经心理学测验 MMSE、BBS、ADL 评分均有改善（$P<0.05$），A 组的改善较 B 组更为明显（$P<0.05$）。A 组依据 SDSVD 评估的治疗总疗效优于 B 组（$P<0.05$）。[④]

6. 益肺宣肺降浊胶囊　组成：黄芪 15 克、人参 15 克、三七粉 15 克、桔梗 10 克、麦冬 10 克、石菖蒲 10 克、苦杏仁 10 克、火麻仁 10 克（广西中医药大学制药厂，每粒 0.35 克，相当于生药 2.8 克，批号 20080906）。用法用量：每次 5 粒（1.75 克），每日 3 次。临床应用：唐农等将 209 例血管性痴呆患者随机分为治疗组 107 例和对照组 102 例。治疗组口服益肺宣肺降浊胶囊；对照组口服经重新包装后为每 5 粒含吡拉西坦片 0.8 克的胶囊，每次 5 粒，每日 3 次。两组均观察用药 2 个月。结果：治疗组临床疗效总有效率 51.40％，对照组总有效率 48.04％，两组差异无统计学意义（$P>0.05$）。[⑤]

7. 天智颗粒　组成：天麻、钩藤、石决明、杜仲、槐花、栀子、黄芩、鸡血藤、川牛膝、益母草等。功效：平肝潜阳，益智安神。用法用量：每次 5 克，每日 3 次。杨华将 160 例 VD 患者随机分为治疗组和对照组各 80 例，治疗组用天智颗粒（河南宛西制药）同时给以尼麦角林（法玛西亚普强）每次 20 毫克，每日 3 次。对照组给予尼麦角林每次 20 毫克，每日 3 次。两组均治疗 12 周。结果：经治疗后 MMSE 评分、Blessde - Roth 行为量表评分，治疗组均明显优于对照组（$P<0.01$ 或 0.05）。[⑥]

8. 参乌益智胶囊　组成：人参、何首乌、石菖蒲、银杏叶、远志、川芎、胆南星、葛根、郁金。功效：益气活血，化痰通络，填精益脑，醒神开窍，痰瘀并治。临床应用：班文明将 90 例血管性痴呆患者随机分为对照组和治疗组各 45 例。对照组予

① 柳弘汉，等.薯蓣健脾益智合剂治疗血管性痴呆的临床观察[J].湖北中医杂志,2017,39(3)：27 - 29.
② 易幼儒.中药抗瘫健脑胶囊治疗血管性痴呆 70 例回顾性分析[J].中国实用神经疾病杂志,2016,19(23)：100 - 101.
③ 黄瑛.步长脑心通治疗血管性痴呆临床观察[J].辽宁中医杂志,2015,42(9)：1701 - 1702.
④ 史江峰，等.升降散治疗血管性痴呆 64 例疗效分析[J].江苏医药,2015,41(21)：2569 - 2570.
⑤ 唐农,胡跃强,等.益肺宣肺降浊胶囊治疗血管性痴呆患者 107 例临床观察[J].中医杂志,2014,6,55(12)：1025 - 1028.
⑥ 杨华，等.天智颗粒为主治疗轻中度血管性痴呆 80 例[J].浙江中医杂志,2014,49(6)：464.

尼莫地平片、吡拉西坦片口服,治疗组予以参乌益智胶囊口服,高压氧治疗,30天为1个疗程。结果:两组疗效比较,总有效率对照组62.23%,治疗组86.67%,治疗组疗效优于对照组;两组治疗前后MMSE积分、ADL积分均明显改善,差异有统计学意义($P<0.05$)。[1]

9. 参麻通络胶囊　组成:黄芪、枸杞子、牛膝、当归、丹参、赤芍、桃仁、红花、僵蚕、鸡血藤、天麻、白芍、清半夏、竹茹、石菖蒲、郁金。功效:滋补肝肾,益气活血,化瘀通络。临床应用:郑桂玲将160例VD患者分为治疗组和对照组各80例。治疗组给予参麻通络胶囊治疗,对照组给予吡拉西坦片治疗。两组均3个月为1个疗程。结果:治疗组总有效率86.25%,对照组总有效率70.0%,两组比较差异有统计学意义($P<0.05$);在MMSE积分、ADL积分和血脂血流变指标方面,治疗组优于对照组,两组比较差异有统计学意义($P<0.05$或$P<0.01$)。[2]

---

[1]　班文明,等.参乌益智胶囊联合高压氧治疗血管性痴呆临床研究[J].中国地方病防治杂志,2014,29(2):86-87.
[2]　郑桂玲,等.参麻通络胶囊治疗血管性痴呆80例疗效观察[J].云南中医中药杂志,2014,35(8):25-27.

脑 萎 缩

概　　述

脑萎缩是一种以记忆力减退、思维能力降低、注意力不集中、情绪不稳定、性格改变、理解困难、判断错误为主要表现的一种慢性神经衰退性疾病，临床以智力减退为主要特征，大脑广泛萎缩为基本病理改变，中老年人发病率高。

本病多属中医"痴呆""健忘""中风癫痫"等范畴。中医学认为，老年体弱，肾精衰减是主要病因，肾精生髓而充于脑，由于年迈体衰，气血乏源，精血渐枯，肾阳不能上濡于清窍，故脑髓空虚，渐成痴呆，正如清代王清任云："高年无记性者，脑髓渐空。"若因社会、精神、心理因素，使精力过耗，脑髓失养，脑髓不健，则加速记忆功能衰退。另外，长期酗酒或恣食肥甘厚味，或滥用镇静类药，致痰浊内生，阻遏气机，气滞血瘀，最终蒙蔽清窍。脑萎缩的病因很复杂，肾精不足为病之本，疾瘀为病之标，精神心理等为重要的诱因和加重因素。

辨 证 施 治

1. 王伟东分3证

（1）肾阳不足证　症见形寒肢冷，肢末不温，面色苍白，表情呆滞，沉默失语，忧郁少动，纳少便溏，口角流涎，小便失禁，或夜尿增多，下肢浮肿，舌体胖淡，苔白腻，脉沉迟等。治宜温补肾阳。方用金匮肾气丸加减：制附子（先煎）10 克、肉桂 3

克、熟地黄 10 克、山药 10 克、山茱萸 10 克、枸杞子 10 克、牡丹皮 10 克、茯苓 10 克、泽泻 10 克、菟丝子 20 克、益智仁 10 克。

（2）肾精不足证　症见头晕耳鸣，腰膝酸软，步态不稳，两目无神，表情呆滞，记忆力明显减退，失眠易怒，舌红少津，脉细数等。治宜滋补肝肾、填精补髓。方用左归丸加减：熟地黄或生地黄 20 克、龟甲 20 克、何首乌 10 克、山药 10 克、枸杞子 10 克、山茱萸 10 克、牛膝 10 克、菟丝子 10 克、白芍 10 克、牡丹皮 10 克、麦冬 10 克。

（3）气滞血瘀证　症见神情呆板，失眠健忘，头痛胸闷，甚至偏瘫失语，大便秘结，舌质暗红、边有瘀点，苔薄白，脉沉涩。治宜理气导滞、活血化瘀。方用血府逐瘀汤加减：桃仁 10 克、红花 6 克、川芎 10 克、赤芍 10 克、生地黄 10 克、当归 6 克、枳壳 10 克、牛膝 10 克、桔梗 15 克、葛根 15 克、银杏叶 20 克、黄芪 30 克、三七粉（吞服）6 克。[1]

2. 阴虚火旺证　症见记忆力减退，心烦多梦，少寐，头晕耳鸣，舌红少苔，脉弦细数。治宜清热养阴、交通心肾。方用黄连阿胶汤加味加减：黄连 10 克、黄芩 10 克、生白芍 15 克、鸡子黄（冲）2 枚、阿胶（烊化）15 克、龙齿 15 克、生地黄 30 克。[2]

3. 黄政叶分5证

（1）肝肾阴虚证　症见性格固执，情绪急躁，迟钝健忘，头痛晕眩，耳鸣耳聋，视物不清，腰脊不举，多疑善虑，失眠易怒，舌红少津，脉细数等。治宜滋补肝肾、填精益髓。方用左归丸加减：熟地

① 王伟东.辨证分型治疗脑萎缩的体会[J].中国现代医生，2007，45（12）：69.
② 马文青，等.中医药治疗脑萎缩浅见[J].菏泽医专学报，1998，10（4）：23-24.

黄 20 克、龟甲 30 克、石决明 30 克、珍珠母(先煎)30 克、山茱萸 15 克、巴戟天 15 克、黄精 15 克、菟丝子 15 克、枸杞子 15 克、白芍 15 克、淮山药 10 克、麦冬 10 克、玉竹 10 克、刺蒺藜 10 克、丹参 10 克、牡丹皮 10 克、鹿角胶(烊化冲服)12 克。

（2）脾肾阳虚证　症见神志呆疲,沉默失语,忧郁少动,纳少便溏,畏寒肢冷,口角流涎,小便失禁,下肢浮肿,舌淡体胖,苔白腻,脉沉迟等。治宜温补脾肾、助阳利水。药用制附子 30 克、人参(先煎)30 克、炒白术 20 克、薏苡仁 20 克、茯苓 20 克、泽泻 20 克、车前子 10 克、半夏 10 克、瓜蒌 10 克、苍术 10 克、炙甘草 10 克、白芥子 10 克、肉桂(后下)6 克。

（3）瘀血内停证　症见神情呆板,失眠健忘,头痛胸闷,耳聋失语,行动迟缓,震颤偏瘫,烦躁易怒,口齿不清,大便秘结,舌质暗红,苔薄白,脉弦细。治宜活血化瘀、通络开窍。方用桃红四物汤加减:桃仁 15 克、红花 15 克、赤芍 10 克、生地黄 15 克、柴胡 15 克、当归 15 克、炙甘草 10 克、大黄 10 克、麝香(冲服)0.5 克。

（4）痰浊阻滞证　症见记忆衰退,心悸气短,头晕失眠,偏执任性,孤僻主观,表情淡漠,迟钝遗忘,喃喃自语,言语不清,胸闷不饥,步态不稳,双手震颤,口泛痰涎,舌质淡,边有齿痕,苔白腻,脉濡滑。治宜健脾和胃、涤痰化浊。方用半夏白术天麻汤加减:半夏 15 克、陈皮 15 克、茯苓 15 克、苍术 15 克、菖蒲 10 克、郁金 10 克、制南星 10 克、僵蚕 10 克、炙甘草 10 克、天麻 10 克、全蝎 10 克、钩藤 10 克、地龙 10 克、薏苡仁 30 克。

（5）痰热上扰证　症见神志呆痴,欣快违物,性格怪癖,执着任性,急躁易怒,颜面潮红,夜寐不眠,语言重复而杂乱,对往事故人遗忘淡漠,不思饮食,大便秘结,口气秽臭,舌红少津,苔黄而厚腻,脉弦滑。治宜清热化痰、镇心宁神。药用半夏 10 克、茯苓 10 克、陈皮 10 克、竹茹 10 克、炙甘草

10 克、枳实 10 克、黄连 10 克、栀子 10 克、菖蒲 10 克、郁金 10 克、菊花 10 克、大黄 10 克、牡蛎 30 克、龙齿 30 克、石决明(先煎)30 克。①

经 验 方

1. 鹿麻汤　鹿角 9 克、黑芝麻 12 克、生地黄 30 克、山茱萸 12 克、山药 25 克、茯苓 15 克、牡丹皮 10 克、泽泻 10 克、首乌 15 克、当归 10 克、菖蒲 12 克、枸杞子 15 克、菊花 15 克、远志 10 克、甘草 5 克。随症加减:兼见痰热者,加竹茹、半夏、胆南星;兼失眠者,加炒枣仁、生龙齿;兼高血压者,加石决明、决明子;兼肢体活动障碍者,加全蝎、地龙、豨莶草;头痛重者,加僵蚕、天麻。董俊峰以上方加减治疗 31 例脑萎缩患者。结果:治愈 22 例,好转 8 例,无效 1 例,总有效率 96.8%。②

2. 桑麻地黄汤加减　桑叶、黑芝麻、生地黄、山茱萸、山药、茯苓、牡丹皮、泽泻、首乌、当归、菖蒲、枸杞子、菊花、远志、甘草。田立以上方治疗 23 例脑萎缩患者。结果:治愈 12 例,好转 9 例,无效 2 例,总有效率 91.3%。③

3. 荣脑汤　紫河车 10 克、龙眼肉 10 克、桑椹 10 克、赤白芍 10 克、太子参 10 克、茯苓 10 克、石菖蒲 10 克、丹参 10 克、当归 15 克、生蒲黄 15 克、远志 12 克、郁金 12 克、熟地黄 20 克、炙甘草 6 克。随症加减:兼痰热,加竹茹、半夏、胆南星;失眠,加酸枣仁、龙齿;活动功能障碍,加全蝎、瓜蒌;头痛,加细辛、僵蚕。李滋栋以上方加减治疗 25 例脑萎缩患者。结果:治愈 20 例,好转 4 例,无效 1 例,总有效率 96%。④

4. 定眩汤　龟甲 30 克、黄精 30 克、首乌 20 克、山茱萸 15 克、白芍 15 克、牛膝 20 克、地龙 15 克、菖蒲 15 克、牡蛎 30 克。随症加减:肢体功能障碍,加黄芪、全蝎、乌梢蛇、当归;语言不利者,加郁金、远志;痰浊内盛,加郁金、胆南星、茯苓;大便

① 黄政叶,等.辨证治疗脑萎缩 40 例[J].辽宁中医杂志,1995,22(1):15-16.
② 董俊峰.鹿麻汤治疗脑萎缩 31 例[J].实用中医杂志,1993(2):15.
③ 田立.桑麻地黄汤加减治疗脑萎缩 23 例[J].山西中医,1992(1):18.
④ 李滋栋.荣脑汤治疗脑萎缩 25 例[J].陕西中医,1992,13(9):397.

秘结者,加火麻仁、肉苁蓉;头痛且高血压增高,加天麻、决明子、龙胆草;伴便溏者,去黄精、龟甲。15天为1个疗程,一般需治疗2个疗程,并配合体育锻炼。贺仲华以上方加减治疗38例脑萎缩患者。结果:基本治愈10例,显效15例,好转10例,无效3例,总有效率92.1%。[①]

5. 滋肾荣脑法 熟地黄30克、牛膝10克、龟甲胶15克、丹参15克、黄花20克、菖蒲10克、天麻10克、珍珠母(另包)50克、甘草5克为基本方。随症加减:言语不清,头重麻木者,加泽泻15克、白菊10克;头昏心烦者,加知母10克、枣仁15克;肾阳虚者,加仙茅10克、巴戟10克。每日1剂,每剂煎3次,每次加水500毫升,文火煎至250毫升,分早、中、晚3次温服并配合功能锻炼。刘松林等采用基本方加减治疗6例脑萎缩患者。结果:临床治愈5例,随访6~12个月未复发,临床症状好转。[②]

6. 脑萎煎 黄芪60克、川芎10克、当归10克、地龙10克、熟地黄30克、麦冬10克、茯苓30克、五味子10克、菖蒲10克、甲片10克、首乌15克、天麻10克、天竺黄15克、白芷10克。随症加减:气虚,加人参、党参、白术;血虚,加鸡血藤;血瘀,加益母草、水蛭;血瘀出血者,加三七粉(吞服);血热出血者,加槐米或槐花;单纯阴虚,去黄芪、何首乌、白芷,加女贞子、山茱萸;阳虚,加附子、肉桂、肉苁蓉、巴戟天;尿失禁,加桑螵蛸;步履蹒跚,加蜈蚣、钩藤;纳呆,加神曲;上肢痿软,加桂枝;下肢痿软,加桑枝;痰火偏胜,去黄芪、何首乌、白芷,加胆南星、夏枯草、鲜竹沥;健忘,加柏子仁;心神不安,失眠多梦,加茯神、枣仁、龙齿。喇万英以上方治疗8例脑萎缩患者。结果:治愈1例,有效6例,无效1例,总有效率87.5%。[③]

① 贺仲华.定眩汤治疗脑萎缩性眩晕38例[J].吉林中医药,1992(6):11.
② 刘松林,等.滋肾荣脑法治疗小脑萎缩6例[J].湖南中医杂志,1991(6):43.
③ 喇万英.脑萎煎治疗脑萎缩8例[J].北京中医,1990(4):29-30.

中风后遗症

概　　述

中风后遗症是指发生在出血性中风（如脑出血）、缺血性中风（如脑梗死）急性期过后遗留下来的病症，以半身不遂最为多见，也有口眼歪斜、半身麻木、言语謇涩等症状；或渐而出现痴呆、抑郁、抽搐等症，均属于中风后遗症。

本病属中医"偏枯""偏风"等范畴。《素问·风论》篇言："风之伤人也……或为偏枯……"《诸病源候论·风病诸候上》曰："风偏枯者，由血气偏虚，则腠理开，受于风湿，风湿客于身半，在分腠之间，使气血凝涩，不能润养，久不瘥，真气去，邪气独留，则成偏枯。"中风后遗症属本虚标实之证，且本虚多，标实少。本虚为气虚、肾虚、肝阴虚，标实为血瘀、痰阻、肝风动，本虚是中风的异中之同，标实是中风的同中之异。

辨　证　施　治

1. 痰瘀互结证　治宜祛风涤痰、化瘀通络、滋补肝肾。方用通络化痰汤加减：龟甲 10 克、枸杞子 15 克、陈皮 15 克、牛膝 10 克、鸡血藤 12 克、法半夏 12 克、水蛭 10 克、全蝎 10 克、地龙 10 克、石菖蒲 10 克、胆南星 10 克、川芎 10 克、天麻 10 克。随症加减：若患者下肢偏瘫，加续断、牛膝；若患者口眼歪斜，加白芷、僵蚕；若患者肢体僵硬拘挛，加龟甲、龙骨。[①]

2. 气虚血瘀证　治宜益气活血通络。方用补阳还五汤加减：生黄芪 40 克、当归 15 克、赤芍 15 克、地龙 15 克、鸡血藤 15 克、桃仁 10 克、红花 10 克、川芎 10 克、杜仲 10 克、桂枝 10 克、川牛膝 10 克、桑枝 10 克、川续断 10 克。随症加减：伴有头晕目眩者，加天麻、菊花、珍珠母平肝熄风；小便量少、肢体浮肿者，加带皮茯苓、葫芦壳、车前草淡渗利湿；言语不利者，加石菖蒲、远志、郁金祛痰利窍；肢体麻木者，加陈皮、半夏、胆南星理气祛风痰；口眼歪斜甚者，加蜈蚣、僵蚕、白附子祛风通络；大便秘结者，加火麻仁、郁李仁、肉苁蓉润肠通便。[②]

3. 周鸿图等分 2 证

（1）肝阳上亢证　症见平素阳亢体质（素有高血压病史），经常头痛，头晕目眩，心烦易怒，咽干口苦，夜寐不安，并见中风后遗症偏瘫，语言不利，口眼歪斜，舌红或绛，苔黄或少苔，脉弦滑或弦数。治宜平肝潜阳通络。方用天麻钩藤饮加减：天麻、钩藤、石决明、牛膝、黄芩、地龙、丹参、粉葛、泽泻、夏枯草、珍珠母。

（2）阴虚血瘀证　症见半身不遂，舌强语謇，口眼歪斜，烦躁失眠，耳鸣眩晕，手足心热，腰酸腿软，行走蹒跚，口干舌红少津有瘀点，脉细数或带涩。治宜养阴活血通络。方用一贯煎加减：生地黄、麦冬、玄参、丹参、枸杞子、当归、地龙、牛膝、赤芍。[③]

4. 痰湿阻络证　治宜熄风化痰通络。方用温胆汤加减：胆南星 12 克、瓜蒌仁 12 克、陈皮 10 克、半夏 10 克、黄芩 9 克、栀子 9 克、枳实 10 克、茯苓 15 克、杏仁 12 克、菖蒲 12 克、郁金 12 克、全

① 万亚巍，郭晓红.通络化痰汤治疗痰瘀互结型中风后遗症的临床疗效[J].临床合理用药,2016,9(4C)：126－127.
② 吴萍，等.补阳还五汤加味治疗气虚血瘀型中风后遗症疗效观察[J].上海中医药杂志,2011,45(1)：44－45.
③ 周鸿图，等.辨证分型治疗中风后遗症129例分析[J].中医药学刊,2004,22(2)：326－327.

蝎 10 克、地龙 10 克。随症加减：若下肢无力甚者，加桑寄生 15 克、川牛膝 15 克；上肢偏废者，加桑枝 12 克、桂枝 9 克；面色萎黄、手足浮肿者，加黄芪 10 克、赤芍 10 克。每日 1 剂，煎汁 400 毫升，早晚各 200 毫升，口服，14 天为 1 个疗程。[①]

经 验 方

1. **化瘀涤痰汤**　黄芪 60 克、丹参 15 克、当归尾 15 克、地龙 15 克、陈皮 10 克、红花 10 克、桃仁 10 克、法半夏 10 克、石菖蒲 10 克、胆南星 10 克、甘草 5 克。每日 1 剂，水煎分早晚 2 次服。杜慧萍采用随机对照的研究方法，以 60 例中风后遗症患者为研究对象，随机分为对照组和观察组各 30 例。两组患者均采取个体化基础性治疗，对照组采用口服阿司匹林联合氯吡格雷治疗，观察组给予中药化瘀涤痰汤进行治疗。结果：治疗后 2 周、3 周、4 周，两组患者中医症候积分均明显下降，且观察组比对照组下降更明显（$P < 0.05$）。[②]

2. **半夏天麻汤**　丹参 20 克、桃仁 12 克、茯苓 12 克、当归 12 克、天麻 10 克、橘红 10 克、川芎 9 克、法半夏 9 克、红花 9 克。随症加减：若患者伴有显著头晕症状，加石决明 25 克、钩藤 20 克、珍珠母 20 克；若患者语言不畅，加全蝎 10 克、僵蚕 10 克、白附子 10 克；若患者屈伸不利、肢体筋脉拘急，加络石藤 15 克、鸡血藤 25 克；若患者肢体明显肿胀，加泽泻 15 克、防己 10 克；若患者伴有失眠多梦、烦躁等症状，加夜交藤 20 克、酸枣仁 15 克。每日 1 剂，加水煎煮 400 毫升分 2 次温服，14 天为 1 个疗程。茅莉萍将 474 例中风后遗症患者随机分为研究组和对照组各 237 例。对照组采用常规治疗，研究组采用自拟半夏天麻汤治疗，比较两组治疗效果。结果：研究组总有效率（87.3%），显著高于对照组（65.0%），两组对比差异显著（$P < 0.05$）。[③]

3. **通络化痰汤**　天麻 10 克、川芎 10 克、胆南星 10 克、石菖蒲 10 克、地龙 10 克、全蝎 10 克、水蛭 10 克、法半夏 12 克、鸡血藤 12 克、牛膝 10 克、陈皮 15 克、枸杞子 15 克、龟甲 10 克。随症加减：肢体僵硬拘挛者，加龙骨、龟甲；伴口眼歪斜者，加僵蚕、白芷；伴下肢偏瘫者，加牛膝、续断。每日 1 剂，水煎 500 毫升，早晚分 2 次服用。景蓉将中风后遗症患者 70 例随机分为治疗组和对照组各 35 例。对照组给予常规西药对症治疗，治疗组在对照组基础上加用通络化痰汤治疗。结果：治疗组有效率 88.57%，对照组有效率 71.43%，治疗组优于对照组（$P < 0.05$）。[④]

4. **逍遥散**　当归 15 克、柴胡 15 克、生白芍 15 克、生白术 12 克、茯苓 12 克、薄荷（后下）6 克、地龙 12 克、土鳖虫 12 克、炙甘草 3 克。随症加减：言语謇涩者，加石菖蒲 10～15 克、远志 15 克、郁金 15 克以祛痰利窍；肢体麻木者，加豨莶草 15～30 克、鸡血藤 25～30 克以养血活血、祛风通络；上肢偏废者，加桑枝 15～30 克；下肢肿甚者，加木瓜 10 克、独活 15 克、益母草 15 克以活血通络、消肿止痛；伴肝阳上亢者，加天麻 15 克、钩藤 10 克、石决明 30 克；风痰上扰者，加白附子 5 克、僵蚕 6 克、全蝎 5 克；痰热者，加瓜蒌 15 克、竹茹 30 克；阴虚者，加熟地黄 15 克、麦冬 30 克、玄参 30 克；伴大便秘结者，加火麻仁 30 克、郁李仁 15 克、肉苁蓉 15 克。每日 1 剂，水煎服，15 天为 1 个疗程。蔡彦伟采用逍遥散加味治疗 36 例中风后遗症患者。结果：显效 15 例，好转 19 例，无效 2 例，有效率 94%。[⑤]

5. **三甲散**　鳖甲 20 克、炙龟甲 20 克、甲片（土炒黄，为末）15 克、蝉蜕（洗净，炙干）10 克、僵蚕（切断，生用）10 克、瓜蒌 15 克、牡蛎（煅，为末）10 克、土鳖虫 6 个、蜈蚣 2 条、白芍药（酒炒）15 克、当归 10 克、甘草 5 克。随症加减：病程较久，气虚明显者，加生黄芪 15 克、炒白术 10 克；神志

① 李清波.加味温胆汤治疗痰湿阻络型中风后遗症 100 例分析［J］.实用中医内科杂志,2003(5):409.
② 杜慧萍,等.化瘀涤痰汤治疗中风后遗症疗效及对患者下肢功能的影响［J］.陕西中医,2018,39(8):1087-1090.
③ 茅莉萍.自拟半夏天麻汤治疗中风后遗症临床分析［J］.中医临床研究,2016,8(26):72-73.
④ 景蓉,等.通络化痰汤治疗痰瘀互结型中风后遗症 35 例［J］.河南中医,2015,35(12):2937-2939.
⑤ 蔡彦伟.逍遥散加味治疗中风后遗症 36 例［J］.河南中医,2015,35(4):752-753.

不清,喉中有痰者,加石菖蒲 10 克、郁金 10 克;舌质紫暗,瘀血明显者,加地龙 10 克、红花 10 克。共研细末,炼蜜为丸,每粒 6 克,每日 3 次,每次 1 丸,温开水送下。刘海平将 56 例中风后遗症患者随机分为两组。对照组 28 例予药物、康复、针灸等常规治疗,治疗组 28 例在对照组常规治疗基础上加三甲散加减治疗。结果:治疗组总有效率 89.29%,对照组 64.29%,组间比较,差异有统计学意义(P<0.05)。①

6. 益气逐瘀方　生黄芪 60 克、丹参 30 克、党参 12 克、当归 12 克、桃仁 12 克、红花 12 克、川芎 12 克、赤芍 12 克、地龙 6 克、水蛭 6 克、全蝎 6 克。随症加减:半身不遂者,加怀牛膝 12 克、续断 12 克、杜仲 12 克、桑寄生 15 克;肢体麻木者,加鸡血藤 12 克;气虚重者,加黄芪 30 克;血瘀重者,加三七 9 克;头晕者,加天麻 12 克;阳虚者,加桂枝 10 克;阴虚者,加女贞子 12 克。每剂组方用 200 毫升水冲服,早晚各 1 剂,饭后 30 分钟服用。周晓晖将 93 例气虚血瘀型中风后遗症患者随机分为两组。观察组 47 例使用益气逐瘀方治疗,对照组 46 例使用银杏叶片治疗。结果:对照组治愈 11 例,显效 8 例,好转 17 例,无效 10 例,有效率 78.3%;观察组治愈 22 例,显效 12 例,好转 11 例,无效 2 例,有效率 95.7%,观察组有效率明显高于对照组(P<0.05)。②

7. 补脾通络汤　茯苓 20 克、焦术 20 克、薏苡仁 20 克、黄芪 10 克、当归 10 克、赤白芍各 10 克、川芎 10 克、桃仁 10 克、红花 10 克、地龙 10 克。随症加减:头晕者,加夏枯草 10 克、钩藤 10 克、杭菊 10 克;言语不利者,加石菖蒲 10 克、远志 10 克;半身不遂者,加桑枝 10 克、牛膝 10 克、杜仲 10 克。每日 1 剂,分 3 次温服。王立将 70 例病程半年以上、证属脾虚痰阻、气血瘀滞型的中风后遗症患者,随机分为治疗组和对照组各 35 例。对照组予血塞通分散片口服,治疗组予自拟补脾通络汤

为基本方加减。结果:经治疗后,治疗组基本痊愈 13 例,显效 11 例,有效 9 例,无效 2 例,总有效率 94.29%;对照组基本痊愈 5 例,显效 10 例,有效 13 例,无效 7 例,总有效率 80.00%,治疗组与对照组比较,有显著差异(P<0.05)。③

8. 芪龙通窍化瘀汤　黄芪 60 克、麝香 0.15 克、赤芍 10 克、川芎 10 克、桃仁 10 克、红花 6 克、地龙 10 克、僵蚕 10 克、当归 15 克、老葱 3 根、鲜姜 9 克、黄酒 50 毫升。水煎去渣取汁 200 毫升,将麝香入药汁,煎二沸,每次服 100 毫升,分早晚 2 次服下。吕廷国将 180 例中风后遗症患者随机分为治疗组 100 例和对照组 80 例。两组在降血脂、降血压、控制饮食及康复治疗的基础上,治疗组采用芪龙通窍化瘀汤,对照组采用华佗再造丸,30 天为 1 个疗程。结果:治疗组临床总有效率 92.0%,对照组临床总有效率 72.5%,两组比较有显著性差异(P<0.05)。④

9. 平肝化痰通络方　天麻 15 克、钩藤 30 克、生石决明 30 克、半夏 10 克、石菖蒲 10 克、白僵蚕 10 克、地龙 15 克、水蛭 10 克、川牛膝 10 克、甘草 3 克。每日 1 剂,连煎 2 次,药液混合,分 2 次温服。吕奇玮将 85 例中风后遗症患者随机分为治疗组 46 例和对照组 39 例。对照组采用血塞通注射液静脉滴注治疗,治疗组在此基础上加用平肝化痰通络方,15 天为 1 个疗程。结果:治疗组、对照组的显效率分别为 71.7% 和 51.3%,组间比较有统计学差异(P<0.05);治疗后两组神经功能缺损评分、血液流变学指标都有明显改善(P<0.05,P<0.01);且治疗组的改善优于对照组(P<0.05)。⑤

10. 治瘫汤　黄芪 25～100 克、地龙 25～50 克、当归 15 克、生地黄 25 克、枸杞子 20 克、全蝎 15 克、水蛭 15 克、僵蚕 15 克、钩藤 25 克、鹿茸 5 克、胆南星 15 克、桑鞘 15 克、竹茹 15 克、青皮 15 克、路路通 10 克。随症加减:痰热者,加胆南星 10 克、竹茹 15 克、桔梗 15 克;痰湿者,加半夏 10

① 刘海平,等.三甲散加减治疗中风后遗症 28 例疗效观察[J].湖南中医杂志,2014,30(6):24－25.
② 周晓晖,等.益气逐瘀方对气虚血瘀型中风后遗症的疗效分析[J].中国中医基础医学杂志,2014,20(2):204－205.
③ 王立.自拟补脾通络汤治疗中风后遗症的临床观察[J].湖北中医杂志,2011,33(5):43.
④ 吕廷国,等.芪龙通窍化瘀汤治疗中风后遗症 100 例观察[J].实用中医药杂志,2011,27(10):668－669.
⑤ 吕奇玮,等.平肝化痰通络方治疗风痰瘀阻型中风后遗症疗效观察[J].上海中医药杂志,2010,44(6):53－54,58.

克、白术 15 克、茯苓 15 克；肾阴虚者，加枸杞 20 克、菟丝子 20 克、覆盆子 20 克；肝风者，加羚羊角 0.3 克、牡蛎 25 克、龙骨 25 克、胆草 15 克；气虚者，加人参 10 克或党参 25 克。每日 1 剂，水煎服，早晚 2 次分服。石晶采用自拟治瘫汤治疗 124 例中风后遗症患者。结果：服药 3 个月者 98 例，1 个月者 16 例，4～6 个月者 10 例。痊愈 22 例，占 17.74％；显效 34 例，占 27.42％；有效 32 例，占 25.80％；无效者 36 例，占 29.04％。总有效率 70.96％，无效率 29.04％。①

11. 纠偏汤　天麻 10 克、天南星 15 克、僵蚕 15 克、石菖蒲 15 克、蜈蚣 2 条、全蝎 9 克、水蛭 15 克、地龙 20 克、甲片 15 克、炙黄芪 60 克、鸡血藤 30 克。每日 1 剂，水煎服，15 天为 1 个疗程。廖代碧采用自拟纠偏汤治疗 63 例中风后遗症患者，结果：治疗 1 个疗程 10 例，2 个疗程 22 例，3 个疗程 31 例。基本痊愈 34 例，显效 21 例，好转 6 例，无效 2 例，总有效率 97％。②

12. 偏瘫康复散　银杏叶 50 克、络石藤 50 克、黄芪 100 克、当归 30 克、桑枝 100 克、水蛭 50 克、大黄 30 克、制马钱子 30 克、甲片 30 克、蕲蛇 20 克、青皮 20 克。共研细末，每日 2～3 次，日服量不超过 9 克，14 天为 1 个疗程，连服 2 个疗程后停药 7 天，再实施下 1 个疗程。党翰文等以上方治疗 300 例中风后遗症患者，总有效率 94％。③

13. 全蜈汤　全蝎 5 克、蜈蚣 3 条、水蛭 20 克、甲片 5 克、地龙 30 克、乌梢蛇 20 克、僵蚕 10 克、川芎 20 克、丹参 30 克、赤芍 10 克、当归 15 克、甘草 5 克。随症加减：体虚无力脉弱者，加黄芪 50 克；舌謇语塞者，加石菖蒲 30 克、远志 15 克；痰多苔白腻者，加半夏 15 克、白附子 12 克、陈皮 10 克；肝阳亢盛者，加石决明 30 克、钩藤 30 克、青皮 12 克；热盛苔黄厚者，加栀子 15 克、黄连 12 克；肾虚，加杜仲 15 克、枸杞子 30 克、续断 12

克。张峰采用自拟全蝎汤治疗 142 例中风后遗症患者。结果：痊愈 55 例，好转 82 例，无效 5 例。④

14. 益气活血汤　黄芪 200 克、新开河参 10 克、丹参 50 克、三七 15 克、赤芍 15 克、地龙 15 克、全蝎 15 克、川蜈蚣 15 克、葛根 30 克、路路通 30 克、水蛭 3 克(研末，装入胶囊，分 2 次配药液吞服)。每日 1 剂，水煎 2 次，文火久煎，第 1 次加水 1 000 毫升煎至 200 毫升，第 2 加水 800 毫升煎至 150 毫升，所得药液混合，分 2 次饭后温服，1 个月为 1 个疗程，3 个疗程判断疗效。卢永兵等采用自拟益气活血汤治疗观察组 138 例老年脑中风后遗症患者，另设对照组 39 例，采用低分子右旋糖酐 500 毫升静脉点滴，每日 1 次，疗程同观察组。结果：观察组临床治愈 61 例，显效 60 例，有效 17 例，无效 1 例，恶化 0 例，总有效率 99.3％；对照组临床治愈 6 例，显效 10 例，有效 15 例，无效 7 例，恶化 1 例，总有效率 79.4％。⑤

15. 中风回春灵　熟地黄 20 克、山茱萸 15 克、巴戟天 15 克、肉苁蓉 15 克、石斛 15 克、石菖蒲 12 克、郁金 12 克、远志 15 克、茯苓 15 克、五味子 15 克、僵蚕 10 克、全蝎 10 克、胆南星 12 克、天竺黄 12 克。苏路侠对治疗组 235 例中风后遗症患者采用滋阴温肾，开窍化痰法，自拟中风回春灵治疗。另设对照组 120 例，采用补阳还五汤治疗。结果：治疗组基本治愈 97 例，显效 89 例，有效 42 例，无效 7 例，总有效率 97.02％；对照组基本治愈 31 例，显效 38 例，有效 35 例，无效 16 例，总有效率 86.67％。从统计学角度看，差异有显著性($P < 0.01$)。⑥

单　方

心脑舒通胶囊　组成：蒺藜，由蒺藜干燥地上全草提取制成的胶囊剂(吉林敖东洮南药业股

① 石晶.治瘫汤治疗中风后遗症 124 例疗效分析[J].中国实用医药,2008,3(20)：160-161.
② 廖代碧.纠偏汤治疗中风后遗症 63 例[J].实用中医药杂志,2007,23(3)：160.
③ 党翰文,等.偏瘫康复散治疗中风后遗症 300 例[J].西北药学杂志,2000,15(3)：131.
④ 张峰,等.自拟全蜈汤治疗中风后遗症 142 例[J].中医研究,2000,13(6)：37.
⑤ 卢永兵,等.益气活血汤治疗老年脑中风后遗症 138 例临床研究[J].时珍国医国药,1998,9(6)：17.
⑥ 苏路侠.中风回春灵治疗中风后遗症 235 例疗效观察[J].北京中医,1997(6)：25-26.

份有限公司生产)。功效主治:活血化瘀,舒利血脉;适用于胸痹心痛,中风恢复期半身不遂、言语障碍和动脉硬化等心脑血管缺血性疾患。用法用量:每次3粒,每日3次,饭后服用。临床应用:刘志坚将80例中风后遗症患者随机分为治疗组44例和对照组36例。治疗组应用心脑舒通胶囊治疗,对照组给予口服复方丹参片(杭州胡庆余堂药业有限公司生产),每次4片,每日3次,饭后服用。两组均以4周为1个疗程,结果:经两个疗程治疗后,治疗组总有效率88.6%,显著优于对照组的69.4%,差异有统计学意义($P<0.05$)。[1]

中 成 药

1. 白花蛇止瘫丸 组成:黄芪、西洋参、金钱白花蛇、当归、桃仁、红花、赤芍、川芎、三七参、丹参、天麻、川牛膝、皱木瓜、甲片、全蝎、蜈蚣、水蛭、虻虫、地龙、甘草、精制马钱子等。制备方法:将上药粉碎成极细面,用蜂蜜制成梧桐籽大小蜜丸。用法用量:每日早晚各1次,每次6粒,温开水冲服。临床应用:常建华将182例中风后遗症患者随机分为治疗组和对照组各91例。对照组采用西医治疗,治疗组在对照组基础上加用白花蛇止瘫丸。30天为1个疗程,共治疗3个疗程。结果:治疗组总有效率91.21%,对照组73.62%,治疗组有效率明显高于对照组($P<0.05$),白花蛇止瘫丸治疗中风后遗症取得满意的效果,疗效明显优于单纯西药疗法。注意事项:缺血性中风后遗症,确诊后病情稳定者,即可口服白花蛇止瘫丸,对于出血性中风后遗症,必须度过急性期,CT复查血肿完全吸收,病情稳定1个月后,才能口服白花蛇止瘫丸,对那些年迈体弱、脑出血量大、贫血、血小板减少、凝血功能差的患者,必须要辨证用药。[2]

2. 偏瘫活络片 组成:土鳖虫、鳖甲(制)、山楂、砂仁、蕲蛇、丹参、地龙、血竭、天麻、桃仁、红花、水牛角、牛膝、当归、黄芩、黄芪。功效:补气,消瘀,络通,清热。用法用量:2.4克,每日3次。临床应用:许香俊选取300例中风后遗症患者,采用随机对照研究方法分为治疗组和对照组各150例,对照组予以阿司匹林(拜耳公司生产)0.1克,每日1次;治疗组在阿司匹林基础上加用偏瘫活络片。结果:治疗组临床症状总有效率91.3%,优于对照组78.0%($P<0.05$);血流变指标中除了红细胞比容外的其他指标治疗组的改善均优于对照组($P<0.05$)。[3]

3. 益气通脉丸 组成:黄芪、桂枝、当归、葛根、地龙、牛膝、鸡血藤、川芎、丹参、水蛭、甘草。随症加减:患者出现语涩症状时,加郁金、石菖蒲;有神昏不语、便秘症状时,加代赭石、火麻仁、大黄;出现高血压伴头晕、头痛症状时,去桂枝,加石决明、天麻、菊花、杜仲;出现血压降低症状时,加党参、麦冬;出现痰盛症状时,加法半夏、陈皮、胆南星;出现气虚症状时,加党参、白术;出现阴虚阳亢症状时,去桂枝,黄芪减量,加石决明、生地黄、山茱萸;出现纳差症状时,加焦三仙、鸡内金;出现失眠症状时,加炒枣仁、远志;出现二便失禁症状时,加制附片、益智仁、肉桂、米壳。临床应用:苗亚南选择80例中风恢复期患者,予以自拟益气通脉丸治疗,分析其治疗效果。结果:经治疗,治愈42例,好转33例,无效5例,有效率93.8%。结论:益气通脉丸治疗效果明显,值得临床推广应用。[4]

4. 消栓通脉丸 组成:威灵仙、黄芪、红花、赤芍、木香、丹参、桂枝、当归、桃仁、续断、地龙、玄参、陈皮、川芎、甘草等。用法用量:每次15克,每日2次。临床应用:肖颖将69例气虚血瘀型中风后遗症患者随机分为两组。治疗组36例予消栓通脉丸口服配合常规西药治疗,对照组33例单予常规西药治疗。结果:治疗3个月后治疗组总有

① 刘志坚.心脑舒通胶囊治疗中风后遗症临床观察[J].中外医学研究,2012,10(7):59-60.
② 常建华,等.白花蛇止瘫丸治疗中风后遗症91例疗效观察[J].临床研究,2018,26(4):75-76.
③ 许香俊.偏瘫活络片治疗中风后遗症300例的疗效观察[J].继续医学教育,2016,30(1):154-155.
④ 苗亚南.益气通脉丸治疗中风后遗症患者80例临床观察[J].中医临床研究,2015,7(31):122-123.

效率83.33%,对照组60.61%,治疗组明显优于对照组($P<0.05$);中医证候疗效比较,治疗组总有效率88.89%,对照组69.70%,治疗组明显优于对照组($P<0.05$)。①

5. 三虫丸 组成:水蛭、土鳖虫、地龙、黄芪、当归等,剂量按1:1:1:2:1。功效:活血化瘀,补气生血。制备方法:由山东省聊城市第二人民医院制剂室将方剂所需生药去除杂质、清洗、低温烘干后,采用济南生产的贝利超微粉碎机粉碎,加工成水丸,装入瓶中封装,每瓶60克。用量用法:常规服用,每次3克,每日2次;病情重者,每次服用6克,每日2次,连服3个月后观察疗效。临床应用:孙立靖将中风后气虚、血瘀的患者150例,随机分为三虫丸治疗组100例和补阳还五汤治疗组50例。结果:两组疗效比较,三虫丸治疗组治愈32例,显效60例,有效5例,无效3例,总有效率97.0%;补阳还五汤治疗组治愈12例,显效28例,有效4例,无效6例,总有效率88.0%。治疗后两组总有效率对比,差异有统计学意义($P<0.01$)。②

6. 复方丹蛭片 组成:黄芪、丹参、水蛭、地龙、川芎。功效:益气活血,化瘀通络。用法用量:每次5片,每日3次。临床应用:罗杨飞将127例中风后遗症患者随机分为治疗组65例和对照组62例。对照组采用常规治疗,治疗组在接受常规治疗的同时口服复方丹蛭片。结果:治疗组有效率93.8%,对照组有效率82.2%,两组有效率比较,差异具有统计学意义($P<0.05$)且未见不良反应。③

7. 芪蛭瘀滞平胶囊 组成:黄芪、党参、水蛭、丹参、山楂、何首乌、桑寄生、茯苓、苍术、青皮、绞股蓝、槐米、荷叶、三七等。用法用量:3粒,每日3次。临床应用:罗小林将100例中风后遗症患者随机分为两组。治疗组50例采用常规治疗

加用芪蛭瘀滞平胶囊治疗,对照组50例采用常规治疗加用步长脑心通胶囊(咸阳步长制药有限公司,国药准字Z20025001)。疗程为12周,共2个疗程。结果:治疗组较对照组具有更好的临床疗效,能起到更好的协助二级预防的效果,在安全性上无明显的差异。④

8. 蛭丹绞股胶囊 组成:水蛭、丹参、绞股蓝、黄芪、党参、山楂、何首乌、桑寄生、茯苓、苍术、青皮、槐米、荷叶、三七。功效:脾肾同补,旺气行血,去瘀通络。用法用量:3粒,每日3次。临床应用:黄波贞将100例中风后遗症患者随机分为两组。治疗组50例采用常规治疗加用蛭丹绞股胶囊治疗,对照组50例采用常规治疗加用步长脑心通胶囊。疗程为12周,共2个疗程。结果:蛭丹绞股胶囊组的患者在服药后诉说半身不遂、麻木不仁、口舌歪斜、言语不利明显好转,12周后其有效率(98%)明显高于对照组(93%),两组比较有显著性差异($P<0.05$)。⑤

9. 活血复元胶囊 组成:红花、地龙、当归、桃仁、川芎、赤芍、生黄芪、石菖蒲、姜半夏、天麻、麝香、远志。功效:祛痰开窍,活血化瘀。临床应用:史建钢以活血复元胶囊治疗中风半身不遂患者20例,结果:显效17例,有效3例,有效率100%,疗程7天~6个月。⑥

10. 银丹心脑通软胶囊 组成:银杏叶500克、丹参500克、绞股蓝300克、灯盏细辛300克、大蒜400克、三七200克、山楂400克、天然冰片40克、植物油220克、山梨酸25克、蜂蜡25克。制备方法:以上8味药材,三七30克粉碎成极细粉,其余粉末碎成粗粉备用;天然冰片研成极细粉;大蒜水蒸气蒸馏提取大蒜油;银杏叶加乙醇回流提取2次,每次1.5小时,合并提取液,回收乙醇,加水静置12小时,滤过,滤液上聚酰胺树脂柱,依次用水、乙醇洗脱,收集乙醇洗脱液,浓缩至

① 肖颖,等.消栓通脉丸治疗中风后遗症36例临床观察[J].湖南中医杂志,2015,31(4):49-50.
② 孙立靖,等.三虫丸治疗中风后遗症的临床研究[J].中国民间疗法,2015,23(10):37-38.
③ 罗杨飞.复方丹蛭片治疗缺血性中风后遗症65例[J].河南中医,2014,34(4):628-629.
④ 罗小林.芪蛭瘀滞平胶囊治疗中风后遗症50例的临床观察[J].中国民族民间医药,2012,21(15):96-97.
⑤ 黄波贞.蛭丹绞股胶囊治疗中风后遗症50例临床观察[J].中国社区医师(医学专业),2011,13(22):188-189.
⑥ 史建钢,等.活血复元胶囊治疗中风后遗症及面瘫临床观察[J].中医杂志,2009,50(S1):207.

相对密度为 1.20(50℃～60℃)的清膏,减压干燥,粉碎成极细粉,药渣备用;其余灯盏细辛 3 味药材与丹参药渣及三七粗粉,加水煎煮 2 次,每次 2 小时,滤过,合并滤液,浓缩,加入乙醇使纯量达 70%,搅匀,静置 24 小时,取上清液,回收乙醇,浓缩,干燥,粉碎成极细粉;将上述极细粉、大蒜油及蜂蜡、山梨酸加入植物油中,充分混合搅拌,制成混悬液,压制成软胶囊,即得。用法用量:每日 3 次,每次 3 粒,口服。临床应用:顾宜宜采用随机双盲法将 100 例中风后遗症患者分为治疗组和对照组各 50 例。治疗组给予银丹心脑通软胶囊;对照组给予复方丹参片。两组均以 4 周为 1 个疗程。结果:治疗组的神经功能缺失评分及临床疗效评定均优于对照组,差异有显著性($P<0.05$)。[1]

11. 丹芪偏瘫胶囊 组成:黄芪、丹参、川芎、羚羊角、水蛭等。功效:补气活血、熄风豁痰。用法用量:每粒 0.4 克,每次 4 粒,每日 3 次。临床应用:盛坤采用口服丹芪偏瘫胶囊治疗中风后遗症患者 130 例,疗程 2 个月。结果:基本治愈 38 例,显著进步 59 例,进步 29 例,无效 4 例,总有效率 96.92%,患者治疗后较治疗前临床症状改善明显($P<0.05$)。[2]

12. 血脉通胶囊 组成:蜈蚣 3 条、小蕲蛇 3 条、全蝎 30 克、地龙 30 克、天龙 30 克、白芍 120 克、水蛭 150 克、鸡血藤 100 克、黄芪 120 克、伸筋草 100 克。制备方法:将蜈蚣、小蕲蛇、全蝎、地龙、天龙、水蛭阴干粉碎成细粉,过 100 目筛,余药加工成粗粉,水煎煮 2 次,第 1 次 1.5 小时,第 2 次 1 小时,过滤,合并滤液,浓缩成稠膏状,干燥,磨成细粉,与蜈蚣等细粉混匀,装入胶囊,每粒重 0.3 克。功效:活血通络,缓急解痉;适用于中风后遗症之硬瘫。用法用量:每次 5 粒,每日 2 次,口服。临床应用:姚文团将中风后遗症硬瘫患者 99 例随机分为治疗组 67 例与对照组 32 例。治疗组给予血脉通胶囊,对照组给予偏瘫复原丸(北京同仁制

药厂生产,生产批号 6013340),每次 9 克,每日 2 次,口服。结果:治疗组总有效率 80%,对照组 65.6%。两组对比,差别有统计学意义($P<0.01$)。[3]

13. 中风康胶囊 组成:黄芪、水蛭[沪卫药剂 N(99)-048-PT 中医,由上海市普陀区中医医院自制室监制生产]。制备方法:将黄芪、水蛭生药制成药粉,装入胶囊(每粒含生药 0.129 克)。用法用量:5 粒,每日 3 次。临床应用:郑超英将 200 例中风后遗症患者随机分为中风康胶囊治疗组 120 例和脑复康片对照组 80 例,观察血液流变学变化及不良反应。对照组口服脑复康片,治疗组口服中风康胶囊。结果:治疗组总有效率 83.3%;对照组总有效率 58.8%,治疗组疗效优于对照组。[4]

14. 通心络胶囊 组成:人参、水蛭、全蝎、土鳖虫、蜈蚣、蝉蜕、赤芍、冰片等(石家庄以岭药业)。功效:化瘀通络。用法用量:每粒 0.3 克,每次 3 粒,每日 3 次。临床应用:周健采用随机对照研究方法,将 70 例中风后遗症患者随机分成治疗组 42 例与对照组 28 例。两组患者均进行正常的肢体、肌力等锻炼,对照组予以口服尼莫地平每次 20 毫克,每日 3 次;脑复康每次 2 粒,每日 3 次。治疗组予通心络胶囊口服,对照组予尼莫地平口服。治疗 6 个月后评定疗效。结果:治疗组显效 14 例(33.3%),有效 22 例(52.4%),无效 6 例(14.3%);对照组显效 6 例(21.4%),有效 12 例(42.8%),无效 10 例(35.8%),治疗组的总有效率及显效率均明显优于对照组($P<0.05$)。[5]

15. 补脑振痿胶囊 组成:黄芪、当归、龙眼肉、山萸萸、胡桃肉、土鳖虫、生乳香、生没药、地龙、鹿角胶、制马钱子(每粒 0.5 克,由河南中医学院第一附属医院制剂室提供,批号 960913)。功效:补气滋肾健脑,活血化瘀通络。用法用量:每次 6 粒,每日 3 次,饭后温开水送服。临床应用:姜守军采用随机分组、单盲对照试验,将 50 例中

① 顾宜宜,等.银丹心脑通软胶囊治疗中风后遗症临床观察[J].中国医院药学杂志,2008,28(17):1515-1516.
② 盛坤,等.丹芪偏瘫胶囊为主治疗中风后遗症 130 例[J].山西中医,2008,24(2):23.
③ 姚文团,等.血脉通胶囊治疗中风后遗症硬瘫 67 例[J].中医研究,2007,20(7):35-36.
④ 郑超英,等.中风康胶囊治疗中风后遗症 120 例[J].辽宁中医杂志,2004,31(1):39-40.
⑤ 周健.通心络胶囊治疗中风后遗症 42 例疗效观察[J].现代中西医结合杂志,2003,12(1):41-42.

风后遗症患者分为治疗组 30 例与对照组 20 例。对照组服偏瘫复原丸,治疗组服补脑振痿胶囊。结果:治疗组临床痊愈、显效、有效的病例数及有效率均高于对照组,且治疗效果随疗程的增加而递增,对病程较长的患者疗效明显优于对照组,肌力改善情况明显优于对照组。[1]

16. 参芪胶囊 组成:丹参、黄芪、当归、红花、黄精、续断、地龙、川芎、甲片、桂枝、鸡血藤、伸筋草、蕲蛇、豹骨(或狗骨)、胡桃肉。制备方法:上述前 12 味药粉碎成细粉,蕲蛇、豹骨(或狗骨)、胡桃肉加水 10 倍煎煮 2 小时,第 2 次后加水 5 倍煎煮 1 小时,连煮 3 次,合并煮液,过滤、浓缩适度与极细药粉混匀,干燥、装胶囊、分装即得。用法用量:每次 4 粒,每日 3 次,空腹温开水送服。临床应用:尤祥运采用随机对照方法将 90 例中风后遗症患者随机分为两组,治疗组 48 例予以参芪胶囊治疗,对照组 42 例按西医常规给予改善循环,维持水电解质平衡和支持疗法。结果:治疗组基本治愈 14 例,有效 25 例,效差 9 例,总有效率 81.3%;对照组基本治愈 6 例,有效 18 例,效差 18 例,总有效率 57.2%。两组疗效比较,差异有非常显著性($P<0.01$)。[2]

① 姜守军.补脑振痿胶囊治疗缺血性中风后遗症的临床研究[J].河南中医,2001,21(5):26-28.
② 尤祥运,等.参芪胶囊治疗中风后遗症 48 例[J].陕西中医,2000,21(9):397.

癫　痫

概　述

癫痫是一种由多种病因引起的慢性脑部疾病，以脑神经元过度放电导致反复发作性、短暂性的中枢神经系统功能失常为特征，临床表现主要是意识丧失和全身抽搐。癫痫属中医"痫证"范畴，其病因多责之于先天禀赋不足、情志失调，及后天失养，而致痰瘀互阻、风阳内动，使脑窍受蒙，故见神识不清、双目上视、喉中痰鸣、肢体抽搐等症状。中医学认为，痫病系指脏腑受损、元神失控所致，以突然意识丧失，发则仆倒，不省人事，两目上视、口吐涎沫、四肢抽搐，或口中怪叫，移时苏醒，一如常人为主要临床表现的一种发作性疾病，又有"痫证""羊痫风"之称。

中医早在内经时代即对痫证有所认识。《素问·奇病论》指出："人生而有病癫疾者……此得之在母腹中时，时其母有所大惊，气上而不下，精气并居，故令子发为癫疾也。"不仅说明痫证的病位在癫，而且强调胎中受惊这一先天致病因素。陈无言的《三因极一病证方论》指出："夫癫痫病，皆由惊动，使脏气不平，郁而生涎，闭塞诸经，厥而乃成。或在母腹中受惊，或少小感风寒暑湿，或饮食不节，逆于脏气。"《证治汇补》也认为痫病多属痰、热与惊三者。《慎斋遗书·羊癫风》中曰："羊癫风，系先天之元阴不足，以致肝邪克土伤心故也。"

癫痫是由多种病因引起的慢性脑部疾病，病机主要有脑髓肾命不足（本虚）及气痰瘀作祟（标实）。本病的形成与先天禀赋，情志失调，饮食所伤，劳逸起居，脑部外伤或其他疾病有关。癫痫的病理因素为积痰、肝风、郁火、气乱、血瘀等五个方面，其中积痰内伏，阻于络脉，壅塞脑腑，扰于神

明是癫痫病的主要因素，而上述因素又相互兼杂，互因互果。目前一致认为其病位在脑，病性属于本虚标实，正气亏虚为其本，痰、瘀、火热、内风动越为其标，禀赋之殊为其内应，七情、饮食、劳逸过度为其诱因，风阳痰浊，蒙蔽清窍，瘀滞络，神机被阻。

辨　证　施　治

明舜分6证

（1）肝风痰浊证　症见发作前可头昏、眩晕、胸闷、乏力、情绪不稳，继而突然尖叫一声，昏仆倒地，人事不省，面色苍白、牙关紧闭、口吐白沫、两眼上翻、四肢抽搐、二便失禁，或表现短暂意识丧失、两眼发呆、茫然所失、说话中断、持物落地，舌色质淡，舌苔腻，脉弦滑。治宜平肝熄风、涤痰开窍。方用止痫汤加减：羚羊角粉1.5克、雄黄1.5克、朱砂1.5克、蝉蜕6克、钩藤6克、蜈蚣1条、牛黄0.6克、甘草5克、天竺黄5克、珍珠0.3克、僵蚕3克、全蝎3克、琥珀3克、薄荷各3克、麝香0.06克、天麻6克、石菖蒲6克。将上药研为细面，混匀备用。周岁以内每服0.5克，每日3次；1～2周岁1克，每日3次；3～5周岁每服1.5克，每日3次；6～10岁每服2.5克，每日3次；成人6克，每日3次。温开水送服。

（2）肝火夹痰证　症见平日情绪急躁、心烦失眠、口苦咽干、大便秘结，发作时仆倒在地不省人事、四肢抽搐、口吐白沫、舌红苔黄、脉弦数。治宜平肝熄风、清热涤痰。方用抗痫珍羚丸加减：天南星25克、珍珠15克、羚羊角15克、天竺黄15克、朱砂5克、牛黄5克、黄连25克、栀子30克、龙胆草30克、冰片3克、白芍75克、胆南星10

克、川芎 20 克、丹参 50 克、天麻 40 克、石菖蒲 30 克、全蝎 10 克。细研、过筛、混匀，炼蜜制成 3 克重丸。1 岁以下每次服 1/3 丸，每日 2 次；1～9 岁每次服 1/2 丸，每日 2 次；10～15 岁，每次服 2 丸，每日 2 次；成人每次服 2 丸，每日 2 次。

(3) 肝肾阴虚证　症见发作日久，腰膝酸软，头晕眼花，失眠多梦，记忆力差，心悸不宁，五心烦热，口干舌燥，大便秘结，舌红苔黄，脉弦数。治宜补肾益髓、安神定志。方用补肾汤加减：熟地黄 30 克、紫河车 30 克、枸杞子 30 克、杜仲 20 克、牛膝 18 克、麦冬 15 克、山茱萸 20 克、菟丝子 30 克、巴戟天 12 克、肉桂 12 克、远志 12 克、石菖蒲 30 克、郁金 20 克、神曲 15 克、党参 18 克、甘草 15 克、天麻 15 克、水半夏 12 克、琥珀 2 克、朱砂 3 克、全蝎 2.5 克。每日 1 剂，水煎分 2～3 次，另服琥珀、朱砂、全蝎研细分 3 次冲服（朱砂服 1 月停，以防中毒）。随症加减：湿热重，加天竺黄、栀子、龙胆草；阴虚内热，加生地黄、龟甲、牡丹皮；痰湿偏重，加茯苓、苍白术、陈皮；肝阳上亢，加生龙骨、牡蛎、生代赭石；血瘀，加当归、丹参、川芎、红花、三棱、莪术。

(4) 脾胃虚弱证　症见痫证久发，神疲乏力，面色无华，眩晕时作，食欲不振，恶心呕吐，大便溏泻，舌质淡、脉濡细。治宜健脾补肾、祛风化痰。方用益脑定痫散加减：天麻 60 克、石菖蒲 60 克、人参 60 克、白术 60 克、茯苓 60 克、炙甘草 45 克、山茱萸 60 克、熟地黄 60 克、菟丝子 60 克、丹参 180 克、僵蚕 20 克、钩藤 60 克、陈皮 35 克、水半夏 35 克、石菖蒲 35 克、制南星 35 克、硼砂 20 克、全蝎 6 克。共为极细末，成人每日 3 次，每次 6 克，小儿酌减。饭后 1 小时白开水送下。一般连服 2 年左右。

(5) 瘀血阻窍证　症见脑外伤继发性癫痫。头部或有外伤史，头刺痛常有定处，发作昏仆倒地、肢体抽搐、舌质紫暗或有瘀斑，脉涩或紧。治宜活血化瘀、涤痰开窍、养血益气。方用通脉愈痫

丸加减：赤芍 30 克、桃仁 30 克、红花 30 克、川芎 30 克、丹参 90 克、水半夏 45 克、煅礞石 45 克、肉桂 15 克、当归 60 克、紫河车 60 克、太子参 60 克、天麻 50 克、菖蒲 30 克、全蝎 5 克。上药共研极细末，炼蜜为丸，每丸重 10 克，成人每日早、中、晚各服 1 丸，姜汤送服，儿童用量酌减。3 个月为 1 个疗程。

(6) 心肾亏虚证　症见癫痫大发作。平素心悸气短，失眠多梦，头晕健忘，口苦咽干，发时精神错乱或无故游走，喃喃自语，或欣快发怒，不识他人，舌质淡，脉细数。治宜益气强心、健脾益肾。方用益智聪明丹加减：丹参 12 克、太子参 15 克、麦冬 10 克、五味子 9 克、黄芪 30 克、枸杞 12 克、菖蒲 12 克、益智仁 12 克、天麻 12 克、水半夏 12 克、黄精 9 克、陈皮 6 克、全蝎（研细分 3 次冲服煎服）2 克。每日 1 剂，水煎分 2～3 次服。[1]

经 验 方

1. 二黄定痫汤　羚羊角 6 克、人工牛黄 0.2 克、天竺黄 12 克、石菖蒲 15 克、僵蚕 10 克、天麻 10 克、甘草 6 克。每日 1 剂，水煎分 2～3 次服。李文娅将 120 例癫痫患者随机分为治疗组和对照组各 60 例。两组均给予常规抗癫痫药物治疗，具体采用卡马西平，治疗组在此基础上给予二黄定痫汤治疗，均连续治疗 3 个月。结果：治疗组治愈 35 例，显效 20 例，有效 3 例，无效 2 例，总有效率 96.67%；对照组治愈 26 例，显效 11 例，有效 10 例，无效 13 例，总有效率 78.33%，组间比较总有效率有显著差异（$P<0.01$）。[2]

2. 柴桂温胆定志汤　柴胡 15 克、黄芩 12 克、党参 12 克、半夏 10 克、茯苓 15 克、陈皮 12 克、枳实 12 克、竹茹 12 克、石菖蒲 30 克、桂枝 15 克、赤芍 15 克、远志 30 克、生龙骨 30 克、生牡蛎 30 克、生姜 4 片、大枣 5 枚。每日 1 剂，水煎服，煎取药液 400 毫升，分 2 次早晚煎服。张亚雯将 74 例癫

① 明舜.癫痫的分型论治[J].中国民族民间医药,2009,18(6)：87.
② 李文娅.二黄定痫汤联合常规抗癫痫西药治疗癫痫疗效观察[J].湖北中医杂志,2017,39(7)：32-33.

病患者采用抽签法随机分为观察组和对照组各37例。两组患者均常规给予抗癫痫药物卡马西平进行治疗,每次200毫克,每日1次,30天为1个疗程,连续治疗3个疗程;观察组同时给予柴桂温胆定志汤治疗,治疗3个月后进行疗效分析。结果:观察组患者的控显率显著高于对照组,意识状态、意识障碍持续时间、强直持续时间、抽搐持续时间及症状总积分均显著低于对照组($P<0.05$),血清IL-2、TNF-α含量均显著低于对照组($P<0.05$)。结论:柴桂温胆定志汤对癫痫患者具有较好的临床效果,能显著改善患者的癫痫发作症状。[1]

3. 定痫丸 天麻9克、僵蚕15克、胆南星9克、川贝母6克、陈皮9克、清半夏9克、茯神15克、丹参9克、石菖蒲9克、远志9克、怀牛膝15克、白芍30克、何首乌15克、炙甘草9克。每日1剂,水煎送服蜈蚣粉1.5克、全蝎粉1.5克。随症加减:盗汗者,加煅龙骨、煅牡蛎;夜眠差者,加酸枣仁、夜交藤、合欢皮、茯神;纳差腹胀者,加莱菔子、焦三仙。陈晓杰收集52例颅内肿瘤治疗后癫痫患者均给予定痫丸化裁加减治疗,治疗3个月后判定疗效。结果:显效19例,有效25例,无效8例,总有效率84.6%。[2]

4. 化痰定痫汤 天竺黄、珍珠、全蝎、琥珀、人参、紫河车、酸枣仁。清热化痰,熄风定痫,补养气血,温肾补精,养心安神。适用于痫病痰热内伏,气血虚弱,心神不宁。李堃临床跟踪服用中药化痰定痫汤治疗的100例癫痫病患者12个月,进行统计分析。结果:无发作84例,无发作率84.0%;在12个月中仅有1~3次发作10例,有效率94%;在12个月中发作次数有减少,但未达到减少50%以上,但症状减轻,持续时间缩短6例。脑电图改善率89.0%,无效率6%,总有效率94.0%;出现食欲减退等不良反应率2%。[3]

5. 治痫方 方一:法半夏15克、胆南星10

克、益智仁12克、石菖蒲12克、郁金12克、益母草30克、丹参12克、远志12克、酸枣仁12克、五味子12克。豁痰开窍,活血化瘀,安神定志。方二:党参15克、黄芪20克、当归12克、白术15克、茯苓15克、白芍12克、熟地黄20克、枸杞子20克、龙眼肉15克、龙骨(先煎)20克、牡蛎(先煎)20克。随症加减:肝火炽盛者,加黄芩12克、栀子12克;肝郁气滞,加柴胡8克、合欢皮12克、枳壳10克;大便干燥者,加肉苁蓉15克、火麻仁12克。每日1剂,按一三五服用方一,二四六服用方二。曾学将89例癫痫患者均经自拟治痫方一和方二交替服用治疗,2个月为1个疗程。治疗3~4个疗程。结果:显效59例,有效24例,无效6例,总有效率93.2%。[4]

6. 通络定痫方 白僵蚕12克、胆南星12克、半夏12克、钩藤15克、天麻15克、远志15克、地龙15克、蝉蜕10克、全蝎10克、牡蛎10克、龙骨10克。磨成粉状,后以每颗0.5克装进药物胶囊中口服,每次3粒,每日3次。翟瑞柏将78例癫痫患者分为治疗组和对照组各39例。治疗组采用中西医相结合的方法进行治疗,对照组的患者单纯采用西医的方法进行治疗。结果:治疗组患者的治疗效果明显比对照组患者的疗效好,两组患者的治疗效果经过对比后可发现差异性较大($P<0.05$)。[5]

7. 桃红四物汤合涤痰汤加减 胆南星10克、姜半夏10克、枳实10克、茯苓15克、橘红12克、石菖蒲15克、党参10克、竹茹10克、甘草6克、熟地黄15克、当归15克、川芎10克、桃仁9克、红花6克、蜈蚣2条、全蝎6克,并随症加减。每日1剂。胡静将95例癫痫患者分为对照组52例,以安定针、丙戊酸钠或卡马西平,常规服用;治疗组52例,在西药常规治疗的基础上加服桃红四物汤合涤痰汤。结果:治疗组有效率84.62%,对照组有效率61.54%,两组比较有显著

① 张亚雯,等.柴桂温胆定志汤治疗癫痫患者的效果及脑电图变化分析[J].中药材,2017,40(5):1225-1227.
② 陈晓杰,等.定痫丸治疗颅内肿瘤所致癫痫52例[J].中医临床研究,2015,7(13):73-74.
③ 李堃,等.化痰定痫汤治疗癫痫100例临床分析[J].中国医学工程,2014,22(1):101.
④ 曾学.治痫方治疗癫痫病89例临床观察[J].四川中医,2013,31(12):99-100.
⑤ 翟瑞柏.通络定痫方配合西药治疗癫痫39例[J].陕西中医,2012,33(11):1468-1469.

差异性($P<0.05$)。①

8. 通窍逐瘀汤 赤芍 15 克、川芎 15 克、桃仁 10 克、红花 10 克、丹参 15 克、鸡血藤 30 克、全蝎 10 克、蜈蚣 2 条、柴胡 15 克、地龙 10 克、黄芪 15 克、僵蚕 10 克、水蛭粉(冲)1 克、三七粉(冲)5 克、石菖蒲 10 克、路路通 15 克、当归 10 克。随症加减:体弱者,加山药 10 克、白术 15 克;大便秘结者,加大黄 15 克;夜眠差者,加珍珠母 30 克、龙齿 30 克、夜交藤 30 克。每日 1 剂,水煎分早晚 2 次温服。高立超将治疗组 54 例外伤性癫痫患者运用中药汤剂,对照组 30 例外伤性癫痫患者口服西药苯妥英钠片、苯巴比妥片。治疗 12 周后两组比较。结果:中药治疗组疗效明显优于对照组($P<0.05$)。②

9. 祛风定痫汤 全蝎 3 克、蜈蚣 2 克、地龙 10 克、僵蚕 10 克、胆南星 12 克、钩藤 10 克、白芍 15 克、石菖蒲 10 克、郁金 10 克、当归 10 克、川芎 10 克、牛膝 10 克、葛根 10 克、生甘草 5 克。随症加减:痰火壅盛,大便秘结,加生大黄(后下)5 克、瓜蒌仁 15 克;久病体虚者,根据病情加黄芪 15 克、党参 10 克、茯苓 10 克、枸杞子 10 克、山茱萸 10 克等;合并抑郁者,加甘麦大枣汤或柴胡 10 克、香附 10 克、枳壳 10 克等。宋秋云将 100 例癫痫患者分为治疗组 52 例及对照组 48 例。治疗组采用中药配合西药治疗;对照组采用西药治疗。6 个月为 1 个疗程,4 个疗程后比较两组疗效。结果:治疗组治愈 18 例,显效 16 例,有效 13 例,无效 5 例,总有效率 90.39%;对照组相应为 11 例、13 例、13 例、11 例,总有效率 77.08%,两组总有效率比较具有显著性差异($P<0.05$)。③

10. 柴胡止痫汤加减 柴胡 25 克、天麻 20 克、钩藤 15 克、云苓 15 克、半夏 15 克、当归 20 克、白芍 15 克、人参 15 克、全蝎 5 克。每日 1 剂,水煎服,每次 200 毫升,每日 3 次,1 个月为 1 个疗程。宓丹采用自拟柴胡止痫汤加减治疗 30 例原

发性癫痫患者。结果:痊愈 23 例,好转 5 例,无效 2 例。总有效率 94%,痊愈率 76%。④

11. 宁痫汤 僵蚕 15 克、蝉蜕 10 克、姜黄 10 克、竹茹 10 克、半夏 10 克、三七叶 10 克、大黄 6 克。随症加减:痰多,加橘红 10 克;热盛,加黄芩 10 克;舌质暗或有瘀斑,加丹参 15 克、郁金 10 克。张丽萍采用升降散合温胆汤化裁组成中药复方宁痫汤治疗 30 例癫痫患者。结果:近期治愈 5 例,好转 21 例,未愈 4 例。总有效率 86.7%。⑤

12. 抗痫汤 天竺黄 9 克、郁金 10 克、远志 8 克、全蝎 4~6 克、蜈蚣 2 条、天麻 15 克、钩藤(后下)8 克、蝉蜕(后下)8 克、石菖蒲 6 克、生石决明(先煎)20 克、生龙牡(先煎)各 30 克。随症加减:头痛,加蔓荆子、川芎、延胡索;腹痛,加枳壳、广木香、制香附、延胡索;血瘀外伤,加红花、桃仁、血竭、当归、川芎;脾虚,加太子参、茯苓、薏苡仁、白术;血虚,加鸡血藤、首乌、丹参、当归;肾虚,加枸杞子、杜仲、巴戟天。以上为 10 岁以上剂量,儿童随年龄减量。每日 1 剂,水煎服,上、下午 2 次分服,30 剂为 1 个疗程,休息 7 天,连续服 3 个疗程。詹学斌运用抗痫汤加减治疗 104 例癫痫患者,原来未服过西药,一律以中药为主不配西药;原来用过西药一年以上者,治疗时服中药 30 剂后,西药逐渐减量至撤药,共 3~4 个疗程。结果:治愈 61 例,占 59%;好转 41 例,占 39%;无效 2 例,占 1.9%。总有效率 98%。⑥

13. 风引汤 寒水石 30 克、滑石(另包)10 克、赤石脂 30 克、白石脂 30 克、紫石英 30 克、石膏 30 克、龙骨 30 克、牡蛎 30 克、干姜 10 克、大黄 10 克、桂枝 15 克、甘草 10 克等。水煎服,每 50 毫升含生药 40 克。王冉治疗急性脑梗死 21 例,对首次发病 2 周以内合并癫痫患者,予风引汤 50 毫升,每日 3 次口服或鼻饲,局灶性发作不予西药,大发作和癫痫持续状态合并用安定、鲁米那及对

① 胡静.桃红四物汤合涤痰汤加减治疗癫痫 52 例[J].河南中医,2010,30(9):924.
② 高立超.通窍逐瘀汤治疗外伤性癫痫 54 例[J].四川中医,2010,28(7):80-81.
③ 宋秋云,等.祛风定痫汤为主治疗癫痫 52 例[J].江西中医药,2010,41(4):35-36.
④ 宓丹.柴胡止痫汤治疗癫痫 30 例[J].辽宁中医药大学学报,2009,11(6):137-138.
⑤ 张丽萍.宁痫汤治疗癫痫 30 例[J].广西中医药,2003,26(2):28.
⑥ 詹学斌,等.抗痫汤治疗癫痫 104 例临床观察[J].黑龙江中医药,2003(3):24-25.

症处置。结果：显效（与治疗前发作间歇时间比较，延长 1 年以上）18 例，有效（发作时症状比前较轻，间歇时间明显延长）2 例，无效（发作频繁或症状加重，死亡）1 例。总有效率 95.23％。①

14. 柴胡加龙骨牡蛎汤加减　柴胡 12～24 克、黄芩 6～9 克、半夏 6～9 克、党参 12～15 克、桂枝 9～12 克、茯苓 9～12 克、生龙骨（先煎）12～30 克、生牡蛎（先煎）12～30 克、铅丹（包煎）1～9 克、大黄 6～12 克、生姜 6 克、大枣 6～12 枚。随症加减：若痰扰心神者，加菖蒲、远志化痰开窍止痫；若抽搐甚者，加全蝎、僵蚕熄风镇痉；若气血亏虚者，加黄芪、当归补气生血；若虚烦不眠者，去铅丹，加枣仁、柏子仁宁心安神。每日 1 剂，水煎服。5 剂为 1 个疗程，一般需要 5～10 个疗程。因方中铅丹有毒，服 5 剂后，去铅丹，改用朱砂或枣仁。闫炳远用柴胡加龙骨牡蛎汤加减治疗 65 例癫痫患者。结果：经治后，近期治愈 26 例，占 40％；好转 34 例，占 52.30％；无效 5 例，占 7.70％。总有效率 92.30％。②

15. 定痫复健丸　人参 45 克、茯苓 90 克、白术 60 克、胆南星 60 克、半夏 60 克、天竺黄 45 克、皂荚（焙焦）30 克、明矾 30 克、硼砂 30 克、朱砂 30 克、琥珀 45 克、僵蚕 60 克、全蝎 60 克、蜈蚣 50 条、当归 60 克、川芎 60 克、甘草 45 克。共研细粉，水泛为丸。每次服 6 克，每日 2 次。相修平等用定痫复健丸治疗 34 例癫痫患者。结果：临床治愈 18 例，占 52.9％；显效 9 例，占 26.5％；有效 7 例，占 20.6％；无效 0 例。总有效率 100％。③

16. 通窍活血汤加减　桃仁 10 克、藏红花 6 克、大枣 10 克、川芎 10 克、老葱 3 根、生姜（切碎）10 克、白芷 10 克、制半夏 10 克、胆南星 10 克、陈皮 10 克、茯苓 10 克、建菖蒲 10 克、竹茹（后下）10 克、甘草 6 克、人参（另煎汁，兑服）10 克。每日 1 剂，文火水煎，饭后温服。郁大生将 60 例癫痫患

者采用随机数字表分为治疗组和对照组各 30 例。治疗组采用通窍活血汤与涤痰汤加减，配合西药卡马西平、γ-氨酪酸治疗，并与单用卡马西平、γ-氨酪酸治疗 30 例作对照，服中药 2 月，西药维持治疗 3 年。结果：前者对提高癫痫的治愈率、疗效稳定率以及减轻药物的不良反应、脑电活动的改善情况明显优于对照组（P＜0.05），但总有效率无显著性差异（P＞0.05）。④

17. 定痫汤加减　黄芪 30 克、紫河车 30 克、石菖蒲 15 克、胆南星 15 克、陈皮 12 克、姜半夏 12 克、丹参 12 克、僵蚕 12 克、地龙 12 克、郁金 12 克、全蝎 6 克、蜈蚣 3 条。水煎分早晚 2 次温服。治疗 1 个月为 1 个疗程，一般服药 6 个疗程。林汉楠以上方治疗 36 例癫痫患者。结果：显效 16 例，有效 13 例，效差 5 例，无效 2 例，总有效率 94％。全部患者均未见明显不良反应。注意事项：① 对原服用抗癫痫药物不可骤停，应采取逐渐减量直至停药，一般 1 个月左右完全停药为宜。② 服药期间禁食生冷、油腻、辛辣物品，忌劳倦、恼怒、房事等。⑤

中 成 药

1. 通天口服液　组成：川芎、赤芍、天麻、羌活、白芷、细辛、菊花、薄荷、防风、茶叶、甘草等。临床应用：高小林将 64 例癫痫患者随机分为观察组 34 例和对照组 30 例。对照组患者使用常规服用丙戊酸钠进行治疗，观察组患者使用通天口服液和丙戊酸钠进行联合治疗。结果：观察组患者总有效率 91.2％显著高于对照组 70.0％，差异有显著性（P＜0.05）。治疗后两组患者 HAD 评分降低，MoCA 评分升高，差异有显著性（P＜0.05），且观察组优于对照组（P＜0.05）。⑥

2. 脑泰通颗粒　组成：丹参、半夏、竹茹、枳

① 王冉，等.风引汤治疗脑梗塞继发性癫痫的体会［J］.辽宁中医杂志,2003,30(6)：464.
② 闫炳远.柴胡加龙骨牡蛎汤治疗癫痫 65 例［J］.四川中医,2002,20(4)：48.
③ 相修平，等.定痫复健丸治疗癫痫 34 例［J］.山东中医杂志,2001,20(2)：89－90.
④ 郁大生.中西医结合治疗外伤性癫痫 30 例疗效观察［J］.湖南中医杂志,1998,14(6)：15.
⑤ 林汉楠.自拟定痫汤治疗癫痫 36 例［J］.新中医,1996(7)：49.
⑥ 高小林，等.通天口服液联合丙戊酸钠治疗癫痫的疗效及脑电图变化分析［J］.四川中医,2018,36(12)：117－119.

实、桔梗、茯苓、陈皮、水蛭、地龙、石菖蒲、蝉蜕、冰片等（陕西中医学院第一附属医院制剂中心生产）。用法用量：每袋 10 克，每次口服 1 袋，每日 3 次。临床应用：白海侠采用脑泰通颗粒治疗 38 例癫痫患者。结果：总有效率 92.11％。其中显效率 76.32％。[①]

3. 黄竹定痫胶囊　组成：黄连、竹茹、枳实、柴胡、生龙骨、生牡蛎、郁金、僵蚕等（陕西中医学院制剂中心制备成胶囊，每粒 0.3 克）。用法用量：每次 3 粒，每日 3 次，口服。临床应用：王倩将 36 例癫痫患者随机分为两组。对照组 16 例按西医常规治疗，治疗组 20 例在常规西医治疗基础上口服黄竹定痫胶囊。观察两组患者临床疗效、癫痫发作次数、治疗前后脑电图异常情况。结果：总有效率治疗组 85.0％，对照组 43.7％，两组比较，差异有显著性意义（$P<0.05$）；治疗组治疗前后月发作次数比较，差异有显著性意义（$P<0.05$）；治疗后两组月发作次数比较，差异有显著性意义（$P<0.05$）；脑电图异常改善率治疗组 61.1％，对照组 20.0％，两组比较，差异有显著性意义（$P<0.05$）。[②]

4. 胆星宁痫颗粒　组成：胆南星、僵蚕、川芎、丹参、当归、白芍、半夏、石菖蒲、天竺黄、地龙等（石家庄市华康中医癫痫病医院制剂室提供，批号 Z04000008）。功效主治：祛痰化瘀，止痉宁痫；适用于各种发作类型癫痫病。用法用量：6～8 岁，每次 1 克；9～11 岁，每次 1.5 克；12～14 岁，每次 2 克；15～17 岁，每次 2.5 克；18 岁以上，每次 3 克。早晚各 1 次。临床应用：田振华将 429 例癫痫病患者按就诊顺序依随机数字表随机分为研究组（胆星宁痫颗粒组）226 例与对照组（苯妥英钠组）203 例，进行为期 3 个月的临床对照观察，疗程结束对两组的抗癫痫疗效及胆星宁痫颗粒的安全性进行客观评价。结果：研究组显效率 77.78％，总有效率 97.35％；对照组显效率 48.27％，总有效率 80.30％。两组抗癫痫疗效比较，有显著性差异（$P<0.01$），表明胆星宁痫颗粒抗癫痫效果明显优于苯妥英钠。[③]

5. 定痫冲剂　组成：僵蚕 10 克、地龙 10 克、龙齿 10 克、茯神 10 克、当归 10 克、白芍 10 克、炙甘草 10 克。功效：化痰熄风，养血止痉。制备方法：上要分别清洗、消毒、脱水、干燥、一级粉碎、气流粉碎、扑集，达到 2 200～2 500 目，按 6：10：10：6：15：3：2 比例配制每袋含中药提取物 0.5 克冲剂。用法用量：每次 1.5 克，饭后温水冲服，每日 3 次。临床应用：张根娣选取 48 例癫痫患者，在西医常规抗癫痫药物治疗基础上，予定痫冲剂治疗。4 周为 1 个疗程，2 个疗程后持续观察 1 个月。结果：基本痊愈 2 例（4.2％），显著进步 21 例（43.8％），进步 20 例（41.7％），无变化 5 例（10.4％），显效率 47.9％，总有效率 89.6％。[④]

6. 天麻定痫胶囊　组成：天麻、蜈蚣、全蝎、石菖蒲、丹参、红花、茯苓、远志、冰片等。功效：熄风定痫，豁痰开窍，活血化瘀。用法用量：每次 6 粒（8 岁以下，每次 3 粒；8～12 岁，每次 4 粒；13 岁以上，用成人量），每日 2 次。临床应用：田振华将 334 例癫痫患者随机分为两组。治疗组 178 例应用天麻定痫胶囊治疗，对照组 156 例应用苯妥英钠治疗。疗程均为 3 个月，观察两组临床疗效。结果：治疗组总有效率 94.9％，对照组 69.2％，两组总有效率比较有非常显著性差异（$P<0.01$）。风痰闭窍、痰火扰神、瘀阻脑络、肝肾阴虚证候，治疗组总有效率依次是 97.5％、92.6％、96.4％、86.7％，对照组依次是 72.4％、66.00％、69.60％、60.00％，两组比较均有显著性差异（$P<0.01$，$P<0.05$）；患者大发作、小发作、简单部分性发作、复杂部分性发作，治疗组总有效率依次是 97.8％、93.5％、94.1％、86.4％，对照组依次为 74.4％、57.5％、73.9％、63.6％，两组比较均有显著性差异（$P<0.01$ 或 $P<0.05$）。[⑤]

7. 癫痫灵　组成：皂刺 62 克、蛇床子 62 克、

① 白海侠，等.脑泰通颗粒治疗癫痫 38 例［J］.陕西中医，2012，33(10)：1292－1293.
② 王倩，等.黄竹定痫胶囊治疗难治性癫痫 20 例疗效观察［J］.新中医，2012，44(7)：55－56.
③ 田振华.胆星宁痫颗粒治疗癫痫 226 例临床研究［J］.河北中医药学报，2011，26(3)：27－28.
④ 张根娣，等.定痫冲剂治疗全身强直-阵挛性癫痫 48 例疗效观察［J］.河北中医，2011，33(2)：207－208.
⑤ 田振华.天麻定痫胶囊治疗癫痫 178 例疗效观察［J］.河北中医，2006，28(7)：489－491.

蜈蚣 7 条、胆南星 45 克、僵蚕 62 克、朱砂 9 克、青礞石 93 克等。制备方法：将朱砂、蜈蚣研细面，再把其他药粉碎过箩，共为细面后搅拌均匀，通过紫外线消毒，再炼蜜为丸，每丸重 2.5 克（含蜂蜜）。用法用量：成人每次 1 丸，每日 3 次，温开水送服，儿童酌减。临床应用：贾彩云等应用中药制剂癫痫灵对 45 例经临床脑电图确诊的癫痫患者进行治疗，所有病例均未用其他抗癫痫药物。结果：显效 26 例（57.78％），有效 12 例（26.67％），效差 6 例（13.33％），无效 1 例（2.22％），总有效率 84.45％。①

8. 癫痫散　组成：远志、天麻、竹茹、葛根、石菖蒲、延胡索、水蛭等。用法用量：每次 200 毫升，每日 2 次。临床应用：路辉应用癫痫散添加、开放性自身对照法，治疗 50 例难治性癫痫患者，治疗时间 12～24 周。结果：12 周末，显效 22 例（44％），有效 8 例。总有效率 60％。16～24 周获类似的结果。②

9. 痫宁片　组成：北芪、柴胡、桂枝、白芍、僵蚕、全蝎、胆南星、冰片、三七等。用法用量：每日 3 次，每次 6～8 片。临床应用：张横柳将首次接受治疗的 128 例癫痫患者随机分为中药组 98 例与西药组 30 例。中药组采用自拟中药痫宁片治疗癫痫，西药组采用丙戊酸钠，每日 3 次，每次 0.2～0.4 克。以上服药均以半年为 1 个疗程，一般治疗 1～3 个疗程。结果：治疗组总有效率 88.4％，与西药组比较疗效有显著差异（P＜0.05），且临床疗效与脑电图疗效间有正相关性。③

10. 痫复康　组成：广木香、川郁金、紫丹参、茯神、胆南星、白矾、辰砂、山皂仁、白胡椒（小儿制剂不用）、红珊瑚、天龙、珍珠粉等。制备方法：按痫复康不同型号组方，将其中草药部分煎煮浓缩成浸膏，将动物类和矿物类原药研成细末，混合后分别制成丸、片和散剂。用法用量：每粒含量为 0.3～0.5 克，成人每次服 5 粒，早晚各 1 次，儿童酌减，温开水送服，60 天为 1 个疗程。临床应用：段功奇用痫复康治疗 224 例癫痫患者，治愈率 54.9％，总有效率 94.2％，其中以心肾亏虚型疗效最好。④

①　贾彩云，等.癫痫灵治疗癫痫 45 例临床疗效观察［J］.大同医学专科学校学报，2002（1）：22.
②　路辉，等.癫痫散治疗难治性癫痫 50 例临床观察［J］.中医杂志，2001，42（8）：482－483.
③　张横柳，等.痫宁片治疗癫痫 266 例脑电图分析［J］.中医杂志，1996，37（6）：353－355，324.
④　段功奇.痫复康治疗癫痫 224 例临床观察［J］.湖北中医杂志，1996，18（6）：11－12.

不安腿综合征

概　　述

　　不安腿综合征（restless legs syndromes，RLS）是一种常见的神经系统疾病。1672年，英国医生托马斯·威利斯（Thomas Willis）首次描述该病的临床特点，之后被正式命名为不安腿综合征。RLS可以为原发性，也可继发于尿毒症、缺铁性贫血、妊娠、癌肿等。RLS在各年龄组皆可发病，但更多见于40岁以上的成人，女性略多于男性。疾病呈慢性进行性发展，病程中症状可有波动。RLS多局限于下肢，双侧对称。有时双上肢也可受累，但症状较轻。其主要表现为休息或安静时下肢感觉不适，尤其在夜间更加剧烈，需要或强迫性活动下肢以缓解症状。RLS有昼夜节律，白天较轻，夜间入睡后感觉最重。休息时发病，活动后减轻或消失。一般持续几小时，少数可能更长。患者常因此醒转而起床行走，其行为被称为夜行者综合征。该病的发生率较低，仅为0.6%，大部分患者发作平均每月数次，15%的患者每周发作数次，8%的患者每夜至少发作1次，65岁以上的老年人群发生率约为25%，症状均在夜间发作，妊娠加重。尿毒症中它的发病率为20%～40%。一般认为，大多数RLS患者为特发性或原因不明。通常认为RLS是由于遗传因素、铁缺乏、多巴胺障碍等所致。

　　中医学无不安腿综合征的病名记载，但根据其临床表现，归属于中医"足挽""厥""血痹"等范畴。《灵枢·百病始生》篇云："厥气生足悗，悗生胫寒，胫寒则血脉凝涩……"《素问·五脏生成》篇曰："人卧血归于肝……足受血而能步……卧出而风吹之，（血）凝于脉者不泣，凝于足者为厥……血行而不得反其空，故为厥也。"《金匮要略·血痹虚劳》篇言："夫尊荣人骨弱肌肤盛，重因疲劳汗出，卧不时动摇，加被微风，遂得之""外证身体不仁，如风痹状"。《内科摘要》有"夜间少寐，足内酸热。若酿久不寐，腿内亦然，且兼腿内筋似有抽缩意，致二腿左右频移，展转不安，必至倦极方寐"的描述。本病因有内因外因之分，外因主要为风、寒、湿诸邪客于经脉，致遂道不利，气血运行不畅，肌肉筋脉失于濡养而发病；内因主要为肝肾虚衰，气血不足，筋肉失养而发病。本在肝肾虚衰、气血不足，标在风、寒、湿、痰、瘀诸邪留阻血脉，为本虚标实之证。中老年患者以本虚为主，青年患者则以标实为主。

辨　证　施　治

　　王海申分5证

　　（1）气血虚弱证　症见双下肢肌肉无可名状地不适，或酸胀，或麻木，或困重乏力，似痛非痛，捶打后减轻，夜间更甚，伴见神疲乏力，面色萎黄，纳少便溏，舌质淡，苔薄，脉细等。治宜益气养血、濡养筋脉。方用八珍汤加味加减：党参15克、黄芪30克、茯苓15克、白术15克、当归10克、白芍15克、熟地黄15克、怀牛膝10克、木瓜15克、茯神10克、远志10克、夜交藤15克、炙甘草6克。

　　（2）肝肾亏虚证　症见双下肢肌肉无可名状地不适，或酸胀，或麻木，或困重乏力，似痛非痛，腿动不安，烦躁失眠，口苦咽干，腰膝酸软，舌红少苔，脉弦细。治宜滋补肝肾、养阴舒筋。方用六味地黄丸合补肝汤化裁加减：熟地黄30克、山茱萸15克、怀山药15克、当归10克、白芍20克、怀牛膝10克、木瓜30克、酸枣仁15克、牡丹皮10克、栀子10克、生龙骨30克、生牡蛎30克、龟甲12

417

克、甘草 6 克。

（3）瘀血阻络证　症见双下肢肌肉无可名状地不适,或酸胀,或麻木,或困重乏力,刺痛明显,腿动不安,舌质瘀黯,苔薄黄或薄白,脉沉涩。治宜活血祛瘀、通经活络。方用桂枝茯苓汤加味加减:桂枝 6 克、茯苓 15 克、桃仁 15 克、牡丹皮 10 克、焦栀子 10 克、赤芍 15 克、川芎 10 克、枳实 15 克、香附 12 克、丹参 20 克、牛膝 10 克、益母草 30 克、白芍 30 克、木瓜 30 克、甘草 10 克。

（4）寒湿痹阻证　症见双下肢肌肉无可名状地不适,或酸、麻、或胀、痛等,腿足冰凉,困重乏力,腿动不安,困痛明显,活动、揉搓则局部肌肉不适可缓解,静坐则凉困不适,舌淡,苔白,脉迟缓。治宜温阳散寒除湿。方用附子汤加减:附子 15 克、茯苓 15 克、党参 15 克、白术 15 克、白芍 15 克、生姜 15 克、防己 10 克、木瓜 15 克、独活 10 克、桑寄生 15 克、细辛 10 克、防风 10 克、秦艽 10 克、牛膝 10 克。

（5）湿热下注证　症见双下肢肌肉无可名状地不适,酸胀,灼热,困重乏力,腿动不安,活动后可减轻,小便短赤,便溏臭秽,舌红,苔黄腻,脉滑数等。治宜清热利湿、舒筋通络。方用四妙汤加味加减:苍术 10 克、生薏苡仁 30 克、牛膝 10 克、黄柏 10 克、木瓜 30 克、滑石 30 克、泽泻 15 克、蚕砂 10 克、木通 10 克、络石藤 30 克、藿香 10 克、佩兰 10 克。①

经　验　方

1. 芍药甘草汤合地黄饮子合当归补血汤加减　白芍 30 克、炮附片 15 克、红参 10 克、甘草 10 克、玄参 30 克、当归 30 克、黄芪 30 克、熟地黄 30 克、麦冬 10 克、山茱萸 10 克、怀牛膝 30 克、丹参 30 克、枸杞子 30 克、木瓜 20 克、薏苡仁 30 克。上药水煎 2 次 400 毫升,分 2 次温服。杨翠萍等采用

随机分配将 38 例尿毒症不安腿综合征患者分为治疗组和对照组各 19 例。对照组采用高通量血液透析联合血液灌流治疗,治疗组采用滋补肝肾、舒筋缓急法联合高通量血液透析并血液灌流治疗。结果:治疗组总有效率 84％,对照组总效率 68％,治疗组临床症状体征改善显著优于对照组（$P<0.05$）,对照组患者 RLS 评分显著高于治疗组,两组治疗前后血 β_2-MG 和 PTH 水平变化明显,两组比较差异具有统计学意义（$P<0.05$）。②

2. 黄芪桂枝五物汤加减　黄芪 9 克、芍药 9 克、桂枝 9 克、生姜 18 克、大枣 12 枚。随症加减:兼有痰浊征象者,加半夏、陈皮、菖蒲等;兼有瘀血阻络者,加桃仁、红花、当归等;夜间眠差者,加酸枣仁、夜交藤等;血虚寒凝者,加当归、黄精、黄芪、白芍等。每日 1 剂,分 2 次于早晚饭后 1 小时服用。李晓凤采用随机分配将 70 例尿毒症不安腿综合征患者分为治疗组和对照组各 35 例。治疗组给予黄芪桂枝五物汤加减,对照组给予美多巴治疗,疗程 4 周,观察两组临床疗效。结果:治疗组总有效率 94.3％,对照组 82.8％,两组差异有显著意义（$P<0.05$）。③

3. 安神汤　柴胡 10 克、佛手 10 克、香橼 10 克、当归 10 克、白芍 10 克、黄芩 10 克、栀子 10 克、合欢花 10 克、茯神 10 克、龙骨 20 克、牡蛎 20 克、珍珠母 30 克、酸枣仁 30 克、浮小麦 30 克,大枣 6 克、炙甘草 6 克。上药用凉水浸泡 30 分钟,加水适量,用武火煎,待沸腾后改用文火煎煮 30 分钟后即可。复煎两药液混合,早晚分服。孙巧等将 98 例不安腿综合征患者随机分为对照组治疗组各 49 例。治疗组用黛力新合安神汤治疗,对照组用黛力新治疗,两组均以 28 天为 1 个疗程。结果:治疗组总有效率 98.0％,对照组 83.7％,两组比较,差异有显著性意义（$P<0.05$）。④

4. 柴胡桂枝汤　柴胡 15 克、黄芩 10 克、半夏 20 克、甘草 5 克、党参 10 克、生姜 10 克、大枣 4

---

① 王海申.不安腿综合征中医辨证论治经验[J].中医研究,2015,28(2):39-41.
② 杨翠萍,等.滋补肝肾、舒筋缓急法治疗尿毒症不安腿综合征[J].吉林中医药,2016,36(12):1231-1233.
③ 李晓凤.黄芪桂枝五物汤加减治疗不安腿综合征 35 例临床观察[J].黑龙江中医药,2014,43(6):24-25.
④ 孙巧,等.黛力新合安神汤治疗不安腿综合征 49 例临床观察[J].新中医,2014,46(6):124-125.

枚、桂枝 10 克、赤芍 15 克、白芍 15 克。水煎服，加水 800 毫升，煎煮 30 分钟，煎出 300 毫升。每日 1 剂，分 2 次温服，早晚各 1 次，4 周为 1 个疗程。王虹等将 120 例不安腿综合征患者随机分为治疗组和对照组各 60 例。治疗组给予柴胡桂枝汤结合中药熏洗治疗，对照组给予口服普拉克索和维生素 B_1 治疗。结果：两组患者治疗后 IRLS 较治疗前均下降（$P < 0.05$），相比对照组，治疗组治疗后 IRLS 评分下降明显（$P < 0.05$）。治疗组平均治愈有效时间明显短于对照组（$P < 0.05$），复发率 7.50% 明显低于对照组的 30.0%（$P < 0.05$）。[①]

5. 芪柴桂芍汤　黄芪 30 克、党参 15 克、白术 10 克、茯苓 10 克、柴胡 10 克、桂枝 10 克、当归 10 克、白芍 30 克、炒酸枣仁 20 克、炙甘草 10 克。每日 1 剂，分 2 次水煎服。刘太明等采用芪柴桂芍汤治疗 56 例不安腿综合征患者。结果：痊愈 24 例，有效 9 例，无效 3 例，总有效率 91.7%。[②]

6. 静舒汤　木瓜 20 克、鸡血藤 20 克、白芍 30 克、威灵仙 10 克、桂枝 10 克、甘草 10 克。随症加减：肢体困重明显，小便黄，舌苔黄腻者，加黄柏 10 克、通草 10 克、薏苡仁 30 克、忍冬藤 30 克；腰膝酸软，感寒诸症加重者，加肉桂 2 克、细辛 3 克、续断 10 克、牛膝 15 克；两目干涩，腰膝酸软，五心烦热，脉细数者，加龟甲 10 克、熟地黄 10 克、山茱萸 10 克、枸杞子 20 克；舌质紫暗，有瘀斑，脉涩者，加桃仁 10 克、红花 10 克、当归 10 克、益母草 10 克、泽兰 10 克、赤芍 15 克；身疲乏力，纳差者，加党参 10 克、白术 10 克、山楂 10 克、黄芪 20 克、茯苓 15 克；肢体拘急麻木，疼痛重甚者，加全蝎 5 克、蜈蚣 2 克、僵蚕 10 克、伸筋草 20 克。每日 1 剂，水煎服，早晚各服 1 次。王建立等采用自拟静舒汤加味治疗 32 例不安腿综合征患者。结果：治愈 16 例，有效 14 例，无效 2 例，有效率 94%。[③]

7. 血府逐瘀汤加减　柴胡 10 克、赤芍 10 克、枳壳 10 克、桃仁 10 克、红花 10 克、生地黄 15 克、当归 15 克、川芎 10 克、桔梗 6 克、川牛膝 10 克、甘草 5 克。随症加减：肢体烦乱，肌肉疼痛甚，加牡丹皮 10 克、栀子 10 克、忍冬藤 30 克；肢体麻木甚，加地龙 10 克、丹参 30 克、鸡血藤 30 克；肢体肿胀甚，加茯苓 30 克、泽泻 30 克、赤小豆 30 克；夜卧难眠甚，加炒酸枣仁 30 克、柏子仁 15 克、夜交藤 30 克；月经不调，加益母草 30 克、泽兰 30 克；经行乳房胀痛，加川楝子 10 克、蒲公英 30 克；便秘，加大黄 10 克；大便溏，加炮姜 10 克。每日 1 剂，水煎 2 次，取汁 400 毫升，早晚各 200 毫升，温服。7 天为 1 个疗程，连用 3 个疗程。朱树宽采用随机双盲法将 205 例不安腿综合征患者分为治疗组 103 例和对照组 102 例。治疗组采用血府逐瘀汤加减治疗，对照组口服卡马西平治疗。结果：治疗组总有效率 97.6%，对照组 66.7%，两组比较有非常显著性差异（$P < 0.01$）。[④]

8. 益气活血舒筋汤　黄芪 30 克、当归 20 克、川芎 15 克、鸡血藤 25 克、怀牛膝 20 克、白芍 20 克、甘草 9 克、桂枝 10 克、木瓜 15 克、伸筋草 20 克。随症加减：心悸失眠，加酸枣仁、夜交藤；腰痛，加杜仲、川续断；急躁易怒，加栀子、牡丹皮；阳虚寒痹，加附子、肉桂；湿热下注，加苍术、黄柏。每日 1 剂，水煎 2 次，合并药液分 3 次温服。郎立和将 50 例不安腿综合征患者随机分为治疗组和对照组两组。治疗组 25 例服用自拟益气活血舒筋汤治疗，3 周为 1 个疗程；对照组 25 例，以西药左旋多巴治疗，疗程同治疗组。结果：治疗组总有效率 92%，对照组总有效率 80%，两组比较差异有显著意义（$P < 0.05$）。[⑤]

9. 宁肢汤　黄芪 30 克、当归 20 克、川牛膝 30 克、怀牛膝 20 克、独活 12 克、白芍 20 克、木瓜 15 克、乌梢蛇 15 克、蜈蚣 2 条、甘草 10 克。随症加减：气血亏虚者，加白术、人参、鸡血藤、阿胶等；气滞血瘀者，加青皮、枳实、香附子、三棱、莪术、红花、全蝎、地龙等；湿热下注者，加黄柏、苍术、苦

① 王虹，等.柴胡桂枝汤配合中药熏洗治疗不安腿综合征[J].中国老年学杂志，2014，34(21)：5993 - 5994.
② 刘太明，等.芪柴桂芍汤治疗不安腿综合征 36 例[J].河南中医，2011，31(12)：1451.
③ 王建立，等.静舒汤加味治疗不安腿综合征 32 例[J].陕西中医，2010，31(1)：79.
④ 朱树宽.血府逐瘀汤治疗不安腿综合征 103 例[J].山东中医杂志，2010，29(3)：162 - 164.
⑤ 郎立和.益气活血舒筋汤治疗不安腿综合征 25 例[J].河南中医，2010，30(8)：778 - 779.

参、薏苡仁、川木通等；阳虚寒痹者，加制川乌、制附片、白附子、肉桂、鹿角霜、巴戟天等。每日1剂，水煎2次，合并药液分3次温服，4周1个疗程。阎领全等将56例不安腿综合征患者分为治疗组和对照组两组，治疗组28例服用宁肢汤治疗；对照组28例以左旋多巴、复合维生素B治疗，疗程同治疗组。结果：治疗组总有效率96.3％，对照组总有效率82.1％，两组总有效率比较，差异有显著意义（$P<0.01$）。治疗组主要症状改善明显高于对照组（$P<0.05$）。①

10. 桂枝汤加减治疗　桂枝15克、白芍40克、丹参15克、甘草9克、生姜2片。随症加减：瘀血阻络，加当归、赤芍、桃仁、川芎、地龙、牛膝；湿滞经脉，加木瓜、防己、薏苡仁、羌活、栀子；血虚不濡筋者，加黄芪、熟地黄、酸枣仁、木瓜、天麻、鸡血藤；年老肾精亏损，加山茱萸、枸杞子、菟丝子、鹿角胶、川牛膝、杜仲；血虚寒凝经脉，加当归、细辛、木通、附子、木瓜；以上各型伴睡眠障碍者，加夜交藤30克、柏子仁20克。每日1剂，水煎2次，混合取汁，早晚温服各1次，21天为1个疗程。李彩霞等将75例不安腿综合征患者分为治疗组和对照组，治疗组38例给予桂枝汤加减治疗，对照组37例采用西药口服治疗。结果：两组有效率相比较，差异有显著性（$P<0.01$）。②

11. 活血舒筋通络汤　白芍30～40克、木瓜10～15克、牛膝15～20克、红花12～15克、丝瓜络10～15克、钩藤15～20克、全蝎6克、甘草10～15克。随症加减：头晕者，加天麻、地龙；气虚者，加黄芪或党参；血虚者，加熟地黄、当归；腰膝酸软者，加杜仲、狗脊、山药；失眠者，加炒枣仁、远志、夜交藤；纳差者，加鸡内金、焦三仙；脾胃虚弱者，加炒白术、干姜。每日1剂，水煎分服，20天为1个疗程。李佰纲等采用自拟活血舒筋通络汤治疗53例不安腿综合征患者，总有效率96.23％。③

12. 祛湿通络汤　苍术15克、黄柏12克、薏苡仁30克、木瓜10克、川牛膝25克、全蝎8克、丹参15克、白芍15克、鸡血藤20克、炙甘草9克、云茯苓15克、白术10克。每日1剂，水煎服。王智等采用自拟祛湿通络汤治疗21例不安腿综合征患者。结果：显效12例，占57.1％；有效6例，占28.6％；无效3例，占14.3％。总有效率85.7％。④

13. 安胫汤方　Ⅰ号方：龙骨15克、牡蛎15克、代赭石15克、玄参20克。每日1剂，武火煎沸，文火煎30分钟，取汁50毫升，午间12时服。Ⅱ号方：枣仁20克、首乌20克、熟地黄30克、茯苓20克、远志15克、枸杞子20克、山药15克、山茱萸20克、丹参40克、牡丹皮20克，文火煎25分钟，取汁100毫升，晚间6时服。20天为1个疗程。李同军等运用自拟安胫方治疗32例不安腿综合征患者。结果：1个疗程后，症状消失17例，测试肢体血流图显示血管紧张度恢复正常，占53.1％；症状减轻8例，测试肢体血流图显示血管紧张度恢复正常，占25％；病情基本无变化7例，占21.9％，但其中5例肢体血流图显示血管紧张度有所恢复，2例无任何变化。2个疗程后，17例治愈的患者病情无复发；又有12例患者症状消失，肢体血流图显示血管紧张度恢复正常，3例病情基本无变化，其中2例肢体血流图显示血管紧张度基本正常，1例无任何变化。⑤

14. 舒筋安腿汤　全当归12克、白芍12克、吴茱萸9克、甘草9克、乳香6克、没药6克、伸筋草18克、丹参15克、千年健15克、川牛膝15克。随症加减：伴腰痛者，加杜仲12克、桑寄生12克；下肢有灼热感者，去吴茱萸，加牡丹皮9克、黄柏9克；下肢畏寒者，加菟丝子9克、制附片9克。每日1剂，水煎分2次服。5剂为1个疗程。周亚彬等将70例不安腿综合征患者分为治疗组和对照组两组。治疗组34例采用自拟中药"舒筋安腿汤"治疗，对照组36例采用西药苯妥英钠、维生素

① 阎领全,等.宁肢汤治疗不安腿综合征28例疗效观察[J].四川中医,2008,26(3)：68-69.
② 李彩霞,等.桂枝汤加减治疗不安腿综合征38例[J].河南中医,2007,27(12)：12-13.
③ 李佰纲,等.自拟活血舒筋通络汤治疗不安腿综合征53例[J].四川中医,2005,23(12)：79-80.
④ 王智,等.祛湿通络汤治疗不安腿综合征21例[J].河北中医,1997,19(5)：21-22.
⑤ 李同军,等.安胫汤治疗不安腿综合征30例[J].中医药学报,1997(4)：23.

E 治疗。结果：中药治疗组治愈 8 例，显效 20 例，好转 4 例，无效 2 例，总有效率 94.12%；西药治疗组治愈 2 例，显效 8 例，好转 16 例，无效 10 例，总有效率 72.22%；两组经统计学处理差别有显著性意义（$P<0.01$）。[1]

15. 鸡鸣散 木瓜 30 克、槟榔 10 克、吴茱萸 6 克、桔梗 6 克、陈皮 10 克、紫苏 10 克、生姜 3 片、鸡血藤 30 克、牡蛎 30 克。随症加减：气虚，加黄芪、党参；脾虚，加白术、茯苓等；血虚，加当归、白芍；血瘀，加川牛膝、泽兰；肾虚，加续断、桑寄生；有湿热之象者，则减少吴茱萸用量，加知母、黄柏。钟慎清等运用鸡鸣散加味治疗 27 例不安腿综合征患者。结果：服药后，临床症状体征完全消失，随访 3 个月未复发者为治愈，计 27 例。治疗时间最短 3 天，最长 12 天，一般 3～6 天。[2]

单 方

芍药甘草汤 组成：白芍 15 克、炙甘草 15 克、延胡索 10 克。用法用量：以水 400 毫升水煎服取汁 200 毫升，分早晚 2 次温服，每日 1 剂。临床应用：张杰等采用芍药甘草汤治疗 21 例不安腿综合征患者。结果：治愈 16 例，显效但有反复 5 例。服药最少 2 剂，最多 10 剂。[3]

① 周亚彬,等.舒筋安腿汤治疗不安腿综合征 34 例[J].四川中医,1995(2):25.
② 钟慎清,等.鸡鸣散治疗不安腿综合征 27 例[J].辽宁中医杂志,1994,21(5):217-218.
③ 张杰,等.芍药甘草汤治疗不安腿综合征 21 例临床疗效观察[J].中医药学报,2000(4):26.

三叉神经痛

概　述

三叉神经分布区内反复出现的阵发性短暂剧痛，不伴三叉神经功能破坏表现，又称痛性抽搐。多无明确病因。缺乏绝对有效而又无副作用的治疗方法。参照国际头痛学会（IHS）分类委员会2004年发布的第2版《头痛的分类及诊断标准》（ICHD-Ⅱ）：（1）疼痛多由一侧面部开始，位于三叉神经一支或多支的分布，突然发作，呈阵发性、闪电样，发作频繁，疼痛剧烈；（2）疼痛性质如钻刺、刀割或火烙，表情痛苦，极为难忍；（3）每次发作时间，最短数秒钟或数分钟，最长可达30分钟之久；（4）疼痛常自发产生，也可由某些日常活动如说话、洗脸、刷牙、进食等动作触发；（5）没有神经系统的任何缺损所见。

本病属中医"头痛""头风""面痛""偏头痛（风）"等范畴。临床上一般认为由以下原因导致：（1）外感内伤。中医认为本病的病因可分为外感、内伤两大类，但是，无论何种原因引起的疼痛均多与火邪有关。正如《证治准绳》中所言"面痛皆属火盛"。外感所致常由风邪夹寒、夹火、夹痰杂而致病；内伤者多由阳明燥热、情志内伤所致。（2）不通则痛。头面为三阳经分布区域，位于人之顶部，外感致病，每与风邪有关。风性升发、向上，高巅之上，唯风可及，风邪夹杂寒邪、火热、痰浊，以致风寒凝滞、风火上灼、风痰阻滞经络。引发疼痛，而且，寒、痰内壅也易化火生热。内伤所致多与情志不遂、阳明燥热有关。（3）风邪所扰。

中医古籍中虽然没有三叉神经痛的病名，但三叉神经痛的临床表现与中医的"偏头风""头风""面痛"等极为相似。

辨　证　施　治

蒲昭和分7证

（1）风寒外袭证　症见面部抽搐有紧束感，遇寒易发（或加重）。间有得热痛缓，口不渴，舌淡苔白，脉浮紧。常因遭受风寒刺激而发作。治宜祛风散寒、通络止痛。方用川芎茶调散加减：川芎15克、羌活15克、僵蚕15克、钩藤15克、荆芥12克、白芷12克、防风9克、细辛6克、石决明30克。随症加减：若四肢厥冷或干呕，加吴茱萸、半夏；老年体弱者，加黄芪、当归。

（2）风热侵扰证　症见痛势如火灼或胀且痛，遇热加重，得凉稍舒，口干喜冷，大便干，小便黄。舌尖红，苔薄黄，脉浮数或浮弦。治宜疏风散热、清络止痛。方用芎芷石膏汤加减：川芎15克、藁本15克、地龙15克、白芷10克、菊花10克、羌活10克、全蝎10克、生石膏30克、蜈蚣2条。随症加减：肝火盛者，加钩藤、石决明；便秘者，加大黄。

（3）胃火上攻证　症见面部短暂剧痛，痛若火燎肉裂，牙痛欲脱，口臭，大便干，舌红苔黄厚，脉洪数。治宜清泻胃火。平素喜食辛辣厚味，致燥热内生而发。治宜清胃泻火、散风通络。方用芎黄散加减：川芎20克、生石膏30克、板蓝根30克、金银花15克、僵蚕15克、白芷10克、升麻10克、枳壳9克、生大黄9克、全蝎6克。

（4）瘀血阻络证　症见疼痛反复发作，部位固定不移，痛若锥刺，日久不愈，或午后加剧，舌质暗淡或见瘀点，脉细或细涩。此证多久病迁延不愈，引起气血郁滞所致。治宜活血化瘀、通络止痛。方用通窍活血汤加减：川芎15克、牛膝15

克、地龙 15 克、生地黄 15 克、柴胡 9 克、桃仁 9 克、当归 12 克、赤芍 12 克、红花 6 克、桔梗 6 克、蜈蚣 6 克、全蝎 6 克。

（5）肝胆火盛证　症见颜面阵发性电击样剧痛，面颊灼热，面红目赤，眩晕，烦躁易怒，口苦咽干，胸胁满闷，便秘尿赤，舌红苔黄燥，脉弦数。常因忧思暴怒或情志刺激而诱发。治宜清肝泻火。方用龙胆泻肝汤加减：龙胆草 9 克、柴胡 9 克、木通 9 克、栀子 15 克、生地黄 15 克、黄芩 15 克、川芎 12 克、当归 12 克、泽泻 12 克、蜈蚣 6 克、全蝎 6 克。

（6）风痰阻络证　症见面颊阵发性疼痛，胸脘痞闷，恶心呕吐，呕吐清涎稀水，面颊时有麻而胀，舌胖，边尖有齿痕，苔白腻而滑，脉弦或滑。治宜疏散风邪、化痰通络。方用半夏白术天麻汤加味：半夏 12 克、白术 12 克、天麻 12 克、陈皮 12 克、茯苓 12 克、生姜 10 克、防风 10 克、蔓荆子 10 克、大枣 3 枚、僵蚕 5 克、全蝎（研末冲服为好）5 克。

（7）肝肾阴虚证　症见面颊抽搐剧痛，两颧潮红，五心烦热，失眠，健忘，腰膝酸软，舌红少苔而干，脉细数。治宜滋阴降火、清络止痛。方用知柏地黄丸加减：知母 12 克、黄柏 12 克、生地黄 12 克、牡丹皮 12 克、泽泻 12 克、茯苓 12 克、山茱萸 12 克、牛膝 10 克、玄参 10 克、白僵蚕 10 克。随症加减：抽搐甚者，加全蝎 6 克、地龙 6 克、蜈蚣（可研末冲服）6 克；痛剧者，加白芷 10 克、川芎 10 克、细辛 6 克。[1]

经 验 方

1. 自拟方　白附子 50 克、全蝎 50 克、僵蚕 50 克、蝉蜕 50 克、牡丹皮 50 克、天麻 50 克、桂枝 100 克、川芎 20 克、丹参 20 克、红花 10 克等。随症加减：偏寒，加白芷、细辛；偏热，加石膏、黄芩。每日 1 剂，水煎服。王思燕等按患者意愿及病情将

120 例三叉神经痛患者分为研究组与对照组各 60 例。对照组采用西药卡马西平口服治疗，研究组用中药活血化瘀及祛风组方口服治疗，对比研究组和对照组两组的临床治疗效果，并将结果进行统计学处理。结果：研究组患者治愈 42 例，有效 15 例，无效 3 例，出现不良反应 2 例，总有效率 98％，不良反应发生率 3％；对照组治愈 24 例，有效 27 例，无效 9 例，出现不良反应 25 例，总有效率 85％，不良反应发生率 41％。[2]

2. 熄风通络止痛汤　丹参 15 克、牡蛎 15 克、归尾 15 克、钩藤 10 克、白芍 10 克、地龙 10 克、红花 10 克、桃仁 10 克、甘草 6 克、蜈蚣 2 条。每日 1 剂，分 2 次服用。张芳等将 180 例原发性三叉神经痛患者随机分为中药组和西药组各 90 例。西药组口服卡马西平片治疗，中药组采用熄风通络止痛汤治疗，7 天为 1 个疗程，连续治疗 4 个疗程。结果：中药组总有效率 94.44％，西药组总有效率 82.22％，两组比较差异有统计学意义（$P<0.05$）；治疗后两组的 P 物质水平较治疗前都有所下降，中药组下降幅度更大（$P<0.05$），治疗后两组的 β-内啡肽水平较治疗前均有所提升，中药组的提升幅度更大（$P<0.05$）；两组治疗后 VAS 评分和 OS 评分较治疗前均有所降低，治疗后中药组的 VAS 评分低于西药组（$P<0.05$）。[3]

3. 疏肝通窍汤　陈皮 10 克、柴胡 10 克、川芎 12 克、香附 15 克、枳壳 10 克、赤芍 15 克、白芍 15 克、甘草 10 克、炒桃仁（打碎）10 克、红花 9 克、白芷 12 克、冰片（冲服）0.2 克、全蝎 3 克、蜈蚣 3 克。常规水煎煮 2 次，取药液 300 毫升，分早晚各 1 次温服。姜开洋等采用随机按数字表法将 122 例原发性三叉神经痛患者分为对照组 60 例和观察组 62 例。两组患者均采用半月神经节阻滞术基本治疗，术后对照组口服颅痛宁颗粒，每次 6 克，每日 2 次，冲服；观察组内服疏肝通窍汤。两组均 12 周为 1 个疗程，并进行 48 周随访。结果：治疗后

① 蒲昭和.中医辩证用药治三叉神经痛[J].中南药学(用药与健康),2016(11)：55.
② 王思燕,赵春红,王淑杰,等.中医内科用活血化瘀法治疗三叉神经痛的疗效观察[J].中西医结合心血管病电子杂志,2018,6(9)：149-150.
③ 张芳,赵光恒.熄风通络止痛汤治疗三叉神经痛的疗效及对患者体内 P 物质和 β-内啡肽水平的影响[J].四川中医,2018,36(3)：152-155.

第1、2、3、5、7天两组患者VAS评分均较治疗前明显下降（P＜0.01），观察组在第5、7天VAS评分低于对照组（P＜0.01）；治疗后观察组临床疗效优于对照组（P＜0.05），观察组疼痛缓解度优于对照组（P＜0.05）；治疗后观察组SAS、SDS、PSQL和中医证候评分均低于对照组，LSI－B评分高于对照组（P＜0.01）；观察组复发率16.13％，低于对照组的31.67％（P＜0.05）。①

4. 牵正散加味　白附子8克、全蝎12克、僵蚕12克、柴胡10克、黄芩12克、清半夏10克、白芷15克、川芎8克、炙甘草6克。随症加减：疼痛甚者，加延胡索；面部呈刺痛，痛有定处，痛处拒按，舌质紫暗有瘀点，脉弦涩者，加当归、桃仁、红花；纳差者，加木香、神曲、山楂；乏力、舌淡胖，加生黄芪、白术；睡眠欠佳者，加远志、夜交藤。职利琴等将120例三叉神经痛患者随机分为对照组和治疗组各60例。治疗组患者在对照组服用西药卡马西平片基础上进行辨证分析，采用中药牵正散加减。结果：治疗组显效率96.67％，对照组88.33％，两组比较，差异有统计学意义（P＜0.05）。②

5. 芍药姜芷汤加味　白芷10克、僵蚕10克、川芎10克、菊花10克、钩藤（后下）15克、全蝎3克、细辛6克、生白芍20克、炙甘草10克。随症加减：风寒阻络型，症见面部疼痛为阵发性抽掣样发作，遇寒诱发或加剧，得热则缓，舌质淡苔薄白，脉浮紧或弦紧，加川乌、羌活、桂枝、麻黄、防风；风热上袭者如发热或恶风，面部疼痛剧烈，便秘溲赤，舌尖红，舌苔薄黄，脉浮数，加生石膏、黄芩、金银花、连翘；痰湿壅阻型，症见面部短暂性灼痛，进食时更甚，脘腹闷胀，头重如裹，恶心，舌质淡舌苔白腻，脉弦滑，加姜半夏、石菖蒲、白芥子；肝郁气滞型，症见面部疼痛时作时止，多为烧灼样痛，情志抑郁，易怒，舌质红苔黄，脉弦数，加郁金、柴胡、香附；阴虚阳亢型，症见面部疼痛不适伴肌肉抽动，颧红潮热，目眩耳鸣，舌质红，脉弦细，加天麻、白蒺藜、牛膝；气血虚弱型，症见久病或年老体弱者，面色少华，甚则面部毛发脱落，舌淡，脉细弱，加黄芪、当归、党参；瘀血阻络型，症见面部阵发性疼痛，痛有定处，呈刺痛或跳痛，痛处拒按，舌质紫暗或有瘀点，脉弦涩，加当归、桃仁、红花、蜈蚣等。莫江峰采用自拟芍药姜芷汤加减治疗21例原发性三叉神经痛患者。结果：痊愈5例，占23.8％；显效12例，占57.2％；有效3例，占14.3％；无效1例，占4.7％。总有效率95.3％。③

6. 二散清胃止痛汤　生石膏15克、细辛5克、白附子10克、白僵蚕10克、全蝎5克、生地黄15克、神曲15克、酒大黄3克、柴胡10克、天麻10克、防风10克、蜈蚣3条、川芎15克、白芷10克、甘草3克。随症加减：体虚者，加黄芪、党参；血瘀者，加桃仁、红花；痰湿盛者，加石菖蒲、半夏。侯勇谋以上方治疗57例原发性三叉神经痛患者，疗效满意。④

7. 地玄石膏汤　生地黄30克、玄参30克、生石膏（打碎先煎）30克、杭芍24克、羌活6克、没药15克、细辛3克、升麻3克。刘延丰将76例三叉神经痛患者随机分为治疗组和对照组各38例。治疗组采用地玄石膏汤，对照组采用卡马西平治疗，观察两组的治疗效果。结果：地玄石膏汤组和卡马西平治疗组的总有效率分别为97.4％、84.2％。⑤

8. 桃红四物汤合止痉散　川芎15～30克、当归10克、赤芍12克、桃仁10克、红花10克、生地黄15克、白芷10克、柴胡10克、僵蚕10克、全蝎6克、蜈蚣2条。随症加减：偏风寒者，加白附子、细辛、防风；偏风热者，加杭菊花、钩藤、石决明；痛止后面部口唇发麻者，加黄芪。李廉诚以上方加减治疗27例三叉神经痛，疗效满意。⑥

9. 升阳散火汤　葛根9克、升麻9克、柴胡6

① 姜开洋，张保期.疏肝通窍汤辅助治疗气滞血瘀证原发性三叉神经痛的临床观察[D].河南：新乡医学院，2017：1－2.
② 职利琴，等.牵正散加减治疗三叉神经痛60例[J].浙江中医药大学学报，2013，37(2)：154－155.
③ 莫江峰.芍药姜芷汤加减治疗原发性三叉神经痛21例[J].四川中医，2009，27(1)：84－85.
④ 侯勇谋，等.二散清胃止痛汤治疗原发性三叉神经痛57例[J].河南中医，2006，26(10)：56.
⑤ 刘延丰.地玄石膏汤治疗三叉神经痛的疗效观察[J].河北医学，2004(5)：424－426.
⑥ 李廉诚.桃红四物汤合止痉散治疗三叉神经痛27例[J].现代中西医结合杂志，2003，12(17)：1872－1873.

克、羌活 6 克、独活 6 克、防风 6 克、党参 6 克、白芍 6 克、生甘草 3 克、炙甘草 3 克、生姜 3 片、红枣 4 枚。随症加减：疼痛剧烈难忍，加徐长卿 9 克；迎风诱发，加白芷 9 克；面部肌肉抽搐，加全蝎粉（分吞）6 克，水牛角 30 克；高血压患者，加羚羊角粉 0.6 克或水牛角 30 克；流泪，加桑叶 9 克；唇舌边麻木，加白附子 9 克；舌红口渴少津，加生地黄 9 克，玄参 9 克；大便秘结，加生石膏 30 克或大黄 6～9 克。金能革以上方治疗 32 例三叉神经痛患者，取得满意疗效。①

10. 川芎茶调散加减 川芎 15 克、荆芥 12 克、防风 12 克、细辛 6 克、白芷 15 克、野菊花 18 克、薄荷 10 克、川芎 10 克、甘草 9 克、茶叶 6 克、僵蚕 12 克、升麻 6 克、蔓荆子 12 克、生地黄 20 克。随症加减：实火型，加石膏 30 克，党参 15 克，黄连 10 克；风寒型，去野菊花、生地黄，加全蝎 6 克，蜈蚣 1 条，白附子 10 克；气血虚型，去野菊花，加当归 15 克、白芍 10 克、黄芪 30 克；经络凝滞型，加当归尾 12 克、赤芍 10 克、郁金 10 克、丹参 15 克、全蝎 6 克、蜈蚣 1 条、甲片 6 克。臧利运等运用川芎茶调散治疗 15 例三叉神经痛患者。结果：服药 4～6 剂疼痛完全消失 11 例，7～12 剂完全缓解 4 例。3 年以上无复发者 9 例，2 年以上无复发者 4 例，2 年内复发者 2 例。②

11. 疏风止痛合剂 石决明 30 克、白蒺藜 12 克、炒栀子 12 克、龙胆草 12 克、当归 10 克、赤芍 15 克、羌活 12 克、防风 12 克、细辛 3 克、白芷 12 克、薄荷 12 克、菊花 12 克。随症加减：眉棱骨痛、流泪者，加茺蔚子，白芷增至 15 克；病程长，疼痛剧烈，有瘀血阻滞者，加生蒲黄 12 克、五灵脂 12 克、桃仁 12 克；阳明热盛、大便干燥者，加大黄（后入）9 克，黄连 10 克，生石膏 30 克；有痛性抽搐者，加僵蚕 12 克。水煎 2 次，早晚分服。徐明涟采用疏风止痛合剂为主治疗 30 例三叉神经痛患者。③

结果：近期治愈 16 例，显效 5 例，有效 7 例，无效 2 例。有效病例最少服药 3 剂，最多服药 93 剂，总有效率 93%。③

12. 芍药甘草汤加味 白芍（或赤芍）30 克、炙甘草 15 克、全蝎（细末冲服）6 克。随症加减：热者，加生石膏、天花粉；瘀者，加川芎、红花；抽搐者，加钩藤、蜈蚣；侵犯上颌支，加柴胡、黄芩；侵犯下颌支，加葛根、白芷；病久痛剧，加马钱子粉（制）0.3 克。每日 1 剂，连续服，痛缓解后，再服 3 剂。马子和等采用芍药甘草汤加味治 46 例疗三叉神经痛患者。结果：治愈 18 例，显效 16 例，有效 8 例，无效（服药 6 剂症状无明显改善）4 例。④

13. 清上蠲痛汤加味 当归 4 克、川芎 4 克、白芷 4 克、细辛 2 克、羌活 4 克、独活 4 克、苍术 4 克、麦冬 4 克、黄芩 5 克、菊花 3 克、甘草 2 克、防风 4 克、茵陈 5 克、全蝎 5 克、川乌 4 克、蔓荆子 3 克、茯苓 5 克、代赭石（另包，先煎 15 分钟）6 克。随症加减：左侧痛，加柴胡 4 克、龙胆草 3 克、生地黄 4 克、红花 3 克；右侧痛，加黄芪 5 克、葛根 3 克、苍耳子 4 克、升麻 3 克、荷叶 4 克。每日 1 剂，先以冷水浸泡 30 分钟，再用武火煎沸 15 分钟，分 3 次饭后服，每次药液 250 毫升。活血化瘀，祛风通络，清热养阴，缓急止痛。曹志刚用清上蠲痛汤加味治疗 64 例三叉神经痛患者。结果：痊愈 47 例，显效 13 例，有效 3 例，无效 1 例。总有效率 98.4%。⑤

14. 加味五白汤 白芷 9 克、白蒺藜 9 克、白附子 9 克、白僵蚕 9 克、地龙 15 克、全蝎 5 克、蜈蚣 5 克、白芍 30 克、川芎 30 克、肉桂 1.5 克。随症加减：因寒触发者，白芷量可加至 15 克、加制川草乌 6 克；因热而发者，加菊花 9 克、决明子 15 克；大便干结或闭塞者，加生大黄 6～9 克。王爱民采用加味五白汤治疗 5 例三叉神经痛患者。结果：服药 6 剂痛止者 1 例，9 剂痛止者 1 例，15 剂痛止者 2 例，18 剂痛止者 1 例。⑥

① 金能革.升阳散火汤治疗原发性三叉神经痛 32 例[J].安徽中医临床杂志,2002,14(1)：27.
② 臧利运,等.川芎茶调散加减治疗三叉神经痛[J].山东医药,1994,34(12)：55.
③ 徐明涟.疏风止痛合剂治疗三叉神经痛 30 例[J].吉林中医药,1993(1)：21.
④ 马子和,等.芍药甘草汤加味治疗三叉神经痛 46 例[J].河北中医,1991(6)：7.
⑤ 曹志刚.清上蠲痛汤为主治疗三叉神经痛 64 例[J].辽宁中医杂志,1989(8)：12.
⑥ 王爱民."加味五白汤"治疗三叉神经痛[J].江苏中医杂志,1987(9)：14.

15. **血府逐瘀汤加减** 川芎 30 克、当归 9 克、桃仁 9 克、赤芍 10 克、白芍 10 克、白芷 10 克、钩藤 12 克、全蝎 10 克、蜈蚣 3 条、制乳香 10 克、制没药 10 克、广地龙 10 克。随症加减：偏于风寒，加防风、细辛；偏于风热，加菊花、白蒺藜、石决明；痛止面部口唇发麻，加黄芪。疏风散寒，化瘀止痛。邓玉玲采用血府逐瘀汤加减治疗 43 例三叉神经痛患者。结果：痊愈 26 例，显效 11 例，有效 5 例，无效 1 例。总有效率 97％。一般服药 5～10 剂痛止，治愈病例多收功于 3 个月之内。①

单　方

1. **桑椹子** 组成：桑椹子。用法用量：每日 150 克，清洗后水煎，分 3 次服。许姜泽采用桑甚子治疗 1 例三叉神经痛患者，治愈。②

2. **马钱子膏** 组成：马钱子 30 克、川草乌 15 克、乳香 15 克、没药 15 克。制备方法：药物共研细末，掺匀，用香油、清凉油各适量调成膏状。用法用量：将药膏适量摊于白布或油纸上，贴敷患侧太阳穴、下关穴、颊车穴。每次用 1～2 个穴位，亦可贴敷阿是穴。2 天后更换 1 次，一般 3～4 次即可痊愈。临床应用：张华采用马钱子膏治疗 134 例三叉神经痛患者。结果：痊愈 98 例，其余病例亦都有不同程度好转。注意事项：治疗期间忌生冷、难消化或刺激性食物，忌过劳、房事及风寒暑湿等刺激。③

3. **毛冬青** 组成：毛冬青。用量用法：肌肉注射，每日 2 次，每次 2 毫升，同时口服胶囊 200 毫克（经乙酸乙酯提取的干粉），每日 2～4 次（或冲服剂，每日 2～3 次，每次 1 包，含生药 32 克）。痛缓解后，渐减药量至停药。有些患者于扳机点残留牵拉感或隐痛者可作穴位注射（每穴 0.2～0.5 毫升，每周 2～3 次，5 次为 1 个疗程）或毛冬

青离子导入（每日 1 次，10～15 次为 1 个疗程）。郭媛珠以上法治疗 51 例三叉神经痛患者，结果：疗效较好者 35 例，较差者 9 例，无效者 7 例。平均治疗 18～27 天，显效最快者 3 天，最慢者 15 天。④

中　成　药

1. **双乌镇痛胶囊** 组成：制川乌 160 克、制草乌 160 克、青风藤 180 克、木瓜 180 克、独活 120 克、当归 120 克、红花 120 克、党参 120 克。制备方法：取当归适量，粉碎过 100 目筛，收集 1/3 处方量细粉，备用。制川乌、制草乌、青风藤、独活加 85％乙醇回流提取 3 次，第一次加 5 倍量回流 1.5 小时；第二次加 4 倍量回流 1.5 小时；第三次加 4 倍量回流 1.5 小时；合并 3 次滤液（药渣弃），减压回收乙醇，溶液减压浓缩至相对密度为 1.33～1.36(60℃)的清膏，减压干燥(65℃)，粉碎，过 80 目筛，膏粉备用。木瓜、当归(2/3 处方量)、红花、党参混合后加水煎煮 2 次，第一次加 10 倍量水煎煮 1 小时；第二次加 10 倍量水煎煮 1 小时；合并两次滤液（药渣弃），滤液减压浓缩至相对密度 1.33～1.36(60℃)，于 70℃减压干燥，粉碎并过成 80 目膏粉，与 1/3 处方量当归细粉、醇提膏粉混合均匀，装入 2 号胶囊。用法用量：口服，每日 3 次，每日 2～3 粒。临床应用：魏振宇等将 110 例三叉神经痛患者随机分为对照组和观察组各 55 例。对照组给予卡马西平治疗，观察组在对照组治疗的基础上加用双乌镇痛胶囊治疗。结果：对照组有效率 74.5％，观察组有效率 90.9％，观察组优于对照组，差异有统计学意义(P＜0.05)；治疗前及治疗后 2 周两组患者 VAS 评分无显著性差异(P＞0.05)；治疗后 4 周、8 周，观察组 VAS 评分情况均明显优于对照组(P＜0.05)；对照组不良反应发生率 20％，观察组不良

① 邓玉玲.血府逐瘀汤治疗三叉神经痛临床探讨[J].吉林中医药,1985(5)：19.
② 许姜泽.三叉神经痛 25 例治验[J].中医杂志,1986(7)：40.
③ 张华.湖南医药杂志,1982(4)：13.
④ 郭媛珠,等.神经精神病杂志,1979(1)：36.

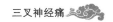

反应发生率7.27%,观察组不良反应发生率低于对照组,有统计学意义($P<0.05$)。[1]

2. 消痛散胶囊　组成:葛根150克、生石膏250克、黄芩100克、柴胡100克、蔓荆子60克、钩藤100克、全蝎120克、蜈蚣200克、赤芍100克、细辛50克、生地黄80克、牛膝80克、甘草60克。

研成细末,过200目筛,分装成500粒胶囊,每次口服5~10粒,每日3次。多数患者2~7天痊愈。临床应用:王传兰等采用自拟消痛散治疗159例三叉神经痛患者。结果:痊愈76例,占47.3%;显效69例,占43.40%;有效12例,占7.54%;无效2例,占1.26%。[2]

① 魏振宇,等.双乌镇痛胶囊治疗原发性三叉神经痛临床研究[J].河南中医,2017,37(10):1759-1761.
② 王传兰,等.自拟消痛散治疗三叉神经痛159例临床观察[J].黑龙江中医药,2000(2):47.

帕 金 森 病

概　述

　　帕金森病（Parkinson's disease，PD）又称震颤麻痹，是一种常见于中老年人的缓慢进展的神经变性疾病，临床上以静止性震颤、运动迟缓、肌强直和姿势步态障碍为主要特征。后期常因全身僵硬、活动困难而不能起床，最后常死于肺炎等各种并发症。迄今该病病因未明，近年来其发病呈年轻化趋势，流行病学调查显示，中国 55 岁以上的 PD 患者约 170 万人，其发病率随年龄增长而增加，75～84 岁约 254/10 万人；一项有关中国 PD 患病率和发病率的系统评价结果显示，我国 PD 患病率约为 16～440.3/10 万人，年发病率约为 1.5～8.7/10 万人，估计目前我国的 PD 患者人数已经超过 200 万人，已成为全球第二大慢性神经元退行性疾病，严重影响患者的日常生活能力。

　　本病属中医"颤证""振掉""颤振""肝风""震颤"等范畴，多发于中老年人。《素问·至真要大论》："诸风掉眩，皆属于肝。"楼英在《医学纲目》曰："《内经》云诸风掉眩，皆属于肝，掉即震颤之谓也。"《证治准绳》言："此病壮年鲜有，中年以后乃有之，老年尤多。夫老年阴血不足，少水不能制盛火，极为难治。""两手颤动，长与头摇并见，皆有筋脉不能约束，属于风象。"何梦瑶的《医碥》中谓："颤，摇也；振，动也，亦风火摇撼之象，由水虚而然。风木盛则水土虚，脾为四肢之本，四肢乃脾之末，故曰风淫末疾。风木盛而脾虚，则不能行其津液，而痰湿亦停聚，当兼去痰。"中医学认为该病的发生与肝、脾、肾三脏关系密切，其病机多因肝脾肾俱虚，心失所养致气机不和，血行不畅，痰瘀阻络而并发。病性多为本虚标实，故治疗上多予补益肝肾、疏肝解郁、活血通络为法。该病初期由实到虚，治以平肝熄风为标，健脾益气为本；中期由虚致瘀，豁痰化瘀以治标，滋补肝肾以治本；后期诸脏经血亏损为主，补益精血以治损。

辨 证 施 治

孙林娟分 4 证

　　（1）血虚风动证　症见四肢抖颤搐搦，头摇不已，或肢体僵硬，步履蹒跚，行步不能自控，容易跌倒，伴有面色苍白，头晕目眩，心悸失眠，手足发麻，乏力神疲，筋脉拘急，肌肉瞤动，舌淡红，脉细。治宜益气养血、熄风定搐。方用四物汤加止痉散加味：熟地黄 30 克、当归 12 克、川芎 12 克、白芍 10 克、丹参 20 克、全蝎 3 克、地龙 10 克、蜈蚣 3 条、僵蚕 10 克、天麻 10 克。随症加减：气虚明显，加党参、山药、白术、黄精；头晕眼花，加蔓荆子、炒酸枣仁；自汗明显，加熟地黄、鹿角胶、制何首乌；纳呆，加焦三仙或炒谷芽、炒麦芽；舌苔黄腻，加黄芩；紧张不安，加远志、酸枣仁。

　　（2）肝肾阴虚，阴虚火旺证　症见筋脉拘急，肌强直，震颤，静止时明显，情绪激动时加剧，随意运动时可减轻或暂时消失，表情漠然，伴有头晕耳鸣，失眠多梦，急躁易怒，腰酸腿软，肢体麻木，行走时头与躯干向前倾，步小而快，口燥咽干不思饮，舌红少苔，脉弦细或细数。治宜养阴柔肝、熄风定搐。方用大定风珠加止痉散加减：白芍 30 克、阿胶 10 克、醋鳖甲 30 克、生地黄 30 克、火麻仁 10 克、五味子 10 克、牡蛎 30 克、麦冬 12 克、蜈蚣 3 条、僵蚕 10 克、全蝎 3 克、当归 12 克、鸡子黄（冲服）1 枚。

　　（3）血虚夹痰证　症见肢体震颤，重则不能持物,肌肉强直,筋脉拘紧,头摇不止,伴有四肢无力,气短自汗,倦怠乏力,头晕眼花,表情呆滞,胸脘痞闷,口苦口黏,甚则口吐痰涎,肢体麻木不仁,伴恶心、面色暗滞、胸闷、咽部有痰、健忘痴呆、形体消瘦,舌质淡、苔黄腻,脉弦滑。治宜益气养血、化痰、熄风定搐。方用金水六君煎加止痉散:当归12克、熟地黄30克、陈皮12克、清半夏9克、茯苓30克、炙甘草10克、全蝎3克、蜈蚣3条、僵蚕10克。随症加减:痰浊明显,加胆南星、苍术;胸闷明显,加沉香、瓜蒌、香附;健忘明显,加覆盆子、菟丝子、枸杞子;恶心明显,法半夏改为姜半夏,加蜜枇杷叶、旋覆花。

(4)气血亏虚证 症见头摇肢颤,面色㿠白,表情淡漠,神疲乏力,动则气短,伴有头晕目眩,少气懒言,自汗,头晕眼花,心悸失眠,手足发麻,面色苍白,舌体胖大、舌淡红、舌苔薄白滑,脉沉细。治宜益气养血、熄风定搐。方用黄芪当归补血汤加四物汤加止痉散:炙黄芪30克、当归15克、白芍20克、川芎10克、生地黄30克、丹参30克、阿胶(烊化)10克、杜仲12克、续断12克、巴戟天12克、川牛膝15克、萆薢10克、木瓜12克、补骨脂10克、僵蚕10克、全蝎3克、蜈蚣3条、天麻10克、甘草10克。随症加减:气虚明显,加党参、山药、白术、黄精;头晕眼花,加蔓荆子、炒酸枣仁;自汗明显,加西洋参、防风、白术、浮小麦;血虚明显,加熟地黄、鹿角胶、制何首乌;纳呆,加焦三仙或炒谷芽、炒麦芽。[1]

经 验 方

1. 芍药甘草汤加味 白芍30克、川芎10克、生地黄10克、山药12克、山茱萸10克、龟甲10克、地龙10克、天麻15克、蜈蚣2条、当归10克、桃仁10克、红花10克、甘草10克。每日1剂,水煎分早晚2次服。徐骁等将60例帕金森病患者随机分为对照组与研究组各30例。两组患者均给予常规西药对症治疗,研究组另给予芍药甘草汤加味治疗。结果:治疗3个月后,研究组治疗后Webster评分、UPDRS评分均优于对照组,差异有统计学意义($P<0.05$);依据Webster评分评价临床疗效,研究组有效率93.33%,对照组有效率56.67%,两组有效率比较,差异有统计学意义($P<0.05$);依据UPDRS评分评价临床疗效,研究组有效率83.33%,对照组有效率43.33%,两组有效率比较,差异有统计学意义($P<0.05$)。[2]

2. 补肾活血疏肝汤 葛根30克、女贞子10克、天麻10克、川牛膝30克、郁金10克、蜈蚣2条、川芎10克、木瓜10克、柴胡10克、香附10克、全蝎10克、远志10克、丹参20克、甘草5克、墨旱莲10克、山茱萸10克、知母10克。水煎400毫升,早晚分2次温服。李晋芳将61例帕金森病患者随机分为治疗组31例和对照组30例。治疗组予以补肾活血疏肝汤治疗,对照组予以盐酸氟西汀胶囊治疗。结果:治疗组治疗3个月后与对照组比较,治疗组总有效率明显优于对照组($P<0.05$)。[3]

3. 滋肾柔经汤 天麻10克、钩藤15克、石决明20克、黄柏10克、杜仲12克、桑寄生12克、熟地黄12克、白芍20克、何首乌12克、当归15克、山茱萸12克、僵蚕10克、红花6克、丹参20克、党参15克、枸杞子12克、酸枣仁30克、夜交藤20克、苍术10克、厚朴10克、杏仁10克、肉苁蓉20克、枳实10克。每日1剂,常规水煎2次,分早晚口服,12周为1个疗程。白钰等将108例帕金森病患者随机分为对照组和治疗组各54例。对照组给予美多巴片治疗,治疗组在对照组用药基础上采取滋肾柔经汤治疗。结果:治疗组治疗后中医症状评分均显著低于对照组($P<0.01$);治疗组的总有效率87.04%,对照组68.52%,治疗组明显高于对照组($P<0.05$)。[4]

① 孙林娟.周绍华治疗帕金森病经验[J].中医杂志,2015,56(3):193-194,197.
② 徐骁,等.芍药甘草汤加味治疗帕金森病临床研究[J].河南中医,2018,38(6):874-877.
③ 李晋芳,等.补肾活血疏肝汤对帕金森病伴抑郁症的临床疗效研究[J].湖北中医杂志,2016,38(7):34-35.
④ 白钰,马晓丽,等.滋肾柔经汤改善帕金森病肝肾阴虚证的非运动症状[J].中国实验方剂学杂志,2016,22(8):182-186.

4.养阴定颤汤　生地黄 20 克、白芍 20 克、玄参 15 克、麦冬 10 克、钩藤 30 克、龟甲 20 克、鳖甲 20 克、五味子 5 克、何首乌 10 克、麻仁 10 克、酸枣仁 20 克、生牡蛎 30 克、全蝎 3 克、炙甘草 6 克。每日 1 剂,水煎 2 次,分 2 次口服,连续服用 4 周。平启年将 80 例肝肾阴虚型帕金森病非运动症状患者随机分为治疗组和对照组各 40 例。两组均给予美多巴等常规治疗,治疗组在此基础上给予养阴定颤汤治疗,比较两组患者非运动症状评价量表(NMS)评分及不良反应。结果:治疗后治疗组头晕、跌倒、入睡困难、便秘、主动性、集中精力、忘记、不宁腿、疼痛、汗出及 NMS 总分均显著降低($P<0.05$),且治疗后治疗组头晕、跌倒、入睡困难、便秘、不宁腿、汗出及 NMS 均显著低于对照组,差异均有统计学意义($P<0.05$)。[①]

5.天芪平颤方　天麻 12 克、黄芪 12 克、熟地黄 12 克、僵蚕 10 克、天南星 10 克、白芍 10 克。随症加减:失眠,加枣仁 10 克;便秘,加麻仁 10 克;抑郁,加郁金 10 克、制首乌 12 克;夜尿增多,加益智仁 10 克;记忆力下降,加党参 12 克。疗程为 3 个月。陈伟等将 81 例帕金森病患者随机分为治疗组 41 例和对照组 40 例。两组均常规使用西药治疗,治疗组加天芪平颤方化裁治疗。结果:治疗组在 3 个月随访时 UPDRS-I、UPDRS-II、NMS-Quest 以及 PIMS 评分均较基线有改善趋势;PD 非运动障碍出现频度较高的依次为记忆减退、便秘、夜尿增多、失眠和丧失兴趣;治疗组便秘、耳鸣、夜尿增多积分下降明显优于对照组($P<0.05$)。[②]

6.芍药甘草汤合甘麦大枣汤加减　芍药 30 克、甘草 12 克、淮小麦 30 克、大枣 10 枚、白蒺藜 15 克、生南星 9 克、炒枣仁 25 克、肉苁蓉 15 克、知母 12 克、当归 12 克、生首乌 15 克、生龙牡各 20 克。以上中药加水 400 毫升,头煎取汁 150 毫升,两次药液混合,早晚分服。杨庆堂等将 68 例帕金森病患者随机分为治疗组和对照组各 34 例。治疗组采用美多巴片口服加芍药甘草汤合甘麦大枣汤加减自拟方汤口服,对照组采用美多巴片口服,剂量为常规剂量,疗程为 12 周。结果:治疗组总有效率 85.2%,对照组总有效率 70.6%,治疗前后 UPDRS、非运动症状简易评分积分治疗组较对照组有明显改善。[③]

7.补肾活血饮　山茱萸 20 克、肉苁蓉 15 克、何首乌 15 克、当归 10 克、川芎 15 克、丹参 15 克、赤芍 20 克、蜈蚣 2 条。随症加减:下肢强直明显,加怀牛膝 15 克、豨莶草 15 克;上肢强直明显,加桂枝 10 克、羌活 15 克;震颤明显者,加钩藤 15 克、天麻 10 克;睡眠差者,加远志 15 克、石菖蒲 15 克、枣仁 15 克。每日 1 剂,水煎服,分 2 次口服,每次约 150 毫升,3 个月为 1 个疗程。李军艳等纳入 100 例帕金森病患者,剔除 5 例、脱落 4 例,完成研究共 91 例。随机分为治疗组(中药＋西药组)47 例与对照组(西药组)44 例,对照组单用西药治疗,治疗组加服补肾活血饮,疗程 3 个月。结果:治疗组有效率 44.68%,疗效优于对照组 11.36%,两组比较有显著差异($P<0.05$)。[④]

8.补肾活血汤　熟地黄 20 克、杜仲 15 克、何首乌 15 克、白芍 12 克、钩藤 15 克、珍珠母 30 克、丹参 12 克、石菖蒲 10 克、全蝎 3 克。水煎 600 毫升,早晚分服。窦维华采用随机分配将 70 例帕金森病分为治疗组和对照组各 35 例。治疗组用补肾活血汤合美多巴,对照组单纯用美多巴。结果:连续治疗 3 个月后,治疗组和对照组总有效率分别 82.9%、62.9%,两组比较有显著差异($P<0.05$)。[⑤]

9.方柔肝通络汤　制首乌 15 克、女贞子 30 克、桑椹子 30 克、枸杞子 30 克、熟地黄(砂仁拌)10 克、白芍 30 克、丹参 30 克、葛根 30 克、三七粉(兑服)3 克、刺蒺藜 15 克、僵蚕 10 克、全蝎(超微

① 平启年.养阴定颤汤治疗肝肾阴虚型帕金森病非运动症状的效果观察[J].临床合理用药,2016,9(10A):47-48.
② 陈伟,魏江磊,刘振国,等.天芪平颤方化裁治疗帕金森病非运动症状的临床研究[J].中医药导报,2014,20(14):11-14.
③ 杨庆堂,等.芍药甘草汤合甘麦大枣汤加减治疗帕金森病临床观察[J].中医临床研究,2012,4(11):1-2.
④ 李军艳,杨明会,等.补肾活血饮治疗原发性帕金森病的疗效观察[J].解放军医学杂志,2011,36(3):273-276.
⑤ 窦维华.补肾活血汤治疗帕金森病的临床研究[J].长春中医药大学学报,2010,26(4):501-502.

冲服)3克。随症加减：震颤甚者，加龟甲、鳖甲；腰膝酸弱者，加牛膝、杜仲；恶心、口流痰涎者，加法半夏、陈皮；便秘者，加火麻仁、决明子；健忘、神情呆滞者，加石菖蒲、炙远志；寐差、失眠者，加夜交藤、炒酸枣仁；性情抑郁者，加合欢皮、百合；情绪焦躁、易怒者，加朱茯苓、灵磁石等。每日1剂，水煎服，分2次服。补益肝肾，滋阴熄风，活血通络。伍大华将72例帕金森病患者随机分为治疗组和对照组各36例。两组均常规使用西药美多巴治疗，治疗组在此基础上加用中药柔肝通络汤。治疗4周后观察两组患者的临床疗效。结果：两组帕金森病10大主症积分和中医证候积分治疗后均显著降低($P<0.01$)；治疗后组间比较有统计学意义($P<0.05$)；两组疾病疗效、中医证候疗效比较，差异均有统计学意义($P<0.05$)，两组不良反应发生率比较，差异有统计学意义($P<0.05$)。[①]

10. 当归四逆加吴茱萸生姜汤　当归15克、赤芍15克、大枣15克、炙甘草15克、通草10克、桂枝10克、吴茱萸10克、生姜10克、细辛6克。每日1剂，水煎服，1个月为1个疗程。苏巧珍等以当归四逆加吴茱萸生姜汤治疗31例帕金森病患者。采用小样本自身前后对照试验，分别于治疗前、后进行日常生活及运动功能评分。结果：治疗后患者日常活动及运动功能明显改善，治疗前后比较，差异有非常显著性差异($P<0.01$)。[②]

11. 补肾止颤汤　天麻12克、钩藤30克、石决明30克、生地黄12克、麦冬6克、白芍30克、五味子6克、炙甘草6克、海螵蛸20克、生牡蛎12克、珍珠母30克、火麻仁9克、全蝎6克、炙僵蚕12克、赤芍30克、鸡血藤30克、杜仲12克、桑寄生12克。水煎，每日服2次。陈敏以补肾止颤汤

治疗31例帕金森病患者。结果：补肾止颤汤能明显改善震颤、僵硬、便秘等症状，推迟服用左旋多巴的时间，减少服药剂量及不良反应。[③]

中 成 药

1. 帕宁　组成：白芍、熟地黄、葛根、当归、地龙、天麻、僵蚕、肉苁蓉、黄精。功效：补益肝肾，熄风止颤。临床应用：董薇等将60例肝肾阴虚型帕金森病患者随机分为治疗组与对照组各30例。两组均给予基础治疗的同时，治疗组加以帕宁方药，进行临床疗效的评定。结果：治疗组的肝肾阴虚中医证候积分量表评定、UPDRS量表评定、24项汉密尔顿抑郁量表(HAMD)评定、蒙特利尔认知评估(MoCA)量表评定、帕金森病睡眠量表(PDSS)评定均较治疗前有明显改善($P<0.01$)。治疗组优于对照组。[④]

2. 龟羚帕安颗粒　组成：龟甲、山羊角等(每袋6克，含生药量24克，江苏省江阴天江药业有限公司生产，生产批号0804345)。用法用量：每日3次口服，6个月为1个疗程。临床应用：采用多中心、第三方中央在线网络随机、双盲双模拟、安慰剂对照设计的研究方法，赵国华等将121例西医确诊为帕金森病、中医辨证为肝肾不足证的受试者分为对照组60例和治疗组61例，在基线治疗不变的前提下，两组分别给予同剂量的安慰剂颗粒和龟羚帕安颗粒口服，观察两组非运动症状——表情呆板、皮脂外溢、口角流涎、智力减退、便秘、汗出、失眠多梦、精神障碍等8个指标相对于基线的变化。结果：与对照组比较，治疗组帕金森病非运动症状的8个指标疗效满意($P<0.01$)，且不良反应少。[⑤]

3. 归芍地黄丸　组成：以六味地黄丸为基础

① 伍大华,周慎,等.柔肝通络汤为主治疗帕金森病36例临床观察[J].中医药导报,2008,14(8):24-26.
② 苏巧珍,等.当归四逆加吴茱萸生姜汤治疗僵直少动型帕金森病31例[J].新中医,2007,39(5):60-61.
③ 陈敏.补肾止颤汤治疗帕金森病临床观察[J].吉林中医药,2005(9):12-13.
④ 董薇,等.帕宁治疗肝肾阴虚型帕金森病的临床研究[J].中医药临床杂志,2015,27(10):1417-1420.
⑤ 赵国华,等.龟羚帕安颗粒治疗帕金森病肝肾不足证非运动症状的多中心随机双盲对照研究[J].中国中西医结合杂志,2013,33(4):476-479.

方,增当归、芍药而成。用法用量:餐前30分钟服用,每日3次,每次2丸。临床应用:廖越予30例帕金森病患者口服多巴丝肼,并增服归芍地黄丸;30天为1个疗程,治疗1~2个疗程,对患者病情进行评估。结果:显效10例,有效15例,无效5例。总有效率83.3%。①

4. 熄风定颤丸 组成:制首乌、龟甲、天麻、僵蚕、石菖蒲、川芎、白芍。功效:滋补肝肾,熄风定颤。临床应用:白清林将60例PD患者随机分为治疗组与对照组各30例。两组均以美多巴为基础治疗药,治疗组加服中药熄风定颤丸。通过对不同时点Webster总评分、PD主症单因子评分的变化进行疗效的比较,评估熄风定颤丸对PD的治疗作用。结果:治疗组总有效率76.67%,对照组53.33%,治疗组优于对照组(P<0.05);治疗组治疗后4、8、12周Webster总评分均较治疗前明显下降,且随疗程延长,降低更加明显;治疗组对静止性震颤、强直、双手动作减少因子Webster单因子评分的改善明显优于对照组(P<0.05)。②

5. 养血清脑颗粒 组成:当归、川芎、白芍、熟地黄、钩藤、鸡血藤、夏枯草、决明子、珍珠母、延胡索、细辛。用法用量:每次4克,每日3次,3周为1个疗程。临床应用:潘卫东等采用随机双盲分配将51例存在睡眠障碍的PD患者分为治疗组36例和安慰剂组25例,所有患者均予西医开放治疗,治疗组加服养心清脑颗粒,安慰剂组加服中药协定方,于治疗前1周、治疗后12周,运用加速度记录仪评价患者的日常活动与生理节律(DP-BR)、入睡延迟时间(SL)、睡眠效率(SE)以及最低5小时活动量(L5)的变化。结果:治疗后,治疗组DP-BR、SL、SE以及L5均明显改善,与治疗前比较有统计学意义(P<0.05或P<0.01);安慰剂组无改善。③

6. 补肾活血颗粒 组成:山茱萸10克、何首乌15克、丹参15克、水蛭6克。功效:补肾活血通络。用法用量:口服,每日2次,每次1包。临床应用:李敏等采用多中心、随机、双盲、安慰剂对照方法将120例PD患者分为治疗组和安慰剂对照组各60例。治疗组以补肾活血颗粒配合美多芭治疗,对照组单用美多芭治疗。结果:治疗9个月后,治疗组中医证候积分极显著改善(P<0.01),有效率85.50%,而对照组有效率14.30%。④

7. 滋阴熄风颗粒 组成:炙龟甲20克、丹参20克、鹿角霜12克、山茱萸12克、山药12克、杜仲12克、川芎12克、熟地黄24克、珍珠母30克、白芍15克、天麻15克、炙甘草15克(江苏天阴制药厂制成颗粒剂,每粒含生药0.25克)。用法用量:每次3粒,每日3次,2个月为1个疗程。临床应用:杨湘江等采用随机分配将60例PD早期患者分为治疗组和对照组各30例。治疗组用滋阴熄风颗粒治疗,对照组用美多巴治疗。两组均以2月为1个疗程。结果:治疗组总有效率80.0%,对照组83.3%,两组比较,差异无显著性意义(P>0.05),提示两组疗效相当。但在改善症状方面,治疗组震颤改善进步率91.5%,提高生活自理能力进步率84.1%,对照组分别为78.1%、67.4%,两组比较差异均有非常显著性意义(P<0.01)。⑤

① 廖越.归芍地黄丸治疗帕金森病30例临床疗效观察[J].中医临床研究,2012,4(21):52-53.
② 白清林,等.熄风定颤丸治疗肝肾不足型帕金森病患者30例临床观察[J].中医杂志,2010,51(2):125-127,131.
③ 潘卫东,等.养血清脑颗粒改善帕金森病睡眠障碍疗效评价[J].上海中医药大学学报,2010,24(4):38-41.
④ 李敏,等.补肾活血法对帕金森病患者中医证候的影响[J].中华中医药杂志,2010,25(12):2346-2351.
⑤ 汤湘江,等.滋阴熄风颗粒治疗帕金森病早期的临床研究[J].新中医,2005(4):25-26.

散 发 性 脑 炎

概　述

　　本病是由病毒感染引起的中枢神经系统障碍,其临床表现不一,轻者仅有头痛呕吐表现而无阳性体征,重者可伴有发热、惊厥、昏迷、脑膜刺激征阳性。散发性脑炎又名非特异性脑炎及非典型性脑炎等。它是神经系统常见的综合征之一,包含病毒性脑炎及免疫反应性脑炎两大类。主要表现为急性或亚急性起病,精神异常,意识障碍,癫痫发作,肢体瘫痪,二便障碍等。

　　本病属中医"温病""暑温"等范畴,为暑、温、热、毒等外邪致病。病温之人,精血虚甚,则无阴以胜温热。《素问·评热病论》篇曰:"有病温者,汗出辄复热……人所以汗出者,皆生于谷,谷生于精。今邪气交争于骨肉而得汗者,是邪却而精胜也……今汗出而辄复热者,是邪胜也。"汗出复热耗伤阴津以致阴虚,温热益甚。《灵枢·百病始生》篇曰:"虚邪之风,与其身形,两虚相得,乃客其形……其中于虚邪也,因于天时,与其身形,参以虚实,大病乃成。"正虚邪盛,机体乃病。《素问·生气通天论》篇认为:"冬伤于寒,春必病温。"和冬时感受非时之暖,发病成为冬温。邪正斗争,热邪伤阴,热毒内攻是温病的病机特点。

辨 证 施 治

　　1. 陈建家分 2 型

　　(1)卫气型　药用黄芩、金银花、连翘、大青叶、淡竹叶、菊花、鲜芦根、石膏、知母。随症加减:偏热,加柴胡、黄连;偏湿,加川厚朴、佩兰。

　　(2)营血型　药用水牛角、生地黄、玄参、麦冬、竹叶心、黄连、栀子、牡丹皮、赤芍。随症加减:高热谵语,加黄芩、连翘心或安宫牛黄丸;痰多,加胆南星、天竺黄、瓜蒌或至宝丹;惊厥,加菖蒲、僵蚕、全蝎、蜈蚣或紫雪丹;便秘,加大黄、芒硝。[1]

　　2. 邹晓婷分 4 型

　　(1)卫气型　方用银翘散合白虎汤加减。

　　(2)湿热内闭型　方用菖蒲郁金汤合羚角钩藤汤加减。

　　(3)风痰闭阻型　方用涤痰汤合至宝丹或苏合香丸加减。

　　(4)气虚血瘀型　方用补阳还五汤加减。

　　临床观察:邹晓婷等以上方治疗散发性病毒性脑炎患者 35 例,结果:治愈 8 例,有效 26 例。有效率 97%。[2]

　　3. 谢凤初分 2 期

　　(1)早期　方用白虎汤合清营汤化裁。随症加减:昏迷较深者,加菖蒲、郁金或安宫牛黄丸;抽搐较甚者,加僵蚕、蜈蚣、地龙。

　　(2)后期　方用复脉汤加减。随症加减:虚风内动,抽搐频繁者,加生牡蛎、鳖甲、龟甲。口服或鼻饲。[3]

经 验 方

　　1. 菖蒲郁金汤　栀子 9 克、石菖蒲 9 克、连翘 6 克、郁金 6 克、牡丹皮 9 克、竹叶 9 克、天竺黄 6 克。水煎至 200 毫升,口服,每次 100 毫升,每日 2 次。张伟等将 122 例重症病毒性脑炎患儿随机分

---

①～③　薛红,刘茂才.中西医结合治疗散发性病毒性脑炎的概况[J].中医文献杂志,2001(1):36-38.

为对照组与观察组各 61 例。所有患者均接受常规抗病毒、营养支持及抗感染等常规治疗。对照组在常规治疗基础上给予大剂量丙种球蛋白治疗；观察组在对照组治疗基础上给予菖蒲郁金汤治疗。结果：观察组临床疗效有效率 95.08%（58/61），明显高于对照组的 80.33%（49/61），差异有统计学意义（$P<0.05$）。治疗后，观察组脑脊液中 S100B 蛋白、NSE 水平分别为（0.96±0.35）纳克/升、（9.78±2.02）纳克/升，分别低于对照组的（1.72±0.48）纳克/升、（20.97±4.46）纳克/升，差异具有统计学意义（$P<0.05$）。观察组发热、头晕头痛、神志障碍、抽搐、肌力下降、呕吐消失时间及四肢懈怠、纳呆恶心、头晕目眩、神识昏蒙、身热不退消失时间明显少于对照组，差异均有统计学意义（$P<0.05$）。[1]

2. 熄风清热醒脑汤　羚羊角 3 克、钩藤 6 克、桑叶 9 克、菊花 6 克、石膏 9 克、知母 6 克、白芍 6 克、郁金 6 克、甘草 6 克、鲜竹茹 6 克、茯神 6 克、黄芩 3 克。每日 1 剂，上药加水 400 毫升，文火煎至 100 毫升，倒出药液，再加水 200 毫升，煎至 50 毫升，两次药液混合。黄晶等将 48 例重症病毒性脑炎患儿随机分为治疗组与对照组各 24 例。两组给予常规抗病毒、退热、降颅压、止痉和全身支持等综合疗法。治疗组在对照组基础上增加鼻饲或口服自拟熄风清热醒脑汤，连续 7 天为 1 个疗程。结果：治疗组总有效率 95.83%，对照组总有效率 87.5%，治疗组疗效明显高于对照组（$P<0.01$）；治疗组在发热、头痛、呕吐、意识清醒和惊厥等临床症状的改善情况均快于对照组（$P<0.01$）；头颅 MRI 显示，治疗组有 12 例病灶明显较治疗前缩小 50% 以上，而对照组则有 4 例缩小 50%。[2]

3. 自拟方　石菖蒲、郁金、竹叶、栀子、连翘、牡丹皮、竹茹、藿香、茯苓、厚朴花、杏仁、大黄等。随症加减：痰湿偏重、热象较轻者，加远志、滑石，

去山栀、牡丹皮；热重于痰湿者，加滑石、青蒿、黄芩、大青叶、板蓝根，去茯苓、藿香；抽搐，加羚羊角、钩藤、全蝎、地龙；精神错乱者，加远志、珍珠母；头痛，加白蒺藜、苍耳子；大便秘结者，加枳实、虎杖；阴伤者，加芦根、白茅根、葛根、知母；兼表证，加苍耳子、防风；意识障碍较重者，加鼻饲安宫牛黄丸。林兴栋以上方治疗 82 例岭南病毒性脑炎患者。结果：化湿解毒通窍法能明显改善病毒性脑炎患者预后，治疗前后症状体征比较，有效率在 80.0% 以上。治疗后患者脑脊液指标、脑电图明显改善或转为正常。[3]

4. 清脑饮　方一：金银花 30 克、连翘 10 克、生石膏（先煎）30 克、知母 10 克、粳米 10 克、柴胡 10 克、黄芩 6 克、藿香 10 克、菊花 15 克、羚羊角粉 0.3 克、甘草 6 克。每日 1 剂，水煎，分 3 次服（＜3 岁每日服 1/4 剂，4～6 岁每日服 1/3 剂，7～9 岁每日服 1/2 剂，10～12 岁每日服 2/3 剂，以下类同）。同时加紫雪丹，每日 1 支，分 2 次服。辛凉解表，清热化湿。适用于邪犯卫气型儿童病毒性脑炎。方二：生石膏（先煎）30 克、羚羊角粉（冲服）0.3 克、生地黄 20 克、知母 10 克、牡丹皮 10 克、黄芩 6 克、菖蒲 10 克、甘草 6 克。每日 1 剂，水煎，分 3 次服。同时加安宫牛黄丸清热镇惊，每日 1 粒，分 3 次服。清气凉营，泻火涤痰。适用于邪炽气营型儿童病毒性脑炎。方三：羚羊角粉（冲服）0.3 克、生地黄 15 克、玄参 10 克、麦冬 10 克、牡丹皮 10 克、赤芍 12 克、板蓝根 10 克、天竺黄 10 克、菖蒲 10 克、三七粉（冲服）0.5 克、生甘草 6 克。每日 1 剂，水煎，分 3 次服。随症加减：昏迷不醒者，加安宫牛黄丸清心开窍，每日 1 粒，分 2 次服。凉血清心，增液潜阳。适用于邪入营血型儿童病毒性脑炎。7 天为 1 个疗程。[4]

5. 自拟方　金银花 20 克、连翘 20 克、板蓝根 30 克、青黛 10 克、栀子 10 克、黄芩 10 克、黄连 10 克、莲子心 6 克。随症加减：头痛、头晕较重，加天

① 张伟，等.菖蒲郁金汤联合大剂量丙种球蛋白治疗小儿重症病毒性脑炎临床研究[J].中医学报,2017,32(7)：1305－1308.
② 黄晶，等.熄风清热醒脑汤治疗儿童重症病毒性脑炎的临床分析[J].求医问药(下半月),2012,10(2)：540－541.
③ 林兴栋，等.化湿解毒通窍法治疗岭南病毒性脑炎 82 例[J].中华中医药学刊,2010,28(12)：2659－2662.
④ 靳兰玉.中西医结合治疗儿童病毒性脑炎临床研究[J].中医儿科杂志,2007,3(6)：22－24.

麻 10 克、川芎 12 克、菊花 15 克；伴胸腹满闷、恶心呕吐，加陈皮 15 克、半夏 10 克、竹茹 10 克；大便干或黏而不爽，加大黄 15 克、枳实 15 克；发热日久不退、烦躁不安，甚者神昏谵语，舌红绛，加水牛角粉（水冲服）3 克，或加石菖蒲 10 克、赤芍 15 克、牡丹皮 15 克、郁金 15 克，或同服安宫牛黄丸每日 1 丸，紫雪散 1 袋，每日 1 次；伴抽风或癫痫样发作，加石决明 30 克、钩藤 30 克、磁石 30 克、龙骨 30 克、牡蛎 30 克、珍珠母 30 克；病后期如头痛、头晕不愈，加当归 15 克、川芎 15 克、丹参 15 克、桃仁 10 克、红花 10 克；口干、舌燥，加玄参 30 克、生地黄 30 克、沙参 15 克、麦冬 15 克，去黄芩、黄连。水煎 2 次早晚分服，甚者每日 2 剂，不能口服者鼻饲。[1]

中 成 药

1. 清开灵　组成：胆酸、珍珠母、猪去氧胆酸、栀子、水牛角、板蓝根、黄芩苷、金银花。功效：清热解毒，化痰通络，醒神开窍。用法用量：每日 5～10 毫升，每日 1 次。临床应用：李巧芬以上方结合常规西药治疗小儿病毒性脑炎患儿，体温于 3～5 天由高温降为中度发热到低温直至正常，苏醒时间为 3～7 天，惊厥停止时间为 1～6 天。中西医结合方法效果满意并降低病死率及后遗症。[2]

2. 痰热清　组成：黄芩、熊胆粉、山羊角、金银花、连翘等。功效：清热，凉血，解表。用法用量：每日按每千克体重 0.5～1 毫升加入 5% 葡萄糖溶液中匀速静脉滴注，每日 1 次。临床应用：李华梅等将 71 例病毒性脑炎患儿随机分为痰热清组 38 例与病毒唑组 33 例。病毒唑组用病毒唑每日 2 次，按每千克体重 10 毫克给药，静脉滴注；痰热清组使用痰热清。结果：痰热清组发热持续时间比病毒唑组明显缩短，头痛、呕吐、抽搐、意识恢复的疗效优于病毒唑组，差异均有显著性（$P < 0.05$）。[3]

3. 醒脑静　组成：麝香、冰片、栀子、郁金。功效：清热解毒，镇静安神。临床应用：韩树芬以上方治疗 8 例急性单纯疱疹病毒性脑炎患者。均采用抗病毒、抗感染、脱水、激素及对症治疗。（1）早期，毒热在气。西药用无环鸟苷、青霉素或头孢类抗生素及对症治疗，中药用清开灵注射液。（2）高峰期，毒热深陷营血。西药加用脱水、激素，中药加用醒脑静注射液，鼻饲安宫牛黄丸。（3）恢复期，气阴两伤。西药应用神经细胞营养药，如胞二磷胆碱、脑活素、二磷酸胞苷二钠等，中药用参麦注射液。疗程 1～2 个月。结果：治愈 5 例，好转 3 例，无 1 例死亡，说明中西医结合是临床治疗单纯疱疹病毒性脑炎的有效途径。[4]

① 郑德柱.散发性脑炎 13 例治疗小结[J].河北中医，1989(2)：18.
② 李巧芬.中西医结合治疗小儿病毒性脑炎研究简况[J].实用中医内科杂志，2013,27(3 上)：163-164.
③ 李华梅,等.痰热清治疗小儿病毒性脑炎的临床观察[J].中国中西医结合急救杂志，2006,13(6)：330.
④ 韩树芬.中西医结合治疗急性单纯疱疹病毒性脑炎 8 例[J].临床荟萃，2002,17(21)：1281.

排 尿 性 晕 厥

概　　述

排尿性晕厥又称小便猝倒,俗称"尿晕症"。主要表现为人们在夜间或清晨起床排尿时因意识短暂丧失而突然晕倒,产生短暂的意识障碍,而这种障碍易诱发排尿性晕厥。主要是由于血管舒张和收缩障碍造成低血压,引起大脑一时性供血不足所致,晕厥发生后两分钟左右患者可自行苏醒,不会留下后遗症。排尿性晕厥多见于中老年男性,一般好发在夜间,常常突然发生,之前多无先兆。

本病属中医"厥证-尿厥"范畴,亦有少数人将之归属于"眩晕"范畴。中医认为其多系上实下虚,气机逆乱所致。《素问》云:"诸风掉眩,皆属于肝。"《重订严氏济生方》载:"肝风上攻,必致眩晕,所谓眩晕者,眼花屋转,起则眩倒是也。"故对排尿性晕厥的治疗,中医多强调以疏肝降逆、调和气血为主。药用柴胡、当归、白芍、枳实、甘草、石菖蒲、黄芪、金樱子、桑螵蛸、柏子仁、枣仁等。临症中可见气血郁滞,郁而化火,耗伤阴精,阴阳失调,以黄连阿胶汤合复脉汤加减。

辨 证 施 治

傅文录分4证

(1) 肾阳亏虚证　方用右归丸加减。

(2) 中气不足证　方用补中益气汤方加减。

(3) 阴阳不和证　方用桂枝汤加减,或用柴胡桂枝汤方加减。

(4) 虚实夹杂证　方用黄连阿胶汤合复脉汤加减:柴胡、当归、白芍、枳实、甘草、石菖蒲、黄芪、金樱子、桑螵蛸、柏子仁、枣仁等。[1]

经 验 方

1. 吴茱萸汤　吴茱萸8克、川芎6克、细辛2克、白芍10克、石菖蒲10克。每日1剂,水煎服。陈秋生以上方治疗1例排尿反射性晕厥病患者,疗效满意,随访5年未见复发。[2]

2. 加味升陷汤　炙黄芪40克、知母9克、柴胡6克、桔梗6克、升麻6克、红参15克、山茱萸10克。每日1剂,水煎2次,每次150毫升,早晚分服。闫东庆将63例排尿性晕厥患者随机分为治疗组33例与对照组30例。对照组采用生脉饮口服液,每日2次,每次20毫升。治疗组采用加味升陷汤。结果:治疗组痊愈26例,好转5例,无效2例,总有效率93.94%;对照组痊愈3例,好转16例,无效11例,总有效率63.33%。两组比较,治疗组疗效优于对照组($P<0.01$)。[3]

3. 补阳还五汤　黄芪10~30克、当归10克、川芎10克、赤芍10克、地龙10克、桃仁10克、红花10克。随症加减:心肌缺血者,加降香10克、瓜蒌20克;高血压者,黄芪量为10克,加钩藤(后下)15克、代赭石30克、石决明30克。闫大志以上方治疗5例排尿性晕厥患者,疗效满意。[4]

4. 大补元煎　黄芪30克、人参9克、升麻9

---

① 唐虹,秦琬玲,等.中医药治疗排尿性晕厥研究进展[J].实用中西医结合临床,2005(3):92-93.
② 陈秋生.吴茱萸治疗排尿反射性晕厥病[J].湖北中医杂志,2015,37(3):59.
③ 闫东庆.加味升陷汤为主治疗排尿性晕厥33例[J].中国中医急症,2007,16(9):1140.
④ 闫大志,等.补阳还五汤治疗排尿性晕厥的体会[J].现代中西医结合杂志,2005(24):3269.

克、当归 10 克、山茱萸 10 克、炒山药 10 克、杜仲 10 克、远志 10 克、熟地黄 12 克、白术 12 克、石菖蒲 12 克、炙甘草 6 克、肉桂 6 克。每日 1 剂,水煎服。陈香涛等以上方治疗 30 例排尿性晕厥患者。结果:经治疗,治愈(3 年以上未发作者)23 例,显效(2 年内未发作者)4 例,有效(1 年内未发作者)2 例,无效(经治 1 月仍发作者)1 例。其中最少服药 10 剂,最多服药 60 剂。①

5. 四物回阳饮　人参(另煎)10 克、制附子(先煎半小时)5 克、炮姜 5 克、炙甘草 6 克。随症加减:气虚多汗者,加黄芪、白术、龙骨、牡蛎;挟痰湿者,加法半夏、陈皮、茯苓、化橘红。每日 1 剂,试用 1 个月后未见复发者,将上方剂量加大浓煎,去渣,炼蜜为丸以方便服用。杨智贤以上方治疗 12 例排尿性晕厥患者。结果:12 例患者连服上述中药 1 个月,均未见复发,连续服用半年,仅见 1 例发生晕厥 1 次,继续服用半年后未再复发。停药后随访 2 年均未见复发。②

6. 白薇汤　白薇 30 克、党参 15～30 克、当归 9 克、炙甘草 9 克。每日 1 剂,水煎服。张家驹以上方治疗 14 例老年人排尿性晕厥患者,患者均为男性,年龄 56～71 岁,首次发作时间 4 个月～2 年,以后每年平均发作 3.1 次。发病前后各项检查皆排除心源性或脑源性晕厥。结果:随访 2 年。治愈(2 年内未复发者)11 例,有效(发作次数减少一半者)2 例,失访 1 例。总有效率 93%。③

7. 补中益气汤加味　人参 10 克、黄芪 30 克、白术 10 克、陈皮 10 克、炙甘草 6 克、升麻 3 克、柴胡 12 克、当归 10 克、鹿角胶(烊化)15 克、熟地黄 10 克。肖辉等将 80 例排尿性晕厥患者随机分为中西医结合治疗组(治疗组)和单用西药治疗组(对照组)各 40 例。结果:治疗组效果显著,复发率明显降低,两组疗效对比差异显著(P<0.05)。④

8. 升益汤　炙黄芪 30 克、党参 10 克、桂枝 6 克、白术 12 克、当归 10 克、柴胡 5 克、升麻 3 克、炙甘草 6 克、大枣 5 枚。每日 1 剂,水煎分 2 次服。王秀琴等以上方治疗 9 例排尿性晕厥患者,服药 3～10 剂后服补中益气丸,每日早晚各 1 丸。结果:停药观察 1 年,未见复发 7 例,复发 2 例,再经本方药治疗痊愈。⑤

① 陈香涛,等.大补元煎加味治疗排尿性晕厥 30 例[J].中医药信息,2001,18(1):26.
② 杨智贤.四物回阳饮加减治疗排尿性晕厥 12 例[J].浙江中西医结合杂志,2001(3):34-35.
③ 张家驹.白薇汤治疗老年人排尿性晕厥[J].山东中医杂志,1999(12):566.
④ 肖辉,等.中西医结合治疗排尿性晕厥 40 例[J].光明中医,1997,12(5):35-36.
⑤ 王秀琴,等.自拟升益汤治疗排尿性晕厥 9 例[J].河北中医,1996,18(4):24.

中风病合并假性球麻痹

概　述

中风病合并假性球麻痹是由双侧上运动神经元病损（主要是运动皮质及其发出的皮质脑干束）使延髓运动性颅神经核——疑核以及脑桥三叉神经运动核失去了上运动神经元的支配发生中枢性瘫痪所致，临床表现为舌、软腭、咽喉、颜面和咀嚼肌的中枢性瘫痪，其症候同球麻痹十分相似，但又不是由延髓本身病变引起的，故又名假性延髓麻痹。

本病属中医"中风后遗症""偏瘫""偏枯""偏废"等范畴。《灵枢·刺节真邪》篇云："虚邪偏客于身半，其入深，内居荣卫，荣卫稍衰，则真气去，邪气独留，发为偏枯。"《医学纲目》中指出："中风，世俗之称也，其症卒然仆倒，口眼㖞斜，半身不遂，或舌强不言，唇吻不收是也。"中风病的病机为本虚标实，肝肾阴虚为本，风、火、痰、瘀为标。另外，中医有真中风、类中风的划分，中经络、中脏腑的分类，以及定位论治分期立法的治疗法则。临床上采取综合分析，辨证论治的原则，总以扶正祛邪、补虚泻实、调理脏腑为根本。

辨 证 施 治

傅凯丽分4型

（1）肝阳上亢型　治宜平肝潜阳、搜风熄风。方用天麻钩藤饮配合蜈蚣、全蝎、僵蚕、地龙、水蛭。

（2）痰瘀阻络型　治宜祛痰化瘀。方用半夏白术天麻汤配合水蛭、地龙、土鳖虫、甲片等。

（3）气血亏虚型　治宜养血补肾益精。方用补阳还五汤配合阿胶、鹿茸、龟甲。

（4）阴虚风动型　治宜平肝潜阳、滋阴熄风。方用镇肝熄风汤：怀牛膝、生赭石、生龙骨、生牡蛎、生龟甲、杭芍、玄参、天冬、川楝子、生麦芽、茵陈、甘草。[1]

经 验 方

1. 化痰通络汤　法半夏10克、橘红10克、枳壳10克、川芎10克、红花10克、远志10克、石菖蒲10克、茯神15克、党参15克、丹参15克、炙甘草10克。每日1剂，水煎分2次服。梁艳桂将86例脑梗死后假性球麻痹所致吞咽障碍患者随机分为对照组和治疗组各43例。对照组采用常规药物干预，治疗组在对照组基础上采用化痰通络汤及舌咽针刺法治疗。两组疗程均为6周。观察两组治疗前后吞咽功能积分、藤岛一郎吞咽障碍积分及血清P物质变化情况，统计两组临床疗效。结果：治疗后3周和6周，治疗组吞咽功能障碍积分均显著低于对照组（均 $P<0.05$），藤岛一郎吞咽障碍积分及血清P物质水平均显著高于对照组（均 $P<0.05$）。治疗组总有效率明显高于对照组（$P<0.05$）。[2]

2. 顺咽方　黄芪30克、当归10克、川芎10克、赤芍15克、地龙10克、水蛭10克、石菖蒲15克、制胆南星10克、郁金18克、天麻12克、半夏

---

① 杨勤军，罗梦曦，等.中风后遗症中医分型及治疗研究进展[J].江西中医药大学学报，2016，28(1)：113-117.

② 梁艳桂，等.化痰通络汤联合舌咽针刺治疗脑梗死后假性球麻痹所致吞咽困难疗效观察[J].现代中西医结合杂志，2016，25(18)：1974-1976.

10 克、陈皮 6 克、白术 15 克、茯苓 20 克。上药使用自动煎药机煎煮,每袋 150 毫升,每日 1 次 1 袋,口服或鼻饲。吕金丹等将 120 例脑梗死后假性球麻痹患者随机分为对照组、顺咽方组、治疗仪组和顺咽方合治疗仪组各 30 例,四组均采用常规脑梗死治疗及吞咽功能康复训练。顺咽方组加用中药顺咽方治疗;治疗仪组加用吞咽障碍治疗仪穴位刺激治疗;顺咽方合治疗仪组加用中药顺咽方及吞咽障碍治疗仪穴位刺激治疗。结果:顺咽方合吞咽障碍治疗仪治疗脑梗死后风痰瘀阻型的临床疗效优于其他治疗组,其对中医证候积分、神经功能缺损程度、PBP 石氏评分、洼田氏饮水试验的评分、VF、TCD 均有良好的改善作用,对降低 ET 与升高 CGRP 效果显著,与对照组比较有显著性差异($P < 0.05$)。结论:顺咽方配合吞咽障碍治疗仪穴位刺激治疗假性球麻痹疗效确切,其通过调节血浆 ET、CGRP 水平,改善脑血流,促进假性球麻痹的康复可能是其治疗脑梗死后假性球麻痹风痰瘀阻型的作用机制之一。[1]

3. 半夏厚朴汤加减　半夏 12 克、厚朴 10 克、生姜 15 克、紫苏叶 5 克、莱菔子 15 克、党参 15 克、白术 10 克、茯苓 15 克、炙甘草 6 克、陈皮 10 克。黄必胜等将 98 例假性球麻痹患者辨证属于痰涎壅阻型,随机分为治疗组 50 例与对照组 48 例,对照组采用胃管鼻饲加吞咽功能康复训练。治疗组在对照组治疗基础上采用加服半夏厚朴汤加减。采用洼田氏饮水试验比较及吞咽困难临床疗效评定比较,并根据中风常见的中医证候积分观察治疗前后变化。结果:治疗组洼田氏饮水试验 1、2 级与对照组比较均有显著性差异($P < 0.05$);两组临床疗效比较,治愈率和总有效率有显著性差异($P < 0.05$);治疗组治疗后乏力、自汗、口角流涎、大便溏烂、舌质淡胖、舌苔厚腻情况均有明显改善($P < 0.01$)。[2]

4. 加减解语丹　附子 12 克、石菖蒲 12 克、运

志 12 克、天麻 10 克、羌活 10 克、胆南星 10 克、木香 10 克、全蝎 6 克。随症加减:血瘀,加桃仁 10 克、红花 10 克;痰涎壅盛,加半夏 10 克、陈皮 10 克、竹茹 10 克;阴虚阳亢,加枸杞子 10 克、生地黄 15 克、生石决明 30 克。水煎服,每日 2 次。顾绍瑜将 60 例中风不语患者随机分为治疗组与对照组各 30 例。对照组采用常规临床对症处理,治疗组在常规对症处理的基础上采用加减解语丹内服,对照组和治疗组的治疗期为 4 周,观察治疗前后患者语言表达的效果。结果:治疗组中患者恢复语言功能 12 例,有效 16 例,无效 2 例,总有效率 93.33%;对照组患者恢复语言功能 9 例,有效 12 例,无效 9 例,总有效率 70%。两组综合疗效医学统计比较,差异有显著性,患者均未发现明显的不良反应。[3]

5. 补阳还五汤合地黄饮子　生黄芪 30～60 克、当归尾 10 克、生地黄 10 克、赤芍 10 克、地龙 10 克、川芎 10 克、红花 10 克、桃仁 10 克、茯苓 10 克、麦冬 10 克、巴戟天 10 克、山茱萸 10 克、肉苁蓉 10 克、石菖蒲 10 克、远志 10 克、生姜 3 片、大枣 5 枚。每日 1 剂,水煎分 3 次服。曹文吉将 80 例中风后构音障碍患者随机分为两组,对照组 40 例采用中药口服合针刺 B 组穴位,治疗组 40 例采用中药口服合针刺 A 组穴位,比较两组疗效。结果:治疗组在总有效率高于对照组。[4]

6. 蜈蚣饮　水蛭 15～20 克、蜈蚣 2～4 条、全蝎 6～9 克、甲片 10 克、威灵仙 15～20 克、伸筋草 20～30 克。随症加减:气虚者,加人参、黄芪;阳虚者,加附子、淫羊藿、补骨脂;阴虚者,加龟甲、山茱萸、生地黄;阳气亢盛,加明天麻、玳瑁、石决明;挟有痰浊者,加胆南星、半夏、竹沥水。每日 1 剂,水煎服。[5]

7. 化瘀通脉汤　黄芪 45～120 克、当归 12 克、地龙 12 克、丹参 12 克、牛膝 12 克、益母草 15 克、川芎 10 克、桃仁 10 克、水蛭(研末分冲)12 克。

① 吕金丹,黄德弘,等.顺咽方合吞咽障碍治疗仪穴位刺激对假性球麻痹的作用[J].湖北中医杂志,2014,36(2):1-4.
② 黄必胜.半夏厚朴汤加减治疗假性球麻痹吞咽困难 50 例[J].山东中医杂志,2014,33(1):25-26.
③ 顾绍瑜.加减解语丹治疗中风不语 30 例临床观察[J].中医临床研究,2012,4(22):100-101.
④ 曹文吉.针刺联合中药治疗中风后构音障碍 40 例[J].中国中医急症,2012,21(6):989.
⑤ 滕盛斌.北京中医学院学报,1990(2):48.

随症加减：舌强语謇，加石菖蒲、广郁金；痰盛者，加半夏、陈皮、胆南星；心下痞闷，加乌药、青皮；胸闷，加柴胡、枳壳、白芷、瓜蒌；患肢痛或麻木，加全蝎、蜈蚣、土鳖虫、木瓜；气虚自汗明显，加人参或党参，倍黄芪；阴虚阳亢明显者，黄芪减量，加生地黄、地骨皮、龟甲、鳖甲、枸杞子；失眠多梦，加合欢皮、栀子、炒酸枣仁；口苦，加黄芩；纳呆，加鸡内金、焦三仙；便溏尿多，加炒白术、高良姜、益智仁、附子；便秘，加郁李仁、火麻仁；血压偏高，加天麻、钩藤、夏枯草、珍珠母、石决明；二便失禁，加附子、肉桂、覆盆子、五味子。陈晓根以上方治疗 160 例中风病合并假性球麻痹患者，病程 17 天～11 年。结果：经门诊治疗，基本痊愈 79 例，显效 56 例，有效 25 例。[①]

8. 治瘫还元汤　黄芪 100 克、党参 30 克、熟地黄 25 克、山茱萸 15 克、肉苁蓉 15 克、菟丝子 15 克、赤芍 15 克、当归 15 克、川芎 10 克、地龙 15 克、桃仁 15 克、红花 10 克。随症加减：上肢重者，加桂枝；下肢重者，加牛膝；口眼歪斜者，加白附子、僵蚕；失音语謇者，加石菖蒲、远志；眩晕耳鸣者，加天麻、桑寄生。每日 1 剂，水煎服。吴宝柱以上方治疗 100 例中风后遗症患者。结果：基本痊愈 47 例，显效 42 例，好转 11 例。[②]

9. 散风通络方　豨莶草 15 克、老鹳草 12 克、桑枝 20 克、牛膝 12 克、秦艽 12 克、木瓜 10 克、地龙 10 克、海风藤 10 克、丹参 12 克、赤芍 10 克、土鳖虫 10 克、全蝎 6 克、僵蚕 10 克。随症加减：痰多，加胆南星 10 克、竹沥水（兑服）30 克；血压偏高，加钩藤 20 克、黄芩 15 克；进入后遗症期 1 个月以上，血压不高，可加黄芪 30 克；后遗症期 1 年以上，可加肉苁蓉 12 克、巴戟天 12 克、熟地黄 30 克；语言不利，加蝉蜕 4.5 克。每日 1 剂，连服 2 个月以上者改为隔日服 1 剂。王大鹏以上方治疗 18 例脑血栓形成后遗症患者，疗效满意。[③]

① 陈晓根.浙江中医杂志,1988(11)：485.
② 吴宝柱,等.自拟"治瘫还元汤"治疗中风后遗症 100 例[J].黑龙江中医药,1986(5)：34.
③ 王大鹏,等.散风通络方治疗脑血栓形成后遗症 18 例[J].辽宁中医杂志,1984(9)：36－37.

肺 性 脑 病

概 述

肺性脑病又称肺心脑综合征,是慢性支气管炎并发肺气肿、肺源性心脏病和肺功能衰竭引起的脑组织损害及脑循环障碍。早期可表现为头痛、头昏、记忆力减退、精神不振、工作能力降低等症状。继之可出现不同程度的意识障碍,轻者呈嗜睡、昏睡状态,重则昏迷。主要系缺氧和高碳酸血症引起的二氧化碳麻醉所致。此外,还可有颅内压升高、视神经乳头水肿和扑翼样震颤、肌阵挛、全身强直-阵挛样发作等各种运动障碍。精神症状可表现为兴奋、不安、言语增多、幻觉、妄想等。

肺性脑病的发生,多因久病肺虚,卫外不固,六淫外邪每易乘袭,或内伤之邪内攻上泛,诱使本病发作,病情日益加重。肺性脑病中医可归属于"肺胀""昏聩""闭证"等范畴。其病理主要为浊痰、血瘀、燥屎等错杂交结而成。《素问》曰:"心藏神,肺藏魄,肝藏魂,脾藏意,肾藏志。"五脏功能强健,则五神安藏守舍见意识清晰、反应灵敏等。其意识神志以心肺充盛为主,但也不能忽视余脏调控作用。《脾胃论》曰:"百病皆由脾胃衰而生也",脾旺则不受邪,如脾气困遏,痰蒙清窍,可出现昏迷或谵语等。

辨 证 施 治

1. 张一琳分4证

(1)痰湿阻肺、痰浊闭窍证　治宜健脾渗湿、化浊涤痰。方用六君子汤合涤痰汤方加减。

(2)痰热壅肺、上扰心神证　治宜清热泻火宁心、化瘀涤痰开窍。方用清金化痰汤加减。

(3)肝肾阴虚、痰热动风证　治宜滋水涵木、平肝潜阳、化痰开窍。方用镇肝熄风汤加减。

(4)肾气亏虚、元阳欲绝证　治宜扶阳固脱、镇纳肾气。方用参附龙牡汤加减。[1]

2. 郭占军分2证

(1)痰热蒙窍证　症见咳逆喘促,神志恍惚,烦躁不安,撮空理线,表情淡漠,嗜睡,昏迷,舌质暗红、苔白腻或黄腻,脉细滑数。治宜涤痰清热、醒神开窍。方用菖蒲郁金汤合导痰汤:菖蒲15克、胆南星9克、天竺黄9克、枳实12克、陈皮12克、郁金18克、茯苓20克、川芎20克、赤芍20克、丹参20克。随症加减:抽搐,加天麻12克、钩藤12克、全蝎9克;发热,加金银花15克、连翘12克、黄芩12克。

(2)瘀痰蒙窍证　症见口唇、颜面、肢端甚或周身发紫,静脉怒张,腹胀、腹内痞块,心悸,喘息,神志恍惚,烦躁谵妄,嗜睡,昏迷,舌质紫暗、苔白腻,脉涩结代。治宜活血化瘀、涤痰开窍。方用血府逐瘀汤合菖蒲郁金汤:桃仁9克、柴胡9克、胆南星9克、红花12克、当归12克、赤芍12克、枳壳12克、桔梗12克、川芎20克、丹参20克、牛膝15克、菖蒲15克、郁金18克。随症加减:痰盛者,加陈皮12克、半夏9克、瓜蒌20克;便秘者,加生大黄6克(后下)。临床观察:郭占军以上方辨证治疗35例肺性脑病患者。结果:总有效率88.7%。提示将肺性脑病分为二型(痰热蒙窍型、瘀痰蒙窍型),既能体现本病临床特点,也能提高临床疗效。[2]

① 张觉人,等.肺性脑病的中医研究近况[J].中国中医急症,2011,20(8):1292-1293.
② 郭占军.涤痰活血开窍法配合西药治疗肺性脑病35例[J].陕西中医,2002(10):878-879.

经 验 方

1. 化痰醒脑汤　鲜竹沥20毫升、半夏10克、菖蒲10克、郁金香10克、枳实10克、天竺黄10克、天南星10克、丹参30克。随症加减：伴阳虚浮肿，可加茯苓10克；伴抽搐情况，可加钩藤10克、羚羊角3克；伴大便干燥，可加大黄10克、芒硝10克；伴皮肤黏膜出血，可加水牛角30克、牡丹皮10克、龙牙草20克；伴四肢惊厥出汗，可服用参附汤；伴神志昏迷或精神障碍，可加安宫牛黄丸3克（鼻饲给药，每日2次，直到患者神志清醒）。每日1剂，温水煎服或鼻饲。张海将60例肺性脑病患者随机分为观察组和对照组各30例。对照组采用西药治疗，观察组在此基础上采用中医化痰醒脑汤治疗。比较两组患者的治疗效果。结果：观察组总有效率90.00%，对照组总有效率76.67%，差异有统计学意义（$P<0.05$）；观察组的精神障碍改善与消失时间明显短于对照组，差异有统计学意义（$P<0.05$）。[1]

2. 温胆汤　半夏12克、陈皮10克、竹茹12克、炙甘草5克、枳实10克、茯苓15克。每日1剂，水煎，分早晚2次服。李加贝将80例肺性脑病患者随机分为治疗组和对照组各40例。对照组采用西医常规治，治疗组在对照组治疗的基础上采用温胆汤治疗，观察比较两组患者神志改善时间、血气分析结果及总有效率。结果：治疗组总有效率92.5%，对照组75.0%，两组比较差异有统计学意义（$P<0.05$）；神志改善时间，治疗组短于对照组，两组差异有统计学意义（$P<0.01$）；两组的血气分析指标治疗前后组内比较及治疗后组间比较，差异均有统计学意义（$P<0.05$）。[2]

3. 肺脑一号方　法半夏10克、橘红12克、胆南星10克、全瓜蒌15克、竹茹10克、石菖蒲10克、郁金10克、青皮10克、地龙15克、丹参20克、当归10克、桃仁10克、红花10克。每日1剂，水煎分早晚2次服。谢美平将60例肺性脑病患者随机分为治疗组和对照组各30例。治疗组采用西医常规治疗加用自拟肺脑一号方灌肠治疗，对照组仅采用西医常规治疗。观察两组患者治疗前后的临床症状、血气分析指标及血液流变学指标，并采用统计学方法分析。结果：治疗后，治疗组总有效率高于对照组；治疗组酸碱度（pH）、氧分压（PaO_2）、二氧化碳分压（$PaCO_2$）情况均优于对照组；治疗组全血黏度低切、高切均优于对照组，差异均有统计学意义（$P<0.05$）。[3]

4. 涤痰汤　胆南星15克、半夏15克、枳实15克、茯苓15克、橘红15克、石菖蒲15克、人参15克、竹茹10克、生大黄15克、甘草10克。每日1剂，水煎分早晚2次灌肠或直肠滴入。豁痰开窍，通腑醒神。张文源将30例肺性脑病患者随机分为对照组与观察组各15例。对照组采用无创呼吸机进行治疗，观察组在对照组治疗方案的基础上采用涤痰汤灌肠进行治疗，对两组患者的临床疗效进行对比与分析。结果：观察组患者治疗有效率93.3%，对照组73.4%，两组对比差异有统计学意义（$P<0.05$）。治疗后，观察组患者的呼吸频率、心率以及血气变化明显优于对照组，两组对比，差异有统计学意义（$P<0.05$）。[4]

5. 清肺醒脑汤　石菖蒲12克、当归12克、黄芩9克、茯苓12克、半夏9克、桂枝6克、杏仁6克。随症加减：痰浊雍盛者，加贝母12克、瓜蒌15克；肺肾虚弱者，加五味子9克、蛤蚧粉3克。李国华将68例肺性脑病患者随机分为治疗组和对照组各34例，对照组采用常规西药治疗，治疗组在常规西药治疗基础上加用自拟清肺醒脑汤口服，7天为1个疗程。结果：治疗组有效率明显高于对照组，差异具有显著性意义。[5]

6. 加味宣白承气汤　生石膏30克、生大黄10克、杏仁15克、瓜蒌皮15克、葶苈子30克、苏木

① 张海.中西医结合治疗肺性脑病的临床疗效分析[J].中国初级卫生保健,2017,31(1):77-78.
② 李加贝.温胆汤联合西医常规治疗肺性脑病40例临床观察[J].湖南中医杂志,2016,32(4):42-43.
③ 谢美平.自拟肺脑一号灌肠对肺性脑病患者呼吸功能的影响[J].实用中西医结合临床,2015,15(7):20-21,44.
④ 张文源,等.涤痰汤灌肠配合无创呼吸机治疗肺性脑病临床观察[J].深圳中西医结合杂志,2015,25(2):64-65.
⑤ 李国华.自拟清肺醒脑汤治疗肺性脑病临床观察[J].中医临床研究,2014,6(23):71-72.

30 克。每日 1 剂,用全自动煎药机水煎 300 毫升,每次 50 毫升,每 4 小时胃管内管喂。江涛等将 64 例慢性阻塞性肺病急性加重期并发肺性脑病患者随机分为治疗组 33 例和对照组 31 例。对照组采用有创机械通气治疗,治疗组同时管喂加味宣白承气汤。比较两组患者治疗前及治疗后 24 小时、48 小时动脉血气指标如动脉血酸碱度(pH)、氧分压(PaO_2)、二氧化碳分压($PaCO_2$)、通气指标气道峰压(Ppeek)、平台压(Pplat)、呼气末正压(PEEP)、氧浓度(FiO_2)等,并比较机械通气时间及入住 ICU 时间。结果:64 例患者治疗后 24 小时及 48 小时与治疗前比较,pH、PaO_2、$PaCO_2$、Ppeek、Pplat、PEEP、FiO_2 均较治疗前改善;两组之间治疗后 24 小时与治疗后 48 小时比较,治疗组指标改善明显;两组机械通气时间、住 ICU 时间,治疗组疗效更明显。[①]

7. **益气活血化痰通络方** 人参 30 克、水仙子 10 克、紫河车 30 克、丹参 20 克、红花 10 克、僵蚕 10 克、全蝎 5 克、紫菀 10 克、紫苏子 10 克、浙贝母 10 克、麝香(冲)0.2 克、牛黄(冲)0.2 克。每日 1 剂,水煎分 2 次服。何忠红将 90 例慢性肺源性心脏病并肺性脑病患者随机分为两组。对照组 45 例单纯采用西药抗感染、氧疗、控制心力衰竭及并发症。治疗组 45 例在对照组常规用药基础上加用益气活血化痰通络方,并联合纳洛酮静滴。14 天后评定疗效。结果:治疗组总有效率明显优于对照组,治疗后动脉血氧分压(PaO_2)显著高于对照组,二氧化碳分压($PaCO_2$)、平均肺动脉压(mPAP)显著低于对照组。[②]

8. **补阳还五汤** 黄芪 60~120 克、当归 6 克、赤芍 4.5 克、地龙 3 克、川芎 3 克、桃仁 3 克、红花 3 克。每日 1 剂,水煎服,每日 2 次。李耿将 72 例确诊为慢性阻塞性肺病合并肺性脑病患者随机分为两组,治疗组 36 例在常规治疗的基础上采用口服或胃管鼻饲补阳还五汤,观察治疗后患者意识及血气指标变化,对照组采用吸氧、抗感染、解痉平喘、排痰、无创机械通气等常规治疗。结果:治疗组有效率 91.67%,明显高于对照组的 63.89%($P<0.05$);治疗组提高 PaO_2 和降低 $PaCO_2$ 的效果也明显高于对照组($P<0.05$)。[③]

9. **礞石滚痰丸** 金礞石(煅)、沉香、黄芩、熟大黄。荡涤老痰,通畅腑气。适用于痰浊内恋,形成夙根,内塑肠腑,肺失宣肃而致咳嗽、气喘,经久难愈,痰蒙清窍而致神志谵妄、撮空理线,痰热胶结,腑气不通。冯祯钰以上方治疗 1 例肺性脑病患者,疗效满意。[④]

单　方

醒脑静 组成:麝香等。用法用量:醒脑静 20 毫升加入 0.9%氯化钠溶液 40 毫升输液泵推注,每日 1 次。临床应用:王爱军将 88 例并发肺性脑病的呼吸衰竭患者随机分为治疗组 46 例和对照组 42 例。两组患者均给予呼吸机辅助呼吸。对照组应用尼可刹米联合降颅压、改善脑代谢等常规治疗;治疗组给予纳洛酮 4 毫克加入 0.9%氯化钠溶液 40 毫升输液泵推注 4 小时,同时应用醒脑静 20 毫升加入 0.9%氯化钠溶液 40 毫升输液泵推注,每日 1 次,亦给予降颅压治疗。两组均以治疗 14 天为 1 个疗程。对两组患者意识状态好转的起效时间及脱离呼吸机时间进行比较分析。结果:治疗组意识状态好转时间及撤离呼吸机时间均短于对照组($P<0.01$)。结论:纳洛酮联合醒脑静治疗呼吸衰竭并发肺性脑病的临床疗效比常规治疗促醒效果更好,且可缩短脱机时间。[⑤]

① 江涛,等.加味宣白承气汤联合机械通气治疗 AECOPD 并发肺性脑病临床观察[J].中国中医急症,2013,22(4):663-664.
② 何忠红,等.益气活血化痰通络法联合纳洛酮治疗慢性肺源性心脏病并肺性脑病临床研究[J].中国中医急症,2012,21(11):1723-1724.
③ 李耿.补阳还五汤佐治慢性阻塞性肺病合并肺性脑病 36 例临床分析[J].西部中医药,2012,25(4):62-63.
④ 冯祯钰.礞石滚痰丸治疗肺性脑病举隅[J].南京中医学院学报,1990(2):43.
⑤ 王爱军.纳洛酮联合醒脑静治疗呼吸衰竭并发肺性脑病疗效分析[J].河北医药,2010,32(1):54-55.

多发性硬化

概　述

多发性硬化（multiple selerosis，MS）是一种主要累及中枢神经系统脱髓鞘的自身免疫性疾病，以多发病灶（脑干、视神经、脊髓等）、复发、缓解为特点，好发于青壮年，以急性和亚急性起病为主。首发症状以视力障碍常见，肢体无力、感觉障碍、视力障碍是多发性硬化患者最常见的症状，Lhermitte征较多见，发作性症状多为痛性痉挛发作和癫痫发作，可合并周围神经系统损害，临床定位以脊髓和视神经受累最为多见。西医治疗多发性硬化主要用肾上腺皮质激素、免疫抑制剂、干扰素等，以抗炎、免疫调节、免疫抑制为主。

中医无多发性硬化的病名，依据多发性硬化不同的临床症状，将其归属于不同病证。以肢体无力或瘫痪为主者，相当于"痿证"；以视力障碍为主者，相当于"视瞻昏渺""青盲""视岐""内障"；以言语障碍伴有肢体无力或瘫痪者，相当于"喑痱"；以头晕为主者，相当于"眩晕"；以行走不稳、共济失调为主者，相当于"骨繇"；以心情抑郁、悲忧善哭为主者，则属于"郁证"的范畴；以感觉障碍与感觉异常、随意运动障碍、无明显肌肉萎缩为主者，相当于"肉苛"。《素问·痿论》篇曰："阳气内伐则热舍于肾，肾者水藏也，今水不胜火，则骨枯而髓虚，故足不任身，发为骨痿。"该病的病位主要在脑、肾，累及肝、脾、肺，以肾虚为主，由于先天禀赋不足，后天失养，气血亏虚，加之外邪乘虚而入，内生痰、湿、热，痰阻滞经络，致邪毒内蕴、脏腑失和所致。本病以肾虚为本，邪实为标，正虚邪实，虚实夹杂为基本病机。

辨证施治

陆曦分4证

（1）肝肾阴虚证　症见眩晕耳鸣，视物昏花，眼球震颤，语言不利，步态不稳，肢体疼痛挛急，健忘少寐，情志失常，舌红苔少，脉细数或细弦。治宜滋补肝肾。方用左归丸方加减：生地黄12克、熟地黄12克、枸杞子12克、知母12克、丹参12克、白芍12克、山茱萸10克、女贞子10克、鹿角胶10克、龟甲胶10克、川牛膝10克、当归10克、生甘草5克。每日1剂，水煎凉饮。

（2）脾胃虚弱证　症见食少纳呆，脘腹胀满，大便溏薄，少气懒言，四肢倦怠，肌肉萎缩，面色无华，舌淡苔白，脉细缓。治宜益气健脾。方用六君子汤方加减：黄芪15克、丹参15克、党参10克、白术10克、茯苓10克、制半夏9克、陈皮9克、大枣12枚、炙甘草4克。每日1剂，水煎凉饮。

（3）血瘀证　症见头晕眼花，心悸胸闷，胸腹疼痛，呕血黑便，肢体肿痛，唇青舌紫或有瘀斑，脉细迟涩。治宜益气养血活血。方用补阳还五汤合小柴胡汤化裁方：黄芪15克、党参15克、丹参15克、生地黄12克、白芍12克、柴胡10克、当归10克、赤芍10克、黄芩10克、川芎9克、制半夏9克、炙甘草4克。

（4）湿热证　症见脘腹痞闷，呕恶厌食，身热起伏，大便溏泻或秘结，口苦咽干，小便短赤不利，舌苔黄腻，脉濡数或弦数有力。治宜清热利湿。方用大柴胡汤合甘露消毒丹化裁方：茵陈12克、滑石12克、白芍12克、柴胡9克、黄芩9克、竹茹9克、木通9克、茯苓9克、枳实9克、制半夏9克、大黄8克、大枣12枚。随症加减：尿失禁，加菟丝子、益智仁、金樱子；大便失禁，加菟丝子、芡实；便秘，重用何首乌，加郁李仁、肉苁蓉、大黄或番泻叶；肢体疼痛痉挛，加全蝎、僵蚕、石菖蒲、白芍；神呆、缄默不语，加五味子；胃脘隐痛，加白芍、制半夏、广木香；腹胀，加厚朴、枳实；肌肉萎缩，加当归、阿胶、续断，自汗，加浮小麦、五味子、猪蹄甲。[①]

经 验 方

1. 补肾解毒方 熟地黄 24 克、山茱萸 12 克、山药 12 克、泽泻 9 克、牡丹皮 9 克、茯苓 9 克、黄连 9 克。每日 1 剂，水煎服，早晚 2 次饭后 1～2 小时分服（每次 200 毫升）。周哲屹等将 60 例多发性硬化患者随机分为治疗组与对照组各 30 例。对照组采用单纯激素治疗，治疗组在对照组的基础上加用补肾解毒方治疗。结果：治疗组（补肾解毒方组）完全缓解 3 例（10.00%），显效 14 例（46.67%），有效 9 例（30.00%），无效 4 例（13.33%），总有效率 86.67%；对照组（单纯激素治疗组）完全缓解 1 例（3.33%），显效 8 例（26.67%），有效 14 例（46.67%），无效 7 例（23.33%），总有效率 76.67%。[②]

2. 仙茅解毒养髓通络方 淫羊藿 30 克、黄芪 30 克、鬼箭羽 30 克、七叶一枝花 25 克、白花蛇舌草 30 克、半枝莲 15 克、熟地黄 15 克、何首乌 20 克、山茱萸 25 克、红花 12 克、全蝎 10 克、乌梢蛇 30 克、石菖蒲 20 克、半夏 10 克、薏苡仁 15 克、川牛膝 15 克。每日 1 剂，水煎，早晚分服。杨占峰以上方联合西药治疗 40 例多发性硬化患者。结果：完全缓解 10 例，显效 16 例，有效 12 例，无效 2 例。有效率 95.0%。[③]

3. 补肾填精方 熟地黄 20 克、生地黄 20 克、山茱萸 10 克、菟丝子 10 克、鹿角霜 20 克、枸杞子 6 克、川牛膝 15 克、炙龟甲 30 克、肉桂 6 克、炮附子 10 克等。每日 1 剂，早晚 2 次饭后 1～2 小时分服（每次 200 毫升）。黄春英等将 42 例多发性硬化患者随机分为治疗组和对照组各 21 例。对照组采用激素冲击法治疗，治疗组在对照组治疗的基础上采用补肾填精方治疗。结果：治疗组有效率 90.5%，对照组有效率 61.9%，治疗组优于对照组（P<0.05），差异有统计学意义；治疗组治疗后 EDSS 评分、改良 Barthel 指数、SF - 36 评分均优于对照组（P<0.05），差异有统计学意义。[④]

4. 补肾益髓方 生地黄 9 克、熟地黄 9 克、大黄 3 克、制首乌 9 克、浙贝母 12 克、水蛭 6 克等。随症加减：气虚，加黄芪、党参等；痰多，加半夏、茯苓等；热盛，加黄芩、黄连等；瘀血，加桃仁、红花等。每日 1 剂，水煎，早晚饭后温服。赵雪松等将 30 例复发缓解型多发性硬化患者作为患者组，10 名健康人作为健康对照组。患者组服用补肾益髓方，治疗周期为半年。结果：与健康对照组比较，患者组 MoCA 测试、数字-符号测验、记忆-即刻记忆、记忆-延迟回忆和记忆-长时延迟再认得分显著降低（P<0.01），ADL 得分显著升高（P<0.05）。与本组治疗前比较，患者组治疗后 MoCA 测试、数字-符号测验、记忆-即刻记忆、记忆-延迟回忆和记忆-长时延迟再认得分显著升高（P<0.01），ADL 得分显著降低（P<0.05）。[⑤]

5. 疏肝健脾固髓方 柴胡 12 克、白术 15 克、白芍 15 克、当归 12 克、土茯苓 15 克、枳壳 15 克、甘草 6 克。随症加减：气虚者，加黄芪，阳虚者，加制附子、桂枝；阴虚者，加川牛膝、地黄；血虚者，加紫河车、菟丝子；湿热内盛皮肤瘙痒者，加地肤子、白鲜皮；热盛者，加金银花、连翘、黄芩。每日 1 剂，水煎 400 毫升，分 2 次服，每次 200 毫升。周宇倩等将 35 例多发性硬化复发患者随机分为试验组 14 例与对照组 21 例。两组急性期均采用皮质激素或丙种球蛋白治疗。缓解期试验组采用疏肝健脾固髓方治疗；对照组不采用药或仅用硫唑嘌呤治疗。患者首次就诊后即进行长期随访，连

① 陈金雄，等.陆曦教授治疗多发性硬化经验[J].中国中医急症，2007，16(10)：1228.
② 周哲屹，汪鸿浩，等.补肾解毒法治疗多发性硬化的临床疗效及对细胞因子的作用[J].辽宁中医杂志，2019，46(5)：984 - 986.
③ 杨占峰.仙茅解毒养髓通络方联合西药治疗多发性硬化 40 例[J].中医研究，2018，31(2)：39 - 41.
④ 黄春英，周哲屹，等.补肾填精方治疗多发性硬化 21 例[J].河南中医，2018，38(9)：1409 - 1412.
⑤ 赵雪松，樊永平，等.补肾益髓法对复发缓解型多发性硬化患者认知功能的影响[J].中华中医药杂志，2018，33(11)：4903 - 4905.

续观察时间10～131个月。结果：治疗后，试验组复发间期较本组治疗前明显延长，年平均复发次数减少，差异有统计学意义（$P<0.05$）；与对照组比较，差异亦有统计学意义（$P<0.05$）。①

6. 参鹿益髓汤 人参12克、鹿茸粉（冲服）2克、菟丝子20克、何首乌24克、枸杞子15克、当归12克、鸡血藤30克、全蝎（冲服）2克。随症加减：肢冷怕凉明显者，加附子9克、肉桂6克；肢体发紧，抽筋明显者，加木瓜30克、白芍30克；二便不能自控者，加金樱子15克、桑螵蛸9克。王殿华等将61例多发性硬化症患者随机分为治疗组41例与对照组20例。治疗组采用参鹿益髓汤加减治疗。其中16例患者在治疗初期每日口服强的松5～15毫克不等，服用参鹿益髓汤待病情稳定后，强的松渐减至停药。对照组采用口服强的松每日0.5毫克/千克，1个月后每7天减5毫克，减至15毫克后则维持剂量，同时服用硫唑嘌呤治疗，每次50毫克，每日2次。两组均1个月为1个疗程，观察治疗3个疗程后统计疗效。结果：经治疗后，治疗组完全缓解0例，显效16例，有效20例，无效5例，总有效率87.80%。对照组完全缓解0例，显效2例，有效10例，无效8例，总有效率60.00%。组间比较差异有统计学意义（$P<0.01$）。②

7. 固髓通络汤 黄芪30克、党参20克、熟地黄20克、菟丝子20克、沙苑子20克、淫羊藿30克、赤芍25克、三棱12克、莪术20克、泽泻30克、薏苡仁30克、全蝎10克、僵蚕15克。随症加减：热毒炽盛，加七叶一枝花30克、半枝莲30克；痰热内蕴，加天竺黄15克、胆南星15克；肾阴虚，加女贞子15克；肾阳虚，加巴戟天15克。每日1剂，水煎分3次温服。张高泽等将60例多发性硬化患者随机分为治疗组和对照组各30例。两组均采用西医常规治疗，治疗组加用固髓通络方。结果：治疗组临床症状、神经功能体征及EDSS评

分改善均优于对照组。③

8. 肌萎灵汤 海马10克、肉苁蓉20克、鳖甲10克、冬虫夏草15克、地龙20克、西红花20克、九节菖蒲20克、沉香20克。口服，每日1剂，连服14天，休息2天后可继续服用，5～7周为1个疗程。王雅慧等将68例多发性硬化患者随机分为治疗组36例与对照组32例。治疗组采用肌萎灵汤配合西药等治疗，对照组仅采用常规西药治疗。结果：治疗组总有效率94%，对照组总有效率78%，两组疗效比较有显著性差异（$P<0.01$）。④

9. 补肾健脾化瘀法 熟地黄15克、龟甲15克、淫羊藿15克、人参15克、茯苓15克、巴戟天12克、当归12克、川牛膝12克、黄芪30克、白术10克、甘草5克、白芍25克、丹参18克。隔日1剂，水煎服，连续服用6个月。梁健芬将63例多发性硬化缓解期患者随机分为治疗组35例与对照组28例。治疗组35例采用补肾健脾化瘀中药治疗；对照组不用中药治疗。结果：经2～10年的随访观察，治疗组平均复发率每年0.072次，时照组平均复发率每年0.78次，治疗组与治疗前及对照组比较均有非常显著性差异（$P<0.001$）。⑤

10. 一贯煎加味方 生地黄30～45克、沙参10克、枸杞子10克、当归12克、麦冬10克、川楝子6～10克、白芍12克、锁阳10～25克。水煎3次，合取600毫升药液，每次温服200毫升，每日服3次。连续服2至12周，获效后以此方作丸或散继续服用，以巩固疗效。王惠以上方治疗15例多发性硬化患者。结果：痊愈2例，显效8例，有效3例，无效2例。⑥

中 成 药

1. 补肾益髓胶囊 用法用量：每次6粒，每日3次，服用3个月。临床应用：樊永平等以上方

① 周宇倩,李涛,等.疏肝健脾固髓方对多发性硬化复发的影响初步报告[J].中国中西医结合杂志,2013,33(1):31-34.
② 王殿华,等.参鹿益髓汤治疗多发性硬化症41例[J].中医杂志,2011,52(6):518-519.
③ 张高泽,等.固髓通络方治疗多发性硬化临床研究[J].中国中医急症,2006,15(6):595-596.
④ 王雅慧,等.肌萎灵汤治疗多发性硬化的临床研究[J].现代中西医结合杂志,2006,15(12):1608-1609.
⑤ 梁健芬.补肾健脾化瘀法预防多发性硬化复发疗效观察[J].实用中医药杂志,2000,16(8):3-4.
⑥ 王惠.一贯煎治疗多发性硬化症15例[J].光明中医,1996(4):39-41.

治疗 24 例肝肾阴虚复发缓解型多发性硬化作为治疗组，与安慰剂组 26 例作比较。结果：安慰剂组完全缓解 1 例（3.8%），显效 3 例（11.5%），有效 14 例（5.38%），无效 8 例（30.8%），显效率 15.4%，总有效率 69.2%；治疗组完全缓解 1 例（4.2%），显效 11 例（45.8%），有效 7 例（29.2%），无效 5 例（20.8%），显效率 50.0%，总有效率 79.2%。[①]

2. 滋阴固本颗粒　组成：熟地黄、生地黄、龟甲、当归、红花、白芍、沙参、北麦冬、枸杞子、陈皮、干姜、黄柏、知母、锁阳、川牛膝、川楝子。用法用量：每次 6 克，每日 3 次。临床应用：刘洁等将 60 例多发性硬化缓解期证属肝肾阴虚型患者随机分为治疗组和对照组各 30 例。治疗组采用口服滋阴固本颗粒治疗，对照组采用口服银杏叶片治疗。结果：治疗 3 年后，滋阴固本颗粒预防多发性硬化复发明显优于对照组（P<0.05）。[②]

3. 地黄合剂（胶囊）　组成：熟地黄、山茱萸、石菖蒲、僵蚕等。用法用量：每次 4 片，每日 3 次。临床应用：高敏等选取 78 例多发性硬化急性发作患者分为两组。治疗组 38 例用常规西医加地黄合剂（胶囊）治疗，对照组 40 例以常规西医治疗。结果：两组经 Kurtzke 扩充致残量表评分（EDSS）评定比较有统计学意义（P<0.001），两组复发次数比较有统计学意义（P<0.05）。地黄合剂（胶囊）临床疗效明显，可改善多发性硬化患者使用激素后出现的阴虚火旺症状。[③]

4. 益髓灵胶囊　组成：人参、鹿茸、菟丝子、何首乌、枸杞子、全蝎、水蛭、鸡血藤等（河北以岭药业生产）。用法用量：每次 8 粒，每日 3 次，1 个月为 1 个疗程，服用 3 个疗程。临床应用：王殿华等采用益髓灵胶囊治疗 60 例多发性硬化患者。结果：显效率 36.5%，总有效率 85%。[④]

① 樊永平，等.补肾益髓胶囊治疗肝肾阴虚复发缓解型多发性硬化临床疗效观察[J].中华中医药杂志,2018,33(9)：4220－4223.
② 刘洁，等.滋阴固本颗粒对多发性硬化缓解期复发干预的临床疗效[J].中医临床研究,2017,9(1)：54－55.
③ 高敏，等.地黄合剂（胶囊）治疗急性复发期多发性硬化 38 例临床观察[J].湖南中医杂志,2008,24(6)：16－17.
④ 王殿华，等.益髓灵胶囊治疗多发性硬化 60 例临床观察[J].山东中医杂志,2005,24(3)：151－152.

面 神 经 炎

概　述

　　面神经炎,又称周围性面神经麻痹或贝尔(Bell)麻痹,主要表现为一侧面部呆板、麻木、松弛,不能作蹙额、闭目、耸鼻、鼓颊等动作,口角向健侧歪斜,病侧露睛流泪、额纹消失、鼻唇沟平坦,少数患者初起有耳后、耳下及面部疼痛等。该病春秋两季发病较高,可发生于任何年龄,而大部分患者为20～40岁,且男性较多。

　　本病属中医"口僻""吊线风""面瘫"等范畴。中医学认为该病多与疲劳和感受风邪有关。当体虚气弱,抵抗力降低时,感受风寒,风邪滞经络,经气运行失调,气血瘀阻,面部经筋失养,筋肉缓纵不收,以致口眼歪斜。《灵枢·经筋》篇云:"足之阳明、手之太阳,筋急则口目为僻。"《灵枢·经脉》篇曰:"胃足阳明之脉……是主血所生病者……口歪。"《医林改错·口眼歪斜》篇曰:"忽然口眼歪斜,乃受风邪阻滞经络之症。"《医宗金鉴·杂病心法要诀》云:"盖口眼㖞斜,肌肤不仁,邪在络也。"《诸病源候论》曰:"风邪入于足阳明手太阳之经,遇寒则筋急引颊,故使口㖞僻,言语不正,且目不能平视。"故治疗上以"通畅络脉"为目的,以疏风、补气活血、化痰通络、调整阴阳为治疗原则。

辨 证 施 治

　　1. 风寒型　治宜疏风祛邪、养血活脉。方用小续命汤方加减:麻黄(去节)9克、桂枝(去皮)9克、防风20克、炙甘草10克、生姜15克、人参15克、川芎15克、白术15克、附子(先煎45分钟)8克、防己15克、芍药15克、黄芩15克。洗净,煎熬,取汁口服,每日3次,每次100毫升。临床观察:于立等以上方治疗30例风寒型面神经炎患者,优良率76.6%。[1]

　　2. 风热型　症见突然口眼歪斜,面部松弛无力,有耳内疱疹,或耳后乳突疼痛、压痛,或咽喉疼痛,或见耳鸣,舌木无味,舌红,苔薄黄,脉浮滑或浮数。治宜清热、疏风通络。方用三虫汤方:全蝎6克、蜈蚣2条、炒僵蚕12克、制白附子9克、菊花12克、防风12克、秦艽12克、络石藤15克、鸡血藤15克、川牛膝15克、川木瓜15克、升麻6克、生地黄15克、川芎9克、丝瓜络9克。每日1剂,水煎,早晚温服。同时将水煎后的药渣用纱布包裹,局部热敷患侧面部,每次30分钟,每日3次。临床观察:徐进杰以上方治疗45例风寒型面神经炎患者,有效率95.56%。[2]

　　3. 痰血阻络型　气虚痹阻,经筋失养,引起口角歪斜,眼睑不能闭合。治宜祛风、化痰、通络。方用牵正散合导痰汤加减:白附子10克、全蝎5克、僵蚕10克、川芎8克、红花14克、赤芍10克、半夏10克、茯苓10克、甘草15克、核仁10克、橘红10克、胆南星10克。临床观察:于立等以上方治疗37例痰血阻络型面神经炎患者,优良率91.9%。[3]

经 验 方

　　1. 祛风散寒通络组方　川芎16克、香附12

---

① 于立,等.小续命汤加减治疗风寒型面神经炎的疗效探讨[J].基层医学论坛,2017,21(19):2556-2557.
② 徐进杰.三虫汤治疗风热型面神经炎45例[J].中医研究,2016,29(10):28-29.
③ 于立,等.牵正散合导痰汤加减治疗痰血阻络型面神经炎疗效观察[J].基层医学论坛,2016,20(10):1402-1403.

克、狗脊10克、香加皮8克、络石藤8克、伸筋草15克、泽兰叶10克、槲寄生10克、鸡血藤12克、牛膝10克。冲洗浸泡后小火煎熬用纱布过滤后取汁,每次100毫升,每日2次;儿童每次50毫升,每日2次,疗程为21天。于立等将62例急性风寒型面神经炎患者随机分为治疗组与对照组各31例。治疗组采用祛风散寒通络组方加常规治疗,对照组采用常规治疗。结果:治疗组有效率96.7%,对照组有效率67.7%,治疗组的疗效优于对照组,差异具有统计学意义($P<0.05$)。[1]

2. 大秦艽汤加减方 秦艽15克、羌活6克、防风6克、蔓荆子10克、钩藤15克、菊花10克、白芍12克、川芎10克、石膏30克、黄芩15克、当归10克、全蝎5克、甘草10克。随症加减:伴气虚,加党参15克;外感风寒,去当归、白芍,加桂枝10克;肝阳上亢者,加石决明10克、天麻10克。每日1剂,水煎服,分2次服用。韦琴英等将60例面神经炎患者随机分为治疗组与对照组各30例,对照组采用激素抗炎、抗病毒、营养周围神经等治疗。治疗组在西医治疗的基础上采用大秦艽汤加减治疗,两组疗程均为4周。结果:治疗组、对照组的总有效率分别为96.7%、76.7%,两组疗效比较有显著性差异($P<0.05$)。[2]

3. 龙胆泻肝汤 龙胆草10克、柴胡12克、黄芩15克、车前子30克、川木通12克、炒栀子10克、赤芍15克、生地黄10克、泽泻10克、生甘草6克、蜈蚣2条、全蝎6克、紫花地丁30克、蒲公英30克。每日1剂,水煎服,分早晚2次服。刘玉梅将60例疱疹病毒性面神经炎患者随机分为对照组和治疗组各30例,对照组采用阿昔洛韦、地塞米松静点,维生素B$_1$、维生素B$_{12}$肌注;治疗组在对照组治疗的基础上加服清肝利湿解毒中药龙胆泻肝汤。两组治疗2周后观察疗效。结果:对照组总有效率96.7%,治疗组总有效率100.0%。两组

痊愈率比较,治疗组优于对照组($P<0.05$);两组止疱时间、止痛时间、结痂时间及面神经功能比较,治疗组明显优于对照组($P<0.05$)。[3]

4. 疏风通络汤 荆芥10克、防风10克、全蝎9克、白僵蚕10克、白附子6克、蜈蚣3条、白芷10克、钩藤20克、葛根12克、桃仁10克、红花10克、炙甲片6克、丝瓜络10克。每日1剂,水煎分2次口服。袁杰将60例面神经炎患者随机分为治疗组与对照组各30例。治疗组采用疏风通络汤,对照组采用西药,治疗21天。结果:治疗组总有效率96.7%,对照组80.0%,两组比较差异有统计学意义($P<0.05$)。[4]

5. 人参祛风汤 羌活10克、独活10克、防风15克、藁本15克、细辛(后下)5克、鸡血藤15克、葛根15克、桂枝15克、黄芪20克、焦白术20克、茯苓20克、当归12克、川芎10克、丹参15克、人参(先煎)10克、石膏40克。每日1剂,水煎2次,煎汁为300毫升,分3次服用,5天为1个疗程。韩百成以上方治疗120例面神经炎患者。结果:经过4个疗程的治疗,痊愈104例,好转11例,总有效率95.8%。[5]

6. 通络牵正汤方 葛根25克、川芎15克、赤芍15克、秦艽15克、络石藤15克、羌活10克、防风10克、升麻10克、当归10克、甘草10克、白附子(先煎)10克、白术10克、白僵蚕6克、全蝎6克。随症加减:老年体弱者,加黄芪20克、党参15克、大枣5枚;头晕目眩耳鸣,舌质红脉弦者,去白附子,加天麻15克、钩藤15克、夏枯草15克;失眠多梦者,加珍珠母(先煎)30克、夜交藤15克、茯神15克;风热表证者,去白附片、羌活、防风,加桑叶12克、菊花12克、柴胡9克;呕逆痰盛者,加半夏10克、茯苓12克。每日1剂,水煎服,每日3次,10天为1个疗程,连服1～3个疗程,同时根据病情加减。郑文以上方治疗30例面神经炎患者。结果:痊愈25例,显效3例,有效1例,无效1例。

① 于立,等.自拟祛风散寒通络组方治疗风寒型面神经炎的疗效[J].中医临床研究,2016,8(5):44-45,47.
② 韦琴英,等.大秦艽汤加减联合西药治疗面神经炎30例[J].广西中医药,2016,39(2):33-34.
③ 刘玉梅.清肝利湿解毒法治疗疱疹病毒性面神经炎30例[J].河南中医,2014,34(2):277-278.
④ 袁杰.疏风通络汤治疗面神经炎30例观察[J].实用中医药杂志,2014,30(8):695.
⑤ 韩百成.人参祛风汤治疗面神经炎的效果分析[J].中国医药指南,2013,11(17):283.

总有效率96.67%。[1]

7. 牵正散加味 白附子5克、僵蚕10克、全蝎5克、金银花10克、双钩藤10克、制川乌10克、制草乌10克、蜈蚣1条、忍冬藤20克、丝瓜络10克。每日1剂,水煎分2次温服。范志强将60例面神经炎急性期患者随机分为治疗组与对照组各30例,对照组采用常规西医治疗方法,治疗组采用加味牵正散。结果:治疗14天后治疗组总有效率80%,对照组总有效率60%;21天后治疗组总有效率96.67%,痊愈率50%,对照组总有效率83.33%,痊愈率30%。两组比较差异有统计学意义(P<0.05),治疗组疗效优于对照组。[2]

8. 牵正复颜汤 白附子10克、僵蚕10克、全蝎6克、黄芪15克、防风15克、白芷6克、柴胡6克。随症加减:风寒重者,加羌活、荆芥、马钱子;气血虚者,加丹参、当归、川芎、党参、白术;血瘀者,加蜈蚣、赤芍、桃仁、红花。每日1剂,水煎2次,取汁250毫升,分早晚2次服。穴位贴敷方法:马钱子、白芷二药剂量以5:3加工成粉末,加芝麻油调匀,敷于翳风(患侧)、下关(患侧)。每穴1克,每日1次。姜利国以上法治疗102例周围性面神经炎患者。结果:治愈82例,显效20例,好转0例,无效0例。总有效率100%。[3]

9. 普济消毒饮加味 黄芩10克、黄连10克、陈皮6克、甘草6克、玄参9克、柴胡6克、桔梗6克、连翘15克、板蓝根10克、牛蒡子10克、薄荷5克、僵蚕10克、升麻10克、制白附子3克、全蝎5克。随症加减:头痛者,加细辛;面部发麻者,加菊花、钩藤。每日1剂,水煎早晚分服,儿童半量,药渣外敷。14天为1个疗程。楼建成将72例面神经炎患者随机分为治疗组35例与对照组37例。对照组采用口服维生素B₁₂ 500微克,维生素B₁ 10毫克,维生素C 0.1克,每日3次。治疗组采用普济消毒饮加味治疗。两组均治疗1

周。结果:治疗组治愈28例,好转7例。总有效率100%;对照组治愈21例,好转12例,无效4例。总有效率89.20%。治疗组疗效优于对照组(P<0.05)。[4]

10. 益气牵正汤 生黄芪60克、赤芍8克、地龙8克、川芎6克、桃仁6克、白附子6克、僵蚕6克、全蝎10克、天麻10克、木瓜10克、羌活10克、当归尾10克。每日1剂,水煎分早晚2次服。5剂为1个疗程,一般治疗1～4个疗程。自制牵正膏药物组成:荆芥50克、防风50克、桂枝50克、川芎50克、当归50克、赤芍50克、白附子50克、胆南星50克、僵蚕50克、全蝎30克、蜈蚣10条、香油1 000克、黄丹500克。制成药膏,取适量,均匀涂于棉布上,厚约0.2厘米,敷贴患处。3日更换1次。梁增坤等将66例面神经炎患者随机分为治疗组34例与对照组32例。对照组患者采用常规西药分期治疗;治疗组在常规西药分期治疗的基础上加服中药益气牵正汤,并于患处加贴自制牵正膏。两组疗程均为1个月。结果:治疗1个月后,治疗组面肌运动功能评分及面肌功能改善指数均较对照组有显著提高,两组相比差异有显著意义(P<0.01)。[5]

11. 端容方 全蝎(酒洗)6克、白附子10克、僵蚕10克、防风6克、秦艽10克、白芷5克、赤芍10克。随症加减:风热表证,加薄荷、菊花;邪郁颈项,加葛根、桂枝;内热炽盛,加黄芩、石膏;痰热,加半夏、胆南星、茯苓;气血虚,加当归、熟地黄、川芎、黄芪;血瘀,加红花、桃仁。水煎2次混合液400毫升,分上午(约10时)及下午(约3时)2次温服。吴绍雄等将61例面神经炎患者随机分为治疗组31例与对照组30例。治疗组采用自拟端容方治疗,对照组采用阿昔洛韦、肌苷、三磷酸腺苷治疗。两组均治疗3个疗程。结果:治疗组痊愈率为87.1%,愈显率为93.6%,优于对照

① 郑文.通络牵正汤治疗面神经炎30例疗效观察[J].黔南民族医专学报,2012,25(2):125-126.
② 范志强.牵正散加味治疗面神经炎60例[J].中国医药指南,2011,9(36):419-420.
③ 姜利国.牵正复颜汤配合穴位贴敷治疗周围性面神经炎102例疗效观察[J].河北中医,2011,33(11):1644.
④ 楼建成.普济消毒饮治疗面神经炎35例[J].中国中医急症,2010,19(7):1232.
⑤ 梁增坤,等.益气牵正汤并牵正膏佐治面神经炎34例[J].河南中医,2010,30(1):70-71.

组的 60.0％和 76.7％(*P*<0.05)。①

12. 桑菊饮加减 桑叶 10 克、菊花 10 克、甘草 5 克、连翘 10 克、薄荷(后下)5 克、芦根 10 克、地龙 10 克、蜈蚣 2 条。随症加减:恶风者,加荆芥 10 克、防风 10 克;耳后疼痛者,加龙胆草 5 克、僵蚕 10 克;小便短赤者,加六一散 15 克;大便秘结者,加虎杖 15 克;舌苔黄厚者,加制半夏 12 克、黄芩 5 克。每日 1 剂,水煎服,药渣另加水再煎,温洗患处,共治疗 10 天。吴绍彬将 136 例面神经炎患者随机分为治疗组与对照组各 68 例,治疗组采用针灸、中药结合治疗,对照组采用常规西药治疗,1 个月后比较疗效。结果:治疗组治愈 60 例,好转 6 例,无效 2 例,总有效率 97.1％;对照组治愈 42 例,好转 6 例,无效 20 例,总有效率 70.6％。两组疗效比较治疗组优于对照组。②

13. 附子理中汤重用附子 焦白术 15 克、附子 30 克、力参 30 克、干姜 10 克、升麻 3 克、柴胡 3 克。每日 1 剂,清水久煎(头次煎煮时间大于 90 分钟),14 天为 1 个疗程。吴振成以上方治疗 120 例急性面神经炎患者,14 天为 1 个疗程。结果:治愈 102 例,显效 14 例,有效 4 例,总有效率 100％。③

14. 荆防败毒散加减 荆芥 10 克、防风 10 克、薄荷 10 克、柴胡 10 克、菊花 10 克、川芎 10 克、羌活 10 克、连翘 10 克、僵蚕 10 克、白附子 10 克、蝉蜕 10 克、甘草 6 克、党参 15 克、大枣 10 枚、生姜 3 片。随症加减:热象重者,加黄芩、桑叶;头痛者,加蔓荆子;歪斜不复者,加地龙、蜈蚣。每日 1 剂,水煎服,早晚分服。刘耀东等以上方配合针刺治疗 34 例面神经炎患者。结果:痊愈 23 例,显效 8 例,好转 2 例,无效 1 例。有效率 97.06％。④

15. 搜风汤 白僵蚕 10 克、地龙 10 克、黄芩 10 克、钩藤 10 克、菊花 10 克、毛冬青 30 克、路路通 15 克、白附子 6 克、羚羊角(炖)2 克、蜈蚣 2 条、全蝎 3 只、三七末(冲)3 克、甘草 3 克。每日 1 剂,水煎分 2 次服。张坤将 70 例面神经炎患者随机分为治疗组和对照组各 35 例。对照组采用泼尼松和地巴唑治疗。治疗组采用搜风汤配合针刺治疗。结果:治疗组痊愈 30 例,显效 2 例,有效 2 例,无效 1 例,总有效率 97.1％;对照组痊愈 13 例,显效 4 例,有效 7 例,无效 11 例,总有效率 68.6％。两组总有效率比较差异有统计学意义(*P*<0.01),治疗组临床疗效优于对照组。⑤

16. 面瘫通络汤 荆芥 6 克、防风 6 克、菊花 9 克、天麻 9 克、钩藤 12 克、白蒺藜 9 克、半夏 9 克、陈皮 9 克、胆南星 3 克、白附子 3 克、僵蚕 12 克、全蝎(冲)2 克。水煎内服,每日 1 剂,15 天为 1 个疗程,一般连服 1～2 疗程。李希新以上方治疗 23 例面神经炎患者。结果:治愈 20 例,显效 2 例,无效 1 例,临床治愈率 86.95％,总有效率 95.65％。疗程最短者 1 例服药后 3 天而愈,最长者 60 天,平均 30 天。⑥

17. 桃红牵正汤 桃仁 6～12 克、红花 10～15 克、当归 10～15 克、川芎 10～15 克、赤芍 10～15 克、全蝎 5～10 克、白附子 5～10 克、白僵蚕 10～15 克、蜈蚣 1～3 条、钩藤 10～30 克、荆芥 10～15 克、黄芪 30～60 克、甘草 5～10 克。随症加减:兼热,加金银花 30 克、连翘 10～30 克、板蓝根 10～30 克。每日 1 剂,水煎服。20 日为 1 个疗程。田河水以上方治疗 86 例面神经炎患者。结果:治愈 73 例,占 84.9％;显效 9 例,占 10.5％;好转 3 例,占 3.5％;无效 1 例,占 1.2％。总有效率 98.8％。⑦

18. 五白汤 白附子 3～7 克、白芥子 5～9 克、白僵蚕 7～15 克、白芷 2～5 克、白蒺藜 7～15 克。随症加减:风寒外袭,加防风、羌活、紫苏叶;风热,加金银花、薄荷、柴胡、菊花;肝气郁结,加梅

① 吴绍雄,等.自拟端容方治疗面神经炎 31 例临床观察[J].中国医药指南,2010,8(15):214-216.
② 吴绍彬.桑菊饮加减配合针灸治疗面神经炎[J].广西中医药,2009,32(4):46-47.
③ 吴振成.附子理中汤重用附子治疗急性面神经炎 120 例效果观察[J].山东医药,2009,49(23):53.
④ 刘耀东,等.荆防败毒散配合针刺治疗面神经炎 34 例[J].河南中医,2008,28(9):86.
⑤ 张坤.搜风汤配合针刺治疗面神经炎 35 例临床观察[J].河北中医,2008,30(6):589.
⑥ 李希新.面瘫通络汤治疗面神经炎[J].山东中医杂志,2008,27(11):788.
⑦ 田河水.桃红牵正汤治疗周围性面神经炎 86 例临床观察[J].河北中医,2007,29(11):977.

花、香附、橘络；气血虚弱，加党参、白术、当归、制何首乌；肝风内动，加天麻、钩藤，重用白蒺藜；久病夹瘀，加全蝎、鸡血藤、川芎。每日1剂，加水适量煎取300毫升，早晚饭后分服。15天为1个疗程。骆家富以上方治疗72例面神经炎患者。结果：经治疗后，痊愈48例，好转20例，无效4例，总有效率94.4％。①

19. 面瘫正复汤　白附子9克、全蝎9克、僵蚕9克、防风9克、天麻10克、桃仁12克、当归12克、红花12克、黄芪12克、菊花12克、白芷12克。随症加减：痰热较重者，加胆南星9克；有高血压、肝阳上亢者，加钩藤12克、石决明15克；失眠多梦者，加夜交藤15克；耳后疼痛者，加龙胆草9克、薄荷9克。每日1剂，头煎加水约500毫升，煎至约300毫升，在药液未滤出之前，用热气熏蒸患侧，然后滤出药液，药渣用布包好，热敷患侧（注意不要烫伤），最后再把药液服下。二煎加水400毫升，煎至约200毫升，均如前法。每日早晚各1次。王广超将136例面神经炎患者随机分为治疗组和对照组各68例。对照组采用西医常规治疗。治疗组采用自拟面瘫正复汤配合面部热敷。结果：两组疗效比较，治疗组治愈60例，好转6例，无效2例，总有效率97.1％；对照组治愈42例，好转6例，无效20例，总有效率70.6％。两组总有效率比较，经统计学处理，差异有非常显著性意义（$P < 0.01$）。②

20. 加味醒脾汤　白术15克、茯苓15克、党参20克、陈皮5克、半夏10克、全蝎（冲服）5克、丹参15克、川芎5克、板蓝根10克、金银花10克、生甘草5克。每日1剂，水煎服，分2次口服。刘成将110例面神经炎患者随机分为治疗组58例与对照组52例。对照组采用常规抗炎、营养神经治疗。治疗组在对照组的基础上采用中药加味醒脾汤口服，两组均连续治疗2个疗程。结果：治疗组总有效率96.55％，对照组总有效率88.46％。

治疗组在临床综合疗效及面部运动评分改善情况均明显优于对照组。且未出现严重不良反应。③

21. 祛风通络汤　僵蚕10克、郁金10克、赤芍10克、川芎10克、防风10克、羌活10克、半夏10克、白芥子10克、石菖蒲10克、制南星10克、全蝎3克、蜈蚣2条、地龙干15克、秦艽9克。随症加减：肝火偏盛者，加蒺藜10克、钩藤10克；痰热明显者，去制南星，加胆南星10克、瓜蒌15克、陈皮7克；瘀血者，加丹参12克、桃仁10克。每日1剂，水煎2次，分2次服。陈智慧等以上方治疗38例面神经炎患者。结果：痊愈（临床症状消失，功能恢复正常）30例，占78.9％；有效（主要症状明显改善，功能部分恢复）7例，占18.4％；无效1例，占2.6％。总有效率97.4％。④

22. 黄芪全蝎汤方　黄芪100克、归尾9克、赤芍9克、川芎9克、桃仁9克、防风9克、红花6克、地龙8克、白附子8克、全蝎10克、僵蚕10克、白术12克、蜈蚣3条。取以上药物，用清水1000毫升，文火煎取200毫升，连续煎取3次，将其3次药液混合为600毫升，每次口服200毫升，饭后服，每日服3次，10日为1个疗程。段世荣等以上方治疗30例面神经炎患者。结果：30例患者服药1个疗程即痊愈者28例，服药2个疗程痊愈者2例。随访1～3年，未见1例复发。⑤

中 成 药

1. 脑心通胶囊　组成：黄芪、地龙、全蝎、水蛭、当归、川芎、丹参、赤芍、红花、桃仁、乳香、没药等（陕西步长制药有限公司，国药准字Z20025001）。功效：益气活血，祛瘀通络。用法用量：每次3粒，每日3次。临床应用：夏琳等将98例急性面神经炎患者随机分为治疗组与对照组各49例。对照组常规给予泼尼松30毫克，口服；维生素B_1注射液100毫克和维生素B_{12}注射液500微克，肌

① 骆家富.五白汤治疗面神经炎72例[J].陕西中医,2007,28(11):1530-1531.
② 王广超.自拟面瘫正复汤治疗面神经炎68例疗效观察[J].浙江中医杂志,2006,41(10):601.
③ 刘成.加味醒脾汤治疗面神经炎临床观察[J].中医药学刊,2006,24(6):1116-1117.
④ 陈智慧,等.祛风通络汤治疗面神经炎38例[J].四川中医,1998,16(8):36.
⑤ 段世荣,等.自拟黄芪全蝎汤治疗面神经炎30例[J].成都中医药大学学报,1997,20(2):33,39.

内注射,每日1次,连用7～14天后改口服甲钴胺片和维生素B₁片。治疗组在对照组治疗的基础上加用脑心通胶囊。两组均视病情和患者要求于发病3天后辅予针灸治疗。两组均治疗30天。结果:治疗30天后,治疗组总有效率91.8%,对照组总有效率83.7%,治疗组总有效率显著高于对照组($P<0.05$)。[1]

2. 复方血栓通胶囊 组成:三七、丹参、黄芪、玄参。用法用量:每次2～3粒,每日3次。临床应用:王红采用随机对照方法将68例面神经炎患者随机分为观察组35例和对照组33例。对照组采用针灸处方,阳白、攒竹、下关、四白、颧髎、巨髎、地仓透颊车、足三里、牵正、合谷。根据实际病症可加配穴,鼻唇沟平坦,加迎香;舌麻、味觉消失,加廉泉;人中沟平坦,加人中;颏唇沟歪斜,加承浆;乳突区域疼痛,可加风池、外关、翳风。透穴平刺,手法均施平补平泻。加电针治疗仪加强,神灯配合照射患侧面部。每次30分钟。观察组采用复方血栓通胶囊;针灸取穴同对照组。两组均以10天为1个疗程。疗程之间隔4天行下一个疗程。治疗3个疗程后观察。结果:对照组治愈7例,有效19例,无效7例,总有效率78.79%;治疗组治愈11例,有效22例,无效2例,总有效率94.29%。[2]

3. 复方地龙胶囊 组成:地龙、川芎、黄芪、牛膝(南京恒生制药厂生产)。功效:益气活血,化瘀通络。用法用量:开水冲服,每次2粒,每日3次,连续4周。临床应用:白晓辉等将80例急性面神经炎患者随机分为治疗组与对照组,治疗组40例在西医常规治疗的基础上加用复方地龙胶囊治疗,对照组40例给予西医常规治疗。均治疗4周,观察两组的临床疗效。结果:治疗组治愈27例(67.5%),好转12例(30.0%),无效1例(2.5%);对照组治愈19例(47.5%),好转11例(27.5%),无效10例(25.0%);治疗组总有效率(97.5%)高于对照组(75.0%),差异有统计学意义($P<0.05$)。[3]

4. 参麻通络胶囊 组成:黄芪、丹参、天麻、清半夏、桃仁、红花、当归、鸡血藤、竹茹、石菖蒲、僵蚕、枸杞子、郁金、白芍、牛膝(冀药制字Z20051611)。制备方法:采用水提取方法制备。用法用量:4粒,每日3次,10天为1个疗程,连续治疗3个疗程。临床应用:郭艳霞等运用参麻通络胶囊配合针刺治疗50例周围性面神经炎患者(治疗组),并另设50例单纯应用针刺治疗(对照组)。结果:治疗组治愈31例,显效12例,有效5例,无效2例,总有效率96%;对照组治愈20例,显效6例,有效10例,无效14例,总有效率72%。两组总有效率比较差异有统计学意义($P<0.05$),治疗组疗效优于对照组。[4]

① 夏琳,等.脑心通胶囊治疗急性面神经炎的疗效观察[J].中西医结合研究,2014,6(6):316-317.
② 王红.复方血栓通胶囊配合针灸治疗面神经炎疗效观察[J].中国药物经济学,2013(4):262-263.
③ 白晓辉,李燕梅.复方地龙胶囊治疗急性面神经炎40例[J].中医临床研究,2013,5(3):74,76.
④ 郭艳霞,等.参麻通络胶囊配合针刺治疗周围性面神经炎疗效观察[J].河北中医,2011,33(9):1324.

重 症 肌 无 力

概　　述

重症肌无力（myasthenia gravis，MG）是由乙酰胆碱受体抗体介导、细胞免疫依赖、补体参与的累及神经肌肉接头处的自身免疫性疾病。主要临床表现为骨骼肌无力，眼睑下垂，复视，四肢肌无力，或咀嚼、吞咽无力，发音障碍，颈软，抬头困难，转颈、耸肩无力，甚至呼吸困难而死亡。症状呈晨轻暮重，休息后可减轻，劳累后加重的特点。

中医没有对应的病名，根据其症状表现，可归属"睑废""睊目""视歧""头苦倾""声瘖""舌痿""虚劳"范畴。中医认为本病应属"虚劳"范畴，病在肌肉，表现为无力。其病之本在脾肾。随病情的进展，与脾、肾、肝三脏密切相关。治疗应以培补脾肾为本。

辨 证 施 治

况时祥等分 4 证

（1）脾虚气弱证　症见眼睑下垂，复视，目睛转动不灵，面色少华，气短乏力，舌淡，苔薄白，脉沉。治宜补脾益气、温扶阳气。方用补中益气汤方加减：黄芪 45～90 克、党参 20 克、葛根 20 克、淫羊藿 20 克、白术 12 克、当归 12 克、鸡血藤 45 克、麻黄 10 克、附子（先煎）30～45 克、细辛 3～10 克、马钱子 0.4～0.6 克。随症加减：汗多，加龙骨、牡蛎；便溏或腹泻者，加芡实、莲子；四肢无力较重者，黄芪可用至 150 克以上，加仙鹤草。临床观察：况时祥等以上方治疗 102 例重症肌无力脾虚气弱患者，总有效率 93.1％。

（2）气阴两虚证　症见眼睑下垂，复视，四肢无力，或咀嚼无力，吞咽困难，口干，神倦气短，舌红，少苔，脉沉细。治宜补气养阴。方用补中益气汤合生脉饮方加减：黄芪 45～60 克、太子参 20 克、枸杞子 20 克、制首乌 20 克、白术 15 克、天冬 15 克、麦冬 15 克、陈皮 12 克、鸡血藤 45 克、马钱子 0.4～0.6 克。随症加减：口干、乏力较重者，加南五加皮、石斛。临床观察：况时祥等以上方治疗 45 例重症肌无力气阴两虚患者，总有效率 86.7％。

（3）肝肾阴虚证　症见四肢无力，不耐劳作，咀嚼无力，吞咽困难，眼睑下垂，复视，头晕目眩，心烦失眠，盗汗，口干，舌红，少苔，脉细数。治宜滋补肝肾、养阴柔筋。方用六味地黄汤合二至丸方加减：生地黄 30 克、熟地黄 30 克、山茱萸 20 克、太子参 20 克、山药 15 克、茯苓 15 克、女贞子 15 克、墨旱莲 15 克、制黄芪 45 克、鸡血藤 45 克、仙鹤草 30 克。随症加减：心烦、失眠多梦者，加炒酸枣仁、夜交藤；潮热、盗汗，加龙骨、牡蛎；复视明显者，加枸杞子、制首乌。临床观察：况时祥等以上方治疗 56 例重症肌无力肝肾阴虚患者，总有效率 85.7％。

（4）脾肾阳虚证　症见四肢软弱，抬颈无力，声哑，吞咽困难，眼睑下垂，复视，眼球活动受限，畏寒肢冷，腰膝酸软，舌淡，苔白润，脉沉弱无力。治宜补脾益气、温肾壮阳。方用补中益气汤合肾气丸方加减：生黄芪 60 克、制黄芪 60 克、党参 15 克、白术 15 克、茯苓 15 克、仙茅 15 克、淫羊藿 15 克、干姜 15 克、陈皮 12 克、当归 12 克、麻黄 12 克、附子（先煎）45 克、细辛 3～10 克、菟丝子 20 克、马钱子 0.4～0.6 克。随症加减：全身乏力较重者，生黄芪重用至 90 克以上，制黄芪重用至 90 克以上，加仙鹤草 30 克，人参易党参；畏寒肢冷较著,附子重用至 60 克以上,加淫羊藿、鹿茸。临床观察:况时祥等以上方治疗 82 例重症肌无力脾肾阳虚患者,总有效率 78.0%。[1]

经 验 方

1. 扶元消瘿饮 生黄芪 60 克、淫羊藿 30 克、山茱萸 10 克、木灵芝 10 克、甲片 10 克、金刚刺 10 克、炙鳖甲 30 克、醋昆布 10 克、乌海藻 10 克、夏枯草 10 克、姜半夏 10 克、炒白术 30 克、炒防风 10 克、广陈皮 6 克、薏苡仁 30 克、淮山药 10 克、祁漏芦 10 克、关升麻 6 克、春柴胡 6 克、川黄柏 6 克、粉葛根 30 克、紫丹参 30 克。30 剂,每日 1 剂,水煎服。李昀泽等以上方加减治疗 1 例重症肌无力伴胸腺异常患者,疗效满意。[2]

2. 益气托邪汤 黄芪 60 克、葛根 30 克、白术 12 克、当归 10 克、白芷 10 克、川芎 10 克、防风 10 克、淫羊藿 10 克、陈皮 10 克、桂枝 9 克、白芍 9 克、党参 6 克、炙甘草 6 克、升麻 3 克、柴胡 3 克。每日 1 剂,4 周为 1 个疗程,共治疗 3 个疗程。王宝祥等将 82 例重症肌无力患者随机分为治疗组与对照组各 41 例。两组均采用常规西药治疗,在此基础上对照组采用温针灸治疗,治疗组在对照组基础上采用益气托邪汤治疗。结果:治疗后,两组中医症状积分均较治疗前降低($P<0.05$),治疗组中医症状积分低于对照组($P<0.05$);治疗组总有效率 90.24%,对照组总有效率 73.17%,两组比较,差异有统计学意义($P<0.05$);治疗后,两组 CD4＋、CD4＋/CD8＋值均较治疗前降低($P<0.05$),治疗组 CD4＋、CD4＋/CD8＋值均较对照组降低更明显($P<0.05$),两组 CD8＋值均较治疗前升高($P<0.05$),治疗组 CD8＋值较对照组升高更明显($P<0.05$);与治疗前相比,治疗后两组 BAFF、IL - 4、IL - 18 水平均降低($P<0.05$),治疗组 3 项指标水平均较对照组降低更明

显($P<0.05$)。[3]

3. 益气健脾方 黄芪 30～300 克、党参 15～60 克、茯苓 25 克、白术 15 克、当归 15 克、柴胡 12 克、陈皮 12 克、炙升麻 12 克、炙甘草 5 克、葛根 15～150 克。随症加减:下垂明显者,可酌加桔梗 10～15 克、山药 30 克、大枣 30 克;斜视、复视明显者,加炙黄精 30 克、制何首乌 30 克或黑芝麻 30 克;抬颈无力者,加羌活 10 克、姜黄 10 克、桑枝 30 克;延髓麻痹者,加川芎 10 克、蔓荆子 15 克、刺蒺藜 15～30 克。每日 1 剂,冷水煎沸后分 4 次内服,每次约 150 毫升。周兴莲等以上方治疗 223 例重症肌无力患者。结果:治疗 2 年,临床痊愈 45 例,显效 132 例,有效 40 例,无效 6 例。总有效率 97.31%。[4]

4. 续命汤 黄芪 120 克、生麻黄(先煎)15 克、桂枝 15 克、干姜 10 克、川芎 10 克、当归 24 克、党参 30 克、甘草 12 克、北杏仁 15 克。每日 1 剂,水煎服,早晚各服 1 次。李晓霞等将 44 例重症肌无力患者随机分为治疗组和对照组各 22 例。对照组采用吡啶斯的明及泼尼松治疗;治疗组在对照组的基础上同时增加中药治疗。结果:治疗干预 6 个月后,绝对评分和相对评分比较,均有显著性差异($P<0.05$);总有效率比较,两组差异无显著性意义;两组痊愈和基本痊愈率比较,治疗组明显高于对照组;复发率和不良反应率比较,治疗组明显低于对照组($P<0.05$)。[5]

5. 强力益气方 炒党参 15 克、生黄芪 15 克、炙黄芪 15 克、炒柴胡 12 克、升麻 12 克、葛根 15 克、白术 15 克、茯苓 15 克、黄精 12 克、大枣 6 克、生甘草 6 克。每日 1 剂,水煎 2 次饭后分服。盛昭园等将 80 例脾气虚型重症肌无力患者分为构音障碍组和非构音障碍组各 40 例,每组又分为男女两小组各 20 例,均采用强力益气方加减治疗,疗程 6 周。另设健康嗓音对照组男女各 20 例。结果:构音障碍组总有效率 85.00%,与治疗前比

① 况时祥,等.辨证治疗重症肌无力 285 例临床观察[J].山西中医,2014,30(11):11 - 13.
② 李昀泽,李建军,等.顾锡镇运用扶元消瘿饮治疗重症肌无力伴胸腺异常临证经验[J].中华中医药杂志,2018,33(6):2403 - 2406.
③ 王宝祥,黄菊明,等.益气托邪汤联合温针灸治疗重症肌无力临床观察[J].新中医,2018,50(10):166 - 169.
④ 周兴莲,等.益气健脾方加味治疗重症肌无力 223 例[J].实用中医药杂志,2017,33(8):910 - 911.
⑤ 李晓霞,黄仕沛.续命汤治疗重症肌无力临床观察[J].中医临床研究,2017,9(6):84 - 87.

较,F0 标准差、shimmer 值和 NNE 值均降低,差异有统计学意义($P<0.05,P<0.01$)。非构音障碍组总有效率 95.00％。声学检测无明显变化。[1]

6. **滋肾调肝汤** 熟地黄 10 克、山药 10 克、山茱萸 10 克、白芍 15 克、当归 15 克、杜仲 15 克、鸡血藤 15 克、桑枝 15 克、川芎 15 克、炙甘草 10 克。每日 1 剂,水煎服,一煎加水 600 毫升,煎汁 200 毫升,二煎加水 400 毫升,煎汁 200 毫升,两煎混合分 2 次温服。胡国恒等将 40 例重症肌无力患者随机分为治疗组和对照组各 20 例。对照组口服溴吡斯的明。治疗组口服溴吡斯的明加滋肾调肝汤。结果:治疗后两组绝对评分均较治疗前明显下降($P<0.01$),两组组间比较,差异有显著统计学意义($P<0.01$);两组临床总疗效判定,治疗组与对照组的有效率分别为 80％、65％,与对照组比较,治疗组总疗效明显优于对照组($P<0.05$);治疗后两组中医症候均较治疗前明显改善($P<0.01$),两组组间比较,差异有显著统计学意义($P<0.01$);治疗组与对照组的有效率分别为 90％、70％,与对照组比较,治疗组中医证候明显优于对照组($P<0.01$)。[2]

7. **自拟方** 黄芪 100 克、升麻 10 克、柴胡 10 克、南沙参 30 克、肉苁蓉 20 克、补骨脂 20 克、淮山药 20 克、薏苡仁 20 克、鸡血藤 30 克、甘草 6 克。瘫痿胶囊:黄芪、马钱子等。每次 2 粒(每粒 0.6 克),每日 3 次口服。刘福友善于从脾肾论治,运用补脾益肾法治疗眼肌型重症肌无力,配合瘫痿胶囊取得满意临床疗效。[3]

8. **加味麻黄附子细辛汤** 麻黄 9 克、附子(先煎 1 小时)30 克、细辛 6 克、黄芪 30 克、人参(另煎兑入)12 克、当归 12 克、白术 15 克、菟丝子 24 克、紫河车(研末冲服)4 克、鹿茸粉(冲服)3 克、炙甘草 6 克、马钱子粉(冲服)0.5 克。每日 1 剂,分煎 2 次,每煎 30 分钟,共煎出药汁 500 毫升,分早晚各服 1 次。王殿华等以上方治疗 31 例 Ⅰ 型、Ⅱ A 型

顽固性重症肌无力患者,3 个月后观察临床疗效。结果:临床治愈 19 例,显效 10 例,有效 2 例。总有效率为 100％。[4]

中 成 药

1. **复方黄杞颗粒** 组成:黄芪、升麻、防风、当归、白术、柴胡、枸杞子等(本溪第三制药厂制备)。用法用量:每袋 10 克,每次 1 袋,每日 3 次,口服。临床应用:张静生等采用随机字表法将 248 例重症肌无力脾肾亏虚证患者分为治疗组 125 例和对照组 123 例。治疗组给予复方黄杞颗粒联合基础西药治疗,对照组为安慰剂联合基础西药治疗,疗程均为 12 周。结果:治疗组总有效率 79.20％,对照组 38.21％,治疗组优于对照组($P<0.05$)。治疗后 8 周、12 周,治疗组中医症状评分总分、主症积分、次症积分均低于对照组($P<0.05$);治疗后 8 周,治疗组胞睑下垂、咀嚼与吞咽困难的症状得分低于对照组($P<0.05$);治疗后 12 周,治疗组胞睑下垂、咀嚼与吞咽困难、乏力、言语謇涩的症状得分均低于对照组($P<0.05$)。[5]

2. **扶阳解毒丸** 组成:黄芪、人参、淫羊藿、鹿茸、土茯苓、白芥子等(贵阳中医学院第二附院制剂室制成蜜丸剂)。用法用量:每丸 6 克,每次 1/2 丸,每日 3 次,口服。临床应用:李艳等将 75 例重症肌无力患者随机分为治疗组和对照组。对照组 30 例采用常规辨证论治方法内服汤药,同时配合甲泼尼龙、溴吡斯的明治疗;治疗组 45 例在对照组基础上加用扶阳解毒丸,疗程 6 个月。结果:愈显率治疗组 80％,对照组 63％,两组比较差异无显著性意义($P>0.05$);总有效率治疗组 91％,对照组 70％,两组比较差异有统计学意义($P<0.05$)。6 个月后复查,治疗组 CD4＋、CD4＋/CD8＋下降,与对照组比较有统计学意义

① 盛昭园,李庚和,等.强力益气方治疗重症肌无力的疗效及声学评价[J].世界中西医结合杂志,2015,10(6):788－790,794.
② 胡国恒,等.滋肾调肝汤治疗重症肌无力的临床研究[J].中华中医药学刊,2016,34(3):522－524.
③ 王强.刘福友教授治疗眼肌型重症肌无力经验[J].成都中医药大学学报,2013,36(1):98－99,106.
④ 王殿华,等.加味麻黄附子细辛汤治疗顽固性重症肌无力 31 例[J].上海中医药杂志,2008,42(7):39－40.
⑤ 张静生,等.复方黄杞颗粒联合溴吡斯的明治疗重症肌无力的临床疗效[J].中华中医药学刊,2018,36(4):779－782.

(均 P<0.01);CD8＋升高,与对照组比较有统计学意义(P<0.05)。①

3. 参茸强力散　组成:鹿茸、人参、淫羊藿、马钱子、麻黄、菟丝子、枳实等(河北以岭医院制剂室提供)。用法用量:每次 1 袋,每日 3 次。临床应用:陈金亮等采用随机对照方法,将 78 例Ⅱa 型患者分为治疗组 40 例,口服参茸强力散;对照组 38 例,口服强的松片。结果:两组在临床疗效积分变化方面无显著差异,治疗组在中医证候改善方面明显优于对照组。治疗前后两组低频重复神经刺激(RNS)电位衰减百分率组间差值比较无显著差异。②

4. 参龟培元冲剂　组成:人参 30 克、黄芪 30 克、白术 10 克、龟甲 20 克、何首乌 15 克、山茱萸 25 克、甲片 3 克、陈皮 6 克。随症加减:复视、斜视者,加枸杞子 30 克、白芍 15 克;痰湿内停,舌苔白腻厚重者,去龟甲、山茱萸,加丝瓜络 12 克、路路通 12 克;四肢无力者,加狗脊 15 克、杜仲 12 克;双目凝视者,加石菖蒲 12 克、天麻 12 克;吞咽困难者,加紫河车 20 克、鹿角胶 15 克。用法用量:每袋 6 克,成人每次服 12 克,每日 3 次;儿童每次服 6 克,每日 3 次。临床应用:李宝生将 197 例重症肌无力患者随机分为治疗组 128 例和对照组 69 例。治疗组以参龟培元冲剂治疗为主,根据病情,加用中草药;原用激素、抗胆碱酯酶药物,初起维持原剂量,待中药起效后逐步减停西药。对照组常规口服强的松,成人 40～60 毫克,每日 1 次,儿童酌减;口服吡啶斯的明片,成人每次 60～80 毫克,每日 3～4 次,儿童酌减。结果:治疗组痊愈 50 例,显效 34 例,有效 35 例,无效 9 例,总有效率 92.9%;对照组痊愈 13 例,显效 32 例,有效 16 例,无效 8 例,总有效率 88.4%。治疗组与对照组比较,有统计学意义(P<0.05)。③

5. 复肌宁胶囊　组成:蜈蚣、全蝎、天麻、黄芪、杜仲等。功效:平肝熄风,滋养肝肾,健脾益气。用法用量:每粒生药量 0.25 克,成人每次 5 粒,每日 3 次,儿童酌减,3 个月为 1 个疗程。临床应用:黄坤强等用复肌宁胶囊治疗 70 例重症肌无力患者。结果:完全缓解 21 例,基本缓解 6 例,显效 20 例,好转 16 例,无效 7 例。总有效率 90.0%。④

① 李艳,况时祥,等.扶阳解毒丸对Ⅰ、Ⅱ型重症肌无力患者免疫功能的影响[J].辽宁中医杂志,2016,43(7):1395-1398.
② 陈金亮,杨晓黎.参茸强力散治疗Ⅱa型重症肌无力疗效观察[J].辽宁中医杂志,2008,35(5):733-734.
③ 李宝生.中药治疗重症肌无力 128 例疗效分析[J].北京中医,2006,25(6):356-357.
④ 黄坤强,尚尔寿,等.复肌宁胶囊治疗重症肌无力 70 例临床观察[J].中国中西医结合杂志,1998,18(12):743-744.

强直性脊柱炎

概　述

　　强直性脊柱炎（ankylosing spondylitis，AS）是临床上常见的渐进性疾病，侵犯骶髂关节、脊柱及外周关节，以椎间盘纤维化及其附近韧带钙化和骨性强直、血管翳形成和炎性细胞浸润为主要病理变化。其主要临床表现为腰背部、髋部疼痛、晨僵，以及外周关节肿痛，晚期可见脊柱骨性强直，X线检查表现为典型竹节样改变，或其他周围关节强直、变形，可并发心、肺、肾等器官疾病。AS发病与遗传相关，多发生于青少年男性。AS隐匿起病，病程长，对患者生活质量和活动能力造成很大影响。目前，治疗AS的药物主要有非甾体抗炎药、改善病情抗风湿药、糖皮质激素等，这些药物可以不同程度地缓解关节疼痛和晨僵症状、调节免疫、延缓病程进展，但长期服用会造成肝肾、胃肠道、免疫系统等不良反应。

　　中医虽然对强直性脊柱炎没有相应的记载，但根据其临床症状强直性脊柱炎应属"痹证""脊痹""龟背风""历节风""肾痹"等范畴。《素问·痹论》篇有记载"痹在于骨则重，在于脉则血凝而不流，在于筋则屈不利，在于肉则不仁""骨痹不已，复感于邪，内舍于肾""肾痹者，善胀，尻以代踵，脊以代头"。《素问·五脏生成》篇言："肾痹，得之沐浴清水而卧。"《难经·二十九难》云："督之为病，脊强而厥。"《类证治裁·肩背手臂痛论治》曰："脊强，腰似折，项似拔，此足太阳经气郁不行，羌活胜湿汤。"《东医宝鉴·外形》篇言："膀胱肾间冷气攻冲背膂，腰脊强俯仰不利，宜乌沉汤。"该疾病属本虚标实之证，内因为正虚卫外不固，外因是感受外邪。患者先天禀赋虚损，正气不足，风寒湿热之邪，侵袭肌腠经络，以致气血运行失畅，气滞血瘀，经络闭阻，筋骨不利，不通则痛，发为本病。

辨　证　施　治

　　胡荫奇分6证

　　（1）湿热痹阻证　症见腰背部僵硬疼痛明显，伴周围关节红肿热痛，舌红，苔黄或黄腻，脉滑数。治法以清热除湿、凉血解毒为主，佐以除痹通络。方用四妙散、四妙勇安汤、当归拈痛汤加减：黄柏15克、防己15克、土茯苓15～30克、萆薢15～20克、苦参15克、木瓜13～30克、薏苡仁15～30克、秦艽15克。随症加减：湿盛者，加茯苓、泽泻、白术等；热象偏重者，加蒲公英、忍冬藤、紫草、白花蛇舌草、虎杖、赤芍等；咽痛、发热等症状者，加金银花、连翘等；腹泻、腹痛等肠病症状者，加葛根、黄连、黄芩等。

　　（2）寒湿痹阻证　症见腰背疼痛不定或固定不移，疼痛在阴雨天或感寒后加重，得温痛减，舌质淡红，舌苔薄白或白腻，脉沉弦或沉细。治宜平补肝肾、祛风散寒、除湿通络。方用阳和汤方加减：熟地黄15～20克、鹿角胶12克、炙麻黄9克、狗脊15克、青风藤15克、巴戟天15克、淫羊藿15克、白芍15克、穿山龙15克、续断15克。

　　（3）肝肾阴虚证　症见夜间腰背疼痛，腰膝酸软无力，肢体肌肉萎缩，关节拘挛，形体消瘦，潮热盗汗，舌红少苔，脉细数或弦细数。治宜滋养肝肾。方用左归丸方加减：生地黄15～30克、熟地黄15～30克、女贞子15克、牛膝15克、知母10～15克、山茱萸15～20克、山药15克、黄柏15克、秦艽15克、当归15克。

　　（4）肾督阳虚证　症见腰背部疼痛，僵硬不舒,甚至腰脊僵直或后突畸形,腰膝酸软无力,畏寒喜暖,舌质淡、苔白或薄白,脉沉弦。治宜温肾壮督。方用独活桑寄生汤、附子汤、补肝汤等加减:狗脊15克、淫羊藿15克、骨碎补15克、补骨脂15克、杜仲15克、川牛膝15克、桑寄生15克、白芍15~30克、续断15克。

(5)瘀血痹阻证 症见腰背、关节疼痛,固定不移,痛处拒按,舌质暗红,或见瘀点、瘀斑,舌苔薄白或薄黄,脉涩。治宜活血通络。寒湿偏盛者,药用当归10克、川芎15克、红花10克、延胡索10克、片姜黄15克、莪术10克、牛膝15克、鸡血藤30克;湿热偏盛者,药用当归10克、丹参30克、生地黄15~30克、赤芍15克、虎杖15克、益母草10克、甲片6~10克。

(6)痰瘀痹阻证 症见肢体关节疼痛,局部肿胀难消,腰背关节僵硬变形,屈伸不利,舌质紫暗或见瘀斑,苔白或白腻,脉弦涩或弦滑。治宜活血化瘀、化痰散结。药用莪术10克、土贝母6~10克、夏枯草15~30克、姜半夏9克、胆南星6~10克、山慈菇6~9克、鳖甲10~30克、僵蚕10克、生龙骨30克、生牡蛎30克、白芥子6克。①

经 验 方

1. 补肾祛瘀方 骨碎补15克、狗脊15克、杜仲12克、鹿角胶15克、延胡索15克、续断15克、秦艽15克、青风藤12克、羌活12克、生甘草6克。每日1剂,水煎服,分早晚2次温服。燕勇将60例强直性脊柱炎患者随机分为对照组与治疗组各30例。对照组采用塞来昔布片治疗,治疗组采用补肾祛瘀方治疗。结果:对照组有效率73.33%,治疗组有效率86.67%,两组有效率比较差异有统计学意义(P<0.05)。②

2. 补骨祛痛方 桑寄生20克、独活15克、羌活15克、威灵仙15克、桂枝15克、吴茱萸15克、

干姜15克、补骨脂15克、牛膝10克、川芎10克、当归10克、续断10克、苍术10克、薏苡仁10克、桃仁10克、没药10克、土鳖虫10克、全蝎10克、地龙10克、葛根10克、白芍10克、炙甘草6克。随症加减:邪深入络,疼痛甚者,加红花、川乌;关节热痛,湿热甚者,加黄柏、忍冬藤;风邪偏盛,疼痛游走者,加防风、秦艽;寒邪偏盛,疼痛固定,拘谨冷痛者,加麻黄、细辛。以上药物加水浸泡30分钟,煎至200毫升,每日1剂,分早晚2次温服,连续治疗3个月。李力等将87例强直性脊柱炎患者随机分为对照组43例与观察组44例。对照组患者口服来氟米特片、柳氮磺吡啶肠溶片、甲氨蝶呤片;观察组在对照组基础上加服补骨祛痛方,两组均连续治疗3个月。结果:对照组总有效率79.1%,观察组总有效率90.1%,两组的临床疗效具有显著性差异(P<0.05)。③

3. 益肾通督合剂方 鹿角片10克、狗脊15克、杜仲炭10克、枸杞子10克、续断15克、骨碎补10克、当归10克、白芍10克、降香5克、生黄芪20克、鸡血藤30克、淫羊藿10克、补骨脂10克、菟丝子10克、山茱萸10克、女贞子10克、威灵仙10克、白芍10克、白芥子10克、蜈蚣2条、细辛3克、桂枝10克、水蛭3克。每日1剂,水煎服,每日2次,连服12周。陈爱萍等将120例晚期强直性脊柱炎患者随机分为治疗组与对照组各60例。治疗组脱落4例,对照组脱落10例。治疗组采用益肾通督合剂治疗,对照组采用柳氮磺吡啶治疗,两组疗程均为12周。结果:治疗组有效率82.1%,对照组有效率70.0%,治疗组优于对照组(P<0.05),差异有统计学意义。④

4. 桂枝芍药知母汤加减方 芍药20克、知母10克、防风10克、白术10克、桂枝10克、生姜6克、制附片6克、麻黄6克、甘草6克。随症加减:患者偏寒,制附片增加至10克;患者偏热,加土茯苓10克、秦艽10克;患者偏湿,加苍术10克、黄

① 杜丽妍,刘桑伃.胡荫奇辨治强直性脊柱炎经验[J].中医杂志,2018,59(11):918-920.
② 燕勇.补肾祛瘀方治疗强直性脊柱炎临床研究[J].河南中医,2018,38(2):277-279.
③ 李力,吴春叶,等.补骨祛痛方辨证治疗强直性脊柱炎的临床疗效及对炎性因子的影响[J].四川中医,2018,36(6):141-144.
④ 陈爱萍,等.益肾通督合剂治疗晚期强直性脊柱炎临床观察[J].河南中医,2018,38(6):899-902.

柏 10 克、薏苡仁 30 克;患者偏痛,加土鳖虫 6 克、地龙 6 克、制没药 10 克、制乳香 10 克。每日 1 剂,水煎温服。陈倩倩等将 128 例强直性脊柱炎患者随机分为西药组 52 例与中药组 76 例。中药组患者采用桂枝芍药知母汤加减治疗,西药组患者采用柳氮磺吡啶和甲氨蝶呤治疗。结果:中药组 VAS 评分、晨僵改善情况优于西药组;中药组总有效率 78.9%,优于西药组的 57.7%(P<0.05)。①

5. 补肾强督方 (1)补肾强督祛寒汤:骨碎补 20 克、补骨脂 15 克、狗脊 30 克、鹿角片 10 克、杜仲 30 克、续断 30 克、桑寄生 30 克、桂枝 12 克、白芍 12 克、知母 12 克、羌活 12 克、独活 10 克、防风 12 克、淫羊藿 15 克、海风藤 20 克、海桐皮 15 克。(2)补肾强督清化汤:苍术 10 克、炒黄柏 12 克、知母 15 克、狗脊 20 克、薏苡仁 30 克、金银藤 30 克、桑枝 20 克、络石藤 20 克、防风 12 克、羌活 12 克、稀莶草 15 克、独活 10 克、青风藤 20 克、桑寄生 20 克、秦艽 20 克、片姜黄 12 克。每日 1 剂,早晚 2 次分服。金笛儿等治疗 184 例强直性脊柱炎患者,其中肾虚督寒证 94 例,肾虚湿热证 90 例,将两个证型患者随机分为治疗组和对照组。肾虚督寒证和肾虚湿热证治疗组分别采用补肾强督祛寒汤和补肾强督清化汤+柳氮磺胺吡啶片模拟剂;两个证型对照组给予柳氮磺胺吡啶片+中药模拟剂。各组疗程均为 12 周。结果:共 162 例患者完成实验,肾虚督寒证治疗组 40 例,对照组 37 例;肾虚湿热证治疗组 42 例,对照组 43 例。两个证型患者治疗组中医临床疗效优于对照组(P<0.01)。肾虚督寒证治疗组总有效率 77.50%,对照组总有效率 13.51%;肾虚湿热证治疗组总有效率 88.10%,对照组总有效率 11.63%。②

6. 强脊益肾汤 生黄芪 20 克、红参 10 克、当归 15 克、杭白芍 10 克、川续断 15 克、炒杜仲 10 克、狗脊 10 克、补骨脂 10 克、络石藤 15 克、怀牛膝 10 克、宣木瓜 10 克、桂枝 15 克、独活 10 克、山

茱萸 10 克、枸杞子 12 克、川草薢 10 克、陈皮 8 克、甘草 6 克。随症加减:气滞血瘀甚者,加延胡索 20 克、红花 15 克、川芎 15 克;阴虚甚者,加女贞子 15 克、龟甲 10 克;风寒湿阻甚者,加防己 8 克、秦艽 8 克。每日 1 剂,水煎服,每日 2 次。张青将 86 例强直性脊柱炎肝肾不足证患者随机分为对照组与观察组各 43 例。对照组采用口服柳氮磺胺吡啶片治疗,观察组采用强脊益肾汤治疗。两组均以 4 周为 1 个疗程,共连续治疗 3 个疗程。结果:观察组有效率 93.0%,对照组有效率 72.1%,两组有效率比较差异有统计学意义(P<0.05)。③

7. 补肾活血方 淫羊藿 15 克、熟地黄 15 克、牛膝 15 克、当归 15 克、赤芍 15 克、补骨脂 10 克、枸杞子 10 克、杜仲 10 克。每日 1 剂,水煎分早晚各 1 次,口服。卞华等将 65 例 AS 患者随机分为西医组 32 例与中西医结合组 33 例。西医组采用柳氮磺胺吡啶治疗,中西医结合组采用补肾活血方联合柳氮磺胺吡啶治疗。均治疗 3 个月。结果:两组治疗后血清 RANKL 含量均较治疗前明显下降(P<0.05,P<0.01),OPG(护骨素)含量均较治疗前明显升高(P<0.05),RANKL/OPG 比值显著下降(P<0.05,P<0.01);治疗后两组 RANKL、RANKL/OPG 比值比较,差异也有显著性意义(P<0.05);治疗后两组血清 OC(骨钙素)水平均较治疗前显著升高(P<0.05,P<0.01),CTX(Ⅰ型胶原 C 端肽)水平均较治疗前显著降低(P<0.05,P<0.01),且中西医结合组 OC 水平变化更为显著(P<0.05)。④

8. 灵脾宣痹强督汤 淫羊藿 30 克、鹿角霜 6 克、黄芪 30 克、全当归 15 克、熟地黄 30 克、葛根 30 克、龟甲 15 克、鳖甲 15 克、全蝎 8 克、蜈蚣 3 克、乌梢蛇 6 克、羌活 20 克、独活 20 克、防风 9 克、山茱萸 15 克、川牛膝 20 克、酒延胡索 9 克。温肾助阳化湿,宣痹强督通络。每日 1 剂,水煎分 2 次温服,1 个月为 1 个疗程。周丽俊等以上方治

① 陈倩倩,郭小龙.桂枝芍药知母汤加减在强直性脊柱炎中的应用[J].陕西中医,2017,38(10):1426-1427.
② 金笛儿,阎小萍,等.补肾强督法治疗强直性脊柱炎 184 例多中心双盲随机对照临床研究[J].中医杂志,2016,57(23):2011-2016.
③ 张青.强脊益肾汤治疗强直性脊柱炎肝肾不足证临床研究[J].河南中医,2015,35(11):2701-2703.
④ 卞华,等.补肾活血方对强直性脊柱炎患者 RANKL/OPG 表达的影响[J].新中医,2012,44(1):55-57.

疗 276 例强直性脊柱炎患者,配合中药熏蒸、针灸理疗。观察其疗效并进行分析。结果:经过平均 157 天的治疗,总有效率 97.12%。经 6 个月以上随访,病情稳定者占 90.95%。[①]

9. 附子汤加味 制附子 15 克、茯苓 10 克、党参 12 克、白术 12 克、赤芍 12 克、桑寄生 20 克、补骨脂 20 克、淫羊藿 20 克、桂枝 12 克、地龙 9 克、全蝎 9 克、甲片 10 克、制马钱子 0.5 克。每日 1 剂,水煎分早晚 2 次口服,每剂 150 毫升。张付祥以上方治疗 68 例强直性脊柱炎患者。结果:治愈 25 例,显效 23 例,有效 13 例,无效 7 例。总有效率 89.7%。[②]

10. 参苓白术散 党参 15 克、黄芪 15 克、白术 15 克、茯苓 10 克、山药 10 克、扁豆 10 克、陈皮 10 克、薏苡仁 15 克、砂仁 6 克、桔梗 10 克。每剂 150 毫升,每日 2 次。左芳等将 82 例中晚期强直性脊柱炎患者随机分为治疗组 52 例与对照组 30 例。对照组采用柳氮磺氨吡啶 1 克口服,每日 2 次。治疗组采用参苓白术散治疗。结果:治疗组显效 10 例(19.23%),好转 39 例(75.00%),无效 3 例(5.77%),总有效率为 94.23%。对照组显效 5 例(16.67%),好转 21 例(70.00%),无效 4 例(13.33%)。[③]

中 成 药

1. 骨痨愈康丸 组成:鹿角霜、阿胶、骨碎补、肉桂、鳖甲、龟甲、三七、全蝎、鸡血藤、黄连、甘草(甘肃中医药大学附属医院院内制剂,甘药制字 Z12002227)。用法用量:每次 15 粒,口服,每日 3 次。临床应用:魏勇等将 60 例门诊及住院 AS 患者按数字表法随机分为两组。治疗组 30 例采取骨痨愈康丸联合柳氮磺胺吡啶片治疗,对照组 30 例采取柳氮磺胺吡啶片单独治疗,两组均治

疗 2 个月。结果:治疗组有效率 89.3%,对照组有效率 70.4%,治疗组疗效优于对照组(P< 0.05)。[④]

2. 强脊通络颗粒剂 组成:淫羊藿、橘络、当归、白芍、全蝎、威灵仙、雷公藤、甘草(江阴天江药业有限公司生产)。用法用量:每次 1 包,每包 13 克,早晚水调分服。临床应用:韩善夯等将 60 例肾虚痰瘀型 AS 患者随机分为治疗组与对照组各 30 例。治疗组予强脊通络颗粒,对照组予复方颗粒剂(不含雷公藤)。两组疗程均为 3 个月,结果:治疗组、对照组临床总有效率分别为 96.43% 和 64.00%;组间临床疗效比较,差异有统计学意义,治疗组明显优于对照组(P<0.05)。[⑤]

3. 痹祺胶囊 组成:马钱子、地龙、党参、茯苓、白术、甘草、川芎、丹参、三七、牛膝等(天津达仁堂京万红药业有限公司生产,批号 301978)。用法用量:每次口服 1.2 克,每日 3 次。临床应用:刘桑亿选取 60 例 AS 患者随机分成两组,对照组 30 例服用非甾体类抗炎镇痛药和柳氮磺胺吡啶片,治疗组 30 例在对照组基础上加服痹祺胶囊。观察 4 周。收集各项疗效评价参数及活动性指标。结果:两组治疗 4 周时与治疗前比较 ASAS20、ESR、CRP 均改善,且治疗组效果明显优于对照组同期(P<0.05)。[⑥]

4. 湿热痹清丸 组成:青风藤 20 克、穿心莲 20 克、忍冬藤 30 克、土茯苓 30 克、苍术 15 克、炒黄柏 15 克、防己 15 克、白鲜皮 15 克、五加皮 15 克、川牛膝 15 克、薏苡仁 30 克、萆薢 30 克、白芍 30 克、甘草 9 克、海桐皮 20 克、知母 15 克、威灵仙 20 克、败酱草 30 克(郑州中医骨伤病医院制剂室生产,生产批号 120901)。功效主治:清热燥湿,消肿止痛;适用于湿热所致的痹病。用法用量:每次 9 克,每日 3 次,温开水送服。临床应用:曹玉举等采用随机分组、单盲、阳性药

① 周丽俊,等.灵脾宣痹强督汤治疗强直性脊柱炎 276 例报告[J].中华中医药杂志,2012,27(6):1727-1728.
② 张付祥.附子汤加味治疗强直性脊柱炎 68 例[J].河南中医,2010,30(8):741-742.
③ 左芳,等.参苓白术散治疗中晚期强直性脊柱炎 52 例[J].天津中医药,2007,24(3):207.
④ 魏勇,王钢.骨痨康愈丸联合西药治疗强直性脊柱炎的临床观察[J].中华中医药杂志,2018,33(7):3192-3195.
⑤ 韩善夯,等.强脊通络颗粒治疗肾虚痰瘀型强直性脊柱炎的临床观察[J].上海中医药杂志,2016,50(12):53-56.
⑥ 刘桑亿.痹祺胶囊治疗强直性脊柱炎临床疗效观察[J].中华中医药杂志,2016,31(7):2855-2856.

物平行对照的研究设计,将132例湿热型AS患者分为两组。治疗组66例予湿热痹清丸,对照组66例予克痹骨泰片。结果:治疗前后组间中医证候愈显率比较,愈显率FAS(PPS)治疗组77.27%(77.36%),对照组60.61%(60.00%),经双向无序CMH-χ_2检验,FAS结果与PPS结果组间差异均有统计学意义($P<0.05$)。[1]

5. 补肾舒脊颗粒　组成:骨碎补、狗脊、杜仲、桂枝、鹿角、延胡索、续断、秦艽、青风藤、羌活等(中日友好医院药学部生产,京药制字Z20060013号)。用法用量:口服每次6克,每日3次。临床应用:孔维萍等将62例活动期肾虚督寒证AS患者随机分为两组。中药组31例给予补肾舒脊颗粒,西药组31例给予塞来昔布胶囊口服,疗程12周。结果:治疗后12周中药组ASAS20达标率63.33%,西药组66.67%,两组比较差异无统计学意义($P>0.05$);中医证候疗效中药组70.00%,西药组40.00%,两组比较差异有统计学意义($P<0.05$);两组中医证候积分、BASDAI、脊柱痛评分、夜间痛评分、PGA及CRP与治疗前比较,差异均有统计学意义($P<0.05$,$P<0.01$)。[2]

6. 脊痹通胶囊　组成:丹参、茯苓、川牛膝、续断、淫羊藿、杜仲、黄芪、鸡血藤、当归、青风藤、甘松、甲片、延胡索、狗脊、甘草、葛根(漯河市协荣骨病医院制剂厂加工,豫药制字Z04110009)。制备方法:研成粉末,部分药物提纯,制成胶囊。用法用量:每粒0.5克,每日3次,每次2克。临床应用:郭立宏等共将659例强直性脊柱炎患者分为两组。治疗组359例用脊痹通胶囊,对照组300例用硫氮磺吡啶。结果:经过3个月治疗后,治疗组总有效率85.6%,对照组总有效率66.0%,两者有显著性差异($P<0.05$)。[3]

7. 益肾蠲痹丸　组成:骨碎补、淫羊藿、肉苁蓉、熟地黄、当归、全蝎、土鳖虫、僵蚕、蜈蚣、露蜂房、蕲蛇等(江苏正大清江制药有限公司生产)。功效:温补肾阳,益肾壮督,搜风剔邪,蠲痹通络。用法用量:每次8克,每日3次。临床应用:李涯松等将105例AS患者随机分为治疗组64例与对照组41例。治疗组在对照组西药治疗基础上同时服用益肾蠲痹丸。结果:治疗3个月后,治疗组患者Bath疾病活动指数、Bath功能指数和血沉、C反应蛋白水平均明显下降,下降幅度优于对照组($P<0.05$);腰椎骨密度减低在AS患者中较为普遍,发生率56.7%,益肾蠲痹丸对腰椎骨量丢失有改善作用,对骨密度的升高优于对照组($P<0.05$)。[4]

8. 风湿正痛丸　组成:麻黄、秦艽、杜仲、威灵仙、马钱子(杏林制药厂,生产批号040415)。用法用量:每次1.5克,每日2次。临床应用:王慧等将使用风湿正痛丸治疗的30例强直性脊柱炎患者作为治疗组,并以服用柳氮磺吡啶的30例患者为对照组,观察3个月。结果:风湿正痛丸治疗强直性脊柱炎总有效率86.7%,对照组50.0%。治疗组在改善晨僵时间方面优于对照组。[5]

9. 二藤通痹合剂　组成:南蛇藤、鸡血藤等。功效:滋补肝肾,益气养血。用法用量:重者每次20毫升,每日3次;较轻者每次20毫升,每日2次;轻者每次10毫升,每日3次。连续服用3个月。临床应用:刘晓玲等将125例强直性脊柱炎患者,采用二藤通痹合剂治疗3个月。结果:总有效率93.6%,无效6.4%。治疗后腰骶部晨僵时间、外周关节疼痛及肿胀数、Schober试验、指地距离、ESR、CRP、IgA和IgG明显改善($P<0.05$)。[6]

10. 伸筋通痹丸　组成:麻黄10克、桂枝10克、独活10克、青风藤12克、木瓜12克、伸筋草15克、五加皮12克、乌梢蛇15克、当归15克、赤芍15克、杜仲15克、甘草10克。制备方法:

① 曹玉举,许建文,等.湿热痹清丸治疗湿热型强直性脊柱炎66例临床研究[J].中华中医药杂志,2016,31(8):3358-3361.
② 孔维萍,阎小萍,等.补肾舒脊颗粒治疗强直性脊柱炎近期临床疗效及安全性评价[J].中国中西医结合杂志,2015,35(6):673-677.
③ 郭立宏,郭豪,等.脊痹通胶囊治疗强直性脊柱炎的临床疗效观察[J].中华中医药杂志,2014,29(7):2391-2392.
④ 李涯松,等.益肾蠲痹丸治疗强直性脊柱炎的临床研究[J].中华中医药学刊,2009,27(5):1005-1007.
⑤ 王慧,等.风湿正痛丸治疗强直性脊柱炎疗效观察[J].天津中医药,2007,24(4):292-293.
⑥ 刘晓玲,等.二藤通痹合剂治疗强直性脊柱炎125例疗效观察[J].中医药学刊,2005,23(8):1543-1544.

上药按比例混合,共研细末,制成水丸。用法用量:每日3次,每次5克,温开水送服。服3个月为1个疗程。临床应用:杨勇应用伸筋通痹丸治疗134例强直性脊柱炎患者。结果:治愈40例,显效51例,好转31例,无效12例。总有效率91.04%。[1]

① 杨勇.伸筋通痹丸治疗强直性脊柱炎134例[J].四川中医,2005,23(7):77.

肝豆状核变性

概　述

肝豆状核变性（又称 Wilson 病）属于神经系统遗传代谢病之一，是铜代谢障碍所致的遗传性疾病。以肢体震颤、肌僵直、构音困难、精神症状、肝硬化和角膜色素环（K-F环）及口臭流涎、大便燥结为主症。其首发症状因人而异，有以精神症状、肝脏症状、骨关节-肌症状、皮肤-黏膜出血、皮肤变黑、月经失调、或夜盲等为首见。本病特点是肝脏不能将体内的铜排入胆汁，导致铜异常沉积于人体器官及组织，尤易沉积于肝、脑、肾及角膜。尽管发病机理尚不明了，但实验室检查可见血清铜蓝蛋白及血清总铜量降低，血清游离铜和铜排泄量增加。临床上神经系统的损害以锥体外系为中心的多种神经、精神症状为特征。铜在角膜沉积则表现为特征性的 K-F 环。MRI 表现为受侵犯部位铜沉积而引起的信号异常和神经组织继发改变所致的信号异常，多在壳核、尾状核、丘脑等处出现双侧对称性，形态相似的长 T1、长 T2 信号，以长 T2 信号最明显。

中医古代文献对肝豆状核变性缺乏系统的阐述，据临床症状，本病属中医"肝风""颤证""痉证""黄疸""积聚""臌胀"等范畴，若兼有精神症状，可属中医"狂证""郁证"等范畴。病变以损伤肝、脑、肾等脏器为主，其发病机制主要在于先天禀赋不足，铜毒内生，酿生湿热，火热燔灼，终导致湿热内蕴。湿热、痰湿、血瘀是铜毒的病理产物，同时又可以化生为"毒邪"的致病之源。

辨　证　施　治

崔世麟分 6 证

（1）中州阳微，痰湿内留证　症见步履维艰，口涎连绵难休，肢强挛缩，抖动不已，腹胀痞满，纳谷欠香，苔腻，脉滑。治宜悦脾醒胃、化湿祛痰。方用苓桂术甘汤合二陈汤：茯苓 12 克、桂枝 10 克、白术 10 克、陈皮 10 克、甘草 3 克。临床观察：崔世麟以上方治疗 1 例肝豆状核变性中州阳微，痰湿内留证患者，疗效满意。

（2）肝失条达，疏泄失司证　症见恼怒动辄不已，或情志怫郁，孤僻，头昏且胀，上臂振摇，下肢不稳，舌红苔少，脉弦。治宜柔肝疏郁。方用一贯煎：北沙参 10 克、麦冬 10 克、当归 10 克、枸杞子 10 克、生地黄 20 克、川楝子 6 克。临床观察：崔世麟以上方治疗 1 例肝豆状核变性肝失条达，疏泄失司证患者，疗效满意。

（3）脾肾阳虚，气机阻滞，阴湿内停证　症见不愿外出活动，写字拙劣，智力减退。肝胀脾大，腹痞若鼓，皮肤黄如烟熏，遍身不泽，上肢扭屈，时而张翼摇摆，苔薄白，脉细。治宜温阳疏利。方用茵陈术附汤加味方：茵陈 18 克、桂枝 10 克、泽泻 10 克、猪苓 12 克、附子 6 克、干姜 6 克。临床观察：崔世麟以上方治疗 1 例肝豆状核变性脾肾阳虚，气机阻滞，阴湿内停证患者，疗效满意。

（4）肾精亏虚，髓海不填证　症见面色萎黄少华，记忆迟钝，咳呛饮水尤剧，时或自笑，肢体羸小颤振，酸楚频作，膝挛附缩趾收，步履蹒跚，舌质淡，脉细弱。治宜补肾、健骨、强筋。方用左归饮加味：熟地黄 30 克、枸杞子 6 克、山药 6 克、云苓 6 克、山茱萸 6 克、金毛狗脊 10 克、炙甘草 3 克。

临床观察：崔世麟以上方治疗 1 例肝豆状核变性肾精亏虚，髓海不填证，患者疗效满意。

（5）气滞血瘀，肌肤不润证　症见肌肤黧黑渐起，肢节曲伸不能，泛恶流涎，便秘纳呆，书写抖栗，言语含糊，舌质紫，脉弦细涩。治宜和血通络。方用桃红四物汤：桃仁 10 克、白芍 10 克、当归 20 克、熟地黄 20 克、红花 3 克、川芎 3 克。临床观察：崔世麟以上方治疗 1 例肝豆状核变性气滞血瘀，肌肤不润证患者，疗效满意。

（6）痰湿阻络，艰于流布证　症见月事避年，四末颤曳，头重，晨起痰黏稠黄，阻于喉间，难以咯出，吞咽不利，苔浊腻，脉弦细且滑。治宜清痰祛湿。方用济生导痰汤：陈皮 9 克、半夏 9 克、云苓 12 克、枳实 6 克、胆南星 6 克、炙甘草 5 克。临床观察：崔世麟以上方治疗 1 例肝豆状核变性痰湿阻络，艰于流布证患者，疗效满意。①

经 验 方

1. 疏肝利胆排毒汤　金钱草 30 克、柴胡 15 克、郁金 15 克、茵陈 15 克、泽泻 15 克、青皮 20 克、陈皮 20 克、萆薢 12 克、威灵仙 18 克、鸡血藤 18 克、川芎 9 克、大黄 9 克。随症加减：兼有四肢抽搐，肌肉僵直，哭闹不休，甚者狂躁不宁，幻觉妄想，冲动打人或自伤行为，口干苦欲饮，便秘尿黄，脉弦有力等症者，加黄连 10 克、黄芩 10 克；兼口角流涎，全身倦怠，纳差便溏等症者，加人参 10 克、白术 12 克；肝脾肿大者，加三棱 9 克、莪术 9 克、丹参 15 克、炮甲片 6 克。每日 1 剂，水煎服。陈金亮等将 61 例肝豆状核变性患者随机分为治疗组 40 例与对照组 21 例。治疗组采用基础用药加中药疏肝利胆排毒汤治疗，对照组采用基础用药加青霉胺治疗。观察两组患者治疗前后肝脏声像图、肝功能改善情况、24 小时尿铜及角膜 K-F 环的变化。结果：治疗组肝脏声像图改善率 62.50%，

对照组肝脏声像图改善率 47.62%（$P<0.05$）；两组患者治疗后肝功能各项指标均有不同粗度的改善，但治疗组明显优于对照组。②

2. 补肾健脾汤　人参 10～15 克、黄芪 20～30 克、白术 10～15 克、黄精 10～30 克、枸杞子 10～15 克、女贞子 10～20 克、大黄（后下）6～10 克、生甘草 5～10 克。随症加减：血瘀者，加鸡血藤 10～20 克、赤芍 8～15 克、当归 10～15 克；肝郁者，加玫瑰花 6～10 克、郁金 6～10 克、柴胡 6～12 克；湿毒内蕴者，加金钱草 10～15 克、虎杖 10～15 克、泽泻 10～20 克。每日 1 剂，水煎，分 2 次口服。谭子虎等以上方治疗 32 例肝豆状核变性患者。结果：显效 7 例（21.9%），好转 17 例（53.1%），无效 8 例（25.0%）。总有效率 75.0%。③

3. 东方肝豆散　鹿茸、西洋参、熟地黄、何首乌、防己、木瓜、白芍、熊胆、鸡内金、羚羊角（水牛角代）、血竭、川芎、陈皮、海金沙、大黄、石菖蒲、远志、藏红花、麝香。每次 10 克，每日 2 次白开水冲服，8 周为 1 个疗程。杨振国等以上方治疗 35 例肝豆状核变性患者。结果：总有效率 91.4%。④

4. 肝豆片Ⅰ号方　大黄 6 克、黄连 6 克、姜黄 9 克、鱼腥草 15 克、泽泻 5 克、莪术 9 克。年龄≤14 岁者，每次给予肝豆片Ⅰ号 4～8 片，＞14 岁者，每次给予肝豆片Ⅰ号 9～12 片，均每日 3 次，疗程均为 4 周，对明显肥胖或消瘦者酌情加减。胡文彬等以上方治疗 34 例肝豆状核变性患者 4 周，密切观察患者症状、体征及日常生活的变化，并测定患者治疗前及治疗后每周 24 小时尿微量元素含量。结果：总有效率 70.59%，显效率 8.82%。对儿童及（或）病情较轻的患者疗效较好。治疗后每周的 24 小时尿排铜量均较治疗前显著增加（$P<0.01$）；虽然其 24 小时尿排铜量和疗程呈负相（$P<0.05$），但是治疗后各周之间的 24 小时尿排铜量两两比较无明显差异（$P>0.05$），故其尿排铜作用无减弱。⑤

① 崔世麟.肝豆状核变性的中医治疗[J].上海中医药杂志,1992(10)：7-10.
② 陈金亮,等.疏肝利胆排毒汤对肝豆状核变性患者肝脏功能及肝硬化改善作用的临床研究[J].新中医,2008,40(12)：28-29.
③ 谭子虎,等.补肾健脾汤加减治疗肝豆状核变性32例[J].湖北中医杂志,2008,30(4)：44-45.
④ 杨振国,等.东方肝豆散治疗肝豆状核变性(暗痱)35例临床观察[J].辽宁中医杂志,2007,34(11)：1612.
⑤ 胡文彬,等.肝豆片Ⅰ号治疗肝豆状核变性临床疗效观察[J].中国中西医结合杂志,1998,18(1)：12-14.

5.肝豆汤方　生大黄 6～9 克、黄连 10 克、黄芩 10 克、穿心莲 20 克、半枝莲 20 克、萆薢 20 克。每日 1 剂，分 2 次服，共 4 周。杨任民等以上方治疗 37 例肝豆状核变性患者。结果：服肝豆汤后，24 小时尿铜排泄增加，且可能对血清铜氧化酶活力有一时性轻度提高，但血清铜水平无变化。①

---

① 杨任民,等.肝豆汤对 37 例肝豆状核变性驱铜的观察[J].中西医结合杂志,1984,4(8)：462－464,450.

精神系统疾病

焦 虑 症

概 述

　　焦虑症又称焦虑性障碍,是一种以持续性紧张、担心、恐惧或发作性惊恐为特征的情绪障碍,包括发作性惊恐和广泛性焦虑两种。临床上常伴有头晕、呼吸困难、心悸、汗出、胸闷、口干、尿急、尿频和运动不安等。

　　中医学中未明确提出"焦虑症"病名,但本病可属中医"郁证""惊恐""惊悸""心悸""怔忡""不寐""脏躁""百合病""卑喋病""灯笼病""奔豚气"等情志病范畴。我国历代均对这类疾病在病因上予以了描述,如《素问·举痛论》篇云:"惊则心无所倚,神无所归,虑无所定,故气乱矣。"《素问·示从容论》篇云:"时惊……是肾不足也。"《素问·调经论》篇云:"血有余则怒,不足则恐。"《素问·四时刺逆从论》篇云:"血气内却,令人善恐……血气上逆,令人善怒。"认为机体的气血津液运化不利可导致情志的异常。《备急千金要方》云:"心气虚则悲不已,实则笑不休……悲忧思虑则伤心,心伤则苦,惊喜善忘。"《济生方·怔忡论治》云:"夫怔忡者,此心血不足也。"气血不足,心神失养而发本病。《证治准绳》提到"心悸之由,不越二种,一者虚也,二者饮也",指出气血虚和痰饮是导致本病的常见内因。《医学正传》言:"或因怒气伤肝,或因惊气入胆……神明不安而怔忡惊悸之证作矣。"指出肝、胆、心脏腑功能受损,则出现焦虑、惊恐症状。本病初期主要以肝郁气滞为主,渐则痰凝、血郁、化热,后期以气血不足、阴虚火旺为主,病位主要在心、肝、肾,尤以肝为甚,肝郁化火是病机的关键。

辨 证 施 治

　　冯辉分 4 证

　　(1)肝郁气滞证　症见精神忧郁,心神不宁,善太息,两胁胀痛,痛无定处,腹胀纳差,或咽中不适,如物梗阻,舌淡红,苔薄白,脉弦。治宜疏肝解郁、理气宁神。方用柴胡疏肝散加减。若气郁化火,则舌红苔黄,脉弦数者,方用加味逍遥散加减。

　　(2)痰热上扰证　症见心烦易怒,心悸,惊惕不安,痰多呕恶,少寐多梦,胸胁痞满,口苦口黏,头晕头胀,舌红,苔黄腻,脉滑数。治宜化痰清热、和中安神。方用温胆汤合栀子豉汤加减。

　　(3)心胆气虚证　症见心悸心烦,善惊易恐,坐卧不安,失眠多梦,舌淡红,苔薄白,脉细。治宜养心安神,镇惊定志。方用平补镇心丹加减。

　　(4)阴虚火旺证　症见心悸不安,心烦不寐,头晕耳鸣,健忘,腰膝酸软,五心烦热,口干少津,舌嫩红,苔薄黄,脉细数。治宜滋阴清热、养心安神。方用天王补心丹合黄连阿胶汤加减。[①]

经 验 方

　　1. 解郁活血汤　柴胡 12 克、丹参 30 克、白芍 20 克、川芎 12 克、炒枣仁 30 克、枳壳 12 克、郁金 12 克、延胡索 15 克、栀子 10 克、玫瑰花 10 克。每次 100 毫升,每日 2 次。马彩艳等随机将 44 例冠心病伴焦虑症患者分为中药组和对照组各 22 例。

---

①　冯辉.中医辨证配合心理疗法治疗焦虑症 86 例[J].天津中医,2002,19(5):54.

中药组采用常规西药与解郁活血汤治疗,对照组采用常规西药治疗。结果:治疗后中药组汉密尔顿焦虑量表评分低于对照组,有统计学意义。①

2. 丹栀逍遥散　牡丹皮9克、炒栀子9克、柴胡9克、茯苓9克、当归9克、白芍9克、白术9克、薄荷9克、炮姜9克、甘草9克。每日1剂,早晚餐后服用。李小黎等采用丹栀逍遥散治疗48例肝郁化火型广泛性焦虑症患者。结果:临床控制7例,显效16例,有效16例,无效9例。总有效率81.25%。②

3. 开心散　人参、茯苓、石菖蒲、远志按3:3:2:2比例组成。每次15克,每日2次。温苹等采用开心散合代力新治疗41例老年焦虑症患者。结果:治愈19例,显效13例,有效6例,无效3例。总有效率92.7%。③

4. 五对调神颗粒　酸枣仁12克、夜交藤15克、枳壳6克、白芍10克、半夏6克、夏枯草15克、黄连3克、肉桂3克、煅龙骨(先煎)30克、煅牡蛎(先煎)30克。每日1剂,分早晚2次冲服。王玉等采用五对调神颗粒治疗30例广泛焦虑症患者。结果:痊愈12例,有效17例,无效1例。总有效率96.6%。④

5. 十味温胆汤　人参10克、半夏10克、郁金10克、枳实8克、橘皮9克、白茯苓6克、熟地黄18克、五味子12克、酸枣仁20克、生龙骨20克、远志15克。随症加减:肝火炽盛者,加龙胆草、栀子;阴虚火旺者,加知母、黄柏;心热烦甚者,加黄连、栀子、豆豉;惊悸者,加珍珠母、生牡蛎、生龙齿。每日1剂,温水煎服,分2次早晚煎服,14天为1个疗程。张宾采用十味温胆汤治疗72例广泛性焦虑症患者。结果:治愈42例(58.33%),好转21例(29.17%),无效9例(12.5%)。总有效率87.5%。⑤

6. 安神化痰汤　钩藤15克、龙齿30克、石菖蒲9克、郁金12克、天竺黄9克、胆南星9克、黄连6克、肉桂3克、柴胡12克、枳壳12克、当归9克、熟地黄15克、合欢皮30克、夜交藤30克。每日1剂,水煎取汁400毫升,早晚各1次温服。朱冬胜采用安神化痰汤治疗37例广泛性焦虑症患者。结果:痊愈17例(45.95%),显效10例(27.03%),有效7例(16.22%),无效3例(10.81%)。总有效率91.89%。⑥

7. 黄连阿胶汤加味　黄连5克、黄芩10克、白芍20克、阿胶(烊化冲服)10克、肉桂(后下)5克、远志10克、熟地黄30克、酸枣仁30克、牡蛎(先煎)30克、郁金15克。每日1剂,水煎分午后及临睡前2次服。张远怀等采用黄连阿胶汤加味治疗30例焦虑症患者。结果:四周后痊愈7例(23.33%),显效12例(40%),有效9例(30%)。总有效率93.33%。⑦

8. 百合安神饮　百合20克、枣仁12克、黄芪12克、茯神10克、五味子10克、太子参10克、远志10克、麦冬10克、当归10克、木香10克、栀子15克、牡丹皮15克。浓缩成煎剂200毫升,每次100毫升,每日2次,分午后及临睡前服。张黎辉等采用百合安神饮治疗33例广泛性焦虑症患者。结果:8周后痊愈9例(27.27%),显效11例(33.33%),有效10例(30.30%),无效3例(9.09%)。总有效率90.91%。⑧

9. 温胆汤　竹茹12克、半夏12克、茯苓15克、郁金15克、丹参15克、酸枣仁15克、胆南星10克、生龙骨30克、生牡蛎30克、枳实9克、甘草6克。随症加减:大便秘结者,加瓜蒌仁、决明子;肝火炽盛者,加龙胆草、栀子;阴虚火旺者,加知母、黄柏;眩晕者,加白芍、代赭石;呕吐者,加黄连、紫苏叶;纳差者,加神曲、麦芽;失眠甚者,加合欢皮、夜交藤。每日1剂,水煎服。周仁义采用温

① 马彩艳,等.解郁活血汤治疗冠心病伴焦虑症的作用机理及临床效果[J].中华中医药学刊,2018,36(4):997-999.
② 李小黎,等.丹栀逍遥散干预社区肝郁化火型广泛性焦虑症患者的临床疗效分析[J].北京中医药,2017,36(4):359-361.
③ 温苹,等.开心散合用代力新治疗老年焦虑症的临床观察[J].中医药学报,2015,43(1):111-112.
④ 王玉,等.五对调神颗粒治疗广泛焦虑症30例[J].南京中医药大学学报,2014,30(6):585-586.
⑤ 张宾.十味温胆汤加减治疗广泛性焦虑症72例[J].陕西中医,2013,34(6):675-676.
⑥ 朱冬胜.安神化痰汤治疗广泛性焦虑症疗效观察[J].上海中医药杂志,2011,45(7):41-42.
⑦ 张远怀,等.黄连阿胶汤加味治疗广泛性焦虑症30例临床观察[J].实用中医内科杂志,2008,22(1):61-62.
⑧ 张黎辉,等.百合安神饮治疗广泛性焦虑症疗效观察[J].山西中医,2008,24(9):14-15,17.

胆汤治疗 34 例焦虑症患者。结果：痊愈 12 例，显著进步 15 例，进步 3 例，无效 4 例。显效率 79.4％，总有效率 88.2％。[1]

10. 清心涤痰汤　黄连 15 克、柴胡 15 克、栀子 15 克、胆南星 15 克、黄芩 20 克、菖蒲 20 克、枣仁 20 克、远志 10 克、磁石 30 克。每日 1 剂，水煎服，每日 3 次分服。孟昭蓉等采用清心涤痰汤治疗 40 例痰火内扰型广泛性焦虑症患者。结果：痊愈 8 例，显效 11 例，有效 13 例，无效 8 例。总有效率 80％。[2]

单　方

乌灵胶囊　组成：乌灵菌粉。用法用量：口服，每次 3 粒，每日 1 次，服用 2 个月。临床应用：刘宇采用黛力新与乌灵胶囊治疗 43 例焦虑症患者。结果：显效 29 例(67.4％)，有效 10 例(23.3％)，无效 4 例(9.3％)。总有效率 90.7％。[3]

中　成　药

1. 益心舒胶囊　组成：人参、麦冬、五味子、黄芪、山楂。用法用量：口服，每次 3 粒，每日 3 次。临床应用：李胜利等在常规治疗基础上，运用益心舒胶囊联合黛力新治疗 63 例冠心病合并焦虑症患者。结果：显效 40 例(63.5％)，有效 21 例(33.3％)，无效 2 例(3.2％)。总有效率 96.8％。[4]

2. 参松养心胶囊　组成：人参、麦冬、山茱萸、丹参、炒酸枣仁、桑寄生、赤芍、土鳖虫、甘松、黄连、南五味子、龙骨。功效：益气养阴，养心安神。用法用量：口服，每次 4 粒，每日 3 次。临床应用：王六银采用参松养心胶囊联合多塞平片治疗 26 例焦虑症患者。结果：治愈 4 例，显效 13 例，有效 5 例，无效 4 例。总有效率 84.6％。[5]

3. 九味镇心颗粒(原名九味虑平颗粒)　组成：人参、酸枣仁、五味子、茯苓、远志、延胡索、天冬、熟地黄、肉桂。功效主治：平和阴阳，养心补脾，益气安神定志；适用于广泛性焦虑症(心脾两虚型)。用法用量：每日 3 次，早、中、晚各服 1 袋，温开水冲服。黄淑贞等采用九味镇心颗粒治疗 54 例广泛性焦虑症(心脾两虚型)患者。结果：剔除 1 例，痊愈 1 例，显好 33 例，进步 16 例，无效 3 例。总有效率 94.34％。[6]

① 周仁义.温胆汤治疗焦虑症 34 例[J].新中医,2006,38(12)：66.
② 孟昭蓉,等.清心涤痰汤治疗痰火内扰型广泛性焦虑症 40 例[J].四川中医,2001,19(1)：27-28.
③ 刘宇.乌灵胶囊治疗焦虑症的临床研究[J].中国现代医生,2012,50(18)：114-115.
④ 李胜利,等.益心舒胶囊联合黛力新治疗冠心病合并焦虑症 63 例[J].中国中医药现代远程教育,2015,13(11)：19-21.
⑤ 王六银.参松养心胶囊治疗焦虑症的临床观察[J].光明中医,2011,26(5)：969-970.
⑥ 黄淑贞,等.九味虑平颗粒治疗广泛性焦虑症的临床疗效观察[J].中国医院用药评价与分析,2005,5(2)：113-115.

抑 郁 症

概　　述

抑郁症也称抑郁障碍,其临床特征主要表现为持久且显著的心境低落,且常伴随着思维或行为的改变,属于心境障碍的一种。由于人类生活方式和规律的不断改变,导致抑郁症的发生率也逐年攀升,当前抑郁症已经成为最常见的神经科疾病之一。

抑郁症属中医"郁证"范畴,主要归于情志疾病范畴。秦汉时期的《黄帝内经》将情志理论进行了总结和升华,认为情志因素是患病的主要原因,并且引入了"郁"的概念,提出"五郁"理论,即金郁、木郁、水郁、火郁和土郁。"五郁"理论以五行理论为基础,分别反映的是人体的燥、风、寒、热、湿。金元医家朱丹溪自创"六郁"学说,即气郁、痰郁、血郁、湿郁、热郁和食郁,他认为气郁、痰郁、血郁最为重要,六郁之间常相因为病,且可相互转化。明代《医学正传》首先采用"郁证"这一病名称,并出现了郁证的专著,即《景岳全书·郁证》,对前人的经验进行总结,提出内伤或外感等病因导致人体气血失和、气机不调、脏腑功能失调或瘀滞不行等都可纳入五郁,并且首次提出了"五行之郁"与"情志之郁"的区别。陈无择通过对郁证的病因进行总结归纳,进而提出七情致郁学说,认为人体的七情变化异常是引起"郁"的主要因素。

辨 证 施 治

解克平等分5证

(1)肝胆郁热证　症见面红赤,易躁怒,伤人毁物,舌红或绛,苔黄燥或黄腻,脉弦数或弦滑。治宜清肝泻火、镇心安神。方用龙胆泻肝汤合小承气汤加减:龙胆草、黄芩、栀子、柴胡、木通、大黄、枳实、龙骨等。随症加减:痰火盛者,去大黄,加胆南星、半夏、竹茹等。

(2)火盛伤阴证　症见长期兴奋,易乏倦,舌红少苔,脉细数。治宜滋阴降火、安神定志。方用二阴煎合养心汤加减:麦冬、生地黄、玄参、枣仁、柏子仁、丹参、当归、白芍等。随症加减:烦躁不安者,加黄连、百合等;心悸惊恐者,加龙骨、琥珀。

(3)肝郁脾虚证　症见情绪抑郁,悲观厌世,常叹息,身倦胁胀,舌淡苔薄白,脉弦细。治宜理气解郁、健脾和胃。方用逍遥散加减:柴胡、白芍、云苓、白术、薄荷、郁金、合欢皮等。随症加减:呕恶食少苔白腻者,加陈皮、半夏、佛手;虚烦急躁者,加栀子、牡丹皮等。

(4)心脾两虚证　症见情绪低落,少眠多梦,倦怠无力,食少便溏,舌淡伴有齿痕,脉沉细弱。治宜益气养血、疏肝解郁。方用逍遥散合归脾汤加减:台参、黄芪、白术、当归、白芍、云苓、柴胡、郁金、合欢皮等。

(5)肝肾阴虚证　症见病程较长,精萎神靡,健忘失眠,倦卧懒动,自责自弃,腰膝酸软,舌淡红或伴裂纹少苔,脉弦细。治宜滋肾养肝、理气解郁。方用逍遥散合六味地黄丸加减:生熟地黄、山茱萸、泽漆、山药、女贞子、枸杞、白芍、白术、柴胡、郁金、合欢皮等。随症加减:心烦盗汗、尿赤者,加黄柏、知母、玄参;手颤者,加龟甲、牡蛎。[①]

① 解克平,等.中西医结合辨证分型施治情感性障碍100例临床总结[J].山东精神医学,1994(2):18-20.

经 验 方

1. 解郁安神汤　柴胡 12 克、白芍 30 克、郁金 15 克、茯神 30 克、五味子 15 克、太子参 15 克、麦冬 12 克、菖蒲 12 克、紫贝齿 30 克、白术 15 克、酸枣仁 10 克、黄连 10 克、神曲 15 克、炙甘草 10 克。随症加减：肝郁化火，口苦咽干，加龙胆草、黄芩；心火旺盛，失眠多梦，加栀子、磁石、夜交藤；身疲嗜睡，口黏痰多，加清半夏、胆南星；胸胁胀痛，心烦易怒，加郁金、延胡索、川楝子；大便溏泄，面色㿠白，加党参、炒白术、六神曲；大便干燥，数日一解，加芦荟、大黄、火麻仁。每日 1 剂，水煎服，1 个月为 1 个疗程。皮理广采用解郁安神汤治疗 35 例抑郁症患者。结果：显效 18 例，有效 14 例，无效 3 例。有效率 91.43%。①

2. 归脾汤　白术 15 克、茯苓 30 克、党参 20 克、炙黄芪 30 克、龙眼肉 15 克、酸枣仁 15 克、木香 10 克、当归 20 克、远志 20 克、大枣 3 枚、炙甘草 15 克。随症加减：虚烦不眠较重者，加柏子仁、五味子以养心安神；多梦、心神不宁、烦躁易怒较重者，加煅磁石、生龙骨、生牡蛎以镇惊安神；脾虚见纳呆、便溏、苔滑腻较重者，加法半夏、厚朴、陈皮等以理气健脾化痰；心血不足见心悸、健忘较重者，加熟地黄、阿胶、白芍以养心补血。每日 1 剂，水煎分 2 次服用。朱晨军等采用归脾汤治疗 30 例心脾两虚型抑郁症患者。结果：6 周后 HAMD 疗效评分，临床控制 4 例（13.33%），显著进步 16 例（53.33%），进步 4 例（13.33%），无效 6 例（20.00%）。总有效率 80.00%。②

3. 加味四逆散　柴胡 12 克、枳实 12 克、白术 18 克、白芍 10 克、陈皮 12 克、大腹皮 20 克、石菖蒲 10 克、郁金 12 克、茯神 20 克、甘草 6 克。随症加减：胃气上逆明显者，加旋覆花 12 克、姜半夏 12 克以和胃降逆；兼有湿热内蕴者，加黄连 6 克、土茯苓 15 克清热燥湿；若肝气郁结甚者，加青皮 12 克、香附 10 克疏肝理气；有湿浊中阻者，加藿香 10 克、白豆蔻 6 克渗湿化浊；有气滞血瘀者，加广木香 12 克、丹参 20 克活血化瘀；有胃阴不足者，加麦冬 10 克、石斛 10 克滋养胃阴；腹胀甚者，加厚朴 6 克、沉香 2 克以行气消胀；反酸者，加煅瓦楞 15 克、浙贝母 10 克制酸和胃；胃痛甚者，加蒲黄 12 克、五灵脂 10 克和胃止痛；纳差明显者，加炒内金 10 克、炒六神曲 10 克消食和胃。每日早晚分 2 次温开水冲服，30 天为 1 个疗程。党中勤等采用加味四逆散治疗 40 例功能性消化不良伴抑郁症患者。结果：临床痊愈 10 例，显效 20 例，有效 7 例，无效 3 例。总有效率 92.50%。③

4. 加味柴胡疏肝散　陈皮（醋炒）10 克、柴胡 10 克、香附 10 克、枳壳 10 克、郁金 10 克、合欢皮 10 克、远志 10 克、芍药 10 克、甘草 5 克。随症加减：心烦失眠者，加淡竹叶 10 克、阿胶 10 克、酸枣仁 10 克；月经不调者，加丹参 10 克、桃仁 10 克、红花 10 克；经前胀痛，加麦芽 20 克、佛手 10 克。每日 1 剂，水煎 150 毫升，分早晚 2 次口服，20 天为 1 个疗程。林冰等采用加味柴胡疏肝散治疗 30 例抑郁症患者。结果：痊愈 9 例（30.0%），显效 16 例（53.3%），好转 1 例（3.3%），无效 4 例（13.3%）。总有效率 83.3%。④

5. 解郁 1 号方　党参 15 克、柏子仁 15 克、白术 10 克、茯苓 10 克、炙甘草 10 克、当归 10 克、生地黄 10 克、麦冬 10 克、川芎 10 克、白芍 10 克、柴胡 10 克、大枣 10 克、酸枣仁 10 克、远志 10 克。每日 1 剂，水煎分早晚 2 次服。龙伟芳等采用解郁 1 号方治疗 30 例心脾两虚型抑郁症患者。结果：痊愈 4 例，显效 7 例，有效 16 例，无效 3 例。总有效率 90.00%。⑤

6. 补肾解郁方　黄芪、西洋参、白术、天麻、枸杞子、熟地黄、淫羊藿、白芍、酸枣仁、茯苓、知母、香附、柴胡、郁金等。提取精制后装入胶囊。每粒

① 皮理广.解郁安神汤治疗抑郁症 35 例[J].河南中医,2015,35(2):373-374.
② 朱晨军,李侠,等.归脾汤治疗心脾两虚型抑郁症 30 例[J].中国实验方剂学杂志,2014,20(16):209-213.
③ 党中勤,等.加味四逆散治疗功能性消化不良伴抑郁症 40 例[J].辽宁中医杂志,2011,38(12):2385-2386.
④ 林冰,等.加味柴胡疏肝散治疗抑郁症临床研究[J].新中医,2011,43(8):36-37.
⑤ 龙伟芳,等.解郁 1 号方治疗心脾两虚型抑郁症 30 例[J].新中医,2010,42(3):38-39.

0.3 克,每日 3 次,每次 3 粒,口服。林昱等采用补肾解郁方治疗 240 例肾虚肝郁型抑郁症患者。结果:12 周后,痊愈率 54.68%,显效率 22.65%,有效率 9.67%,无效率 13.00%。①

7. 柴麦合欢汤 柴胡 10 克、白芍 10 克、枳壳 10 克、淮小麦 30 克、大枣 10 克、炙甘草 10 克、香附 10 克、川芎 10 克、僵蚕 10～15 克、合欢皮 10～15 克、天麻 10～12 克。随症加减:失眠明显,伴心烦急躁多梦,舌红,苔薄,脉数者,加黄连 6～10 克、肉桂 3 克、炒枣仁 15～30 克以交通心肾;若舌色淡,舌尖红,加阿胶珠 6 克补血;舌红苔少者,加墨旱莲 15～30 克、百合 15～30 克以滋阴清热;心烦急躁明显,爱发脾气,坐立不安者,加炒栀子 10 克、淡豆豉 20 克以清宣心胸郁热;心悸明显者,加远志 10 克、生龙齿 15 克以镇心安神。殷立荣采用自拟柴麦合欢汤治疗 60 例抑郁症患者。结果:治愈 36 例,显效 20 例,无效 4 例。总有效率 93%。②

8. 扶阳疏肝健脾方 柴胡 12 克、白芍 10 克、当归 10 克、法半夏 20 克、炒谷芽 20 克、炒麦芽 20 克、茯苓 20 克、茯神 10 克、佛手 15 克、炙甘草 10 克、制附片 15 克、磁石 30 克、炒酸枣仁 15 克、香附 10 克、吴茱萸 7 克、茵陈 15 克。随症加减:急躁易怒、失眠多梦等症状发生时,可加入龙骨 30 克、牡蛎 30 克。口服,每剂 200 毫升,每日 1 剂,每日 2 次。冀汝文采用扶阳疏肝健脾方治疗 42 例抑郁症患者,并与采用盐酸氟西汀治疗的 41 例作比较。结果:服用 6 周后,服用扶阳疏肝健脾方的患者汉密尔顿抑郁量表评分低于服用盐酸氟西汀的患者。③

9. 黄连温胆汤 黄连 6 克、陈皮 12 克、清半夏 13 克、甘草 4 克、枳实 5 克、竹茹 15 克、丹参 20 克、石菖蒲 30 克、郁金 30 克、茯苓 30 克、生龙骨 30 克、牡蛎 30 克、大黄 10 克。每日 1 剂,水煎 3 服。同时配以思想疏导。李振生等采用黄连温胆汤治疗 45 例精神抑郁症患者。结果:痊愈 12 例,有效 28 例,无效 5 例。总有效率 88.8%。本组用药最多者 40 剂,最少者 10 剂,平均 21 剂。④

10. 百合地黄汤 百合 18 克、生地黄 15 克、麦冬 15 克、五味子 15 克、甘草 7 克。随症加减:若阴虚火旺伴口苦,小便赤者,加牡丹皮 10 克、滑石 15 克、知母 15 克;若气阴两虚伴体倦乏力较重,食欲下降,头晕,脉细弱者,加黄芪 15 克、党参 15 克、白芍 15 克。每日 1 剂,水煎服,分睡前、早餐前 2 次服用,28 天为 1 个疗程。全世建采用白虎地黄汤治疗 30 例抑郁症患者。结果:显效 18 例,占 60%;有效 8 例,占 26.7%;无效 4 例,占 13.3%。总有效率 86.7%。⑤

单　方

巴戟天寡糖胶囊 组成:主要成分为巴戟天寡糖(每粒 0.3 克)。用法用量:每次 1 粒,每日 2 次。临床应用:李小钧等采用巴戟天寡糖胶囊治疗 43 例抑郁症患者。结果:治愈 9 例,显效 26 例,有效 6 例,无效 2 例。总有效率 95.35%。⑥

中成药

1. 疏肝解郁胶囊 组成:贯叶金丝桃、刺五加。用法用量:口服,每次 2 粒,每日 2 次,早晚各 1 次。临床应用:郭隆润采用疏肝解郁胶囊治疗 24 例轻中度抑郁症患者。结果:痊愈 9 例(37.5%),显效 5 例(20.8%),进步 5 例(20.8%),无效 5 例(20.8%)。总有效率 79.2%。⑦

2. 解郁安神颗粒 组成:柴胡、石菖蒲、浮小麦、远志、栀子、百合、胆南星、郁金、龙骨、酸枣仁、

① 林昱,等.补肾解郁法治疗肾虚肝郁型抑郁症临床疗效观察[J].中华中医药学刊,2013,31(10):2143-2145.
② 殷立荣,等.自拟柴麦合欢汤治疗抑郁症 60 例临床体会[J].实用心脑肺血管病杂志,2010,18(7):974.
③ 冀汝文.扶阳疏肝健脾方治疗抑郁症临床效果观察[J].光明中医,2017,32(3):375-377.
④ 李振生,等.运用黄连温胆汤治疗精神抑郁症 45 例[J].四川中医,2003,21(7):55.
⑤ 全世建.百合地黄汤加减治疗抑郁症 30 例疗效观察[J].新中医,1999,31(2):17-18.
⑥ 李小钧,谢燕,等.巴戟天寡糖胶囊治疗抑郁症的临床研究[J].中国临床药理学杂志,2017,33(3):216-218,221.
⑦ 郭隆润.舒肝解郁胶囊治疗轻中度抑郁症发作的临床疗效[J].临床合理用药,2018,11(3C):63-64.

茯苓。用法用量：开水冲服，每次 1 袋，每日 2 次。临床应用：吴华等采用解郁安神颗粒治疗 30 例更年期抑郁症患者。结果：治愈 18 例，好转 10 例，无效 2 例。有效率93.3％。[1]

3. 丹栀逍遥散　组成：白术、柴胡、当归、茯苓、甘草、牡丹皮、栀子、芍药。用法用量：每次 12 克，每日 2 次。临床应用：罗和春等采用丹栀逍遥散治疗 32 例抑郁症患者。结果：痊愈 15 例（46.9％），显效 12 例（37.5％），好转 1 例（3.1％），无效 4 例（12.5％）。愈显率84.4％。[2]

① 吴华,等.解郁安神颗粒治疗更年期抑郁症 30 例[J].陕西中医,2006,27(4)：442－443.
② 罗和春,等.丹栀逍遥散治疗抑郁症的临床疗效观察[J].中国中西医结合杂志,2006(3)：212－214.

失　眠

概　述

失眠是指睡眠发生或维持出现障碍,睡眠质量不能满足人体生理需要,进而影响生活及健康。轻者入睡困难,或睡眠表浅,或多梦易醒,或醒后不能再寐,甚者彻夜难眠。

本病属中医"不寐"范畴,可由情志不遂、损伤神明、忧思过度造成,出现不寐时往往会有精神萎靡、倦怠乏力,或者情绪不宁、易躁易怒、头痛、心悸等症状,对患者的影响较大。《灵枢·大惑论》篇曰:"卫气独卫其外,行于阳,不得入于阴。行于阳则阳气盛,阳气盛则阳跷陷,不得入于阴,阴虚,故目不瞑。"强调了醒寤与睡眠阴阳之气变化。故不寐病因虽多,但不外乎阴阳失调。阴阳不通、阴阳不交是失眠症基本病机。每因饮食不节,情志失常,劳倦、思虑过度及病后、年迈体虚等因素,导致心神不安,神不守舍,不能由动转静而至不寐病症。

辨　证　施　治

迟华分5证

(1)心火亢盛,肾水不足证　症见心烦不寐,口燥咽痛,手足心热,舌红少苔,脉细数。治宜清心火、滋肾水。方用黄连阿胶汤加减:黄连15克、阿胶(烊化)15克、白芍15克、黄芩15克、生地黄20克、玄参20克、珍珠母30克、五味子15克、酸枣仁20克、夜交藤30克、甘草10克、鸡子黄(冲)1个。随症加减:若患者彻夜不眠心烦难忍,可酌加潜阳凝神之品如生赭石、龙骨、牡蛎等。

(2)心肾两虚,气血亏耗证　症见多梦易醒,心悸健忘,头晕目眩,肢倦神疲,饮食无味,面色少华,舌淡苔薄,脉细弱。治宜补肾养心安神。方用自拟补肾养心汤:熟地黄15克、人参10克、茯苓15克、茯神20克、酸枣仁20克、柏子仁20克、紫石英15克、龙齿20克、辰砂(研冲)1克、当归15克、黄芪15克、远志20克、阿胶15克、肉桂5克。

(3)肝郁化火,灼伤心阴证　症见心烦不寐,多怒,性情急躁,不思饮食,目赤口苦,小便黄赤,大便秘结,舌红苔黄,脉弦数。治宜疏肝泻热、滋阴安神。方用自拟玄冬汤加减:玄参20克、寸冬20克、生地黄20克、大黄10克、川黄连10克、黄芩15克、龙胆草20克、柴胡20克、半夏15克、枣仁20克、代赭石30克、茯苓20克。

(4)胃腑实热,痰热内扰证　症见不寐头重,常有不寐者每至傍晚欲出行,奔走不能安卧,痰多胸闷,恶食嗳气,吞酸恶心,心烦口苦,腹满便秘,目眩,舌干口燥,苔腻而黄,脉滑数。治宜化痰清热、和中安神。方用自拟消食化痰汤加减:神曲20克、山楂15克、莱菔子15克、半夏10克、黄连10克、栀子10克、陈皮15克、竹茹15克、枳实15克、茯苓20克、珍珠母20克、朱砂(研冲)1克。

(5)气血瘀阻,心神不宁证　症见心烦胸胁满,短气不寐,情志拂郁,头胀昏,舌光紫或有瘀斑,脉弦或弦滑。治宜活血化瘀、安神定志。方用血府逐瘀汤加减:当归20克、生地黄20克、桃仁10克、红花10克、甘草15克、枳壳10克、赤芍15克、柴胡10克、川芎10克、桔梗10克、牛膝20克、龙骨25克、牡蛎25克、夜交藤20克。[1]

---

① 迟华.不寐的中医辨证治疗体会[J].中国医药指南,2010,8(35):80-81.

经 验 方

1. 柴胡加龙骨牡蛎汤　柴胡 12 克、黄芩 10 克、姜半夏 12 克、茯神 15 克、党参 12 克、桂枝 6 克、夜交藤 30 克、酸枣仁 20 克、生姜 6 克、大枣 10 克、生龙骨 30 克、生牡蛎 30 克、煅磁石 30 克。每日 1 剂，水煎服，两煎汤汁合并，分 3 次口服。王斌等采用柴胡加龙骨牡蛎汤治疗 40 例失眠患者。结果：治愈 16 例（40.0%），显效 11 例（27.5%），有效 9 例（22.5%），无效 14 例（35.0%）。总有效率 87.5%。①

2. 加味温胆汤　法半夏 10 克、陈皮 6 克、茯苓 10 克、枳实 10 克、竹茹 10 克、钩藤（后下）10 克、酸枣仁 15 克、夜交藤 15 克、五味子 6 克、合欢皮 10 克、柏子仁 10 克、甘草 6 克。随症加减：心悸惊惕不安者，加远志、石菖蒲、青龙齿、珍珠母、磁石之类以安神定志；饮食停滞，胃中不和者，合用秫米和胃健脾，加神曲、焦山楂、莱菔子消导和中；心火炽盛者，加黄连、栀子。每日 1 剂，水煎取 300 毫升，早晚分次温服。徐姣采用加味温胆汤治疗失眠患者 30 例。结果：痊愈 4 例，显效 9 例，有效 12 例，无效 5 例。总有效率 83.3%。②

3. 安神合剂　莲子心 10 克、玄参 10 克、知母 10 克、茺蔚子 30 克、麦冬 15 克、决明子 20 克、竹叶 10 克、延胡索 20 克、甘草 6 克（中医附院药剂科制备，处方浓煎制每瓶 100 毫升）。每次 20 毫升，每日 3 次，治疗 1 周。黄太基等采用安神合剂治疗 39 例失眠患者。结果：治愈 21 例（53.8%），好转 12 例（30.8%），未愈 6 例（15.4%）。总有效率 84.6%。③

4. 双夏二仙汤　半夏 9 克、夏枯草 24 克、仙茅 6 克、淫羊藿 9 克、黄柏 6 克、知母 6 克、巴戟天 12 克、当归 12 克。随症加减：兼潮热、盗汗者，加五味子 6 克、女贞子 15 克、墨旱莲 15 克；兼烦躁、口舌生疮，加黄连 6 克、莲子心 3 克；兼神疲、健忘、面色萎黄，加熟地黄 24 克；兼胸闷、恶心、胃胀者，加郁金 12 克、香附 10 克、枳壳 6 克；兼手足不温、形寒肢冷者，加附子 9 克、肉桂 3 克。潘广平采用双夏二仙汤治疗 35 例中老年顽固性失眠患者。结果：痊愈和显效 30 例，有效 4 例，无效 1 例。总有效率 97.1%。④

5. 益气养血安神汤　黄芪 20 克、龙眼肉 20 克、党参 15 克、合欢皮 15 克、白术 15 克、茯神 15 克、灵芝 15 克、当归 12 克、远志 10 克、木香 10 克、炙甘草 10 克、酸枣仁 30 克、夜交藤 30 克、丹参 30 克、大枣 5 枚、肉桂 6 克、黄连 8 克、朱砂（睡前冲服）1.5 克。每日 1 剂，水煎分 2 次分别于中午及睡前 1 小时温服。郭岳采用益气养血安神汤治疗 60 例心脾两虚型不寐症患者。结果：治愈 23 例，有效 29 例，无效 8 例。总有效率 86.67%。⑤

6. 晨清夜寐方　晨清夜寐方即清晨服用清心火方，睡前服用滋肾阴方。清心火方选黄连阿胶汤化裁而成，药用川雅连 6 克、淡黄芩 10 克、清阿胶（烊化）10 克、石菖蒲 10 克、鸡子黄 2 枚、生牡蛎（先煎）30 克、白芍药 12 克、怀牛膝 10 克、玄参心 10 克、明天麻 10 克、广郁金 10 克、生甘草 6 克。滋肾阴方选六味地黄丸加减而成，药用熟地黄 20 克、牡丹皮 10 克、山茱萸 10 克、怀山药 10 克、酸枣仁 20 克、朱茯神 15 克、肉桂 8 克、合欢皮 10 克、远志肉 10 克、夜交藤 30 克、柏子仁 10 克。分早晚服，2 日各 1 剂。戴其军等采用晨清夜寐方治疗 40 例心肾不交型失眠患者，同时服舒乐安定。结果：治愈 17 例（42.5%），显效 11 例（27.5%），有效 8 例（20.0%）。总有效率 90.0%。⑥

7. 三七方　酸枣仁、鸡血藤、小蓟、三七。每日 1 剂，睡前 30 分钟温服。贺敏等采用三七方治疗 36 例失眠症患者，并另设服用复方枣仁胶囊 33 例为对照组。结果：各组治疗 2 周、治疗 4 周与治

① 王斌，等.基于仲景柴胡方证理论运用柴胡加龙骨牡蛎汤治疗失眠的临床研究[J].中华中医药学刊，2016,34(6)：1430－1433.
② 徐姣，等.加味温胆汤治疗痰热扰心型失眠 30 例[D].南京：南京中医药大学，2014,8－15.
③ 黄太基，等.安神合剂治疗失眠的临床研究[J].四川中医，2012,30(5)：76－77.
④ 潘广平.双夏二仙汤治疗中老年顽固性失眠 35 例疗效分析[J].北京中医药，2011,30(4)：294－295.
⑤ 郭岳.益气养血安神汤治疗心脾两虚型不寐症 60 例[J].陕西中医，2010,31(6)：673－674.
⑥ 戴其军，等.晨清夜寐方治疗心肾不交型失眠临床研究[J].辽宁中医杂志，2010,37(6)：1086－1087.

疗前比较,匹兹堡睡眠质量指数量表总分都明显降低,均有统计学意义(P<0.01)。其中服用三七方的患者治疗 4 周的匹兹堡睡眠质量指数量表总分下降明显优于对照组。[①]

8. 活血安神汤 当归 15 克、川芎 9 克、赤芍 12 克、生地黄 15 克、桃仁 12 克、红花 12 克、牛膝 15 克、丹参 15 克、桔梗 9 克、酸枣仁 15 克、灵磁石 30 克、柏子仁 15 克、夜交藤 30 克、远志 9 克、甘草 6 克。随症加减:若兼气虚者,加黄芪 15 克、党参 9 克;阴虚者,加熟地黄 12 克、阿胶 15 克;痰热上扰者,加竹茹 12 克、栀子 9 克;肝郁化火者,加柴胡 12 克、龙胆草 15 克。凌桂梅采用自拟活血安神汤治疗 55 例顽固性失眠患者。结果:痊愈 23 例,显效 18 例,有效 10 例,无效 4 例。总有效率92.7%。[②]

9. 半夏泻心汤 半夏 12 克、黄连 8 克、黄芩 12 克、党参 15 克、干姜 6 克、炙甘草 6 克、酸枣仁 20 克、夜交藤 20 克、大枣 5 枚。随症加减:口干、舌红者,加炒栀子 12 克、麦冬 20 克;脘腹胀满者,加枳壳 12 克、厚朴 10 克;纳差者,加砂仁 8 克、焦山楂 15 克、焦神曲 15 克、焦麦芽 15 克。每日 1 剂,水煎服,7 天为 1 个疗程。郝芬兰等采用半夏泻心汤治疗 102 例失眠患者。结果:显效 60 例,占 58.8%;有效 35 例,占 34.3%;无效 7 例,占 6.9%。总有效率 93.1%。[③]

10. 珍珠母眠安汤 珍珠母 60 克、酸枣仁 30 克、白芍 15 克、丹参 15 克、郁金 15 克、五味子 10 克、甘草 10 克、黄连 3～10 克。随症加减:头晕头痛,加天麻 12 克、蒺藜 15 克;心烦心慌,加栀子 15 克、麦冬 20 克;痰湿,加法半夏 10 克、远志 10 克;气虚,加党参 15 克、白术 15 克;口干、五心烦热,加生地黄 30 克、知母 15 克。每日 1 剂,水煎 3 次,头 2 煎共取汁 300 毫升,晚饭前及睡前 1 小时分服,第 3 煎取 1 000 毫升,睡前泡足 15～30 分

钟,1 个月为 1 个疗程。李燕采用珍珠母眠安汤治疗 58 例失眠患者。结果:治愈(睡眠正常或夜间睡眠在 6 小时以上,睡眠深沉,醒后精力充沛)25 例,显效(睡眠明显好转,睡眠时间增加 3 小时以上,睡眠深度增加)17 例,有效(症状减轻,睡眠时间较前增加不足 3 小时)1 例,无效(症状无改善)5 例。总有效率 91.38%。[④]

单 方

1. 乌灵胶囊 组成:乌灵菌粉。用法用量:3 粒(0.99 克),早晚 2 次,温开水送服。临床应用:金曦采用乌灵胶囊治疗 24 例原发性失眠阴虚火旺证患者。结果:痊愈 4 例,显效 5 例,有效 12 例,无效 3 例。总有效率 87.5%。[⑤]

2. 刺五加注射液 组成:刺五加(黑龙江省完达山制药厂生产,国药准字 Z23020810,每支 20 毫升)。用法用量:每日 1 次,每次 60 毫升,视病情加入生理盐水或 5%～10% 葡萄糖注射液中。临床应用:张登峰采用刺五加注射液治疗 42 例失眠患者。结果:治愈 26 例,显效 8 例,有效 7 例,无效 1 例。总有效率 97.62%。[⑥]

3. 落花生枝叶制剂 组成:落花生枝叶为主药制成(含生药 3 克/毫升,每支 10 毫升)。用法用量:每日早上服 1 支,晚上睡前服 1～2 支。临床应用:王翘楚等采用落花生枝叶制剂治疗 100 例失眠患者。结果:痊愈 12 例(12.00%),显效 55 例(55.00%),有效 29 例(29.00%),无效 4 例(4.00%)。总有效率 96.00%。[⑦]

中 成 药

1. 枣仁安神颗粒 组成:酸枣仁(炒)、丹参、

① 贺敏,等.三七方治疗失眠症 36 例临床观察[J].时珍国医国药,2009,20(12):3106-3107.
② 凌桂梅."活血安神汤"治疗顽固性失眠 55 例临床观察[J].江苏中医药,2009,41(11):27.
③ 郝芬兰,等.半夏泻心汤加味治疗失眠 102 例[J].四川中医,2007,25(9):70.
④ 李燕.珍珠母眠安汤治疗失眠 58 例[J].新中医,2003,35(7):54-55.
⑤ 金曦.乌灵胶囊治疗原发性失眠的临床观察[J].中国医学工程,2012,20(2):52-53.
⑥ 张登峰.刺五加注射液治疗失眠 78 例[J].中医研究,2008,21(1):36-37.
⑦ 王翘楚,等.落花生枝叶制剂治疗失眠症疗效观察[J].上海中医药杂志,2001(5):8-10.

五味子(醋炙)。功效:补心养肝,安神益智。用法用量:开水冲服,每次 5 克,临睡前服。临床应用:陈延军等采用枣仁安神颗粒治疗 60 例失眠患者。结果:痊愈 15 例(25.0%),显效 23 例(38.3%),有效 13 例(21.7%),无效 9 例(15.0%)。总有效率 85.0%。[①]

2. 安神补脑液　组成:鹿茸、制何首乌、淫羊藿、干姜、甘草、大枣、维生素 B_1(鲁南厚普制药有限公司)。用法用量:口服,每次 10 毫升(即每次 1 瓶),每日 2 次,15 天为 1 个疗程。临床应用:丛刘春采用安神补脑液治疗 30 例中老年失眠患者。结果:痊愈 10 例,显效 7 例,有效 11 例,无效 2 例。总有效率 93.33%。[②]

3. 复方枣仁胶囊　组成:酸枣仁(制)、左旋延胡索乙素(重庆希尔安制药有限公司)。用法用量:口服,每日 1 次,每次 2 粒(0.8 克),睡前服用。临床应用:张顺泉等采用复方枣仁胶囊治疗 83 例失眠患者。结果:治愈 27 例(32.5%),显效 46 例(55.5%),有效 7 例(8.4%),无效 3 例(3.6%)。治愈率 32.5%,总有效率 96.4%。[③]

① 陈延军,等.枣仁安神颗粒治疗失眠症 60 例临床研究[J].河北中医,2014,36(8):1145 - 1147.
② 丛刘春.安神补脑液治疗中老年失眠疗效观察[J].中国现代药物应用,2013,7(18):102 - 103.
③ 张顺泉,等.复方枣仁胶囊治疗失眠症 83 例[J].实用中医药杂志,2005,21(4):227.

梅 核 气

概 述

梅核气是患者自觉咽中不适，如有异物梗阻，咯之不出，咽之不下，饮食无碍；咽喉部检查、X 光钡餐检查均无异常发现的一种疾病。

本病属中医"郁证"范畴，多因外界刺激或情绪异常而致急性发作或原有症状加重，病情迁延。其发病多与情绪波动相关，心情愉悦时自觉症状减轻或消失，心情抑郁时自觉咽中阻塞感加重。在古代文献中梅核气往往被描述为"咽中如有炙脔""咽中如有炙肉脔""咽喉中如有物噎塞"等。有关梅核气的最早认识见于《黄帝内经》，如《灵枢·邪气脏腑病形》篇中曰："胆病者，善太息……心下澹澹，恐人将捕之，嗌中介介然，数唾。"而痰气互结学说是古代医家对梅核气病因的最早认识，如《诸病源候论·卷三十九·妇人杂病诸候三》中云："咽中如有炙肉脔者，此是胸膈痰结与气相搏，逆上咽喉之间结聚。"而后医家进一步加深了对梅核气的认识，认为梅核气的发生与情志变化也有一定的关系，正如《太平圣惠方·卷三十五·治咽喉中如有物妨闷诸方》中云："亦有愁忧思虑，五脏气逆，胸膈痰结，则喉中如梗。"而《医宗金鉴》也对情志致病进行了论述，认为"此病得于七情郁气，凝涎而生"。《古今医统大全·(附)梅核气证》曰："梅核气者，似呃逆而非呃逆，系痰气窒塞于咽喉之间，咯之不出，咽之不下，如梅核之状，故俗谓之梅核气。江南之地比比云之，故从而附此。盖湿热痰气郁结而然，治法不外开郁顺气消痰而已。"

临床多见于青中年女性。本病主要由肝气郁结、气滞痰凝，咽部痰气互结所致。然亦有因于瘀血阻络、痰热蕴郁、阳虚寒凝或阴虚火旺者。

辨 证 施 治

瞿洪根分 4 证

(1) 瘀血阻络证　症见胸部疼痛如针刺，自觉咽喉部有物阻塞，吐不出，咽不下，饮水尚可，饮食时有梗阻感，恶心，急躁易怒，舌紫暗边有瘀斑，脉弦涩。治宜活血化瘀、行气解郁，佐以化痰利咽。方用血府逐瘀汤加减：当归 10 克、川芎 10 克、桔梗 10 克、柴胡 10 克、枳壳 10 克、桃仁 10 克、红花 10 克、牛膝 10 克、半夏 10 克、绿萼梅(后下)10 克、赤芍 12 克、丹参 30 克、甘草 6 克。每日 1 剂，水煎服。

(2) 痰热蕴郁证　症见咽喉部如有异物阻塞，痰稠色黄，胸闷心烦，口干不欲饮，舌红、苔黄腻，脉滑数。治宜清热化痰，佐以调畅气机。方用温胆汤加减：竹茹 12 克、法半夏 12 克、黄芩 12 克、陈皮 6 克、茯苓 15 克、枳壳 9 克、茵陈 9 克、杏仁 9 克、降香 9 克、绿萼梅 10 克、甘草 5 克。每日 1 剂，水煎服。

(3) 阳虚寒凝证　症见咽喉部如有异物梗阻，迁延日久，失治误治；或因他病久服苦寒清热之品，阳气损伤，寒从内生，寒凝痰聚，阻于咽喉。治宜温阳散寒，佐以化痰利咽。方用麻黄附子细辛汤加减：麻黄 5 克、附子(先煎)3 克、半夏 9 克、川芎 9 克、桃仁 9 克、桔梗 9 克、白术 12 克、泽泻 12 克、细辛 3 克、甘草 3 克。每日 1 剂，水煎服。

(4) 阴虚火旺证　症见平素易怒，肝火偏旺；或肝郁日久，化火伤阴；或思虑过度，脾阴暗耗；或感染他病，损伤肺脾之阴，阴虚亦生痰。治宜滋阴降火、化痰解郁。方用知柏地黄丸加减：知母 10

克、丹参 10 克、黄柏 10 克、山茱萸 10 克、桔梗 10 克、绿萼梅（后下）10 克、山药 12 克、沙参 12 克、贝母 12 克、瓜蒌皮 12 克、射干 15 克、生地黄 15 克、甘草 5 克。①

经 验 方

1. 解郁消核汤　柴胡 15 克、香附 15 克、川芎 10 克、紫苏梗 12 克、白芍 10 克、厚朴 10 克、姜半夏 10 克、枳壳 10 克、瓜蒌 15 克、陈皮 10 克、青果 10 克、橘络 10 克、竹茹 10 克。随症加减：因咽中不适而致睡眠欠佳者，加焦枣仁 15 克；胸胁疼痛较重，用香附加郁金 10 克；恶心干呕者，加胆南星 10 克；痰黏者，加川贝母（冲服）10 克，重用瓜蒌；病程超过 3 个月以上者，可酌加当归 20 克。每日 1 剂，水煎 400 毫升，分 2 次温服。张成等将 120 例梅核气患者随机分为观察组和对照组各 60 例。对照组采用西药雾化吸入、局部用药、涂药、激光等对症处理；观察组服用自拟解郁消核汤加减治疗。结果：观察组治愈率 33.33%，有效率 83.33%；对照组治愈率 11.67%，有效率 58.34%，两组比较差异均有统计学意义（均 $P<0.05$）。②

2. 下气汤　半夏 15 克、茯苓 15 克、白芍 15 克、苦杏仁 15 克、浙贝母 10 克、橘皮 10 克、甘草 10 克、五味子 5 克。每日 1 剂，水煎，分 3 次服。2 周为 1 个疗程。徐家新等将 110 例癔球症患者随机分为治疗组 56 例与对照组 54 例。对照组采用西药治疗，治疗组采用中药下气汤治疗。结果：临床疗效总有效率治疗组 92.9%，对照组 68.5%，两组总有效率比较，差异有显著性意义（$P<0.05$）③

3. 四花解郁汤　绿萼梅 6 克、玫瑰花 6 克、佛手花 6 克、厚朴花 6 克、姜半夏 5 克、白茯苓 10 克、远志肉 10 克、白芍药 10 克、生甘草 3 克。随症加减：便秘，加蜂蜜 20 克、瓜蒌仁 15 克、郁李仁

15 克、制大黄 10 克；咯痰，加贝母 10 克、枇杷叶 20 克、前胡 10 克；呕恶，加竹茹 15 克、旋覆花 10 克；失眠健忘，加酸枣仁 15 克、五味子 10 克；情志抑郁，胸胁胀满，郁结明显者，加郁金 10 克、枳壳 10 克、香附 10 克；若肝气横逆犯脾，兼见肝郁脾虚者，加焦白术 15 克、神曲 15 克、广木香 10 克、生麦芽 15 克。水煎服，每日 2 次，每次 150 毫升，于饭前温热服用。陈建新将 120 例梅核气患者随机分为治疗组和对照组各 60 例。对照组口服谷维素，每日 3 次，每次 20 毫克；艾司唑仑每日睡前 30 分钟服用 1 毫克。2 周为 1 个疗程。治疗组服用四花解郁汤加减。2 周为 1 个疗程。结果：治疗组治愈 39 例（65.00%），好转 16 例（26.67%），无效 5 例（8.33%），总有效率 91.67%；对照组治愈 18 例（30.00%），好转 20 例（33.33%），无效 22 例（36.67%），总有效率 63.33%。④

4. 疏肝化痰汤　柴胡 15 克、枳壳 20 克、佛手 10 克、香橼 10 克、甘草 10 克、白芍 20 克、香附 20 克、陈皮 20 克、半夏 10 克、茯苓 20 克、厚朴 10 克、合欢花 15 克、郁金 15 克。随症加减：症状较重者，去陈皮，加青皮 10 克。每日 1 剂，水煎服。60 日为 1 个疗程。张琳以上方治疗 20 例梅核气患者。结果：痊愈 12 例，好转 6 例，无效 2 例。总有效率为 90%。⑤

5. 半夏厚朴汤加味　半夏 12 克、茯苓 12 克、厚朴 9 克、紫苏叶 9 克、生姜三片。随症加减：口干咽燥，加玄参 10 克、麦冬 10 克；泛酸，加吴茱萸 6 克、川黄连 3 克；嗳气恶心，加柴胡 10 克、白芍 10 克、制南星 10 克；胸闷、胁痛，加香附 10 克、制延胡索 15 克；咽痒咳嗽，加桔梗 10 克、射干 5 克。每日 1 剂，每剂水煎 3 次，取汁 300 毫升，分 3 次温服。7 日为 1 个疗程。钮国英以上方治疗 148 例梅核气患者。结果：治愈 65 例，显效 60 例，无效 23 例。总有效率 84.5%。⑥

① 翟洪根.梅核气分型辨治[J].江苏中医,1997,18(2):12-13.
② 张成,齐永福.解郁消核汤治疗梅核气 60 例疗效观察[J].中国临床研究,2014,27(4):487-488,492.
③ 徐家新,等.下气汤治疗癔球症 56 例疗效观察[J].新中医,2012,44(1):24-25.
④ 陈建新."四花解郁汤"治疗梅核气 60 例临床观察[J].江苏中医药,2011,43(8):48-49.
⑤ 张琳.疏肝化痰汤治疗梅核气疗效观察[J].中国医药导报,2010,7(12):115-116.
⑥ 钮国英.半夏厚朴汤加味治疗梅核气 148 例[J].江西中医药,2010,41(2):50.

6. 通气散加味 柴胡 15 克、川芎 10 克、香附子 10 克、枳壳 12 克、木香 10 克、桔梗 10 克、紫苏 12 克、丝瓜络 10 克、甘草 6 克。随症加减：痰聚者，加半夏、厚朴、杏仁；肝郁者，加牡丹皮、栀子、龙胆草、泽泻；脾虚者，加陈皮、白术、茯苓、党参。每日 1 剂，水煎，分早晚服。尚红坤以上方治疗 200 例咽异感症患者。结果：治愈 160 例，占 80%；显效 34 例，占 17%；无效 6 例，占 3%，总有效率 97%。①

7. 解郁散结散 绿梅花 8 克、厚朴花 6 克、佛手花 6 克、炙甘草 6 克、旋覆花 10 克、合欢花 10 克、竹沥半夏 10 克、紫苏梗 10 克。水煎为 250 毫升液体备用。服药时，将药物摇匀，按医嘱每次口服 20 毫升（含生药量 15 克），每日 3 次。徐流国以上方治疗 120 例梅核气患者。结果：治愈 22 例，显效 36 例，有效 48 例，无效 14 例。总有效率 88.33%。②

8. 开胸降逆汤 全瓜蒌 20 克、薤白 15 克、半夏 10 克、黄连 6 克、炒枳实 10 克、郁李仁 10 克、川厚朴 10 克、降香 10 克、路路通 10 克、姜黄 6 克、木香 10 克、佛手 10 克。随症加减：肝郁脾虚，聚湿生痰或气滞津停，凝聚成痰，气滞痰郁交阻于胸膈之上者，加白茯苓、紫苏叶等；气滞热郁，三焦不利者，加栀子、通草等。5 日为 1 个疗程。郭杰等以上方治疗 50 例梅核气患者。结果：显效 49 例，占 98%；有效 1 例，占 2%。总有效率 100%。③

9. 越鞠丸 川芎 10 克、香附 15 克、栀子 10 克、神曲 15 克、苍术 10 克。随症加减：痰多，加二陈汤；咽干，加麦冬、玄参；食少，加鸡内金、麦芽；胸闷，加厚朴、紫苏梗；心烦，加淡豆豉、郁金。每日或隔日 1 剂，水煎 3 次分服。禹永明以上方治疗 44 例梅核气患者。结果：痊愈 19 例，总有效率 95.45%。④

单 方

1. 硼砂豆 组成：黄豆、硼砂。制备方法：黄豆浸泡膨胀后煮熟，将湿润的黄豆滚满硼砂面即可。用法用量：服药时 1 粒 1 粒的咀嚼，咀嚼越慢越好，慢慢地咽下，使其在嘴里尽量保持较长时间，每日 3 次，每次 3 粒。临床应用：杜丽娟以上方治疗 21 例梅核气患者。结果：显效 20 例（其中治愈 17 例），无效 1 例。治愈率 81%。⑤

2. 佛手 组成：佛手。制备方法：取佛手 150 克，加水 600 毫升，水煎浓缩至 300 毫升。用法用量：每日 4 次，每次服 20 毫升，呷服。临床应用：蔡百根等以上方治疗 120 例梅核气患者。结果：痊愈 108 例，显效 10 例，无效 2 例。治愈率 98.3%，疗程一般短的 5 天，最长的 21 天。⑥

中 成 药

1. 二四胶囊 组成：柴胡、牛蒡子、丹参、半夏、甘草、葛根、厚朴、薄荷、桔梗、牛膝［泸州医学院附属第二（中医）医院制剂室生产］。用法用量：每日 3 次，每次 4 粒，口服。4 周为 1 个疗程。临床应用：毕旭新等将 150 例梅核气患者随机分为治疗组 90 例与对照组 60 例。对照组采用慢咽舒宁颗粒治疗，治疗组采用二四胶囊治疗。结果：治疗组痊愈率 40%，显效率 42.2%；对照组痊愈率 31.7%，显效率 26.7%。两组比较差异均有显著性意义（$P < 0.05$），治疗组疗效优于对照组。⑦

2. 蛇胆陈皮含化 组成：蛇胆陈皮（江西南大博仕制药有限公司，国药准字 Z36021247）。用法用量：每日 2 次，每次 0.6 克，7 天为 1 个疗

① 尚红坤.通气散加味治疗咽异感症 200 例[J].河南中医，2008(5)：36.
② 徐流国.解郁散结散治疗梅核气 120 例[J].中国医药导报，2007,4(28)：80.
③ 郭杰,等.自拟开胸降逆汤治疗梅核气 50 例临床观察[J].现代中西医结合杂志，2001,10(23)：2241.
④ 禹永明.越鞠丸加减治疗梅核气 44 例[J].云南中医杂志，1992(5)：16.
⑤ 杜丽娟.硼砂豆治疗梅核气 21 例[J].黑龙江医学，2004,28(11)：876.
⑥ 蔡百根,等.单味佛手治疗梅核气[J].时珍国药研究，1994,5(1)：18.
⑦ 毕旭新,等.二四胶囊治疗梅核气 90 例[J].新中医，2007,39(4)：60－61.

程,连续 2 个疗程。临床应用:徐玉珍将 94 例梅核气患者随机分为观察组和对照组各 47 例。对照组内服医院自配的化痰止咳液进行治疗,观察组采用蛇胆陈皮含化治疗。结果:观察组总有效率 95.74%,无不良反应患者;对照组总有效率 89.36%,1 例患者出现不良反应。[1]

---

① 徐玉珍.蛇胆陈皮含化治疗梅核气 47 例临床研究[J].亚太传统医药,2014,10(19):115-116.

卒中后抑郁

概　　述

卒中后抑郁症（PSD）是脑血管疾病的常见并发症之一，是发生在中风后的、精神和躯体症状相结合的、复杂的神经精神情感障碍性疾病，属于继发性抑郁症的一种。

中国古代文献并无"卒中后抑郁"这一专门病名，中医学将其归属于"郁证"与"中风"之合病。脑卒中患者发病后常遗留肢体功能、语言、精神等障碍，生活质量严重下降，易出现情绪低落、悲观失望、兴趣降低等，可使肝失疏泄，气机不畅，致肝气郁结，发为卒中后抑郁。卒中后抑郁既有肝气郁结的原因，又有中风所致瘀血导致脉络阻滞的原因，两者互为因果，互相促发。中风患者由于风痰瘀血痹阻脉络，导致肝络不疏、肝气郁结；肝郁木旺而横逆犯脾，致脾失健运、水湿不化、聚而成痰；痰气互结，上阻清窍，蒙蔽心神，心神失养，发为郁病。

卒中后抑郁在脑卒中后急性期、恢复期或后遗症期均可伴发。除造成情感上的痛苦外，可直接延缓神经功能的恢复，减慢患者肢体功能与认知功能的恢复，影响患者的生活质量，甚至增加脑血管病的病死率，严重影响中风患者的治疗和康复过程。

辨 证 施 治

廖福九等分 4 证

（1）肝郁脾虚证　症见精神倦怠，情绪不宁，胸闷胁痛，脘闷嗳气，不思饮食，大便不调，苔薄腻，脉弦。治宜疏肝解郁、健脾理气。方用柴胡疏肝散加减：柴胡、香附、枳壳、陈皮、郁金、青皮、合欢皮、川芎、芍药、甘草。随症加减：兼食滞腹胀者，加山楂、神曲、麦芽、鸡内金消食化积。

（2）肝郁化火证　症见性情暴躁，胸胁胀满，口干口苦，大便干结，小便黄赤，舌红苔黄，脉弦数。治宜疏肝解郁、清肝泻火。方用加味四逆散加减：柴胡、郁金、香附、牡丹皮、栀子、当归、白芍、龙骨、牡蛎、珍珠母。随症加减：肝火上扰而见头疼者，加钩藤、菊花、刺蒺藜清热平肝；睡眠差者，加合欢皮、夜交藤解郁安神。

（3）痰气交阻证　症见情绪低落，胸部闷塞，咽喉如有异物梗阻，咳之不出，咽之不下，舌淡苔白腻，脉弦滑。治宜行气开郁、化痰散结。药用厚朴、枳实、佛手、法半夏、郁金、茯苓。随症加减：痰郁化热胸闷者，加竹茹、瓜蒌皮、黄柏清化痰热，宽胸散结。

（4）心肾阴虚证　症见心烦失眠，健忘，五心潮热，盗汗，腰酸乏力，舌尖红，苔薄黄，脉细数。治宜滋肾养心、交通心肾。药用熟地黄、麦冬、五味子、玄参、茯神、龙骨、牡蛎、黄连、肉桂。[①]

经 验 方

1. *疏肝活血解郁汤*　柴胡 10 克、郁金 10 克、石菖蒲 10 克、桃仁 10 克、红花 10 克、丹参 10 克、赤芍 10 克、生地黄 10 克、当归 10 克、牛膝 15 克、桑寄生 15 克、山药 15 克、酸枣仁 15 克、甘草 6 克。每日 1 剂，分 2 次温服。王惠中将 140 例卒中后抑郁患者随机分为治疗组与对照组各 70 例。

---

① 廖福九,高敏.高敏治疗卒中后抑郁经验[J].世界中西医结合杂志,2018,13(4)：478 - 481.

对照组采用口服氟西汀治疗,治疗组加用疏肝活血解郁汤治疗。结果:治疗组治愈17例,显效27例,有效19例,无效7例,总有效率90.00%;对照组治愈13例,显效24例,有效18例,无效15例,总有效率78.57%。[①]

2. 补肾疏肝汤 石菖蒲30克、熟地黄20克、白术15克、柴胡15克、郁金15克、远志15克、山茱萸15克、山药12克、鸡内金12克、桃仁10克、合欢皮10克、茯苓10克、半夏9克、牡丹皮9克。随症加减:胃气上逆型,加半夏10克、竹茹9克;肾阴亏虚型,加知母10克、黄柏9克;肝阳上亢型,加石决明15克、钩藤15克、龙胆草9克;肾阳虚,加杜仲15克、附片9克、肉桂3克;心火亢盛,加炒栀子10克、黄连10克。每日1剂,水煎后分早晚2次服,每次200毫升。王冬柏将100例老年脑卒中后抑郁患者随机分为观察组和对照组各50例。对照组采用常规西药治疗;观察组在西药治疗基础上,联合予以补肾疏肝汤治疗。结果:观察组治愈8例(16.0%),显效25例(50.0%),有效12例(24.0%),无效5例(10.0%),总有效率90.0%;对照组治愈4例(8.0%),显效24例(48.0%),有效11例(22.0%),无效11例(22.0%),总有效率78.0%。[②]

3. 解郁化痰汤 珍珠母30克、丹参15克、赤芍12克、郁金12克、石菖蒲10克、柴胡10克、远志8克、水蛭6克。随症加减:阴虚者,加生地黄20克、女贞子15克、枸杞子10克;气虚者,加黄芪30克;气郁化火者,加知母10克、炒栀子10克;心神不宁导致失眠者,加茯神15克、酸枣仁15克、山楂6克。每日1剂,水煎至300~400毫升分为2~3次温服。杨媛等将70例老年脑梗死后抑郁症患者随机分为观察组与对照组各35例。对照组予以盐酸帕罗西汀治疗,观察组予以解郁化瘀汤治疗。结果:观察组治疗总有效率97.14%,显著高于对照组的74.29%(P<0.05);两组治疗后

SDS及HAMD评分均显著降低,且观察组显著低于对照组(P<0.05);观察组不良反应率14.29%,显著低于对照组的51.43%(P<0.05)。[③]

4. 逍遥温胆汤 柴胡15克、当归15克、白术15克、白芍10克、茯苓10克、枳实10克、陈皮8、半夏8克。每日1剂,水煎服,早晚各服1次。翟燕燕将74例卒中后焦虑抑郁患者随机分为观察组与对照组各37例。对照组在常规治疗基础上予以氟哌噻吨美利曲辛片治疗,观察组在对照组治疗基础上加用逍遥温胆汤治疗。结果:观察组治疗总有效率94.59%,显著高于对照组的78.38%,组间疗效对比差异有统计学意义(P<0.05)[④]

5. 柴胡疏肝散加味 柴胡20克、川芎15克、香附15克、陈皮15克、白芍15克、枳壳10克、甘草3克、鸡血藤30克、丹参30克。每日1剂,水煎温服,早晚各1次。陈贺华等将94例卒中后抑郁患者随机分为治疗组和对照组各47例。对照组予氟西汀治疗,治疗组予柴胡疏肝散加味治疗。结果:两组间疗效无显著性差异(P>0.05);两组治疗后HAMD评分均较治疗前明显改善(P<0.01),组间无显著性差异;两组治疗后血清单胺类神经递质水平均较治疗前明显升高(P<0.05或P<0.01),组间无显著性差异;不良反应方面,治疗组较对照组明显减少(P<0.05或P<0.01)。[⑤]

6. 安神解郁汤 酸枣仁30克、生龙骨30克、生牡蛎30克、柴胡15克、炒白芍12克、栀子15克、石菖蒲12克、合欢花15克、川芎12克、郁金10克、甘草10克。每日1剂,水煎服,早晚各1次。42日为1个疗程,共1个疗程。张德全将65例脑卒中后抑郁症患者随机分为治疗组32例和对照组33例。对照组用西酞普兰20毫克,早饭后服,每日1次,服药42日;治疗组应用安神解郁汤。结果:治疗组总有效率71.88%,对照组总有效率72.72%。两组疗效相近,但是治疗组的不良

① 王惠中.疏肝活血解郁汤治疗卒中后抑郁70例疗效观察[J].陕西中医,2016,37(2):218-219.
② 王冬柏.补肾疏肝汤治疗老年脑卒中后抑郁的临床研究[J].四川中医,2015,33(2):86-88.
③ 杨媛,于生元.解郁化瘀汤治疗老年脑梗死后抑郁症临床观察[J].四川中医,2015,33(4):107-109.
④ 翟燕燕.逍遥温胆汤联合西药治疗卒中后焦虑抑郁的疗效研究[J].中西医结合心血管病杂志,2015,3(18):74-75.
⑤ 陈贺华,刘勇,等.柴胡疏肝散加味治疗卒中后抑郁的临床观察与机制分析[J].辽宁中医杂志,2013,40(1):112-114.

反应率明显低于对照组。①

7. 化瘀解郁汤　广郁金 15 克、九节菖蒲 12 克、丹参 12 克、川牛膝 12 克、当归 12 克、制南星 9 克、川芎 9 克、土鳖虫 9 克、合欢皮 9 克、山楂 9 克、神曲 9 克、灵磁石 30 克、远志 6 克。每日 1 剂，水煎，分 2 次服。骆磊等将 72 例中风后抑郁患者随机分为治疗组与对照组各 36 例。对照组采用常规西药治疗，治疗组在西药治疗基础上加用化瘀解郁汤。结果：治疗结束后治疗组汉密尔顿抑郁量表评分与临床神经功能缺损程度评分及临床疗效评定改善程度均优于对照组，差异有统计学意义（$P<0.05$ 或 $P<0.01$），并无明显不良反应。②

8. 加味补阳还五汤　当归 15 克、川芎 15 克、地龙 15 克、赤芍 15 克、桃仁 10 克、红花 10 克、大黄 10 克、黄芪 50 克。随症加减：兼气滞，症见胸胁胀痛，少寐多梦，头晕头痛，健忘，情绪低沉，兴趣缺乏，自责自罪，加柴胡 10 克、枳壳 10 克、五灵脂 10 克、石菖蒲 10 克；兼心脾两虚，症见多思善疑，头晕神疲，失眠健忘，纳差，加党参 30 克、茯苓 10 克、白术 10 克、甘草 6 克；兼气郁化火，症见急躁易怒，胸闷胁胀，口干口苦，大便干结，或头痛，目赤，耳鸣，去红花，加牡丹皮 10 克、栀子 10 克、生地黄 10 克、麦冬 10 克；兼痰郁，症见精神抑郁，咽中有异物感，胸部闷塞，或胁痛，口苦，加厚朴 10 克、半夏 10 克、佛手 10 克、香附 10 克；兼肝肾阴虚，症见失眠，健忘多梦，五心烦热，盗汗，腰酸乏力，情绪低落，懒言少动，加山茱萸 15 克、墨旱莲 15 克、女贞子 15 克。每日 1 剂，水煎分早晚 2 次服。12 周为 1 个疗程。周强将 81 例脑卒中后抑郁患者随机分为治疗组 41 例与对照组 40 例。对照组口服氟西汀治疗，治疗组在对照组用药基础上加服加味补阳还五汤。结果：治疗组总有效率 87.8%，高于对照组的 67.5%（$P<0.05$）；治疗组

MAHD 评分改善程度优于对照组（$P<0.05$）；治疗组 MESSS 评分改善程度优于对照组，而且起效快于对照组（$P<0.05$ 或 $P<0.01$）。③

9. 化痰解郁颗粒　胆南星、菖蒲、降香、川芎、香橼、合欢皮、琥珀。每次 6 克，每日 3 次。于存娟将 120 例卒中后抑郁患者随机分为治疗组 65 例与对照组 55 例。两组给予抗血小板解聚、抗凝、少部分进行溶栓疗法、降颅压、促进神经细胞代谢、改善微循环、积极调控血压和血糖、预防和治疗并发症等常规治疗。对照组加服阿米替林，治疗组加服化痰解郁颗粒。结果：治疗组显效 43 例，有效 11 例，无效 11 例，总有效率 83.08%；对照组显效 28 例，有效 11 例，无效 16 例，总有效率 70.91%。两组总有效率比较有统计学意义（$P<0.05$）。④

10. 加味桃红四物汤　桃仁 12 克、红花 9 克、川芎 12 克、当归 12 克、芍药 12 克、生地黄 9 克、丹参 12 克、香附 9 克、木香 9 克、青皮 12 克、陈皮 12 克、甘草 6 克、郁金 12 克、石菖蒲 9 克。每日 1 剂，水煎，分 2 次服。武宏以上方治疗 36 例中风后抑郁患者。结果：治愈 21 例，好转 13 例，无效 2 例。总有效率 94.4%。⑤

中 成 药

1. 乌灵胶囊　组成：乌灵菌粉（浙江佐力药业股份有限公司生产，国药准字 Z19990048）。功效主治：补肾健脑，养心安神；适用于心肾不交所致的失眠、健忘、心悸心烦、神疲乏力。用法用量：口服，每日 3 次，每次 3 粒。临床应用：黄荣娥等将 76 例脑卒中后抑郁患者随机分为观察组和对照组各 38 例。对照组患者给予黛力新口服治疗，每日早晨及中午各 1 片，连续 8 周；观察组在对照组的基础上给予乌灵胶囊口服治疗，与黛力新用药时间间隔 1 小时以上，连续 8 周。结果：与治疗

① 张德全.安神解郁汤治疗脑卒中后抑郁症 32 例[J].山东中医杂志，2011，30(3)：166－167，181.
② 骆磊，等.化瘀解郁汤治疗中风后抑郁 36 例临床观察[J].浙江中医杂志，2010，45(3)：172－173.
③ 周强，等.加味补阳还五汤联合氟西汀治疗脑卒中后抑郁 41 例临床观察[J].福建中医药，2009，40(6)：13－14.
④ 于存娟.从痰瘀论治卒中后抑郁 65 例临床观察[J].中西医结合心脑血管病杂志，2009，7(9)：1042－1043.
⑤ 武宏.加味桃红四物汤治疗中风后抑郁 36 例[J].天津中医药，2006，23(5)：416.

前比较,两组患者的汉密尔顿抑郁量表(HAMD)评分、神经功能缺损(SSS)评分均明显降低,差异极显著($P<0.01$);日常生活活动能力(ADL)评分明显升高,差异极显著($P<0.01$)与对照组比较,观察组患者的汉密尔顿抑郁量表(HAMD)评分、神经功能缺损(SSS)评分均明显降低,差异具有统计学意义($P<0.05$ 或 $P<0.01$);日常生活活动能力(ADL)评分明显升高,差异具有统计学意义($P<0.01$)。[①]

2. 疏肝解郁胶囊　组成:贯叶金丝桃、刺五加(成都康弘药业集团股份有限公司生产,国药准字 Z20080580)。用法用量:口服,每次 2 粒,每日 2 次。临床应用:熊爱莲等将 60 例脑卒中后抑郁患者随机分为治疗组和对照组各 30 例。对照组仅给予常规治疗及服用西酞普兰,治疗组在上述治疗的基础上加用疏肝解郁胶囊联合心理干预治疗。结果:两组治疗后 HAMD、NIHSS 及 BI 评分均较治疗前显著下降($P<0.05$);治疗组治疗后 HAMD、NIHSS 及 BI 评分显著低于对照组($P<0.05$);治疗组总有效率 96.67%,高于对照组的 76.67%($P<0.05$)。[②]

① 黄荣娥,等.乌灵胶囊联合黛力新治疗对脑卒中后抑郁患者神经功能及日常生活活动能力的影响[J].中医药学报,2016,44(2):80-82.
② 熊爱莲,等.疏肝解郁胶囊联合心理干预治疗脑卒中后抑郁[J].长春中医药大学学报,2015,31(4):751-752.

精神分裂症和抗精神病药物所致不良反应

概　述

精神病属中医"癫狂""郁证"范畴,其病因病机比较复杂。精神病患者经服抗精神病药的治疗,病情可以得到控制,但有的患者随之出现一系列副作用,症状表现为锥体外系不良反应(急性肌张力障碍、类帕金森氏综合征、迟发性运动障碍)、抗胆碱能不良反应(如口干、排尿困难和尿潴留、便秘、出汗减少、视物不清和青光眼加剧等)以及其他不良反应如体重增加、女性患者中可以诱发闭经等。

辨　证　施　治

1. 抗胆碱能不良反应　症见在服用抗精神病药物后不同程度地出现口干、口苦、口臭、鼻塞、视力模糊、尿潴留、肠蠕动减慢、便秘等症状,个别患者出现麻痹性肠梗阻。治宜清热泻火、滋阴润燥、清心安神。方用涤邪清神汤:大黄6克、当归6克、熟地黄12克、栀子9克、枳实9克、柏子仁6克。①

2. 椎体外系不良反应　症见行为笨拙、反应迟钝、表情呆板、思维迟缓、萎靡不振。方用灵活饮:地龙、川贝母、伸筋草、郁金、合欢花、枸杞子、麦冬、龙眼肉、大枣、甘草。水煎服,每次200毫升,每日2次,空腹温服。②

经　验　方

1. 滋肾柔肝汤　生地黄、熟地黄、当归、淫羊藿、山药、山茱萸、牡丹皮、赤芍、栀子、柴胡、钩藤、麦芽、甘草。水煎服,每次150毫升,每日2次。适用于高催乳素血症。张建明将118例抗精神病药物所致高催乳素血症患者随机分为治疗组56例和对照组62例。对照组采用安慰剂每次150毫升,每日2次治疗;治疗组采用滋肾柔肝汤治疗。结果:与治疗前比较,治疗组在治疗后中医证候量表及PSP评分均有高度统计学意义($P<0.01$),而对照组治疗前后比较未见统计学差异;中医证候量表评分及PSP评分两组在治疗前比较无显著性差异,治疗12周后两组间比较差异存在统计学意义($P<0.05$或$P<0.01$)。③

2. 涤邪清神汤　大黄6克、当归6克、熟地黄12克,栀子9克、枳实9克、柏子仁6克。适用于抗胆碱能不良反应。门少杰将614例抗精神病药物不良反应患者随机分为治疗组460例与对照组154例。对照组均口服果导片,含服,每次4片,每日2次。治疗组其中430例患者服用水煎液,即把上方加水500毫升煎成300毫升,每日早晨1次口服,空腹服用效果更佳,用后症状好转者可隔日服1次;20例患者用开水冲泡当茶饮,每日可饮服3~5次,症状明显好转后每日只服1次;10例患者用此方水煎液300毫升灌肠。结果:治疗组

---

① 门少杰,等.涤邪清神汤治疗抗精神病药物副反应460例[J].中国中医药现代远程教育,2010,8(15):32-33.
② 李英敏,等.灵活饮缓解抗精神病药物副反应的对照研究[J].河北中医药学报,2003,18(4):30-33.
③ 张建明,朱丽萍,等.滋肾柔肝汤治疗抗精神病药物所致高催乳素血症患者不良反应临床研究[J].山东中医杂志,2015,34(1):10-12.

口服水煎液患者中,治愈 350 例,有效 77 例,无效 3 例,有效率 99.30%;冲泡代茶饮的患者中,治愈 6 例,有效 11 例,无效 3 例,有效率 85.00%;水煎液灌肠的患者中,治愈 6 例,有效 1 例,无效 0 例,另有 2 例中途自动出院,1 例灌入药液后有轻度腹泻,患者自动停服,有效率 70%;合计 3 种用药方法的总有效率 98.04%。对照组治愈 19 例,有效 10 例,无效 125 例,总有效率 18.83%。两组总有效率比较,差异有统计学意义($P<0.01$),治疗组明显优于对照组。[1]

3. 香砂六君子丸 木香、砂仁、陈皮、制半夏、人参、白术、茯苓、炙甘草。制成丸剂。每次 6 克,每日 2 次。适用于抗精神病药物流涎不良反应。郭雅明等将 135 例抗精神病药物流涎不良反应患者随机分为治疗组 70 例与对照组 65 例。两组患者均服用原抗精神病药物。对照组采用异丙嗪,每次 25~75 毫克,每日 2 次,口服;治疗组采用香砂六君子丸治疗。结果:治疗组治愈 20 例,显效 29 例,有效 13 例,无效 8 例,总有效率 88.57%;对照组治愈 12 例,显效 21 例,有效 16 例,无效 16 例,总有效率 75.38%。[2]

4. 六君子汤或泻黄汤 脾胃虚寒型,采用六君子汤加减:党参 15 克、白术 12 克、茯苓 12 克、陈皮 12 克、炒麦芽 50 克、法半夏 9 克、甘草 9 克;脾胃湿热型,采用泻黄汤加减:生石膏 30 克、防风 30 克、藿香 18 克、炒栀子 12 克、生甘草 9 克、炒麦芽 50 克。两方剂均为每日 1 剂,水煎分 2 次服,药量增减根据流涎情况及效果进行调整。适用于抗精神病药物流涎不良反应。石捷等将 248 例抗精神病药物流涎不良反应患者随机分为治疗组和对照组各 124 例。两组患者均服用原抗精神病药物。对照组采用口服安坦与异丙嗪治疗;治疗组分别采用六君子汤或泻黄散加减治疗。结果:治疗组总有效率 79.8%,起效时间较快,为($5.14±2.07$)天,不良反应发生率 2.4%;对照组总有效率 63.7%,起效时间较慢,为($7.07±1.98$)天,不良反应发生率 22.6%。[3]

5. 苓桂术甘汤 茯苓 12 克、桂枝 6 克、白术 10 克、苍术 10 克、泽泻 10 克、荷叶 10 克、远志 10 克、菖蒲 10 克、番泻叶 10 克、法半夏 9 克。制成合剂,每毫升含生药 0.9 克。每日 2 次,每次 30 毫升。适用于抗精神病药物所致肥胖症。丁国安等将 100 例使用精神药物所致肥胖症患者随机分成治疗组和对照组各 50 例。对照组单用抗精神药物。治疗组在原抗精神药物基础上,采用苓桂术甘汤合剂治疗。结果:治疗组显效 4 例(8%),有效 32 例(64%),无效 14 例(28%),总有效率 72%;对照组总有效率 14%。治疗组明显优于对照组($P<0.01$)[4]

6. 灵活饮 地龙、川贝母、伸筋草、郁金、合欢花、枸杞子、麦冬、龙眼肉、大枣、甘草。每日 2 次,水煎服,每次 100~200 毫升,空腹温服。适用于抗精神病药物椎体外系不良反应。李英敏等将 100 例精神抗精神病药物不良反应患者随机分为治疗组与对照组各 50 例。治疗组采用灵活饮治疗,对照组予安坦治疗。采用 G.M.Sampsan 的锥体外系不良反应量表分别于用药前、用药后 1 个月末、2 个月末、3 个月末进行评估。结果:治疗组对步态、肘强直的疗效明显优于对照组($P<0.001$);对落臂、固定姿势或腕强直、腿摆动、头颈部运动和震颤的疗效优于对照组($P<0.01$ 或 $P<0.05$);对摇肩、眉间轻敲、流涎的疗效与对照组相当。[5]

7. 血府逐瘀汤 桃仁 20 克、红花 15 克、当归 15 克、生地黄 15 克、川芎 10 克、牛膝 12 克、枳壳 10 克、柴胡 12 克、甘草 6 克。随症加减:胸闷、急躁者,加丹参 15 克、牡丹皮 10 克;肌肤肿胀者,加防己 12 克、黄芪 15 克。每日 1 剂,水煎分 2 次口服,一般于月经周期前 5~7 天开始服用 7 天,连续服 3 个周期。适用于抗精神病药物所致闭经。吴黎明等将 69 例抗精神病药物所致闭经患者随机分为对照组 20 例和观察组 49 例。观察组选用

① 门少杰,等.涤邪清神汤治疗抗精神病药物副反应 460 例[J].中国中医药现代远程教育,2010,8(15):32-33.
② 郭雅明,等.香砂六君子丸治疗抗精神病药物流涎副作用 70 例[J].中国民间疗法,2009,17(2):39.
③ 石捷,等.六君子汤或泻黄散治疗抗精神病药物流涎副作用 124 例[J].陕西中医,2007,28(10):1318-1320.
④ 丁国安,等.苓桂术甘汤合剂治疗精神药物所致肥胖症 50 例临床观察[J].中医杂志,2003,44(6):441-442.
⑤ 李英敏,等.灵活饮缓解抗精神病药物副反应的对照研究[J].河北中医药学报,2003(18):30-33.

血府逐瘀汤加减治疗;对照组于月经周期前 5 天开始肌肉注射黄体酮注射液 20 毫克,每日 1 次,连用 4 天。结果:观察组痊愈 28 例(57%),好转 19 例(39%),无效 2 例(4%),总有效率 96%;对照组痊愈 7 例(35%),好转 12 例(60%),无效 1 例(5%),总有效率 95%。①

8. 增液承气汤 玄参、生地黄、麦冬、大黄、枳实、天花粉、厚朴。每次 60 毫升,每日 1 次。适用于抗精神病药物所致便秘、口干口苦、恶心等。丁国安等以上方治疗 30 例抗精神病药物引起的便秘、口干口苦、恶心等患者。结果:治愈 14 例,显效 10 例,有效 3 例,无效 3 例。总有效率 90%。本方对热秘疗效显著,气秘无效。②

9. 润燥通秘合剂 按熟地黄 15、何首乌 15、肉苁蓉 15、火麻仁 10、麦冬 12、天花粉 12、枸杞子 12、玄参 10、枳壳 12 比例制成合剂,每毫升中含生药 1 克,然后根据患者药物不良反应的程度给予每次 30～40 毫升,每日 3 次。适用于抗精神病药物所致便秘、口干。唐启善以上方治疗 32 例抗精神病药物所致便秘、口干患者。结果:便秘 20 例中,显效 9 例,有效 7 例,无效 4 例,总有效率 80%;口干 16 例中,显效 1 例,有效 12 例,无效 3

例,总有效率 81.25%。③

单 方

麦芽煎剂 组成:生麦芽 120 克、炒麦芽 120 克。药量增减,可根据流涎量的多少进行调整。适用于抗精神病药物所致流涎。用法用量:水煎至 200 毫升为饮,早晚各服 100 毫升。临床应用:古金光等以上方治疗 130 例抗精神病药物不良反应患者。结果:反应消除 95 例,占 73.1%;治疗显效 20 例,占 15.4%;无效 15 例,占 11.5%。总有效率 88.5%。④

中 成 药

通心络胶囊 组成:人参、全蝎、蜈蚣、蝉蜕、水蛭、土鳖虫。功效主治:益气活血,逐瘀通络;适用于抗精神病药物所致心电图 ST - T 改变。用法用量:每日 3 次,每次 4 粒。临床应用:王明等以上方治疗 50 例抗精神病药物所致心电图 ST - T 改变患者。结果:两周后显效 33 例,有效 12 例,无效 5 例。总有效率 90%。⑤

① 吴黎明,等.血府逐瘀汤加减治疗抗精神病药物所致闭经 49 例[J].中国中西医结合杂志,2000(9):704 - 705.
② 丁国安,等.增液承气汤合剂治疗抗精神病药物副反应 30 例疗效观察[J].新中医,1997,29(7):25 - 26.
③ 唐启善,等.中药治疗抗精神病药物所致便秘、口干 32 例疗效观察[J].四川精神卫生,1994(1):34.
④ 古金光,等.麦芽煎剂对抗精神病药物副作用的临床观察[J].中国中医药信息杂志,2000,7(6):65.
⑤ 王明,等.通心络治疗抗精神病药物所致心电图 ST - T 改变疗效分析[J].浙江中西医结合杂志,2001,11(10):21 - 22.

戒断阿片类药物依赖

概　述

中医认为阿片味辛、苦、酸、涩，性温、燥，有毒，气香走窜，入十二经，作为药用，能发散走窜，行气止痛，敛肺止咳，涩肠止泻，固精止遗，但阿片可致慢性中毒，即成瘾。成瘾是一个渐进的过程，而成瘾后机体会很快达到适应状态，若瘾至而未摄取药物，则出现瘾脱症，即阿片类药物戒断症状，又称阿片戒断综合征。阿片戒断综合征为吸毒成瘾者在停药后出现的一系列精神和躯体证候群，属中医"癫狂""痰浊"等范畴。阿片类药物戒断症状多于停药后5～6小时出现，48小时达到高峰。主要表现为强烈渴求阿片类药物，流涕流泪、肌肉疼痛或抽筋、阵发性出汗、胃肠痉挛、恶心、呕吐、腹泻、瞳孔扩大、反复寒颤、心动过速、睡眠不安等。

阿片类物质是从阿片（罂粟）中提取的生物碱及体内外的衍生物，最常用的阿片类物质，有吗啡、海洛因、美沙酮、哌替啶等。麻醉药物的滥用和吸毒都会产生对阿片类药物的依赖。在各种药物的依赖中，阿片类药物依赖流行最广，危害最大。

辨　证　施　治

汤岳龙分4型

（1）痰迷心窍，热郁毒盛型　症见心窍不宣，心神被扰，意识失常。多在戒断后早期。有热郁痰火扰心的证候，谵语，身热不扬或出汗，皮肤出现鸡皮疙瘩，极度烦躁不安，眼泪、鼻涕增多，时而辗转反侧，持续抽动，时而鼾然大睡，痰声辘辘，面色潮红，瞳孔扩大，或血压升高，体温升高，舌苔厚腻，脉滑细数。治宜豁痰宣窍、清热泻火。方用涤痰汤加减：半夏、远志、竹沥、南星、天竺黄、礞石、菖蒲、郁金、生姜。随症加减：加麝香开窍；黄芩、龙胆草清热泻火；至宝丹、安宫牛黄丸化痰清热开窍；有腑实者，用生大黄末10克，冲服安宫牛黄丸（牛黄承气丸）。

（2）肝郁痰滞，气阴两伤型　症见全身衰弱，表情冷淡，多汗，咽干舌燥或咽痒痰不出，或干咳短气，焦虑不安，失眠，无固定性不舒部位，有时常诉关节或脘腹不舒，形瘦颧红，口干不渴，有些患者表现懒动，或伴寒热往来泛吐痰涎，症状可自行缓解，脉虚弦细，舌瘦苔白腻。多见于中期。治宜疏肝解郁、益气养阴佐化痰。方用温胆汤合一贯煎合逍遥散加减：陈皮、茯苓、枳壳、胆南星、菖蒲、远志、郁金、白芍、香附以疏肝消滞化痰；西洋参、麦冬益气阴。随症加减；加琥珀、酸枣仁、合欢花养血益神；酌加解毒药泽兰叶。

（3）脾肾虚损，湿困脾阳型　无明显的人格和情绪障碍，表现耳鸣心跳，肌肉关节、腰背部弥漫性疼痛，四肢困倦、消瘦，便秘或腹泻，早衰，阳痿，头胀眩晕，失眠，胸闷，心悸，厌食厌水，呕哕，脉缓或弦滑，舌淡胖苔白。多见于晚期。治宜温补脾肾、燥湿，兼化痰解毒。方用半夏泻心汤或苓桂术甘汤合二仙汤加减。寒湿痰浊闭窍者可酌选苏合香丸。药用人参、白术、冬虫草、蛤蚧、砂仁、干姜、罂粟壳温补脾肾；陈皮、半夏、茯苓、琥珀、绿豆衣化痰解毒。随症加减：呕吐，加竹茹、生姜、枳壳。

（4）肝郁气滞，营血亏损型　症见精神抑郁，情绪不宁，精神恍惚，独处无欲，可偶见冲动，难以自持，或视而不见，听而不闻，时时呵欠，表情乖戾，有诉胸膈胀满，或悲忧善哭，脉弦细，舌淡苔薄腻。治宜疏肝理气、活血养血。方用逍遥散、甘麦大枣汤加减:水蛭粉(冲服)5克、当归、桃仁、赤芍、枳壳、柴胡、川芎、郁金、佛手、大枣、龙胆草、泽兰叶。随症加减:有痰湿者,配温胆汤。①

经 验 方

1. **戒毒2号** 黄芪30克、太子参20克、淫羊藿15克、当归15克、白芍15克、仙茅12克、黄连6克。每6小时给药1次。随症加减:个别体弱重病可予鹿茸精、维生素B_{12}混合肌注,或用刺五加注射液、黄芪注射液静滴。王思颖等将151例海洛因依赖者稽延性患者随机分为治疗组74例和对照组77例。对照组给予美沙酮递减疗法治疗;治疗组给予纯中药制剂戒毒2号治疗。结果:治疗组痊愈38例,显效24例,好转10例,无效2例;对照组痊愈25例,显效22例,好转18例,无效12例。②

2. **半夏厚朴汤** 制半夏15克、姜厚朴30克、茯苓20克、紫苏10克、生姜20克、刺五加20克、陈皮6克、大腹皮20克、藿香10克。黄德彬等将198例海洛因依赖者随机分成对照组63例、治疗A组65例和治疗B组70例。以盐酸洛啡西定脱毒治疗12天后,对照组服模拟制剂;治疗A组服用半夏厚朴汤加味60天;治疗B组自服用盐酸洛啡西定脱毒开始时即服用半夏厚朴汤加味。结果:稽延性戒断症状评分治疗B组低于治疗A组($P<0.01$),而治疗A组低于对照组($P<0.01$)。1年后复吸率治疗B组明显低于对照组和治疗A组($P<0.05$)。③

3. **益阴宁神汤** 生地黄、百合、大枣、小麦、白芍、炙甘草。浓缩成丸10克,每日早晚各1次,温开水送服。徐国龙等将180例海洛因依赖者稽延性戒断症状患者随机分为对照组80例与治疗组

100例。治疗组予上方治疗。结果:两组在症状量积分和症状度积分上治疗后较治疗前均有明显改善,且以治疗组改善更为明显,与对照组比较,差异有显著性($P<0.01$)。④

4. **脱毒灵** 红参、肉桂、当归、枸杞子、五味子、酸枣仁、远志、茯苓、白术、延胡索、沉香、陈皮、大黄、炙甘草。口服7克,每日4次。周开初等将82例海洛因依赖戒断症状患者随机分为治疗组42例和对照组40例。对照组口服洛非西定,每日0.6~1.2毫克。10天为1个疗程。治疗组口服脱毒灵。结果:治疗第5日,治疗组的戒断症状消失,戒断症状总分[(0~9)0]分,显著低于对照组[(2~144)84分]($P<0.001$),对照组戒断症状降分较慢,治疗第10天戒断症状总分[(0~76)27分]。治疗组未观察到不良反应和依赖性,对照组组出现血压降低、乏力等不良反应。⑤

5. **速效解毒丸** 益智、丁香、连翘、栀子、苦参、陈皮、法半夏、茯苓、白蔻、淡豆豉、珍珠母、夜交藤、合欢皮、炒枣仁、党参、肉桂、延胡索。将上药水煎浓缩成膏,茯苓研粉,炼蜜为丸,每丸重6克。欧阳茂等以上方治疗120例吸毒患者。患者自入院时起即服药,每次服1丸,温开水送下。第1~5天每天服药4次,第6~10天每天服药3次,第1~3天症状严重者可加服1~2丸。结果:108例顺利度过戒断症状期,7天内毒瘾戒断,再经后期康复巩固调养,临床痊愈89例,占74%;显效6例,占5%;有效13例,占11%;未完成疗程,自动出院者8例,占7%;情况不明者4例,占3%;此两者均作无效病例统计,占10%。总有效率90%。⑥

6. **清毒补正合剂** 夏天无、人参、甘草、制附片、羌活、当归、徐长卿、细辛、姜黄、金银花。口服,每天160毫升,毒龄在5年以上者,可将每次服药量加大10~15毫升。徐本树等将40例海洛

① 汤岳龙.阿片类药物戒断症状的中医治疗[J].光明中医,2001(6):17-18.
② 王思颖,冯五金.中药戒毒2号对海洛因依赖者稽延性戒断症状的疗效观察[J].山西中医,2012,28(7):15-16,18.
③ 黄德彬,等.半夏厚朴汤加味治疗海洛因依赖稽延性戒断症状135例疗效观察[J].中医杂志,2005,46(6):430-432.
④ 徐国龙,等.益阴宁神汤治疗海洛因依赖者稽延性戒断症状的临床研究[J].安徽中医学院学报,2005,24(1):5-6.
⑤ 周开初,等.中药脱毒灵治疗海洛因依赖戒断症状42例临床观察[J].新医学,2003,34(6):361-362.
⑥ 欧阳茂,吴子明.中药速效戒毒丸治疗吸毒患者120例[J].湖南中医杂志,2000(16):37-38.

因成瘾患者按入院先后随机分为实验组与对照组各20例。对照组采用美沙酮快速递减脱毒治疗,实验组采用中药清毒补正合剂治疗。结果:实验组脱毒成功17例,失败3例,脱毒率85%;对照组脱毒成功18例,失败2例,脱毒率90%。①

7. 自拟方 川芎20克、枣仁30克、牡丹皮20克、延胡索30克、菖蒲15克、枳壳15克、法半夏10克、栀子10克。上药加水500毫升浸泡10分钟,煎煮30分钟,得药液300毫升,分3次顿服。徐志明等以上方治疗21例海洛因依赖者,并进行临床观察。结果显示疗程后虚弱、失眠等症状痊愈。有效率100%。②

8. 清君饮 人参、甘草、洋金花、黄芪、酒大黄、酸枣仁、当归、延胡索。每日口服180毫升。卢慧勤等以上方治疗100例海洛因依赖者,并设美沙酮、可乐定治疗的两个对照组各50例。结果:清君饮组在疗程开始后72小时,其控制戒断症状的效果优于可乐定组,清君饮组在疗程后5天期间其控制戒断症状效果优于美沙酮组。③

9. 瘾消舒合剂 天麻10克、川芎15克、炮附子10克、白芍40克、延胡索15克、生甘草10克。用水煮醇沉法制成合剂200毫升,每次100毫升,每日2次。40天为1个疗程。曲巧敏等以上方治疗47例自愿戒毒的门诊患者。结果:15天后,脱瘾率100%,1个疗程结束后,6个月随访复吸率仅19.17%。④

中 成 药

1. 十复生胶囊 组成:南瓜(鲜)、甘草、松树皮、冬虫夏草(海南制药厂有限公司生产,国药准字Z20010137,批号07030)。功效:滋阴补肾,清心安神。用法用量:中度依赖者,第1~2天,早晚各1次,每次3片;第3~4天,早晚各1次,每次2片;第5~7天,早晚各1次,每次1片;第8~9天,每日晚上服1次,每日服1片。重度依赖者,第1天,早晚各1次,每次4片;第2~3天,早晚各1次,每次3片;第4~5天,早晚各1次,每次2片;第6~7天,早晚各1次,每次1片;第8~10天,每日晚上服1次,每日服1片。疗程10天。临床应用:刘运琴等以上方治疗50例中、重度海洛因依赖者。结果:治疗后戒断症状总分值快速下降,随着用药时间的推移,戒断症状的每日总分逐渐减少。8天后大部分戒断症状均已消失。在治疗第3天,控制戒断症状有效率82%。50例患者均顺利完成治疗,疗程结束时吗啡尿检呈阴性反应,停药后戒断症状无反复。有效率100%。⑤

2. 排毒养生胶囊 组成:红参、三七、两面针、延胡索、天麻、龙胆草、大黄(昆明医学院附属康复医院制剂中心提供,滇药制字(Z)04A00009号)。功效:补益气血,扶正祛邪,排毒解毒,滋补养生。用法用量:第1~3天,每次3~5粒,每日2次;第4~6天,每次2~4粒,每日2次;第7~10天,每次1~2粒,每日2次;第11天停药。临床应用:杨良等将580例海洛因依赖患者随机分为治疗组302例与对照组278例。对照组采用美沙酮治疗;治疗组采用排毒养生胶囊治疗。结果:治疗第1~4天,治疗组戒断症状完全控制率>80%,第5天以后完全控制率100%。总控制水平稍低于美沙酮对照组,但两组之间无显著性差异(P>0.05)。⑥

3. 玄夏祛毒胶囊 组成:延胡索、夏天无、甘草、黄连、冬虫夏草、灵芝、蜈蚣、僵蚕(湖南玄夏制药有限公司提供,批号030515)。用法用量:第1~3天,玄夏胶囊每日8~10粒,每日4次,丁丙诺啡(含片)每日0.4~0.8毫克,每日3次;第4~10天玄夏胶囊每日6~8粒,每日3次。临床应

① 徐本树,等.中药清毒补正合剂治疗海洛因成瘾对照研究[J].中国药物滥用防治杂志,2000(1):6-9.
② 徐志明,等.戒毒中应用中药辅助治疗的临床观察[J].中国药物滥用防治杂志,1998(3):20-23.
③ 卢慧勤,等.清君饮对海洛因依赖者脱瘾治疗的临床观察[J].中药材,1997,20(6):319-321.
④ 曲巧敏,等.瘾消舒合剂戒断阿片成瘾的临床观察[J].河南中医,1996,16(2):39-40.
⑤ 刘运琴,等.十复生胶囊治疗海洛因依赖50例疗效观察[J].中国现代药物应用,2009,3(8):13-14.
⑥ 杨良,等.中药复方排毒养生胶囊临床戒毒研究[J].中国药物滥用防治杂志,2006,12(2):86-88.

用:盛小奇等将 67 例海洛因依赖戒断症状患者随机分为合并组 35 例与对照组 32 例。对照组给予美沙酮口服液治疗;合并组采用玄夏胶囊合丁丙诺啡(含片)治疗。结果:戒断症状和药物渴求评分逐日或逐次下降,减分率 90.1％。每日戒断症状评分减分值组间比较,除治疗第 5 天合并组低于对照组外,余各时间段差异无显著意义。①

4. 益安回生口服液 组成:红参、制附子、肉桂、砂仁、五味子、当归、白芍、香附、延胡索(醋制)、全蝎、丹参、酸枣仁(炒)、甘草[天大药业(珠海)有限公司生产,国药准字 Z20020032]。用法用量:第 1～3 天,2～3 支,每日 3 次;第 4～10 天,1 支,每日 3 次。临床应用:李振斌等以上方治疗 143 例海洛因依赖者。结果:治疗后 10 天内均能脱毒,有效率 100％。②

5. 参附脱毒胶囊 组成:制附子、人工牛黄、洋金花、钩藤、珍珠、人参、郁金、芦荟、甘草(军事医学科学院研制,国药证字 Z20010028)。功效主治:温阳益气,清心凉肝;适用于阿片类成瘾的急性戒断症状且中医辨证属脾肾阳虚、心肝热盛患者。用法用量:每次 3 粒,每日 3 次。临床应用:徐凤洲等以参附脱毒胶囊治疗 203 例阿片类成瘾的急性戒断症状患者,并与西药盐酸可乐定治疗的 90 例及中药福康片治疗的 28 例进行双盲双模拟随机对照试验。结果:参附脱毒胶囊组的疗效与西药戒毒药类似,在治疗的第 1、2、3 天症状快速减轻(P＜0.05),呈现出明显的时效关系,但其不良反应明显低于对照西药。参附脱毒胶囊组有效 131 例(65.5％),好转 166 例(83.0％)。③

6. 天草颗粒 组成:夏天无、洋金花、姜黄、丹参、细辛、广防己、合欢皮、炒酸枣仁、天麻、红参、干姜、砂仁、连翘、甘草(贵阳中药厂生产,药品批号 980809)。用法用量:每日服 4 次(8 时、12 时、16 时、20 时),剂量依次为 12、12、12、12、8、6、

5、4、2、1 包。治疗观察期为 10 天。临床应用:周曹等以上方治疗 32 例阿片类戒断症状患者,并与可乐定组 21 例、安慰剂组 13 例对照。结果:从治疗的第 1～10 天,试验组的评分下降速度比可乐定组和安慰剂组快。④

7. 灵益胶囊 组成:生甘草、夏天无、西洋参、白芍、姜制黄连(武汉市药物依赖性康复研究所研制,批号 970416)。用法用量:第 1～3 天,每日 3 次,每次 12 粒,以后逐日每次递减 2 粒至第 10 日结束。临床应用:李静等将 330 例海洛因依赖者随机分为灵益胶囊组 215 例、可乐定组 96 例与安慰剂组 20 例。灵益胶囊组服用灵益胶囊;可乐定组服用盐酸可乐定片;安慰剂组服用空白剂,为医用淀粉胶囊。结果:以第 3 天减分率为准,灵益胶囊组达到显著好转者 50 例(71.43％),可乐定组达到显著好转者 41 例(58.47％),两组结果类似(P＝0.156 0)。安慰剂组达到显著好转者 2 例(10.53％),明显低于灵益胶囊组和可乐定组(P＝0.000 0)。⑤

8. 济泰片 组成:延胡索(制)、丹参、当归、川芎、桃仁(炒)、红花、珍珠粉、附子(制)、肉桂、人参、干姜、木香、豆蔻、沉香、洋金花(中外合资湖北际泰药业有限公司研制)。用法用量:(1)轻度,第 1～4 天,每次 4 片,每日 3 次;第 5～7 天,每次 2～3 片,每日 3 次;第 8～10 天,每次 2 片,每日 3 次。(2)中度,第 1～4 天,每次 5 片,每日 3 次;第 5～7 天,每次 3～4 片,每日 3 次;第 8～10 天,每次 2 片,每日 3 次。(3)重度,第 1～4 天,每次 6 片,每日 3 次;第 5～7 天,每次 3～4 片,每日 3 次;第 8～10 天,每次 2 片,每日 3 次。临床应用:栾小敏以上方治疗 40 例海洛因依赖者。结果:40 例全部脱毒成功。其中在 4～5 天内脱毒的 7 例(17.5％),6～8 天内脱毒的 27 例(67.5％),9～10 天内脱毒的 6 例(15％)。总有效率 100％。停止治疗后,无戒断症状出现,尿液微量吗啡检测全

① 盛小奇,等.玄夏祛毒胶囊合并小剂量丁丙诺啡对海洛因依赖戒断症状的疗效观察[J].中华医学杂志,2004,84(23):62-64.
② 李振斌,等."益安回生口服液"治疗海洛因依赖者 143 例临床观察[J].中国药物滥用防治杂志,2003,9(3):62-64.
③ 徐凤洲,等.参附脱毒胶囊治疗阿片类戒断症状的临床观察附:321 例临床报告[J].成都中医药大学学报,2001(3):14-15,17.
④ 周曹,等.天草颗粒与可乐定治疗阿片类戒断症状的比较[J].贵阳医学院学报,2001,26(1):65-67.
⑤ 李静,等.灵益胶囊控制阿片类戒断症状的临床疗效评价[J].华西医学,1999,14(1):20-23.

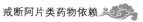

部阴性。①

9. 福康片 组成：洋金花、制川乌、牛黄、黄连（甘肃民族科技研究院提供）。用法用量：每次3～6克，每日3次。10天为1个疗程。临床应用：胡光才等将60例海洛因成瘾者随机分为福康片组40例与可乐定组20例。可乐定组给予可乐定每次0.3～0.6毫克，每日3次治疗；福康片组给予福康片治疗。结果：两组10天内均能脱瘾，疗效100％。3～7天戒断者，福康片组35例（87.5％），可乐定组13例（65％）。②

① 栾小敏.中药济泰片治疗海洛因依赖40例[J].九江医学,1999,14(2)：58-59.
② 胡光才,等.福康片对海洛因依赖者脱毒的初步对照研究——附40例临床疗效观察[J].中国药物依赖性通报,1995,4(4)：217-222.

神 经 性 呕 吐

概　　述

神经性呕吐又称心因性呕吐，属中医"郁证""呕吐"范畴，是由于情志抑郁，肝气郁结，木气横逆，犯胃乘脾，导致脾胃纳运失职，腐熟功能减退，水湿痰饮内停，终致胃失和降、胃气上逆所致的以饮食、痰涎等胃内之物从胃中上涌，自口而出为临床特征的一种病症。

本病属现代医学"胃肠道功能紊乱"的范畴，以胃肠道功能紊乱为主，而在病理解剖方面无任何器质性病变。神经性呕吐的主证为进食后不久发生呕吐，呕吐量不多，呕吐不费力，且不影响食量和食欲，常在呕吐后即可进食。这类呕吐可以伴有癔病色彩，如夸张、做作、易受暗示、突然发作、间歇期正常，故也可以称为癔病性呕吐。

此外这类呕吐也有条件反射性的，印象不良的刺激物如某些食物、药物，甚至某些特定的场景也会引起恶心和呕吐。目前现代医学主要以止吐药、胃动力药等对症治疗，尚无特效疗法，本病虽不是消化系统器质性病变，但对患者的生活质量有极大的降低作用。

辨 证 施 治

陈岩分4型

（1）肝气犯胃型　症见呕吐吞酸，嗳气频作，胸胁胀满，烦闷不舒，每因情志不遂而呕吐吞酸更甚，舌边红，苔薄白，脉弦。治宜疏肝理气、和胃止呕。方用四逆散合半夏厚朴汤加减，药用柴胡、枳壳、白芍、厚朴、紫苏、半夏、茯苓、生姜、甘草、橘皮、旋覆花、竹茹等。

（2）脾胃虚弱型　症见饮食稍有不慎，或稍有劳倦，即易呕吐，时作时止，胃纳不佳，脘腹痞闷，口淡不渴，面白少华，倦怠乏力，舌质淡，苔薄白，脉濡弱。治宜益气健脾、和胃降逆。属脾气不足者，方用香砂六君子汤加减，药用人参、茯苓、白术、甘草、砂仁、木香、陈皮、半夏、丁香、吴茱萸等；属脾阳不振者，方用附子理中丸加减化裁，药用制附子、党参、炒白术、干姜、甘草等。

（3）痰饮内停型　症见呕吐物多为清水痰涎，胸脘满闷，不思饮食，头眩心悸，或呕而肠鸣，苔白腻，脉滑。治宜温化痰饮、和胃降逆。属痰湿内停者，方用小半夏汤合苓桂术甘汤加减，药用生姜、半夏、茯苓、桂枝、白术、甘草、吴茱萸、陈皮等；属痰热内停者，方用黄连温胆汤加减，药用黄连、竹茹、枳实、半夏、桔红、甘草、生姜、茯苓等。

（4）饮食停滞型　症见呕吐物酸腐，脘腹胀满拒按，嗳气厌食，得食更甚，吐后反快，大便或溏或结，气味臭秽；苔厚腻，脉滑实。治宜消食化滞、和胃降逆。方用保和丸加减，药用神曲、山楂、莱菔子、陈皮、半夏、茯苓、连翘、谷芽、麦芽、鸡内金等。[①]

经 验 方

1. 干姜黄连黄芩人参汤　人参（或党参15克）、干姜9克、黄芩9克、黄连6克。随症加减：脾虚甚者，加炒白术、山药；兼肝郁者，加四逆散合香附；呕吐甚者，加旋覆花、代赭石；胃寒，苔白者，加生姜、半夏；腑气不通，大便干结者，加大黄；口

---

① 陈岩.干姜黄连黄芩人参汤治疗神经性呕吐45例临床观察[J].中外妇儿健康,2011,19(4)：237.

干、口苦泛酸者,加吴茱萸;失眠者,加酸枣仁、远志;心悸者,加龙骨、牡蛎;纳差者,加焦三仙;腹胀者,加大腹皮、莱菔子;胃阴不足者,加石斛、玉竹等。每日 1 剂,水煎 2 次,少量多次频服。7 天为 1 个疗程。陈岩以上方治疗 45 例神经性呕吐患者。结果:痊愈 17 例,显效 19 例,有效 5 例,无效 4 例。总有效率 91.1%。其中 6 例在 3 疗程内治愈,5 例在 5 疗程内治愈,6 例在 12 疗程内治愈。随访 6 月至 5 年,痊愈病例中有 2 例复发,后继以上药适当调整治疗仍有效。①

2. 疏肝降逆汤　柴胡 10 克、白芍药 10 克、茯苓 10 克、白术 10 克、厚朴 10 克、半夏 10 克、陈皮 10 克、旋覆花(另包)20 克、代赭石(先煎)30 克、川芎 10 克、香附 10 克、海螵蛸 30 克、生姜 3 片、甘草 6 克。随症加减:腑气不通,大便干结,加大黄、黄芩;口干、口苦泛酸,加黄连、吴茱萸;失眠,加酸枣仁、远志;心悸,加龙骨、牡蛎;纳差,加焦三仙;脾气虚,加党参;腹胀,加大腹皮、莱菔子;胃阴不足,加石斛、玉竹;肝胆火旺,加龙胆草、栀子等。每日 1 剂,水煎分 2 次温服。窦乃建将 110 例神经性呕吐患者随机分为治疗组 69 例和对照组 41 例。对照组服用吗丁啉与劳拉西泮片治疗两周;治疗组采用疏肝降逆汤治疗。结果:治疗组治愈 46 例(66.7%),好转 21 例(30.4%),未愈 2 例(2.9%),总有效率 97.1%;对照组治愈 20 例(48.8%),好转 9 例(22.0%),未愈 12 例(29.3%),总有效率 70.7%。②

3. 苓桂术甘汤合小半夏汤　茯苓 18 克、白术 12 克、桂枝 9 克、半夏 9 克、生姜 9 克、砂仁(后下)6 克、甘草 6 克。随症加减:气虚甚者,加黄芪 12 克、黄精 20 克;气阴两虚者,加黄精 15 克、石斛 15 克;阳虚明显者,加肉桂 9 克;阴虚火旺者,加黄柏 6 克、地骨皮 9 克;兼肝郁者,合四逆散加香附 9 克。每日 1 剂,水煎 2 次,多次少量频服。6 天为

1 个疗程。陈岩以上方治疗 21 例神经性呕吐患者。结果:治愈 14 例,显效 3 例,有效 3 例,无效 1 例。总有效率 95.2%。其中 11 例在 2 疗程内治愈,2 例在 4 疗程内治愈,1 例治愈时间为 10 疗程。随访 6 月至 5 年,治愈病例中有 3 例复发,后继以上药治疗仍有效。③

4. 自拟方　厚朴 12 克、紫苏 6 克、半夏 12 克、生姜 10 克、茯苓 12 克、黄连 6 克、吴茱萸 12 克、郁金 10 克、白芍 15 克、天冬 12 克、麦冬 12 克、生赭石 30 克、生龙骨 30 克、生牡蛎 30 克。随症加减:头痛头晕,咽胀如塞者,加重生赭石用量至 50 克、大黄 10 克;胃痛者,加延胡索 10 克;郁久化火者,加栀子 10 克、竹茹 10 克;心烦夜寐欠安者,加合欢花 10 克。王悟云以上方治疗 56 例神经性呕吐患者。结果:治愈 28 例,占 50.0%;显效 16 例,占 28.6%;好转 12 例,占 21.4%。④

5. 吴茱萸汤加减　吴茱萸 9 克、党参 12 克、生姜 15 克、大枣 10 克。随症加减:苔白腻湿盛者,加藿香、佩兰;伴胸胁胀者,加沉香曲、青皮;舌红、心烦热者,加川黄连、竹茹;久吐伤及胃阴见口干者,加沙参、麦冬。每日 1 剂,水煎服。廖久兴以上方治疗 68 例神经性呕吐患者。结果:显效 61 例(89.7%),有效 7 例(10.3%)。⑤

6. 呕停方　法半夏 18 克、玄明粉 18 克、炒吴茱萸 30 克。随症加减:属寒者,加丁香 12 克、肉桂 9 克;属热者,加黄连 9 克、大黄 6 克。上药共研极细末,贮瓶密封备用。用时取药末 3～5 克,用醋调成稠糊状,填于脐(神阙穴)内及脐周,然后外用胶布覆盖固定,每日换药 1 次,5 次为 1 个疗程。钱汉云以上方治疗 30 例神经性呕吐患者。结果:治愈 22 例,好转 6 例,无效 2 例。⑥

7. 四味二陈汤　炙党参 15 克、焦白术 15 克、茯苓 20 克、炙甘草 10 克、陈皮 10 克、姜半夏 10 克。随症加减:反酸烧心者,加黄连 10 克、吴茱萸

① 陈岩.干姜黄连黄芩人参汤治疗神经性呕吐 45 例临床观察[J].中外妇儿健康,2011,19(4):237.
② 窦乃建.疏肝降逆汤治疗神经性呕吐 69 例[J].河北中医,2006,28(9):668.
③ 陈岩,等.苓桂术甘汤合小半夏汤治疗神经性呕吐 21 例[J].浙江中医杂志,2005(9):395.
④ 王悟云.自拟方治疗神经性呕吐 56 例[J].安徽中医临床杂志,2000,12(2):113.
⑤ 廖久兴.吴茱萸汤加减治疗神经性呕吐 68 例[J].湖南中医杂志,1998,12(5):44.
⑥ 钱汉云.呕停方治疗神经性呕吐 30 例[J].湖北中医杂志,1996(6):52.

10克;胃寒者,加肉桂10克、炮附子8克。清水500毫升,煎至300毫升,少量多次频饮,食前服之。10天为1个疗程,休息5天后继用第2个疗程,一般第3个疗程终止。张安喜以上方治疗11例神经性呕吐患者,随访1～2年未复发者11例,总有效率100%。疗程最长30天,最短10天。①

单　方

1. 石菖蒲　组成:石菖蒲。功效:芳香开胃,化湿祛浊。临床应用:张泽生等以石菖蒲治疗21例神经性呕吐患者,显效15例,有效5例,无效1例。取得了较为满意的疗效。②

2. 左金丸　组成:黄连6克、吴茱萸1克。功效:清肝泻火,开泄肝气,和胃降逆。用法用量:共研为末,用时取药末1克,加风油精适量调为糊状,填敷于脐中,干棉球覆盖,胶布固定。24小时换药1次,连用1周。临床应用:朱会友等以上治疗50例神经性呕吐患者。结果:治愈41例,好转8例,无效1例。总有效率98%。③

中　成　药

人丹　组成:薄荷脑、肉桂、甘草、儿茶、木香、冰片、桔梗、樟脑、小茴香、草豆蔻、丁香罗勒油(广州羊城制药厂产);辅料为食用香料(松油醇、橙皮油、桂皮油、香兰素、留兰香油、二甲苯麝香)、铝箔。用法用量:以人丹1粒放在胶布块中间,贴敷于双侧内关、足三里(或阿是穴)穴上,以指尖按压,令其得气,叮嘱患者闭目吸气,守意念。每日早晚各1次,空腹时进行。临床应用:董永军等以上方治疗30例神经性呕吐患者。结果显示治愈28例,好转2例。30例全部有效,显效最短时间为按压2次。④

① 张安喜.四味二陈汤治疗神经性呕吐11例[J].陕西中医,1992(9):416.
② 张泽生,等.石菖蒲对神经性呕吐有效[J].中医杂志,1996,37(12):711－712.
③ 朱会友,等.中药敷脐治疗神经性呕吐50例[J].中国民间疗法,1995(3):35.
④ 董永军,等.药压治疗神经性呕吐30例[J].中医外治杂志,1996(5):28.

神 经 衰 弱

概　　述

神经衰弱是指以脑力疲乏、精神兴奋为主，伴随心理症状及情绪烦恼的神经症性障碍。患者长期处于精神压力大、情绪紧张的状态，导致大脑精神活动能力逐渐减弱。该疾病时重时轻，病情易迁延，且患者常表现为自卑、胆怯、多疑等性格特点，缺乏自信，易引起患者食欲不振、精神萎靡，严重影响其正常工作及生活。西医临床治疗神经衰弱以促眠、镇静药物为主。

本病属中医"不寐""健忘""惊悸"等范畴，是由于劳倦虚损、思虑过度、心血耗伤，不能养心，或久病体虚、气血不足、肝肾阴虚等引起。

辨 证 施 治

王小峰分 5 型

(1) 肝气郁结型　症见精神抑郁，忧思多疑，头昏胀痛，夜眠不安，耳鸣眼花，胸胁不舒或有走窜疼痛，舌苔薄白，脉弦。治宜疏肝解郁。方用逍遥散加减：柴胡 10 克、远志 10 克、当归 10 克、白芍 15 克、茯神 15 克、郁金 10 克、佛手 10 克、酸枣仁 15 克、炙甘草 5 克。随症加减：兼心烦易怒，口苦咽干，舌红，脉弦数者，加牡丹皮、栀子；兼头疼，目赤者，加菊花、钩藤；兼口苦、嗳气、吞酸者，加黄连、吴茱萸；兼咽中如有异物梗阻者，加半夏、厚朴、紫苏。

(2) 阴虚阳亢型　症见头疼头昏，急躁易怒，失眠多梦，耳鸣，健忘，腰酸肢软，咽干口苦，舌红少苔，脉细数。治宜滋阴潜阳、安神定志。方用杞菊地黄汤加减：枸杞子 20 克、生地黄 15 克、菊花 10 克、酸枣仁 10 克、山茱萸 15 克、茯神 15 克、麦冬 15 克、牡丹皮 10 克、丹参 20 克、制首乌 15 克、龟甲 15 克，亦可兼服天王补心丹。随症加减：遗精者，加服大补阴丸；心烦者，加服朱砂安神丸。

(3) 心脾两虚证型　症见心悸健忘，失眠多梦，头晕目眩，多思善疑，肢倦神疲，饮食无味，面色少华，舌淡苔薄，脉细数弱。治宜补益心脾、调养气血。方用归脾汤加减：党参 15 克、熟地黄 10 克、黄芪 30 克、白术 15 克、茯神 15 克、当归 15 克、酸枣仁 15 克、炙甘草 10 克、远志 10 克、广木香 5 克、龙眼肉 15 克、五味子 10 克。随症加减：兼心胸郁闷，精神不舒者，加郁金、佛手；遇事易惊，夜多恶梦者，加龙齿、生牡蛎、琥珀粉；兼脘闷纳呆，舌苔滑腻者，加半夏、陈皮、茯苓、厚朴；悲伤欲哭者，加浮小麦、大枣。

(4) 痰热内扰型　症见失眠，多梦，易醒，心烦易怒，头重脑胀，痰多胸闷，口苦目眩，恶心，嗳气，舌质红，苔黄腻，脉滑数。治宜化痰清热、和中安神。方用温胆汤加味：半夏 10 克、陈皮 10 克、竹茹 10 克、枳实 10 克、栀子 15 克、茯苓 10 克、黄连 5 克、生甘草 5 克。随症加减：兼心悸易惊者，加秫米、神曲、山楂、莱菔子。

(5) 肾阳不足型　症见头昏耳鸣，神疲乏力，健忘，腰膝酸软，性欲减退，滑精，阳痿，早泄，畏寒肢冷，舌淡苔白，脉沉细。治宜温阳补肾填精。方用右归饮加减：制附子(先煎)10 克、肉桂粉(冲服)3 克、山茱萸 15 克、山药 20 克、制首乌 15 克、女贞子 15 克、煅龙骨 20 克、淫羊藿 15 克、巴戟天 15 克、柏子仁 15 克、五味子 10 克。随症加减：阳痿明显者，加服五子衍宗丸。[①]

---

① 王小峰，等.分型辨治神经衰弱初探[J].实用中医内科杂志，2011，25(10)：38.

经 验 方

1. 山萸二枣汤　山茱萸 60 克、生枣仁 15 克、炒枣仁 15 克、生龙骨 15 克、煅牡蛎 15 克、当归 9 克、炙甘草 6 克。随症加减：兼阴虚火旺者，加生地黄 15～30 克、知母 6～10 克；兼痰热内蕴者，加胆南星 3～6 克。水煎取 300 毫升，早晚饭前服，连续服用 3 周。万斌将 46 例神经衰弱性失眠患者随机分为治疗组和对照组各 23 例。对照组采用艾司唑仑片治疗，治疗组采用山萸二枣汤治疗。结果：治疗组痊愈 6 例（26.09％），显效 10 例（43.48％），有效 5 例（21.74％），无效 2 例（8.70％），总有效 21 例（91.30％）；对照组痊愈 1 例（4.35％），显效 6 例（26.09％），有效 9 例（39.13％），无效 7 例（30.43％），总有效 16 例（69.57％）。①

2. 益气健脑汤　高丽参、薏苡仁、人参、甘草片、五味子、茯苓、当归、柏子仁、阿胶、白芍、黄连、陈皮、枣仁。每日 1 剂，水煎共取 500 毫升，分早晚 2 次口服。袁一展将 90 例神经衰弱患者随机分为治疗组和对照组各 45 例。对照组采用谷维素治疗，治疗组采用益气健脑汤治疗。两组均 1 周为 1 个疗程，共治疗 4 个疗程。结果：治疗组治愈 32 例，显效 5 例，有效 2 例，无效 6 例，有效率 86.67％；对照组治愈 13 例，显效 10 例，有效 7 例，无效 15 例，有效率 66.67％。②

3. 苓桂术甘汤　茯苓 30 克、白术 15 克、桂枝 15 克、炙甘草 6 克。随症加减：失眠，躁动不安者，加柏子仁、茯神、酸枣仁；舌红，苔黄者，加黄连、瓜蒌、黄芩；湿郁气滞而兼胸脘痞闷，嗳气者，加厚朴、紫苏梗、柴胡、佛手片、香附、苍术；胸胁刺痛，有瘀点瘀斑，舌紫暗者，加丹参、郁金、降香、姜黄等。每日 1 剂，水煎服，分早晚 2 次服用。李东方将 102 例神经衰弱患者随机分为治疗组和对照组各 51 例。对照组采用枣仁安神液，治疗组采用苓桂术甘汤。均持续治疗 14 天。结果：治疗组治愈 10 例（19.61％），显效 23 例（45.10％），好转 15 例（29.41％），无效 3 例（5.88％），总有效率 94.12％；对照组治愈 5 例（9.81％），显效 12 例（23.53％），好转 18 例（35.29％），无效 16 例（31.37％），总有效率 68.63％。③

4. 归脾汤合四逆散加减　当归 20 克、党参 15 克、炒黄芪 15 克、白术 20 克、茯神 20 克、远志 10 克、酸枣仁 30 克、木香 10 克、龙眼肉 15 克、炙甘草 15 克、柴胡 15 克、白芍 15 克、枳实 10 克、生姜 3 片、大枣 4 枚。随症加减：食欲不振，加石菖蒲 10 克、山楂 15 克；阳痿，加洋火叶 20 克；遗精，加菟丝子 10 克、桑螵蛸 10 克；头晕，加天麻 10 克、川芎 5 克；四肢无力，加怀牛膝 15 克、桑寄生 15 克；耳鸣，加蝉蜕 10 克、路路通 10 克；心悸重，加龙骨 20 克、牡蛎 20 克；眼花，加菊花 15 克；月经不调色紫有血块者，加丹参 15 克。水煎 2 次，每次取药液 100 毫升兑后，早晚分服。高尚将 64 例神经衰弱患者随机分为治疗组和对照组各 32 例。对照组服用维生素 B_1 与谷维素，治疗组服用归脾汤合四逆散。结果：治疗组治愈 20 例，显效 6 例，有效 4 例，无效 2 例，总有效率 93.75％；对照组治愈 6 例，显效 6 例，有效 6 例，无效 14 例，总有效率 56.25％。④

5. 百合宁神汤　合欢花 30 克、夜交藤 30 克、熟地黄 30 克、丹参 30 克、百合 30 克、炒枣仁 20 克、当归 25 克、郁金 10 克、石菖蒲 10 克、甘草 6 克、砂仁 6 克。随症加减：热甚者，加知母、黄芩等；气虚者，加黄芪、党参等。每日 1 剂，水煎服，分早晚 2 次服用。2 个月为 1 个疗程，治疗 2 个疗程。吴雪琼将 84 例神经衰弱患者随机分为观察组和对照组各 42 例。对照组单用口服阿普唑仑，观察组采用百合宁神汤联合阿普唑仑治疗。两组均予心理疏导。结果：观察组治愈 21 例，显效 12 例，有效 6 例，无效 3 例，总有效率 92.9％；对照组

① 万斌.山萸二枣汤治疗神经衰弱性失眠的临床疗效探讨[J].基层医学论坛,2019,23(5)：682-683.
② 袁一展.益气健脑汤治疗神经衰弱45例[J].中医研究,2018,31(7)：28-30.
③ 李东方.苓桂术甘汤治疗神经衰弱(痰湿内停证)的临床疗效观察[J].临床合理用药杂志,2017,10(2)：48-49.
④ 高尚,等.归脾汤合四逆散加减治疗神经衰弱32例疗效观察[J].中医药临床杂志,2016,28(1)：51-53.

痊愈 10 例,显效 14 例,有效 8 例,无效 10 例,总有效率 76.2%。①

6. 百合地黄汤 百合 25 克、生地黄 15 克、五味子 10 克、太子参 20 克、麦冬 20 克、甘草 9 克、大枣 3 枚。每日 1 剂,水煎,取汁 300～350 毫升,分 3 次温服。陆芳芳等将 62 例神经衰弱患者随机分为治疗组 30 例与对照组 32 例。对照组服用谷维素片,治疗组服用百合地黄汤。结果:治疗组治愈 13 例(43.33%),显效 9 例(30.0%),有效 6 例(20.0%),无效 2 例(6.67%),总有效率 93.33%;对照组治愈 9 例(28.13%),显效 8 例(25%),有效 6 例(18.75%),无效 9 例(28.13%),总有效率 71.88%。②

7. 补肾益肝汤 枸杞子 30 克、菟丝子 30 克、何首乌 20 克、茯苓 20 克、泽泻 20 克、补骨脂 15 克、牛膝 15 克、牡丹皮 15 克、黄精 12 克、山茱萸 10 克、山药 10 克、人参 10 克、远志 8 克、酸枣仁 6 克。每日 1 剂,水煎服,分早晚 2 次服用,治疗 2 个月。吴国平将 98 例神经衰弱患者随机分为对照组 46 例与观察组 52 例。观察组采用补肾益肝汤联合复方地西泮片,对照组单纯口服复方地西泮片。结果:观察组治愈 21 例(40.4%),显效 18 例(34.6%),有效 11 例(21.2%),无效 2 例(3.8%),总有效 50 例(96.2%);对照组治愈 7 例(15.2%),显效 14 例(30.4%),有效 15 例(32.6%),无效 10 例(21.7%),总有效 36 例(78.3%)。③

8. 安神汤 制附片 6 克、天麻 12 克、川芎 5 克、五味子 12 克、当归 12 克、延胡索 12 克、炒酸枣仁 12 克、珍珠母 15 克。水煎服,治疗 4 周。刘辉将 375 例神经衰弱患者随机分为观察组 188 例与对照组 187 例。对照组单纯口服复方地西泮片,观察组采用自拟安神汤联合复方地西泮片治疗。两组均予心理疏导。结果:观察组治愈 63 例(33.5%),显效 59 例(31.4%),有效 50 例(26.6%),无效 16 例(8.5%),总有效率 91.5%;对照组治愈 41 例

(21.9%),显效 50 例(26.7%),有效 52 例(27.8%),无效 44 例(23.5%),总有效率 76.5%。④

9. 加味逍遥散方 当归 15 克、白芍 15 克、柴胡 9 克、白术 15 克、茯苓 15 克、酸枣仁 18 克、灵芝 15 克、牡丹皮 6 克、栀子 9 克、丹参 12 克、甘草 6 克、薄荷 6 克、生姜 6 克。随症加减:痰热内扰,加半夏 9 克、竹茹 12 克;阴虚阳亢,加六味地黄丸;心脾两虚,加山药 12 克、熟地黄 12 克、龙骨 15 克、牡蛎 15 克;肾阳不足者,加制附子 6 克、柏子仁 9 克等。每日 1 剂,水煎分早晚 2 次温服,8 周为 1 个疗程。贾艳等将 120 例神经衰弱患者随机分为观察组和对照组各 60 例。对照组单纯口服帕罗西汀,观察组用加味逍遥散方联合帕罗西汀治疗。结果:观察组痊愈 16 例(26.7%),显效 27 例(45%),有效 12 例(20%),无效 5 例(8.3%),总有效 55 例(91.7%);对照组痊愈 11 例(18.3%),显效 23 例(38.3%),有效 13 例(21.7%),无效 13 例(21.7%),总有效 47 例(79.3%)。⑤

10. 逍遥散合归脾汤加减 柴胡 10 克、当归 10 克、白芍 10 克、白术 10 克、茯苓 10 克、丹参 15 克、制何首乌 15 克、人参 6 克、黄芪 15 克、酸枣仁 15 克、合欢皮 15 克、石菖蒲 10 克、五味子 6 克、远志 6 克、甘草 6 克。每日 1 剂,水煎 2 次,每次取药液 100 毫升早晚温服。伍冲寒将 64 例神经衰弱患者随机分为治疗组与对照组各 32 例。对照组用刺五加片合谷维素片治疗,治疗组用逍遥散合归脾汤治疗。结果:治疗组痊愈 9 例,显效 12 例,有效 9 例,无效 2 例,总有效率 93.8%;对照组痊愈 4 例,显效 9 例,有效 12 例,无效 7 例,总有效率 78.1%。⑥

单 方

1. 银杏活脑胶囊 组成:银杏叶提取物、制

① 吴雪琼.百合宁神汤联合阿普唑仑治疗神经衰弱临床研究[J].亚太传统医药,2015,11(24):142-143.
② 陆芳芳,等.百合地黄汤治疗神经衰弱临床观察[J].新中医,2015,47(1):188-189.
③ 吴国平,等.补肾益肝汤联合西药治疗神经衰弱综合征疗效观察[J].新中医,2015,47(4):43-44.
④ 刘辉.自拟安神汤联合复方地西泮治疗神经衰弱疗效观察[J].临床合理用药杂志,2015,8(8):44-45.
⑤ 贾艳,等.加味丹栀逍遥散合并帕罗西汀治疗神经衰弱 60 例观察[J].中国民康医学,2014,26(21):79-80.
⑥ 伍冲寒.逍遥散合归脾汤加减治疗神经衰弱 32 例临床观察[J].中医药导报,2011,17(2):42-43.

首乌、刺五加、三七粉。功效：活血祛瘀,益气健脑,补肾安神。用法用量：银杏活脑胶囊口服,2粒/次,3次/日。临床应用：杨春云等以上方治疗168例神经衰弱患者。结果：治愈54例(32.15%),显效89例(52.98%),有效16例(9.53%),无效9例(5.36%),总有效率为94.64%。[1]

2.舒肝解郁胶囊　组成：贯叶金丝桃、刺五加。用法用量：每日2次,每次2粒,口服,早晚各1次。3个月为1个疗程。临床应用：卢青春将140例神经衰弱患者随机分为观察组与对照组各70例。对照组采用常规西药治疗,观察组用疏肝解郁胶囊联合电针治疗。选取百会、神门、大陵、足三里、内关穴、三阴交穴、心俞、肾俞穴,将穴位分成两组,每日1次,交替选择穴位组。结果：观察组显效33例(47.14%),好转29例(41.43%),未愈8例(11.43%),总有效62例(88.57%);对照组显效19例(27.14%),好转29例(41.43%),未愈22例(31.43%),总有效48例(68.57%)。[2]

中 成 药

1.安神补脑液　组成：鹿茸、制何首乌、淫羊藿、干姜、甘草、大枣。用法用量：每日2次,每次10毫升。临床应用：黄丽将52例神经衰弱患者随机分为治疗组和对照组各26例。对照组单用谷维素治疗,治疗组用安神补脑液联合谷维素治疗。结果：治疗组痊愈14例(53.85%),显效7例(26.92%),有效4例(15.38%),无效1例(3.85%),总有效率96.15%;对照组痊愈11例(42.31%),显效6例(23.08%),有效4例(15.38%),无效5例(19.23%),总有效率80.77%。[3]

2.金匮肾气丸　组成：地黄、山药、山茱萸(酒炙)、茯苓、牡丹皮、泽泻、桂枝、制附子、牛膝(去头)、车前子(盐炙)。用法用量：每日2次,每次20粒,早晨和中午各服1次。临床应用：李自华将90例神经衰弱患者随机分为观察组与对照组各45例。对照组单纯口服氟哌噻吨美利曲辛片,观察组金匮肾气丸联合氟哌噻吨美利曲辛片治疗。结果：观察组治愈19例(42.22%),显效14例(31.11)%,有效9例(20.00%),无效3例(6.67%),总有效42例(93.33%);对照组治愈13例(28.89%),显效12例(26.67%),有效10例(22.22%),无效10例(22.22%),总有效35例(77.78%)。[4]

3.眠安宁颗粒　组成：丹参、熟地黄、夜交藤、白术(麸炒)、陈皮、远志(制)、大枣。用法用量：每日2次,每次1袋,开水冲服。临床应用：肖展翅等将95例神经衰弱患者随机分为研究组48例与对照组47例。对照组单纯口服黛力新,研究组采用眠安宁颗粒联合黛力新。结果：研究痊愈16例(33.33%),显效19例(39.58%),有效9例(18.75%),无效4例(8.33%),总有效率91.67%;对照组痊愈10例(21.28%),显效15例(31.91%),有效13例(27.66%),无效9例(19.15%),总有效率80.85%。[5]

4.酸枣仁合剂　组成：酸枣仁、知母、川芎、茯苓、甘草(成都地奥集团天府药业股份有限公司)。功效：补血养肝,益气安神。用法用量：每日3次,每次10~15毫升,口服。临床应用：霍秀贞等以上方治疗42例神经衰弱患者。结果：治愈15例(35.7%),显效20例(47.6%),有效5例(11.9%),无效2例(4.8%),总有效率95.2%。[6]

① 杨春云,等.银杏活脑胶囊治疗神经衰弱168例疗效观察[J].神经损伤与功能重建,2014,9(3)：255,262.
② 卢青春,等.舒肝解郁胶囊联合电针对神经衰弱患者精神症状及睡眠质量影响的研究[J].陕西中医,2018,39(9)：1266-1268.
③ 黄丽.安神补脑液联合谷维素治疗神经衰弱的疗效分析[J].海峡药学,2018,30(10)：174-175.
④ 李自华.金匮肾气丸合氟哌噻吨美利曲辛片治疗神经衰弱90例[J].中国民族民间医药,2017,26(11)：95-97.
⑤ 肖展翅,等.眠安宁颗粒联合氟哌噻吨美利曲辛片治疗神经衰弱失眠的临床研究[J].中西医结合心脑血管病杂志,2016,14(2)：121-123.
⑥ 霍秀贞,等.酸枣仁方用于神经衰弱治疗效果分析[J].哈尔滨医药,2013,33(6)：474-475.

躁 狂 症

概 述

躁狂症为临床上常见的一种情感性精神障碍,可表现为心境高扬,易激惹,甚至发生意识障碍,严重时出现妄想、幻觉,该病容易反复发作。

本病属中医"狂证"范畴。"狂"其最早的文字表述为"我其发狂",记载于殷朝末年的《尚书·微子》中,证明该年代人类已经初步认识到了"狂"证的存在。《户韵》记载"心不能审得失之地则谓之狂"。《淮南·主术》解释其义为"狂,乱也,无常也。"由此可见,古人在很早以前已将"躁动不安,神识昏乱"这一类病证归入"狂证"范畴。《黄帝内经》中"狂"作为疾病名称和一组症状在《素问》中出现了"阳厥""狂巅疾",《素问·至真要大论》篇中出现了"诸躁狂越,皆属于火"的记载。

而"癫狂病"名称则出自《黄帝内经》,属于神智失常的疾病。中医认为,癫狂病的主要病机为"气郁痰火,使人体阴阳失调而致病"。其临床表现主要为"狂言妄语,喧扰不宁,动而多怒,歌笑不休,以及伤人毁物,多属实证。"根据中医传统理论"火"与癫狂之关系颇为密切。《黄帝内经》中"诸躁狂越,皆属于火"之经旨已明确指出病因,因而后世医家多云躁狂症属于火,癫狂亦由痰气火而成。

辨 证 施 治

周仲瑛分3证

(1)痰火扰神证 症见急躁,头痛失眠,两目怒视,面红目赤,突发狂乱无知,骂詈号叫,不避亲疏,逾垣上屋,气力逾常,不食不眠,舌质红绛,苔多黄腻或黄燥而垢,脉弦大滑数。证机概要:五志化火,痰随火升,痰热上扰清窍,神明昏乱。治宜清心泻火、涤痰醒神。方用生铁落饮加减。药用龙胆草、黄连、连翘清泻心肝实火;胆南星、贝母、橘红、竹茹清涤痰浊;石菖蒲、远志、茯神宣窍安神;生铁落、朱砂镇心宁神;玄参、天冬、麦冬、丹参养心血,固心阴,活瘀血,以防火热伤阴之弊。随症加减:痰火壅盛而舌苔黄垢腻者,同时用礞石滚痰丸逐痰泻火,再用安宫牛黄丸清心开窍;若阳明腑热,大便燥结,舌苔黄燥,脉实大者,可暂用小承气汤以荡涤秽浊,清泄胃肠实火;烦热渴饮,加生石膏、知母、天花粉、生地黄清热生津;久病面色晦滞,狂躁不安,行为乖异,舌质青紫有瘀斑,脉沉弦者,此为瘀热阻窍,可酌加牡丹皮、赤芍、大黄、桃仁、水蛭;若神志较清,痰热未尽,心烦不寐者,可用温胆汤合朱砂安神丸主之,以化痰安神。

(2)痰热瘀结证 症见癫狂日久不愈,面色晦滞而秽,情绪躁扰不安,多言不序,恼怒不休,甚至登高而歌,弃衣而走,妄见妄闻,妄思离奇,头痛,心悸而烦,舌质紫暗,有瘀斑,少苔或薄黄苔干,脉弦细或细涩。证机概要:气郁痰结,血气凝滞,瘀热互结,神窍被塞。治宜豁痰化瘀、调畅气血。方用癫狂梦醒汤。药用半夏、胆南星、陈皮理气豁痰;柴胡、香附、青皮疏肝理气;桃仁、赤芍、丹参活血化瘀。随症加减:蕴热者,加黄连、黄芩以清之;有蓄血内结者,加服大黄䗪虫丸以祛瘀生新,攻主蓄血;不饥不食者,加白金丸以化顽痰,祛恶血。

(3)火盛阴伤证 症见癫狂久延,时作时止,势已较缓,妄言妄为,呼之已能自制,但有疲惫之象,寝不安寐,烦惋焦躁,形瘦,面红而秽,口干便难,舌尖红无苔,有剥裂,脉细数。证机概要:心肝郁火，或阳明腑热久羁，耗津伤液，心肾失调，阴虚火旺，神明受扰。治宜育阴潜阳、交通心肾。方用二阴煎合琥珀养心丹加减。前方重在滋阴降火，安神宁心；适用于心中烦躁，惊悸不寐等阴虚火旺之证。后方偏于滋养肾阴，镇惊安神；适用于悸惕不安，反应迟钝等心肾不足之证。药用川黄连、黄芩清心泻火；生地黄、麦冬、玄参、阿胶、生白芍滋阴养血，共奏泻南补北之用；人参、茯神、酸枣仁、柏子仁、远志、石菖蒲交通心肾，安神定志；生龙齿、琥珀、朱砂镇心安神。随症加减：痰火未平，舌苔黄腻，质红，加胆南星、天竺黄；心火亢盛者，加朱砂安神丸；睡不安稳者，加孔圣枕中丹。[①]

经 验 方

1. 清神醒脑汤　远志10克、石菖蒲20克、茯苓12克、钩藤6克、大黄6克、郁金10克、朱砂6克、黄连6克、橘红10克、连翘10克、胆南星10克、枳实10克、甘草6克。随症加减：痰火壅盛而舌苔黄腻垢者，加礞石、黄芩、大黄；心火较盛、心中烦热不寐较甚者，加栀子或莲子心；神乱魂魄不宁，兼惊恐、易惊者，加龙骨、牡蛎等。每日1剂，加水煎煮，取汁400毫升，分早晚2次温服。方中朱砂不入煎剂，另研磨成末冲服。黄桥生等将97例双相情感障碍躁狂发作患者随机分为观察组49例与对照组48例。对照组采用单纯口服丙戊酸钠缓释片治疗，观察组采用清神醒脑汤联合丙戊酸钠缓释片治疗。结果：观察组痊愈15例(30.6%)，显著进步23例(46.9%)，进步8例(16.4%)，无效3例(6.1%)，总有效率93.9%；对照组痊愈10例(20.8%)，显著进步15例(31.2%)，进步14例(29.2%)，无效9例(18.8%)，总有效率81.2%。[②]

2. 铁落定惊丸　生铁落20克、天冬(去心)9克、麦冬(去心)9克、贝母9克、玄参4.5克、钩藤4.5克、丹参4.5克、胆南星3克、橘红3克、远志肉3克、石菖蒲3克、连翘3克、茯苓3克、茯神3克、辰砂0.9克。研磨为细末，用生铁落煎熬，取水炼蜜和药为丸，每次口服6克，每日3次，用温水送服。刘柏林等将114例躁狂症患者随机分为观察组和对照组各57例。对照组采用碳酸锂治疗，观察组采用铁落定惊丸结合针刺治疗。主穴取内关、水沟、丰隆、大陵、中冲，随症配穴时，痰火盛者，取内庭和曲池；火盛伤阴者，取太溪和行间；气血瘀滞者，取膈俞和血海。结果：观察组治愈36例(63.16%)，显效13例(22.81%)，好转7例(12.27%)，无效1例(1.75%)，总有效56例(98.25%)；对照组治愈17例(29.82%)，显效20例(35.09%)，好转12例(21.05%)，无效8例(14.04%)，总有效49例(85.96%)。[③]

3. 当归承气汤　大黄300克、芒硝150克、当归300克、陈皮120克、瓜蒌仁80克、瓜蒌皮40克、尼泊金乙酯0.5克。共制成1 000毫升，每次服30毫升，每日2次。龙彬等通过随机双盲试验以上方治疗41例躁狂症患者，并与碳酸锂治疗的42例及当归承气汤合并碳酸锂治疗的40例作比较。结果：Young氏躁狂量表显示，三组治疗前与治疗2周后均有统计学差异，其中治疗2周后当归承气汤组评分为(30.00±5.51)分，碳酸锂组评分为(27.98±4.37)分，当归承气汤合并碳酸锂组评分为(26.66±5.41)分。当归承气汤合并碳酸锂的疗效优于单独使用碳酸锂或当归承气汤，结果有统计学差异。[④]

4. 涤痰泻火汤　磁石30克(提前煎)30克、龙齿(提前煎)30克、礞石(先煎)20克、茯苓15克、大黄10克、陈皮10克、胆南星10克、石菖蒲10克、枳实10克、天竺黄10克、黄连10克、栀子10克、郁金10克、甘草5克。每日1剂，水煎服，分早晚2次温服。刘金鹏等将60例狂躁症患者随机分为观察组与对照组各30例。对照组采用碳酸锂联合双倍剂量氯氮平治疗，观察组采用涤

① 周仲瑛.中医内科学(2版)[M].北京：中国中医药出版社，2007：146.
② 黄桥生，蔡楚兰，等.清神醒脑汤联合丙戊酸镁缓释片治疗双相情感障碍躁狂发作疗效及对认知功能及炎性因子的影响[J].中华中医药学刊，2019，37(1)：166-169.
③ 刘柏林，等.铁落定惊丸结合针刺治疗躁狂症疗效观察[J].现代中西医结合杂志，2016，25(21)：2360-2362.
④ 龙彬，朱丽萍，等.当归承气汤对躁狂症患者生活质量的影响[J].辽宁中医杂志，2015，42(2)：239-243.

痰泻火汤联合小剂量氯氮平治疗。结果：观察组痊愈14例(46.7%)，显效9例(30.0%)，好转6例(20.0%)，无效1例(3.3%)，总有效29例(96.7%)；对照组痊愈12例(40.0%)，显效10例(33.3%)，好转6例(20.0%)，无效2例(6.7%)，总有效28例(93.3%)。①

5. 改良大承气汤　大黄8克、黄连5克、玄明粉12克、法半夏10克、枳实10克、生铁落(包煎)30克、石菖蒲10克、生地黄15克、麦冬12克、知母12克。每日1剂，清水煎服，分早晚2次服。杨祺昕将76例躁狂症患者随机分为观察组39例与对照组37例。对照组采用单纯西药治疗，观察组采用改良大承气汤联合西药治疗。结果：观察组痊愈12例，显效21例，有效4例，无效2例，总有效率83.8%；对照组痊愈5例，显效18例，有效9例，无效5例，总有效率64.1%。观察组显著高于对照组。②

6. 赵氏抑狂汤　礞石(先下)60克、生石决明(先下)60克、郁金20克、黄连15克、黄芩15克、酒制大黄(后下)10克、生石膏(先下)100克、炒枣仁50克。每日1剂，水煎服，分2次服。治疗痰火扰神型躁狂症60例，并与盐酸氯丙嗪作比较。赵永厚将90例躁狂症患者随机分为治疗组60例与对照组30例。对照组采用盐酸氯丙嗪治疗，治疗组采用赵氏抑狂汤治疗。结果：治疗组痊愈54例，显效3例，好转1例，无效2例，痊愈率90.00%，总有效率96.67%；对照组痊愈23例，显效0例，好转2例，无效3例，痊愈率76.67%，总有效率83.33%。③

7. 程氏生铁落饮　生铁落30克、钩藤12克、胆南星9克、川贝母10克、橘红9克、石菖蒲9克、远志12克、茯神12克、天冬10克、麦冬10克、玄参9克、连翘9克。随症加减：痰火壅盛而舌苔黄腻甚者，同时用礞石滚痰丸，再用安宫牛黄丸。每日1剂水煎，分上、下午各1次温服。吴玉红等86例

躁狂症患者随机分为治疗组和对照组各43例。对照组采用奥氮平合并碳酸锂治疗，治疗组予程氏生铁落饮联合小剂量欧兰宁治疗。结果：治疗组痊愈21例(48.84%)，显著进步8例(18.60%)，进步9例(20.93%)，恶化5例(11.62%)，总有效率88.38%；对照组痊愈18例(41.86%)，显著进步9例(20.93%)，进步7例(16.28%)，恶化8例(18.60%)，总有效率81.40%。④

8. 龙胆泻肝汤　龙胆草10克、栀子15克、黄芩15克、水牛角50克、茯苓30克、熟枣仁15克、远志15克、木通10克、知母20克、柴胡15克、夜交藤20克、生甘草10克。随症加减：脾胃虚寒者，去水牛角，加白术15克健脾胃；如病史较长，伤及真阴者，去栀子、木通，加熟地黄30克、麦冬20克滋阴降火。每日1剂，水煎分2次服，经连续服用1周之后，如兴奋症状有较明显改善，再续上方去黄芩、栀子苦寒之品，以预防苦寒之太过劫阴，并把水牛角减至20克，以免过于寒凉伤及脾胃。张福坚将60例躁狂症患者随机分为治疗组和对照组各30例。对照组采用利培酮合并碳酸锂治疗，治疗组采用龙胆泻肝汤治疗。结果：治疗组痊愈16例，显效6例，好转5例，无效3例，有效率90.00%；对照组痊愈患者17例，显效5例，好转5例，无效3例，有效率90.00%。⑤

9. 化痰开窍汤　半夏10克、陈皮10克、茯苓15克、枳实15克、竹茹10克、胆南星10克、菖蒲15克、远志15克、枣仁15克、礞石10克、甘草10克。随症加减：失眠者，加磁石、夜交藤；有瘀者，加当归、丹参；便秘者，加大黄。每日1剂，水煎服。王萍等将46例躁狂症患者随机分为治疗组30例与对照组16例。对照组单纯口服碳酸锂，治疗组予化痰开窍汤合并碳酸锂。结果：治疗组完全缓解4例(13.3%)，显著缓解14例(46.8%)，有效8例(26.6%)，无效4例(13.3%)，总有效26例(86.7%)；对照组完全缓解2例(12.5%)，显著缓

① 刘金鹏，等.自拟涤痰泻火汤治疗躁狂症患者临床观察[J].中医临床研究，2015,7(32)：43-44.
② 杨祺昕.改良大承气汤治疗躁狂症的临床疗效[J].内蒙古中医药，2015,34(8)：19.
③ 赵永厚.清热豁痰醒脑法治疗痰火扰神型躁狂症[J].上海中医药杂志，2004,38(4)：14.
④ 吴玉红，等.中西医结合治疗躁狂症的疗效观察[J].光明中医，2012,27(5)：975-976.
⑤ 张福坚.龙胆泻肝汤加减治疗轻躁狂症30例[J].中国中医急症，2011,20(11)：1867.

解 5 例(31.2%),有效 3 例(18.8%),无效 6 例(37.5%),总有效 10 例(62.5%)。①

10. 涤痰泻火方 茯苓 15 克、大黄 15 克、礞石(先煎)20 克、胆南星 10 克、陈皮 10 克、枳实 10 克、石菖蒲 10 克、黄连 10 克、天竺黄 10 克、郁金 10 克、栀子 10 克、龙齿(先煎)30 克、磁石(先煎)30 克、甘草 5 克。每日 1 剂,水煎服。梁小赤等将 78 例躁狂症患者随机分为治疗组 40 例与对照组 38 例。对照组采用碳酸锂联合氯氮平治疗,治疗组采用自拟涤痰泻火方联合少量氯氮平治疗。结果:治疗组痊愈 18 例,显效 10 例,好转 8 例,无效 4 例,总有效率 90%;对照组痊愈 19 例,显效 9 例,好转 7 例,无效 3 例,总有效率 92%。②

中 成 药

二夏清心片 组成:半夏(麸炒)、茯苓、陈皮、石菖蒲、枳实(麸炒)、竹茹(麸炒)、葛根、冬虫夏草、干姜、甘草(蜜炙)。用法用量:每日 3 次,每次 3 片。临床应用:颜清以上方联合碳酸锂和利培酮治疗 30 例狂躁症患者(观察组),并与单纯服用碳酸锂和利培酮的 30 例(对照组)作比较。结果:治疗 8 周后观察组 BRMS 躁狂量表评分为(8.65±3.52)分,对照组 BRMS 躁狂量表评分为(15.42±3.00)分,观察组疗效优于对照组,有统计学差异。③

① 王萍,等.中西医结合治疗躁狂症 34 例临床观察[J].四川中医,2005,23(11):60-61.
② 梁小赤,等.中西医结合治疗躁狂症 40 例疗效观察[J].新中医,2005,37(2):50-51.
③ 颜清.二夏清心片治疗躁狂症的临床疗效分析[J].亚太传统医药,2011,7(12):57-58.

围绝经期综合征

概　　述

围绝经期综合征（perimenopausal syndrome，MPS），是指妇女在绝经前后由于卵巢分泌的雌激素水平变化所致的自主神经功能紊乱症状。临床表现为妇女在绝经前后出现月经紊乱，烘热汗出、烦躁易怒、眩晕耳鸣、心悸失眠、腰背酸楚、肢肿、皮肤蚁行感等症状。多在45～55岁发病，84.2%的女性在围绝经期会出现上述症状，并影响生活质量。

中医学对本病并无专篇记载，但据其发病原因及其特点，可归属于"脏躁""百合病""崩漏""郁证""心悸""失眠"等。近代中医学称本病为"绝经前后诸证"。"脏躁"病名出自汉代张仲景《金匮要略·妇人杂病脉证并治》："妇人脏躁，喜悲伤欲哭，象如神灵所作，数欠伸，甘麦大枣汤主之。"妇女无故悲伤欲哭，不能自控，忧郁不宁，哈欠频作，甚则哭笑无常者称为"脏躁"，后世医家在病机和临证治疗方面，见仁见智，各有发挥。如《医宗金鉴》注："脏，心脏也，心静则神藏，若为七情所伤，则心不得静，而神躁扰不宁也。故喜悲伤欲哭，是神不能主情也。象如神灵所凭，是心不能神明也。"心神之变为其主要病机。又曰："数欠伸，呵欠也，呵欠频频，肝之病也。"指出了脏躁与肝的关系。《蒲园医案》又认为"子脏血虚，受风化热，虚热相搏，扰乱神明"。诸医家均认识到，脏躁是由于五脏（主要是指心、肝、脾、肾、子脏）阴液不足，精血亏损，五志之火内动所致。任何一个或多个脏腑功能失常都会导致其发生。《灵枢·本神》篇曰："心藏脉，脉合神""肺藏气，气舍魄""肝藏血，血舍魂""脾藏营，营舍意""肾藏精，精舍志"。五脏不仅在生理、病理上相互联系、相互影响，脏躁

的病机变化为精血亏虚，情志郁结，脏气紊乱，阴阳失调。其发生与生理因素尤其是与精神及心理因素关系密切。

"脏躁"的主要证候属于精神情志的改变，《黄帝内经》云："心者，君主之官""心气虚则悲，实则笑不休""神有余则笑，神不足则悲"。所以精神情志的主宰首先归于心，心神失调为本病的主要病机。在临床上，其证有虚、实、虚实夹杂之别。虚者多为忧思劳倦，心脾受损，或素体虚弱，气血不足，肝肾阴亏；实者常因情志不畅，肝气郁结，肝脾受伤，魂魄不藏。虚则心神失养，脏阴不足，心之阴阳失调；实则气机逆乱，郁火内扰，心神不宁；虚实夹杂之证则多为肝肾虚阴，阳亢与上，水火不济，心肾不交。女子以血为本，在经期、孕期、产后和围绝经期阴血亏虚更甚，气火偏旺而扰乱心神，故更易患此病证。

辨　证　施　治

鲁雅娟分6证

（1）肾阴虚证　症见月经紊乱，经期提前，量多，或已绝经，潮热多汗颜面烘热，手足心热，心烦心悸，失眠多梦，舌红，苔少脉细数。治宜滋阴补肾、清心降火。方用六味地黄汤加减：生地黄9克、熟地黄9克、山茱萸9克、牡丹皮15克、泽泻15克、茯苓15克、酸枣仁20克、女贞子15克、地骨皮15克、白薇15克。

（2）肾阳虚证　症见腰背冷痛，形寒肢冷，精神萎靡，小便清长，夜尿频数，或面浮肢肿，月经量多，或崩中漏下，经色淡暗，舌淡苔白，脉沉细。治宜温补肾阳。方用金匮肾气汤加减：干地黄24克、山茱萸12克、泽泻9克、茯苓9克、牡丹皮9

克、桂枝 3 克、附子 3 克。

（3）心脾两虚证　症见心悸怔忡，失眠多梦，多虑健忘，面色萎黄，倦怠乏力，腹胀便溏，月经提前，量多，唇舌色淡苔白，脉细弱。治宜补益心脾。方用归脾汤加减：白术 3 克、当归 3 克、白茯苓 3 克、黄芪 3 克、龙眼肉 3 克、远志 3 克、酸枣仁 3 克、木香 1.5 克、甘草 1 克、人参 3 克。

（4）心肾不交证　症见心悸怔忡，心烦不宁，失眠健忘，忧虑愁思，口干咽燥，月经周期先后不定，量少，色红，舌尖红苔少，脉细数。治宜滋阴降火、交通心肾。方用天王补心丹合甘麦大枣汤加减：酸枣仁 12 克、柏子仁 10 克、当归 10 克、天冬 9 克、生地黄 15 克、人参 10 克、玄参 10 克、五味子 8 克、远志肉 9 克、桔梗 8 克、麦冬 12 克、丹参 12 克。

（5）肝郁气滞证　症见月经紊乱，先后不定期，量或多或少，或已绝经，胸胁胀满，乳房胀痛，情绪不稳，急躁易怒，精神抑郁，善太息，舌红，苔白，脉弦。治宜疏肝理气、滋水涵木。方用逍遥汤加减：柴胡 10 克、黄芩 10 克、白芍 15 克、当归 15 克、郁金 15 克、牡丹皮 15 克、生地黄 12 克、生龙牡 15 克。

（6）痰瘀交阻证　症见月经紊乱，经期推后，量少，有血块，白带多，或已绝经，肢体困重，喜卧少动，头重头痛，胸闷腹胀，无欲少语，舌暗淡，苔厚腻，脉滑或沉。治宜祛湿化痰、益气化舟。方用二陈汤加减：陈皮 12 克、半夏 12 克、白术 12 克、厚朴 12 克、丹参 15 克、红花 6 克、当归 15 克、赤芍 15 克、淫羊藿 15 克。[1]

经 验 方

1. 更年汤　丹参、麦冬、黄精、白术、白芍、郁金、知母、五味子、川楝子、酸枣仁、浮小麦、合欢花。每日 1 剂，早晚分服。李垚等以上方治疗 50 例围

绝经期综合征患者。结果：治愈 27 例（54%），显效 12 例（24%），有效 8 例（16%），无效 3 例（6%），总有效率 94%。[2]

2. 欢乐宁方　淮小麦、大枣、天冬、制首乌、山茱萸、山药、葛根、刺五加。每日口服 100 毫升，早晚分服。孙津津等将 120 例心肾不交型围绝经期综合征患者随机分为综合治疗组、欢乐宁方口服组、欢乐宁方足浴组和更年安片组各 30 例。更年安片组给予更年安片治疗，每次 6 片，每日 2 次，分早晚口服；欢乐宁方足浴组给予欢乐宁方足浴液治疗，每次 100 毫升，每晚 1 次；欢乐宁方口服组给予欢乐宁方汤液治疗；综合治疗组给予欢乐宁方口服联合足浴治疗，足浴液 100 毫升，每晚 1 次。结果：治疗 3 个月后，综合治疗组痊愈 10 例，显效 13 例，有效 6 例，无效 1 例，总有效率 96.7%；欢乐宁方口服组痊愈 3 例，显效 7 例，有效 17 例，无效 3 例，总有效率 90%；欢乐宁方足浴组痊愈 2 例，显效 6 例，有效 19 例，无效 3 例，总有效率 90%；更年安片组显效 4 例，有效 22 例，无效 4 例，总有效率 86.7%。[3]

3. 六味地黄汤　生地黄 15 克、龟甲 15 克、山药 12 克、桑椹子 12 克、墨旱莲 12 克、茯苓 12 克、枸杞子 10 克、山茱萸 10 克、何首乌 10 克、女贞子 10 克、炙甘草 9 克。随症加减：兼肾阳虚者，加淫羊藿、巴戟天；汗出多，加浮小麦、麻黄根；失眠心烦者，加五味子、夜交藤、合欢皮；头晕目眩者，加天麻、钩藤、珍珠母；肝火亢盛，口苦咽干者，加黄芩、栀子、菊花；骨蒸劳热者，加黄柏、知母、地骨皮。每日 1 剂，水煎服。杨敏生等以上方治疗 68 例肝肾阴虚型更年期综合征患者。结果：治愈 17 例，显效 28 例，有效 17 例，无效 6 例，总有效率 91.18%。[4]

4. 滋肾清心颗粒　钩藤 15 克、牡丹皮 10 克、莲子心 5 克、淮山药 10 克、山茱萸 10 克、茯苓 10 克、紫贝齿 15 克、熟地黄 10 克、浮小麦 30 克。热

① 鲁雅娟，魏睦新.中医治疗围绝经期综合征的分型探讨与名家经验[J].中华中医药学刊,2012,30(3):610-612.
② 李垚,黄可佳.自拟中药汤剂治疗围绝经期综合征 50 例经验[J].辽宁中医药大学学报,2014,16(5):203-205.
③ 孙津津,等.中药欢乐宁方口服联合足浴治疗心肾不交型围绝经期综合征临床研究[J].中华中医药学刊,2012,30(6):1331-1334.
④ 杨敏生,等.六味地黄汤加减治疗肝肾阴虚型更年期综合征 68 例[J].陕西中医,2012,33(3):273-274.

水冲服,早晚各服1次。常惠等以上方治疗300例肝肾阴虚型更年期综合征患者。结果:治愈159例,显效72例,有效30例,无效39例,总有效率87%。①

5. 二至丸 墨旱莲20克、女贞子20克、山药20克、白芍20克、郁金15克、茯苓15克、丹参20克。随症加减:心烦懊恼,加栀子10克、黄芩10克、甘草5克;口干,加天花粉20克、麦冬15克、知母10克、五味子10克;少寐多梦,加夜交藤30克、百合20克、合欢花15克;胸胁胀满,加枳壳10克、香附10克;潮热出汗,加牡丹皮10克、浮小麦30克;腰膝酸软、形寒肢冷,加补骨脂20克、杜仲20克、鹿角胶20克、菟丝子20克;倦怠乏力,加太子参20克。每日1剂,水煎2次,早晚分服。朱必苓等以上方治疗59例肝肾阴虚型围绝经综合征患者。结果:治愈43例,好转10例,无效6例,总有效率89.83%。②

6. 二仙汤合甘麦大枣汤加减 仙茅9克、淫羊藿12克、巴戟天10克、知母12克、黄柏10克、当归12克、女贞子15克、墨旱莲15克、熟地黄12克、何首乌15克、小麦30克、甘草10克、大枣10枚。随症加减:月经紊乱,加山茱萸12克、炒白芍15克;焦虑失眠,加炒枣仁15克、百合15克;记忆力减退,加石菖蒲12克、远志12克;抑郁,加醋柴胡12克、郁金12克;头痛头晕,加夏枯草10克、钩藤(后下)12克;反复泌尿系感染,加肉苁蓉12克、车前子(包煎)20克;汗多者,加煅龙骨20克、煅牡蛎20克、浮小麦30克。每日1剂,分早晚2次温服。张慧珍将103例围绝经期综合征患者随机分为治疗组55例与对照组48例。对照组采用尼尔雌醇治疗,治疗组采用二仙汤合甘麦大枣汤治疗。结果:治疗组痊愈34例,好转18例,无效3例,总有效率94.5%;对照组痊愈18例,好转21例,无效9例,总有效率81.3%。③

7. 舒坤汤 熟地黄20克、山茱萸10克、龟甲12克、牛膝10克、麦冬12克、当归10克、白芍15克、五味子6克、柴胡10克、合欢花12克、牡丹皮10克、栀子15克、炙甘草12克。每日1剂,两煎混匀,分2次温服。张向群等将65例围绝经期综合征患者随机分为治疗组34例与对照组31例。对照组采用坤宝丸治疗,治疗组采用舒坤汤治疗。结果:治疗组痊愈3例,显效17例,有效11例,无效3例,愈显率58.82%,总有效率91.17%;对照组痊愈0例,显效8例,有效19例,无效4例,愈显率25.80%,总有效率87.09%。④

8. 更年安睡饮 柴胡5克、黄芩12克、白芍12克、青陈皮各5克、姜半夏9克、茯神12克、茯苓12克、牡丹皮10克、桃仁12克、片姜黄6克、焦栀子9克、制香附10克、合欢皮15克、夜交藤30克、五味子3克。随症加减:焦虑,加淮小麦30克、甘草5克;心悸,加生地黄12克、麦冬12克;肾虚,加生地黄12克、山茱萸12克。闵肖岚将90例围绝经期妇女失眠患者随机分为治疗组和对照组各45例。对照组采用维尼安治疗,治疗组采用更年安睡饮治疗。结果:治疗组治愈20例,好转22例,无效3例,总有效率93.33%;对照组治愈10例,好转25例,无效10例,总有效率为77.78%。⑤

9. 加减归肾丸 生地黄15克、熟地黄15克、枸杞子15克、菟丝子15克、淫羊藿15克、山茱萸12克、山药12克、茯苓12克。随症加减:肝肾同病者,加女贞子10克、墨旱莲10克、天麻12克、钩藤15克、石决明15克;皮肤瘙痒,加赤芍10克、黑豆12克;心肾同病者,加牡丹皮10克、白芍10克、远志10克、麦冬15克、五味子15克、百合12克,去淫羊藿;彻夜难眠,加紫贝齿30克、珍珠母30克;脾肾同病者,加巴戟天15克、仙茅15克、补骨脂15克、五味子15克、白术12克、肉豆蔻12克,去生地黄。每日1剂,水煎分3次服。马志荣将140例围绝经期综合征患者随机分为治疗组与对照组各70例。对照组采用尼尔雌醇治

① 常惠,等.清心滋肾汤治疗肝肾阴虚型更年期综合征300例[J].陕西中医学院学报,2010,33(3):39-40.
② 朱必苓,等.二至丸加味治疗肝肾阴虚型围绝经综合征59例[J].广西中医药,2010,33(1):37-38.
③ 张慧珍.二仙汤合甘麦大枣汤治疗围绝经期综合征55例[J].中国中医基础医学杂志,2010,16(9):841,845.
④ 张向群,等.舒坤汤治疗围绝经期综合征34例疗效观察[J].北京中医药大学学报,2009,32(5):354-355.
⑤ 闵肖岚.更年安睡饮治疗围绝经期妇女失眠45例[J].四川中医,2007,25(3):72-74.

疗,治疗组采用加减归肾丸治疗。结果:治疗组显效 20 例,有效 45 例,无效 5 例,总有效率92.9‰;对照组显效 14 例,有效 29 例,无效 27 例,总有效率61‰。①

10. 都气丸加柴芍桂　生地黄 24 克、淮山 15克、茯苓 15 克、白芍 15 克、枣皮 10 克、泽泻 10克、牡丹皮 10 克、柴胡 10 克、桂枝 10 克、五味子 6克。随症加减:头晕耳鸣,加枸杞子、菊花;骨蒸劳热,加知母、黄柏;心悸失眠,加夜交藤、心齿、酸枣仁;多愁善感,加郁金、石菖蒲、合欢皮;腰腿酸痛,加杜仲、续断、牛膝;夜尿多,加益智仁、桑椹子;汗多,加龙骨、牡蛎。每日 1 剂,水煎服。李世武以上方治疗 100 例更年期综合征患者。结果:显效 68 例,有效 23 例,无效 9 例,总有效率91‰。服药少者 10 剂,最多 30 剂,平均服药 15 剂。②

11. 女贞汤　女贞子、当归、补骨脂、黄芩、生地黄。每日 1 剂,水煎服,分 2 次服用。黄彩梅等将 70 例肝肾阴虚型围绝经期综合征患者随机分为治疗组和对照组各 35 例。对照组采用更年安片治疗,治疗组采用女贞汤治疗。结果:治疗组痊愈 4 例(11.4‰),显效 21 例(60.0‰),有效 9 例(25.7‰),无效 1 例(2.9‰),总有效率97.14‰;对照组痊愈 1 例(2.9‰),显效 5 例(14.3‰),有效 25 例(71.4‰),无效 4 例(11.4‰),总有效率88.57‰。③

中　成　药

1. 地贞颗粒　组成:地骨皮、女贞子、墨旱莲、五味子、沙苑子、合欢皮、甘草、郁金。功效:清虚热,滋肝肾,宁心养神。用法用量:每日 3 次,每次 1 袋,饭后温开水冲服。临床应用:马璇等将 130 例阴虚内热证围绝经期综合征患者随机分为治疗组和对照组各 65 例。对照组加用谷维素片

治疗,治疗组加用地贞颗粒治疗。结果:治疗组痊愈 22 例(33.85‰),显效 21 例(32.31‰),有效21 例(32.31‰),无效 1 例(0.15‰),总有效率98.46‰;对照组痊愈 12 例(18.46‰);显效 20 例(30.77‰),有效 25 例(38.46‰),无效 8 例(12.31‰),总有效率87.69‰。④

2. 定坤丹　组成:人参、鹿茸、西红花、三七、白芍、熟地黄、当归、白术、枸杞子、黄芩、香附、茺蔚子、川芎、鹿角霜、阿胶、延胡索、鸡血藤、益母草、柴胡、乌药、杜仲、川牛膝、肉桂;辅料为蜂蜜(山西广誉远国药有限公司)。用法用量:口服,每日早晚各 1 丸。临床应用:李海燕等将 161 例更年期患者随机分为治疗组 81 例与对照组 80例。对照组采用替勃龙片治疗,治疗组采用定坤丹治疗。结果:治疗组显效 52 例,有效 17 例,无效 12 例,总有效率86.3‰,不良反应 0 例,不良反应率 0‰;对照组显效 53 例,有效 17 例,无效10 例,总有效率87.5‰,不良反应 5 例,不良反应率 6.25‰。⑤

3. 加味逍遥丸　组成:柴胡、当归、白芍、白术(麸炒)、茯苓、甘草、牡丹皮、栀子(姜炙)、薄荷(河北万岁药业有限公司)。用法用量:每次 6 克,每日 2 次,口服。临床应用:许彩儒等将 120 例绝经后情绪障碍妇女患者随机分为治疗组和对照组各 60 例。对照组采用氟哌噻吨美利曲辛片治疗,治疗组采用加味逍遥丸治疗。结果:治疗组痊愈 21 例(35.00‰),显效 18 例(30.00‰),有效 15 例(25.00‰),无效 6 例(10.00‰),总有效 54例(90.00‰);对照组痊愈 17 例(28.33‰),显效19 例(31.67‰),有效 10 例(16.67‰),无效 14 例(23.33‰),总有效 46 例(76.67‰)。⑥

4. 更年宁心颗粒　组成:黄连、麦冬、白芍、丹参、白薇、龙骨、酸枣仁。用法用量:水冲服,每

① 马志荣.加减归肾丸治疗围绝经期综合征[J].四川中医,2004(3):67-68.
② 李世武.都气丸加柴芍桂治疗更年期综合征 100 例[J].四川中医,1999,17(8):49.
③ 黄彩梅,张婷婷,等.女贞汤治疗肝肾阴虚型围绝经期综合征 35 例临床观察[J].四川中医,2011,29(3):100-102.
④ 马璇,等.地贞颗粒对围绝经期综合征患者阴虚内热证神经-内分泌的影响[J].中国实验方剂学杂志,2018,24(12):182-187.
⑤ 李海燕,等.定坤丹对女性更年期症状的疗效评价[J].河北医药,2018,40(23):3610-3612.
⑥ 许彩儒,等.加味逍遥丸治疗妇女绝经后情绪障碍及对患者睡眠质量、血清性激素水平的影响[J].世界中西医结合杂志,2017,12(3):418-421.

日2次,每次1包。临床应用:李估等将224例围绝经期综合征患者随机分为试验组114例和对照组110例。对照组采用更年安片＋更年宁心颗粒模拟剂治疗,试验组采用更年宁心颗粒＋更年安片模拟剂治疗。结果:治疗后两组患者MRS评分较治疗前明显下降,试验组MRS评分低于对照组;治疗后两组患者潮热次数较治疗前明显减少,试验组潮热次数少于对照组。①

5.参松养心胶囊 组成:人参、麦冬、山茱萸、丹参、酸枣仁(炒)、桑寄生、赤芍、土鳖虫、甘松、黄连、南五味子、龙骨(石家庄以岭药业股份有限公司)。用法用量:每日3次,口服,每次3粒。临床应用:于飞将120例肝肾阴虚型围绝经期综合征患者随机分为治疗组和对照组各60例。两组均予基础治疗。对照组加用知柏地黄丸治疗,治疗组加用参松养心胶囊治疗。结果:治疗组治愈32例,显效21例,无效7例,有效率88.3%。治疗后心电图全部转为正常范围;对照组治愈17例,显效27例,无效16例,有效率73.3%。其中仍有7例心电图提示为室早。②

6.乌鸡白凤丸 组成:乌鸡、鹿角胶、人参、黄芪、山药、当归、白芍、熟地黄、川芎、麦冬、生地黄、制鳖甲、银柴胡、丹参、鹿角霜、桑螵蛸、煅牡蛎、芡实、香附。用法用量:轻度和中度患者服用乌鸡白凤丸每日2次,每次1丸;重度患者每日3次,每次1丸。连服3个月后,每月服用乌鸡白凤丸15天,隔天1次。临床应用:李小媚等以上方治疗120例围绝经期综合征患者,结果显示120例患者口服乌鸡白凤丸3个月后以潮热出汗、烦躁易怒症状改善最为显著,Kupperman评分明显下降,服药前与服药后比较分值差异有显著性。③

7.更年安片 组成:熟地黄、首乌、麦冬、玄参、地黄、牡丹皮、泽泻、茯苓、珍珠母等。用法用量:每日3次,口服,每次6片。临床应用:马西文以上方治疗308例妇女更年期综合征患者。结果:痊愈102例,显效104例,有效78例,无效24例,总有效率92.2%。④

8.坤泰胶囊 组成:熟地黄、黄连、白芍、黄芩、阿胶、茯苓。功效:滋阴降火,清心除烦,安心安神,调节阴阳。用法用量:每日3次,口服,每次4粒。临床应用:陈蓉等将123例妇女更年期综合征患者随机分为试验组65例与对照组58例。对照组采用戊酸雌二醇片治疗,试验组采用坤泰胶囊治疗。结果:治疗3个月时。试验组和对照组K评分临床有效率分别为86.2%和78.9%;潮热评分有效率分别为92.3%和96.5%;试验组过渡期亚组K评分临床有效率高于对照组,分别为96.5%和71.4%。⑤

① 李估,等."更年宁心颗粒"治疗围绝经期综合征随机双盲双模拟临床研究[J].江苏中医药,2016,48(2):46-48.
② 于飞.参松养心胶囊治疗肝肾阴虚型围绝经期综合征疗效观察[A].中华中医药学会络病分会.第九届国际络病学大会论文集[C].中华中医药学会络病分会,2013:267-268.
③ 李小媚,等.乌鸡白凤丸治疗围绝经期综合征120例临床观察[J].中国现代医学杂志,2006,16(7):1077-1078.
④ 马西文.更年安片治疗妇女更年期综合征308例[J].陕西中医,2006,27(10):1175.
⑤ 陈蓉,等.坤泰胶囊治疗妇女更年期综合征的临床研究[J].中国新药杂志,2005,14(12):1472-1476.

儿童注意缺陷多动障碍

概　　述

儿童注意缺陷多动障碍（ADHD）又称小儿多动症，是一种高发于学龄期儿童，并严重妨碍儿童身心健康成长、顺利获取知识的精神障碍疾病之一，以注意力不集中、动作过多、冲动任性伴学习困难，但智力基本正常为特征。国内外调查发现其患病率为3％～7％，男女比为(4～9)∶1。部分患儿成年后仍有症状，明显影响患者学业、身心健康以及成年后的家庭生活和社交能力。

本病属中医"脏躁""躁动"等范畴，小儿先天禀赋不足为发病之本，涉及肾、心、脾、肝四脏。心气不足则智窍不聪、昏聩不敏，致理解能力差，学习困难；脾虚则脾运失司，痰湿内停或精血生化乏源，致神志不安；肝阳偏亢则躁动不安、烦躁易怒，注意力难以集中。因此，小儿先天禀赋不足、肝肾亏虚，后天脾胃虚弱、气血生化不足为致病之本，使得精血亏虚而筋脉失营，心神失养而发。治疗当以补益肝肾、平肝熄风、安神定志为大法。

辨　证　施　治

郑岚颖分4型

（1）肝肾阴亏型　症见神思涣散，动作笨拙，多动多语，梦多寐少，五心烦热，兴趣多变，唇舌干红，脉细弦数。治宜滋肾柔肝、益阴潜阳。方用左归丸合知柏地黄汤加减：熟地黄10克、龟甲10克、山茱萸6克、知母10克、女贞子10克、黄柏6克、远志10克、龙齿30克、何首乌10克、白芍10克。

（2）心肝火旺型　症见急躁易怒，暴躁不驯，多语不休，好动不安，行为冲动，固执，言语动作不避亲疏，口干喜饮，舌红苔黄，脉弦数。治宜凉肝泻火、清心安神。方用龙胆泻肝汤合导赤散合朱砂安神丸加减：黄连3克、龙胆草3克、生地黄10克、栀子6克、琥珀3克、钩藤6克、白蒺藜10克、龙骨20克、牡蛎20克、白芍10克。

（3）心脾两虚型　症见动作粗钝，反应迟缓，精力不支，神思不专，情绪不稳，喜忘，形体瘦弱，面黄少华，纳谷不香，舌淡苔少，脉细弱。治宜益气健脾、养血宁心。方用归脾汤合养心汤加减：黄芪10克、太子参10克、黄精10克、当归10克、何首乌10克、柏子仁10克、酸枣仁10克、远志10克、石菖蒲10克、浮小麦10克、炙甘草6克、大枣10克。

（4）痰热内扰型　症见多动不宁，烦躁不安，反复无常，胸闷脘痞，口中热臭，小便黄，舌红苔黄黏腻，脉滑数。治宜清热化痰、安神定志。方用温胆汤合栀子汤加减：黄连5克、竹茹10克、胆南星10克、远志10克、石菖蒲10克、栀子10克、瓜蒌6克、浙贝母10克、酸枣仁10克、琥珀3克、关木通4克。①

经　验　方

1. 安神定志灵　醋柴胡6克、黄芩6克、炙远志6克、生地黄10克、炒栀子10克、广郁金10克、决明子10克、钩藤(后下)10克、夏枯草10克、石菖蒲10克、天竺黄10克、茯苓10克、陈皮10克、法半夏10克、生龙骨(先煎)20克。用法用量：

---

① 　郑岚颖.中西结合治疗小儿多动综合征66例［J］.光明中医，2012，27(10)：2056－2057.

每日 1 剂，熬制成 2 袋，早晚各服用 1 次，每次 200 毫升。丁丽君等将 60 例心肝火旺型注意缺陷多动障碍患者随机分为试验组和对照组各 30 例。对照组采用专注达治疗。试验组采用安神定志灵治疗，治疗 6 周，第 7、8 周在之前的药方上去柴胡、黄芩、天竺黄、夏枯草，加白芍 15 克、当归 10 克、制龟甲（先煎）20 克。结果：试验组无效 5 例（16.67%），有效 13 例（43.33%），显效 11 例（36.67%），痊愈 1 例（3.33%），总有效率 83.33%；对照组无效 9 例（30.00%），有效 11 例（36.67%），显效 10 例（33.33%），痊愈 0 例（0%），总有效率 70.00%。①

2. 止动散　僵蚕 10 克、木瓜 10 克、酸枣仁 10 克、何首乌 10 克、茯苓 10 克、熟地黄 15 克、龙骨 10 克、白芍 10 克、五味子 10 克、鸡内金 10 克、天麻 10 克、钩藤 10 克、陈皮 10 克、炙甘草 6 克。随症加减：心火旺者，加黄芩 10 克、栀子 10 克、麦冬 10 克；脾胃虚弱者，加白术 10 克、白扁豆 10 克、党参 10 克；痰火扰心者，加石菖蒲 10 克、郁金 10 克。每日 1 剂，水煎 2 次，早晚各服用 100 毫升。冯璐等将 100 例儿童多动症患者随机分为观察组和对照组各 50 例。对照组采用单纯止动散治疗，观察组采用止动散联合心理疗法治疗。结果：观察组显效 25 例，有效 22 例，无效 3 例，总有效 47 例（94.00%）；对照组显效 19 例，有效 20 例，无效 11 例，总有效 39 例（78.00%）。②

3. 滋水涵木方　柴胡 10 克、白芍 10 克、川芎 3 克、生地黄 10 克、女贞子 10 克、墨旱莲 10 克、防风 5 克。随症加减：神情郁闷者，加石菖蒲 6～10 克、合欢皮 10 克；纳差者，加谷芽 10 克、神曲 10 克；大便干燥者，加熟大黄 5 克。每日 1 剂，水煎服，每次 150 毫升，每日 2 次。钱进将 70 例儿童注意缺陷多动障碍患者随机分为治疗组和对照组各 35 例。对照组采用利他林治疗，治疗组采用滋水涵木方治疗。结果：治疗组治愈 0 例，显效 6 例（17.1%），有效 20 例（57.1%），无效 9 例

（25.7%），总有效率 74.3%；对照组治愈 0 例，显效 7 例（20%），有效 20 例（57.1%），无效 8 例（22.9%），总有效率 77.1%。两组临床疗效比较差异无统计学意义。两组患儿中医证候疗效比较，治疗组临床治愈 0 例，显效 9 例（25.7%），有效 23 例（65.7%），无效 3 例（8.6%），总有效率 91.4%；对照组临床治愈 0 例，显效 5 例（14.3%），有效 18 例（51.4%），无效 12 例（34.3%），总有效率 65.7%。③

4. 静安口服液　生地黄 12 克、白芍 9 克、制僵蚕 9 克、天麻 9 克、钩藤 6 克、郁金 9 克、地龙 9 克、全蝎 3 克等。随症加减：阳亢风动明显者，加水牛角、珍珠母、石决明；痰火扰心明显者，加竹茹、栀子、磁石、茯神；肾虚肝旺明显者，加熟地黄、女贞子、白蒺藜、生龙骨、生牡蛎；兼夹肝郁脾虚者，加柴胡、佛手片、炒枳壳、白术等。中药加工成浓缩口服液（每毫升含生药 1.1 克），并灌注于玻璃瓶中。≤6 岁，每日 2 次，每次 20 毫升；>6 岁，每日 2 次，每次 30 毫升。1 日 1 剂，水煎分 2 次服。张骠等将 120 例小儿多发性抽动症患者随机分为治疗组与对照组各 60 例。对照组采用泰必利治疗，治疗组采用静安口服液治疗。结果：治疗组痊愈 18 例，显效 22 例，进步 20 例，无效 0 例，愈显率 66.67%，有效率 100.00%；对照组痊愈 4 例，显效 8 例，进步 32 例，无效 16 例，愈显率 20.00%，有效率 73.33%。两组中医证候积分疗效比较，治疗组临床痊愈 14 例，显效 35 例，进步 10 例，无效 1 例，愈显率 81.67%，有效率 98.33%；对照组临床痊愈 2 例，显效 0 例，进步 16 例，无效 42 例，愈显率 3.33%，有效率 30.00%。④

5. 清热化痰汤　黄连 5 克、姜半夏 5 克、竹茹 5 克、枳实 5 克、陈皮 10 克、茯苓 10 克、全瓜蒌 10 克、佛手 5 克、远志 5 克。每日 1 剂，水煎服，分早、中、晚饭后服用 100 毫升，年龄小于 7 岁剂量减半。龚少逸将 56 例痰热动风型小儿多动症患者随机分为治疗组 34 例与对照组 22 例。对照组采

① 丁丽君，倪新强.安神定志灵加减治疗心肝火旺型注意力缺陷多动障碍患儿的临床疗效研究[J].四川中医,2018,36(12)：171-174.
② 冯璐，等.止动散联合心理疗法治疗儿童多动症的临床疗效[J].辽宁中医杂志,2017,44(7)：1447-1448.
③ 钱进.滋水涵木法治疗儿童注意缺陷多动障碍 35 例临床观察[J].中医杂志,2010,51(1)：37-40.
④ 张骠，等.静安口服液为主治疗小儿多发性抽动症的临床研究[J].南京中医药大学学报,2008,24(3)：156-159.

用利他林治疗,治疗组采用清热化痰汤治疗。两组均辅以心理诱导治疗。结果:治疗组显效 25 例(73.5%),有效 6 例(17.7%),无效 3 例(8.8%);对照组显效 8 例(36.4%),有效 9 例(40.9%),无效 5 例(22.7%)。治疗组有效 31 例中,复发 7 例,复发率 22.6%;对照组有效 17 例中,复发 7 例,复发率 41.2%。①

6. 多动停 辛夷花 10 克、玄参 15 克、板蓝根 15 克、山豆根 6 克、炒白芍 30 克、天麻 8 克。随症加减:伴性情急躁,易怒者,加龙胆草、柴胡;伴口臭,舌苔厚腻者,加炒三仙;伴大便干燥,尿黄者,加大黄;伴多汗,易感冒者,加黄芪、五味子。上药水煎 2 遍,混合取滤液内服。4～7 岁每次服 150 毫升;8～12 岁每次服 200 毫升,均每日 2 次。宋启劳将 58 例多动症患者随机分为治疗组 30 例和对照组 28 例。对照组采用利他林治疗,治疗组采用多动停治疗。结果:治疗组痊愈 10 例,占 33.3%;好转 15 例,无效 5 例,总有效率 83.3%。对照组痊愈 5 例,占 17.9%;好转 15 例,无效 8 例,总有效率 71.4%。②

7. 清肝宁神汤 炒酸枣仁 15～20 克、白茯苓 10～15 克、紫丹参 12～15 克、合欢皮 10～15 克、生龙骨 15～20 克、生牡蛎 15～20 克、醋柴胡 6～10 克、生栀子 5～10 克、广郁金 6～9 克、胆南星 3～6 克、石菖蒲 6～9 克、炙甘煌 3～6 克。随症加减:自汗者,加黄花 10～20 克、白术 4～6 克、防风 3～6 克;盗汗者,加山茱萸 8～10 克、地骨皮 5～10 克;内热盛者,加黄连 5～8 克、黄参 6～10 克;厌食者,加焦山楂 15～20 克、焦神曲 15～20 克、焦麦芽 15～20 克、鸡内金 6～10 克;智力低下者,加益智仁 6～9 克、远志 3～6 克。每日 1 剂,水煎分 2 次服。徐明智等以上方治疗 30 例儿童多动症患者。结果:治愈 16 例,好转 13 例,无效 1 例,总有效率 96.7%。③

8. 多动宁 枸杞子、熟地黄、五味子、人参、茯苓、甘草。<8 岁,服 3 克;≥8 岁,服 6 克,分早、午餐后 2 次服。李雪荣等将 70 例儿童多动综合征患者随机分为治疗组 37 例与对照组 33 例。对照组采用利他林治疗,治疗组采用多动宁治疗。两组分别服用相应安慰剂。结果:治疗组显效 17 例(45.9%),有效 16 例(43.2%),无效 4 例(10.8%),总有效率 89.2%;对照组显效 15 例(45.5%),有效 14 例(42.4%),无效 4 例(12.1%),总有效率 87.9%。④

9. 自拟方 柴胡 6～12 克、黄芩 5～10 克、白蒺藜 6～10 克、黄芪 20～40 克、党参 10～15 克、竹叶 6～10 克、女贞子 6～12 克、珍珠母 10～20 克。随症加减:心肝火郁者,加钩藤 15 克、桑叶 30 克、白芍 12 克;脾气虚弱者,加白术 8 克、茯苓 20 克、益智仁 10 克;阴虚阳亢者,加熟地黄 8 克、龟甲 20 克、山茱萸 10 克。张光拴等以上方联合利他林治疗 42 例儿童多动症患者。结果:症状完全消失者 22 例,占 52.4%;症状部分缓解者 15 例,占 35.7%;症状无改善者 5 例,占 11.9%。总有效率 88.1%。⑤

10. 益智合剂 鹿角霜 3 克、龟甲 10 克、熟地黄 10 克、大枣 10 克、钩藤 10 克、白芍 10 克、石菖蒲 6 克、远志 6 克、黄柏 6 克、浮小麦 15 克、珍珠母 15 克。水煎服,每日 2 次,每次 30 毫升。丁国安等将 100 例儿童多动症患者随机分为治疗组和对照组各 50 例。对照组采用利他林治疗,治疗组采用益智合剂治疗。结果:治疗组显效 31 例(62%),有效 8 例(16%),无效 11 例(22%),总有效率 78%;对照组显效 37 例(74%),有效 4 例(8%),无效 9 例(18%),总有效率为 82%。两组疗效差异无显著性意义。⑥

中 成 药

1. 静灵口服液 组成:熟地黄、山药、茯苓、

① 龚少逸,等.清热化痰法治疗痰热动风型小儿多动症的临床观察[J].实用中西医结合临床,2006,6(1):22.
② 宋启劳,等.多动停汤治疗小儿多动症 30 例[J].陕西中医,2005,26(5):419－420.
③ 徐明智,等.清肝宁神汤治疗儿童多动症 30 例[J].广西中医药,2003,26(1):28－29.
④ 李雪荣,等.中药多动宁与西药利他林治疗儿童多动综合征临床对照观察[J].中国中西医结合杂志,1999(7):27－28.
⑤ 张光拴,等.中西医结合治疗儿童多动症 42 例[J].四川中医,1999(12):46.
⑥ 丁国安,等.益智合剂治疗儿童多动症 50 例临床观察[J].新中医,1999(7):17－19.

牡丹皮、泽泻、远志、龙骨、女贞子、黄柏、知母(盐)、五味子、石菖蒲。功效:调节阴阳,宁神益智,补脾益肾。用法用量:每日早晚各1次,每次10毫升。临床应用:高超等将150例儿童Tourette综合征患者随机分为观察组与对照组各75例。对照组采用单纯服用氟哌啶醇治疗,观察组采用静灵口服液联合氟哌啶醇治疗。结果:观察组治愈27例(36%),显效23例(30.67%),有效21例(28%),无效4例(5.33%),总有效71例(94.67%);对照组治愈21例(28%),显效17例(22.67%),有效15例(20%),无效22例(29.33%),总有效53例(70.67%)。①

2. 地牡宁神口服液　组成:熟地黄、枸杞子、煅龙骨、煅牡蛎、女贞子(酒制)、山茱萸(酒制)、五味子(酒制)、山药、知母、玄参、炙甘草。功效:滋补肝肾,宁神益智。临床应用:王巨先等将60例小儿多动症患者随机分为观察组与对照组各30例。对照组采用利他林治疗,观察组采用地牡宁神口服液治疗。结果:观察组痊愈1例,显效19例,有效8例,无效2例,总有效率93.33%;对照组痊愈1例,显效18例,有效8例,无效3例,总有效率90%。②

3. 静宁颗粒　组成:太子参、熟地黄、枸杞子、五味子、远志、石菖蒲、茯苓等。用法用量:每日2次,每次1袋,水冲服。临床应用:方琼杰等将48例气阴两虚型儿童注意力缺陷多动障碍患者随机分为治疗组25例与对照组23例。对照组采用静灵口服液治疗,治疗组采用静宁颗粒治疗。结果:治疗组临床控制2例,显效2例,有效19例,无效2例,总有效率92.00%;对照组临床控制1例,显效1例,有效18例,无效3例,总有效率86.96%。③

4. 小儿智力糖浆　组成:远志、雄鸡、龟甲、石菖蒲、龙骨(湖南新汇制药有限公司)。用法用量:每日3次,4～9岁每次10毫升;10～14岁每次15毫升。临床应用:孔敏等将60例儿童抽动障碍患者随机分为观察组与对照组各30例。对照组采用盐酸硫必利口服液治疗,观察组采用小儿智力糖浆治疗。结果:观察组临床控制7例(23.3%),有效11例(36.7%),显效9例(30.0%),无效3例(10.0%),总有效27例(90.0%);对照组临床控制6例(20.0%),有效11例(36.7%),显效11例(36.7%),无效2例(6.7%),总有效28例(93.3%)。④

① 高超、吴永利,等.静灵口服液联合氟哌啶醇治疗儿童Tourette综合征疗效观察[J].现代中西医结合杂志,2019,28(2):192-194.
② 王巨先、王兴臣,等.地牡宁神口服液治疗小儿多动症(阴虚阳亢型)的临床疗效观察[J].内蒙古中医药,2017(13):21.
③ 方琼杰、王俊宏,等.静宁颗粒治疗气阴两虚型儿童注意力缺陷多动障碍的临床观察[J].现代中西医结合杂志,2017,26(29):3199-3201+3299.
④ 孔敏,等.小儿智力糖浆治疗儿童抽动障碍的临床疗效观察[J].中国中西医结合儿科学,2008,10(4):295-297.

造血系统疾病

造血系统疾病即通常人们所说的血液病。造血系统包括血液、骨髓、脾、淋巴结以及分散在全身各处的淋巴和单核—巨噬细胞组织。其病包括原发于造血系统疾病和主要累及造血系统疾病。疾病分为五类。（1）红细胞疾病：主要为各种贫血。（2）白细胞疾病：又分为粒细胞、单核—巨噬细胞以及淋巴与浆细胞疾病等。（3）出血性疾病：分为血管性、血小板及凝血因子性疾病。本病属中医"虚劳""气血俱虚"范畴，多采用大补气血、补肾益精之法治疗。（4）骨髓增殖性疾病，属中医"瘀症"范畴，多采用活血化瘀之法。（5）血液疾病种类繁多，还有一些其他相关疾病。

贫　血

贫血是我们生活中比较常见的疾病，确切地说贫血只是一种症状而不是具体的病，各种疾病都可以伴有贫血。所谓贫血是指循环血液单位容积内血红蛋白低于正常值的下限。我国诊断贫血的血红蛋白标准为：成人男性低于 120 克/升，女性低于 110 克/升，孕妇低于 100 克/升。贫血的最初感觉为疲乏、困倦、软弱无力、皮肤黏膜及指甲苍白、活动后心慌和气促。严重和长期贫血者可引起心脏扩大，心率及脉搏增快、低热、头晕、头痛、耳鸣、眼花、注意力不集中、嗜睡、食欲减退、腹胀、恶心、便秘。贫血严重还可导致肝、脾肿大。此外，贫血也可能导致生殖系统异常，表现为性欲减退，女性还表现为月经不调。

引起贫血的原因颇为复杂，目前已知的常见原因有营养不良、感染、肿瘤、药物、免疫性疾病、肾脏病、胃肠病以及内分泌遗传性等疾病。贫血的种类也多种多样，如缺铁性贫血、巨幼红细胞性贫血、再生障碍性贫血、遗传性球形红细胞增多症、自身免疫性溶血性贫血、地中海型贫血等，最常见的是缺铁性贫血。

中医对贫血的相关论述古已有之，但中医没有单一的定义贫血，本病属中医"血虚""萎黄""虚劳"以及"血虚"范畴。《灵枢·决气》篇云："何谓血？岐伯曰：'中焦受气，取汁变化而赤，是谓血。'"对血的生成进行了论述。《素问·五脏生成》篇云："肝受血而能视，足受血而能步，掌受血而能握，指受血而能摄。"《灵枢·本藏》篇云："血和……筋骨劲强，关节清利矣。"这些都具体论述了血对于生命活动的重要性。《金匮要略》提出了不同血虚证及血虚兼夹病的差异。《诸病源候论》言："二曰血极，令人无颜色，眉发堕落，忽忽喜忘。"此为血虚重症表现。此外明清时期对血虚的

辨证、用药治疗也有新的发展。

缺 铁 性 贫 血

概　述

缺铁性贫血（iron deficiency anemia，IDA）是由于体内缺少铁质而影响血红蛋白合成所引起的一种常见贫血。在红细胞的产生受到限制之前，体内的铁贮存已耗尽，此时称为缺铁。这种贫血特点是骨髓，肝、脾及其他组织中缺乏可染色铁，血清铁浓度和血清转铁蛋白饱和度均降低，典型病例贫血是属于小细胞低色素型。本病是贫血中常见类型，普遍存在于世界各地。缺铁性贫血的原因：一是铁的需要量增加而摄入不足，如相对的吸收铁量的不足，包括婴幼儿生长期，青春期女性的迅速发育及月经来临，以及妊娠或哺乳期妇女；二是铁的吸收不良，如消化吸收功能障碍，包括肠胃道功能紊乱、胃肠吸收铁的障碍、手术后等造成吸收铁不足；三是失血过多，如消化道的急慢性出血、痔疮出血、钩虫病、月经过多等，均会影响血红蛋白和红细胞生存而发生贫血。

根据缺铁性贫血的证候特点，本病属中医"血虚""萎黄""虚劳""虚损""黄胖"等范畴。《素问·脉要精微论》篇中曰："脾脉搏坚而长，其色黄，当病少气，其软而散，色不泽者，当病足肿，若水状也。"其所述脾病而见的脉象特点及面色黄不泽、少气等症与缺铁性贫血表现相似。《圣济总录》认为"名数虽同而证候各异，皆非黄疸之比，求之于经，无所稽考"，指出了缺铁性贫血的面色萎黄与黄疸的区别，并归纳其证候特点有心悸，四肢无

力、面足黄肿、不能食、不多言语等,与缺铁性贫血临床表现有相似之处。《丹台玉案》云:"黄肿之症,则湿热未甚,而多因虫积、食积之为害也,或偶吞硬食过多,碍其脾家道路,经久不消,脾胃失运化之权,浊气上腾,故面部黄而且浮,手足皆无血色。有虫者,又吐黄水,毛发直指,肌肤不泽,且好食生米、茶叶之类是也。"对其病因病机及证候表现等各方面均有较详细的描述,与 IDA 相似。本病现代医学用铁剂治疗有肯定的疗效,但口服铁剂消化道不良反应多见,部分患者不能耐受,而注射用铁不良反应较多又不方便。因此采用中医或中西医结合治疗对提高疗效,减轻不良反应能发挥较大的优势。对于不能服铁剂的患者,可用中药健脾和胃、益气养血或温补脾肾之药,能健脾助运,帮助铁剂的吸收和利用,虽不用含有铁剂之绿矾,也可治愈缺铁性贫血。

辨 证 施 治

1. 脾肾阳虚型 症见面色苍白,神疲乏力,食欲欠佳及唇舌失色。治宜健脾补肾。药用黄芪 20 克、党参 20 克、麦芽 10 克、神曲 10 克、白术 15 克、熟地黄 15 克、何首乌 10 克、补骨脂 10 克、女贞子 15 克、墨旱莲 10 克、锁阳 15 克、黄精 15 克、甘草 6 克。临床观察:利春红以上方结合常规疗法治疗 45 例缺铁性贫血脾肾阳虚证患者。结果显示总有效率 93.33%。[1]

2. 食积型 症见面色萎黄,不思饮食,脘腹胀满,大便溏泻,臭如败卵或便秘,舌淡红,苔白腻,脉沉细而滑。治宜益气生血、健脾和胃。方用乌梅消食颗粒制剂加减:鸡内金、枳实、焦山楂、白术、蒲公英、太子参、木瓜、乌梅、焦神曲、莪术。[2]

3. 脾胃虚弱型 症见面色苍白,纳差,爪甲不荣,结膜苍白,唇舌色淡。治宜健脾补血。方用健脾补血汤加减:黄芪 30 克、太子参 15 克、焦山楂 10 克、鸡内金 10 克、枸杞子 10 克、阿胶 5 克、大枣 3 枚、甘草 3 克。每日 1 剂,水煎,早晚各服 1 次。临床观察:张虹以上方治疗 348 例缺铁性贫血脾胃虚弱证患者。结果显示总有效率 100%。[3]

4. 心脾两虚,气血不足型 症见面色苍白,倦怠乏力,心悸,活动后有气促不适感,耳鸣,偶有上半部水肿。治宜补益心脾、益气生血。方用归脾汤加减:黄芪 30 克、白术 15 克、党参 15 克、当归 25 克、茯苓 15 克、远志 10 克、阿胶 10 克、益母草 10 克、甘草 6 克。随症加减:偏气虚,重用黄芪、党参;偏血虚,重用阿胶、当归;偏阳虚,加淫羊藿、炮姜;偏阴虚,加生地黄、牡丹皮。临床观察:方朝晖以上方治疗 32 例缺铁性贫血心脾两虚证患者。结果显示总有效率 93.75%。[4]

经 验 方

1. 参芪四物汤方 熟地黄 10 克、生晒参 10 克、川芎 2 克、黄芪 20 克、白芍 10 克、当归 10 克。将所有药物用水煎熬后取汁服用,每日 1 剂,连续服用 1 个月。田卫红将 92 例缺铁性贫血患儿随机分为治疗组和对照组各 46 例,两组均接受常规食疗,对照组加用每日补充 1 次富马酸亚铁,急性为 5 毫克/千克,每日补充 1 次葡萄糖酸亚铁,剂量同样为 5 毫克/千克。治疗组在对照组的基础上选择参芪四物汤治疗。结果:治疗组显效 22 例,好转 21 例,总有效率 93.48%;对照组显效 19 例,好转 17 例,无效 10 例,总有效率 78.26%。缺铁性贫血患儿利用中医益气补血法治疗的效果明显,能够改善贫血症状。[5]

2. 阳和汤合当归补血汤 熟地黄 20 克、鹿角胶(烊化)12 克、姜炭 10 克、肉桂粉(冲服)5 克、麻黄 5 克、白芥子 10 克、当归 10 克、北芪 20 克、甘草 5 克。随症加减:鼻衄色淡质稀者,加仙鹤草、白及;慢性上消化道出血,加海螵蛸、白及;痔疮出

① 利春红.健脾补肾法治疗女性更年期缺铁性贫血 45 例疗效观察[J].四川中医,2017,35(8):133-135.
② 周振环,等.乌梅消食颗粒治疗缺铁性贫血细胞免疫紊乱的临床观察[J].中华中医药学刊,2017,35(6):1610-1612.
③ 张虹.健脾补血方治疗缺铁性贫血 348 例[J].四川中医,2003,21(6):46.
④ 方朝晖.归脾汤加减治疗缺铁性贫血 32 例[J].山西中医,1997,13(2):15-16.
⑤ 田卫红.中医益气补血法治疗 46 例缺铁性贫血患儿临床观察[J].内蒙古中医药,2017(3):16-17.

血色淡质稀,加地榆、槐花;妇女月经量多色淡质稀,加艾叶、当归、海螵蛸;伴腰酸、神疲、气短乏力,加鸡血藤、白芍、大枣、菟丝子。每日 600 毫升,分早中晚服。廖伟平以上方治疗 68 例虚寒型缺铁性贫血,1 个月为 1 个疗程,2 个疗程后统计结果。结果:治愈(临床症状消失,血常规检查正常)55 例(80.88%),好转(临床症状明显减轻,血常规检查好转)10 例(14.71%),无效(临床症状无改善,血常规检查无改变)3 例(4.41%),总有效率 95.59%。临床应用收效明显。[①]

3. **补肾生血汤** 黄芪 15 克、党参 12 克、山药 12 克、甘草 6 克、鸡内金 9 克、熟地黄 12 克、白芍 9 克、枸杞子 9 克、何首乌 12 克、鹿角胶 9 克、陈皮 6 克。3 岁以下每日 1/3 剂,3～7 岁每日 1/3～2/3 剂。水煎服,早晚饭前服。冯晶等以上方治疗 66 例小儿缺铁性贫血患儿,1 个月为 1 个疗程,服用 1 个疗程,服用期间停用其他相关药物,1 个疗程后判定疗效。结果:痊愈 10 例,占 15.15%;显效 37 例,占 56.06%;有效 15 例,占 22.73%;无效 4 例,占 6.06%。愈显率 71.21%,总有效率 93.94%。治疗后患儿红细胞(RBC)、血红蛋白(Hb)、平均红细胞血红蛋白量(MCH)及血清铁(SI)、血清铁蛋白(SF)等指标与治疗前相比有显著性差异($P<0.05$),说明补肾生血汤能显著改善 IDA 患儿的贫血状态,同时能够改善体内铁缺乏的病理状态。[②]

4. **双屏散** 黄芪 10 克、柴胡 6 克、党参 6 克、白术 6 克、枳实 6 克、防风 6 克、白芍 6 克、甘草 6 克、麦芽 10 克。每日 1 剂,水煎浓缩至 60 毫升,分 3 次内服,4 周为 1 个疗程。徐袁明将 60 例小儿营养性缺铁性贫血患儿随机分为治疗组 40 例与对照组 20 例,对照组采用葡萄糖酸亚铁糖浆(3%)0.3 毫升/(千克·次),每日 3 次,饭后服;维生素 C 每次 0.1 克,每日 3 次,4 周为 1 个疗程。治疗组采用双屏散。结果:两组均能显著减少患

者患病次数、增强食欲、改善营养性缺铁性贫血,但治疗组作用更持久,疗效更稳定,且在减少患者患病次数、增强食欲方面显著优于对照组($P<0.01$)。结论:双屏散能显著减少患者患呼吸道感染次数,增强食欲,对小儿营养性缺铁性贫血亦有良好的治疗效果。[③]

5. **参苓白术散加味方** 党参、白术、山药、薏苡仁、莲肉、砂仁、茯苓、桔梗、神曲、焦楂、麦芽、甘草。制成浓缩糖浆剂。4 岁以下患儿每次服 10 毫升,4 岁至 6 岁每次服 15 毫升,均为每日 3 次。1 个月为 1 个疗程。夏莺将 100 例小儿营养缺铁性贫血患儿随机分为治疗组 53 例与对照组 47 例。对照组(补铁剂组)采用维血冲剂(主含血红素铁),4 岁以下患儿每次服 3 克,(连续)4 岁至 6 岁患儿每次服 5 克,均为每日服 3 次,连续服 1 个月。治疗组采用口服参苓白术散加味浓缩糖浆。结果:治疗组显效 38 例,占 71.7%;有效 13 例,占 24.5%;无效 2 例,占 3.8%。总有效率 96.2%。对照组显效 26 例,占 55.3%;有效 18 例,占 38.3%;无效 3 例,占 6.4%。总有效率为 93.6%。总有效率两组相近。参苓白术散加炒三仙,既健脾同时又消其积,积消脾健,促进造血营养物质的生化和吸收,虽未直接选用补血药,却能与补铁剂取得相近的疗效。[④]

6. **补肾升血汤** 小红参 10 克(或潞党参 30 克)、磁石 30 克、生黄芪 30 克、阿胶 12 克、鹿角胶 10 克、龟甲胶 10 克、白术 10 克、陈皮 10 克、当归 15 克、白芍 15 克、熟地黄 15 克、首乌 15 克、枸杞子 15 克、紫河车 15 克、炙甘草 6 克。每日 1 剂,水煎分 2 次口服,20 天为 1 个疗程。何国兴等以上方治疗 54 例缺铁性贫血患儿。结果:治愈(血象正常,血清铁正常)28 例,缓解(血象恢复正常或 Hb 上升 50 克/升以上,血清铁未正常)14 例,好转(Hb 上升 20 克/升以上)8 例,无效 4 例,总有效率 92.6%。[⑤]

① 廖伟平.阳和汤合当归补血汤治疗虚寒型缺铁性贫血 68 例[J].中国中医药科技,2011,18(3):268.
② 冯晶,等.补肾生血汤治疗小儿缺铁性贫血疗效观察[J].辽宁中医杂志,2009,36(11):1899－1890.
③ 徐袁明.双屏散治疗小儿营养性缺铁性贫血 40 例[J].陕西中医,2008,29(3):287－288.
④ 夏莺.参苓白术散加味治疗小儿营养缺铁性贫血疗效观察[J].时珍国药研究,1994,5(3):13.
⑤ 何国兴,等.补肾生血汤治疗缺铁性贫血 54 例[J].陕西中医,1991,12(6):253.

7. 自拟方 黄芪 30 克、鸡血藤 30 克、山药 30 克、党参 12 克、熟地黄 12 克、枸杞子 12 克、白术 10 克、当归 10 克、菟丝子（另包）10 克、茯苓 15 克、阿胶（烊化）15 克、鹿角霜 15 克。随症加减：心悸不寐多梦者，加炒枣仁、龙眼肉、远志；气短、腰酸腿软者，加桑寄生、山茱萸、五味子；腹胀纳差，加枳壳、陈皮、六神曲、鸡内金；腹泻便溏，日久不愈，加赤石脂、扁豆、五味子；月经过多，加煅牡蛎、煅龙骨、山茱萸等。每日 1 剂，水煎服。杨秀清以上方治疗 85 例缺铁性贫血患者，共服 4～6 周。结果：治愈（症状消失，血色素达 11 克以上）23 例，缓解（症状消失，血色素上升 3 克以上）38 例，好转（症状改善，血色素上升 2 克）21 例，无效 3 例，总有效率 96%。①

8. 加味异功散 党参 12 克、白术 9 克（或用苍术 6 克、淮山药 12 克）、茯苓 12 克、炙甘草 6 克、陈皮 9 克、鸡内金 6～9 克、六神曲 12～15 克。每日 1 剂，水煎 2 次，早晚分服。随症加减：若诸虚不足者，选用十全大补汤、当归补血汤等方配伍以补益气血；脘腹胀满者，选用枳壳、佛手、山楂、谷芽、麦芽等理气消满；出血不止者，选用槐米、仙鹤草、侧柏叶、血余炭、藕节、地榆等宁络止血。陆平以上方合硝矾片治疗 28 例缺铁性贫血患者。结果：治愈（症状消失，血象及血清铁正常）7 例，缓解（症状明显改善，血象正常或血红蛋白上升 5 克以上，血清铁未正常）7 例，好转（症状改善，血红蛋白上升 2 克以上）9 例，总有效率 82%。无效 5 例，占 18%。②

单 方

1. 珍珠粉 组成：珍珠粉。用法用量：每日 0.9～1.8 克。临床应用：刘晓荣等将 102 例缺铁性贫血孕妇按年龄、孕龄、红细胞数（RBC）、血红蛋白（Hb）、红细胞压积（HCT）、血清运铁蛋白

饱和度等均衡地分为对照组和治疗组各 51 例。治疗组服用珍珠粉，对照组设为空白。观察期间停用其他治疗缺铁性贫血药物或保健食品，并不改变原来的饮食习惯，正常饮食。1 个月后观察疗效。结果：珍珠粉对孕妇缺铁性贫血主要临床症状有改善作用（$P < 0.01$），能提高红细胞数、血红蛋白、红细胞压积及血清铁蛋白、血清运铁蛋白饱和度（$P < 0.01$）。总有效率 60.78%（对照组 13.73%）。③

2. 枣矾丸 组成：绿矾 250 克、米醋 2 500 克、大红枣 100 枚、面粉（炒熟至焦香为度）1 000 克。制备方法：先将红枣煮烂，去皮、核，然后将绿矾、米醋放于砂锅中文火熬煮，待绿矾溶化后，加入枣肉煮烂，不断搅拌，等到浓缩成珠滴时，离火，将药汁倾注于大磁钵（或石臼中），加进炒熟面粉，边加边捣，以适量可成丸为度。每粒约含绿矾 50 毫克左右，晒干备用。用法用量：每日 3 次，每次 2 粒，进餐时或饭后白开水送下，忌茶，2 个月为 1 个疗程。临床应用：汪兴洲以上方治疗 97 例缺铁性贫血患者。结果：治疗有效率 85%，明显提高了红细胞血红蛋白和红细胞压积，增加了血清铁浓度，是临床治疗缺铁性贫血行之有效的方剂之一。④

3. 任仕蓉经验方 组成：铁 100 克、食醋 100 毫升。制备方法：取铁煅红，粉碎后放入 100 毫升食醋中，半小时左右，去渣。用法用量：服醋，每日制取 2 次，分 2 次服（早晚各 1 次）。临床应用：任仕蓉等以上方治疗 1 例缺铁性贫血患者，连服半月，治愈。⑤

中 成 药

1. 生血宝合剂 组成：墨旱莲、女贞子、桑椹、黄芪、制何首乌、白芍（清华德人西安幸福制药有限公司，国药准字 Z20050770）。功效：益气养

① 杨秀清.补脾益肾法治疗缺铁性贫血 85 例［J］.陕西中医，1989（9）：392.
② 陆平.硝矾片合异功散加味治疗缺铁性贫血 28 例［J］.上海中医药杂志，1985（10）：28.
③ 刘晓荣，等.珍珠粉治疗孕妇缺铁性贫血 51 例临床观察［J］.中国中医药科技，2005，12（6）：396－397.
④ 汪兴洲.自制枣矾丸治疗缺铁性贫血临床观察［J］.长春中医学院学报，2000，16（2）：27.
⑤ 任仕蓉，等.治缺铁性贫血验方［J］.四川中医，1988（5）：25.

血,补益肝肾。用法用量:每次 15 毫升,每日 3 次,餐后口服。临床应用:温雯等使用随机平行对照方法,将 240 例女性缺铁性贫血患者按就诊顺序号方法随机分为两组。对照组 120 例予蛋白琥珀酸铁口服溶液,每次 1 瓶,每日 2 次,餐前服用。治疗组 120 例予生血宝合剂。连续治疗 2 周为 1 个疗程。观测临床表现、红细胞(RBC)、血红蛋白(Hb)、血清铁蛋白(SF)、不良反应。治疗 1 个疗程,判定疗效。结果:治疗组治愈 48 例,有效 63 例,无效 9 例,总有效率 92.50%;对照组治愈 47 例,有效 62 例,无效 11 例,总有效率 90.83%。临床疗效两组无显著差异($P>0.05$),RBC、Hb、SF 两组均有升高($P<0.01$),Hb 治疗组升高多于对照组($P<0.01$),RBC、SF 两组无显著差异($P>0.05$)。不良反应治疗组低于对照组($P<0.01$)。生血宝合剂治疗女性缺铁性贫血,临床疗效与蛋白琥珀酸口服液具有等效性,不良反应显著低于蛋白琥珀酸口服液,值得推广。[①]

2. 白苓健脾颗粒 组成:炒白术、茯苓、山楂、陈皮、含锌猪血水解物、硫酸亚铁(杭州国光药业有限公司产品,国药准字 B20020619)。用法用量:口服治疗,2~5 岁每次 10 克,每日 2 次;6~12 岁每次 10 克,每日 3 次。临床应用:吴继红等将 144 例小儿缺铁性贫血患者随机分成两组。治疗组 72 例口服白苓健脾颗粒。对照组 72 例口服小儿硫酸亚铁糖浆,2~5 岁每次 3 毫升,每日 3 次;6~12 岁每次 8 毫升,每日 2 次。两组治疗期间停服其他补铁或明显影响铁代谢药物。治疗 4 周为 1 个疗程,1 个疗程后判定近期疗效。结果:治疗组总有效率 93.06%,对照组 76.39%。两组疗效比较存在极显著差异($P<0.01$)。[②]

3. 益血生胶囊 组成:阿胶、鹿角胶、龟甲胶、鹿血、熟地黄、白芍、当归、牛髓、紫河车、党参、炙黄芪、白术(吉林敖东珠海药业有限公司生产)。用法用量:口服 1.0 克,每日 3 次,连服 1 个月为 1 个疗程,治疗 3 个月。临床应用:俞红丽等将 88 例缺铁性贫血患者分为治疗组 48 例与对照 40 例。治疗组口服益血生胶囊。对照组予葡萄糖酸亚铁液 10 毫升,每日 2 次口服,维生素 C 片 0.1 克,每日 3 次,口服。治疗 3 月后临床评估疗效。治疗后 6 月随访观察复发率。结果:治疗组及对照组近期疗效相似($P>0.05$)。远期复发率及不良反应治疗组明显优于对照组($P<0.01$)。益血生胶囊治疗缺铁性贫血有效。[③]

4. 益气维血颗粒 组成:猪血中提取的血红素铁、黄芪、大枣(广东红珊瑚药业有限公司提供,批号 20040906)。用法用量:每次 1 包,每日 3 次,开水冲服。适用于治疗缺铁性贫血气血两虚证。临床应用:谭燕珍等将 90 例缺铁性贫血气血两虚患者随机分为两组。治疗组 60 例予益气维血颗粒口服,对照组 30 例予阿胶补血口服液口服。疗程均为 30 天。结果:治疗组总有效率 96.7%,对照组 83.3%,两组比较,治疗组疗效优于对照组。益气维血颗粒治疗缺铁性贫血效果较好。[④]

5. 生血宁 组成:蚕砂提取物(宁波立华制药有限公司生产,生产批号 02050801)。适用于缺铁性贫血属气血两虚证。用法用量:每片含铁叶绿酸钠 50 毫克,每次 2 片,每日 3 次口服。临床应用:柯有甫等将 100 例缺铁性贫血患者随机分为生血宁治疗组和葡萄糖酸亚铁对照组各 50 例。治疗组用生血宁口服。对照组用葡萄糖酸亚铁 50 毫克 2 片,每日 3 次口服,均连续服用 30 天。治疗前后各检测 1 次血清铁(Fe)、总铁结合力(total iron binding capacity,TIBC)、转铁蛋白饱和度(transferrin saturation,TS)、铁蛋白(ferritin,SF)、转铁蛋白(transferrin,Tf)、血清可溶性转铁蛋白受体(soluble transferrin receptor,sTfR)、血常规,并进行中医气血两虚证候评分。结果:治疗组总有效率 92%。表明生血宁能改善铁代谢,提高 Fe、TS、SF,降低 TIBC、Tf、sTfR,促进红细

① 温雯,等.生血宝合剂治疗女性缺铁性贫血(气血两虚)随机平行对照研究[J].实用中医内科杂志,2018,32(11):10-12.
② 吴继红,等.白苓健脾颗粒治疗小儿缺铁性贫血 72 例[J].浙江中医杂志,2009,44(5):336.
③ 俞红丽,等.益血生胶囊治疗缺铁性贫血 48 例[J].陕西中医,2006,27(5):542-543.
④ 谭燕珍,等.益气维血颗粒治疗缺铁性贫血(气血两虚证)60 例疗效观察[J].新中医,2006,38(6):38-39.

胞生成作用明显,尚能促进白细胞及血小板生成。对照组总有效率32%。两组比较差异有显著性($P<0.01$)。结论:生血宁治疗缺铁性贫血及气血两虚证效果明显,能改善铁代谢,提高Fe、TS、SF,降低TIBC、Tf、sTfR。[①]

巨幼红细胞性贫血

概　述

巨幼细胞性贫血主要系体内缺乏维生素B_{12}或叶酸所致,少数亦可因遗传性或药物性脱氧核糖核酸(DNA)合成障碍引起。本病特点是呈大红细胞性贫血,骨髓内出现巨幼红细胞系列,并且细胞形态的巨型改变也见于粒细胞、巨核细胞,甚至某些体细胞系列,所以又称为巨型贫血。

本病属中医"血虚""虚劳""舌痛"等范畴。中医学认为其原因大致为饮食欠缺、饮食偏颇、脾胃虚弱等。脾胃是后天之本,脾主运化,是气血生化之源,又能统摄血液行于脉中,胃主受纳,腐熟水谷,两者一脏一腑,相辅相成,共同完成饮食的消化吸收,是升清降浊的枢纽,两者把水谷精微濡养五脏六腑四肢百骸,是生命赖以生存之根本。脾胃虚弱则运化失司,受纳无权,因而发生各种疾病。

辨　证　施　治

1. 脾胃气虚型　治法以健运脾胃为主,佐以补血法。方用健脾补血冲剂加减:党参、白术、茯苓、陈皮、黄芪、女贞子、鸡血藤、何首乌。临床观察:张媛媛以上方治疗30例巨幼红细胞性贫血脾胃气虚证患者。结果显示总有效率100%。[②]

2. 心脾两虚型　症见头晕,心悸,食欲减退,乏力,浮肿,畏寒,嗜睡,大便溏,四肢萎软。治宜补益心脾。方用归脾汤加味:党参30克、焦术20克、黄芪30克、当归20克、炙甘草15克、龙眼肉20克、茯苓20克、远志10克、枣仁20克、木香20克、生姜15克、大枣15克、砂仁15克。临床观察:方英杰以上方治疗1例巨幼红细胞性贫血心脾两虚证患者。结果:上方连服3周,病情明显好转,患者体力倍增,行走自如,面色红润,声音有力,双下肢浮肿消退,二便正常,无明显不适。痊愈出院,随访2年未复发。[③]

经　验　方

1. 自拟方　太子参9克、麦冬9克、沙参9克、炒白芍9克、制半夏6克、紫苏梗9克、佩兰9克、绿萼梅9克、炒五谷虫9克、炙甘草6克。7剂,水煎服,每日2次。张天嵩等以上方治疗1例重度巨幼细胞贫血患者,疗效满意。[④]

2. 健脾和胃方　炙黄芪30克、黄精30克、白术10克、茯苓10克、当归10克、白芍12克、熟地黄10克、厚朴10克、炙草6克。随症加减:厌食明显者,加柴胡12克、香附12克、焦三仙各15克;干呕明显、舌呈牛肉舌者,加生地黄12克、知母10克、竹茹12克;乏力、气短明显者,加人参12克、党参15克、升麻10克。每日1剂,水煎服。魏耕树等将84例巨幼细胞贫血患者随机分为治疗组与对照组各42例。对照组采用叶酸10毫克,每日3次,口服;维生素B_{12}每次500微克,肌肉注射,隔日1次;胃酶合剂10毫升,每日3次,口服;血色素低于6克者当日给予输血浓缩红细胞2个单位;伴发烧者给予抗感染治疗。治疗组在对照组治疗的基础上加服中药健脾和胃方,10天为1个疗程,共观察2个疗程。结果:治疗2个疗程后,两组共痊愈32例,显效28例,有效24例,无效0例,总有效率100%,且治疗组疗效优于对照组。[⑤]

① 柯有甫,等.生血宁治疗缺铁性贫血的临床研究[J].中国中西医结合杂志,2004,24(10):893－896.
② 张媛媛.健脾补血法治疗营养性巨幼红细胞贫血临床观察[J].湖北中医杂志,2013,35(1):40.
③ 方英杰.归脾汤治愈巨幼红细胞贫血一例[J].辽宁中医杂志,1990(2):33.
④ 张天嵩,等.清养胃阴法治疗重度巨幼细胞贫血验案1则[J].上海中医药杂志,2010,44(2):24－25.
⑤ 魏耕树,等.健脾和胃方治疗巨幼细胞贫血42例[J].现代中医药,2010,30(4):23－24.

3. 当归生姜羊肉汤 当归 90 克、生姜 25 克、羊肉 500 克。加水 2 500 毫升，煮至肉熟。食肉饮汤，5 日服完，持续 1 个月。李明洲等将 120 例产后巨幼红细胞性贫血的患者随机分为治疗组与对照组各 60 例。对照组采用西医治疗，叶酸片 5 毫克，每日 3 次，口服，持续 1 个月；维生素 B₁₂ 注射剂 200 微克，隔日 1 次，肌内注射，共 15 日。重度、极重度贫血患者，可根据情况输全血或红细胞成分血。治疗组在对照组基础上加用当归生姜羊肉汤。结果：治疗组痊愈 46 例，显效 8 例，有效 6 例，治愈率 76.66%，总有效率 100%；对照组痊愈 32 例，显效 18 例，有效 10 例，治愈率 55.33%，总有效率 100%。两组治愈率比较，差异有统计学意义（$P < 0.01$）。[1]

4. 自拟方 1 黄芪、党参、陈皮、半夏、茯苓、当归、阿胶、女贞子、墨旱莲、何首乌、枸杞子等。水煎服，每日 1～2 煎。史哲新等将 46 例营养性巨幼红细胞性贫血随机分为治疗组 30 例与对照组 16 例。对照组采用西医治疗，叶酸 10 毫克，每日 3 次，口服，维生毒 B₁₂ 500 微克，肌肉注射每周 2 次。治疗组加用中药汤剂。两组最长治疗时间均为 3 个月。结果：治疗组总有效率 93.3%，对照组总有效率 87.5%。治疗组优于对照组，但统计学无显著性差异。两组均在停药后 3 个月后再随访疗效，观察停药后两组血象下降幅度，治疗组几乎没有明显的下降趋势，而对照组血象下降幅度明显，两组下降幅度统计学有显著差异。中西医结合治疗不仅近期疗效高于对照组，而且远期疗效明显，与对照组相比有明显优势。[2]

5. 自拟方 2 党参 30 克、黄芪 30 克、白术 30 克、大枣 30 克、枸杞子 10 克、阿胶 10 克、鹿胶 10 克、熟地黄 10 克、龙眼肉 10 克、当归 10 克、首乌 10 克、淫羊藿 15 克、仙茅 15 克。健脾益气，补肾填精，养血。王富良等以上方治疗 1 例巨幼红细胞性贫血患者，并加服叶酸及肌注维生素 B₁₂，疗程 2 个月。疗效满意。[3]

6. 当归补血汤合三才封髓丹加味 黄芪 50 克、当归 15 克、麦冬 5 克、熟地黄 30 克、党参 20 克、黄柏 10 克、砂仁 10 克、炙甘草 10 克、鸡血藤 50 克、阿胶（烊化）15 克、谷麦芽各 15 克、茯苓 20 克、白芍 15 克、仙鹤草 30 克。益气养血，健脾补肾。冷廷芳以上方治疗 1 例巨幼红细胞性贫血患者，疗效满意。[4]

再生障碍性贫血

概　　述

再生障碍性贫血（aplastic anemia，AA，简称再障）系多种原因引起的红骨髓总容量减少，造血功能衰竭，并以全血细胞减少为主要表现的一组综合征。以青壮年发病居多，男女性别之比为（1.5～2）：1。再障分先天性和获得性两大类，先天性多有家族倾向，小儿多见；获得性又分为原因不明的原发性再障和能查清原因的继发性再障。另外，根据患者的临床表现、血象和骨髓象不同，又分为急性再障和慢性再障。其临床表现主要是贫血、出血和感染发热。急性再障发病急而凶险，病程短，呈进行性加重，常以出血、感染发热为主要临床表现。慢性再障起病缓慢而病程长，多数患者呈轻、中度贫血，或伴有浅表性出血，多不严重。且再生障碍性贫血，并非单纯贫血，临床上一般表现为三系减少，即白细胞、红细胞、血小板均减少。

本病属中医"血虚""血枯""血证""急劳""虚损""虚劳"等范畴。临床主要表现为面白无华、倦怠乏力、心悸气短、头晕耳鸣等一派血虚失荣症状，故以"虚劳血虚型"加以概括诊断。再生障碍性贫血的病因为劳倦内伤，感受不正之气，或药物毒物戕伤气血，日久未复，致脾肾亏虚，精血生化

① 李明洲，等.当归生姜羊肉汤治疗产后巨幼红细胞性贫血 120 例［J］.中国实用乡村医生杂志,2007,14(8)：37-38.
② 史哲新，等.中西医结合治疗营养性巨幼红细胞性贫血 30 例［J］.天津中医学院学报,2002,21(3)：23-24.
③ 王富良，等.巨幼红细胞性贫血治验［J］.四川中医,1992(1)：24.
④ 冷廷芳.巨幼红细胞性贫血治验一则［J］.黑龙江中医药,1988(4)：57.

不足所致。病理变化为先天禀赋不足,复因外感六淫,药物毒物戕伐气血,或劳倦内伤等因素,导致脾气亏损,不能生化气血,气血不足;脾虚及肾,因虚致损,肾精亏损则骨髓不充,髓虚则精血不能复生。常有五脏相关见症:脾虚失于统血,心虚不能主血,肝虚失于藏血,肾虚精血亏损,内不能和调脏腑,外不能营卫经脉,卫外之力不足易罹外感发热。因"肾主骨、藏精、生髓""精血同源",肾虚则精少髓枯,血不得生。其病理特点是气血、阴阳、精髓亏虚,病变脏腑主要在肾,其次在脾。脾居中焦,"中焦受气取汁,变化而赤,是谓血"。肾为先天之本,肾藏精,主骨生髓,精血同源。若脾肾虚损,气血生化乏源则见一系列气血不足之象。《金匮要略》中所谓"虚劳里急,悸、衄""虚劳里急,诸不足者""男子脉虚沉弦,无寒热,短气里急,小便不利,面色白,时目瞑,兼衄"等均为虚劳脾胃虚损之表现,与再生障碍性贫血出血症状相似。本病病因为六淫、七情、饮食不节、房劳、邪毒等伤及气血脏腑,尤其影响到肝脾肾及骨髓,因而出现血虚及虚劳诸证。治疗当辨证,首辨脏腑阴阳,其次分清标本,必须贯彻"急则治标""缓则治本"原则。

辨 证 施 治

王成章分4证

(1)肾阳虚证 症见头晕,乏力,心悸,形寒肢冷,舌淡苔薄白,脉细弱。治宜温补肾阳、益气养血。药用黄芪50克、熟地黄20克、淫羊藿15克、枸杞子20克、首乌15克、补骨脂15克、鹿角胶(烊化)15克、当归15克、鸡血藤20克。

(2)肾阴虚证 症见头晕,耳鸣,腰膝酸软,手足心热,心烦,肌衄、鼻衄、齿衄,舌淡或尖红苔薄,脉细或数。治宜滋补肾阴、益气养血。药用红参10克、黄芪50克、熟地黄20克、山茱萸15克、枸杞子20克、首乌15克、女贞子15克、鸡血藤20克、当归15克、鹿角胶(烊化)15克、龟甲胶(烊化)

15克、白茅根20克、藕节15克。

(3)肾阴阳两虚证 症见兼有肾阴虚、肾阳虚的两种证候。治宜肾阴阳双补、益气养血。药用黄芪50克、红参10克、山茱萸15克、首乌15克、鹿角胶(烊化)15克、龟甲胶(烊化)15克、淫羊藿15克、补骨脂15克、鸡血藤20克、当归15克。

(4)心脾两虚证 症见心悸,乏力,失眠,健忘,舌淡,脉细。治宜补益心脾、益气养血。药用黄芪50克、红参10克、白术15克、鸡血藤20克、枣仁20克、茯苓15克、当归15克、阿胶(烊化)15克。[1]

经 验 方

1. 复方参鹿颗粒 红参须、枸杞子、熟地黄、鹿角片、炙龟甲、菟丝子等。每次12克,每日3次,开水冲服。瞿玮颖等将60例再障患者随机分为治疗组与对照组各30例。对照组采用复方皂矾丸,每次1.4克,每日3次,口服。治疗组采用复方参鹿颗粒。两组均给予司坦唑醇片(康力龙)每天6~8毫克分2~3次口服。重型AA加用环孢素软胶囊,常用剂量3~6毫克/(千克·天),分早晚2次口服。同时根据患者情况予以相应的支持治疗(合并用药及治疗措施需详细记录)。疗程6个月。随访1年以上。结果:治疗组临床总有效率高于对照组,但差异无统计学意义($P>0.05$)。治疗组中医证候疗效优于对照组,差异有统计学意义($P<0.05$)。与治疗前比较,治疗组治疗后红细胞、血红蛋白、血小板计数明显升高($P<0.01$),但与对照组比较差异无统计学意义($P>0.05$)。复方参鹿颗粒治疗肾阳虚型AA疗效确切、安全。[2]

2. 养血平障汤 熟地黄30克、山药30克、山茱萸30克、茯苓15克、制何首乌10克、女贞子15克、墨旱莲30克、补骨脂15克、仙茅15克、淫羊藿15克、鹿角胶10克、肉苁蓉10克、紫河车10克、当归10克、鸡血藤15克、黄芪15克、人参5

① 王成章.中医辨证为主治疗再生障碍性贫血30例[J].辽宁中医杂志,1998,25(5):217.

② 瞿玮颖,等.复方参鹿颗粒治疗肾阳虚型再生障碍性贫血的临床研究[J].辽宁中医杂志,2017,44(2):299-301.

克、炮附片 3 克、肉桂 3 克、肿节风 15 克、夏枯草 10 克、金钱草 30 克、雷公藤 5 克、炙甘草 3～6 克。随症加减：气虚重者，黄芪可用至 30 克；血虚甚者，鸡血藤加至 30 克；阴虚重者，女贞子可用至 30 克；阳虚甚者，肉苁蓉加至 15 克，紫河车加至 30 克，炮附片加至 10 克，肉桂用至 5 克；热毒症状明显者，肿节风用至 30 克，夏枯草加至 15 克，雷公藤加至 10 克，金钱草则调整至 60 克。每日 1 剂，水煎分早晚 2 次服。朱学军等以上方治疗 21 例慢性再生障碍性贫血患者，同时常规给予对症支持治疗。3 个月为 1 个疗程，共治疗 2 个疗程。结果：临床疗效，临床基本治愈 3 例（14.29%）、缓解 3 例（14.29%）、明显进步 5 例（23.81%）、无效 10 例（47.61%），总有效率 52.39%。中医证候疗效，临床痊愈 4 例（19.05%）、显效 6 例（28.57%）、有效 5 例（23.81%）、无效 6 例（28.57%），总有效率 71.43%。治疗后 21 例患者的白细胞、血红蛋白及血小板水平较治疗前均有明显升高（P<0.01）。[①]

3. 生髓益血汤 黄芪 30 克、当归 15 克、生地黄 15 克、菟丝子 20 克、生蒲黄 10 克、太子参 20 克、肿节风 20 克、灵芝 20 克、陈皮 10 克、茯苓 15 克、半夏 10 克、厚朴 15 克、杏仁 10 克、白蔻仁 10 克、薏苡仁 20 克等。每日 1 剂。王雪等以上方治疗 2 例慢性再生障碍性贫血患者，疗效满意。[②]

4. 经验方 羚羊角粉 0.3～1.0 克、水牛角 5～30 克或犀牛角粉 0.3～1.0 克、金银花 10～50 克、生地黄 10～50 克、熟地黄 10～50 克、麦冬 5～15 克、牡丹皮 5～15 克、当归 5～15 克、玄参 5～15 克、鸡血藤 10～30 克、黄柏 5～10 克、甘草 5～10 克等。随症加减：肝肾阴虚，加女贞子、龟甲、山茱萸等；脾肾两虚，加肉桂、鹿胶、淫羊藿、黄芪等；气虚，加党参、灵芝、白术等；出血，加仙鹤草、茜草等；血虚，加阿胶、首乌等。每日 1 剂，水煎服。孙红丹等将 49 例慢性再生障碍性贫血患者随机分为治疗组 28 例与对照组 21 例。对照组采

用康力龙、左旋咪唑、一叶萩碱等常规治疗。重者给予输血、抗感染对症及支持疗法。治疗组采用中药清热凉血为主进行治疗，30 天为 1 个疗程。结果：治疗组基本治愈 12 例，缓解 8 例，明显进步 6 例，无效 2 例，总有效率 92.9%；对照组基本治愈 5 例，缓解 6 例，明显进步 4 例，无效 6 例，总有效率 71.4%。随访 1～3 年后治疗组 8 例缓解者中 1 例复发，6 例明显进步者中 2 例复发，余者病情稳定。外周血象及骨髓象的变化，两组治疗前后血红蛋白、白细胞、血小板均有显著差异（P<0.01），治疗后骨髓象明显增多（P<0.01 或 P<0.05）。中药清热凉血为主治疗再障疗效明显，且病情稳定，不易复发。[③]

5. 益气养阴方 熟地黄 20 克、山药 10 克、山茱萸 10 克、枸杞子 15 克、川牛膝 10 克、菟丝子 15 克、鹿角胶 10 克、龟甲胶 10 克、黄精 10 克、女贞子 10 克、墨旱莲 10 克、当归 10 克、黄芪 30 克、仙鹤草 10 克、茜草 10 克、党参 30 克、红参 10 克。每日 1 剂，水煎服。王凯等将 60 例慢性再生障碍性贫血患者随机分为对照组和治疗组各 30 例，对照组采用环孢素 A 胶囊 3～5 毫克/（千克·天），维持环孢素浓度在 200～400 纳克/毫升；安雄 80 毫克，每日 2 次。治疗组在对照组治疗基础上加用益气养阴方加减治疗。两组疗程均为 6 个月。结果：治疗组有效率 96.66% 优于对照组 73.33%（P<0.05）；治疗组治疗后心悸、头晕、盗汗、出血、腰膝酸软、手足心热、口渴喜饮等症状、体征积分均较对照组改善改善明显（P<0.05）；治疗组血常规改善情况方面明显优于对照组（P<0.01）。联合益气养阴方治疗慢性再生障碍性贫血疗效优于单纯西药治疗。[④]

6. 生血古今丹 白矾、胆南星、丹参、山茱萸、泽泻、熟地黄、茯苓、巴戟天、怀牛膝、山药、菟丝子、肉苁蓉、五味子、鹿茸。制成冲剂，每包 20 克。每次 1 包，每日 3 次，饭后半小时冲服。官世芳等

① 朱学军,等.养血平障汤治疗慢性再生障碍性贫血 21 例临床观察[J].中医杂志,2015,56(17)：1495-1497.
② 王雪,等.张慧从"湿"、从"瘀"论治慢性再生障碍性贫血经验浅析[J].辽宁中医杂志,2014,41(4)：645-647.
③ 孙红丹,等.中药清热凉血为主治疗慢性再生障碍性贫血 28 例疗效观察[J].山东医药,2005,45(19)：89.
④ 王凯,等.益气养阴方治疗肾阴虚型慢性再生障碍性贫血疗效观察[J].中医药临床杂志,2004,26(3)：246-247.

将 52 例再生障碍性贫血患者随机分为治疗组 32 例与对照组 20 例。对照组服用康力龙，每次 2 毫克，每日 3 次，2 个月为 1 个疗程。治疗组服用生血古今丹，2 个月为 1 个疗程，最多不超过 8 个疗程。结果：治疗组基本治愈 24 例，缓解 4 例，明显进步 2 例，无效 2 例，总有效率 93.75%；对照组基本治愈 7 例，缓解 5 例，明显进步 4 例，无效 4 例，总有效率 80.00%。经统计学处理两组治愈率及总有效率，差异均有显著性意义（$P < 0.05$），治疗组优于对照组。见效时间与治愈时间，见效时间治疗组最短 1 个疗程，最长 3 个疗程；对照组最短 2 个疗程，最长 5 个疗程。基本治愈时间治疗组最短 3 个疗程，最长 6 个疗程，平均 5 个疗程；对照组最短 5 个疗程，最长 8 个疗程，平均 7 个疗程。两组经统计学处理，差异有显著性意义（$P < 0.05$）。①

7. 补肾方加和解方 补肾方：熟地黄 20 克、鸡血藤 25 克、鹿茸（研末）5 克、何首乌 20 克、紫河车 10 克、补骨脂 20 克、人参 10 克、山茱萸 20 克、黄芪 25 克。随症加减：阴虚型，加枸杞子 20 克、女贞子 15 克、阿胶 10 克、黄精 15 克、桑椹子 15 克、麦冬 15 克；阳虚型，加附子 10 克、巴戟天 20 克、菟丝子 15 克、肉苁蓉 15 克、锁阳 15 克；阴阳两虚，同时加入两型药物。和解方：柴胡 20 克、半夏 20 克、黄芩 15 克、栀子 15 克、黄柏 12 克、白花蛇舌草 20 克、猪苓 15 克、赤芍 12 克、当归 15 克、川芎 12 克、丹参 12 克、甘草 10 克。每日 1 剂，分 2 次服。俞亚琴等将 47 例慢性再生障碍性贫血患者随机分为治疗组 26 例、西药对照组 19 例、单纯补肾组 20 例。治疗组采用补肾加和解方。每 3 个月为 1 个疗程。西药对照组采用雄激素、免疫抑制剂及大剂量维生素 C 等对症治疗。如康力隆、左旋咪唑、654-2、环孢菌素等。单纯补肾组采用以单纯补肾为主辨证治疗，方药同治疗组用补肾基本方。结果：治疗组基本治愈 4 例，缓解 10 例，明显进步 8 例，无效 4 例，总有效率 84.6%；

西药对照组基本治愈 3 例，缓解 8 例，明显进步 3 例，无效 5 例，总有效率 73.7%；单纯补肾组基本治愈 2 例，缓解 7 例，明显进步 6 例，无效 5 例，总有效率 75.0%。基本治愈率及缓解率三组间差异无显著性（$P > 0.05$），治疗组总有效率优于另两组（$P < 0.05$）。治疗组症状体征的改善及骨髓和外周血象的改善方面也优于另两组。②

8. 解毒补托汤 黄芪 30 克、白花蛇舌草 30 克、女贞子 30 克、虎杖 25 克、党参 25 克、墨旱莲 25 克、连翘 25 克、当归 20 克、丹参 20 克、柴胡 15 克、葛根 15 克、陈皮 15 克（小儿剂量酌减）。随症加减：阴虚重，加首乌、生地黄、阿胶；阳虚重，加菟丝子、桂枝、鹿角胶；气虚重，加太子参、黄精、白术；血瘀重，加莪术、桃仁、红花；高热，加石膏、知母、大青叶；低热，加白薇、银柴胡、地骨皮；出血重，加仙鹤草、茜草、白茅根。每日 1 剂，水煎至 400 毫升，分 2 次服。危重者配合输血、抗炎等支持疗法，治疗期间停用刺激造血的西药，治疗 3 个月以上。刘大同等以上方治疗 74 例慢性再障。结果：基本治愈 26 例，缓解 21 例，明显进步 19 例，无效 8 例。治愈缓解率 63%，总有效率 89%。③

9. 基本方 六味地黄汤加鸡血藤、当归、赤芍、丹参。随症加减：阴虚，加玄参、麦冬、龟甲、女贞子、墨旱莲；阳虚，加淫羊藿、巴戟、葫芦巴、鹿茸、锁阳、补骨脂、附子、肉桂；阴阳俱虚，加补阴和补阳药；血瘀，重用活血药。陈秋实等以上方治疗 121 例慢性再生障碍性贫血患者。结果：基本治愈 18 例，占 14.8%；缓解 54 例，占 44.6%；明显进步 30 例，占 24.7%；无效 19 例，占 15.7%。总有效率 84.1%。④

10. 基本方 黄芪 60 克、党参 30 克、生地黄 30 克、熟地黄 30 克、焦白术 12 克、山茱萸 12 克、当归 12 克、炙甘草 12 克、补骨脂 12 克、菟丝子 15 克、枸杞子 15 克、鹿角胶 20 克、首乌 24 克。随症加减：气虚，加红参、紫河车；血虚，加阿胶、鸡血

① 官世芳，等.生血古今丹治疗再生障碍性贫血 32 例临床观察[J].新中医，2000，32(12)：26-27.
② 俞亚琴，等.补肾和解法治疗再生障碍性贫血疗效分析[J].中医杂志，2000，41(1)：29-30.
③ 刘大同，等.解毒补托汤治疗慢性再生障碍性贫血 74 例疗效观察[J].新中医，1994，26(5)：18-20.
④ 陈秋实，等.慢性再生障碍性贫血的中医辨证施治会[J].中医药信息，1993，10(2)：34.

藤;阴虚,加龟甲、麦冬、墨旱莲;阳虚,加肉桂、制附子、巴戟天;发热,加地骨皮、金银花、柴胡;出血,加羚羊角、炒蒲黄,生地黄易为生地黄炭。每日1剂,水煎服。郭付生以上方治疗36例慢性再生障碍性贫血患者,服药130~680剂(平均370剂)后,基本治愈20例,缓解7例,进步3例,好转4例,无效2例。总有效率94.5%。[①]

11. 再障散 何首乌250克、当归250克、党参250克、黄芪250克、紫河车(瓦片焙干)2个。上药共研细末制成散剂或片剂(每片0.3克),散剂每服9克,片剂每服30片,每日3次。3个月为1个疗程,连服1~3个疗程。潘北桂等以上方治疗8例再生障碍性贫血患者。结果:治愈1例,显效2例,好转5例。[②]

单 方

官世芳等经验方 组成:野菊根茎(草本菊科植物野菊)30克、鲜精猪肉30克。制备方法:鲜精猪肉同野菊根茎煎煮,去渣。用法用量:食肉喝汤,每日1剂。临床应用:官世芳等以上方共治疗15例再障患者,痊愈(症状消失,血红蛋白11克%以上,白细胞4 000以上)9例,好转(症状减轻,血红蛋白较前增加3克%以上)5例,无效(未见改善)1例。[③]

中 成 药

1. 右归丸 组成:熟地黄、附子、肉桂、山药、山茱萸、菟丝子、鹿角胶、枸杞子、当归、杜仲(京同仁堂股份有限公司同仁堂制药,国药准字Z11021040)。用法用量:9克,每日3次口服。临床应用:高峰等将56例符合肾阳虚的慢性再生障碍性贫血患者按随机数字表法分为对照组和观察组各28例。对照组与观察组均口服再造生血片1.9克,每日3次,口服,观察组在上述治疗方法基础上口服右归丸。两组均以30天为1个疗程。结果:经过治疗后两组患者外周血象均有改善,与治疗前比较差异有统计学意义(P<0.05),其中口服右归丸的观察组改善较常规治疗对照组明显(P<0.05)。[④]

2. 复方皂矾丸 组成:皂矾、海马、西洋参。用法用量:每日3次,每次7~9粒。临床应用:熊树民等将100例再障患者随机分为三组。组Ⅰ单用复方皂矾丸治疗者,组Ⅱ服复方皂矾丸同时加用康力龙等雄激素,组Ⅲ用复方皂矾丸加服陕西省血液病防治研究所的中药汤剂对症治疗。另设对照组29例,对照组单用康力龙等雄激素治疗,雄激素用量、方法同组Ⅱ,但不服用复方皂矾丸。结果:100例再障患者基本治愈21例,缓解22例,明显进步39例,无效18例。总有效率82%。4例重型再障Ⅱ型中组Ⅰ、组Ⅱ各2例,每组各1例达基本治愈,各1例达明显进步。1例PRCA为基本治愈。对照组总有效率37.9%,与组Ⅰ、组Ⅱ、组Ⅲ疗效差异有显著性(P<0.005)。单用复方皂矾丸或应用中药复方皂矾丸加用雄激素或其他中药汤剂治疗的100例再障患者,基本治愈率21%,总有效率82%,其中复方皂矾丸加用雄激素或中药汤剂联合治疗有效率达80%以上,取得令人瞩目的效果。[⑤]

3. 再障生血片 组成:鹿茸、黄柏、山药、白术等(吉卫药准字84-730017)。用法用量:15片,分次口服。临床应用:解新良等以再障生血片联合雄性激素治疗16例再障患者(治疗组),与单用雄性激素治疗15例再障患者(对照组)作比较,治疗3个月。结果:治疗组疗效明显优于对照组,有效率分别为87.5%和53.3%。[⑥]

① 郭付生.补脾肾法治疗慢性再生障碍性贫血36例临床分析[J].新中医,1992,24(12):37-38.
② 潘北桂,等."再障散"治疗再生障碍性贫血八例.广西中医药,1985,8(4):44.
③ 官世芳,等.草药治疗再生障碍性贫血15例疗效观察[J].辽宁中医杂志,1984(4):30.
④ 高峰,等.右归丸抑制肾阳虚型慢性再生障碍性贫血患者Th17细胞活化的观察[J].中国中医基础医学杂志,2016,22(4):510-513,522.
⑤ 熊树民,等.复方皂矾丸治疗再生障碍性贫血100例疗效分析[J].中华血液杂志,2000,21(3):157.
⑥ 解新良,等.再障生血片联合雄性激素治疗再生障碍性贫血疗效观察[J].安徽中医临床杂志,1999,11(2):80.

4. 三才封髓丹　组成：天冬、熟地黄、人参等。制备方法：制成口服液。用法用量：每次10毫升，每日3次口服。3个月为1个疗程，用1～2个疗程。临床应用：王来慈等以上方治疗60例慢性再生障碍性贫血患者，结果显示基本治愈14例，缓解18例，明显进步13例，无效15例，总有效率75％。[1]

5. 血宝　组成：鹿茸、紫河车、人参、刺五加、水牛角、牛西西、何首乌等。制备方法：中药提取精制成胶囊剂，每粒重0.3克。用法用量：成人每次口服4～5粒，每日3次，一般1个月为1个疗程。再障不低于3个疗程。临床应用：刘大同以上方治疗427例再障患者，按1981年廊坊会议疗效判定标准，治愈131例（30.7％）、显效120例（28.1％），有效130例（30.4％），无效46例（10.8％），总有效率89.2％。[2]

6. 乌鸡白凤丸　用法用量：血红蛋白6克以下、血小板计数5万/立方毫米以下者，每日2次，每次1粒；以上者，每日1次，每次1粒。临床应用：姚乃中以上方共治疗8例慢性再障患者，服药14～290粒不等，随访3～16个月。按1964年血液病座谈会制定的再障疗效标准，基本缓解3例，明显进步4例，无效1例。[3]

单纯红细胞再生障碍性贫血

概　述

单纯红细胞再生障碍性贫血（pure red cell aplasia，PRCA）是由多种原因引起的一种贫血性疾病。临床上以面色苍白、心悸、气短等贫血症状为主，无出血、发热及肝脾淋巴结肿大，若继发于其他疾病则可见相应的临床表现。骨髓各阶段红系细胞均明显减少，而粒系与巨核系正常；周围血中红细胞、血红蛋白减少，网织红细胞减少甚至消失，白细胞及血小板的计数及形态在正常范围。目前认为本病为一种自身免疫性疾病，在临床上可分为急性型和慢性型。急性型一般由感染、药物、营养不良等因素诱发，有或无溶血性贫血等原发病。慢性型又分为先天性和获得性两类。先天性单纯红细胞再生障碍性贫血多在一岁内发病，获得性常继发于自身免疫性疾病，各年龄均可发病，而以成人为多。

本病属中医"虚劳"范畴。在古代医籍中无"单纯红细胞再生障碍性贫血"这一病名，但有些关于虚劳的论述与本病相似。明代汪绮石在《理虚元鉴》中认为："虚证有六因，有先天之因，有后天之因，有痘疹及病后之因，有外感之因，有境遇之因，有医药之因。"本病的发生既有先天之因，又有后天之因，与肾脏关系密切。肾为先天之本，先天禀赋不足，精血不充则可发为本病。何嗣宗在《虚劳心传》中曰："有童子患此者，则由于先天禀赋不足，而禀于母气者尤多，故一般称为童子劳。"其所述与先天性单纯红细胞再生障碍性贫血相似。烦劳过度、大病久病、误治失治等后天之因损伤肾之精气，久虚不复亦可酿成本病。《素问·通评虚实论》中认为"精气夺则虚"，明代张景岳进一步阐明"病之虚损，变态不同……气虚者，即阳虚也；精虚者，即阴虚也"。其病位在髓，病机总责之于肾虚髓亏，治疗当以补肾益髓为要。

辨　证　施　治

1. 邓泽普等分2证

（1）脾肾阳虚证　症见倦怠无力、形寒肢冷、食少便溏，神萎面苍，舌质淡，苔薄润，脉细弱。治宜温肾健脾。方用二仙汤加减：仙茅5克、淫羊藿5克、当归5克、首乌5克、补骨脂5克、鹿角胶5克、阿胶5克、党参9克、枸杞子9克、淮山药9克、黄芪9克、熟地黄9克、虎杖9克、鸡

---

[1] 王来慈，等.三才封髓丹治疗慢性再生障碍性贫血的疗效观察[J].中医药信息，1994，11(3)：18.

[2] 刘大同.血宝治疗再生障碍性贫血等血细胞减少性疾病的临床观察与实验研究[J].中医杂志，1988(3)：41-43.

[3] 姚乃中.乌鸡白凤丸治疗慢性再障、血小板减少症20例[J].上海中医药杂志，1983(8)：24-25.

血藤 15 克、陈皮 3 克、大枣 5 个。每日 1 剂,分 4 次服。临床观察:邓泽普等以上方治疗 1 例单纯红细胞再生障碍性贫血脾肾阳虚证患者,疗效满意。

(2)肝肾阴虚证 症见口干、头晕、腰酸耳鸣、面苍颧红,舌红少苔,脉细数无力,指纹淡紫。治宜滋阴养血,补肝肾。方用大菟丝子饮加减:菟丝子 9 克、肉苁蓉 9 克、补骨脂 9 克、枸杞子 9 克、桑椹子 9 克、山茱萸 9 克、女贞子 9 克、墨旱莲 9 克、首乌 12 克、熟地黄 12 克。每日 1 剂,分 4 次服。临床观察:邓泽普等以上方治疗 1 例单纯红细胞再生障碍性贫血肝肾阴虚证患者,疗效满意。①

经 验 方

1. 补肾活血方 熟地黄、山茱萸、山药、补骨脂、木香、当归、益母草、川芎、赤芍、白薇等以上方联合环孢素软胶囊治疗 20 例 PRCA 患者,观察临床疗效的指标为血红蛋白水平。待血红蛋白基本正常后,环孢素逐渐减量以维持治疗。并根据阴阳偏衰偏盛情况加用滋肾阴、补肾阳等药物。结果:可供评估疗效者 18 例,基本治愈 8 例,缓解 4 例,进步 5 例,无效 1 例。总有效率为 94.4%。②

2. 自拟方 1 黄芪 20 克、西洋参(另包)6 克、熟地黄 15 克、淮山 30 克、山茱萸 10 克、肉苁蓉 10 克、云苓 10 克、白莲肉 20 克、白芍 10 克、扁豆 10 克、当归身 10 克、阿胶(另烊)10 克、薄荷(后下)6 克、谷麦芽各 10 克、六曲 15 克、红枣 5 枚。邓慧英以上方治疗 1 例慢性获得性 PRCA 患者,患者使用西药效果不佳,服用上方 15 剂诸症减轻,后随诊加减,继续服用中药。治疗 3 个月后,停用全部西药,骨髓象示恢复。③

3. 自拟方 2 党参 9 克、枸杞子 9 克、淮山药

9 克、黄芪 9 克、熟地黄 9 克、虎杖 9 克、当归 5 克、首乌 5 克、补骨脂 5 克、淫羊藿 5 克、鹿角胶 5 克、阿胶(烊冲)5 克、鸡血藤 15 克、陈皮 3 克、肉桂 1.5 克、大枣 5 枚。每日 1 剂,二煎,4 次分服。邓泽普等以上方治疗 1 例先天性 PRCA 患者,持续治疗 2 月余。结果:经治疗近 3 月完全缓解。此后仍以健脾温肾法间歇施治巩固疗效,每服药 5 日,间歇 5 日,持续治疗半年后,又加服胎盘粉维持治疗 1.5 年以善其后,至今随访 5 年未见复发。④

溶 血 性 贫 血

概 述

溶血性贫血(hemolytic anemia)是由于红细胞破坏速率增加(寿命缩短),超过骨髓造血的代偿能力而发生的贫血。骨髓有 6～8 倍的红系造血代偿潜力。如红细胞破坏速率在骨髓的代偿范围内,则虽有溶血,但不出现贫血,称为溶血性疾患,或溶血性状态。正常红细胞的寿命约 120 天,只有在红细胞的寿命缩短至 15～20 天时才会发生贫血。溶血性贫血按病因分为红细胞内在缺陷和外在因素损伤。内在缺陷可见:(1)阵发性睡眠性血红蛋白尿;(2)海洋性贫血等;(3)蚕豆病。外在因素损伤:(1)免疫性因素,即自身免疫性溶血性贫血;(2)非免疫性因素,包括物理因素、化学因素、生物因素等。

此类疾病在中医中无特定病名,但根据疾病的临床表现属中医"血虚""血枯""虚劳""黄疸"范畴,是血液破坏所致。临床上急性溶血起病急骤,突发寒战高热,腰酸背痛,气促乏力,烦躁,尿色如浓红茶或酱油样,并有轻度黄疸。慢性病较缓,除有乏力、苍白、气促、头晕外,或有不同程度的黄疸和肝脾肿大等。本病为先天不足、后天失养引起

① 邓泽普,等.补肾法为主治疗纯红细胞再生障碍性贫血长期生存二例[J].新中医,1992(8):46.
② 白薇,刘锋,等.环孢霉素 A 联合补肾活血中药治疗获得性单纯红细胞再生障碍性贫血 20 例[J].中医杂志,2011,52(6):520-521.
③ 刘凯军.邓慧英治疗慢性获得性纯红再障 1 例[J].江西中医药,1995,26(2):6-7.
④ 邓泽普,等.健脾温肾法治疗先天性单纯红细胞再生障碍性贫血 1 例[J].中西医结合杂志,1985(11):698.

的。治疗上以补虚、活血化瘀、清利湿热并重。黄疸明显时以清利湿热为主,晚期后积聚形成时加用活血化瘀药。

阵发性睡眠性血红蛋白尿

概　述

阵发性睡眠性血红蛋白尿症(paroxysmal nocturnal hemoglobinuria,PNH)是一种由于1个或几个造血干细胞经获得性体细胞 PIG‑A 基因(phosphotidyl inositol glycan complementation group A)突变造成的非恶性的克隆性疾病,PIG‑A 突变造成糖基磷脂酰肌醇(glycosyl phosphatidyl inositol,GPI)合成异常,导致由 GPI 锚接在细胞膜上的一组膜蛋白丢失,包括 CD16、CD55、CD59等,临床上主要表现为慢性血管内溶血,造血功能衰竭和反复血栓形成。典型的 PNH 以慢性血管内溶血,血红蛋白尿,及含铁血黄素尿为主要表现,但大多数患者常不典型,发病隐袭,病程迁延,病情轻重不一。

在中医学中没有阵发性睡眠性血红蛋白尿一词,但根据本病的临床表现和病程转归,属中医"黄疸""虚劳""虚黄""积聚""内伤发热"等范畴。《黄帝内经》认为"尿色黑黯,面色枯白,尺脉沉迟,下元虚冷也",阐释了因肾虚而致病。《卫生宝鉴》认为"因官事劳役,饮食不节,心火胜脾,脾气虚弱,又以恚怒,气逆伤肝,上下痞满,四肢困倦,身体麻木;次传身木俱黄,微见青色,颜黑,心神烦乱,怔忡不安,愠愠欲吐,口吐恶味,饮食迟化,时下完谷,小便癃闭而赤黑,辰巳间发热,日暮则止",阐释了因脾气虚弱而致病。其中贫血、黄疸、尿色黑黯、小便赤黑之描述,中医认为本病的基本病机是脾肾两虚,湿热蕴毒内结。中医药治疗 PNH 的研究近年来取得了较大的进展,治疗 PNH 以补肾填精,益其虚;以利湿清热,祛其黄疸;以化瘀通络,生新血。临床上需根据不同表现,行不同治法。

辨　证　施　治

王天恩等分3证

(1)肝肾阴虚,瘀血湿热内停证　症见面色晦暗,头晕耳鸣,心悸气短,食少,尿色黑赤或黄赤,巩膜轻度黄染,五心烦热,腰膝酸软,或见肌衄发斑,舌质淡红或有瘀斑,苔白稍腻或黄腻,脉细数。治宜滋补肝肾、清热利湿活血。方用大菟丝子饮加减:菟丝子15克、枸杞子15克、女贞子15克、桑葚15克、益母草15克、墨旱莲20克、茵陈30克、首乌10克、当归10克、川芎10克、赤芍10克、广木香10克。

(2)脾肾阳虚,瘀血寒湿内停证　症见面色萎黄,头晕耳鸣,心悸气短,纳呆便溏,腰膝酸软,夜尿频,畏寒,四肢无力,舌质淡,舌体胖或伴有瘀点、齿痕,脉沉细无力。治宜温补脾肾、散寒利湿活血。药用上方加淫羊藿10克、仙茅10克、补骨脂10克、肉苁蓉10克,或加附子10克、肉桂6克。

(3)气滞血瘀,湿热内停证　症见面色苍黄,身黄目黄,倦怠无力,食少便溏,脘腹胀满,时有腹痛,尿色红赤或黑赤,或有发热及衄血,舌质淡或紫暗,苔黄腻,脉濡细或弦细。治宜行气养血活血、清热利湿。方用茵陈五苓散合二至丸加减:茵陈30克、云苓15克、女贞子15克、墨旱莲15克、益母草15克、炒栀子10克、猪苓10克、泽泻10克、白术10克、广木香10克、川芎10克、赤芍10克、当归10克。[①]

经　验　方

1. 犀角地黄汤加味　生地黄20克、熟地黄20克、乌贼骨20克、黄芪20克、牡丹皮15克、兕骨15克、赤芍15克、白芍15克、黄芩15克、栀子15克、连翘15克、山药15克、墨旱莲15克、茵陈15

---

① 王天恩,等.中西医结合治疗阵发性睡眠性血红蛋白尿36例临床观察[J].黑龙江中医药,1992(4):15-17、25、56-57.

克。随症加减：贫血严重者，加何首乌15克、黄精20克；出血者，加小蓟60克、白茅根30克；血瘀明显者，加红花12克、丹参15克。每日1剂，上药加水500毫升，煎取300毫升，分2次服。朱习文以上方治疗5例阵发性睡眠性血红蛋白尿患者，病情稳定后停用凉血解毒药，继用归脾汤丸剂调理3～6个月，以巩固疗效。结果：5例中1例近期痊愈，2例近期缓解，2例近期明显进步。疗程最短者2个月，最长者15个月，平均6个月。5例追踪观察期为1～5年，均未见病情加重。①

2.知柏地黄汤加味　山药15克、牡丹皮12克、泽泻12克、茯苓12克、生地黄20克、黄柏12克、知母10克、瞿麦20克、萆薢20克、生地榆30克、墨旱莲30克、栀子10克。随症加减：气虚乏力者，加党参、黄芪。每日1剂，水煎，早晚分2次服。刘桂营以上方治疗18例阵发性睡眠性血红蛋白尿患者。结果：痊愈16例，好转2例。②

3.生血汤　党参15克、黄芪40克、白术15克、山药20克、茯苓12克、菟丝子15克、肉苁蓉12克、茵陈15克、泽泻12克。每日1剂，分2次煎服，每次150毫升，4周为1个疗程。段淑红等以上方治疗20例PNH患者。结果：近期痊愈（1年内无血红蛋白尿发作，不需输血，血象包括网织红细胞恢复正常）2例，近期缓解（1年无血红蛋白尿，不需输血，血红蛋白恢复正常）9例，近期明显进步（按诊断标准中的病情分级，凡血红蛋白尿发作频度，贫血严重程度，骨髓增生状况中任何1项进步两级者）5例，近期进步（病情分级中任何1项进步1级者或其他客观检查有进步者）2例，无效（病情无变化或恶化）2例。③

4.益气活血汤　黄芪50克、党参20克、当归25克、川芎15克、丹参20克、桃仁15克、鸡血藤25克、益母草25克、生地黄25克、小蓟20克、炙甘草15克。上方浓煎400毫升，早晚分服。毕成杰等将62例阵发性睡眠性血红蛋白尿患者随机分为治疗组32例与对照组30例。对照组采用强的松每日30～40毫克，口服；康力龙4毫克，每日3次，口服；碳酸氢钠1.0克，每日3次，口服；维生素E100毫克，每日3次，口服。治疗组采用益气活血汤治疗并临症加减。结果：治疗组完全缓解14例（43.75％），缓解8例（25％），部分缓解5例（15.62％），无效5例（15.62％），总有效率84.38％。对照组完全缓解6例（20％），缓解5例（16.66％），部分缓解10例（33.33％），无效9例（30％），总有效率70％。两组存在显著差异。④

5.自拟方1　女贞子10克、墨旱莲10克、菟丝子10克、补骨脂10克、当归10克、川芎10克、党参（或红参）10克、黄芪30克。每日1剂，水煎服。治疗至少2个月以上（2～20个月，中位数4个月）。轻、中度贫血患者不给以输血，重度贫血者减少输血次数及输血量，原有西药治疗（如康力龙2毫克，每日3次；叶酸5毫克，每日3次等）不变。季元等以上方治疗21例阵发性睡眠性血红蛋白尿症患者。结果：（1）全组病例治疗后的血红蛋白检查与治疗前比较，有9例治疗后血红蛋白增加（＞20～60克/升），11例治疗后血红蛋白无改变（增减＜10克/升），1例治疗后血红蛋白减低15克/升。应用自身对照比较的t检验统计，全组病例治疗前后血红蛋白变化有显著性差异（$P<0.01$）。（2）体能情况变化，按照ECOG标准，本组病例中进步1级以上者19例（90.5％），全组病例治疗前后体能增加情况有显著性差异（$P<0.01$）。（3）血红蛋白尿发作情况，全组病例治疗前后血红蛋白尿发作情况无显著性差异（$P>0.05$）。（4）综合评价，21例患者近期疗效明显进步5例（23.8％），进步14例（66.7％），无效2例（9.5％）。⑤

6.杏仁滑石汤合青蒿鳖甲汤　滑石15克（先煎）、制鳖甲15克（先煎）、煅牡蛎15克（先煎）、水牛角15克（先煎）、杏仁3克、厚朴3克、半夏6

① 朱习文.凉血解毒法治疗阵发性睡眠性血红蛋白尿[J].湖北中医杂志,2003,25(5):35.
② 刘桂营.知柏地黄汤加味治疗阵发性睡眠性血红蛋白尿18例[J].中医杂志,2002,43(9):686.
③ 段淑红,等.自拟生血汤治疗PNH20例[J].辽宁中医杂志,2002,29(12):741.
④ 毕成杰,等.自拟"益气活血汤"治疗阵发性睡眠性血红蛋白尿32例疗效分析[J].黑龙江医药科学,1999,22(1):84.
⑤ 季元,等.补肾活血法治疗阵发性睡眠性血红蛋白尿症21例[J].中国中西医结合杂志,1999,19(11):646.

克、黄芩6克、通草6克、牡丹皮6克、连翘21克。每日2剂,水煎,分4次服。王月林以上方治疗1例阵发性睡眠性血红蛋白患者,服4剂,4剂后改作每日1剂,分2次服。守方5剂后,血色素95克/升,糖水式验(＋)。换用散剂(黄芪120克、乌贼骨120克、白僵蚕120克、新生儿脐带1条),为极细末,每次服3克。服用3个月,糖水试验、酸溶血试验阴性。疗效满意。[①]

7. 金匮肾气汤　熟地黄15克、泽泻15克、淮山药10克、山茱萸10克、茯苓10克、附子10克、鹿角胶10克、阿胶(溶冲)10克、淫羊藿10克、肉苁蓉10克、肉桂6克。水煎服。王振录以上方治疗1例阵发性睡眠性血红蛋白尿患者。服5剂后加黄芪30克,继服10剂。结果:尿转阴性,血红蛋白7～8.5克％,以归脾丸、金匮肾气丸善后,随访3年病情稳定。[②]

8. 猪苓汤加味　茯苓10克、阿胶(烊)10克、猪苓15克、泽泻15克、滑石15克、党参15克、肉苁蓉12克、茵陈30克。水煎服。王振录以上方治疗1例阵发性睡眠性血红蛋白尿患者。服15剂后大效,为巩固疗效去滑石、茵陈,加当归12克、黄芪30克,继服。结果:30剂后血红蛋白7.5克％,红血胞306万/立方毫米,尿液阴性,未发生溶血,观察年余,病情稳定。[③]

9. 自拟方2　绵茵陈30克、白花蛇舌草30克、茯苓10克、泽泻12克、猪苓10克、薏苡仁12克、白豆蔻10克、藿香6克、苍术10克、厚朴6克、红花6克、丹参10克、侧柏叶15克。水煎服。王振录以上方治疗1例阵发性睡眠性血红蛋白尿患者。结果:随症加减月余,疗效满意。随访年余,病情稳定。[④]

10. 归脾汤化裁方　黄芪50克、白术15克、龙眼肉15克、红参15克、白芍15克、生地黄15克、陈皮15克、木香10克、川芎10克、升麻10

克、当归20克、大枣7枚。随症加减:血红蛋白尿重者,加乌药15克;皮肤巩膜黄染日久不退,加茵陈30克。水煎服。李开乐等以上方治疗1例阵发性睡眠性血红蛋白尿患者,服药85剂。结果:血红蛋白升至7.7克％,自觉症状消失。[⑤]

单　方

珍珠散　组成:珍珠母、琥珀、朱砂(水飞)。制备方法:装胶囊。用法用量:每次2粒,每日3次,六一散煎汤送服。临床应用:王爱美等以上方治疗6例阵发性睡眠性血红蛋白尿患者,结果显示显效(症状基本消失,血红蛋白明显上升,尿潜血转阴)4例,有效(症状减轻,血红蛋白稍有上升,溶血发作频繁者服药后偶发或不发)2例。[⑥]

中　成　药

1. 无比山药丸　组成:山茱萸、泽泻、茯苓、山药、熟地黄、巴戟天、牛膝、赤石脂、杜仲、菟丝子、肉苁蓉。用法用量:上药煎汤300毫升,分2次口服或和蜜为丸,重9克,含生药6克,每次1丸,每日3次。临床应用:郝金凤等以上方治疗20例阵发性睡眠性血红蛋白尿患者。结果:近期疗效,痊愈2例,缓解13例,明显进步4例,无效1例。有效率95％,疗程最短者3个月,疗程最长者16个月,平均疗程8个月。[⑦]

2. 防溶灵　组成:杨梅科植物杨梅根皮提取物。用法用量:按体重每次0.75～1.5克,每日3～4次,口服。全血细胞减少者酌加康力龙,月经过多者加用丙酸睾丸酮,再加用血宝胶囊(中药北芪、当归、皂矾制剂)0.25～0.5克,每日2～3次。临床应用:黄锐尚等以上方治疗58例防溶灵治

① 王月林.中药治疗阵发性睡眠性血红蛋白[J].四川中医,1989(8):25.
②～③ 王振录.阵发性睡眠性血红蛋白尿治验[J].新中医,1989(6):35.
④ 王振录.阵发性睡眠性血红蛋白尿一例治验[J].中医药学报,1985(5):15-16.
⑤ 李开乐,等.阵发性睡眠性血红蛋白尿1例治验[J].中医杂志,1983(4):42.
⑥ 王爱美,等.自拟珍珠散治疗阵发性睡眠性血红蛋白尿症(PNH)6例的初步观察[J].山西中医,1991,7(3):26.
⑦ 郝金凤,等.无比山药丸治疗阵发性睡眠性血红蛋白尿[J].中医药学报,1993(2):24-25.

疗阵发性睡眠性血红蛋白尿症患者,结果:显效15例,有效31例,无效11例,死亡1例。总有效率79.3%。[1]

海洋性贫血

概　　述

海洋性贫血是一种遗传性血红蛋白的珠蛋白肽链(α、β、δ、γ)中一种或偶尔几种的合成障碍所致的疾病。临床症候以贫血、黄疸为主。因发病多分布在地中海地区,故又称地中海贫血。根据珠蛋白肽链数量和比例的不同,海洋性贫血又分为β海洋性贫血和α海洋性贫血。

本病属中医"虚劳""黄疸"范畴。自幼贫血,中焦受气,化血不足,更兼禀赋薄弱,阳不生阴,精血匮乏,水谷不能克消,精微反作水湿,阻遏胆液,浸渍肌肤为虚劳发黄之证,若气血阴阳不足,又见外邪客表,则可见虚实夹杂之征。

经　验　方

1. 益髓生血颗粒　山茱萸、制何首乌、熟地黄、炙黄芪、补骨脂、党参、鳖甲等。每次1袋,每袋10克,相当于2.368克生药。6岁以下儿童每日2次,6岁以上每日3次给药。3个月为1个疗程。吴志奎等以上方治疗156例β-地中海贫血患者。结果:患者自疗程第1个月起至3个月结束,Hb、RBC、Ret、HbF等各项血液学参数均有提高,与治疗前比较差异有显著性($P<0.01$);中医临床症状改善及动态观察与血液参数提高相一致,与治疗前比较差异有显著性($P<0.01$)。156例中有效145例,无效11例,总有效率92.9%。未见明显的不良反应。停药后随访结果显示,疗效维持时间3～4个月。结论:益髓

生血颗粒治疗β-地中海贫血疗效显著,未见明显的不良反应。[2]

2. 自拟方　生地黄10克、熟地黄10克、山茱萸10克、龟甲胶6克、阿胶3克、黄芪10克、首乌8克、枸杞12克、太子参8克等。上述龟甲胶及阿胶加热为胶状,其他药物精制成细粉,上述药量装入20个胶囊。10岁以下,每次4粒,10岁以上,每次5粒,均为每日3次。2个月为1个疗程。黄有文等以上方治疗16例儿童β地中海贫血患儿。结果显示有效11例。[3]

单　　方

黄根加味　组成:黄根30～50克(成人可加至100克)、猪脊骨150～200克、红枣50～100克。制备方法:加水600毫升,文火煎至300毫升。用法用量:每日1剂,分早晚2次服,服1个月为1个疗程,一般服药3～6个月。临床应用:赖祥林以上方治疗36例地中海贫血患者,均经3个月以上治疗,除3例极重型地中海贫血不能坚持治疗,33例血色素均保持在70克/升以上,并能参加正常的学习和工作。[4]

蚕　豆　病

概　　述

蚕豆病又称蚕豆黄,是一种6-磷酸葡萄糖脱氢酶(G-6-PD)缺乏导致的疾病,表现为在遗传性6-磷酸葡萄糖脱氢酶(G-6-PD)缺陷的情况下,进食新鲜蚕豆而引起的急性血管内溶血性贫血。其致病机制尚不明确,已知有遗传缺陷的敏感红细胞,因G-6-PD的缺陷不能提供足够的还原型烟酰胺腺嘌呤二核苷酸磷酸(NADPH)以维持还原性谷胱甘肽(GSH)的还原性,在遇到蚕

① 黄锐尚,等.防溶灵治疗阵发性睡眠性血红蛋白尿症58例疗效观察[J].中国中西医结合杂志,1990(2):121-122.
② 吴志奎,等.益髓生血颗粒治疗β-地中海贫血156例临床观察[J].中国中西医结合杂志,2006,26(4):352-354.
③ 黄有文,等.中药治疗儿童β地中海贫血16例[J].实用儿科临床杂志,1995,10(4):239.
④ 赖祥林.黄根加味治疗地中海贫血36例临床观察[J].中国中医药科技,1996,3(1):14.

豆和某种因子后进一步诱发了红细胞被氧化,产生溶血反应。多发于儿童,患者多有皮肤、巩膜迅速发黄,血尿,精神萎靡,倦怠软弱,恶心呕吐,贫血严重,有重度血红蛋白尿,重症者尚有酸中毒及氮质潴留。

蚕豆病以进食蚕豆后出现黄疸为特点,属中医"黄疸""谷疸"范畴。汉代张仲景《金匮要略》有"谷疸"的专门论述:"谷气不消,胃中苦浊,浊气上流,小便不通,阴被其寒,热流膀胱,身体尽黄,名曰谷疸。"明代《景岳全书》则说:"因饮食伤脾而得者,曰谷疸。"据此,进食蚕豆伤及脾胃而致黄疸者当属"谷疸"范畴。蚕豆病重型表现与中医黄疸之"急黄"相似。隋代《诸病源候论》有"急黄候"专条,曰:"脾胃有热,谷气郁蒸,因为热毒所加,故卒然发黄,心满气喘,命在倾刻,故云急黄也。"关于黄疸的治疗,张仲景提出清热利湿、泄热通腑、淡渗利尿、和解枢机、健脾补肾等。特别是确立"诸病黄家,但利其小便"的治则。同时,他还创制许多治疗黄疸的方剂,如茵陈汤、栀子柏皮汤、栀子大黄汤、大黄硝石汤、茵陈五苓散、小建中汤等。现代医家关幼波则创立了从血治黄的理论,提出"治黄必治血,血行黄易却"。根据"湿热蕴于血分""瘀热发黄"的病机,指出在清热祛湿的基础上,加入血分药、活血化瘀药。他还提出"治黄需解毒,毒解黄易除",在治黄用药时,加用解毒的药物。治黄解毒法对于治疗蚕豆病有重要的运用价值。

辨 证 施 治

阳黄湿热型 症见周身发黄,发热或怕冷,头眩,头痛,口渴引饮,胃脘胀满,纳呆,呕恶便溏或结,小便赤涩不利,舌红,苔白或黄腻,脉弦数或滑数。治宜疏肝利胆、清热利湿;也可健脾利湿、益气养血。方用白头翁方加减:白头翁 40 克、茵陈 15 克、凤尾草 30 克。煎 2 小时代茶,不限量。[①]

经 验 方

1. **茵陈饮** 茵陈 30 克、生地黄 20 克、栀子 5 克、狗脊 10 克、甘草 5 克。随症加减:呕吐者,加陈皮 9 克、法半夏 9 克。煎汤少量,频服。洪颜将 114 例蚕豆病患者随机分为治疗组 62 例与对照组 52 例。对照组采用传统西医治疗,即少量多次输血、肾上腺皮质激素、维生素、铁剂等。治疗组采用中药佐以复合维生素 B 片及硫酸亚铁等制剂补铁、补充维生素。贫血严重者,少量输血,并加用强的松或地塞米松等。结果:治疗组服药 5～10 剂全部治愈,对照组也全部治愈,但在退黄时间上,治疗组平均早 1.2 天,症状改善优于对照组。[②]

2. **自拟方** 栀子 10 克、当归 10 克、川芎 10 克、丹参 10 克、党参 10 克、柴胡 9 克、牡丹皮 6 克、木通 6 克、大黄 6 克。每日 1 剂,水煎服。吴国权以上方治疗 8 例蚕豆病患者,待黄疸消退,发热降低后改用如下药物:黄芪 20 克、党参 15 克、丹参 15 克、当归 10 克、白术 10 克。疗效满意。[③]

3. **茵陈五苓散加味** 茵陈 30 克、泽泻 15 克、茯苓 10 克、猪苓 10 克、白术 10 克、桂枝 6 克、白芷 10 克、生地黄 20 克、阿胶(烊化)10 克。水煎服分 2 次温服。另取鲜麦梗 300 克煎水代茶饮。骆解定等以上方治疗 1 例蚕豆病患者。结果:患者服药 4 天,症状全部消失。随访 3 年,康健如常。[④]

4. **清营汤** 犀角 4.5 克(水牛角代 20～30 克)、生地黄 15 克、丹参 9 克、金银花 12 克、连翘 9 克、麦冬 9 克、甘草 4.5 克、玄参 9 克、茵陈 12 克、水竹茹(布包)12 克。陈义范以上方治疗 1 例蚕豆黄患者,急进 2 剂,黄染大减,小便转清,但觉精神不振,食欲不佳,舌红有津,脉细数。改用沙参麦冬汤善后,药用白人参(蒸)3 克、麦冬 6 克、玉竹 9 克、甘草 3 克、当归 6 克、白芍 6 克、淮山药 9 克、天花粉 6 克、茵陈 9 克。[⑤]

① 姚乃中,等.蚕豆病的辨证施治[J].江西中医药,1985(2):49.
② 洪颜.中西医结合治疗蚕豆病 62 例疗效观察[J].实用中西医结合临床,2003,3(3):21.
③ 吴国权.中药治疗蚕豆病介绍[J].中医杂志,1988(8):32.
④ 骆解定,等.蚕豆黄[J].湖南中医杂志,1988(3):34-35.
⑤ 陈义范.急救医案二则[J].广西中医药,1983(3):27.

5. 新加茵陈汤 鲜田艾 60～100 克、茵陈 15 克、丹参 15 克、栀子 10 克、茯苓 10 克、泽泻 10 克、郁金 10 克、生大黄 5 克、生甘草 5 克。随症加减：若腹泻，则去大黄，加白术。恢复期（黄疸渐退，气血虚衰为主症）则治以益气补血、疏肝利胆、健脾利湿之抗溶补血汤：鲜田艾 30～60 克、茵陈 15 克、丹参 15 克、黄芪 15 克、党参 15 克、茯苓 10 克、郁金 10 克、白术 10 克、当归 5 克、甘草 5 克。每剂 3 煎合液，于 1 日内分 2 次服完。儿童剂量随年龄变化酌减。吴吉庆以上方治疗 16 例蚕豆病患者。结果：黄疸消退，热退神静，肝脾回缩至正常，血、尿常规正常，均获痊愈。[①]

6. 茵陈黄花汤 生地黄 15 克、茵陈 30 克、黄花草 30 克、狗脊（如无狗脊，可用贯众）9 克。煎汤频服。随症加减：如呕吐，加陈皮 9 克、法半夏 9 克。萧继昌以上方治疗 21 例蚕豆黄患者，佐以维生素 B$_{12}$、复合维生素 B 片及肝铁制剂以善后。结果：患者服药后 1～3 剂而愈。[②]

自身免疫性溶血性贫血

概　　述

自身免疫性溶血性贫血（autoimmune hemolytic anemia，AIHA）系体内免疫功能调节紊乱，产生自身抗体和（或）补体吸附于红细胞表面，通过抗原抗体反应加速红细胞破坏而引起的一种溶血性贫血。自身免疫性溶血性贫血根据抗体作用于红细胞膜所需的最适温度，可分为温抗体型和冷抗体型。其发病机制尚未阐明，病毒、恶性血液病、自身免疫病等并发 AIHA 或原发性 AIHA 可能通过遗传基因突变和（或）免疫功能紊乱、红细胞膜抗原改变，刺激机体产生相应抗红细胞自身抗体，导致红细胞寿命缩短，发生溶血。多数起病缓慢，临床表现有头晕、乏力，贫血程度不一，半数有脾大，1/3 有黄疸及肝大。急性起病者，可有寒颤、高热、腰背痛、呕吐、腹泻，严重者可出现休克和神经系统表现。原发性温抗体型多见于女性，继发性常伴有原发疾病的临床表现。少数患者可伴有免疫性血小板减少性紫癜，称为 Evans 综合征。凝集素综合征：毛细血管遇冷后发生红细胞凝集，导致循环障碍和慢性溶血，表现为手足发绀，肢体远端、鼻尖、耳垂等处症状明显，常伴肢体麻木、疼痛，遇暖后逐渐恢复正常。

本病属中医"血证""积聚"等范畴，由气虚失血、血虚、血瘀所致。按中医理论分析，自身免疫性溶血性贫血的症状表现呈一派中阳不足，脾胃虚寒，阳虚失血之象。脾气虚弱是本病的关键，治当健脾益气与活血化瘀并进，标本兼顾。AIHA 在疾病演变的不同阶段，有不同的归属。急性发病者，以身黄、目黄为主，属中医"黄疸"范畴，后期以头晕乏力、面色皮肤苍白等气血亏虚症状为主，属"虚劳"范畴，病程中以腹部癥块明显为主者，亦可归属"积聚"范畴。本病常反复发作，经久不愈，临床常表现为虚中夹实，本虚标实之病理机转和证候，本虚为脾肾阳虚、气血亏损，标实为湿热内蕴、气机郁阻，或寒凝血脉、瘀血内阻。其主要病位在脾、肾，涉及肝胆。

辨 证 施 治

1. 中阳不足、脾胃虚寒证 治宜补气健脾、温中活血。方用附子理中汤化裁制附子 10 克、党参 30 克、白术 15 克、干姜 6 克、炙黄芪 30 克、当归 10 克、紫河车 15 克。随症加减：尿血者，加三七、侧柏叶、茅根炭；阴道下血多者，加三七、艾叶、桃仁，干姜改为姜炭；皮肤出血者，加三七、丹参、荆芥炭。每日 1 剂。临床观察：陈添炽以上方治疗 10 例自身免疫性溶血性贫血中阳不足、脾胃虚寒证患者。结果：有效 8 例（血象正常 5 例，血象偏低 3 例），无效 2 例。[③]

① 吴吉庆.茵陈汤加减治疗蚕豆病 16 例[J].云南中医杂志,1983(5)：45.
② 萧继昌.茵陈黄花汤治愈 21 例[J].新中医,1980(3)：43－44.
③ 陈添炽.补气健脾温中活血法治疗自身免疫性溶血性贫血 10 例[J].山东中医,1997,16(12)：545－546.

2.周郁鸿分2证

（1）湿热内蕴证　症见急性起病，以巩膜、皮肤发黄、腰背及关节酸痛、尿色黄浊，常有畏寒发热，口渴不欲饮，大便干结，可兼有气短、乏力、心悸、唇白，舌质淡苔黄腻，脉濡数。治宜利湿退黄。方用茵陈虎杖薏苡仁汤加减：茵陈45克、虎杖50克、生薏苡仁40克。每日1剂，煎服。临床观察：周郁鸿等以上方治疗8例自身免疫性溶血性贫血湿热内蕴证患者。结果：有效率75.0%。[①]

（2）脾肾两虚证　症见头晕耳鸣，面色㿠白或萎黄，腰酸腿软，纳少便溏、舌淡苔薄，脉沉细。治宜健脾补肾化湿。方用参苓白术地黄汤加减：太子参30克、熟地黄45克、白术9克、菟丝子12克、茵陈30克。每日1剂，煎服。临床观察：周郁鸿等以上方治疗26例自身免疫性溶血性贫血脾肾两虚证患者。结果：有效率88.5%。[②]

经　验　方

1.当归补血汤　黄芪25克、当归15克、砂仁15克、豆蔻15克、炒酸枣仁20克、川贝母15克、沙参15克、石斛40克、山药40克、浮小麦25克、忍冬藤25克、甘草10克。每一日半1剂，水煎服，早晚分服。胡永盛以上方治疗1例自身免疫性溶血性贫血患者，疗效满意。[③]

2.自拟方1　益母草30克、当归10克、川芎10克、川萆薢10克、甲片15克、土茯苓30克、炙甘草10克、太子参30克、炒白术10克、生姜10克、大枣10枚、鸡血藤30克、蒲公英20克。活血化瘀、健脾益气兼清热解毒。麻柔以上方治疗1例自身免疫性溶血性贫血患者。结果：患者血象治疗3月后恢复正常，随访1年，外周血三系及网织红细胞正常，以前常易患的外感年余未发。[④]

3.大补元煎合茵陈汤　党参15克、黄芪15克、当归15克、枸杞子15克、熟地黄15克、山茱萸15克、淮山药15克、杜仲15克、炒黄芩12克、虎杖根12克、茵陈12克、萆草30克、炙甘草10克。许毅等以上方治疗1例自身免疫性溶血性贫血患者。结果：患者服药14剂诸症改善，血红蛋白上升。[⑤]

4.自拟方2　生黄芪18克、当归6克、党参10克、茯苓10克、白术10克、炒山药10克、清半夏6克、陈皮6克、炙甘草3克。每日1剂，水煎服。赵建民等以上方治疗1例自身免疫性溶血性贫血患者，疗效满意。[⑥]

5.附子理中汤　制附子10克、党参30克、白术15克、干姜6克、炙北芪30克、当归10克、紫河车15克。用清水800毫升煎至200毫升，二煎用清水400毫升煎至200毫升，两药汁混合，每日分2次内服。陈添炽以上方治疗10例自身免疫性溶血性贫血患者。结果：经2个疗程治疗，症状改善，病情稳定，血象正常者5例，占50%；症状改善，血象偏低者3例，占30%；无效（死亡）2例，占20%。[⑦]

6.茵陈蒿汤加六味地黄汤　茵陈15克、黑栀子12克、黄芩12克、苍术9克、白术9克、茯苓12克、泽泻12克、赤芍12克、牡丹皮12克、生地黄15克、淮山药15克、薏苡仁15克、藕节炭15克、白及15克、白茅根30克。随症加减：热重，加金银花15克、连翘12克；出血重，加参三七（冲服）3克；贫血重，加阿胶或鹿角胶12克；黄疸重，加垂盆草15克、龙胆草9克等。急性症状控制后予以一贯煎加六味地黄汤或十全大补汤维持巩固，药用生地黄15克、熟地黄12克、女贞子12克、玄参12克、麦冬12克、黄芩12克、川楝子12克、茯苓12克、白术12克、泽泻12克、当归9克、党参9克、山茱萸9克、阿胶或鹿

①～②　周郁鸿，等.中药与皮质激素联合治疗溶血性贫血34例临床分析[J].浙江中西医结合杂志，1997，7（2）：65－66.
③　粟栗.胡永盛治疗自身免疫性溶血性贫血经验[J].2017，58（3）：199－201，208.
④　李柳.麻柔教授自身免疫性溶血性贫血治验举隅[J].中华中医药杂志，2011，26（11）：2618－2620.
⑤　许毅，等.黄振翘教授治疗自身免疫性溶血性贫血验案举隅[J].上海中医药大学学报，2006，19（2）：3－4.
⑥　赵建民，等.自身免疫性溶血性贫血治验1例[J].山西中医，2002，18（2）：50.
⑦　陈添炽.附子理中汤为主治疗自身免疫性溶血性贫血10例[J].江苏中医，1997，18（12）：15.

角胶 12 克。何为贵以上方治疗 12 例自身免疫性溶血性贫血患者,亦可采用相应中成药服之。应用中药同时采用每日口服强的松 30～40 毫克或地塞米松 3～9 毫克,待急性症状控制后可逐渐减量。至最后以每日强的松 5 毫克或地塞米松 0.75 毫克维持之,直至最后撤除。在撤减糖皮质激素的同时中药仍继续使用至维持量后改为中成药知柏地黄丸或(和)归脾丸治之。结果:显效 8 例(66.6%),有效 3 例(25%),1 例因系统性红斑狼疮并发弥散性血管内凝血合并中枢神经系统并发症而死亡(8.4%)。[①]

7. 实脾饮方 干姜、草果、附子、白术、甘草、大枣、茯苓、厚朴、木香、木瓜。莫建中以上方治疗 1 例自身免疫性溶血性贫血患者,同时采用强的松共治疗 20 天,疗效满意。[②]

8. 自拟方 3 黄芪 15 克、丹参 10 克、仙鹤草 10 克、连翘 10 克、蒲公英 10 克、防风 6 克、白术 6 克、首乌 6 克、当归 6 克、鳖甲 6 克、龟甲 6 克、甘草 3 克。龚惠芬以上方治疗 1 例伊万氏综合征患者,连服 50 余剂。每日再加服大黄䗪虫丸,每次半丸,每日 2 次。结果:2 月后查血象,血红蛋白 12 克/分升,红细胞 3.8×10^{12}/升,白细胞 8×10^9/升,中性 0.58,淋巴 0.42,血小板 116×10^9/升,网织红细胞 0.8%。改大黄䗪虫丸和归脾丸交替服用,前者每次服 1/4 丸,后者每次 1 丸,每日各 1 次,连服 1 年,随访复查,未见复发。[③]

中 成 药

雷公藤多甙片 组成:雷公藤(泰明制药厂,新昌第二制药厂生产)。用法用量:每日 3 次,每次 10 毫克口服,加用胃舒平等护胃药。临床应用:徐世杰以上方治疗 4 例自身免疫性溶血性贫血患者,疗程 4～10 周,治疗期间定期测血常规、网织红细胞,每月复查肝功能,均取得良好效果。[④]

肾 性 贫 血

概 述

肾性贫血是指各种因素造成肾脏促红细胞生成素(EPO)产生不足或尿毒症血浆中一些毒素物质干扰红细胞的生成和代谢而导致的贫血,是慢性肾功能不全发展到终末期常见的并发症。贫血的程度常与肾功能减退的程度相关。肾性贫血产生的主要原因是 EPO 生成减少。患者慢性肾脏病不断发展,残余肾功能下降,一方面促红细胞生成素生成减少,另一方面残余肾无法对贫血引起的缺氧刺激产生足够的应答反应。并且尿毒症毒素和红细胞生成抑制因子均可导致患者对促红细胞生成素的反应性降低,尿毒症毒素可影响骨髓微环境,合并营养不良患者可有铁、叶酸缺乏,合并潜在出血因素患者可有失血,患者红细胞寿命缩短和溶血等。此外,继发性甲状旁腺功能亢进症、铝中毒等亦可导致并加重肾性贫血。肾性贫血为慢性肾病的伴随症状,是慢性肾衰患者的显著症状。慢性肾病患者一旦并发肾性贫血,常外在表现有面色萎黄、眼结膜苍白、唇甲苍白无光泽等症状。

本病属中医"虚劳""血症""关格"的范畴。该病以"正虚邪实"为主要特点。正虚指肾气虚衰,肾精不足。古代认为肾主骨,骨生髓,肾藏精,精可化血,精血同源,则肾病故可贫血。邪实指由于肾中精气不足,五脏功能均有所损,气血运行不畅,引起气滞血瘀水停,聚湿成痰成浊。治疗时须辨清虚实。

① 何为贵.中西医结合治疗自身免疫性溶血性贫血 12 例[J].中国中西医结合杂志,1994(S1):154-155.
② 莫建中.实脾饮合强的松缓解自身免疫性溶血性贫血 1 例[J].中西医结合临床杂志,1991,1(2):44.
③ 龚惠芬.治疗伊万氏综合征 1 例[J].四川中医,1990(12):34.
④ 徐世杰.雷公藤治疗自身免疫性溶血性贫血的初步临床观察[J].浙江中西医结合杂志,1994,4(2):29.

辨 证 施 治

1. 气血两虚型 症见头晕、头痛、心悸、乏力、恶心呕吐、皮肤瘙痒，耳鸣目眩，气短懒言，腰膝酸软，形寒肢冷，口舌咽干，饮水不多，脾气虚弱。肌肤甲错，颜面唇甲苍白，全身浮肿。舌质淡，脉细。治宜补肾养血。方用补肾养血饮⑦号加减：当归15克、黄芪25克、阿胶15克、鹿角胶15克、枸杞子15克、何首乌25克、益母草15克、川芎15克、大黄5克、甘草10克。每日1剂，按上述比例配制成汤剂。水煎取汁200毫升，早晚分服。临床观察：王艳华将62例肾性贫血患者随机分为试验组和对照组各31例。对照组服用养血饮，每次1支，每日2次口服。试验组予自拟补肾养血饮。结果：试验组显效率34.4%，有效率43.8%，总有效率81.3%；对照组显效率19.4%，有效率51.6%，总有效率74.2%，两组疗效相当（$P>0.05$）。试验组在治疗肾性贫血过程中，对神疲乏力、眩晕耳鸣、皮肤苍白、心悸、恶心呕吐（$P<0.01$），头痛、舌质暗淡（$P<0.05$），症状均有改善作用，尤其对神疲乏力、眩晕耳鸣、皮肤苍白、心悸、恶心呕吐更为明显；同时在眩晕耳鸣（$P<0.05$）、皮肤苍白（$P<0.05$）、心悸（$P<0.01$）等症状的改善上优于对照组，并具有统计学意义。该方治疗肾性贫血气血两虚型患者疗效确切，且无任何不良反应。[①]

2. 陈茂盛等分3证

（1）脾肾阳虚证 治宜温阳补肾、填精补血。方用右归丸加减。

（2）脾肾气阴虚证 治宜补肾健脾、益气养阴。方用参芪地黄汤加减。

（3）肝肾阴虚证 治宜滋养肝肾、益阴潜阳。方用杞菊地黄汤加减。

随症加减：上述各型兼血瘀证，加三七粉（冲服）6克、川芎15克、丹参30克；兼湿浊证，加藿香20克、佩兰15克；兼水气证，加车前子15克、茯苓10克。临床观察：陈茂盛等以上方结合基础疗法治疗36例肾性贫血患者，疗效满意。[②]

经 验 方

1. 胶枣补血颗粒剂 阿胶颗粒5克、当归颗粒10克、大枣颗粒10克。打细粉装密封袋，每袋5克，口服。3种颗粒剂每日各1包。王素利等将80例维持性血透合并肾性贫血（血虚证）患者随机分为实验组和对照组各40例。对照组采用3 000单位/次EPO皮下注射，每周2~3次；多糖铁胶囊，0.15~0.3克，口服，每日1次。实验组在对照组基础上加用自拟胶枣补血颗粒方，治疗8周。实验组完成38例，对照组完成37例。结果：治疗后两组症候均有改善（$P<0.05$），实验组总有效率92.1%，对照组总有效率81.1%，实验组优于对照组（$P<0.05$）。治疗后两组RBC、Hb、HCT均较本组治疗前升高（$P<0.01$），且实验组高于对照组同期（$P<0.05$）。两组均无明显不良反应。胶枣补血颗粒治疗肾性贫血疗效良好，可以减轻症状、改善血常规，服用安全。[③]

2. 当归补血汤合参苓白术散 黄芪30克、当归6克、党参15克、茯苓20克、白术15克、山药20克、莲子肉6克、白扁豆15克、薏苡仁20克、淫羊藿10克、阿胶（烊化）10克、砂仁6克、桔梗6克、甘草6克。每日1剂，常规水煎服，分早晚2次服用。杨广将76例肾性贫血患者随机分为观察组与对照组各38例。对照组采用优质低蛋白及低盐饮食，并调控血压，常规给予叶酸、多糖铁，同时皮下注射促红细胞生成素3 000单位，每周2次，达到透析标准患者根据病情需要，采用相关透析治疗方案。观察组在对照组治疗基础上加用中药复方当归补血汤合参苓白术散。两组治疗周期均为8周。结果：治疗4周及8周后，两组患者Hb、HCT、RBC等指标均有不同程度的升高，其中观察组患者上述指标升高显著，与治疗前及对

① 王艳华，朴志贤.补肾养血饮⑦号治疗气血两虚型肾性贫血临床研究[J].辽宁中医杂志,2010,37(2):278-280.
② 陈茂盛，董志刚，等.辨病辨证相结合治疗肾性贫血36例[J].辽宁中医杂志,2004,31(9):758.
③ 王素利，等.胶枣补血颗粒治疗肾性贫血血虚证的临床观察[J].中华中医药杂志,2019,34(1):401-403.

照组同期比较,均具有显著性差异(P<0.05)。当归补血汤合参苓白术散治疗肾性贫血的临床疗效显著。①

3. 参鹿生血口服液　人参、鹿角胶、茯苓当归、黄芪、熟地黄、黄精、补骨脂、枸杞子、白术等。每次 10 毫升口服,每日 3 次。补肾填精,益气养血。张振中将 65 例肾性贫血患者随机分为治疗组 35 例与对照组 30 例。对照组单用依普定治疗。治疗组采用依普定 4 000 单位皮下注射,每周 2 次,再加参鹿生血口服液。两组均监测血压调整降压药物,控制血压在正常或接近正常水平。两组均补充铁剂、叶酸等。两组均给予口服药用炭片、小苏打、碳酸钙等。两组均给予限制蛋白质饮食。结果:治疗组显效 25 例,有效 9 例,无效 1 例,总有效率 97.14%;对照组显效 13 例,有效 10 例,无效 7 例,总有效率 76.67%。两组总有效率相比有显著差异(P<0.05)。经检验,两组治疗前后 Hb 值的变化均有显著性意义(P<0.05)。治疗组治疗后 Hb 值的上升与对照组比较也有显著性意义(P<0.05)。②

4. 补肾益气升血汤　党参 30 克、黄芪 30 克、肉桂 5 克、甘草 5 克、山药 20 克、当归 12 克、大黄 10 克、赤芍药 10 克、丹参 20 克。每日 1 剂,水煎 2 次,取汁 300 毫升,分早晚 2 次服。王晓伟将 76 例尿毒症肾性贫血患者随机分为治疗组 40 例与对照组 36 例。对照组采用琥珀酸亚铁片 0.2 克,每日 3 次,口服;叶酸片 10 毫克,每日 3 次,口服;腺苷钴胺片 0.5 毫克,每日 3 次,口服;注射用重组人促红素 3 000 单位,每周 3 次皮下注射。治疗组采用在口服琥珀酸亚铁片、叶酸片、腺苷钴胺片及皮下注射重组人促红素的基础上加用补肾益气升血汤治疗。结果:治疗组总有效率 87.5%,对照组总有效率 65%,两组总有效率比较差异有统计学意义(P<0.05)。③

5. 参芪大黄升血汤　黄芪 30 克、党参 20 克、

地黄 15 克、淮山药 20 克、山茱萸 20 克、泽泻 10 克、补骨脂 10 克、巴戟天 10 克、紫河车 10 克、丹参 10 克、赤芍 10 克、菟丝子 15 克、生大黄 8 克、当归 10 克。每日 1 剂,水煎取汁 150 毫升,口服,据患者每日大便次数调整大黄用量,以每日大便 2～3 次为宜。唐加兰等将 78 例肾性贫血患者随机分为治疗组 40 例与对照组 38 例。对照组患者采用补充外源性促红细胞生成素,予重组人红细胞生成素 3 000 单位每周 2 次皮下注射,严重者每周 3 次皮下注射,补充铁剂,同时补充叶酸、维生素 B_{12},且注意充分血液透析,改善营养状态,予优质低蛋白饮食,积极控制高血压,纠正酸碱平衡失调,治疗并发症及对症处理。治疗组患者加用中药汤剂治疗,观察肾性贫血的改善程度。结果:治疗组肾性贫血治疗总有效率 85.0%,对照组总有效率 55.3%。参芪大黄升血汤治疗肾性贫血疗效显著。④

6. 补肾健脾方　党参 30 克、黄芪 30 克、女贞子 20 克、墨旱莲 20 克、当归 20 克、枸杞子 15 克、生大黄(后下)6 克。每日 1 剂,水煎,分 2 次口服。周慧兰等将 86 例肾性贫血患者随机分为治疗组 56 例与对照组 30 例。对照组采用常规血液透析,予优质低蛋白饮食,优磷饮食,控制高血压,纠正酸碱失衡,治疗并发症及其对症处理等。口服叶酸 10 毫克,每日 1 次,力蜚能(多糖铁复合物)150 毫克,每日 2 次,益比奥(EPO),于透析结束时皮下注射 50 国际单位/千克,每周 2 次。治疗组在对照组治疗基础上,给予补肾健脾方,连续治疗 3 个月。结果:治疗组总有效率 91.1%,对照组 73.3%(P<0.05);治疗组血红蛋白、红细胞压积升高,血清肌酐降低,与对照组比较均有显著差异(P<0.05)。补肾健脾配合西药治疗肾性贫血疗效较单纯西药好。⑤

7. 髓血宝颗粒剂　紫河车、黄芪、党参、阿胶、熟地黄、山茱萸、枸杞子、当归、川芎、茯苓、山药、

① 杨广.当归补血汤合参苓白术散治疗肾性贫血的疗效观察[J].中国民族民间医药,2013(14):88.
② 张振中.自制参鹿生血口服液在肾性贫血中的临床应用[J].中国民间疗法,2012,20(8):31-32.
③ 王晓伟.补肾益气升血汤治疗尿毒症肾性贫血的临床观察[J].河北中医,2011,33(7):1001-1002.
④ 唐加兰,等.参芪大黄升血汤治疗肾性贫血临床体会[J].中医中药,2009,6(12):87-88.
⑤ 周慧兰,等.补肾健脾方治疗肾性贫血的临床观察[J].湖北中医杂志,2008,30(3):13-14.

生大黄、姜半夏。练建红等将70例肾性贫血患者随机分为治疗组与对照组各35例。对照组采用低蛋白(非透析患者),低磷饮食,常规补充铁剂,控制血压,维持水、电解质、酸碱平衡,对症、支持治疗等,并给予益比奥1万单位,每周1次,皮下注射。治疗组在对照组的基础上加服髓血宝颗粒。疗程均为3月。结果:总有效率治疗组91.42%,对服组74.29%,两组比较差异有显著性意义($P<0.05$)。治疗后治疗组中医证候总积分较对照组显著降低($P<0.01$),实验室指标红细胞(RBC)、血红蛋白(Hb)、红细胞压积(Het)、转铁蛋白饱和度(TS)、铁蛋白(SF)、尿素氮(BUN)、血肌酐(Scr)等较对照组明显改善,差异有显著性或非常显著性意义($P<0.05$或$P<0.01$)。髓血宝配合益比奥等治疗RA疗效显著,疗效优于单纯西药治疗。[1]

8. 益肾生血饮　党参30克、当归15克、生大黄6克、炙黄芪30克、鹿角胶20克、茯苓10克、赤芍10克、熟地黄15克、白术10克、淫羊藿20克、淮山药10克。每日1剂,水煎服,分2次服用。刘江月等以上方治疗69例肾性贫血患者,同时采用硫酸亚铁控释片(福乃得)0.5克/粒,每次1粒,每日1次;叶酸20毫克每日3次和维生素B_{12}500微克肌肉注射,隔日1次。结果:在治疗前和治疗8周后观察相关指标,(1)患者在治疗后2周Ret%、RBC、Hb、HCT等开始上升,8周时比用药前有显著增高($P<0.01$),总有效率89.85%。(2)治疗前骨髓显微图像4例(8%)示骨髓增生减低,可见粒细胞和环状红细胞,电镜下可见中幼红细胞核周间隙增宽,晚幼红细胞的胞膜厚薄不均匀,治疗后骨髓红系增生较治疗前明显活跃,各类幼红细胞比率及骨髓中红系所占比例均显著升高($P<0.01$),其中以晚幼红增生最为明显。(3)治疗后血清可溶性转铁蛋白受体显著升高,而其他铁指标均明显降低。对慢性肾脏疾病3~5期的患者给予益肾生血饮治疗可有效地刺激骨髓红系增生,用益肾生血饮治疗后红细胞形态有明显改善。[2]

9. 益肾解毒方　党参15克、生黄芪30克、女贞子15克、枸杞子10克、菟丝子20克、淫羊藿20克、红参10克、丹参15克、赤芍10克、红花10克、生大黄(或制大黄)8~10克。每日1剂,以水煎汤剂口服。并根据患者每日大便次数调整大黄剂量,保证大便次数每日2~3次。陈双华等将68例慢性肾功能衰竭患者随机分为治疗组35例与对照组33例。对照组采用一般治疗,治疗组在对照组治疗的基础上加用益肾解毒方。疗程均为2个月。结果:治疗组总有效率82.9%,明显高于对照组的54.5%($P<0.05$),治疗组对肾性贫血患者疲倦乏力等症状、体征均有明显改善作用,其平均改善率88.5%,显著高于对照组的60.7%($P<0.05$)。治疗组治疗后血红蛋白、红细胞压积有显著上升($P<0.01$),血清肌酐、尿素氮则有显著下降($P<0.05$),组间比较,血红蛋白、红细胞压积治疗后治疗组明显高于对照组($P<0.05$),血清肌酐、尿素氮则明显低于对照组($P<0.05$)。益肾解毒方一方面可保护肾脏残余功能,有利于体内肌酐、尿素氮等代谢产物排出体外,以减少因毒素刺激抑制红细胞的生成及影响红细胞的寿命而加重贫血的出现,另一方面可通过促红细胞生成素作用以及增强对骨髓造血机能的刺激作用,而最终达到改善肾性贫血的目的。[3]

10. 补肾生血排毒汤　党参30克、当归30克、鸡血藤30克、附子10克、狗脊10克、沙苑子15克、川芎15克、女贞子15克、蛇床子15克、制大黄15克。每日1剂,水煎分早中晚3次服。对有并发症者用西药对症处理,30天为1个疗程,共服用2~3个疗程。魏小萌以上方治疗43例慢性肾功能衰竭贫血患者,观察治疗前后贫血和肾功能的变化。结果:服药2~3个疗程后患者肾功能及贫血程度均有不同程度的改善。该方剂可改善贫血程度,有降低尿素氮的作用。[4]

①　练建红,等.髓血宝治疗肾性贫血35例疗效观察[J].新中医,2008,40(12):48-50.
②　刘江月,李香玲,等.益肾生血饮对肾性贫血患者红细胞系及铁代谢的影响[J].中国中西医结合肾病杂志,2008,9(6):535-537.
③　陈双华,等.益肾解毒方治疗肾性贫血的疗效分析[J].中国中西医结合肾病杂志,2004,5(10):588-589.
④　魏小萌.补肾生血排毒汤治疗肾性贫血43例[J].四川中医,2003,21(4):36-37.

中 成 药

1. 肾衰宁胶囊　组成：太子参、大黄、丹参、红花、牛膝（国药准字 Z53021547）。用法用量：每次 5 粒，每日 3 次，共用 6 周。临床应用：汤臣等将 67 例有慢性肾性贫血患者，参考随机数字表法分为对照组 30 例和实验组 37 例。对照组予以慢性肾病常规治疗处理，实验组在常规治疗的同时加用肾衰宁，分别在治疗前后抽取两组血液检测血中 Hb 值。结果：两组在治疗前后 Hb 值都有一定提高，肾衰宁治疗组的 ΔHb 值（2.97 克/升）在治疗后较对照组 ΔHb 值（1.13 克/升）相比提高更明显。结论：在治疗肾病的同时，贫血状态多有改善，但肾衰宁胶囊对于治疗肾性贫血效果较好，可作为治疗肾性贫血的一种方法。[①]

2. 尿毒清颗粒　组成：大黄、黄芪、白术、茯苓、车前草、姜半夏、川芎、丹参等。用法用量：每次 5 克，每日 3 次。临床应用：张威等将入选的 60 例肾性贫血患者随机分为对照组与观察组各 30 例。对照组给予 10000 单位 EPO，每周 1 次；口服铁剂 100 毫克，每日 1 次等西医常规治疗。观察组在西医常规治疗基础上予尿毒清颗粒治疗。疗程均为 15 天。结果：治疗前后肾功能比较，观察组差异有统计学意义，治疗效果明显；对照组差异无统计学意义。[②]

3. 金水宝胶囊　组成：发酵虫草菌粉（Cs-4）。用法用量：每次 6 粒，每日 3 次。临床应用：程世平等将 90 例 CRF 行血液透析（HD）患者随机分为西医治疗组（对照组）和金水宝治疗组各 45 例，两组均给予低盐、低脂、低蛋白、低磷饮食。采用费森尤斯 4008S 透析机行 HD，2～3 次/周，每次 4 小时。全身肝素化法首次剂量 20 毫克，维持量 8 毫克/小时，血流量 200～280 毫升/分钟。对照组给予环尔博 3 000 单位/次，每周 2 次；叶酸 10 毫克/次、富马酸亚铁 2 克/次、碳酸钙 3 克/次

口服，均每日 3 次。治疗组加服金水宝胶囊。总疗程均为半年以上。结果：两组贫血均改善，以治疗组改善明显（P＜0.05）。[③]

慢性感染性贫血

概　　述

慢性感染引起贫血的机制：由于各种细菌或病毒侵入人体，导致感染或炎症，从而引起体内红细胞破坏过多或骨髓造血功能受损以及铁不能被用来造血等就会发生贫血，称感染性贫血，其中以慢性感染所致贫血多见。西医一般用补血、生血剂，效果均不理想。

本病属中医"虚劳"范畴。邪气太盛，脏气过伤，病后正气虚羸，不易骤复，加之失于调治，易酿成贫血。或因客邪久留，或反复受邪，亦易造成贫血。中医认为主要病机为邪毒炽盛，耗散阴津，损伤气血而至血液亏虚。一般若患者全身情况差，则宜先补益气血，纠正贫血。

辨 证 施 治

余定辉分 5 证

（1）邪恋血虚证　症见仍有低热，轻咳，面色苍黄，体乏气短，食欲欠佳，治法以扶正补血为主，佐以清肺除邪。方用自拟三参清肺汤加减：沙参 10 克、太子参 9 克、党参 9 克、黄芪 10 克、当归 6 克、鸡血藤 12 克、黄芩 6 克、桑白皮 7 克、桔梗 6 克、冬瓜仁 6 克、地骨皮 6 克。临床观察：余定辉等以上方治疗 17 例慢性感染性贫血邪恋血虚证患者。结果显示痊愈 14 例，好转 3 例。

（2）气虚血亏证　症见面色苍黄无华，消瘦，腹稍胀，舌淡苔白腻，指纹淡红。治宜补脾健运、益气生血。方用自拟六君补血汤加减：党参 9 克、

① 汤臣，等.肾衰宁治疗肾性贫血疗效的临床探讨［J］.中外医疗，2016(32)：156－157、163.
② 张威，等.尿毒清颗粒治疗肾性贫血的疗效［J］.实用医学杂志，2012,28(19)：3323－3324.
③ 程世平，等.金水宝对慢性肾衰竭行血透患者微炎症状态及肾性贫血的影响［J］.山东医药，2011,51(5)：74－75.

白术 5 克、茯苓 9 克、炙甘草 4 克、陈皮 5 克、半夏 5 克、麦谷芽各 7 克、当归 5 克、鸡血藤 10 克、白芍 7 克、淮山药 10 克。临床观察：余定辉等以上方治疗 12 例慢性感染性贫血气虚血亏证患者。结果显示痊愈 11 例，好转 1 例。

（3）阴虚血枯证　症见面色苍白，夜间盗汗，夜寐烦躁不安，食欲不振，口舌干燥，大便干结，尿短少。治宜滋补肝肾、育阴生血。方用自拟左归生血汤加减：熟地黄 12 克、山药 10 克、阿胶（烊化）6 克、白芍 9 克、何首乌 9 克、山茱萸 6 克、枸杞子 6 克、当归 6 克、牛膝 7 克、菟丝子 6 克、龟甲 10 克、炙甘草 4 克。临床观察：余定辉等以上方治疗 13 例慢性感染性贫血阴虚血枯证患者。结果显示痊愈 11 例，好转 2 例。

（4）阳虚血损证　症见神疲少动，面色苍白，指甲口唇苍白，舌淡苔白。治宜补肾健脾、温阳养血。方用自拟右归养血汤加减：熟地黄 12 克、山药 12 克、山茱萸 7 克、枸杞子 7 克、淫羊藿 7 克、补骨脂 9 克、肉桂 6 克、菟丝子 6 克、党参 9 克、黄芪 10 克、当归 6 克。临床观察：余定辉等以上方治疗 4 例慢性感染性贫血阳虚血损证患者。结果显示痊愈 4 例。

（5）血瘀血虚证　症见营养不良，形体消瘦，面色苍黄，结膜、口唇及手、足掌苍白，方颅，"漏斗"胸，肋骨串珠。治宜化瘀祛积、活血补血。方用自拟逐瘀补血汤加减：川芎 6 克、丹参 7 克、当归 5 克、赤芍 9 克、白芍 9 克、桃仁 5 克、红花（后下）4 克、五灵脂 4 克、鸡血藤 10 克、香附 5 克、延胡索 6 克、黄芪 9 克、甲片 6 克、甘草 3 克。临床观察：余定辉等以上方治疗 1 例慢性感染性贫血血瘀血虚证患者，疗效满意。[①]

经 验 方

当归补血汤合六味地黄汤加味　黄芪 100 克、当归 20 克、熟地黄 40 克、山药 20 克、茯苓 15 克、泽泻 15 克、牡丹皮 15 克、白芍 20 克、蒲公英 20 克、连翘 15 克、山茱萸 15 克。每日 1 剂，水煎服。郑世忠以上方治疗 1 例感染性贫血患者，连服 9 剂效著，加龟甲、鹿茸片等治疗 2 个月，继用归脾汤巩固疗效，疗效满意。[②]

老 年 性 贫 血

概　　述

现代医学认为老年性贫血可能是衰老的造血组织的再生能力减低所致。人的造血功能随着人的老化在衰退，骨髓中能造血的红骨髓逐渐退化为不能造血的黄骨髓，至 80 岁时仅为壮年期的 30%。其诊断、治疗与青壮年相比，有其一定特殊性，表现在病因复杂，多系统受累，发病缓慢，反应性差，症状不典型，合并症多，治疗不易，预后难测。临床主要表现为无力、头晕、耳鸣、记忆力减退、心悸、气短、胸闷、心前区不适等，严重者可引起低烧、心力衰竭等。

老年肾虚，精亏髓少，不能主骨造血，脾虚运化失健，营血生化乏源，易患贫血。另老年人年老体衰，气血阴阳不足，脏器的衰退，或由于瘀血干结，新血不生而出现的一系列虚劳的表现。本病属中医"虚劳"范畴，与脏腑亏虚，尤其是与气虚血弱有关。老年贫血主要属"心脾血虚""脾肾虚衰"范畴。治疗以温肾阳、填精血、健脾益气为主。

经 验 方

1. 加味八珍汤　人参 9～12 克、白术 9～12 克、白茯苓 9～12 克、当归 9～12 克、川芎 9～12 克、白芍药 9～12 克、熟地黄 9～20 克、炙甘草 6 克。随症加减：兼脾虚痰湿阻滞者，加陈皮、苍术；兼肝火旺者，加菊花、黄芩、夏枯草、柴胡；兼肾

---

① 余定辉，等.小儿感染性贫血辨治体会［J］.中医儿科杂志，2008，4（1）：22-24.
② 郑世忠.感染性贫血一例治验［J］.黑龙江中医药，1984（4）：44.

精不足、髓海空虚者,加熟地黄、枸杞子、何首乌、女贞子;兼肾阳不足者,加山茱萸、淫羊藿、菟丝子、怀牛膝。每日1剂,水煎2次,取汁800毫升,分2次服用,14天为1个疗程,连续服用2个月。尹海英将96例老年性贫血患者随机分为治疗组50例与对照组46例。对照组采用叶酸片10毫克,每日3次,口服;硫酸亚铁,每次0.3克,每日3次,饭后服用,连续服用2个月。治疗组采用加味八珍汤治疗。结果:治疗组总有效率86.0%,对照组总有效率39.1%。[1]

2. **天花粉补血膏** 方一:黄芪或党参蜂天花粉500克、当归或桂圆蜂天花粉200克。首先将蜂天花粉研成粉末,成熟党参蜜1 000克与蜂天花粉末拌匀,装瓶冷藏备用。也可以将蜂天花粉末和蜂蜜分别装瓶冷藏,现用现配。每次20～30克,温开水冲服,或伴温牛奶冲服。方二:黄芪蜂天花粉10～20克、当归蜂天花粉5～10克、党参蜜20～30克。调匀温开水冲服。两方均采用早晚分2次空腹口服。30天为1个疗程。姚京辉等以上方治疗135例老年性贫血患者。结果:治疗1个疗程后观察,治愈86例,好转43例,无效6例;治疗2个疗程后观察,治愈103例,好转26例,第1个疗程无效6例已放弃治疗。从疗程分析,连续服用2个疗程后明显优于1个疗程。[2]

3. **加味归脾汤** 黄芪30克、党参30克、白术15克、茯神30克、当归30克、龙眼肉10克、酸枣仁30克、木香10克、远志10克、阿胶(烊化)10克、菟丝子30克、肉桂6克、淫羊藿30克、生姜6克、大枣6枚、甘草10克。每日1剂,水煎服,30日为1个疗程。3个疗程后统计疗效。马爱萍等以上方治疗86例老年性贫血。结果:经治后,痊愈45例,有效33例,无效8例,总有效率90.7%。[3]

4. **基本方** 小红参10克(或党参30克)、磁石30克、生黄芪30克、阿胶12克、鹿角胶10克、龟甲胶10克、肉苁蓉10克、白术10克、陈皮10克、全当归15克、白芍15克、熟地黄15克、首乌15克、枸杞子15克、桑椹子15克、紫河车15克、炙甘草6克。每日1剂,水煎分2次服,20天为1个疗程。何国兴等以上方治疗30例老年性贫血患者。结果:治疗后治愈14例,缓解7例,好转7例,无效2例,总有效率93.3%。有效的28例中,服药后血红蛋白平均上升幅度男性58克/升、女性51克/升。疗效满意。[4]

中 成 药

1. **驴胶补血冲剂** 组成:黄芪、党参、白术、驴胶、当归、熟地黄。功效:健脾补肾,益气生血。用法用量:每次1包(20克),每日2次,30天为1个疗程。临床应用:张兆湘等以上方治疗216例老年性贫血患者。结果:显效116例(54%),有效80例(37%),无效20例(9%),总有效率91%。其中轻度贫血76例,全部显效;中度贫血116例,显效43例,有效65例,无效8例;重度贫血24例,有效14例,无效10例。红细胞、白细胞、血红蛋白治疗后均有明显增加($P<0.05$)。[5]

2. **龟龄集** 组成:人参、鹿茸、海马、麻雀脑、锁阳、熟地黄、补骨脂、菟丝子、杜仲、石燕、肉苁蓉、淫羊藿、附子、硫黄等。用法用量:每次0.6克,每日1～2次。临床应用:高福安以上方治疗3例老年性贫血患者,贫血及诸症痊愈或明显减轻。[6]

① 尹海英.加味八珍汤治疗老年性贫血50例[J].中国中医药科技,2011,18(5):453-453.
② 姚京辉,等.天花粉补血膏防治老年性贫血135例[J].蜂疗保健,2008,59(4):34.
③ 马爱萍,等.加味归脾汤治老年性贫血86例[J].国医论坛,2007,15(4):28.
④ 何国兴,等.补肾生血汤治老年性贫血30例[J].国医论坛,1992(1):32.
⑤ 张兆湘,等.驴胶补血冲剂治疗老年性贫血216例疗效观察[J].湖南中医杂志,1998,14(4):23.
⑥ 高福安.龟龄集治疗老年性贫血机理初探[J].山西中医,1991,7(4):17-18.

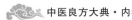

骨髓增生异常综合征

概　述

骨髓增生异常综合征（myelodysplastic syndromes，MDS）是起源于造血干细胞的一组异质性髓系克隆性疾病，特点是髓系细胞分化及发育异常，表现为无效造血、难治性血细胞减少、造血功能衰竭，高风险向急性髓系白血病（acute myeloid leukemia，AML）转化。MDS治疗主要解决两大问题：骨髓衰竭及并发症、AML转化。法-美-英（FAB）协作组按细胞形态学特点将MDS分为5个临床亚型：难治性贫血（RA）、难治性贫血伴环形铁粒幼细胞增多（RAS）、难治性贫血伴有原始细胞增多（RAEB）、难治性贫血伴原始细胞增多在转移中（RAEB-T）、慢性粒单核细胞白血病（CMML）。在治疗上给予诱导分化剂、化疗、细胞因子、骨髓及造血干细胞移植和输血等对症支持疗法。就患者群体而言，MDS患者自然病程和预后的差异很大，治疗宜个体化。1997年国际MDS危险分析专题研习会提出MDS预后积分系统（IPSS），将MDS分为低危组、中危-1组、中危-2组和高危组。目前国内外对本病的发病机制尚不十分清楚，国内治疗本病主要是给予诱导分化剂、化疗、免疫抑制剂、雄激素及支持疗法等，但疗效不理想，个体差异较大，且具有较多不良反应。

中医古典记载并无骨髓增生异常综合征病名，因其临床表现常见神疲乏力、少气懒言、头晕目眩、心悸气短、嗜睡纳差、面色苍白等气血两虚证，又见午后低热或五心烦热、齿衄鼻衄、肌肤瘀斑瘀点、胁下积块、舌淡苔薄白、脉细弱或细数等证候，所以根据患者证候将本病归于中医"虚劳""血证""癥积"等范畴。在病因病机的具体论述上，有脏腑虚劳、气虚血瘀、正虚邪侵等不同的侧重点。中国中西医结合学会血液学专业委员会于2008年召开"常见血液病中医命名规范化研讨会"，提出MDS中医病名为"髓毒劳"，并为大多数血液学专家所认可，其中"髓"代表病位，"毒劳"代表病机与病性。针对髓毒劳，中医证候学特征以乏力、气短、面色苍白、发热、出血为主，认为髓毒劳发病病机在于素体正气虚损，复感毒邪，毒邪内蕴，伏于精血骨髓，因毒致瘀，毒瘀互阻，精血生化失司，导致精亏血少，形羸气弱，呈现一派虚损之象。其病机特点为虚实夹杂，邪实正虚，以邪毒瘀滞为本，并贯穿于疾病的始终，正气亏损为标。正气亏虚责于脾肾两脏，邪气内结归于瘀毒两因，不同分型MDS具有不同的病机特点，临证时应辨病和辨证相结合，分层分期治疗。

辨 证 施 治

李峻等分5型

1. 低危型

（1）脾肾阳虚型　症见腰膝酸冷，大便溏薄，神疲乏力，畏寒肢凉，面色苍白，舌淡胖，苔薄白或白腻，脉沉细弱。治宜健脾温肾。方用右归丸合金匮肾气丸合四君子汤加减：淫羊藿、菟丝子、补骨脂、党参、黄芪、杜仲、桑寄生、淮牛膝、干姜等。

（2）脾肾阴虚型　症见口干欲饮，大便干结，潮热盗汗，面色潮红，舌偏红质干，苔少，脉细数。治宜健脾滋肾。方用左归丸合大补元煎合杞菊地黄丸合增液汤加减：女贞子、熟地黄、山茱萸、制首乌、炙鳖甲、淮山药、太子参、生地黄、麦冬等。

（3）脾肾阴阳两虚型　症见以上两类症状可兼而有之，临证用药可根据阴虚、阳虚的侧重不同而适当选用。

2. 高危型

（4）邪毒内停型　症见正气渐衰、积块、骨痛。治宜清热解毒、活血化瘀。药用白花蛇舌草、半枝莲、小蓟草、浙贝母、三棱、莪术、木馒头、炒牡丹皮、丹参、景天三七、虎杖根、雄黄等。

（5）热毒内盛，血热妄行型　症见发热、出血。治宜清热解毒、凉血止血。方用犀角地黄汤合黄连解毒汤合清瘟败毒汤合十灰散等加减：水牛角、生地黄、牡丹皮、赤芍、焦栀子、茜草、白茅根、小蓟、仙鹤草、景天三七、炒黄柏、连翘、羚羊角之类。①

经 验 方

1. 自拟方　姜黄15克、北沙参15克、麦冬15克、太子参15克、当归15克、柴胡15克、黄芪15克、生地黄12克、党参12克、郁金12克、陈皮12克、山药12克、桂枝12克、南沙参6克、甘草6克、连翘6克、玉竹6克、薄荷6克、五味子6克、党参6克、茯苓6克。每日1剂，水煎服。健脾补肾固本，泻火止血。适用于骨髓增生异常综合征的对症治疗。李章球将43例骨髓增生异常综合征患者随机分为治疗组23例与对照组20例。对照组采用地西他滨加阿糖胞苷化疗，地西他滨静脉滴注20毫克/平方米，每日1次，连续5天；阿糖胞苷皮下注射10毫克/平方米，每日2次，连续7天。28天为1个化疗周期。治疗组在对照组基础上加用自拟方。结果：观察组总缓解率86.95%，显著高于对照组60.00%（P＜0.05）；两组治疗后MDS主要症状、伴随情况、情绪功能、认知程度、满意程度评分较治疗前均明显降低（P＜0.05）；观察组不良事件发生率17.39%，明显低于对照组45.00%（P＜0.05）。该自拟方对MDS化疗疗效有明显的增效作用，体现为可显著提高治疗总缓解率及患者生存质量，减少不良事件的发生。②

2. 益元解毒汤　党参12克、黄芪35克、山慈菇9克、半枝莲15克、三七粉（冲服）6克、青黛3克、白术12克、五味子5克。每日1剂，水煎服，早晚分服，疗程为6个月。解毒祛瘀，益元固本。适用于老年骨髓增生异常综合征。郝晶等将64例老年骨髓增生异常综合征患者随机分为治疗组34例和对照组30例。两组均采用支持治疗，白细胞＜2.0×10⁹/升，予重组人粒细胞刺激因子，300微克/天，皮下注射；血红蛋白＜60克/升时，静脉

滴注去白细胞红细胞悬液；血小板＜20×10⁹/升时静脉滴注去白细胞血小板；合并感染时根据感染部位和药敏培养合理选用抗生素治疗；保肝，予水飞蓟宾胶囊口服。对照组采用康力龙，每次2毫克，每日3次；环孢素A3毫克/（千克·天），早晚分服，3个月为1个疗程，连服2个疗程。治疗组采用康力龙服法同对照组，环孢素A每次25毫克，每日3次，口服，同时服用益元解毒汤。结果：治疗组总有效率64.71%，对照组总有效率56.66%，两组疗效相比无统计学意义（P＞0.05）；治疗后两组患者血常规、骨髓细胞学检查结果与治疗前相比有所改善，两组治疗后比较无统计学意义（P＞0.05）；两组不良反应比较，治疗组明显低于对照组（P＜0.05）。益元解毒法联合小剂量环孢素A治疗老年MDS的临床疗效与常规剂量环孢素相比作用相当，且不良反应明显减少。③

3. 基本方1　党参15克、白术10克、茯苓12克、炙甘草6克、菟丝子15克、黄精15克、白花蛇舌草15克、半枝莲15克、三七片10克等。随症加减：偏阳虚，加补骨脂15克、淫羊藿10克、巴戟天10克；偏阴血亏虚者，加滋阴养血药，如枸杞子20克、墨旱莲15克、白芍10克等；出血明显的患者，酌加地榆12克、大蓟15克、仙鹤草15克；湿浊明显的患者，酌加土茯苓15克、法半夏12克；湿热明显的患者，酌加夏枯草15克、茵陈15克；热毒明显的患者，酌加大青叶15克、蒲公英15克、白花蛇舌草、半枝莲加量。制备煎剂，每剂加水500毫升，煎剂200毫升，每次100毫升，每日2次，早晚餐后半小时服用，治疗时间为4～6个月。益气养血，健脾补肾。适用于骨髓异常增生症。陈红丽以上方治疗100例骨髓异常增生症患者。结果：治疗后患者的外周血细胞均有改善，其中血红蛋白及白细胞计数较治疗前提高（P＜0.05）、血小板计数较治疗前有所提高（P＞0.05）；患者治疗后的输血依赖或输血频繁减少，与治疗前相比有统计学意义（P＜0.05）。中药补虚解毒法治疗

① 李峻，周永明.中医药分型辨治骨髓增生异常综合征[J].辽宁中医杂志，2008，35(12)：1841－1843.
② 李章球.姜黄北沙参自拟方对骨髓增生异常综合征化疗疗效的增效作用及机制分析[J].四川中医，2016，34(9)：80－82.
③ 郝晶，孙凤，等.益元解毒法对老年骨髓增生异常综合征的疗效研究[J].山东中医杂志，2016，35(7)：597－600.

骨髓异常增生症有较好的临床效果,患者的血液细胞均有不同程度的提高,骨髓造血功能改善,明显减少输血依赖。①

4. 基本方2　党参、白术、陈皮、半夏、茯苓、山药、山茱萸、龟甲、仙鹤草、黄芪、当归、菟丝子、补骨脂、淫羊藿、巴戟天、鸡血藤、川芎、红花、白花舌蛇草、半枝莲、龙葵、白英。随症加减:湿阻中焦舌体胖大,舌苔白腻,纳呆食滞,在基础方上加砂仁6克、白蔻仁9克、吴茱萸6克、肉桂19克;脾肾阴虚,在基础方上加枸杞子10克、首乌10克、玄参10克、麦冬10克、石斛10克、阿胶10克;阴阳俱虚视阴阳虚实不同程度,在基础方上加养阴之品如枸杞子、首乌、玄参、麦冬、石斛、阿胶。每日1剂,凉水文火3煎,兑匀后分3份,饭后温服。健脾补肾清热解毒。适用于骨髓增生异常综合征。黄学敏等以上方治疗19例MDS患者,6个月为1个疗程,连用3个疗程判定疗效,总疗程为6～24个月。结果:19例中RA和RAS共17例,完全缓解6例(35.3%),血液学进步8例(47%),稳定1例(5.9%),无效2例(11.8%)。无恶化病例,总有效率为88.12%。而RAEB2例中经24个月本方案治疗,血液学进步1例,无效1例。②

5. 复方参鹿颗粒　红参须、制附子、肉桂、鹿角片、炙龟甲、菟丝子等。制成冲剂,每包12克。每次服用1包,每日3次。温肾益髓。适用于肾精不足、阳气亏虚的骨髓增生异常综合征。黄中迪等将40例骨髓增生异常综合征患者随机分为治疗组与对照组各20例。对照组服用安雄,每次40毫克,每日3次。治疗组在对照组治疗基础上同时服用复方参鹿颗粒。两组治疗均以6个月为1个疗程。两组均停用其他对影响造血功能的药物,如血红蛋白低于60克/升,输去白红细胞支持;感染者予抗感染治疗。结果:治疗组总有效率85%,对照组总有效率55%,两者之间显著差异(P<0.05);治疗组治疗前后血红蛋白含量、血

小板数量有显著差异(P<0.05)。③

6. 再生方　人参、黄芪、淫羊藿、补骨脂、黄精、熟地黄、枸杞子、肉苁蓉、鸡血藤、当归、阿胶、附子、菟丝子等。随症加减:出血明显者,酌加土大黄、小蓟、侧柏叶、三七粉。每日1剂,水煎服。补肾填精,益髓生血。适用于老年性骨髓增生异常综合征。刘清池等以上方治疗36例骨髓增生异常综合征患者,以上治疗疗程在3个月以上。治疗期间患者如有感染发热及时应用抗菌药物,贫血严重或出血明显时输注红细胞悬液或血小板。结果:基本缓解8例,明显进步4例,进步9例,无效15例,总有效率58.3%。有效病例见效时间2.5～8个月,平均3.5个月。病态细胞比率治疗前后比较,红系病态细胞比率治疗前后分别为(23.7±10.1)%、(10.0±8.4)%,治疗后改善差异有显著性意义(P<0.05)。补肾中药再生方治疗老年低危MDS有较好的临床疗效。④

7. 消瘀灵　大黄6克、水蛭3条、白花蛇舌草30克、土鳖虫15克、山慈菇15克、桃仁15克、赤芍15克、生地黄15克、大青叶15克等。每次6克,每日3次,口服。3个月为1个疗程,1个月为1个观察周期。活血破瘀,清热解毒,滋阴养血。适用于骨髓增生异常综合征。胡莉文等将31例骨髓增生异常综合征患者随机分为对照组13例与观察组18例。对照组采用西医常规治疗,贫血严重者输注红细胞,出血者予止血治疗或输注血小板,感染者予抗感染治疗。观察组在西医常规治疗同时服用消瘀灵,连续治疗,定期随访,观察治疗1、2、3个月后周围血象、骨髓象的变化。结果:治疗3个月后,对照组缓解3例,进步5例,无效5例,总有效率61%;观察组基本缓解2例,部分缓解4例,进步5例,无效7例,总有效率71%。⑤

8. 改良生血合剂　黄芪、党参、熟地黄、当归、菟丝子、丹参、三七、白花蛇舌草。每次20毫升,每日3次。健脾补肾活血佐以解毒。适用于骨髓

① 陈红丽.骨髓异常增生症采用中药补虚解毒法治疗的临床效果观察[J].中医临床研究,2015,7(10):80-81.
② 黄学敏,等.健脾补肾清热解毒治疗骨髓异常增生综合征临床疗效初探[J].辽宁中医杂志,2009,36(5):780-781.
③ 黄中迪,等.复方参鹿颗粒治疗骨髓增生异常综合征的临床观察[J].辽宁中医杂志,2008,35(6):865-866.
④ 刘清池,等.再生方治疗老年骨髓增生异常综合征36例[J].中医杂志,2007,48(1):54-55.
⑤ 胡莉文,等.消瘀灵治疗骨髓增生异常综合征的临床观察[J].辽宁中医杂志,2005,32(1):33-34.

增生异常综合征。田胜利等以上方治疗 60 例 MDS 患者,3 个月为 1 个疗程。结果:基本缓解 5 例,部分缓解 15 例,进步 21 例,无效 19 例,总有效率 68.3%。治疗后中医症状积分有不同程度的改善,并且随时间推移改善愈加明显,与治疗前比较,差异有显著性或非常显著性意义($P<0.05$,$P<0.01$);外周血象主要指标、细胞因子各项指标均有明显改善,与治疗前比较,差异有显著性或非常显著性意义($P<0.05$ 或 $P<0.01$);从骨髓象变化看,治疗后骨髓象增生程度改变不明显($P>0.05$),但病态造血显著改善($P<0.01$)。结论:改良生血合剂在改善贫血、控制出血、控制感染等方面有较为满意的效果,并可改善患者血象和骨髓病态造血。①

9. 益髓颗粒 炙黄芪、党参、生地黄、熟地黄、菟丝子、阿胶、龟甲胶、桃仁、当归、地龙等。每次 1 袋,每日 3 次,3 个月 1 个疗程,口服。益气养阴,活血化瘀。适用于气阴两虚型骨髓增生异常综合征。许亚梅等将 60 例骨髓增生异常综合征患者随机分为治疗组 50 例与对照组 10 例。对照组采用对症支持疗法。治疗组采用益髓颗粒剂。结果:3 个月临床观察表明,治疗组临床显效率 62%,总有效率 86%。经对其中 20 例 5 年以上长期随访,中数生存期已超过 56 个月,白血病转化率 15%;对照组随访 6 例,分别于 24～42 个月内死于严重感染。治疗组与对照组比较,年内累计感染概率分别为 46%(治疗组)与 100%(对照组)。表明该药能够明显降低白血病转化率,降低 MDS 患者感染概率和预防感染,延长生存期,提高临床缓解率。②

10. 扶正祛邪丹 人参、黄芪、当归、何首乌、夏枯草等。人参研末,余药水提 3 次浓缩的稠膏与人参面混匀压片,每片 0.5 克,每次 6 片,每日 3 次。3 个月为 1 个疗程,一般服用 2～4 个疗程。益气养血,活血解毒,扶正祛邪。适用于骨髓增生

异常综合征的难治性贫血。王展翔等以上方治疗 33 例骨髓增生异常综合征患者,其中 RA9 例合并用康力龙 2 毫克,每日 3 次,30 天为 1 个疗程;RAEB 及 RAEB-T 合并维甲酸 20 毫克,每日 3 次,20 天为 1 个疗程;或小剂量阿糖胞苷 25 毫克,皮下注射,14 天为 1 个疗程;其中 3 例用标准剂量 DA(柔红霉素+阿糖胞苷)或 HA(三尖杉酯碱+阿糖胞苷)联合治疗;4 例服用青黄散 1.0 克,每日 3 次,20 天为 1 个疗程。以上均用 1～2 个疗程。结果:基本缓解率 24.24%,总有效率 72.72%。③

11. 益髓生血丸 人参、白术、熟地黄、女贞子、龟甲、巴戟天、当归、鹿角胶、三七、仙鹤草、金环蛇等。每次口服 1～2 丸,每日 3 次。用黑豆大枣汤或淡盐水送服(视病情轻重而定剂量),连续服用 3 个月。益气健脾,补肾益髓,生血养血,祛瘀生新,扶正祛邪。适用于骨髓增生异常综合征。孟涛等将 116 例骨髓增生异常综合征患者随机分为治疗组 76 例与对照组 40 例。对照组采用康力龙片治疗,每次 2～4 毫克,每日 3 次,连服 3 个月。治疗组采用益髓生血丸治疗。结果:治疗组总有效率 94.7%,对照组总有效率 77.5%,两组经统计学处理差异有显著意义($P<0.01$)。④

12. 经验方 人参 3 克、生黄芪 30 克、补骨脂 20 克、巴戟天 30 克、女贞子 30 克、墨旱莲 15 克、当归 10 克、丹参 30 克、三棱 10 克、莪术 10 克、土鳖虫 10 克、白花蛇舌草 50 克、生大黄 9 克、五味子 6 克、甘草 6 克。李达等以上方治疗 1 例骨髓增生异常综合征难治性贫血患者。结果:上方服 45 剂后,临床及血象逐渐改善,继服上方 120 剂,骨髓象大致正常,获得临床缓解。随访 2 年,未经任何药物治疗,血象基本正常。⑤

中 成 药

1. 消癌平片 组成:通关藤(通化市神远制

① 田胜利,等.改良生血合剂治疗骨髓增生异常综合征 60 例疗效观察[J].新中医,2005,37(3):22-24.
② 许亚梅,等.益髓颗粒剂在现代难治性血液病中的应用[J].中国医药学报,2004,19(4):245-246.
③ 王展翔,等.扶正祛邪丹治疗骨髓增生异常综合征的临床及实验研究[J].中国中西医结合杂志,1999,19(11):664-667.
④ 孟涛,等.益髓生血丸治疗骨髓增生异常综合征的临床研究[J].山东中医杂志,1997,16(10):441-442.
⑤ 李达,等.骨髓增生异常综合征治验[J].江苏中医,1995,16(1):31.

药有限公司,批号 Z22022495)。适用于抗肿瘤治疗。用法用量:每日总剂量24～30片,口服,每日3次。临床应用:代兴斌等将24例中危或高危老年骨髓增生异常综合征老年患者接受消癌平片及最佳支持治疗,4周为1个疗程,共3个疗程后观察患者的临床疗效和不良反应,比较治疗前后患者体力状态和平均输血间隔时间的变化。结果:21例患者纳入统计,完全缓解2例(2/21,9.5%),部分缓解3例(3/21,14.3%)。总缓解率23.8%。其中11例达到血液学改善(11/21,52.4%)。治疗后的外周血细胞计数(中性粒细胞、血红蛋白、血小板)明显高于治疗前(P<0.05);治疗后,红细胞及血小板的平均输血时间较治疗前有所延长(P<0.05);患者治疗后体力状态评分较治疗前低(P<0.05);消癌平片的不良反应不明显。结论:消癌平片能够改善中危或高危老年骨髓增生异常综合征老年患者的血象水平、临床症状和体力状态,减轻输血依赖,且不良反应轻微,消癌平片是治疗中危或高危老年MDS患者的安全、有效药物。①

2. 复方红豆杉胶囊 组成:红豆杉皮、红参、甘草。功效主治:祛邪散结;适用于气虚血瘀所致的中晚期肺癌化疗的辅助治疗。用法用量:每次2粒,口服,每日3次;饭后服,连服21天,休息7天为1个疗程。临床应用:罗婷等将39例骨髓增生异常综合征患者随机分为对照组20例与治疗组19例。对照组采用沙利度胺(规格:50毫克/片)治疗,沙利度胺起始量50毫克,每日1次,每晚睡前口服,1周内增至每日100毫克,无明显不良反应则最大剂量为每日200毫克维持续治疗。治疗组在沙利度胺(剂量、用法同对照组)治疗的基础上,给予复方红豆杉胶囊。治疗3个疗程后评估疗效。结果:3个疗程评估总有效率66.7%,6个疗程评估总有效率81.25%,与对照组比较差异有统计学意义(P<0.05)。对治疗有效者,均给以沙利度安维持治疗,取得

较好疗效。②

3. 参芪扶正注射液 组成:党参、黄芪(广东丽珠集团利民制药厂生产,批号060401)。功效主治:益气扶正;适用于气虚证肺癌、胃癌的辅助治疗。用法用量:250毫升,每日1次静脉滴注。临床应用:周国华将32例老年MDS患者随机分成两组,均接受常规基础治疗。对照组16例皮下注射阿糖胞苷每日10～20毫克,连用14天为1个疗程,每个疗程间歇半个月;治疗组16例在与对照组相同治疗的同时,予参芪扶正注射液,直至化疗结束评定疗效。治疗前后分别测定血常规、骨髓原始细胞。结果:治疗组有效率81.3%,治疗后患者外周血中性粒细胞、血红蛋白、血小板都明显高于治疗前(P<0.05或P<0.01)。参芪扶正注射液联合低剂量阿糖胞苷治疗老年MDS疗效较好,其机制可能为增强机体免疫功能,同时直接刺激骨髓造血。③

4. 黄芪注射液 组成:黄芪。功效:补气生血。用法用量:黄芪注射液60克加入5%生理盐水静脉滴注,每日1次。临床应用:李相友将106例骨髓增生异常综合征患者分为治疗组68例和对照组38例。治疗组在常规治疗基础上加用黄芪注射液,60天后做临床疗效评定,对照组仅给常规治疗。结果:治疗组总有效率48.6%,对照组22.7%(P<0.05)。治疗过程中无不良反应。结论:治疗骨髓增生异常综合征,至今尚无特效的药物,采用黄芪注射液静脉滴注观察,与对照组相比差异有显著性意义(P<0.05),这为骨位增生异常综合征治疗提供了一种可选择的有效治疗方法。④

5. 青黄散 组成:青黛、雄黄。功效主治:解毒化瘀,消散积聚;适用于慢性粒细胞白血病、骨髓增生异常综合征。用法用量:每次0.5克,早晚2次饭后服用。临床应用:徐述等将61例骨髓增生异常综合征患者随机分为治疗组(青黄散组)31例和对照组(维甲酸组)30例。治疗组予青黄散,

① 代兴斌,等.消癌平片治疗老年中/高危老年骨髓增生异常综合征的临床研究[J].辽宁中医杂志,2018,45(6):1214－1218.
② 罗婷,等.复方红豆杉胶囊联合沙利度胺治疗骨髓增生异常综合征临床观察[J].浙江中西医结合杂志,2014,24(3):223－225.
③ 周国华.参芪扶正注射液在老年骨髓增生异常综合征治疗中的应用[J].中国中医药科技,2011,18(2):138－139.
④ 李相友.黄芪注射液治疗骨髓增生异常综合征的临床研究[J].中国实用内科杂志,2007,27(S1):47－48.

3 个月为 1 个疗程。对照组用全反式维甲酸 0.02 克,每日 3 次口服,3 个月为 1 个疗程。两组均辨证加用中药汤剂治疗。结果:治疗组总缓解率与总有效率分别为 9.7％和 74.1％,维甲酸组总缓解率与总有效率分别为 0 与 46.7％,青黄散组疗效优于维甲酸组。青黄散不良反应主要为皮肤色素沉着、角化过度及消化道症状。结论:中药青黄散治疗 MDS 有确切的临床疗效,能够明显改善红系造血,提高血红蛋白含量,提高白细胞数量,明显提高患者的生活质量,且患者耐受性好,对西药无效的患者仍然有效。[①]

6.亚砷酸注射液 组成:砒霜。适用于化疗或维 A 酸无效的病例。用法用量:成人每日 1 次,每次 10 毫克加入 5％葡萄糖溶液 250 毫升中静脉注射。28 天为 1 个疗程。临床应用:李晓林等以上方治疗 18 例骨髓增生异常综合征患者,疗程结束后 7～14 天复查骨髓象及血象。经 1 个疗程治疗后大多数病例有所好转,总有效率 83.3％。[②]

① 徐述,等.青黄散治疗骨髓增生异常综合征 31 例临床观察[J].中医杂志,2006,47(7):514－515、527.
② 李晓林,等.亚砷酸治疗骨髓增生异常综合征 18 例临床观察[J].白血病.淋巴瘤,2004,13(5):300.

白细胞减少症及粒细胞缺乏症

病"范畴。

白细胞减少症

概　述

外周血白细胞总数持续低于 $4.0 \times 10^9/$升时称为白细胞减少,其中主要是粒细胞减少,粒细胞绝对数低于 $1.5 \times 10^9/$升时称粒细胞减少症。引起白细胞减少的病因有:(1)由放疗、化疗、药物引起;(2)感染引起;(3)原因不明。临床表现为周身乏力,四肢酸软,食欲减退,低热等非特异性表现。可继发各种感染,少数患者并不发生感染。

本病属中医"虚劳""血虚""眩晕"等范畴。其病理概括为气血亏虚,阴阳失调,肝、脾、肾三脏功能失常,其中尤以肾的精气亏虚为主。白细胞减少症,是由先天禀赋不足,后天失养,素体亏损或外感病邪,或久病误治,或气滞血瘀,或药物所伤导致气血俱虚,阴阳失和,脏腑亏损的劳病类疾病。其发病原因有因先天不足而致者,亦有因起居、饮食失调所致者。由放化疗引起的白细胞减少,一般为热毒之邪。中医认为内因是由于先天禀赋不足,后天失养,肾脾心虚损所致。由于脏腑虚损,正气不足,外感六淫邪毒,气血两虚。初期以气血两虚、脾气亏损为主,日久伤及肝肾,导致肾阴虚、肾阳虚或肾阴阳两虚。根据"久病必瘀"的传统认识,白细胞减少症患者久治不愈,往往见有血瘀的临床症状表现。本病以肝脾肾虚损为本,现代中医认为两者均为"虚劳""虚损"或"温

辨 证 施 治

1. 梁冰分4型

(1)外感温热毒邪,气阴两伤型　症见恶寒高热,咽喉肿痛,头痛,周身酸痛,小便黄赤,大便干燥,身有散在紫斑或舌出血泡,舌质红绛,黄腻苔,脉洪数或滑数。治宜清热解毒、滋阴凉血。方用犀角地黄汤合玉女煎加减。

(2)气阴两虚型　症见面色无华,头晕目眩,精神疲惫,低热或手足心热,舌质偏红,脉细弱。治宜益气滋阴。药用炙黄芪30克、太子参10克、黄精20克、百合30克、灵芝20克、虎杖20克、石斛15克、炙甘草3克。每日1剂,分2次煎服。20天为1个疗程。

(3)气血两亏型　症见面色无华,口唇及眼睑、指甲无血色,头昏目花,神疲乏力,妇女月经量少色淡,舌质淡,脉细无力等。治宜气血双补。药用黄芪30克、白参(另煎兑服)3克、当归10克、炒白芍10克、制首乌20克、鸡血藤30克、红枣10克、炙甘草3克。每日1剂,分2次煎服。20天为1个疗程。

(4)脾肾两虚型　症见面色无华,头昏耳鸣,腰膝酸软,少气懒言,神疲乏力,或畏寒低热,舌胖质淡,脉沉迟。治宜温补脾肾。药用黄芪30克、淫羊藿20克、益智仁20克、山茱萸10克、川芎10克、红枣6枚、炙甘草3克。每日1剂,分2次煎服。20天为1个疗程。[①]

2. 傅德元分3型

(1)气虚血瘀型　症见面色淡白,微暗红,口

---

①　周红.梁冰治疗白细胞减少症的经验[J].江西中医杂志,2005,32(272):7-8.

唇少华,倦怠乏力,头晕目眩,气不接续,腹硬而痛,纳呆便溏,舌淡红而有瘀点,脉细涩。治宜补气兼活血化瘀。方用补中益气汤合补阳还五汤加减:黄芪60克、太子参30克、鸡血藤30克、丹参20克、当归10克、白术10克、赤芍6克、陈皮6克、甘草6克、川芎3克、桃仁3克、红花3克、地龙3克、柴胡3克、升麻3克。

(2)气滞血瘀型 症见面色暗黑,口唇无华,体倦乏力,头晕目眩,脘腹疼痛,满闷拒按,夜间加重,舌边瘀点,舌下静脉紫暗,脉滞涩。治宜行气活血。方用丹参饮与桃红四物汤合方加减:鸡血藤30克、丹参20克、赤芍20克、熟地黄20克、桃仁15克、当归15克、川芎15克、檀香5克、砂仁5克、甘草10克。

(3)激素致瘀型 症见面如满月,腹胀大如蛙,按之有波动感,倦怠乏力,少气懒言,五心烦热,口唇及舌质紫暗,舌下静脉粗黑,脉沉涩。治宜减量激素兼益气活血。方用补阳还五汤加味:黄芪60克、鸡血藤30克、丹参20克、当归6克、赤芍6克、桃仁3克、红花3克、川芎3克、地龙3克。

临床观察:傅德元以上法治疗3例白细胞减少症瘀血型,收效满意。[①]

经 验 方

1. 加味三才封髓汤 人参15克、天冬15克、熟地黄15克、黄柏12克、砂仁9克、黄芪30克、北沙参15克、肉苁蓉12克、当归15克、鸡血藤20克、五味子15克、甘草6克。每日1剂,水煎服,分早晚2次服。适用于气阴两虚或兼血亏为主的白细胞减少症。王景良将89例气阴两虚或兼血亏为主的白细胞减少症患者随机分为治疗组45例与对照组44例。对照组采用口服利血生每次20毫升,每日3次;鲨肝醇每次100毫克,每日3次,14天为1个疗

程。治疗组采用口服中药加味三才封髓汤。14天为1个疗程。结果:治疗组有效率91.11%,对照组有效率61.36%,治疗组在提升白细胞的临床疗效方面明显优于对照组($P<0.01$)。[②]

2. 升阳散火汤化裁 人参10克、黄芪10克、白芍10克、白术10克、防风10克、荆芥10克、羌活10克、独活10克、川芎10克、甘草3克。随症加减:血虚者,加当归10克、熟地黄10克、阿胶10克;血瘀者,加桃仁10克、丹参10克;阴虚者,加黄柏10克、熟地黄10克、天冬10克、麦冬10克、龟甲10克;阳虚者,加山茱萸10克、淫羊藿10克、巴戟天10克、附片6克。牛玉红将156例白细胞减少患者随机分为治疗组80例与对照组76例。对照组采用利血生口服每次20毫克,每日3次;鲨肝醇口服每次50毫克,每日3次;维生素B₄口服每次20毫克,每日3次。治疗组采用升阳散火汤化裁治疗。1个月为1个疗程,观察2个月。结果:治疗组总有效率88.75%,对照组46%,以风药生发气机为治则,以升阳散火汤为主化裁治疗对白细胞减少症有显著疗效。[③]

3. 复方二胶二地汤 阿胶(烊化)20克、鹿角胶(烊化)20克、熟地黄20克、生地黄12克、西洋参10克、黄芪30克、黄精15克、丹参15克、天冬15克、茯苓15克、炒白术15克。随症加减:如气虚甚者,加重西洋参、黄芪用量;血虚甚者,加当归身、枸杞子;阴虚者,加白芍、女贞子、墨旱莲;阳虚者,加熟附片、淫羊藿。每日1剂,水煎早晚服,3周为1个疗程。郭志才等以上方治疗16例白细胞减少症患者,疗效满意。[④]

4. 吴爱军经验方 黄精30克、淫羊藿20克、女贞子30克、补骨脂15克、黄芪20克、当归10克、党参15克、阿胶(烊化)10克、鸡血藤30克、炮甲片粉(冲服)3克、大枣5枚。随症加减:若头晕目干,腰膝酸软较甚者,加枸杞子30克、续断20克;心悸,加柏子仁15克、丹参15克;纳呆,加焦

① 傅德元.瘀血型白细胞减少症治验[J].四川中医,1987(12):29.
② 王景良.加味三才封髓汤治疗化疗后白细胞减少症[J].中国实验方剂学杂志,2011,17(21):248-250.
③ 牛玉红.升阳散火汤治疗白细胞减少症80例[J].陕西中医,2008,29(6):685-686.
④ 郭志才,等.复方二胶二地汤治疗白细胞减少症16例[J].湖南中医杂志,1998,14(5):28-29.

三仙各 15 克、砂仁 6 克；畏寒肢冷，加巴戟天 15 克、桂枝 6 克；阴虚，加地黄 15 克；失眠健忘，加夜交藤 20 克、合欢皮 20 克；肺癌患者，咳喘明显者，加半枝莲 15 克、白花蛇舌草 30 克。每日 1 剂，水煎 2 次，分 2 次温服。吴爱军将 90 例白细胞减少症患者随机分为对照组 47 例与治疗组 43 例。对照组采用维生素 B₄ 每次 20 毫克，每日 3 次；鲨肝醇，每次 50 毫克，每日 3 次；肌苷 100 毫克每日 3 次，均为口服。治疗组在对照组基础上加用中药治疗，疗程均为 30 天。结果：治疗组总有效率 88.37％，对照组总有效率 59.57％。[1]

5. 生血合剂　黄芪、当归、党参、白术、熟地黄、补骨脂、菟丝子、首乌、女贞子、丹参、三七、鸡血藤。脾肾双补，祛瘀生新。适用于白细胞减少症。每次 20 毫升，每日 3 次口服。周永明等将 52 例白细胞减少患者随机分为治疗组 32 例与对照组 20 例。对照组采用鲨肝醇 50 毫克，每日 3 次，口服。治疗组采用生血合剂。两组患者均以 2 周为 1 个疗程，一般观察 2 个疗程。结果：治疗组显效 12 例，有效 17 例，无效 3 例，总有效率 90.63％；对照组显效 4 例，有效 7 例，无效 9 例，总有效率 55％。两组有效率比较差异显著（P＜0.01）。[2]

6. 汪宗发经验方　太子参 30 克、炒白术 30 克、炙黄芪 30 克、菌灵芝 20 克、何首乌 20 克、补骨脂 15 克、紫河车 15 克、山茱萸 15 克、熟地黄 15 克、当归 15 克、茜草根 15 克、甲片 15 克。每日 1 剂，水煎服，3 次分服。半个月为 1 个疗程，多数病例服 1 个疗程，少数病例服 2 个疗程。益气养血，健脾补肾，活血祛瘀。适用于白细胞减少症。汪宗发以上方治疗 78 例白细胞减少症患者，疗效满意。[3]

7. 白灵汤　太子参 10 克、黄芪 12 克、生地黄 10 克、熟地黄 10 克、黄精 10 克、丹参 12 克、天冬 10 克、鹿角胶（烊化）10 克。每日 1 剂，分 2 次服，3 周为 1 个疗程。柴晓抗以上方治疗 12 例白细胞

减少症患者。结果：治愈 6 例，显效 4 例，有效 1 例，无效 1 例。有效率 90.9％，疗效满意。[4]

8. 桂枝汤加味　桂枝 10 克、炒白芍 20 克、炙甘草 6 克、大枣 10 枚、生姜 10 克、虎杖 20 克、绞股蓝 30 克、制黄精 30 克。每日 1 剂，水煎，分 2 次服。调和气血，健脾运，通阳温肾。适用于白细胞减少症。颜永潮将 70 例白细胞减少症患者随机分为治疗组与对照组各 35 例。对照组采用鲨肝醇片口服，每日 3 次，每次 100 毫克。治疗组采用桂枝汤加味方。两组均以 15 天为 1 个疗程，治疗 2 个疗程。结果：治疗组服药 10 剂后白细胞回升，至 15 天达到高峰，治愈 25 例，占 71.43％；好转 9 例，占 25.71％；无效 1 例，占 2.86％；总有效率 97.14％。对照组治愈 8 例，占 22.56％，好转 18 例，占 51.43％，无效 9 例，占 25.71％；总有效率 74.29％。两组疗效比较，治疗组治愈率、总有效率明显高于对照组，经统计学处理，两组疗效有显著性差异（P＜0.01）。[5]

9. 生脉散加味　太子参 30 克、五味子 10 克、麦冬 10 克、玉竹 10 克、党参 10 克、黄芪 20 克、当归 10 克、石斛 10 克、生地黄 10 克、熟地黄 10 克、甘草 3 克、酸乌梅 10 克。每日 1 剂，水煎服，10 剂为 1 个疗程，共 2～3 个疗程。缪培融以上方治疗 39 例白细胞减少症患者。结果：治疗后显效 14 例（30％），有效 23 例（58.97％），无效 2 例（5.12％）。疗效满意。[6]

10. 逍遥散加味　柴胡 6 克、当归 10 克、白芍 10 克、白术 10 克、茯苓 12 克、郁金 12 克、川芎 6 克、黄精 15 克、甘草 5 克。每日 1 剂，水煎服，分 2 次口服。20 天为 1 个疗程。叶诚焯等将 101 例白细胞减少症患者随机法分为治疗组 61 例与对照组 40 例。对照组采用利血生片 20 毫克，每日 3 次，口服；肌苷片 0.2 克，每日 3 次，口服，20 天为 1 个疗程。治疗组采用疏肝健脾为法，以逍遥散加味

① 吴爱军.中西医结合治疗白细胞减少症 90 例［J］.天津中医，1998，15（5）：202.
② 周永明，等．"生血合剂"治疗白细胞减少症的临床观察［J］.上海中医药杂志，1997（11）：22.
③ 汪宗发.促白细胞汤治疗白细胞减少症 78 例［J］.实用中医内科杂志，1997，11（4）：30-31.
④ 柴晓抗．"白灵汤"治疗白细胞减少症 12 例［J］.江苏中医，1996，17（11）：10.
⑤ 颜永潮.桂枝汤加味治疗白细胞减少症 35 例［J］.山东中医杂志，1996，15（5）：206-207.
⑥ 缪培融.生脉散加味治疗白细胞减少 39 例临床观察［J］.天津中医，1996，13（4）：20，23.

方煎服。结果:治疗组总有效率82.0%,对照组总有效率60%,治疗组优于对照组(P<0.05)。①

单　方

1. 当归补血汤　组成:当归、黄芪。功效主治:健脾益气,补气生血,益气养血,补肾益精,调和脏腑机能和增强造血系统功能;适用于白细胞减少症。临床应用:窦昊颖等共纳入4个随机对照试验研究,总样本量为386例。单纯当归补血汤组(治疗组)197例,常规西药组(对照组)189例。Meta分析结果显示,单纯当归补血汤加味组的总有效率高于常规西药组,且差异有统计学意义(P=0.003),单纯当归补血汤加味组的白细胞计数高于常规西药组,且差异有统计学意义(P<0.0001)。当归补血汤加味治疗白细胞减少症患者的疗效优于常规西药。②

2. 黄芪　组成:黄芪。用法用量:黄芪25克,煎煮15~30分钟。每次口服150~200毫升(14岁以下减半量),每日2次。临床应用:阿英等将60例白细胞减少症患者随机分为对照组28例及治疗组32例。对照组以常规方法治疗,根据其原发病,酌情用抗生素、常规支持对症治疗,口服利血生、肌苷以升高白细胞。治疗组在常规治疗基础上加中药黄芪。结果:治疗组原发病总疗程缩短,中性粒细胞恢复时间提前,经统计学分析具有显著性差异,中药黄芪对中性粒细胞减少症有显著疗效。③

3. 石韦大枣汤　组成:石韦30克、大枣10克。随症加减:血细胞数低于3×10⁹/升,加菟丝子20克、枸杞子20克、鸡血藤30克;头晕目眩、自汗乏力,加黄芪15克、党参15克、鸡血藤30克;肢冷、畏寒、腰膝酸软无力,加附子5克、菟丝子15克;咽干自汗、手足心热,加女贞子15克、墨

旱莲10克、生地黄30克;食少便溏、身倦乏力,加白术10克、党参10克。临床应用:李文海等以上方治疗47例白细胞减少症患者,疗效满意。1个月后随访12例均疗效巩固。④

4. 黄芪母鸡汤　组成:生黄芪50克、鸡血藤30克、大母鸡1只(乌骨乌肉白毛最佳)。制备方法:将鸡杀死,取其血与黄芪、鸡血藤二药搅拌均匀,并将其塞入去净鸡毛及肠肚(留心肝肺及洗净的鸡内金)的鸡腹腔内,后缝合腹壁,以水适量,不加任何佐料,文火煮之,以肉熟为度。用法用量:去药渣,吃肉喝汤,每隔3~4天1只。临床应用:刘瑞祥以上法治疗30例白细胞减少症,疗效显著。⑤

5. 单味箭叶淫羊藿　组成:单味箭叶淫羊藿。用法用量:用单味箭叶淫羊藿制成冲剂,每包15克(相当于生药),第一周每日3包,第二周改为每日2包,共治疗30~45天。临床应用:刘福春以上方治疗22例慢性白细胞减少症患者。结果:坚持服药的14例中,近期治愈3例,显效4例,有效4例,无效3例。⑥

中成药

1. 升白合剂　组成:三七、丹参、红花、桃仁、当归、淫羊藿、补骨脂、山茱萸、黄精、女贞子、黄芪、鸡血藤、虎杖。用法用量:每次20毫升,每日3次(早、中、晚)。临床应用:李昊等采用随机、双盲、安慰药平行对照的临床研究方法,将218例白细胞减少症患者分为两组。试验组110例,口服升白合剂;对照组108例,口服升白合剂安慰剂。两组均每次20毫升,每日3次(早、中、晚),两组疗程皆为42天。结果:与对照组比较,试验组能明显提升外周血白细胞计数及中性粒细胞(P<0.01)。治疗42天后,试验组总有效率97.27%,对照组总

① 叶诚焯,等.疏肝健脾法治疗白细胞减少症——附101例临床分析[J].中西医结合临床杂志,1992,2(3):12,3.
② 窦昊颖,等.当归补血汤加味治疗白细胞减少症疗效的Meta分析[J].辽宁中医杂志,2016,43(9):1807-1811.
③ 阿英,等.中药黄芪治疗中性粒细胞减少症32例[J].内蒙古医学杂志,2010,42(10):1259-1260.
④ 李文海,等.石韦大枣汤治疗白细胞减少症47例小结[J].湖北中医杂志,1992(1):7-8.
⑤ 刘瑞祥.黄芪母鸡汤治疗白细胞减少症[J].新中医,1989(1):29.
⑥ 刘福春.淫羊藿冲剂治疗白细胞减少症及其对血清中锌铜镁的影响[J].中西医结合杂志,1985(12):719-720,706.

有效率 30.56％，两组间比较差异有统计学意义（$P<0.01$）。试验组能明显降低中医症候总积分（18.34 ± 3.56），与对照组（36.98 ± 2.17）比较差异有统计学意义（$P<0.01$）。升白合剂能有效提升外周血白细胞计数和中性粒细胞数。[1]

2. 芪胶升白胶囊　组成：阿胶、大枣、当归、苦参、血人参、黄芪。用法用量：每次 4 粒，口服。临床应用：刘才等将 68 例白细胞减少症患者，按随机盲选法分为两组。对照组 34 例给予常规治疗方法，维生素 B_4 每次 20 毫克，每日 3 次；鲨肝醇片，每次 20 毫克，每日 3 次；利血生，每次 20 毫克，每日 3 次；均为口服。观察组在对照组基础上给予芪胶升白胶囊治疗，对比两组临床治疗效果。结果：在治疗总有效率上，观察组 94.12％，明显要比对照组的 67.65％高，两组数据差异有统计学意义（$P<0.05$）。治疗前，两组在白细胞水平无明显差异（$P>0.05$）；治疗后，两组白细胞水平均有所改善，观察组比对照组改善更为显著（$P<0.05$）。患者在治疗过程中，服用芪胶升白胶囊能够对白细胞减少症进行有效控制。[2]

3. 参芪片　组成：人参、黄芪、菟丝子、枸杞子、天麻等。用法用量：8 粒，每日 3 次，口服。临床应用：孙永明将 73 例白细胞减少症患者随机分为治疗组 43 例和对照组 30 例。治疗组用六味地黄丸及参芪片治疗，对照组用维生素 B_6 30 毫克，每日 3 次口服；叶酸 10 毫克，每日 3 次，口服；利血生 20 毫克，每日 3 次，口服治疗。结果：治疗组总有效率 86％，对照组总有效率 60％，两组比较有显著性差异（$P<0.05$）。[3]

4. 维血宁合剂　组成：虎杖、白芍（炒）、仙鹤草、地黄、鸡血藤、熟地黄、墨旱莲、太子参。用法用量：每次 25～30 毫升，每日 3 次，2 周为 1 个疗程。临床应用：曹林林等纳入 128 例甲状腺机能亢进伴白细胞减少患者，随机分为治疗组 65 例，口服维血宁合剂，共观察 2 个疗程；对照组 63 例，

口服利血生 20 毫克，每日 3 次，疗程同治疗组。观察两组治疗后白细胞计数恢复情况。结果：治疗组总有效率 76.92％，对照组总有效率 63.49％，两组比较有显著差异（$P<0.05$）。结论：维血宁合剂治疗抗甲状腺药物导致白细胞减少症疗效显著。[4]

5. 肝血宝　组成：叶绿素铜钠盐。适用于白细胞减少症。用法用量：口服，每次 2 片，每日 3 次，30 天为 1 个疗程。临床应用：维克民等将 985 例不同原因引起的白细胞减少症患者用以叶绿素铜钠盐为原料制成的肝血宝片治疗；另设西药对照组 50 例，采用维生素 B_4 20 毫克、鲨肝醇 100 毫克、脱氧核苷酸钠 40 毫克三药联合治疗，口服每日 3 次，30 日为 1 个疗程。检验项目与治疗组相同。安慰剂双盲对照组 46 例，采用与肝血宝片同样颜色、同样大小的片剂，双盲法给药，口服每日 3 次，每次 2 片，30 日为 1 个疗程。检验项目与治疗组相同。对比观察。结果：肝血宝治疗组显效 556 例，有效 325 例，总有效率 89.44％；安慰剂对照组显效 0 例，有效 9 例，总有效率 19.57％；西药对照组显效 14 例，有效 7 例，总有效率 42％。三组疗效对比有明显差异（$P<0.01$）。肝血宝治疗各种原因引起的白细胞减少症，疗效可靠，无任何不良反应。[5]

6. 芪枣冲剂　组成：黄芪、茯苓、鸡血藤、大枣。功效：补血养血，益肾健脾。用法用量：每次 1 袋，每日 3 次口服。临床应用：文为等随机将 75 例白细胞患者分为两组，治疗组 47 例和对照组 28 例。治疗组给予芪枣冲剂，每 10 天为 1 个疗程并随访血象。对照组给予鲨肝醇 40 毫克，每日 3 次，口服，每 10 天为 1 个疗程并随访血象。结果：治疗组显效 40 例，占 85.1％；有效 6 例，占 12.8％；无效 1 例，占 2.1％；总有效率 97.9％。对照组显效 19 例，占 67.9％；有效 3 例，占 10.7％；无效 6 例，占 21.4％；总有效率 78.6％。经统计学处理，

① 李昊，等.升白合剂治疗白细胞减少症的临床研究[J].中华中医药杂志,2017,32(2)：864－867.
② 刘才，朱惠琼，等.芪胶升白胶囊治疗白细胞减少症的疗效分析[J].临床医药文献杂志,2017,4(42)：8258,8262.
③ 孙永明.六味地黄丸及参芪片治疗白细胞减少症43例观察[J].实用中医学杂志,2011,27(10)：663.
④ 曹林林，等.维血宁合剂治疗抗甲状腺药物导致白细胞减少症临床观察[J].时珍国医国药,2011,22(8)：1971.
⑤ 维克民，等.肝血宝(叶绿素铜钠盐)治疗白细胞减少症985例临床疗效分析[J].中国中医药科技,2009,16(1)：64－65.

7. 参威口服液 组成：人参、威灵仙、天冬、五味子、白花蛇舌草、黄芪、首乌、枸杞子、天花粉等。用法用量：每次 10 毫升，口服，每日 3 次，7 日为 1 个疗程。临床应用：李健将 80 例白细胞减少症患者随机分为两组。治疗组 50 例，在放化疗同时给予参威口服液口服。对照组 30 例，在放化疗同时口服鲨肝醇，每次 2 片，每日 3 次；口服维生素 B_4 片，每次 2 片，每日 3 次。7 日为 1 个疗程，2 个疗程后统计疗效。结果：治疗组临床总有效率 94%，对照组 70%，两组比较有显著性差异（$P<0.01$）。本疗法对白细胞减少症疗效确切。②

8. 强力升白片 组成：人参总皂苷、地榆等。用法用量：每次 10 毫克，每日服 3 次。30 天为 1 个疗程。临床应用：周郁鸿等将 62 例白细胞减少症患者随机分为治疗组 32 例与对照组 30 例。治疗组采用强力升白片，共观察治疗 2 个疗程。对照组采用利血生片 40 毫克，每日 3 次口服；脱氧核苷酸钠片 60 毫克，每日 3 次口服治疗。30 天为 1 个疗程，共观察治疗 2 个疗程。结果：治疗组显效 6 例，占 18.75%；有效 21 例，占 65.63%；无效 5 例，占 15.62%。对照组显效 4 例，占 13.33%；有效 15 例，占 50.00%；无效 11 例，占 36.67%。治疗组总有效率 84.38%，对照组总有效率 63.33%，两组总有效率比较有显著性差异（$P<0.05$）。③

9. 升白安（原名小檗胺） 组成：小檗胺。适用于白细胞减少症。制备方法：从刺小檗的根皮中分离出来。用法用量：每日 150 毫克，分 3 次口服，3～4 周为 1 个疗程。临床应用：李永学等以上方治疗 20 例恶性肿瘤联合化疗所致白细胞减少症患者，结果显示显效 13 例，有效 2 例，无效 5 例，总有效率 75%。④

10. 茜草双酯片 组成：茜草。功效主治：凉血止血，活血化瘀，去瘀生新；适用于白细胞减少症。制备方法：人工合成 1,4 萘酚 2,3 二羧酸乙酯。用法用量：每次 200 毫克，每日 3 次，口服。临床应用：张肇和以上方治疗 12 例 16 人次白细胞减少症患者，效果显著。⑤

11. 刺五加片 组成：刺五加。用法用量：每日 12 片，分 3 次口服，用药 1～3 个月。临床应用：杨国元等以上方共治疗 22 例白细胞减少症患者。结果：有效 19 例，用药 30～45 天，白细胞计数达 $4.0×10^9$/升以上，观察 3～6 个月，疗效稳定。1 例服药时白细胞上升，停药后又下降；1 例服药半年白细胞不升；1 例服 14 天出现牙齿少量出血、鼻衄而自行停药。⑥

粒细胞缺乏症

概　述

外周血及骨髓中，中性粒细胞极度减少，甚至完全缺乏时称粒细胞缺乏症，其白细胞计数大多在 $(1.0～2.0)×10^9$/升。此症大多为药物或化学毒物通过免疫反应所引起，起病多急骤，畏寒高热，头痛，咽喉肿痛，全身酸痛，伴中、重度感染，可迅速发展至脓毒血症而死亡，证候凶险。

本病属中医"虚劳""急劳""内伤发热""温病"等范畴。本症的病机在于脏腑虚弱，阴阳气血亏损。其病因可为因虚致病，亦可为因病致虚。正如《理虚元鉴·虚证有六因》指出："有先天之因，有后天之因，有瘟疫病后之因，由外感之因，有境遇之因，有医药之因。"正气既亏，卫外不固，极易复感外邪，或停痰宿饮，或瘀血、邪毒内留，郁而化热化火，本虚标实，或邪毒蕴结，腐肉成脓；或火毒上攻，壅于头面；甚或内传营血，气血两燔，或热极生寒，阳极化阴，阳无所恋，阴无所依而阳气暴脱，阴

① 文为，等.芪枣冲剂防治白细胞减少症疗效观察[J].浙江中医学院学报，2005，29(6)：17.
② 李健.参威口服液治疗白细胞减少症 50 例[J].陕西中医，2004，25(6)：496-497.
③ 周郁鸿，等.强力升白片治疗白细胞减少症 32 例临床观察——附西药治疗 30 例对照[J].浙江中医杂志，2000(3)：104-105.
④ 李永学，等.升白安治疗白细胞减少 20 例临床疗效观察[J].中医药学报，1985(2)：54.
⑤ 张肇和.茜草双酯升白细胞作用的临床观察[J].中西医结合杂志，1983，3(2)：98-99.
⑥ 杨国元，等.刺五加治疗白细胞减少 22 例[J].湖北中医杂志，1982(6)：52.

阳离决,是为危候。多采用中西医结合方法治疗。

辨 证 施 治

唐由君等分5证

(1) 热毒袭表证 症见发热,恶寒,头痛身痛,周身酸楚,咽喉肿痛,口干,乏力,纳呆,舌质淡红,舌苔薄黄,脉细。治宜辛凉解表、解肌退热。方用银翘解毒散合柴葛解肌汤合荆防败毒饮加减:金银花、连翘、玄参、柴胡、葛根、荆芥、防风、黄芪、白术、板蓝根、甘草。每日1剂,水煎服。必要时每日2剂(分4次口服,6小时1次)。感染严重,根据不同情况,结合选用抗生素治疗。均可酌加地塞米松或氢化可的松。临床观察:唐由君等以上方治疗4例热毒袭表证粒细胞缺乏症患者。结果:显效3例,显效率75%。

(2) 热毒炽盛证 症见高热,但热不寒,头身痛剧,口干,口苦,口渴,咽喉肿胀,疼痛,甚则溃烂,乏力,心悸,大便偏干,小便少。舌质偏红,舌苔薄黄,脉弦。治宜清气泄热,佐以滋阴凉血。方用人参白虎汤合黄连解毒汤合清营汤加减:人参、石膏、知母、山药、金银花、连翘、黄芩、黄连、沙参、麦冬、青蒿、牡丹皮、太子参、甘草。每日1剂,水煎服。必要时每日2剂(分4次口服,6小时1次)。感染严重,根据不同情况,结合选用抗生素治疗。均可酌加地塞米松或氢化可的松。临床观察:唐由君等以上方治疗19例热毒炽盛证粒细胞缺乏症患者。结果:显效16例,显效率84.21%。

(3) 热毒炽盛、气阴两虚证 症见高热,汗出而热不退,周身多见脓疱、疖肿,注射部位红肿、溃烂,口舌糜烂,咽喉肿疼,精神萎靡,乏力,心悸,纳差,腹胀,舌质偏红,舌苔少,脉虚大或洪大。治宜清热解毒、益气养阴。方用人参白虎汤合当归补血汤加减:人参、白术、黄芪、茯苓、金银花、连翘、生地黄、玄参、石膏、知母、山药、甘草。每日1剂,水煎服。必要时每日2剂(分4次口服,6小时1次)。感染严重,根据不同情况,结合选用抗生素治疗。均可酌加地塞米松或氢化可的松。临床观察:唐由君等以上方治疗31例热毒炽盛、气阴两虚证粒细胞缺乏症患者。结果:显效25例,显效率80.65%。

(4) 气血两燔、热壅血瘀证 症见高热,头痛身痛,咽喉肿痛,咳嗽痰多,四肢或遍体瘀斑,内脏若有出血,则出血急骤,量多,色鲜红。大便燥结或色黑,小便黄。舌质红,舌苔黄燥,脉洪大或虚大。治宜清气泄热、凉血止血。方用白虎汤合三黄汤合犀角地黄汤加减:石膏、知母、山药、大黄、黄芩、金银花、牡丹皮、赤芍、生地黄、紫草、七叶一枝花、茜草、甘草。每日1剂,水煎服。必要时每日2剂(分4次口服,6小时1次)。感染严重,根据不同情况,结合选用抗生素治疗。均可酌加地塞米松或氢化可的松。临床观察:唐由君等以上方治疗12例气血两燔、热壅血瘀证粒细胞缺乏症患者。结果:显效6例,显效率50%。

(5) 热闭心包证 症见高热,神昏,谵语,四肢抽动,甚至角弓反张,大便燥结,小便失禁(或尿闭),舌质偏红,少苔,脉弦细数。治宜泄热、开窍、镇惊。方用清瘟败毒饮合俞氏羚角钩藤汤加减:金银花、连翘、石膏、知母、山药、大黄、赤芍、玄参、生龙骨、生牡蛎、七叶一枝花、羚羊角粉、钩藤。每日1剂,水煎服。必要时每日2剂(分4次口服,6小时1次)。感染严重,根据不同情况,结合选用抗生素治疗。均可酌加地塞米松或氢化可的松。必要时配用安宫牛黄丸,每次1丸,每日1~4次。临床观察:唐由君等以上方治疗3例热闭心包证粒细胞缺乏症。结果:显效1例,显效率33.33%。[1]

经 验 方

1. 当归补血汤合生脉饮 生黄芪50克、当归10克、党参15克、麦冬15克、五味子10克、白茯苓15克、白芍15克、陈皮10克、焦山楂15克、六神曲15克、白术15克、甘草10克、大枣15克。瞿梅等以上方治疗1例急性粒细胞缺乏症患者,

---

① 唐由君,等.急性白血病化疗致粒细胞缺乏69例临床研究[J].山东中医学院学报,1992,16(3):34-36.

效果满意。①

2. 人参养荣汤　太子参 30 克、黄芪 30 克、白芍 15 克、当归 15 克、炒白术 20 克、熟地黄 20 克、茯苓 20 克、肉桂 3 克、五味子 5 克、远志 5 克、陈皮 10 克、炙甘草 10 克。每日 1 剂。加入清水煎，分上下午 2 次温服。曹奕采用人参养荣汤为主兼用西药利血生片治疗 42 例恶性肿瘤化疗后粒细胞减少症患者。另设单用西药利血生片治疗的 42 例作对照组。利血生片每次 60 毫克，每日 3 次，口服。服药 1 个月为 1 个疗程。结果：治疗组临床治愈 23 例，好转 14 例，无效 5 例，总有效率 88.1%；对照组临床治愈 12 例，好转 14 例，无效 16 例，总有效率 61.9%。两组的总有效率经统计学比较有显著性意义（$P < 0.05$），表明采用中西医结合的治疗组疗效为优。②

3. 犀角地黄汤　犀牛角（水牛角代）、地黄、麦冬、川贝母、天花粉、土牛膝、赤芍、牡丹皮。清热解毒，凉血生津，后期佐以益气。适用于急性粒细胞缺乏症。金国祥等以上方治疗 11 例粒细胞缺乏患者，疗效满意。③

① 瞿梅，等.当归补血汤合生脉饮治疗急性粒细胞缺乏症 1 例[J].中国中医药现代远程教育,2012,10(20)：139.
② 曹奕.人参养荣汤为主治疗恶性肿瘤化疗后粒细胞减少症 42 例——附利血生片治疗 42 例对照[J].浙江中医杂志,2005(10)：434.
③ 金国祥，等.中西医结合抢救成功急性粒细胞缺乏症 11 例[J].中西医结合临床急救,1996,3(8)：364－365.

出血性疾病

出血性疾病是由于遗传性或获得性的因素，导致机体止血、凝血活性的减弱或抗凝血、纤溶活性的增强，引起自发性或轻微外伤后出血难止的一类疾病。根据发病机制主要分三类：（1）血管壁的功能异常，最常见的疾病是过敏性紫癜；（2）血小板的异常，最常见的疾病是特发性血小板减少性紫癜；（3）凝血异常，最常见的疾病是血友病（因子Ⅷ、Ⅸ、Ⅺ抗体异常）。当然还有其他疾病及复杂因素引起出血性疾病，如感染、尿毒症、异常球蛋白血症、肝病、抗凝剂或溶栓药物使用过量、蛇咬伤、鼠药中毒等，将在其他章节中分别介绍。出血性疾病临床主要表现为各部位的出血，最常见、最易发现的症状和体征是皮肤、黏膜下出血。其表现因出血程度、范围及出血部位的不同而不同。此外还会出现深部血肿、浆膜腔、关节腔及眼底出血，比较严重的是内脏出血，临床可表现为咯血、呕血、便血、血尿、引导出血及中枢神经系统出血，出血量较大。除相应器官、系统症状外，还可伴有失血引起的循环障碍，甚至休克等症状。

出血性疾病，根据出血的临床症状可属中医"血证""紫癜"范畴。《黄帝内经》中对"血不循经，自九窍排出体外或者溢于肌表"的这一类都称为血证。紫癜，亦称紫斑，以血液溢于皮肤、黏膜之下，出现瘀点瘀斑，压之不退色为其临床特征，常伴鼻衄、齿衄，甚则呕血、便血、尿血。本病属"血证"范畴，根据中医古籍中所记载的"葡萄疫""肌衄""斑毒"等病，中医理论体系认为，当各种原因导致脉络损伤或血液妄行时，就会引起血液溢出脉外而形成血证。《灵枢·百病始生》篇认为："阳络伤则血外溢，血外溢则衄血；阴络伤则血内溢，血内溢则后血。"阳络伤是指体表的血管损伤，出血为衄血，牙、舌、鼻出血，皮肤紫癜等在上、在表面的出血。阴络伤是指内脏的血管损伤出血为后血，便血、尿血等在下、在里的出血。《景岳全书·血证》将血证的病机提纲挈领地概括为"火盛"及"气伤"两个方面。目前认为病机以热、瘀为标，气虚、阴虚为本。治疗原则主要是清热、滋阴、凉血，采用补气摄血和活血化瘀等方法。

过 敏 性 紫 癜

概　　　述

过敏性紫癜属于一种毛细血管变态反应性疾病。临床特点为皮肤瘀点、瘀斑，多分布于四肢伸侧及臀部，对称分批出现，常有腹痛及关节肿痛等。其发病机制主要是由于机体对某些过敏物质发生变态反应而引起毛细血管壁的通透性和脆性增高。本病多见于儿童和青年。临床可分为皮肤型（最多见）、腹型、关节型、肾型、混合型等五型。所以临床特点除紫癜外尚有皮疹及浮肿，常伴有腹痛、恶心、呕吐、便血、呕血、关节肿胀、疼痛，可有蛋白尿、血尿或管型尿，也可出现咯血、哮喘及胸膜炎。如及时诊治，预后良好。

本病属中医"衄证""紫斑""温毒发斑""葡萄疫""血证"等范畴。其病理特点是外邪内侵，脏腑气机失调而致血不循经，离脉外溢。中医认为紫癜的成因多有感受外邪，热毒内蕴，损伤血络；或气虚失统，血不归经；或瘀血阻络，血液不循常道而溢于脉外。这里的血瘀既是病理产物，又是致病因素。瘀血不除，血不循经又可导致多部位反复出血，而瘀血阻络，血运受阻，不通则痛，致关节肿胀疼痛；闭阻肾络，致使肾的封藏失职，开合失司,精微漏泄,出现血尿、蛋白尿。过敏性紫癜多因小儿先天肾气未充,免疫力低下所致,加之后天失调而发病。所谓"邪之所凑,其气必虚"。故当辨证求本,不可见血止血。然小儿为稚阴稚阳之体,感邪之后易从火化,故过敏性紫癜患儿患病初期以实证、热证多,虚证较少,随着病情的逐渐发展,渐见虚象。故在疾病的早期不过多的给予补药,否则可能适得其反。过敏性紫癜临证施治,应首先分清标本虚实,初起热毒较盛,治宜清热解毒凉血;久则耗伤阴津,虚热内生,故恢复期常用滋阴清热、益气健脾等方法以进一步清除余邪,调节气血;若合并瘀血之证,则佐以活血化瘀,以达到降低毛细血管通透性和改善血液循环的作用。

辨 证 施 治

1. 张小亮等分 4 型

(1) 风盛血热型 症见起病较急,皮疹紫癜成片,色鲜红,高出皮面,可伴瘙痒,发热恶风,口干咽痛,舌红苔黄,脉浮数。治宜疏风清热、凉血消斑、祛湿解毒。方用俞风消斑汤:水牛角 30 克、白鲜皮 30 克、牛蒡子 15 克、大青叶 15 克、防风 10 克、赤芍 15 克、牡丹皮 30 克、紫草 30 克、茜草 20 克、地肤子 20 克、土茯苓 20 克、丹参 20 克、蒲黄 15 克、大黄 15 克、黄芩 15 克、甘草 15 克。临床观察:张小亮等以上方治疗 24 例风盛血热型过敏性紫癜性肾炎患者。结果显示有效率 87.50%。

(2) 湿热内蕴型 症见皮肤散在紫癜,色红,头身沉重,伴腹痛,甚则便血,或关节疼痛,口黏口苦,大便黏滞,纳少,舌红,苔黄腻,脉滑数。治宜清热化湿、凉血消斑。方用加味四妙散:薏苡仁 30 克、苍术 20 克、秦艽 15 克、防己 15 克、牛膝 10 克、黄柏 15 克、地肤子 20 克、土茯苓 20 克、茜草 20 克、紫草 20 克、仙鹤草 20 克、白芍 20、甘草 15 克。临床观察:张小亮等以上方治疗 15 例湿热内蕴型过敏性紫癜性肾炎患者。结果显示有效率 66.67%。

(3) 气不摄血型 症见紫癜隐约散在,色淡红,反复发作,迁延不愈,遇劳易发,面色少华,乏力气短,食欲不振,舌淡,苔白,脉弱。治宜健脾补气、摄血止血。方用归脾汤加味:黄芪 40 克、党参 20 克、白术 15 克、茯苓 15 克、熟地黄 20 克、山药 15 克、当归 15 克、白芍 15 克、鸡血藤 30 克、茜草 15 克、紫草 15 克、蒲黄 15 克、甘草 15 克。临床观察:张小亮等以上方治疗 18 例脾气不摄血型过敏性紫癜性肾炎患者。结果显示有效率 83.33%。

(4) 阴虚火旺型 症见紫癜散在,色红,时隐时现,腰膝酸软,五心烦热,潮热盗汗,口燥咽干,舌红,苔少,脉细数。治宜滋阴降火、凉血止血。方用知柏地黄丸加减:知母 10 克、黄柏 10 克、生地黄 15 克、天冬 20 克、麦冬 20 克、牡丹皮 30 克、丹参 30 克、茜草 20 克、紫草 30 克、女贞子 20 克、墨旱莲 20 克、甘草 15 克。临床观察:张小亮等以上方治疗 17 例阴虚火旺型过敏性紫癜性肾炎患者。结果显示有效率 82.35%。[1]

2. 李明道分 2 型

(1) 气血两虚证 症见面色苍黄,纳少乏力,或见腹痛绵绵而压痛轻微,丘疹与紫癜分布,周身畏寒且易感冒,舌淡,脉沉细无力。治宜益气养血。药用太子参 8 克、黄芪 12 克、仙鹤草 12 克、连翘 12 克、大青叶 12 克、当归 6 克、白术 6 克、云苓 6 克、远志 6 克、炒枣仁 6 克、地榆炭 15 克。

(2) 血热证 症见面白唇红,纳少乏力,咽干口渴,呃逆心烦,或腹痛拒按,丘疹与紫癜发展迅速,分布密集或紫红成片,全身热象明显,或便血尿血,关节疼痛,平时易受风热之邪,舌红苔黄,脉象细弦。治宜凉血解毒。药用牡丹皮 8 克、赤芍 8 克、太子参 8 克、墨旱莲 8 克、水牛角 8 克、白茅根 15 克、地榆炭 15 克、生地黄 10 克、黄芪 12 克、玄参 12 克、连翘 12 克、大青叶 12 克。随症加减:紫癜反复出现,病情顽固者,加三七粉 2 克、阿胶 4.5 克;腹型症状明显或伴关节疼痛者,加乌梅 15 克、黄连 5 克、川椒 5 克、防风 3 克。[2]

① 张小亮,等.辨证论治过敏性紫癜性肾炎患者临床观察[J].辽宁中医药大学学报,2015,17(7):94－97.
② 李明道.补益气血为主治疗 70 例过敏性紫癜[J].黑龙江中医药,1993(1):11－12.

经 验 方

1. 生犀散合万氏胡麻丸　水牛角(先煎)20克、地骨皮9克、赤芍9克、大胡麻9克、威灵仙9克、白蒺藜9克、蔓荆子9克、苦参9克、葛根9克、荆芥5克、生甘草5克、柴胡6克。按患儿体重≤10千克,每日服150毫升;10千克<患儿体重<30千克,每日服200毫升;患儿体重≥30千克,每日服400毫升。均分早晚2次,餐后服用。方昉等将72例儿童过敏性紫癜患者随机分为治疗组与对照组各36例。对照组采用控制感染、抗凝(潘生丁)、改善毛细血管通透性(维生素C)、抗过敏(氯雷他定)等常规治疗。有关节严重肿痛或腹痛严重时,酌情选用肾上腺皮质激素,治疗2周。治疗组采用生犀散合万氏胡麻丸治疗2周。结果:治疗组总有效率88.87%,对照组总有效率66.67%(P<0.05);随访6个月后治疗组总有效率86.11%,对照组52.78%(P<0.05)。生犀散合万氏胡麻丸治疗儿童过敏性紫癜与西药比较,疗效的延续性较好,复发率低。①

2. 自拟方1　黄芩12克、黄柏12克、茯苓10克、白术10克、紫草8克、炒薏苡仁10克、滑石10克、白豆蔻10克、苍术5克、忍冬藤10克、牛膝5克、威灵仙10克。随症加减:关节疼痛剧烈,紫斑暗青者,为外寒中络,可加生麻黄、防风散寒通滞止痛;呕吐者,若为湿痰中阻可加姜半夏,热痰中阻可加竹茹,两者均可化痰止呕,再辅以旋覆花以降胃气;腹痛剧烈者,加炒白芍、炙甘草、木香;便血者,加地榆炭、蒲黄炭;纳差者,加焦三仙、陈皮;汗多者,加黄芪、浮小麦、五味子、煅牡蛎等。煎煮,制成每瓶150毫升规格,2~5岁每次50毫升,6~10岁每次100毫升,10岁以上,每次150毫升,均每日3次口服。郭亚雄等将63例过敏性紫癜患者随机分为治疗组32例与对照组31例。对照组采用葡萄糖酸钙片每次0.5~1克,每日3次,

口服;维生素C丸每次100毫克,每日3次,口服;芦丁片每次20毫克,每日3次,口服;潘生丁片3~5毫克/(千克·日),分3次口服;扑尔敏1~2毫克/(千克·日),分3次,口服。治疗组采用在西医治疗的基础上加中药治疗,采用清化湿热剂加减。两组在服药期间忌生冷、辛辣刺激食物及鱼、虾、蟹、鸡蛋、牛奶、牛羊肉等易过敏食物。疗程均为2周。结果:治疗组对中医疗效、西医疗效的总有效率均为96.9%,对照组对中医疗效、西医疗效的总有效率分别为80.6%和74.2%(P<0.05)。治疗组与对照组主要症状消失时间比较,紫癜消失天数比治疗组短,有统计学差异(P<0.05),治疗组在改善临床疗效方面更优于对照组,且治疗组能够显著缩短紫癜消失的天数。②

3. 银翘散合犀角地黄汤　金银花15克、连翘15克、牛蒡子10克、蝉蜕10克、地肤子10克、犀角(水牛角代)20克、生地黄20克、牡丹皮12克、赤芍12克、紫草12克、生甘草6克。随症加减:皮肤瘙痒甚者,加地龙12克、穿山龙15克;关节痛甚者,加牛膝12克、汉防己12克;伴胃脘部及腹部疼痛者,加延胡索12克、川楝子12克、海螵蛸12克、白芍12克;伴尿血者,加大蓟15克、小蓟15克、白茅根20克、墨旱莲12克;伴有蛋白尿者,加黄芪20克、益母草10克;伴有便血者,加地榆炭12克、槐花12克。每日1剂,水煎至400毫升,分早晚2次口服。张旻昱等将69例过敏性紫癜患者随机分为治疗组33例与对照组36例。对照组采用强的松片(醋酸泼尼松),1毫克/(千克·日),晨起顿服。治疗组服用中药同时服用云南白药0.25克,每日3次。两组均以4周为1个疗程,治疗3个疗程。结果:治疗组总有效率93.94%,对照组总有效率77.78%,治疗组疗效优于对照组(P<0.05)。各型皮肤紫癜、关节症状、消化道症状消退时间及肾损害恢复时间均短于对照组(P<0.01)。银翘散合犀角地黄汤治疗过敏性紫癜有较好的疗效。③

① 方昉,邱根祥.生犀散合万氏胡麻丸治疗儿童过敏性紫癜36例[J].浙江中医杂志,2016,51(12):902.
② 郭亚雄,等.清化湿热法治疗过敏性紫癜32例[J].四川中医,2016,34(11):155-156.
③ 张旻昱,等.银翘散合犀角地黄汤治疗过敏性紫癜33例临床研究[J].新中医,2014,46(1):91-93.

4. **自拟方2** 生地黄 10 克、赤芍 10 克、牡丹皮 10 克、大青叶 10 克、紫草 10 克、泽兰 10 克、生侧柏 10 克、茜草根 10 克、小蓟 10 克、血余炭 10 克、棕榈炭 10 克、三七粉 1.5 克。每日 1 剂，水煎服，早、中、晚分服。共服 4 周。刘晶晶等将 60 例少儿紫癜性肾炎性血尿患儿随机分为治疗组与对照组各 30 例。对照组采用强的松每公斤体重 0.5 毫克，1 次顿服，1 周后逐渐减量维持 4 周停药。治疗组采用上述中药治疗。结果：治疗组总有效率 90.00%，对照组总有效率 73.33%，两组总体疗效比较，治疗组疗效优于对照组，差异具有统计学意义（$P<0.05$）。[1]

5. **自拟方3** 羚羊角 2~6 克、生地黄 6~10 克、赤芍 6~10 克、金银花 6~10 克、连翘 6~10 克、牡丹皮 6~10 克、栀子 5~15 克、蒲公英 5~15 克、石韦 10~12 克、白茅根 10~12 克。随症加减：血尿，加大蓟 9 克、小蓟 9 克、藕节 10 克；浮肿甚，加冬瓜仁 10 克、通草 10 克；关节疼痛，屈伸不利，加威灵仙 6~10 克、牛膝 6~10 克；便血呕吐，加焦山楂 10 克、茜草炭 10 克、三七粉 1~3 克；皮肤紫癜反复出现，加丹参 10 克、当归 10 克、鸡血藤 10 克。每日 1 剂，水煎分 2 次服，7 天为 1 个疗程，有肾炎者半月为 1 个疗程。清热解毒，活血化瘀。适用于紫癜性肾炎。张世伟以上方治疗 57 例紫癜性肾炎患者，疗效满意。[2]

6. **免煎颗粒剂** 紫草、青天葵、黄柏、蝉蜕、紫花地丁、荆芥炭、藕节、穿心莲、大青叶、甘草。口服，每日 1 剂，连续服药 2 周。任小红等将 104 例过敏性紫癜患者随机分为治疗组与对照组各 52 例。对照组采用口服强的松片 20 毫克（晨起顿服）、扑尔敏片 4 毫克、维生素 C 片 200 毫克、10% 葡萄糖酸钙口服液 10 毫升，均每日 3 次。连续服药 2 周。治疗组采用中药免煎颗粒剂。结果：治疗组治愈 44 例，有效 5 例，无效 3 例，总有效率 94.23%；对照组治愈 34 例，有效 11 例，无效 8 例，

总有效率 84.61%。两组比较治疗组疗效明显优于对照组（$P<0.05$）。自拟中药免煎颗粒剂配方治疗过敏性紫癜有较好的疗效，且无不良反应。[3]

7. **化瘀解毒降浊汤** 黄柏 6 克、泽泻 9 克、白茅根 10 克、茜草 6 克、紫草 3 克、小蓟 9 克、三七粉（冲服）1.5 克、生地黄 12 克、墨旱莲 10 克、制大黄 3 克、山茱萸 10 克、川芎 3 克、仙鹤草 10 克、蝉蜕 6 克、苍术 10 克、土茯苓 15 克、白花蛇舌草 12 克。随症加减：尿蛋白（+~++）者，加用金樱子、乌梢蛇、芡实；紫癜明显者，加蝉蜕、苍术、土茯苓；急进性肾炎和慢性肾炎型（重型），加用乌蛇、地龙、白僵蚕、丹参、川芎、水蛭。剂量随患者的体质、年龄而定，水煎 20 分钟，取汁 150 毫升，每剂两煎共 300 毫升，分早晚 2 次服用。3 岁以内患儿可少量频服。4 周为 1 个疗程。薄丽亚等将 208 例小儿过敏性紫癜性肾炎患儿随机分为治疗组 108 例与对照组 100 例。对照组采用常规西医治疗，常用头孢类抗生素、维生素 C 与抗过敏等药配合，必要时加用止血药及类固醇激素治疗。依据患儿的病情、年龄、确定用药剂量。治疗组采用在常规西医治疗的基础上加服中药化瘀解毒降浊汤。结果：治疗组总有效率 85.2%，对照组总有效率 69%。[4]

8. **茜草汤** 茜草根 30 克、侧柏叶 30 克、鲜白茅根 30 克、生地黄 18 克、牡丹皮 12 克、赤芍 10 克、白芍 10 克、黄芩 6 克、阿胶（烊化）6 克、生甘草 6 克。随症加减：关节肿胀、疼痛，加虎杖、牛膝；皮肤瘙痒反复发作，加地肤子、蝉蜕；血尿明显，加大蓟、小蓟。张盘根等以上方配合常规西药治疗 32 例过敏性紫癜患者，疗效满意。[5]

9. **经验方** 水牛角 30 克、牡丹皮 10 克、生地黄 10 克、紫草 9 克、栀子 6 克、白花蛇舌草 20 克、蝉蜕 10 克、甘草 5 克、赤芍 6 克。随症加减：关节肿痛，加忍冬藤 12 克、牛膝 9 克；腹痛，加延胡索 6 克、木香 6 克、砂仁 6 克；便血，加槐花炭 9 克、地

① 刘晶晶，等.凉血解毒、活血化瘀法治疗少儿紫癜性肾炎性血尿 30 例临床观察[J].中国医药导刊，2013,15(9)：1512,1214.
② 张世伟.清热解毒活血化瘀法治疗紫癜性肾炎 57 例[J].陕西中医，2011,32(4)：411.
③ 任小红，等.中药免煎颗粒剂配方治疗过敏性紫癜 52 例[J].中国中医急症，2011,20(5)：791.
④ 薄丽亚，等.化瘀解毒降浊汤干预小儿过敏性紫癜性肾炎免疫反应 108 例疗效分析[J].四川中医，2011,29(8)：97-98.
⑤ 张盘根，等.中西医结合治疗过敏性紫癜 32 例[J].新中医，2003,35(6)：65.

榆炭 9 克;血尿,加大蓟 10 克、小蓟 10 克、紫茉莉 6 克;蛋白尿,加黄芪 12 克、玉米须 10 克。7 天为 1 个疗程,共 2～3 个疗程。恢复期则应用归脾汤或二至丸复方化裁,每日 1 剂,共 7～14 天。郑天文等将 60 例过敏性紫癜患者随机分为治疗组和对照组各 30 例。对照组采用西医治疗,每日用强的松 1 毫克/千克(共 2～3 周)、维生素 C、止血敏、扑尔敏、钙剂等综合治疗。治疗组加用中西医结合治疗。结果:治疗组皮疹消失时间(6.81±3.19)天,7 天内皮疹消失 28 例(93.3%),对照组(9.27±5.73)天,7 天内皮疹消失 18 例(60.0%)。7 天内皮疹消失例数治疗组显著高于对照组($P <$ 0.05)。治疗组(腹型 8 例)腹痛消失时间腹痛消失时间(3.76±1.24)天,7 天内腹痛全部消失。对照组(腹型 6 例)腹痛消失时间(6.19±3.78)天,7 天内腹痛消失 3 例。7 天内腹痛消失因例数太少,两组比较,差异性显著。关节型治疗组(7 例)关节肿痛消失时间(2.53±1.48)天,对照组(9 例)关节肿痛消失时间(4.17±2.98)天。关节症状消失时间治疗组优于对照组($P <$ 0.05)。肾脏损害(水肿、血尿、蛋白尿等)消失时间比较,治疗组(5 例)症状消失(6.55±3.76)天,7 天内肾脏损害症状消失 3 例(60%);对照组(4 例)患儿症状消失时间(9.23±4.82)天,7 天内肾脏损害症状消失 1 例(25%)。7 天内肾脏损害症状消失因例数太少,两组比较,差异性显著。近期(1 年内)随访观察,对照组随访 18 例,复发 8 例(44.4%)。治疗组随访 21 例,复发 4 例(19.0%)。本法治疗 1 周后患儿皮疹、消化道、关节、肾脏损害等症状消失时间显著高于对照组,疗效高,治疗组复发率明显低于对照组。[①]

10. 芍药甘草汤 生白芍 30 克、生甘草 30 克。随症加减:皮疹鲜红,血热壅盛,加白茅根 30 克、大蓟 15 克、小蓟 15 克;皮疹紫暗,血瘀,加丹参 30 克;肌肉关节疼痛,加防己 12 克;腹痛便血,

加炙乳没 10 克、广木香 10 克;病程较久,反复发作,面色萎黄,乏力,蛋白尿,加炒党参 10 克、淮山药 15 克(小儿酌减)。每日 1 剂,3 次煎服。郑碧中将 75 例过敏性紫癜随机分为治疗组 50 例与对照组 25 例。对照组采用赛庚啶 2 毫克或酮替芬 1 毫克,每日 3 次;强的松 10 毫克,每日 3 次。治疗组加用芍药甘草汤。关节型、胃肠型、肾型、病情较重者用地塞米松 10 毫克加入输液中静滴,每日 1 次,病情缓解后即停用激素。单纯型、关节型、胃肠型疗程 20 天,肾型 2 个月,3 个月后判定疗效。结果:治疗组、对照组临床治愈分别为 46 例(96.0%)、8 例(32%);治疗组、对照组分别无效(无好转或虽有好转但仍有紫癜或其他多少不等的阳性体征存在)分别为 4 例(4.0%)、17 例(68%)。经医学统计检验有极显著性差异($P <$ 0.005)。且中西医结合治疗,病程短,复发率低,无明显不良反应。[②]

11. 自拟方 4 茜草根 15 克、紫草根 15 克、赤芍 15 克、白芍 15 克、白茅根 30 克、生地黄 30 克、槐花 10 克、三七粉 3 克、牡丹皮 10 克。随症加减:如伴有疲乏无力,舌淡胖,脉濡等气虚证者,佐以党参、黄芪等益气;若兼五心烦热,面色潮红,舌红少津症状者,酌加龟甲、阿胶、知母等药养阴清热。每日 1 剂,煎汤内服。张林以上方治疗 28 例过敏性紫癜患者,疗效满意。[③]

12. 消风宁络饮 炒防风 10 克、炙黄芪 15 克、炒赤芍 10 克、生地黄 5 克、炒牡丹皮 10 克、牛角腮 15 克、生槐角 15 克、炙甘草 5 克、红枣 10 枚。随症加减:伴明显腹痛者,去牡丹皮、赤芍,加白芍 15 克、木香 10 克;下肢浮肿者,加黑大豆 15 克、泽兰叶 10 克;尿血者,加地肤子 10 克、茜根 15 克、大蓟 15 克、小蓟 15 克。每日 1 剂,水煎,分 2 次服。消风凉血、散瘀宁络并举,辅以调整营卫。适用于过敏性紫癜。曹向平以上方治疗 1 例过敏性紫癜患者,疗效满意。[④]

① 郑天文,等.中西医结合治疗过敏性紫癜 30 例[J].中国中西医结合杂志,2000,20(10):789-790.
② 郑碧中.中西医结合治疗过敏性紫癜 50 例——附西药对照组 25 例[J].辽宁中医杂志,1998,25(1):27-28.
③ 张林.中西医结合治疗过敏性紫癜 28 例[J].四川中医,1998,16(2):23.
④ 殷晓明.曹向平教授治疗过敏性紫癜的临床经验[J].江苏中医杂志,1991(10):1-2.

单　方

1. 鲜地龙汤　组成：活地龙 50 条、乌贼骨 10 克、阿胶 15 克。制备方法：活地龙 50 条，洗净后置清水内，加入 3～5 滴食用植物油，让地龙吐出腹中泥土至透明状为止，然后将活地龙放置于干净的钵内，撒上白糖 100 克，稍久地龙即化为糖浆，另取阿胶 15 克，烊化后与地龙糖浆混合一起，冲服乌贼骨粉。用法用量：以上为成人 1 日量，小儿酌减。分 3 次温服。临床应用：李日昌以上方治疗 2 例过敏性紫癜患者，均愈。[1]

2. 中草药方　组成：朱砂七、赶山鞭、商陆。制备方法：上药等份洗净干燥碾为极细粉末压片，每片含生药 0.5 克。用法用量：成人每日 4 次，每次 4～5 片。临床应用：陕西省人民医院内科以上方治疗 24 例过敏性紫癜患者，结果显示痊愈 21 例，好转 2 例，无效 1 例。[2]

3. 红枣　组成：红枣。用法用量：每次 10 只，每日 3 次；或红枣 500 克，煎汤饮服（1 日量）。临床应用：上海市第四人民医院以上法治疗 5 例过敏性紫癜患者，一般于 3～7 天内即见效，出血点很快消退。[3]

特发性血小板减少性紫癜

概　述

原发性血小板减少性紫癜，或称特发性血小板减少性紫癜（idiopathic thrombocytopenic purpura, ITP），指无明显外源性病因引起的血小板减少，但大多数是由于免疫反应引起的血小板破坏增加，故又名自身免疫性血小板减少，是一类较为常见的出血性血液病，其特点为血小板寿命缩短，骨髓巨核细胞增多，80%～90% 病例的血清或血小板表面有 IgG 抗体，脾脏无明显肿大。根据发病机理，诱发因素和病程，ITP 分为急性型及慢性型两类。儿童 80% 为急性型（AITP），无性别差异，春冬两季易发病，一旦病源清除，疾病在 6～12 月痊愈，而成人 ITP95% 以上为慢性型（CITP），男女之比约 1∶3，一般认为属自身免疫性疾病的一种，迁延难愈。本病病死率约为 1%，多数是因颅内出血死亡，ITP 主要临床表现为皮肤黏膜出血或内脏出血。ITP 的治疗多年来一直首选肾上腺皮质激素，其次为脾切除和免疫抑制剂，但上述治疗均存在副作用多，长期缓解率低的弊端。如皮质激素有效率为 50%～70%，长期缓解率仅为 10%～15%，长期使用易导致骨质疏松、糖尿病、高血压、甲状腺功能减退等疾病，且对消化道溃疡患者局限性更大。近年来，大剂量丙种球蛋白、血浆置换、他莫昔芬及其他各种新型免疫抑制剂及口服促巨核细胞生成素已开始应用于临床，但有效率不高，远期疗效差，而且价格昂贵，很难在国内推广应用。

特发性血小板减少性紫癜，中医学无此病名，但史书上早有此病诸症记述，古代医论中对"血证"病名的记载相当丰富，如明代戴元礼在《证治要诀·诸血门》中首立"肌衄"病名，突出了本病有血溢肌肤的临床特征。明代《医学入门》曰："血从汗孔而出者，谓之肌衄。"李时珍在《本草纲目》中曰："血汗，即肌衄，又名脉溢。"而《外科正宗·葡萄疫》则认为"感受四时不正之气，郁于皮肤不散，结成大小青紫斑点，色若葡萄，发在遍体头面，乃为腑证，自无表里。邪毒传胃，牙根出血。"清代吴谦等所著《医宗金鉴·杂病心法要诀·失血总括》论及"皮肤出血曰肌衄"，明确指出了紫癜的出血部位。中医病名标准化规范为"紫癜病"。中医理论体系认为，血液生化于脾、藏受于肝，总统于心、输布于肺、化精于肾，脉为血之府。血液生成之后，在脉中运行不息，环周不休，以充润营养全身。当各种原因导致脉络损伤或血液妄行时，就会引

---

① 李日昌.浙江中医杂志,1991(1):13.
② 陕西省人民医院内科.中草药治疗过敏性紫癜 24 例临床分析[J].陕西新医药,1976(1):27.
③ 上海市第四人民医院.红枣治愈过敏性紫癜五例[J].上海中医药杂志,1958(11):29.

起血液溢出脉外而形成血证。急性期多为实证、慢性期多为虚证。其病机可能以虚、火、瘀为主。以虚为本,火、瘀为标。三者相互交错,相互影响,共同构成本病发展的全过程。所以五种形式的病机特点往往交叉出现又互相影响。虚者或脾肾气虚,血液失于统摄,则血不循经,溢出脉外,或气血化生不足,不能滋养机体,即景岳所谓"损者多由于气,气伤则血无以存",或肝肾阴虚,阴虚内热,迫血妄行,或脾肾阳虚,阳气不能固护机表,故血溢脉外。"久病必虚",病程后期往往脏腑失调,气血运化失司,而成虚损。主要涉及肾、脾、肝三脏。现代医家多从脏腑辨证,认为ITP与肝脾肾密切相关,同时邪毒、瘀血在致病中亦起非常重要的作用。综上所述,我们认为对于ITP的病机辨别应以辨脏腑为基础,结合气血理论。ITP的病理机制不外邪、热、虚、瘀四端,外邪有寒热之分,内热又有虚实之别,虚损又分气(阳)虚、阴(血)虚,涉及脏腑有脾(胃)、肝、肾、心、肺,其中以肝脾肾为最重要,ITP多为正虚为本,邪气为标,属本虚标实之病证。目前公认的特发性血小板减少性紫癜引起出血的主要病机是火伤血络,血热妄行,主于肝木,邪实为标;气不摄血,阴血亏损,根于脾肾,正虚为本,故其属肝火伤络为标,脾肾亏损为本的标本互见之证。辨证当抓住气火盛衰、五脏虚实。

辨 证 施 治

薛芳芳分4型

(1)脾不统血型 治宜益气摄血、健脾养血。方用归脾汤加减。

(2)肝郁化火型 治宜清肝泻火、凉血止血。方用龙胆泻肝汤加减。

(3)阴虚火旺型 治宜滋阴降火、宁络止血。方用茜根散或知柏地黄汤加减。

(4)热盛迫血型 治宜清热解毒、凉血止血。方清营汤或犀角地黄汤加减。

临床观察:薛芳芳将47例原发性血小板减少性紫癜患者随机分为治疗组23例与对照组24例。治疗组在辨证施治基础上加用商陆6～10克,同时停用激素及免疫抑制剂;对照组口服强的松片,配合一般常规治疗。结果:治疗组基本治愈9例,显效7例,有效5例,无效2例;对照组基本治愈5例,显效5例,有效6例,无效8例。两组之间有效率比较,有显著性差异($P<0.05$)。[1]

经 验 方

1.基础方 墨旱莲30克、卷柏30克、仙鹤草30克、萆薢20克、穿山龙20克、锁阳20克、生黄芪15克、女贞子15克、土大黄15克、淫羊藿15克、白芍15克、巴戟天12克、桂枝10克、当归10克。每日1剂,水煎分2次服,早晚各1次。随症加减:伴出血者,加生地黄15克、牡丹皮15克、水牛角(先煎)30克;尿血者,加茅根20克、小蓟15克、炒蒲黄12克;月经过多者,加菟丝子15克、苎麻根15克;便血者,加生地榆15克、槐花10克;畏寒自汗、易外感者,加炒白术12克、防风10克、补骨脂10克;汗多者,加煅牡蛎15克;神疲乏力、大便溏薄者,加太子参15克、炒白术15克、茯苓15克、炙甘草10克;口干唇红者,加山药15克、黄精15克;纳呆者,加鸡内金12克、炒神曲12克;便秘者,加肉苁蓉15克;脘腹胀满者,加厚朴12克、枳壳12克、木香10克;外感后咽红肿痛者,加金银花15克、金莲花15克、蒲公英15克;咳嗽痰黄者,加黄芩15克、鱼腥草15克;心烦眠差者,加夜交藤30克、枣仁15克;咽干口渴者,加北沙参15克、玄参15克、石斛25克。季菲等以滋阴和阳法治疗32例激素无效血小板减少性紫癜患者,疗程开始时仍服泼尼松患者在原每日服用剂量基础上减少5毫克,每周减量1次,如每日剂量小于5毫克,每周减半量或隔日服药,4周为1个疗程,共治疗2个疗程,3个月后随访。结果:显效8例,良效14例,进步7例,无效3例。总有效率90.63%。

---

① 薛芳芳.辨证加商陆治疗原发性血小板减少性紫癜23例临床观察[J].湖南中医杂志,1993,9(2):10－11.

血小板计数较治疗前升高（P＜0.05）。中医证候改善者总有效率96.88%，治疗期间未见明显不良反应。结论：滋阴和阳法可有效减少患者紫癜、出血，提升血小板计数，改善临床症状。①

2. 凉血解毒方　紫草15克、半枝莲10克、长春花10克、白茅根30克、仙鹤草30克、牡丹皮15克、茜草12克、水牛角15克、女贞子15克、当归10克、生薏苡仁20克、生山药15克、黄芪10克。每日1剂，水煎分2次温服。治疗疗程为6个月。刘伟等将76例原发性血小板减少性紫癜患者随机分为治疗组和对照组各38例。对照组予西医常规治疗：（1）醋酸泼尼松龙，首服剂量每日1毫克/千克，早晚各服用1次。临床起效后按照激素使用规范减量，口服剂量40毫克/天时，减量在5～10毫克/周；剂量在20～40毫克/天，剂量减少2.5～5毫克/周；20毫克及以下者，剂量减少1.25～2.5毫克/周，直到停药。如发生病情复发则加量至每日1毫克/千克。（2）皮肤及黏膜出血明显者，辅助维生素C口服或针剂、止血敏及氨甲环酸等药物治疗。治疗组在对照组基础上联合凉血解毒方口服治疗。3个月为1个疗程，连续治疗6个月。结果：治疗组总有效率92.1%，高于对照组的71.1%，差异有统计学意义（P＜0.05）。治疗6个月后治疗组血小板计数高于对照组，差异有统计学意义（P＜0.05）。两组骨髓巨细胞计数较疗前均有提高，治疗组骨髓巨细胞计数升高幅度大于对照组，差异均具有统计学意义（P＜0.05）。结论：凉血解毒方联合小剂量泼尼松龙治疗原发性血小板减少性紫癜有较好临床疗效。②

3. 益气通阳汤　太子参30克、麸炒白术10克、茯苓10克、炙甘草10克、桂枝10克、白芍10克、锁阳20克、淫羊藿10克、绵萆薢20克、穿山龙30克、巴戟天10克、生姜10克、大枣10枚。随症加减：如咽部不适明显者，改茯苓为土茯苓30克，加蒲公英20克、金银花20克；肾阳虚明显

者，加补骨脂15克、菟丝子15克；偏肾阴虚者，加女贞子15克；女性月经量大者，加益母草30克；身痒者，加白鲜皮10克、蝉蜕10克；平素易感冒者，加黄芪10克、防风10克。每日1剂，水煎服。3个月为1个疗程，共治疗2个疗程。正在服用醋酸泼尼松龙片的患者，在服用益气通阳汤的同时，当血小板上升到50×10⁹/升以后，缓慢将激素减量，直至完全停服。朱会兰等以上方加减治疗31例慢性血小板减少性紫癜患者，治疗2个疗程后患者血小板计数较治疗前明显升高（P＜0.05）。治疗1个疗程后及2个疗程后患者中医证候积分与治疗前比较均明显降低（P＜0.01）。治疗1个疗程后中医证候疗效总有效率51.61%，2个疗程后总有效率80.65%，治疗2个疗程后的总有效率明显升高（P＜0.05）。结论：益气通阳汤加减治疗慢性血小板减少性紫癜疗效确切，可显著改善患者中医证候及血小板计数。③

4. 陈波经验方　黄芪30克、党参20克、白术10克、当归10克、水牛角30克、玄参10克、生地黄30克、牡丹皮10克、仙鹤草10克、紫珠草10克、乌梅炭10克、炙甘草6克。随症加减：如热毒炽盛，可加七叶一枝花、大青叶；兼见阳虚者，加仙茅、淫羊藿、鹿角胶。每日1剂，水煎早晚分服，疗程为2个月。陈波将52例难治性血小板减少性紫癜患者随机分为治疗组和对照组各26例。对照组予重组人白介素-Ⅱ（巨和粒），每日50微克/千克皮下注射，每月连用14天，疗程为2个月，期间如血小板≥100×10⁹/升，即停药。所有患者根据病情予抗感染治疗，对症治疗，贫血严重者予输注浓缩红细胞，均未输注血小板。治疗组在对照组基础上加服中药制剂。结果：治疗组有效率88.5%，对照组有效率65.4%，两组比较差异有统计学意义（P＜0.05）。结论：中药联合重组白介素-Ⅱ对难治性特发性血小板减少性紫癜有显著疗效。④

①　季菲，等.滋阴和阳法治疗激素无效血小板减少性紫癜临床研究[J].时珍国医国药，2016，27（1）：131－133.
②　刘伟，等.凉血解毒方联合小剂量泼尼松龙治疗原发性血小板减少性紫癜的临床研究[J].中医药导报，2015，21（24）：69－71.
③　朱会兰，等.益气通阳汤加减治疗慢性血小板减少性紫癜患者31例临床观察[J].中医杂志，2014，55（12）：1022－1024.
④　陈波.中药联合重组白介素-Ⅱ治疗难治性特发性血小板减少性紫癜临床研究[J].中医学报，2013，28（12）：1890－1892.

5. 刘汉东经验方　生地黄 30 克、紫草 10 克、赤芍 10 克、牡丹皮 10 克、墨旱莲 20 克、女贞子 20 克、茜草 20 克、白茅根 15 克、陈皮 10 克、生甘草 10 克、黄芪 15 克、党参 20 克、白术 15 克、当归 10 克、仙鹤草 15 克、肉苁蓉 15 克、淫羊藿 15 克等。由院中药煎药室制成 150 毫升煎剂 2 袋,每次 1 袋,每日 3 次。刘汉东等以上方加减治疗 36 例难治性特发性血小板减少性紫癜患者,患者口服中药共治疗 2 个月,治疗期间逐渐减撤激素和免疫抑制剂。结果:显效 10 例,良效 16 例,进步 4 例,无效 6 例。总有效率 83.3％。治疗后血小板数显著升高。①

6. 归脾汤合杞柏地黄汤加减　黄芪 20 克、党参 15 克、白术 12 克、茯苓 12 克、当归 12 克、生地黄 12 克、枸杞子 12 克、鸡血藤 15 克、酸枣仁 12 克、龙眼肉 12 克、侧柏叶 12 克、白芍 12 克、大枣 12 克。随症加减:若出血明显者,加大蓟 12 克、小蓟 12 克、莲草 12 克;气虚明显,重用黄芪、党参;如兼虚热之象,加紫草 12 克、牡丹皮 12 克;血热证明显,去枸杞子、鸡血藤,加水牛角、牡丹皮、连翘、白茅根、茜草炭。每日 1 剂,水煎服。30 天为 1 个疗程,如血小板仍未恢复正常,则继续下 1 个疗程。连续观察 3 个月。何秋林以上方治疗 30 例特发性血小板减少性紫癜患者,显效 20 例,良效 5 例,进步 3 例,无效 2 例。②

7. 周永明等经验方　生地黄、牡丹皮、大青叶、黄芪、党参、白术、熟地黄、墨旱莲、当归、仙鹤草、紫苏梗等。偏重阴虚型,重用生地黄;偏重气虚型,重用党参、黄芪。随症加减:口臭,齿衄,加黄连、黄芩;面赤,头昏,胁痛,加白芍、赤芍;咽痛,紫斑,加水牛角、蒲公英;出血不严重,病程长,舌有瘀斑,重用当归、牡丹皮,加三七;脾胃湿热,中脘不适,选用陈皮、乌药、薏苡仁。每日 1 剂,每日服 2 次。周永明等以上方加减治疗 35 例难治性原发性血小板减少性紫癜患者,3 个月为 1 个疗程,平均治疗 2 个疗程以上,治疗期间逐渐减撤激素和免疫抑制剂。结果:治愈 2 例,显效 7 例,良效 11 例,进步 11 例,无效 4 例,同时血小板相关抗体明显下降,出血减少,全身症状改善。③

8. 计磊经验方　藿香 15 克、茵陈 15 克、紫苏 12 克、熟地黄 12 克、全当归 15 克、炙黄芪 30 克、炙甘草 6 克、杭白芍 12 克、荷叶 102 克、连翘 15 克、墨旱莲 15 克、枸杞子 15 克。计磊等以上方加减治疗 34 例难治性特发性血小板减少性紫癜患者。结果:停药 3 个月后随访观察,基本治愈 2 例,显效 10 例,良效 12 例,进步 4 例,无效 6 例,总有效率 70.6％。④

9. 两地两止汤加减　熟地黄 60 克、山茱萸 20 克、白芍 15 克、白术 15 克、麦冬 30 克、生地黄 30 克、玄参 30 克、地骨皮 10 克、阿胶(烊化)10 克、炙甘草 10 克、大黄(炒)3～10 克、茜草 12 克、紫草 12 克。随症加减:瘀斑甚或伴出血,加三七粉(冲)3 克、仙鹤草 20 克、鸡血藤 20 克;气虚明显,加黄芪、党参、淮山药;便血,加地榆、槐花;月经过多,加墨旱莲、艾叶炭等。每日 1 剂,水煎服,30 日为 1 个疗程。孙双盾等以上方加减治疗 30 例原发性血小板减少性紫癜患者。结果:临床治愈 16 例,显效 8 例,有效 4 例,无效 2 例,总有效率 93.3％。⑤

10. 扶命培土汤　肉桂、制附子、西党参、北黄芪、淮山药、淫羊藿、巴戟天、枸杞子、菟丝子、肉苁蓉、蒸黄精、制锁阳。随症加减:阴虚火旺,加麦冬、生地黄、玄参、焦栀子、茜草、茅根;大便溏稀,去肉苁蓉;急性期,加水牛角。每日 1 剂,水煎分 2 次温服。萧佐桃以上方加减治疗 64 例原发性血小板减少性紫癜患者,治疗半个月至 6 个月。结果:显效 17 例,良效 21 例,进步 20 例,无效 6 例,总有效率 90.6％。治疗前后出血程度、血小板计数比较均有显著性差异($P<0.01$ 或 $P<0.001$)。⑥

①　刘汉东,等.养阴清热凉血止血法治疗难治性特发性血小板减少性紫癜的临床观察[J].中医药学刊,2006,24(3):565.
②　何秋林.归脾汤合杞柏地黄汤治疗特发性血小板减少性紫癜 30 例临床观察[J].中医药导报,2005,11(12):17-18.
③　周永明,等.泻火宁血健脾滋肾法治疗难治性原发性血小板减少性紫癜 35 例[J].上海中医药杂志,2002(1):22-23.
④　计磊,等.霍苏茵陈汤治疗难治性特发性血小板减少性紫癜[J].中国中医药信息杂志,2000,7(1):56-57.
⑤　孙双盾,等.两地两止汤加减治疗原发性血小板减少性紫癜 30 例[J].新中医,1993(11):21-22.
⑥　刘益新.扶命培土汤治疗原发性血小板减少性紫癜 64 例临床观察[J].临床观察湖南中医学院学报,1993,13(2):16-18.

单　方

1. 猪蹄甲胶囊　组成：猪蹄甲 2 份、干地黄 1 份、赤芍 1 份、牡丹皮 1 份。功效：滋阴补肾，凉血止血，活血化瘀通脉。制备方法：将高压消毒后的干燥猪蹄甲置铁锅内文火炒黄，并将干地黄、赤芍和牡丹皮饮片以同样方式炒制，待凉后 4 味药以上述比例混合，混合好后经中药粉碎机粉碎，过100 目筛，装入 1 号胶囊射线消毒。用法用量：每日口服 3 次，每次 4 片。临床应用：瞿佐发以上方治疗 17 例慢性特发性血小板减少性紫癜患者，观察治疗前后血小板计数。结果显示血小板计数均有不同程度升高。猪蹄甲胶囊治疗慢性特发性血小板减少性紫癜疗效明显，且不良反应小。①

2. 土大黄饮　组成：土大黄根 150 克、鲜茅根 100 克、淮山药 20 克、红糖 30 克。用法用量：温水浸泡 30 分钟，文火煎 40 分钟，得药液 200 毫升，煎 2 次加入红糖 30 克，早晚分服。临床应用：李优龙以上方加减治疗 21 例原发性血小板减少性紫癜患者，15 天为 1 个疗程，疗程间隔 2～3 天。至出血症状完全消失或全身症状明显减轻，化验室检查血小板回升至 $100×10^9$/升以上后，巩固用药 2 个月。除 1 例失访外，其余均获痊愈。②

3. 绞股蓝　组成：绞股蓝。临床应用：王会仍等对 60 例血小板减少症患者进行治疗。绞股蓝冲剂组 24 例，每日 3 次，每次 1 包（每包含人参皂甙 40 毫克，温州制药厂生产）；绞股蓝口服液组 36 例，每日 3 次，每次 2 支（每支含人参皂甙 20 毫克，杭州市药物研究所生产）。均口服，15 日为 1 个疗程，连用 2 个疗程。结果：冲剂组和口服液组显效（症状体征明显改善或消失，血小板平均升高＞$3×10^9$/升或恢复正常）分别为 8 例、11 例，有效（症状体征改善，血小板升高 1～$3×10^9$/升）分别为 12 例、19 例，无效分别为 4 例、6 例。冲剂组和口服组总有效率分别为 83.3％、83.4％。结论：绞股蓝制剂升高血小板作用极其显著（$P<0.001$），冲剂与口服液疗效相近。③

4. 商陆饮　组成：商陆。用法用量：单味商陆 9 克入砂罐，加冷水约 700 毫升，文火煎 2 小时，取药液约 350 毫升，分 2 次温服。临床应用：王厚传以上方治疗 1 例血小板减少性紫癜功能性子宫出血患者，服药 2 小时后经血停止，服药 30 天临床症状消失，追访 14 年未复发。④

5. 复方益血散　组成：大鹿衔草 100 克、还阳参 100 克、紫丹参 50 克。制备方法：将上药洗净晒干共为细末。取细末 10 克，鲜猪肝（或鲜瘦肉）50 克，剁细与药拌匀后入白蜜 1 茶匙，加水半小碗，隔锅蒸熟后服用。用法用量：每日 1 次或隔日 1 次，10 次为 1 个疗程。临床应用：赵宏逵以上方治疗 44 例血小板减少性紫癜患者。结果显示痊愈 31 例，有效 13 例。最长服药 16 个疗程，最短服药 2 个疗程。⑤

中成药

1. 升血小板胶囊　组成：青黛、连翘、仙鹤草、牡丹皮、甘草等。功效：清热解毒，凉血止血，散瘀消斑。用法用量：每日口服升血小板胶囊 4 粒，每日 3 次。临床应用：王炜等将 60 例特发性血小板减少性紫癜患者随机分为观察组和对照组各 30 例。对照组予强的松口服，每日 1 毫克/千克，4～6 周后血小板数上升至正常或接近正常后逐渐减量，每周减 5 毫克，后以每日 10～15 毫克维持治疗 3～6 个月。观察组在此基础上口服升血小板胶囊。结果：治疗后观察组总有效率 90.0％，对照组 66.7％。与对照组比较，观察组总有效率明显高于对照组（$P<0.05$）；另外从血小板上升程度及复发比例，观察组与对照组亦存在明显差异（$P<0.05$）。提示升血小板胶囊联合强的松治疗

① 瞿佐发.猪蹄甲胶囊治疗慢性特发性血小板减少性紫癜 17 例[J].时珍国医国药,2007,18(5)：1212－1213.
② 李优龙.土大黄饮治疗原发性血小板减少性紫癜 21 例报告[J].河南中医,1993,13(3)：130.
③ 王会仍,等.绞股兰治疗血小板减少症的临床观察[J].浙江中医学院学报,1991,15(2)：29.
④ 王厚传.商陆饮治疗血小板减少性紫癜[J].湖南中医杂志,1987(3)：47.
⑤ 赵宏逵.中草药治疗血小板减少性紫癜[J].新中医,1983(12)：51.

特发性血小板减少性紫癜不仅疗效好,且疗效持续时间长,不易复发。观察组与对照组比较不良反应无明显差异($P>0.05$)。①

2. 维血宁颗粒 组成:白芍、地黄、虎杖、鸡血藤、墨旱莲、熟地黄、太子参、仙鹤草。用法用量:维血宁颗粒剂1包冲服,每日3次。临床应用:周郁鸿将48例特发性血小板减少性紫癜患者随机分为治疗组和对照组各24例。治疗组采用维血宁颗粒剂联合泼尼松片剂治疗,泼尼松片1~1.25毫克/(千克·天),每日3次口服,3~4周后逐渐减量至5~10毫克/天维持,2~4个月内逐渐减量至停药,停药后缓解期单以维血宁维持治疗3~6个月。对照组单用泼尼松治疗(剂量同前),2~6个月停药后不再维持治疗。结果:治疗6个月后,治疗组总有效率91.68%,对照组52.34%,治疗组明显高于对照组($P<0.01$),且无不良反应。结论:维血宁联合泼尼松治疗特发性血小板减少性紫癜疗效良好,安全无毒。②

3. 血康口服液 组成:中药肿节风干浸膏[江西贵溪制药厂,生产批号(90)卫药准字Z-22号]。功效主治:活血化瘀,消肿散结止血,调节免疫功能,升血小板;适用于各种原因不明的血小板减少症。用法用量:第1~3日,每次10毫升,每日3次口服,后为每次20毫升,每日3次口服。连服1个月为1个疗程。服本品期间停其他相应药物。临床应用:沈茂泉以上方治疗100例血小板减少症患者。结果显示显效51例,有效30例,无效19例,总有效率81%。本品对提高血色素、升高白细胞也有一定疗效。③

4. 血宁糖浆 组成:炙甘草30克、黄芪15克、黄精30克、当归18克、淫羊藿15克、生地黄15克、茯苓30克、泽泻15克、生薏苡仁30克、小蓟10克、茜草10克、白茅根30克。用法用量:上方制成浓缩煎剂,每瓶200毫升(含上方4剂量),每次服25毫升,每日服2次。临床应用:孙颖立

以上方治疗9例血小板减少性紫癜患者,其中气虚型8例,服药后症状及出血倾向有明显改善,血小板明显上升,阴虚血热型1例,疗效稍差。④

血 友 病

概 述

血友病包括血友病甲、血友病乙、血友病丙,是一组遗传性凝血功能障碍的出血性疾病。血友病甲及血友病乙,或血友病乙及血友病丙可同时存在,也可同时合并有抗凝物质。三者共有的特征是活性凝血酶生成障碍,凝血时间延长,终身具有轻微创伤后出血倾向。出血症状为本病的主要表现。一般具有终身有轻微损伤或手术后长时间出血的倾向,出血可持续数小时甚至数周。常见的部位为皮下组织、肌肉及关节。其中自发性、反复性关节积血在本病症状中最具有特征性。急性关节出血后可发生红、肿、热、痛及功能障碍。

本病属中医"血证"和各种"衄证"范畴,对血证的病因病机有许多论述。如《济生方·吐衄》中认为血证"所致之由,因大虚损或饮酒过度,或强食过饱,或饮啖辛热,或忧思恚怒"。对于血证的病机,则认为多由于热所致,如《素问玄机原病式·热类》认为失血主要由热盛所致。其病理特点为阴虚内热,或气虚脾虚而导致血不循经溢于脉外。在治疗上,《血证论》是论述血证的专著,该书提出的止血、消瘀、宁血、补血的治血四法,是治疗血证的大纲。

辨 证 施 治

1. 血热妄行证 症见牙龈渗血,色鲜红,两膝关节肿痛,不能步履。舌红苔薄,脉数。治宜清热

---

① 王炜.升血小板胶囊联合强的松治疗特发性血小板减少性紫癜疗效观察[J].浙江中医杂志,2008,43(11):641-642.
② 周郁鸿,等.维血宁联合泼尼松治疗特发性血小板减少性紫癜的临床研究[J].中国实用内科杂志,2007,27(S1):110.
③ 沈茂泉,等.血康口服液治疗血小板减少100例疗效总结[J].浙江中医学院学报,1993,17(4):14.
④ 孙颖立,等.血宁糖浆治疗血小板减少性紫癜近期疗效观察[J].中医杂志,1984(6):40-41.

凉血、和络止血。方用犀角地黄汤化裁：犀角（水牛角代）30 克、生地黄 30 克、栀子 10 克、牡丹皮 10 克、赤芍 10 克、茜草 15 克、牛膝 10 克、三七 15 克、大蓟 15 克、小蓟 15 克。[1]

2. 肝肾阴虚证　症见面色无华，周身出血斑点及血泡累累。眉间及右拇指血泡大如小枣，触之疼甚。低热口渴，饮食尚可，大便正常，小便赤。舌质紫暗，舌苔黄腻。指纹紫黯，脉象滑数。治宜滋补肝肾、清热凉血、祛瘀通络、活血化瘀。方用葛根黄芩黄连汤加减：粉葛根 15 克、川黄连 8 克、淡黄芩 8 克、炙甘草 6 克、紫丹参 10 克、粉牡丹皮 8 克、生石膏 30 克、枸杞子 10 克。每日 1 剂，水煎服。[2]

3. 脾虚气弱证　症见左下肢梁丘穴部出现血肿，形如覆碗，局部不红不热，左膝关节屈伸不利。精神疲乏。四肢倦怠，食欲较差，舌淡中有垢腻，脉弦细。治宜补气摄血、健脾化湿。药用炙黄芪 15 克、党参 15 克、苍术 4.5 克、白术 4.5 克、当归 6 克、炙甘草 6 克、扁豆 6 克、薏苡仁 12 克、龙眼肉 9 克、川芎 4.5 克。每日 1 剂，水煎服。另取镇江膏药外用贴局部，每 2～3 日换贴 1 次。[3]

经　验　方

1. 重用鸡血藤合四君子汤　鸡血藤 50 克、黄芪 10 克、党参 10 克、土炒白术 10 克、茯苓 10 克、甘草 3 克、大枣 10 克。陈尚书以上方治疗 1 例血友病患者，连进 5 剂中药，症状大减，出血止，共进 20 余剂而愈。嘱其用鸡血藤 30 克煮乌鸡蛋 1 个，红糖调服，每日 1 次，共服 1 月余。随访 10 年，一切正常。[4]

2. 血友复康　黄芪、白术、茯苓、何首乌、丹参等。患者每日 3 次，每次 4～6 粒。1 个月为 1 个疗程。赵翠兰等以上方治疗 424 例血友病患者。结果：服药 1 个月后，170 例自发性出血的患者出血得到控制。大部分患者关节肌肉出血明显改善，出血间隔时间明显延长（$P<0.01$）。服药前有 324 例需输血或输注凝血因子浓缩剂，输血量大多为 400～500 毫升，每 1～4 周 1 次，服药 3 个月 309 例已不需输血或输注凝血因子浓缩剂，尚需输注的 15 例也由每 1～2 周 1 次延至每 1～3 个月 1 次。输血量也由相当于 40～1 000 凝血因子Ⅷ活性单位减至 100～400 单位。35 例重型血友病服药后有 10 例凝血因子Ⅷ活性升至 2%～5%，21 例大于 5%；6 例中型血友病均升至 6% 以上；7 例轻型血友病有 3 例大于 10%。3 例乙型血友病患者分别由 1.4%、2%、3% 升高至 18.1%、17%、14.4%。应用血友复康治疗血友病，疗效显著。[5]

3. 血友汤　太子参、潞党参、炙黄芪、当归、何首乌、鸡血藤、附子、紫草、茜草、大黄、乌梅、甘草。随症加减：出血在胸腹，加川芎；出血在五官，重用牛膝；出血在关节且见畸形，加龟甲、鳖甲。每日 1 剂，水煎服。郭昆等以上方治疗 26 例血友病患者，均有效。[6]

单　方

单味阿胶　组成：阿胶 500 克。用法用量：阿胶加少量水及烧酒少许，烊化，再加清水，入冰糖调味，熬至均匀，冷却，均匀分成 15～30 天量。每日 1 次，开水冲服。病在下半身者饭前服，病在上半身者饭后服。干祖望以上方治疗 1 例血友病患者，很快血止而痊愈。[7]

① 甘欣锦，等.血友病出血的辨治体会[J].江苏中医，1992(2)：13－14.
② 李华安.血友病[J].湖南中医杂志，1989(2)：42.
③ 陈伯英.中药治疗血友病一例报告[J].新中医，1973(5)：31.
④ 陈尚书.重用鸡血藤治疗血友病[J].中医杂志，2003，44(9)：647.
⑤ 赵翠兰，等.中药血友复康治疗血友病的临床观察[J].中华血液学杂志，1997，18(9)：480.
⑥ 郭昆，陈钟灵."血友汤"治疗血友病的临床研究[J].江苏中医，1994，15(3)：41－42.
⑦ 干祖望.血友病、紫癜的治疗经验[J].上海中医杂志，1959(5)：28.

骨髓增殖性疾病

骨髓增殖性疾病（MPD）也被称为 BCR - ABL 阴性 MPN，是骨髓增生性疾病中最常见的类型，包括真性红细胞增多症、原发性血小板增多症和原发性骨髓纤维化。MPD 的特征是过度产生功能完全的终末分化血细胞。大多数患者起病隐匿，临床症状不明显。患者常常是在做体检时偶然发现血常规示血细胞增多，或是在出现头晕、头疼等神经系统症状，以及发生血栓性或出血性并发症后进一步检查时才得以明确。由于本病患者的症状呈非特异性，累及多器官，故常被误诊。现已明确包括 JAK2 基因 V617F 及 12 外显子突变、CARL、MPL 等分子遗传学异常与该组疾病的发生密切相关，并已纳入 WHO 诊断标准。此外，一系列炎症因素的参与也与疾病的症状严重程度以及发展为更为棘手的骨髓造血环境胶原增生，甚至进展为急性髓细胞性白血病密切相关。因此当发现异常血细胞升高时，需引起必要的关注，进行全面、系统的实验室检查，排查可能存在的继发因素，做到早筛查、早诊断，并进行针对性的合理干预对提高患者的生活质量，改善疾病预后至关重要。此病病情凶险，中位生存期约 5 年，最终将进展为骨髓衰竭或转化为急性白血病。西医学对本病迄今尚无特殊治疗方法。

骨髓增殖性疾病有起病隐蔽、进展缓慢、病程漫长之特点，发病与劳倦过度、情志不遂、饮食失节、外感邪毒或药物毒邪等因素有关。正如《景岳全书·积聚》曰："积聚之病，凡饮食、血气、风寒之属，皆能致之。"临床均以瘀血、毒热、正虚为特征，大多认为属中医"瘀血""症积""毒热""血劳"范畴，病因、病机、发展、转归及治则、用药均具共性。骨髓增殖性疾病之病因、病机，中医认为离不开毒、瘀、虚三者。毒是致病主因，毒之为患，其势猛烈，染病之后，直中骨髓，病情发展难以控制；其毒无处不及，侵害脏腑经脉、耗伤气血，预后不良。而瘀是因虚染毒、毒伤髓血、气滞而成，是病程中因毒致实、致虚的一种病理产物，是毒之微盛及正之虚实的一个标志，是髓病显现于外的体征之一，瘀深、瘀重、毒瘀互结则示病情进展、病情恶化。虚是发病及病情进展之根本，病初中期，耗伤阴精气血，其虚重在肾与肝；病终末期，阴损及阳、阴竭阳脱致死亡。治疗以解毒、扶正、活血为三大原则，且贯穿整个治疗过程的始终。

红细胞增多症

概　述

真性红细胞增多症（PV）是一种原因未明的造血干细胞克隆性疾病，属骨髓增殖性疾病范畴。其特点是总红细胞数量及总血容量明显的增加，通常伴有粒细胞和血小板增多；出现多血质及高黏滞血症所致的表现，常伴脾大。PV 起病隐袭，进展缓慢，晚期可发生各种转化。皮肤和黏膜显著红紫，尤以面颊、唇、舌、耳、鼻尖、颈部和四肢末端（指趾及大鱼际）为甚。眼结合膜显著充血。约 2/3 患者常有肝大，大多为轻度。后期可导致肝硬化，称为 Mosse 综合征。患者多有脾大，大多较明显，可发生脾梗死，引起脾周围炎。起病隐匿，常在血常规检查时偶被发现。有些病例在出现了血栓形成和出血症状后才明确诊断。主要临床表现有以下几方面：早期可有头痛、头昏、眩晕和耳鸣、疲乏、健忘、肢体麻木、多汗等。重者可出现盲点、复视和视力模糊等视觉异常。也可有心绞痛和间歇性跛行。可有血栓形成和梗死。血栓形成最常见于四肢、肠系膜、脑及冠状血管。严重时出现瘫痪症状。可有出血倾向，最常见于皮肤瘀斑、牙龈出血，有时可见创伤或手术后出血不止。皮肤瘙痒及消化性溃疡，可产生继发性痛风、肾结石及肾功能损害，多数患者伴有高血压。现代医学治疗主要是抑制骨髓红系细胞异常增生，常规应用羟基脲、干扰素等药物，疗效已被临床证实，但维持用药阶段容易复发，并多因血栓、出血等并发症导致生活质量下降甚至死亡。其远期疗效、药物不良反应均值得商榷。

中医药对真性红细胞增多症的认识、治疗与预防其并发症均有其独到之处。据临床表现，本病属中医"癥瘕""瘀证"范畴。病机主要与血热，血瘀有关，各种书籍曾记载"血多""血实""血涩""血瘀"。《说文解字》曰："瘀，积血也。"除离经之血，也包括瘀积于脏腑血脉中运行不畅之血。本病血液中异常血细胞增多，导致血液黏滞度增高，应属运行不畅之血。如《金匮要略》所言"患者胸满、唇萎、舌青……为有瘀血"，根据唇甲、面色暗红，舌质绛红或青紫，酒醉样面容，肝脾肿大，出血、血栓形成，肢体麻木等症状，概括为瘀血证。真性红细胞增多症的患者多数可见眩晕、头痛、目赤、易怒、脉弦数等肝阳上亢、肝火上炎的表现，如《血证论·脏腑病机论》所言："设木郁有火，则血不和，火发为怒，则血横决，怒太甚则狂，火太甚则颊肿面青，目赤头痛。"临床辨治多采用按病机辨证分型法，并结合西医诊断分期及治疗将其分为三型。血瘀证治以活血化瘀；血热出血证治以清热凉血；气血（阴）两虚证治以益气养血。掌握各型特点，抓住主要病机，临床方能取得明显效果。

辨 证 施 治

李珍分 5 型

1. 瘀血内停型

（1）初期以血瘀表现为主。方用复元活血汤合膈下逐瘀汤合海藻玉壶汤。临床观察：荣福祥等以上方加减治疗真性红细胞增多症患者，患者病情缓解，随访 3 年，血象基本正常。

（2）以血瘀为主，兼有气滞、肝胆实火及热入营血。治以活血化瘀为主，合用行气止痛、清肝泻火及凉血止血。方用血府逐瘀汤合桃红四物汤合龙胆泻肝汤合犀角地黄汤加减。临床观察：郑金福等以上方治疗真性红细胞增多症患者，疗效满意。

（3）治宜化瘀通络兼清热利湿。药用当归尾、川芎、黄柏、桃仁、赤芍、柴胡、金银花、生地黄、甘草。临床观察：冯纯初以上药治疗 1 例真性红细胞增多症患者，取得较好疗效。

（4）治宜活血化瘀兼养阴清热。药用丹参、当归、赤白芍、牡丹皮、红花、益母草、大黄炭、三七根、生地黄、玄参、生牡蛎、龙胆草、青黛、茯苓、甘草。临床观察：吕奎杰以上方治疗真性红细胞增多症患者，疗效较好。

（5）治宜活血化瘀、软坚散结。药用夏枯草、生牡蛎、龙骨、龙胆草、山慈菇、薤白、泽泻、玄参、赤芍、生地黄、菊花、三棱、莪术。临床观察：徐敬才以上方治疗真性红细胞增多症患者，疗效较好。

2. 肝胆火盛型

（1）病程中见到肝阳、肝火、肝经实热见症。方用龙胆泻肝汤加减。临床观察：翁维良以上方加减治疗 9 例真性红细胞增多症患者，患者红细胞均有不同程度下降，且与治疗前比较有显著性差异（$P < 0.01$）。

（2）方用龙胆泻肝汤合犀角地黄汤加减。临床观察：陶云卿以上方加减治疗 1 例真性红细胞增多症患者，患者血红蛋白由 176 克/升降至 135 克/升。

（3）治宜平肝潜阳、凉血清热。药用石决明、羚羊角粉、牡丹皮、丹参、赤芍、生地黄、白芍、珍珠母、地骨皮、三棱、苦胆草片等。临床观察：吴翰香以上方治疗 1 例真性红细胞增多症患者，治疗 4 个月后，患者血象恢复正常，骨髓象好转。

3. 邪热内蕴型

（1）症见血热实证。药用广犀角、鲜生地黄、赤芍、白芍、桃仁、牡丹皮、当归、木通、地骨皮、珍珠母、苦胆草、生牡蛎、生甘草等。临床观察：吴翰香以上方加减治疗1例真性红细胞增多症患者，1个月后患者血红蛋白由195克/升下降至170克/升。

（2）药用夜交藤、山茱萸、丹参、麦冬、玄参、栀子、黄连、川芎、炒酸枣仁等，并配合牛黄解毒丸。临床观察：邢月明以上方治疗1例真性红细胞增多症患者，5个月后患者血红蛋白由236克/升下降至120克/升。

（3）药用水牛角、生地黄、牡丹皮、丹参、玉泉散、黄连、栀子、大黄、人中白、赤芍、黄柏、紫草、大青叶。临床观察：梅九如以上方加减治疗1例真性红细胞增多症患者，6个月后患者血红蛋白降至正常水平。

4. 痰浊内蕴型　可出现痰火见证。方用半夏白术天麻汤加祛风痰、清热之品。临床观察：马景智以上方加减治疗1例真性红细胞增多症患者，取得较好疗效。

5. 气血不足型　晚期可表现为脾气虚弱，阴火内扰。方用补中益气汤加丹参、紫草、益母草。临床观察：乔成林以上方治疗1例真性红细胞增多症患者，连续服药2个月后，患者病情改善，以补中益气丸调理善后。随访2年，病情稳定。[1]

经 验 方

1. 清肝化瘀方　金银花30克、败酱草30克、连翘15克、蒲公英15克、桃仁15克、红花15克、栀子15克、天麻15克、钩藤15克、菊花15克、夏枯草15克、决明子15克、柴胡15克、郁金15克、川芎15克、秦艽15克、威灵仙15克、桑枝15克、牛膝15克、甘草10克、全蝎5克。本方能显著降低真性红细胞增多症血红蛋白及红细胞数量，改善本病血管和神经系统症状，预防血栓形成等并发症。[2]

2. 活血解毒中药方　白花蛇舌草30克、赤芍10克、黄药子10克、川芎10克、玄参10克、紫草10克、牡丹皮10克、黄芩10克、栀子10克、黄连6克、丹参15克、金银花12克、连翘10克、青黛（冲服）3克、卷柏30克。随症加减：血瘀重者，加桃仁10克、水蛭10克；肝阳上亢者，加泽泻15克、珍珠母30克；热郁血分者，加水牛角（先煎）15克、竹叶6克；毒邪壅盛者，加金银花15克、连翘10克、大黄（后下）3克。张峰等以上方加减治疗12例真性红细胞增多症患者，10天为1个疗程，连续治疗3个疗程。结果：显效8例，有效2例，无效2例。总有效率83.2%。结论：活血解毒法对真性红细胞增多症有明显的治疗作用。[3]

3. 活血养阴中药方　桃仁12克、当归12克、红花6克、川芎9克、生地黄25克、沙参15克、女贞子15克、墨旱莲15克、赤芍30克、龟甲（先煎）30克、鳖甲（先煎）30克、桑椹30克。每日1剂，水煎服。同时予消瘀灵（广州中医药大学第一附属医院制剂，以大黄䗪虫丸加减制成），每次6克，每日3次。疗程半年以上。随症加减：肢体麻木乏力，甚至偏瘫者，加全蝎、蜈蚣、地龙；心前区疼痛者，加瓜蒌、薤白、丹参；胃脘痛、便血者，加延胡索、白花蛇舌草、地榆、三七，或服紫地合剂50毫升，每日3次；眩晕、耳鸣、目赤者，加栀子、黄芩。张珍品以上方加减治疗10例真性红细胞增多症患者。结果：临床缓解7例，好转3例。治疗后患者的血红蛋白、红细胞均显著降低（$P<0.05$），肝肾功能无损害，骨髓象改善，皮肤黏膜红紫、头痛、出血等主症积分亦显著降低（$P<0.05$）。结论：以活血养阴为主治疗真性红细胞增多症疗效肯定。[4]

4. 血瘀通散　水蛭20克、三棱15克、莪术15克、红花15克、土鳖虫15克、钩藤15克、碟石15克、丹参30克、郁金10克、乳香10克、没药10克、枳实10克、青皮10克、全蝎10克、僵蚕10克、海浮石10克、蜈蚣2条。每包散剂25克，每次2～3包，每日3次冲服。黄振翘以上方治疗28例真性红细胞增多症患者，疗程3个月。诊断和

① 李珍.真性红细胞增多症的中医治疗进展[J].江苏中医药,2008,40(12)：116－117.
② 高丽娜,杨文华.浅谈清肝化瘀法治疗真性红细胞增多症[J].新中医,2009,41(12)：105－106.
③ 张峰,等.活血解毒法治疗真性红细胞增多症12例[J].陕西中医学院学报,2007,30(2)：20－21.
④ 张珍品,等.活血养阴法为主治疗真性红细胞增多症10例临床观察[J].2002,34(8)：15－16.

疗效标准按张之南主编《血液病诊断及疗效标准》（天津科技出版社，1991：128－136）。另设 20 名健康者为正常对照组。结果：治疗组临床缓解 4 例，好转 11 例，总有效率 53.6％。①

5. 龙胆泻肝汤加味　桃仁 10～12 克、红花 10～15 克、赤芍 15 克、当归 15 克、川芎 10 克、柴胡 12 克、枳壳 10 克、黄芪 30～45 克、党参 18 克、茯苓 12 克、白花蛇舌草 30～45 克、半枝莲 30 克、麦冬 30 克、女贞子 30 克、甘草 5 克。随症加减：眩晕，目赤，烦躁者，加黄芩、龙胆草；阴虚低热，盗汗者，加知母、黄柏；肝脾肿大者，加三棱、莪术、鳖甲；失眠交替多梦者，加生龙骨、生牡蛎、夜交藤、炒酸枣仁；肢体麻木，甚则活动欠灵活者，加全蝎、蜈蚣、王不留行；唇甲紫暗或紫暗有瘀斑者，重用活血药物；头胀痛，甚则脑鸣，重用川芎；四肢乏力，纳差，嗜睡者，重用补气药物。每日 1 剂，水煎服。郑翠娥以上方加减治疗 15 例真性红细胞增多症患者，结果显示临床缓解 10 例，好转 5 例。②

6. 补气活血中药方　黄芪 15 克、鸡血藤 30 克、丹参 15 克、当归尾 15 克、赤芍 15 克、山楂 10 克、桃仁 10 克、红花 10 克、连翘 10 克、夏枯草 30 克、甘草 6 克。随症加减：肝热症明显时，加栀子 10 克、牡丹皮 10 克；大便溏泄明显时，加芡实 10 克、莲子肉 10 克，或加阿胶 10 克、泽泻 10 克、茯苓 15 克。每日 1 剂，水煎分早晚 2 次服。史济招等以上方加减治疗 1 例真性红细胞增多症患者，治疗 6 个月症情明显好转。③

7. 真红缓解汤　卷柏 60 克、紫草 9 克。随症加减：血瘀型，加赤芍 9 克、川芎 9 克、红花 5 克、莪术 6 克、桃仁 6 克；血热型，加牡丹皮 9 克、知母 9 克、麦冬 9 克、茜草 9 克、生石膏 24 克；中风型，加夏枯草 12 克、龙胆草 9 克、栀子 9 克、红花 5 克、水蛭 9 克；如果患者在不发热情况下，白细胞计数＞12×10⁹/升，加青黛 6 克；气虚体弱，加黄

芪 12 克、党参 12 克；头昏脑胀，加天麻 12 克、钩藤 9 克。每日 1 剂，水煎分 2 次服，连续服中药 3 个月观察疗效。用中药治疗期间停止一切西医药治疗。经中药治疗缓解后，改用间歇服药以巩固疗效。韩继斌等以上方加减治疗 11 例真性红细胞增多症患者，结果显示经治疗后均好转，血红蛋白下降，红细胞及其压积下降较快，三项治疗前后经统计学处理有非常显著性差异。④

中 成 药

1. 通心络胶囊　组成：人参、水蛭、全蝎、赤芍、蝉蜕、土鳖虫、蜈蚣、檀香、降香、制乳香、炒酸枣仁、冰片（每片 0.26 克，石家庄以岭药业股份有限公司生产，国药准字 Z19980015）。用法用量：每次 4 粒，每日 3 次。临床应用：王志冰将 136 例真性红细胞增多症患者随机分为治疗组与对照组各 68 例。对照组给予常规治疗，羟基脲每日 0.5～1.5 克或 HA（高三尖杉＋阿糖胞苷）静脉化疗，剂量根据病情调整，干扰素 300 万～500 万单位，每周 3～5 次，维持 3 个月到 2 年。治疗组在常规治疗基础上加用通心络胶囊。4 周为 1 个疗程。结果：治疗后治疗组各项指标优于对照组（$P<0.01$）。结论：通心络胶囊可明显多血症的临床症状，对真性红细胞增多症血栓形成的治疗、预防起重要作用，可长期服用。⑤

2. 复方斑蝥胶囊　组成：斑蝥、人参、黄芪、刺五加、三棱、半枝莲、莪术、山茱萸、女贞子、熊胆粉、甘草。用法用量：每次 0.75 克，每日 2 次。临床应用：王玉慧等将 40 例真性红细胞增多症患者随机分为对照组和实验组各 20 例。对照组采用常规西药治疗，羟基脲（Hu）10 毫克/（千克·天），每日 1 次，达到有效标准时，每次 0.5 克，每日 1 次维持治疗，疗程为 3 个月。当有血栓病史或出现

① 黄振翘.真性红细胞增多症的治疗[Z].中国中医药年鉴,1998：187.
② 郑翠娥,等.血府逐瘀汤合益气养阴方治疗真性红细胞增多症 15 例[J].山东中医杂志,1997,16(6)：254－255.
③ 史济招,等.补气活血法为主治愈真性红细胞增多症 1 例[J].中国中西医结合杂志,1996,16(3)：145.
④ 韩继斌,等.真红缓解汤治疗真性红细胞增多症 11 例[J].中国中西医结合杂志,1995,15(9)：555－556.
⑤ 王志冰.通心络胶囊对真性红细胞增多症血液流变学的影响及对血栓危险因素的干预[J].湖南中医药大学学报,2016,36(6)：471－472.

血栓症状且无出血倾向时,可加用肠溶阿司匹林50毫克,每日1次。干扰素每次300万单位,皮下注射,每周3次,疗程为3个月。实验组在常规西药治疗的基础上加用复方斑蝥胶囊,疗程3个月,观察临床疗效。结果:实验组和对照组治疗后总疗效比较,实验组总有效率95%,对照组90%,差异无统计学意义($P>0.05$);两组症候疗效比较($P=0.037$)、症候总积分比较($P=0.009$),均有显著统计学差异。结论:复方斑蝥胶囊配合西药能提高患者的疗效。同时在临床观察中发现,中药联合西药组可以明显改善患者的不良反应及与疾病相关的症状,提高患者的生存质量。[1]

3. 当归龙荟丸　组成:当归、龙胆草、栀子、黄连、黄柏、黄芩、芦荟、青黛、大黄、木香、麝香。用法用量:以当归龙荟丸0.6克,每日3次,口服。临床应用:应平平以上方并加汤药(丹参9克、黄芩9克、地骨皮9克、牡丹皮9克、赤芍9克、三棱9克、莪术9克、栀子9克、泽泻9克、生甘草9克、车前草30克。每日1剂,1个月为1个疗程)治疗1例真性红细胞增多症患者,2个疗程后,症情好转。后以当归龙荟丸0.6克,每日2次维持治疗。[2]

4. 大黄䗪虫丸　组成:大黄、甘草、黄芩、桃仁、杏仁、水蛭、虻虫、蛴螬、芍药、干地黄、干漆、土鳖虫。临床应用:丁军等以上方治疗1例骨髓增殖性疾病患者,予以大黄䗪虫丸每日2丸,先后4次放血共1 600毫升,同时服用白消安(马利兰)每日4毫克,患者自觉症状减轻,10天后自行停服白消安。感觉良好,仍在服用大黄䗪虫丸维持。[3]

原发性血小板增多症

概　　述

原发性血小板增多症(primary thrombocythemia)

是骨髓增生性疾病,其特征为出血倾向及血栓形成,外周血血小板持续明显增多,功能也不正常,骨髓巨核细胞过度增殖。由于本病常有反复出血,故也名为出血性血小板增多症,发病率不高,多见40岁以上者。临床以持续性血小板增多,伴自发性皮肤黏膜出血、血栓形成、脾脏肿大为特征。血小板增多症起病缓慢,临床表现轻重不一,约20%的患者,尤其年轻人起病时无症状,偶因验血或发现脾肿大而确诊。轻者仅有头昏、乏力,重者可有出血及血栓形成。出血常为自发性,可反复发作,约见于2/3的病例,以胃肠道出血常见,也可有鼻衄、齿龈出血、血尿、皮肤黏膜瘀斑,但紫癜少见。血栓发生率较出血少。本病的治疗,西医常以骨髓抑制剂如羟基脲、甲异靛、白消安等抑制和减少血小板生成,或予干扰素,或施血小板单采,或予抗血小板功能药物如阿司匹林、潘生丁等,经治疗血小板均有不同程度下降,有的可达缓解。但作为慢性疾病,需长期服药维持,仅用如上药物仍存在一定的局限性。(1)部分患者因药物的副作用,如胃肠道反应、肝功异常、细胞毒作用等而被迫停药。(2)药物减量后,病情复发,需长期大量维持,药物难以停减。(3)本病除抑制血小板数量外,改善血管功能状态也是长期缓解的关键,如上药物解决不了这一问题。(4)有报道,接受白消安、羟基脲治疗者,可增加转化为急性白血病的概率。

中医药参与治疗可使血小板数量迅速下降,不良反应消除,并可改善血管功能状态和调节机体功能,并能明显减少并发症。中医古籍中并无原发性血小板增多症的记载,但根据该病症见出血与血栓并见的特点,本病属中医"血瘀""积证""血证""脉痹"等范畴。早在《灵枢·百病始生》篇就有"阳络伤则血外溢,血外溢则衄血;阴络伤则血内溢,血内溢则后血"的记载,指出了皮肤黏膜脉络损伤,可导致衄血及便血。故认为血小板增

① 王玉慧,徐瑞荣.斑蝥素对HEL细胞株JAK2基因表达的影响研究及复方斑蝥胶囊治疗真性红细胞增多症临床疗效观察[D].济南:山东中医药大学,2012.
② 应平平.当归龙荟丸治疗骨髓增殖症3例[J].中医杂志,2002,43(8):610-611.
③ 丁军,等.大黄䗪虫丸为主治疗骨髓增殖性疾病2例报告[J].中西医结合杂志,1991(12):737.

多症属中医"血瘀""积聚""血证"等范畴。本病的基本病机为血瘀，血瘀可因寒凝、气滞、气虚、热邪、阴虚、肝郁等因素导致。唐容川在《血证论》中将消瘀列为治血证四法之一，探讨了瘀血与出血的关系。强调"凡瘀血，急以祛瘀为要"，认为"吐衄、便溺，其血无不离经，凡系离经之血，与营养周身之血已暌绝不合""此血在身，不能加于好血，而反阻新血之化生，故凡血证总以祛瘀为要"。中医治疗以活血化瘀、软坚散结为主，再加上造成血瘀的原因的药物，如气滞者可加理气药，肝郁者加疏肝解郁药，寒凝者加温阳药，阴虚者加滋补肝肾药，毒邪引起者加解毒抗癌药，可提高疗效，减少并发症的发生。

辨 证 施 治

1.薛爱珍等分4型

（1）气虚血瘀型　首症为头昏，乏力，耳鸣，可伴形寒冷，怕风，畏寒腰冷，月经量减少，色暗黑，大便可溏可常，舌质暗红，苔薄黄腻或白而干，脉细或沉。治宜温阳益气活血。方用补阳还五汤加减：黄芪、赤芍、川芎、当归、桃仁、红花、地龙、丹参、牛膝。

（2）阴虚血瘀型　患者形体消瘦，皮肤粗糙无泽，平时略喜热饮，五心烦热，疲乏无力，舌质红，少苔，甚者舌布裂纹而无苔，脉弦涩或数。治宜养阴、行气活血。药用党参、北沙参、黄芪、当归、赤芍、川芎、牡丹皮、知母。可稍佐调气散结之品。

（3）气阴两虚血瘀型　兼有阴虚血瘀及气虚血瘀的特点。治宜益气养阴、活血化瘀。药用党参、黄芪、丹参、当归、川芎、白芍、玉竹、三棱、莪术、香附等。

（4）肝郁气滞血瘀型　自觉胁痛，气短，烦热盗汗，失眠，可见面赤，舌红，苔黄厚，脉弦数。治宜疏肝理气、清热凉血，兼施活血化瘀。方用解郁降板汤：郁金、夏枯草、佛手、莱菔子、莪术、土鳖虫、甲片、黄芩、女贞子、当归、地龙、八月札、炒水红花子。[1]

2.肝郁气滞血瘀型　多以头昏，头晕，乏力，肢体麻木为主要临床表现，重者可有出血或血栓形成，表现为皮肤紫癜，齿衄，甚至便血、呕血，血栓形成于足部可引起间歇性跛行，肠系膜血栓形成可致腹痛，呕吐，颅内血栓形成可致偏瘫，昏迷，多数患者可伴轻、中度脾大，部分患者有肝肿大，还可表现为食欲不振，肢体困重，疼痛，口干口苦，身体烘热，两目黯黑，口唇紫绀，舌质紫暗或有瘀斑，舌苔白腻或黄腻，脉弦滑数。治疗以解郁理气、活血通络、化痰祛湿为正治之法。方用解郁降板汤：郁金、夏枯草、佛手、浙贝母、地龙、炒莱菔子、八月札、水红花子、莪术、泽兰、全蝎、土鳖虫、甲片、水蛭、当归、黄芩、女贞子、金雀根。[2]

3.阴虚血瘀型　平时略喜热饮，五心烦热，疲乏无力，舌质红无苔，舌体及边缘散在瘀斑，脉弦涩。治宜益气养阴、活血化瘀。药用人参、黄芪、当归、赤芍、川芎、牡丹皮、知母、紫草、三棱、莪术、甘草。[3]

4.气虚血瘀型　症见头昏乏力，耳鸣，唇舌爪甲手掌耳廓紫暗，胁下淤积，兼症肢麻，便溏，脉细沉。治宜活血益气。方用补阳还五汤加减。[4]

经 验 方

1.四妙勇安汤加减　当归15克、金银花30克、玄参30克、甘草10克。随症加减：血热，则加生地黄30克、牡丹皮10克、赤芍15克、水牛角30克；血瘀，加乳香10克、没药10克；气虚，加党参30克、白术15克、黄芪30克；湿热，加黄柏15克、苍术10克、薏苡仁15克、川牛膝15克。每日1剂，先武火煮沸，后文火煎煮约30分钟，浓缩药液

① 薛爱珍,等.中医药治疗原发性血小板增多症浅识[J].实用中医内科杂志,2009,23(11)：88-89.
② 苏凤哲.从郁论治原发性血小板增多症——附20例临床疗效分析[J].中国中医基础医学杂志,2006,12(1)：45-46.
③ 米丰年,等.活血化瘀治疗原发性血小板增多症3例[J].牡丹江医学院学报,2004,25(6)：28-29.
④ 侯丕华,等.梁贻俊运用补阳还五汤治疗疑难杂病的经验[J].河南中医,1999,19(3)：22-23.

约350毫升,每日早晚各温服1次。陈亚勇等将60例原发性血小板增多症患者随机分为研究组和对照组各30例。对照组每日口服羟基脲15毫克/千克,研究组在治疗组基础上加用四妙勇安汤加减治疗。两组均治疗2周。结果:治疗后研究组的血小板计数显著低于对照组,总有效率研究组(85%)显著高于对照组(65%),均有统计学差异($P<0.05$)。①

2. 童晓露经验方 水牛角30克、生地黄10克、牡丹皮10克、虎杖10克、三棱15克、莪术15克、乳香3克、没药3克、甘草6克。每日1剂,水煎分早晚2次口服。童晓露将60例血小板增多症患者随机分为对照组和治疗组各30例。对照组予羟基脲15毫克/千克合用α-干扰素300万单位,隔日肌内注射。治疗组在对照组基础上加用中药汤剂。两组疗程均为3个月。结果:治疗组总有效率70%,对照组50%,两组比较有显著性差异。结论:在西医治疗基础上予中药汤剂治疗血小板增多症的临床综合疗效优于单纯西药治疗。②

3. 清肝化瘀汤 青黛9克、青蒿9克、地骨皮9克、牡丹皮15克、黄芩12克、三棱12克、莪术12克、白花蛇舌草15克、泽兰12克、益母草15克、煅瓦楞20克、焦楂曲各9克、生黄芪15克、生地黄10克。每日1剂,水煎服。赵琳等以上方加减治疗31例原发性血小板增多症患者,如初诊患者如血小板$>600\times10^9$/升,加用羟基脲片1.0~1.5克/天治疗。3个月为1个疗程,于治疗2个疗程后判定疗效。结果:治疗后血小板计数明显下降,差异有显著性($P<0.05$)。JAK2 V617F阳性组与阴性组的临床缓解率分别为83.3%、76.9%。③

4. 疏肝化瘀汤 柴胡10克、黄芩10克、枳实12克、红花10克、郁金10克、当归尾12克、赤芍12克、生地黄10克、川芎10克、牡丹皮10克、牛膝10克、水蛭8克、炙甘草10克。每日1剂,水煎分早晚2次口服。权学莲等将60例气滞血瘀型原发性血小板增多症患者随机分为对照组和观察组各30例。两组患者均给予羟基脲治疗,起始剂量为15毫克/千克,每日1次,随后根据血细胞计数变化情况对羟基脲治疗剂量进行调整,维持白细胞计数$>4\times10^9$/升。观察组在此基础上联合给予疏肝化瘀汤治疗。两组均连续治疗6个月后进行疗效评估。结果:观察组有效率93.33%,对照组73.33%,两组比较差异有统计学意义($P<0.05$)。与治疗前比较,治疗后两组中医证候积分均明显下降($P<0.01$);观察组治疗后中医证候积分显著低于对照组治疗后($P<0.01$)。观察组治疗后血液流变学指标均明显改善($P<0.01$)。两组治疗后血小板计数均明显下降($P<0.01$);观察组治疗后显著低于对照组,差异有统计学意义($P<0.01$)。④

5. 周仲瑛经验方 生黄芪20克、当归10克、赤芍10克、川芎10克、桃仁10克、红花6克、泽兰15克、炙水蛭5克、鬼箭羽20克、川牛膝10克、熟地黄10克、山茱萸10克、炙桂枝10克、砂仁(后下)3克。每日1剂,水煎服。周仲瑛以上方加减治疗1例原发性血小板增多症患者,病情平稳。⑤

6. 血府逐瘀汤加减 桃仁10克、红花5克、当归10克、川芎10克、赤芍10克、地龙10克、黄芪30克、川牛膝15克、鳖甲15克。每日1剂,水煎取汁300毫升,早晚饭后分服。孙素芹等以上方加减治疗30例血小板增多症患者,同时静滴生理盐水250毫升+蕲蛇酶0.75单位,每日1次,2周为1个疗程,停半个月后进行下1个疗程;α-干扰素300万单位,隔天皮下注射1次,3个疗程后,患者临床症状缓解或消失,多数患者血小板维持在正常范围。⑥

① 陈亚勇,等.四妙勇安汤加减治疗原发性血小板增多症的临床观察[J].中医临床研究,2018,32(10):107-108.
② 童晓露.自拟中药汤剂治疗原发性血小板增多症的临床疗效观察[J].山西中医,2016,32(10):35,45.
③ 赵琳,等.清肝化瘀汤治疗原发性血小板增多症以及与JAK2 V617F突变相关性的临床研究[J].辽宁中医杂志,2013,40(4):728-730.
④ 权学莲,等.疏肝化瘀汤治疗气滞血瘀型原发性血小板增多症[J].中医学报,2009,34(1):172-176.
⑤ 杨月艳.周仲瑛益气温阳活血法治疗原发性血小板增多症验案1例[J].江西中医药,2007(12):8.
⑥ 孙素芹,等.血府逐瘀汤为主治疗血小板增多症的临床观察[J].光明中医,2004,29(8):1663-1664.

7. 补阳还五汤加味　当归 10 克、赤芍 10 克、红花 5 克、桃仁 12 克、黄芪 30 克、川芎 10 克、丹参 10 克、茺蔚子 15 克、地龙 10 克、川牛膝 10 克。每日 1 剂,水煎 2 次分服。瞿倬以上方加减治疗 1 例血小板增多症患者,患者服药 2 周后血小板下降致正常,连续服用中药 1 年余,血小板恢复至正常范围。①

中 成 药

1. 血栓通注射液　组成:三七提取物三七总皂苷、氯化钠。功效:化瘀止血,活血消肿定痛。用法用量:将 300 毫克血栓通注射液加入 0.9％氯化钠注射液 350 毫升静滴,每日 1 次。临床应用:潘迎英等将 16 例原发性血小板增多患者随机分为观察组 10 例与对照组 6 例。两组均予补液、营养支持和羟基脲治疗,观察组在此基础上加用血栓通注射液。14 天为 1 个疗程,共用 3～6 个疗程。随访 12 个月评价疗效。结果:两组有效率无明显差异,血栓进展发生率观察组明显低于对照组($P<0.05$)。结论:血栓通注射液辅助治疗血小板增多症有预防新血栓形成和原血栓加重的作用。②

2. 当归龙荟丸　组成:当归、龙胆草、栀子、黄连、黄柏、黄芩、芦荟、青黛、大黄、木香、麝香。用法用量:以当归龙荟丸 0.6 克,每日 3 次口服。临床应用:应平平以上药并加清肝化瘀汤(生地黄 12 克、石决明 20 克、赤芍 9 克、牡丹皮 9 克、青蒿 9 克、黄芩 9 克、栀子 9 克、生大黄 6 克、马兰根 15 克、侧柏叶 15 克、仙鹤草 30、生甘草 9 克)治疗 1 例骨髓增殖症患者,每日 1 剂。2 个月后症状改善,续以当归龙荟丸 0.6 克,每日 2 次维持治疗。③

3. 大黄䗪虫丸　组成:大黄、甘草、黄芩、桃仁、杏仁、水蛭、虻虫、蛴螬、芍药、干地黄、干漆、土鳖虫。用法用量:每日 2 丸。临床应用:丁军等以上方治疗 1 例骨髓增殖性疾病患者,同时服白消安每日 4 毫克。4 周后血小板下降至 $400×10^9$/升,停用白消安续服大黄䗪虫丸维持治疗,患者病情明显缓解。④

4. 牛黄解毒片　组成:人工牛黄、雄黄、生石膏、生大黄、黄芩、桔梗、冰片、甘草。用法用量:每日 6～8 片,分 2 次,饭后口服,连续用药。当白细胞$<4.0×10^9$/升或血小板下降 50％时,减量至 2～4 片维持,直至血小板降至 $400×10^9$/升以下时停药观察,连续服药一般不超过 6 个月。伴有血栓合用潘生丁每日 300 毫克。临床应用:郑华金以上方治疗 5 例原发性血小板增多症患者,结果显示完全缓解 4 例,部分缓解 1 例。用药后平均见效时间为 30 天,达到完全缓解平均时间 75 天,平均持续用药时间 120 天。4 例随访 4～6 年,仍处于完全缓解状态。⑤

骨 髓 纤 维 化

概 述

骨髓纤维化是一种由于骨髓造血组织中胶原纤维增生,其纤维组织严重影响造血功能所引起的一种骨髓增殖性疾病。骨髓纤维化多起病缓慢,早期可无任何症状,其后逐渐出现乏力、盗汗、心慌、面色苍白、气短等虚弱症状,甚或导致腹痛、腹部包块(脾大)、骨痛等。实验室检验,多数患者表现为轻中度贫血,晚期可重度贫血,外周血中可见泪滴样红细胞及幼粒、幼红细胞;骨髓穿刺,因骨质较硬,常抽不出骨髓液,称为"干抽"。西医学对本病迄今尚无特殊治疗方法,中医药对该病的认识与治疗则有其独到之处。

中医古籍中虽无"骨髓纤维化"的记载,但根据四诊所见,依据其临床特点,本病属中医"癥积""虚劳"范畴。本病由七情内伤、饮食失节所致。

① 瞿倬.补阳还五汤治疗血小板增多症[J].中国医药学报,2002,17(S1):339.
② 潘迎英,等.血栓通注射液辅助治疗原发性血小板增多症疗效观察[J].山东医药,2011,51(39):85-86.
③ 应平平.当归龙荟丸治疗骨髓增殖症 3 例[J].中医杂志,2002,43(8):610-611.
④ 丁军,等.大黄䗪虫丸为主治疗骨髓增殖性疾病 2 例报告[J].中西医结合杂志,1991(12):737.
⑤ 郑华金,等.牛黄解毒片治疗原发性血小板增多症[J].中西医结合杂志,1989,9(2):103.

正如《景岳全书·积聚》曰："积聚之病,凡饮食、血气、风寒之属,皆能致之。"导致脏腑功能失调,正气虚衰,邪毒侵袭,扰乱气血,气血瘀阻经络脏腑之间,日久而成。临证时见腹部积块,触之有形,质地坚硬。日久正气耗伤,可见面色苍白,乏力头晕、气短等虚损之象。至疾病末期,由于正气日衰,邪气渐盛,又可出现出血、发热、中风等变证。《素问·痿论》篇之"肾主一身之骨髓……肾气热,则腰脊不举,骨枯而髓减,发为骨痿"的理论,认为本病病理特征为"骨枯髓虚",应命名为"骨痿",而"肾主骨生髓",病变在肾,亦称"肾痿",系痿证之一。而积证则气滞、血瘀、痰结三者均有,而以血瘀为主,推之则移者也,故补肾祛瘀治法应为贯穿整个治疗的根本大法。此病早期仅表现为脾肿大,轻度贫血而无明显临床症状时,中药既可改善临床症状,又可通过益气血、补肝肾,改善造血微环境,促进造血功能的恢复。骨髓纤维化中期,由于病情进展,贫血进一步加重,或出现发热等感染症状,或有出血倾向,此时应加强相应措施,此期中医认为多属虚实夹杂,除按中医辨证分型服用中药。骨髓纤维化晚期出现腹水或巨脾、下肢浮肿者,中医认为属本虚标实之证,宜标本兼治,益气养血,滋补肝肾以治本,行气利水以治标。

辨 证 施 治

马传宝分4型

(1)气滞血瘀型 症见病程较短,神疲乏力,脘腹胀满,胁下痞块,软而不坚、固定不移或疼痛,痛处不移,舌质暗红或舌边有瘀斑,苔白,脉弦紧或涩。治宜活血化瘀、软坚散结。方用膈下逐瘀汤加减:五灵脂20克、当归15克、川芎20克、桃仁15克、牡丹皮20克、赤芍20克、乌药15克、甘草15克、香附15克、红花20克、枳壳15克。常加三棱、莪术、牡蛎、鳖甲、甲片加强破血软坚之功以消胁下痞块。每日1剂,水煎2次,取汁300毫升,分早晚2次服。

(2)气血两虚夹瘀型 症见神疲乏力,心悸气短,头晕目眩,不思饮食,面色无华,痞块坚硬,疼痛不移,舌质淡或黯,脉弦细或沉细。治宜益气养血,佐以活血化瘀。方用八珍汤加味:党参30克、白术20克、茯苓15克、甘草15克、当归20克、川芎15克、生地黄15克、桃仁10克、红花15克、青黛3克。随症加减:健脾益气,加黄芪、五爪龙、党参、白术、茯苓;养血活血,加当归、川芎、生地黄、鸡血藤、赤芍药;活血化瘀,加桃仁、红花;清热散结,加青黛。每日1剂,水煎2次,取汁300毫升,分早晚2次服。

(3)脾肾阳虚型 症见神疲乏力,脘腹胀满,食少便溏,腰膝酸软,畏寒肢冷,面色㿠白,痞块日渐肿大,坚硬不移,舌质淡,苔白,脉沉细。治宜温补脾肾、填精补血。方用右归丸加味:肉桂(焗服)15克、制附子(先煎)10克、鹿角胶(烊化)10克、熟地黄15克、山茱萸15克、山药15克、菟丝子20克、枸杞子15克、杜仲15克、当归15克、黄芪30克、白术15克。每日1剂,水煎2次取汁300毫升,分早晚2次服。

(4)肝肾阴虚型 症见头晕目眩,低热盗汗,消瘦乏力,五心烦热,腰膝酸软,面色苍白,痞块巨大,质硬不移,或见肌衄、齿衄,舌体瘦小色淡,苔白或少苔,脉细弱。治宜滋补肝肾、益气生血。方用左归丸加味:熟地黄30克、枸杞子15克、山茱萸15克、鹿角胶(烊化)10克、龟甲胶(烊化)10克、菟丝子15克、牛膝10克、山药20克、黄芪20克、当归10克。每日1剂,水煎2次,取汁300毫升,分早晚2次服。①

经 验 方

1.孙淑君经验方 沙参20~30克、生地黄20克、麦冬20~30克、玄参20~30克、炙鳖甲15~20克、紫苏子20~30克、党参20~30克、茯苓15~20克、白术30~60克、甘草5~10克、丹参20~30克。随症加减:腹胀,加陈皮10~15克、

① 马传宝,等.骨髓纤维化的中医诊治[J].河北中医,2011,33(10):1489-1490.

姜半夏20～30克;易汗出,加黄芪30克、防风10克;脾区隐痛,加赤芍20克、柴胡10克。每日1剂,水煎2次,共取汁200毫升,分早晚2次服用。每周服5剂,服用至病情缓解,缓解期维持治疗可每周服用3～4剂。孙淑君等以上方加减配合西药治疗4例原发性骨髓纤维化患者。服用白消安2毫克,每日1～2次,口服,连续服用;羟基脲0.5克,每日1次,口服,连续服用;地塞米松1.5毫克,每日1次,口服,连续服用。结果:完全缓解3例,疗程分别为83、97、124个月;好转1例,疗程74个月,疗程与疗效存在正相关。细胞期1例经65个月治疗达到完全缓解,2例硬化期分别经51、92个月治疗达到完全缓解,从病理分期角度,细胞期、胶原形成期、硬化期三期治疗时间逐期延长。[1]

2. 补气活血经验方 边条参15克、炙黄芪20克、淫羊藿15克、补骨脂15克、鸡血藤30克、柴胡15克、紫丹参30克、莪术30克、三棱30克、红花15克、桃仁15克。随症加减:偏肾阳虚者,加制附子10克、鹿角胶(烊化)15克;偏肾阴虚者,加熟地黄15克、山茱萸15克、黄精15克;巨脾者,加枳实10克、鳖甲(先煎)30克、土鳖虫30克;血小板增多者,加水蛭15克、地龙15克;每日1剂,早晚各服1次,疗程为6个月。代喜平等以补气活血经验方加减和青黛四黄散外敷脾区,结合常规西药治疗,治疗20例慢性原发性骨髓纤维化患者。青黛四黄散,按青黛粉60克与四黄粉(大黄、黄柏等)20克充分混匀,以清水调成糊状,敷于脾区,覆盖塑料薄膜,胶布固定,每次敷贴6～8小时,每日1次。巨脾者适当增加青黛用量。西医治疗:(1)贫血者口服泼尼松、十一酸睾酮(安雄)或司坦唑醇(康力龙),严重者可输注浓缩红细胞支持,血小板低下有出血倾向者适当输血小板控制出血;(2)骨髓增生期,外周血细胞增高者口服小剂量羟基脲或白消安;(3)部分患者口服骨化三醇(罗钙全)、沙利度胺(反应停)、肌注干扰素。比较治疗前后患者症状、脾脏、血象、骨髓象等变

化,评价临床疗效。结果:好转6例,进步11例,无效3例,总有效率85%。结论:中药为主综合治疗慢性原发性骨髓纤维化疗效确切,值得进一步推广。[2]

3. 化髓丹 大黄、川贝母、三棱、桃仁、土鳖虫等组成。活血化瘀,化痰散结。制成丸剂,每丸6克,每粒含生药5克,自小剂量开始,每日1丸,逐渐增加至每日3丸,口服。并配合中药汤剂口服,以化瘀生血为主。药用当归20克、川芎10克、生地黄15克、赤芍15克、红花10克、桃仁10克、柴胡10克、枳实10克、牛膝10克、姜黄10克、地龙10克、鳖甲30克、白僵蚕15克等。随症加减:贫血明显者,给予四物汤加减(熟地黄15克、当归12克、川芎10克、白芍10克);食少纳呆者,加焦三仙各10克以健胃消食;出血明显者,加生蒲黄10克、炒蒲黄10克、煅花蕊石15克以收敛止血、活血止血;气虚者,加党参20克、黄芪15克。3个月为1个疗程。宋淑花以上法治疗70例原发性骨髓纤维化患者。结果:好转29例,占41.4%;有效28例,占40.0%;无效11例,占15.7%。2例短期病情急剧恶化而死亡。大部分在1～3个月见效,且不良反应轻微,3例有轻度腹泻、恶心、腹胀等消化道症状。[3]

4. 鳖甲生血丸 醋鳖甲、熟大黄、三棱、桃仁、水蛭、熟地黄、紫河车,配伍比例为6:2:3:8:8:3:1。每次8克,每日2～3次,口服。马传宝等以上方治疗120例原发性骨髓纤维化患者,共治疗3个月。结果:好转39例,进步47例,无效34例,总有效率71.67%。30例血红蛋白、白细胞、血小板减低患者,治疗后血红蛋白、白细胞显著升高($P<0.05$)。白细胞、血小板计数增高的患者,治疗后血小板计数明显降低($P<0.05$)。114例脾肿大者,脾大情况治疗后与治疗前比较,差异有统计学意义($P<0.05$);81例肝肿大者,肝大情况治疗后与治疗前比较,差异无统计学意义($P>0.05$)。骨髓病理活检显示治疗后骨髓纤维化程

① 孙淑君,黄世林,等.中药为主治疗原发性骨髓纤维化4例长期疗效观察[J].中国中医药信息杂志,2010,17(6):76-77.
② 代喜平,等.中药为主综合治疗慢性原发性骨髓纤维化20例[J].时珍国医国药,2007,18(2):482.
③ 宋淑花,等.化髓丹治疗原发性骨髓纤维化70例疗效观察[J].河北中医,2006,28(9):666.

度有明显改善($P<0.05$)。有 11 例出现少量皮肤出血点,7 例有消化道不良反应,减量后消失。结论:鳖甲生血丸治疗原发性骨髓纤维化有较好的近期疗效,无严重不良反应。[1]

5. 经验方　黄芪 24 克、五味子 15 克、菟丝子 15 克、丹参 15 克、当归 15 克、炒山楂 15 克、炒神曲 15 克、阿胶(烊化)10 克、白术 10 克、茯苓 12 克、熟地黄 12 克、泡参 30 克、白花蛇舌草 30 克、山慈菇 20 克、半枝莲 20 克、甘草 3 克。随症加减:有出血倾向者,加仙鹤草 30 克、藕节 10 克;脾区胀痛者,加郁金 9 克、延胡索 10 克。上述诸药加水浓煎,每日 1 剂。14 天为 1 个疗程。杨艳萍等以上方加减治疗 9 例原发性骨髓纤维化患者,全部观察病例均坚持服用 2~4 个疗程。治疗过程中血红蛋白低于 60 克/升者酌情输同型鲜血 1~2 次(共 300~600 毫升)。结果:除 1 例晚期原发性骨髓纤维化因血红蛋白极低<30 克/升,予反复输血,同时配用骨化三醇每日 0.25 毫克,精制干扰素 100 万单位,肌注每周 3 次外,其余 8 例一般情况明显改善,精神饮食转好,血红蛋白提高、脾脏缩小,尤其 7 例继发者原骨髓多次干抽,治疗后变为易吸取,骨髓纤维细胞比例下降。[2]

6. 加味四君子汤加减　红参 9 克、黄芪 30 克、白术 12 克、茯苓 12 克、木香 6 克、砂仁 6 克、当归 18 克、甘草 6 克,每日 1 剂,水煎服。郭晓燕以上方加减治疗 1 例骨髓纤维化,患者服用 2 周后饮食增多,汗少,五心烦热减,体温正常。[3]

单　　方

1. 雄黄三粉　组成:雄黄 0.2 克、青黛 0.3 克、三七粉 3 克。用法用量:10 剂,水冲服。临床应用:徐瑞荣以雄黄三粉配合中药汤剂半夏泻心汤加减 14 剂治疗 1 例原发性骨髓纤维化患者,过程中患者除因服药不及时血象有轻微浮动外,其他时间均取得较好的治疗效果。[4]

2. 苁蓉散　组成:肉苁蓉 300 克。用法用量:研粉过筛,每次 5 克,每日 3 次。温开水送服。临床应用:雍履平治疗 1 例骨髓纤维化患者,兼感风热时,加用中药[霜桑叶 6 克、杏仁 9 克、南沙参 12 克、象贝母 6 克、香豉 6 克、栀子皮 6 克、梨皮 6 克、枇杷叶(布包)6 克,4 剂]治疗,继续服用苁蓉散,先后予苁蓉散 3 000 克治疗 4 个多月,大便畅行,复查脾大回缩,血象正常,诸症悉除。[5]

① 马传宝,刘清池,等.鳖甲生血丸治疗原发性骨髓纤维化患者 120 例临床观察[J].中医杂志,2004,55(8):677.
② 杨艳萍,等.中药为主治疗骨髓纤维化 9 例[J].四川中医,1998,16(2):15-16.
③ 郭晓燕.健脾养阴益肾法治疗骨髓纤维化 1 例[J].内蒙古中医药,1997,20(2):24.
④ 安丰富,徐瑞荣.徐瑞荣教授应用雄黄三粉治疗原发性骨髓纤维化 1 例[J].世界最新医学信息文摘,2018,18(88):278.
⑤ 雍履平.苁蓉散治验 2 则[J].中医杂志,1996,37(3):187.

其　他

嗜酸粒细胞增多症

概　述

嗜酸粒细胞增多症：外周血2次检查(间隔时间大于1个月)发现嗜酸粒细胞绝对计数＞1.5×10^9/升和(或)骨髓有核细胞计数嗜酸粒细胞比例≥20％和(或)病理证实组织嗜酸粒细胞广泛浸润和(或)发现嗜酸粒细胞颗粒蛋白显著沉积(在有或没有较明显的组织嗜酸粒细胞浸润的情况下)。最多见于寄生虫感染及过敏性疾病。临床表现不一，常有发热、盗汗、持续咳嗽、胸痛、瘙痒、皮疹、消化不良、腹痛、腹泻、神经精神症状。

本病属中医"风湿""咳嗽""哮喘""虚劳""血痹"等范畴。其病理特点是风、痰、虫之邪内扰而致肺脾郁滞，气机失调。本病发病可因先天不足、后天失养、久病不愈等引发。故临证时应根据临床证候来分辨其病位，如咳喘气促，咳唾痰涎者病在肺；皮肤瘙痒者邪在于表；腹痛腹泻者病在胃肠等。在辨明病位后，尚需辨别疾病的虚实。青壮年患者多属实证，中老年患者则多为虚证；初发者多属实证，反复发作者多属虚证；一般因水湿、痰饮、痰核、饮食不当、时疫、虫证引发者多属实证；继发于慢性疾病，如癥瘕者多为虚证或虚实夹杂。

辨证施治

王挺分3型

(1) 风邪郁闭型　除外感症状外，有皮肤隐疹，瘙痒，疹块往往随搔痒而增多、增大。并可见眼睑，口唇水肿，舌红苔白，脉浮数。治宜疏散风邪、调和营卫。药用麻黄9克、桂枝12克、白芍12克、防风15克、川芎15克、杏仁12克、苍术12克、汉防己12克、当归15克、赤芍12克、紫草15克、生甘草10克。同时服复方青黛片(青黛、雄黄之比为9∶1)，每次4片，每日2次。

(2) 邪热壅肺型　症见身热，咳嗽咯痰黏稠，口渴喜饮，胸闷腹满伴有隐疹时现，舌红苔黄，脉数。治宜宣泄肺热、宽胸降逆。药用麻黄9克、杏仁15克、生石膏20克、瓜蒌15克、金银花15克、黄芩10克、半枝莲15克、大青叶15克、郁金15克、甘草10克。同时服牛黄解毒片每次2～4片，每日2次。

(3) 脾肾亏虚型　症见倦怠乏力，纳减便溏，腰膝酸软，心悸气短，咳嗽气喘，头晕健忘，舌淡苔白，脉沉细无力。治宜健脾益肾、调补气血。药用当归15克、白芍15克、山药15克、茯苓15克、熟地黄15克、山茱萸12克、菟丝子15克、茯神15克、大枣6枚。同时服雄黄粉0.3克，装入胶囊吞服，每日2次。[1]

经　验　方

1. 周郁鸿经验方　黄芪20克、当归15克、秦艽15克、黄芩10克、地骨皮15克、银柴胡10克、败酱草20克、白花蛇舌草15克、甘草6克、牡丹皮15克、赤芍15克、苍术15克、蝉蜕5克、地肤子9克。周郁鸿以上方加减配合西药醋酸泼尼松小剂量每日15毫克维持治疗1例嗜酸粒细胞增多症患者。上方加减治疗3个月后，嗜酸粒细胞

---

[1]　王挺.中药治疗嗜酸粒细胞增多症8例[J].辽宁中医杂志,1999,26(3)：117.

下降至 10%，醋酸泼尼松减量渐停，后予玉屏风散加减善后。随访近 1 年，嗜酸粒细胞比值均在正常范围。[1]

2. 陈宗法经验方　大青叶 10 克、板蓝根 10 克、紫花地丁 10 克、黄芪 10 克、生甘草 15 克。随症加减：有表证者，加金银花 10 克；喘咳明显者，加桑白皮 10 克、炙黄芪 10 克、徐长卿 15 克；长期低热、消瘦乏力者，加黄芪 30 克、党参 10 克、青蒿 10 克。每日 1 剂，水煎早晚分服。陈宗法以上方加减治疗 23 例嗜酸粒细胞增多症患者，服中药期间均未用其他药物。服药 5～10 剂后，检查嗜酸粒细胞均降至 400 以下。2 个月后 3 例复发，又以上方治愈。[2]

3. 补中益气汤加减　黄芪 30 克、白术 15 克、鸡内金 10 克、贯众 10 克、半夏 9 克、麻黄根 10 克、生甘草 6 克、当归 15 克、陈皮 9 克、升麻 6 克、柴胡 6 克、党参 30 克、生姜 3 片、大枣 7 枚。随症加减：如痰多，加杏仁、桑白皮；若喘甚，加紫苏子、麻黄；兼热盛，加石膏、知母；汗多，加五味子、麻黄根；纳呆，加鸡内金、山楂；若便溏，加薏苡仁、芡实；胸闷甚，加瓜蒌、薤白；苔滑腻，加佩兰、白豆蔻；有虫卵，加贯众、使君子。钟启良等以上方加减治疗 107 例嗜酸粒细胞增多症患者。结果：服用中药 1～3 周，显效 41 例，有效 57 例，无效 9 例。结论：用中医中药治疗嗜酸粒细胞增多症，获得满意效果。[3]

4. 薯蓣汤加减　薯蓣 40 克、当归 20 克、生地黄 12 克、党参 30 克、白术 12 克、赤白芍各 30 克、川芎 20 克、茯苓 30 克、麦冬 20 克、柴胡 12 克、阿胶（另包烊化）10 克、防风 12 克、桂枝 12 克、甘草 6 克，少佐姜枣为引。王江涛以上方加减治疗 1 例嗜酸粒细胞增多症患者，服药 10 剂，低热已退。继服上方加减，各种症状均好转，改服中成药人参健脾丸和十全大补丸，每日 3 次，

每次 1 丸，以善其后。半年后随访，症状全消，体质增强。[4]

传染性单核细胞增多症

概　述

传染性单核细胞增多症主要是由 EB 感染引起的急性自限性传染病。典型临床三联征为发热、咽峡炎和淋巴结肿大，可合并肝脾肿大，外周淋巴细胞及异型淋巴细胞增高。病程常呈自限性。多数预后良好，少数可出现噬血综合征等严重并发症。多发生于学龄期儿童，春秋季多见。经口密切接触是本病主要的传播途径，如亲吻、共用餐具或咀嚼食物喂食婴儿，飞沫传播也有可能。本病的潜伏期不定，多为 10 天，儿童为 4～15 天，青年可达 30 天。多数患者有不同程度的发热，一般波动于 39℃左右，偶有 40℃者。发热持续一周左右，但中毒症状较轻。淋巴结肿大是本病特征之一，故又称腺热病。全身浅表淋巴结均可累及，颈部淋巴结肿大最常见，一般第 1 周就出现，第 3 周渐缩小。淋巴结一般分散无粘连，无压痛，无化脓。肠系膜淋巴结肿大时可引起相应症状如腹痛等。多数患儿出现咽痛，扁桃体肿大，陷窝可见白色渗出，偶可形成假膜。脾大常见，一般在肋下 2～3 厘米可触及，同时伴有脾区疼痛或触痛。肝大多在肋下 2 厘米以内，常伴有肝脏功能异常，部分患者有黄疸。部分患者会出现形态不一的皮疹，如丘疹、斑丘疹或类似麻疹及猩红热皮疹。白细胞分类淋巴细胞>50% 或淋巴细胞总数≥5.0×10⁹/升；异型淋巴细胞≥10% 或总数≥1.0×10⁹/升。

本病属中医"温疫"范畴。外感时邪由口鼻而

① 赖正清.周郁鸿运用风药治疗小儿血液病经验[J].中医杂志,2015,56(14):1187-1188.
② 陈宗法.清热解毒为主治疗嗜酸性粒细胞增多症 40 例[J].河北中西医结合杂志,1997,6(1):63.
③ 钟启良,等.补中益气汤为主治疗嗜酸粒细胞增多症[J].福建中医药,1992,23(4):41-42.
④ 王江涛,等.薯蓣丸治疗嗜酸性粒细胞增多症 1 例[J].1991,11(4):12.

入，首犯肺胃，故表现为发热、咳呛、咽痛，日久热毒内生，化火入里，正邪相争，痰热互结，气滞血瘀而出现瘰疬，亦可迫血妄行，灼伤络脉，血液外渗，而出现皮疹、紫癜、血尿。若气血不足，运行受阻，则因血瘀而肝脾肿大。本病临床表现复杂，初期为邪郁肺卫，可见发热，微恶风寒，头身疼痛，微有汗，咳嗽，鼻塞流涕，咽红疼痛，颈部瘰疬等。极期症状多样，毒热炽盛者可见壮热不退，烦躁不安，咽红面赤，乳蛾红肿，口干唇红，颈、腋、鼠蹊瘰疬，大便干，小便黄等。（1）痰热阻络证，症见发热，咽痛，瘰疬明显，以颈部多见，不化脓，触痛，腹部癥瘕等；（2）湿热蕴阻证，症见发热缠绵，面垢，咽痛，腹胀纳减，呕恶，甚或身目发黄，瘰疬癥瘕，大便溏垢，尿黄等。后期热伤气阴，症见低热，神疲乏力，口渴，咽红不明显，癥瘕、瘰疬回缩，便干尿黄等。以温病理论为指导，倡导卫气营血辨证，邪气由口鼻而入，初期治法为清热解毒、宣肺散邪，邪入气分致热毒炽盛、痰热阻络，以清热解毒、化痰散结、活血通络为治则，后期，热伤营血，气阴两虚，治宜清热散结、养阴生津。

辨 证 施 治

邓先军等分4期

（1）邪在卫气期　症见突然发热，微恶风寒，汗出口渴，烦躁不安，头身疼痛，咳嗽，小便黄少，舌红苔黄，脉数有力。治宜辛凉宣透、清热解毒。方用葛根解肌汤或银翘散加减：金银花、连翘、大青叶、葛根、薄荷、蝉蜕、荆芥、牛蒡子、竹叶、芦根、薏苡仁、茯苓。随症加减：若气分热盛，见壮热口渴甚者，加生石膏、知母；若壮热、腹胀便干者，加生大黄、芒硝、枳壳。

（2）气营两燔期　症见壮热不退，烦渴喜饮，面红唇赤，皮肤斑疹，淋巴结及肝脾肿大，舌红绛，苔黄燥。治宜清气凉营、解毒救阴。方用清瘟败毒饮加减：生石膏、知母、金银花、连翘、栀子、薄荷、竹叶、生地黄、玄参、赤芍、牡丹皮、犀角（水牛角代）、黄芩、黄连。

（3）热恋阴伤期　症见低热不退，烦渴喜饮，舌红少苔，脉细数。治宜清涤余邪、滋阴生津。方用竹叶石膏汤加减：生石膏、淡竹叶、沙参、麦冬、石斛、天花粉、生甘草。

（4）气阴两伤期　症见低热盗汗，神疲乏力。偏于气虚者见面白无华，倦怠乏力，动则易汗。食少便溏，舌质稍红，少苔或无苔，脉弱或结代。治宜益气养阴，佐以活血祛瘀。方用人参五味子汤加味：党参、白术、茯苓、麦冬、五味子、生地黄、石斛、丹参；偏于阴虚者可见颜面潮红，五心烦热，盗汗，食欲不振，溲黄便干，舌红少苔，脉细数。治宜滋阴清热。方用生脉散加天花粉、玄参、生地黄、熟地黄、地骨皮。[1]

经 验 方

1. 清热解毒方　黄芩3～9克、黄连3～6克、连翘8～10克、生石膏10～25克、知母3～10克、生地黄6～20克、水牛角5～10克、牛蒡子5～10克、板蓝根3～6克、桔梗3～6克、牡丹皮5～10克、玄参6～12克、竹叶6～10克、柴胡3～6克、陈皮3～6克、甘草3～6克。每日1剂，水煎服，分2～3次喂服。韩晓虹将64例传染性单核细胞增多症患者随机分为治疗组和对照组各32例。对照组在对症治疗基础上予更昔洛韦治疗，治疗组在对照组基础上予清热解毒方。7天为1个疗程。结果：两组疗效比较，治疗组总有效率96.9%，对照组总有效率93.8%，差异有统计学意义（$P<0.05$）。结论：清热解毒方治疗传染性单核细胞增多症能提高临床疗效。[2]

2. 清咽利膈汤　金银花10克、连翘10克、牛蒡子10克、蒲公英10克、焦栀子10克、板蓝根10克、石膏15克、薄荷6克、防风6克、黄芩6克、玄参6克、甘草3克。每日1剂，加水250毫升煎成

① 邓先军，等.传染性单核细胞增多症的中医证治[J].河南中医药学刊，1995，10(3)：33-34.
② 韩晓虹，等.清热解毒方治疗传染性单核细胞增多症的临床研究[J].中医药导报，2018，24(7)：78-80.

100 毫升,少量频服。白星等将 87 例传染性单核细胞增多症患者采用住院号单双号随机分为观察组 46 例与对照组 41 例。对照组采用休息、加强营养、降温等对症支持处理,并酌情使用抗生素,更昔洛韦,10 毫克/(千克・天)。观察组在对照组基础上加服中药清咽利膈汤。结果:治疗后,观察组与对照组的显效率、总有效率比较,差异均有统计学意义($P<0.05$),提示观察组临床疗效优于对照组。[①]

3. 强胜经验方 金银花 20 克、连翘 20 克、板蓝根 30 克、野菊花 15 克、生石膏(先煎)30 克、黄芩 10 克、玄参 15 克、牡丹皮 10 克、夏枯草 15 克、浙贝母 10 克、生大黄(后下)10 克、栀子 10 克、羚羊角粉(冲服)1.5 克、郁金 10 克。每日 1 剂,水煎服。强胜以上方治疗 1 例传染性单核细胞增多症患者,服 3 剂,3 日后复诊,患者烧退,头痛咽痛胁痛症状好转,大便已通畅,仍口干多饮,小便黄,体温 37.1℃,咽红充血,颈部可触及大小不等直径约 1 厘米的肿大淋巴结,脾肋下 1.8 厘米,舌质红,少苔,脉细数。后以上方去大黄、羚羊角,加鳖甲 20 克、竹叶 10 克,继服 4 剂。患者身热口渴症状已除,无头痛咽痛胁痛之症,各项复查正常,随访半年未复发。[②]

4. 徐秀芹等经验方 黄芪 15 克、金银花 30 克、连翘 15 克、紫草 15 克、牡丹皮 12 克、玄参 15 克、当归 12 克、桃仁 12 克、甘草 10 克。随症加减:高热不退者,加羚羊粉(冲服)15 克;黄疸甚者,去当归、玄参,加茵陈 30 克、栀子 12 克。每日 1 剂,水煎至 100～250 毫升,分 2 次服。7 天为 1 个疗程。徐秀芹等治疗 120 例传染性单核细胞增多症患者,其中中药组 98 例采用中药治疗,西药组 22 例采用西药治疗(青霉素或氨苄及头孢类抗生素治疗,解热镇痛药退热,重者用地塞米松静滴,疗程同上)。中药组随机抽出 22 例与西药组 22 例疗效比较,两组在平均退热天数、皮疹消退

时间、肺部罗音消失时间及住院天数上存在显著性差异($P<0.05$),中药组平均天数明显少于西药组。两组淋巴结肿大平均消退时间无显著差异。心肌酶 AST 升高者,配合西药 ATP、辅酶 A 治疗 7 天,复查心肌酶恢复正常。[③]

5. 变通柴胡汤 大柴胡 10 克、黄芪 6 克、厚朴 6 克、陈皮 6 克、半夏 6 克、枳实 10 克、知母 10 克、贝母 9 克、连翘 9 克、石膏 20 克、草豆蔻 3 克、甘草 3 克,剂量可根据年龄及病情适当加减。每日 1 剂,加水约 1 000 毫升,浸泡 30 分钟。文水煎煮,煎取药液 300～400 毫升,再加水 600 毫升,煎取药液 200 毫升,两次药液混匀,分 2～3 次口服。5 天为 1 个疗程。王文英将 48 例传染性单核细胞增多症患儿按就诊时间随机分为对照组与治疗组各 24 例。对照组主要对症处理,重者加用激素,同时给予抗生素。治疗组在对症处理的基础上加用中药治疗。结果:治疗 1 个疗程后,治疗组总有效率 83.3%,对照组总有效率 54.2%,治疗组总有效率明显高于对照组($P<0.01$);治疗 2 个疗程后,治疗组总有效率 100%,对照组总有效率 79.2%,治疗组总有效率明显高于对照组($P<0.01$)。[④]

单　方

双黄连口服液　组成:金银花、黄芩、连翘(完达山制药厂生产)。用法用量:双黄连口服液 2 支,每日 3 次,口服。临床应用:刘清池以上方治疗 11 例传染性单核细胞增多症患者,每周 1 个疗程,连服 1～3 个疗程。体温 38.50℃ 以上者,可加服阿司匹林 150～300 毫克以退热;出汗多者,给口服补液盐。全部患者服药 4～21 天,平均 9 天。治愈 8 例,症状体征消失,实验室检查正常(血象、肝功能等检查正常,5 例嗜异性凝集试验阴转,3 例滴度下降,7 例抗 EB 病毒抗体阳性),观察 1 个月无复发;好转 3 例(2 例症状体征消失,嗜

① 白星,等.清咽利膈汤联合更昔洛韦治疗传染性单核细胞增多症 46 例[J].浙江中医杂志,2013,48(12):880-881.
② 强胜.传染性单核细胞增多症治验 1 例[J].天津中医,2008,17(4):44.
③ 徐秀芹,等.中药治疗传染性单核细胞增多症 98 例[J].中国中医药信息杂志,2002,9(8):42.
④ 王文英.变通柴胡汤治疗传染性单核细胞增多症 24 例[J].中国中医药科技,2000,7(6):412-413.

异性凝集试验滴度下降,外周血异淋 5%～8%,1 例症状消失,脾脏肋下 1 厘米,嗜异性凝集试验滴度下降)。总有效率 100%。治疗过程中未见有因双黄连口服液引起的不良反应。[①]

中 成 药

痰热清注射液　组成:黄芩、熊胆粉、山羊角、金银花、连翘(新谊医药集团产品)。功效:抑菌,抗病毒,解热,化痰。临床应用:陈玉清等将 45 例传染性单核细胞增多症患者随机分为治疗组 24 例和对照组 21 例。治疗组予痰热清注射液 20 毫升稀释于 5% 葡萄糖注射液 500 毫升中静脉点滴,每日 1 次。对照组用利巴韦林 10 毫克/千克加入 5% 葡萄糖注射液 500 毫升中静脉点滴,每日 1 次。两组均以 15 天为 1 个疗程。结果:治疗组总有效率 95.8%,对照组 85.7%。痰热清可减少传染性单核细胞增多症患者的发热天数,减轻咽峡炎的症状,并缩短咽峡炎的治愈天数,与对照组相比有显著性差异。但治疗组与对照组在淋巴结消失天数、异型淋巴细胞转阴天数及肝功能恢复正常天数上无明显差异,可能与疗程较短有关。结论:痰热清对传染性单核细胞增多症有较好的疗效,用药安全,值得临床推广应用。[②]

① 刘清池,等.双黄连口服液治疗传染性单核细胞增多症[J].中成药,2003,25(5):91-92.
② 陈玉清,等.痰热清注射液治疗传染性单核细胞增多症 24 例[J].中医研究,2005,18(7):45-46.

图书在版编目(CIP)数据

中医良方大典. 内科一卷 / 严世芸总主编；徐燕本卷主编. — 上海：上海科学普及出版社，2021
ISBN 978-7-5427-8064-5

Ⅰ. ①中… Ⅱ. ①严… ②徐… Ⅲ. ①内科-疾病-验方-汇编 Ⅳ. ①R289.5

中国版本图书馆 CIP 数据核字(2021)第 186933 号

策划统筹 　蒋惠雍
责任编辑 　陈星星 　何中辰
　　　　　　柴日奕
特约编辑 　王 　菲
助理编辑 　黄 　鑫
整体设计 　姜 　明

中医良方大典·内科一卷
总 主 编 　严世芸
本卷主编 　徐 　燕
上海科学普及出版社出版发行
(上海中山北路 832 号 　邮政编码 200070)
http://www.pspsh.com

各地新华书店经销 　　苏州市越洋印刷有限公司印刷
开本 889×1194 　1/16 　印张 38 　字数 1 000 000
2021 年 11 月第 1 版 　2021 年 11 月第 1 次印刷

ISBN 978-7-5427-8064-5 　定价：280.00 元
本书如有缺页、错装或坏损等严重质量问题
请向工厂联系调换
联系电话：0512-68180628